Für Pauline, geb. 26. November 2006

Ralf H. Gahr (Hrsg.)

Handbuch der Thorax-Traumatologie Band I

Historie
Topographische Anatomie
Bildgebende Verfahren
Managementsysteme
Operationsanleitungen

Einhorn-Presse Verlag

Gahr, Ralf H. (Hrsg.)
Handbuch der Thorax-Traumatologie, Band I und II
ISBN 978-3-88756-812-2

Einhorn-Presse Verlag

Die Autoren haben alle Anstrengungen unternommen, um sicherzustellen, dass etwaige Auswahl und Dosierungsangaben von Medikamenten im vorliegenden Text mit den aktuellen Vorschriften und der Praxis übereinstimmen. Trotzdem muss der Leser im Hinblick auf den Stand der Forschung, Änderung staatlicher Gesetzgebungen und den ununterbrochenen Strom neuer Forschungsergebnisse bezüglich Medikamentenwirkung und Nebenwirkungen darauf aufmerksam gemacht werden, dass unbedingt bei jedem Medikament der Packungsprospekt konsultiert werden muss, um mögliche Änderungen im Hinblick auf Indikation und Dosis nicht zu übersehen.

Die Wiedergabe von Gebrauchsnamen, Handelsnamen, Warenbezeichnungen usw. in diesem Werk berechtigt auch ohne besondere Kennzeichnung nicht zu der Annahme, dass solche Namen im Sinne der Warenzeichen- und Markenschutz-Gesetzgebung als frei zu betrachten wären und daher von jedermann benutzt werden dürfen.

Anschrift des Herausgebers:
Prof. (skp) Dr. med. habil. Ralf H. Gahr
Ärztlicher Direktor des Zentrums für Traumatologie und Brandverletztenzentrum
Städtisches Klinikum St. Georg Leipzig, Akademisches Lehrkrankenhaus der Universität Leipzig
Delitzscher Straße 141, 04129 Leipzig

ISBN 978-3-88756-812-2 Band I und II
© 2007 by Einhorn-Presse Verlag GmbH, Hamburg
Alle Rechte vorbehalten, Printed in Germany

Inhalt

Band I

Vorwort   13

Annegret Gahr · Ralf H. Gahr   15
Die Geschichte der Thorax-Traumatologie

Wolfgang Schmidt   43
Topographische Anatomie des Thorax

Benno Kummer   69
Die Biomechanik des Thorax und der Atmung

Beate Raßler   79
Physiologie der Atmung

Andrea Tannapfel   93
Diffuser alveolärer Schaden – Akutes Atemnotsyndrom (ARDS)

Bernd Domres   99
Das Inhalationstrauma

Klaus Schäfer   103
Chemische Inhalationsverletzungen

Armin Sablotzki · Michael Fuchs · Thomas Raff · Jochen Gille   113
Verbrennungsunfall und thermische Inhalationsverletzungen

Jens Thiele   123
Bildgebende Diagnostik bei Thoraxverletzungen

Holger Rupprecht   139
Präklinisches Management des Thoraxtraumas

Vilmos Vécsei · Wolfgang Machold · Thomas Nau   181
Schockraummanagement des thoraxtraumatisierten Patienten

C. Clay Cothren · Ernest E. Moore   193
Notfallthorakotomie im Schockraum bei moribunden schwerstverletzten Patienten:
Ziele, Indikationen, Ergebnisse

Walter Schaffartzik · Jörg Beneker
Tracheale Intubation – Anästhesieführung – Monitoring 209

Dierk Schreiter · Andreas Reske · Christoph Josten
Diagnotik und Therapie der schweren Lungenkontusion 219

Armin Sablotzki · Marius G. Dehne
Management des Lungenversagens bei Patienten mit Thoraxtrauma 227

Oliver I. Schmidt · Philip F. Stahel · Christoph-E. Heyde
Akutes Lungenversagen nach Polytrauma: Neue Konzepte zur Prävention
und Therapie des ARDS 237

Göran Wild · Norman Bubnick
Traumatischer Pneumothorax, thorakale Gasansammlungen 251

Axel Skuballa
Thorakale Flüssigkeitsansammlungen 267

Mathias Richter · Frank Michael Hasse
Chylothorax 283

Frank Kolbus · Jürgen Schwarze · Fanny Grundmann · Jürgen Hasheider
Thorakale Schussverletzungen 287

Dietrich Doll · Horst Peter Becker
Thorakale Stichverletzungen 307

Erich Hecker · Katrin Welcker
Lungenparenchymverletzungen 317

Frank Noack · Dirk Kaiser
Tracheobronchiale Verletzungen 325

Kalliopi Athanassiadi · Murat Avsar
Bronchiale Rupturen beim stumpfen Thoraxtrauma 335

Torsten Bossert · Jörg Onnasch · Friedrich Wilhelm Mohr
Verletzungen des Herzens und der großen Gefäße 341

Ronald Lützenberg · Claus Engelmann
Intrathorakale Venenverletzungen 353

Arved Weimann
Viszeralchirurgische Verletzungen beim thorakalen Trauma 363

Peter Lamesch · Arved Weimann
Verletzungen des Oesophagus 371

David Schwartz · Eric Thomas 381
Thorakolumbale Frakturen

Robert P. Knetsche · Marshall T. Watson 393
Offenes thorakales Wirbelsäulentrauma

Christian Schinkel · Ralph Greiner-Perth 423
Der Einfluss des Versorgungszeitpunktes von Frakturen der Brustwirbelsäule
auf die perioperative respiratorische Funktion und den klinischen Verlauf

Ralf H. Gahr · Evald Strasser · Sergej Strasser · Oliver I. Schmidt 431
Perkutane dorsale Stabilisierung thorakaler und thorakolumbaler
Wirbelsäulenverletzungen

Christoph-E. Heyde · Ralph Kayser 441
Operative Konzepte bei osteoporotischen Frakturen der Brustwirbelsäule
und ihrer Übergangsregionen

Holger Dietze 455
Knöcherne Thoraxverletzungen: Oberarmkopf

Wolf-Dieter Hirsch 473
Knöcherne Thoraxverletzungen: Rippen, Sternum, instabiler Thorax,
Clavicula, Schulterblatt

Ralf H. Gahr · Patrick Gahr 495
Die operative Thoraxwandstabilisierung

Autorenverzeichnis 509

Stichwortverzeichnis 521

Band II

Harald Hertz · Andreas Janousek · Patrick Weninger 549
Notfalleingriffe Thoraxtrauma

Holger Rupprecht 587
Kompressionstrauma

Wolfgang G. Voelckel 597
Lawinenunfälle

Matthias Thieme 605
Spätfolgen nach Intubation und Langzeitbeatmung

Ryland P. Byrd, jr. · Thomas M. Roy   623
Posttraumatische thorakale arterio-venöse Fisteln

Evald Strasser · Jörn Schwede   631
Lokalinfektionen nach Thoraxtrauma – Posttraumatische und iatrogene
Sternum-Osteitis und Mediastinitis

Mathias Kremer · Evald Strasser · Ralf H. Gahr   641
Lokalinfektionen nach Thoraxtrauma –
Spinaler epiduraler Abszess

Evald Strasser · Jörn Schwede · Dirk Löhn   647
Lokalinfektionen nach Thoraxtrauma – Die posttraumatische Claviculaosteomyelitis

Frank Michael Hasse · Mathias Richter   651
Weichteildeckung nach Thoraxwanddefekten

Peter Lamm   661
Möglichkeiten der Sternumfixation: Erfahrungen aus der Herzchirurgie

Vilmos Vécsei · Thomas Wieland   667
Lungendekortikation nach Thoraxtrauma

Axel Gänsslen · Frank Hildebrand   675
Thoraxtrauma und Femurfrakturen

Oliver Sorge   687
Schädelhirntrauma und Thoraxtrauma

Michael Engelhardt · Heinz Gerngroß (†)   699
Thoraxverletzungen und Polytrauma

Hans-Georg Dietz   705
Thoraxtraumen im Kindesalter

Eileen Bulger   719
Thoraxtrauma des alternden Menschen

Armin Kemmer   729
Barotrauma, Tauchunfälle und pulmonale Barotraumen

Walter Hasibeder   743
Beinahe-Ertrinken

Eric Lavonas   755
Explosionsverletzungen des Thorax

Gerolf Bergentahl · Reinhard Steinmann   769
Thoraxtrauma in der Wehrmedizin

Britta Gahr · Werner J. Kleemann (†) · Ralf H. Gahr   781
Das Thoraxtrauma aus rechtsmedizinischer Sicht

Bernd Domres · Sven Domres   793
Der Pneumothorax – Diagnostik, Indikation und Technik der
Drainage in den Entwicklungsländern

Ralph Kayser · Christoph-E. Heyde   799
Die konservative Therapie von akuten und chronischen posttraumatisch-
funktionellen Erkrankungen im Thoraxbereich

Stefan Kunze · Ralf H. Gahr   819
Begutachtung des Thoraxtraumas

Norman Bubnick   833
Thoraxtrauma – Leitlinien der medizinischen Fachgesellschaften

Philipp Esser (Redaktion)   845
Kasuistiken:

Ralf H. Gahr   847
Operative Stabilisierung einer Thoraxwandverletzung mit paradoxer Atmung

Ralf H. Gahr   851
Penetrationsverletzung durch Besenstiel

Axel Skuballa   853
Bagatelle Stichverletzung mit intrathorakaler Organverletzung

Axel Skuballa   855
Zweizeitige Zwerchfellruptur

Axel Skuballa   857
Schussverletzung mit kombinierter Herz-Lungenverletzung

Oliver I. Schmidt   861
Stumpfes Hochrasanz-Thoraxtrauma mit akuter Lungenarterienverletzung

Kerstin Grosser   867
Iatrogener Hämatopneumothorax nach Anlage eines Subclaviakatheters
bei einer 15-jährigen polytraumatisierten Patientin

Kerstin Grosser   869
Wirbelsäulenluxationsfrakturen C7 und Th1 und traumatischer Hämatothorax
beidseitig nach Verkehrsunfall

Göran Wild   873
Thorakale Kirschnerdrahtmigration nach Versorgung einer Luxationsfraktur
im Bereich des Sternoclaviculargelenkes

Göran Wild
Explosionstrauma mit Todesfolge durch cardiale Splitterverletzung   877

Bernhard Voss
Isolierter linksventrikulärer Papillarmuskelabriss nach
stumpfem Thoraxtrauma   879

Jörn Schwede
Osteomyelitis im Bereich der Clavicula nach ZVK-Anlage   883

Jörn Schwede
Sternumosteomyelitis nach coronarer Bypass-Operation   887

Harald Hertz
Beidseitiger Spannungspneumothorax mit massivem Hautemphysem   889

Harald Hertz
Thorakale Messerstichverletzung   891

Yohan Robinson · Philip F. Stahel · Christoph-E. Heyde
ARDS nach unaufgebohrter Femurmarknagelung bei Thoraxkontusion   893

Yohan Robinson · Marcus Reinke · Christoph-E. Heyde
Thorakale Schussverletzung mit Brown-Séquard Syndrom   897

Yohan Robinson · Johannes Fakler · Christoph-E. Heyde
Schweres Thoraxtrauma bei polytraumatisiertem Patienten   903

Lutz Günther
Polytrauma mit schwerem Schädel-Hirn- und Thoraxtrauma   907

Erik Hasenboehler · Wade R. Smith · Philip E. Stahel
Stumpfes Thoraxtrauma mit massivem Hämatothorax   909

Bernhard Voss · Rüdiger Lange
Thorakale Plattenosteosynthese nach medianer Sternotomie   915

Ralf H. Gahr · Armin Sablotzki
Erstversorgung einer trachealen Stichverletzung   919

Andreas Hillenbrand · Doris Henne-Bruns · Peter Würl
Rippenfraktur, Zwerchfell- und Bauchwandhernie bei chronischem Husten   921

Holger Rupprecht · Daniel Ditterich · Hartmut Roth
Gewalteinwirkung in den rechten unteren Brustkorb –
Schwerster Schock mit akuter Atemnot   925

Holger Rupprecht · Daniel Ditterich · Martin Rexer
„Unklare" Thoraxschmerzen bei einem Jugendlichen   929

Holger Rupprecht · Daniel Ditterich · Martin Rexer 931
Schweres kindliches Thoraxtrauma mit fast tödlichem Ausgang

Holger Rupprecht · Daniel Ditterich · Hartmut Roth · Martin Rexer · Heiner Groitl (†) 933
Schwere Thoraxverletzung beim Kind mit „Beinahe-Erstickung"

Holger Rupprecht · Daniel Ditterich · Martin Rexer 935
Massives beidseitiges Thoraxtrauma beim Kind

Holger Rupprecht · Hartmut Roth · Klaus Günther · Jens Oeken · Andreas Dietz 937
Schwere stumpfe Halsverletzung bei einem landwirtschaftlichen Unfall

Holger Rupprecht · Knut Bär · Daniel Ditterich 941
Reanimation nach Thoraxwandzertrümmerung und Lungenruptur

Holger Rupprecht · Klaus Günther · Daniel Ditterich 945
Transthorakale Intubation bei einem Hauptbronchusabriss

Holger Rupprecht · Claudia Porzelt (†) 949
Thorakale Pfählungsverletzung nach Sturz aus dem 13. Stock

Holger Rupprecht · Martin Rexer · Daniel Ditterich 953
Perikardtamponade bei Messerstichverletzung des Herzens

Philipp Esser · Patrick Gahr 957
Linksseitige Schulterschmerzen nach Judo-Trainingsunfall
bei einer 45-jährigen Leistungssportlerin

Peter Lamesch 959
Iatrogene Läsionen des Oesophagus

Mathias Kremer 961
Polytrauma mit Hämatopneumothorax nach Leitersturz

Mathias Kremer 965
Intraspinaler epiduraler Abszess nach thorakaler periduraler Analgesie

Autorenverzeichnis 969

Stichwortverzeichnis 981

Vorwort

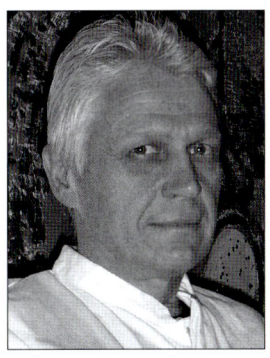

Heinz Gerngroß
1947 - 2005

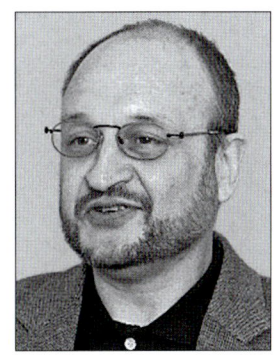

Werner J. Kleemann
1953 - 2006

Verletzungen des Thorax und seiner Organe stellen nach wie vor eine der wesentlichen Ursachen für die hohe Letalität polytraumatisierter Patienten dar.

Die Vielschichtigkeit möglicher Verletzungskonstellationen erfordern interdisziplinäre Ansätze für das Verständnis pathophysiologischer Vorgänge und resultierender Diagnostik- und Therapiekonzepte.

Bisherige Publikationen sind meist gekennzeichnet durch die wissenschaftliche Diskussion aus der Sicht eines einzelnen Fachgebietes. Hieraus resultierte häufig ein paralleles Bemühen statt eines interdisziplinären Dialogs.

Das vorliegende Handbuch versucht daher in einer Art Brückenschlag, Autoren der unterschiedlichsten Fachgebiete die Möglichkeit zu geben, dass sie aus der jeweiligen Sicht ihre Spezialkenntnisse mosaikartig zu einem Gesamtbild beitragen.

Mit diesem Handbuch verknüpfen Herausgeber und Autoren die erfolgreiche Arbeit in interdisziplinärer Weise im Band I als Grundlagendokumentation und im Band II als Arbeits- und Operationslehre sowie Kasuistiken.

Ich danke allen Kolleginnen und Kollegen, die mit ihren Beiträgen dieses Werk möglich gemacht haben, ebenso den Mitarbeitern des Einhorn-Presse-Verlages.

Mit diesem Handbuch der Thorax-Traumatologie verbinde ich herzliche Gedanken an unsere Mitautoren Professor Dr. Heinz GERNGROSS und Professor Dr. Werner J. KLEEMANN sowie Prof. Dr. Heiner GROITL und Dr. Claudia PORZELT, die während der Entstehungszeit der Manuskripte verstorben sind.

Ich wünsche den Fachkollegen, besonders den sich in der Weiterbildung befindlichen jüngeren Kollegen, dass dieses Buch ein nützliches Nachschlagewerk in der Tagesarbeit wird.

Ralf H. Gahr

Die Geschichte der Thorax-Traumatologie

Annegret Gahr · Ralf H. Gahr

Alles Wissen und alle Vermehrung unseres Wissens endet nicht mit einem Schlusspunkt, sondern mit Fragezeichen. Ein Plus an Wissen bedeutet ein Plus an Fragestellungen, und jede von ihnen wird immer wieder von neuen Fragestellungen abgelöst.

Hermann HESSE

Die Traumatologie ist der wohl älteste Bereich der Chirurgie, den der Mensch ausgeübt hat. Sie geht auf die Ursprünge der menschlichen Geschichte zurück, denn die Unternehmungen des täglichen Lebens, die Jagd und auch die Kriege waren schon immer eine Quelle für Verwundungen. Dabei waren es auch immer wieder Verletzungen und Verletzungsfolgen nach Thoraxtraumen, die die Ärzte vor große Probleme stellten.

Ihre Geschichte erstreckt sich nicht nur auf Jahrtausende, es haben auch alle Disziplinen der Medizin dazu beigetragen, die Behandlungsmöglichkeiten der heutigen Unfallchirurgie zu entwickeln.

In erster Linie war es wohl die Kriegschirurgie, die Chirurgie der Verletzungen, die sich zuerst entwickelte. Bereits im Altertum und im Mittelalter gab es zahlreiche kriegerische Auseinandersetzungen, in denen Wundärzte Verletzungen des Brustkorbs versorgen mussten.

Johann Friedrich DIEFFENBACH, einer der Chirurgen des 19. Jahrhunderts, nannte die Geschichte der chirurgischen Operationen die Kriegsgeschichte der Heilkunde.

Für den, der sich in der Gegenwart der Thorax-Traumatologie zurechtfinden will, sind die Verhältnisse in der Vergangenheit vielfach der Schlüssel zum Verständnis und zur Erklärung mancher sonst kaum zu beantwortender Fragen. Diesem Zweck dient der Rückblick, der die einzelnen Entwicklungsphasen der Thorax-Traumatologie bis 1945 skizziert und zeigen soll, dass auch auf diesem Gebiet der Chirurgie die Gegenwart ein Bruchstück darstellt, welches durch die Vergangenheit zu ergänzen ist. Ein Glied in der ganzen großen Entwicklungskette – kein Abschluss.

Von den Anfängen bis zum 7. Jahrhundert nach Christus

Wo immer das Leben der Vorzeit stattfand, bei der Jagd oder beim Kampf, gehörten Verletzungen zum alltäglichen Leben. Der Stein war das Geschoss, die Steinschleuder die erste Fernkampfwaffe. Aufgrund von Knochenfunden lassen sich unfallchirurgische Auseinandersetzungen mit Schussverletzungen bis in prähistorische Zeiten zurückführen. Analysen des Chirurgen und Anthropologen Paul BROCA (1824-1880) zeigen, dass Steinzeitmenschen schwierige Eingriffe wie Schädeltrepanationen ausführten und sie überlebten. Prähistorische Funde zeigen außerdem gut verheilte, offenbar geschiente Frakturen, auch wenn von den verwendeten Materialien nichts erhalten blieb. Naturvölker wie die Einwohner von Alaska erwarben Fähigkeiten in der Diagnostik von Erkrankungen des Respirationstraktes und führten Rippenresektionen bei Empyemen durch.

Während aus China und Japan in dieser Zeit keine thoraxchirurgischen Eingriffe bekannt sind, lassen Berichte aus Indien darauf schließen, dass Kenntnisse vom Thoraxinnern vorlagen und sogar Thorakozentesen durchgeführt wurden.

Ägypten

Aus Ägypten stammt das wohl älteste chirurgische Lehrbuch der Welt, der Papyrus SMITH (Abb. 1), der 1862 in Luxor (Theben) von dem amerikanischen Ägyptologen Edwin SMITH erworben wurde.

Nach seinem Tod ging der Papyrus in den Besitz der New York Historical Society über, die ihn 1920 an James Henry BREASTED zur Übersetzung übergab.

Sein Alter konnte aufgrund der hieratischen Schrift, in der er verfasst war, auf das 17. Jahrhundert v. Chr. datiert werden. Es handelt sich aber um die Abschrift eines Textes aus der Zeit des IMHOTEP um 3000 v. Chr. 1930 wurde der gesamte Papyrus in 2 Foliobänden publiziert (Abb. 2).

Im Wundenbuch des Papyrus SMITH, ein Lehrbuch mit Glossen (Ergänzungen), werden 48 chirurgische Fälle, nach Körperteilen geordnet, abgehandelt. Die Aufzählung beginnt am Kopf, und endet mit Brustwirbelsäule und Thorax, was vermuten lässt, dass der Papyrus SMITH nur ein Teil eines ganzen Buches ist. Viele Fälle des Wundenbuches erwecken den Eindruck, dass die behandelten Verletzungen durch Waffen hervorgerufen wurden.

Der Lehrtext enthält eine Aufzählung der Symptome, die namentliche Benennung der Krankheit mit dem sogenannten Verdikt, das die Heilungsaussichten beurteilt, und eine Behandlungsanweisung. Die Fälle 39 bis 46 beschreiben Verletzungen der Brust und des Brustkorbs. Bezüglich Diagnose und Therapie wird schon zwischen unvollständiger Rippenfraktur, verschobener Rippenfraktur und offener Rippenfraktur unterschieden. Geschlossene Rippenfrakturen werden prognostisch gut beurteilt, während der offenen Thoraxwandverletzung eine infauste Prognose zugeschrieben wird.

Das Buch stellt einen Beweis für die außerordentliche wissenschaftliche Leistung der altägyptischen Ärzte dar, die über ein Höchstmaß an Beobachtungsgabe, Erfahrung und Kombinationsvermögen verfügten.

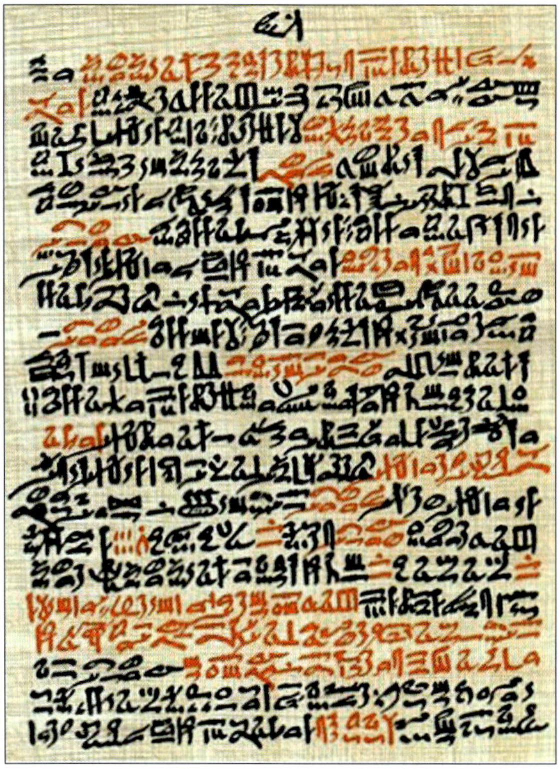

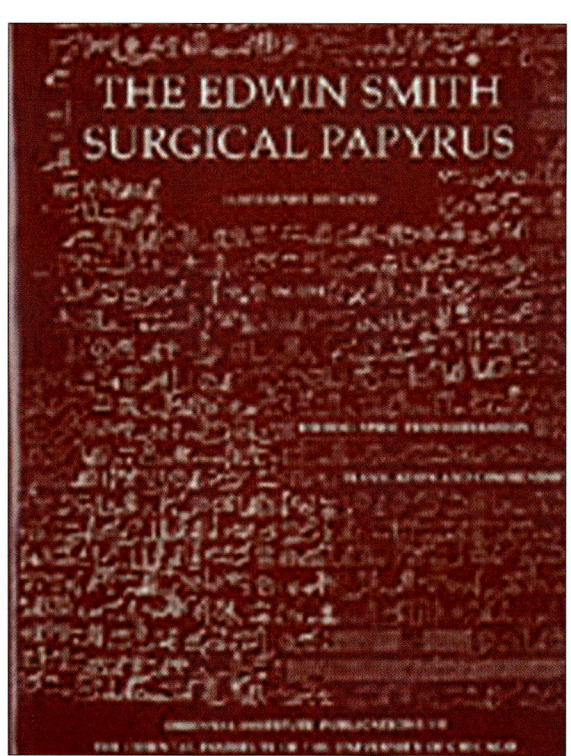

Abb. 1: Papyrus Edwin SMITH in hieratischer Schrift.

Abb. 2: The Edwin SMITH Surgical Papyrus. (Bildqualität historisch bedingt)

Klassische Antike, Hellenismus, Kaiserzeit, byzantinische Zeit

Hinweise auf die früheste Brusttraumatologie der griechisch-römischen Antike finden sich in der Ilias, in der HOMER (8. Jh. v. Chr.) über den Trojanischen Krieg berichtet. Bei den ausschließlich durch Speerwurf verursachten Brustwunden wird unterschieden zwischen Verletzungen an der Vorderseite (Unterschlüsselbeinregion, mittlere Brust und Brustwarzenbereich) und Verletzungen der Rückseite (Schulter- und Zwischenschulterregion). Instruktionen zur Behandlung der geschilderten Verletzungen fehlen, es ist anzunehmen, dass nur leichte Verletzungen (ausschließlich durch Wundverbände) beherrscht werden konnten.

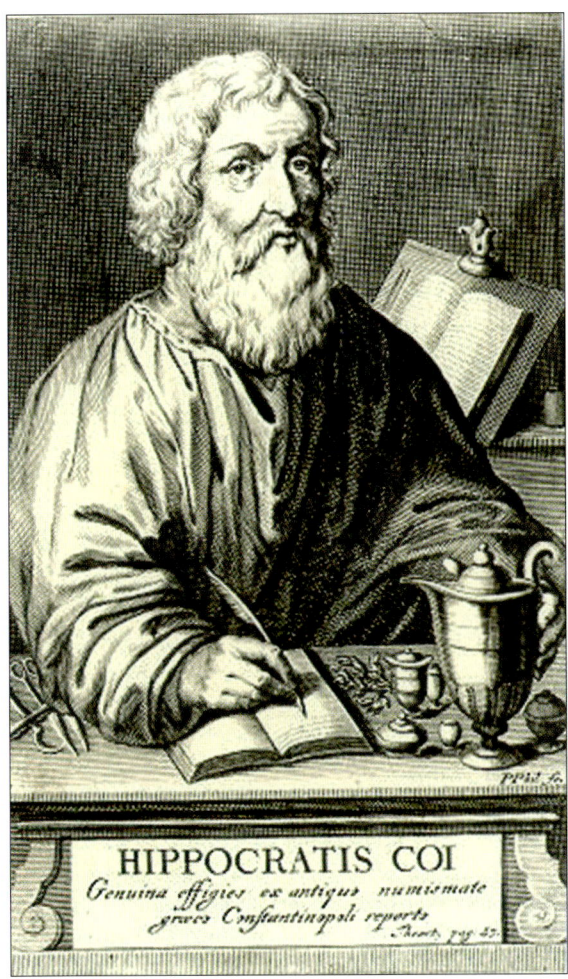

Abb. 3: HIPPOKRATES VON KOS (5./4. Jh. v. Chr.).

Im 6. Jh. v. Chr. erwachte das Interesse an der Erforschung der Natur. Die Medizin war ein Teil dieser Naturerforschung. Griechische Ärzteschulen in Kroton, Sizilien, Kleinasien, Rhodos, Knidos und Kos brachten in der Folge eine Reihe von medizinischen Schriften heraus. Viele dieser Schriften waren anonym und wurden später in der Bibliothek von Alexandria aufbewahrt. Auf Befehl des PTOLEMÄUS wurde im 3. Jh. v. Chr. eine Sammlung von 60 Schriften erstellt, die als „Corpus Hippocraticum" bekannt ist. Sie wird HIPPOKRATES von Kos (5./4. Jh. v. Chr.) (Abb. 3) zugeschrieben und stellt einen Querschnitt durch die griechische Medizin im 4. und 5. vorchristlichen Jahrhundert dar. In diesen Schriften finden sich zum ersten Mal präzise Angaben zur Diagnostik des Pleuraempyems und Grundprinzipien in der Behandlung. Er beschreibt erstmals Hohlrohre aus Zinn zur Ableitung von Körpersekreten und empfiehlt sie insbesondere zur Drainage von Pleuraempyemen.

In der Schrift „De Articulis" lassen sich zwei Grundprinzipien der Behandlung des instabilen Thorax erkennen: die innere Schienung „durch einen gefüllten Bauch" und die äußere Schienung durch einen mäßig straff angezogenen Verband. Er hatte beobachtet, dass bei normaler Nahrungsaufnahme der mäßig gefüllte Bauch eine Stütze für die Rippen bedeutete. Im Gegensatz dazu verursachte bei Einhalten einer Diät der leere Bauch ein Ziehen an den Rippen, was durch das Hin- und Herzerren Schmerzen bereitete.

Kontusionen der Brust, die er für gefährlicher als Rippenbrüche hält, werden weitläufig beschrieben und für alle Verletzungen der Brust werden Verbände angegeben. HIPPOKRATES wird auch der früheste Versuch einer Intubation der Luftwege mit einem Röhrchen zugeschrieben. Aus der Beschreibung geht allerdings nicht genau hervor, ob es sich beim weiteren Vorgehen tatsächlich um eine Intubation des Larynx handelte. HIPPOKRATES' Idee geriet im Verlauf der Jahrhunderte in Vergessenheit.

Die griechische Medizin, besonders die Chirurgie und Unfallchirurgie, hatte im 3. Jh. v. Chr. im ganzen Mittelmeerraum, in Mesopotamien,

Persien und Ägypten eine vorherrschende Stellung. Die HIPPOKRATES'schen Schriften behielten bis ins 19. Jahrhundert ihre Bedeutung.

Die römische Chirurgie basiert auf dem griechischen Wissen. Alle wertvollen medizinischen Werke wurden von griechischen Ärzten verfasst und in griechischer Sprache geschrieben.

Die wichtigste Darstellung antiker Chirurgie jedoch stammt von Aurelius Cornelius CELSUS (1. Jh. n. Chr.), einem römischen Universalgelehrten, und wurde als einziges medizinisches Buch von Bedeutung in lateinischer Sprache verfasst. Von seiner monumentalen Enzyklopädie „Artes" blieben allein die 8 Bücher über die Medizin „De medicina libri octo" erhalten. Buch 7 und 8 dieses ersten in lateinischer Sprache verfassten medizinischen Werkes sind der Chirurgie gewidmet. Bei Thoraxfisteln, die von Entzündungsprozessen an den Rippen herrühren, wird die partielle Resektion der betreffenden Rippe empfohlen. Er unterscheidet unvollständige und vollständige Rippenbrüche, gibt Behandlungsanweisungen und empfiehlt bei Eintreten eines Empyems je nach Umständen zur besseren Entleerung Gegenöffnungen anzulegen. Bei ausgedehnter Nekrose der Rippen oder des Sternums soll der Resektion der Vorzug vor der Anwendung des Glüheisens gegeben werden.

Zu den griechisch schreibenden Autoren gehörte Claudius GALENUS (2. Jh. n. Chr.), der Leibarzt des Kaisers Marc AUREL. In seinen Werken fasste er hauptsächlich das von den Griechen überlieferte Wissen zusammen. Er verfasste Kommentare zu den chirurgischen Lehren des HIPPOKRATES und bereicherte sie durch seine umfassenden Kenntnisse der Anatomie. Er betonte den Nutzen anatomischer Kenntnisse bei der Behandlung von Kriegswunden, wie z. B. bei der Entfernung von Geschossen aus der Brust. Die früheste genaue Beschreibung einer Sternumresektion findet sich in seinem Werk „De anatomicis administrationibus" (Abb. 4 und 5).

Auf den von HIPPOKRATES, CELSUS und GALENUS gelegten Fundamenten bauten die im 4. bis 7. Jahrhundert lebenden Vertreter der byzantinischen Chirurgie weiter auf. Zu ihnen gehören ORIBASIUS (4. Jh.), Leibarzt des Kaisers JULIAN, und PAULUS VON AEGINA (7. Jh.).

ORIBASIUS verfasste auf der Grundlage der gesamten vorhandenen medizinischen Literatur der Antike und unter sorgfältiger Angabe seiner Quellen ein gewaltiges Sammelwerk, dem wir die Kenntnis bedeutender chirurgischer Autoren vergangener Zeiten verdanken. Bei der Einschätzung der Rippenkontusion schloss er sich der Meinung des HIPPOKRATES an und empfahl einen stets an der verletzten Seite anzufangenden Zirkulärverband.

PAULUS VON AEGINA wurde als letzter griechischer Gelehrter zum Bindeglied zwischen griechischer und arabischer Heilkunst. Auch wenn das Wesentliche Früherem entlehnt ist, trifft

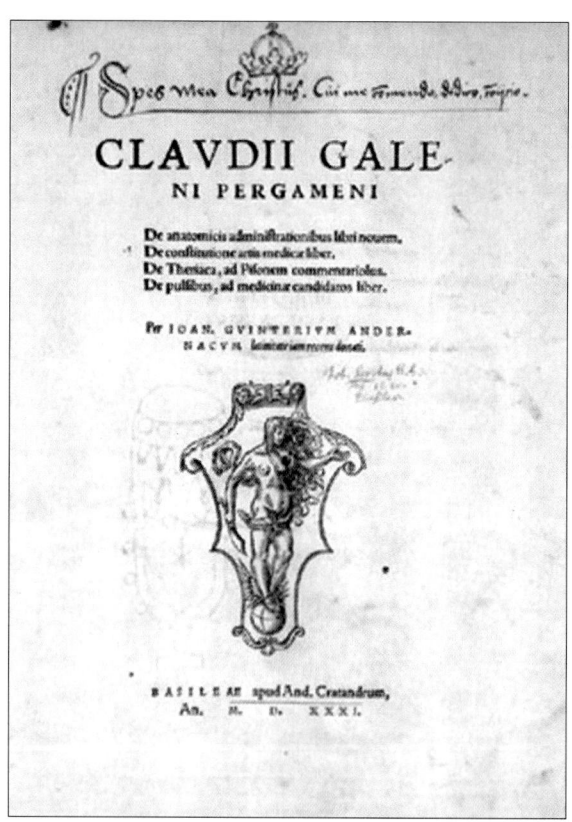

Abb. 4: Claudius GALENUS (2. Jh. n. Chr.): De anatomicis administrationibus libri novem. De constitutione artis medicae liber. De Theriaca, ad Pisonem commentariolus. De pulsibus, ad medicinae candidatos liber. Per Ioan. Guinterium Andernacum latinitate iam recens donati. Cratander, Basel, 1531.

man oft auf selbständiges Urteil und kritische Anmerkungen. Sein „Compendii (medici) libri septem", das er Erinnerungsbuch nannte, bringt im 6. Buch ein vollständiges Handbuch der damaligen Chirurgie, wie sie der Hellenismus entwickelt hat. Als etwas Besonderes gilt das Kapitel über die Kriegschirurgie bzw. von den Schusswunden durch Pfeile. Er beschrieb bis ins Einzelne die Zeichen für Verletzungen im Brustbereich und empfahl bei Verwundung des Rippenfells die Freilegung der Rippe, die Resektion scharfer Kanten und Entfernung der Splitter. Er unterschied echte und falsche Rippen und vertrat die Ansicht, dass sie nur in ihren knöchernen Anteilen brechen. Seinen Aufzeichnungen ist die erste Beschreibung einer Tracheotomie, die von ANTYLLUS in der ersten Hälfte des 2. Jahrhunderts nach Christus durchgeführt wurde, zu verdanken.

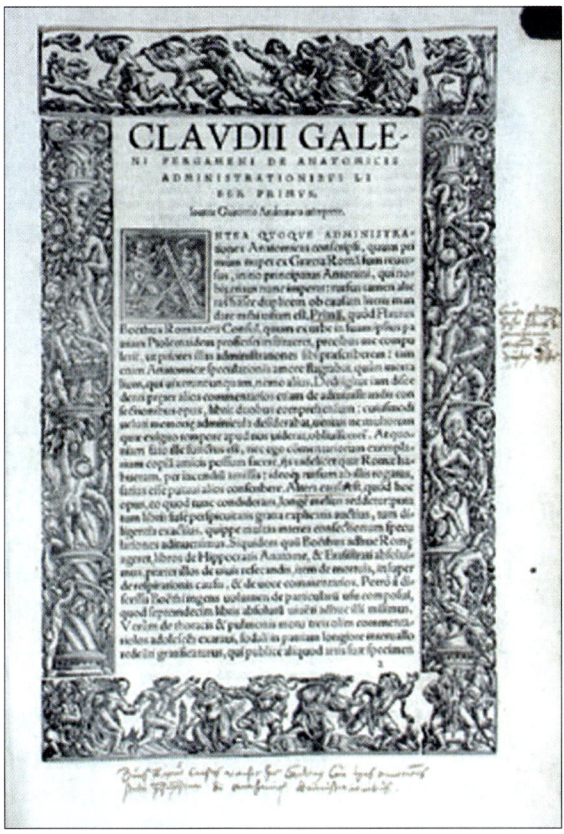

Abb. 5: Anfangsseite aus „De anatomicis administrationibus".

Mittelalter und frühe Neuzeit bis zum 15. Jahrhundert

Arabische Chirurgie

Zu Beginn des Mittelalters noch ein zersplittertes, wenig erfahrenes Volk, wurden die Araber nach der Einigung durch MOHAMMED im 7. Jahrhundert zu Herren eines großen Teiles der Welt. Sie eroberten die vorderorientalischen und nordafrikanischen Provinzen des römischen Reiches und fügten auch Persien ihrem Machtbereich ein. Für den Zusammenhalt der Völker in dem neuen Riesenreich sorgte auch die gemeinsame Sprache. Das Arabische wurde nun die Sprache des geistigen Lebens und der Wissenschaft.

Von der griechischen Kultur tief beeindruckt und in Anerkennung ihrer Überlegenheit, übersetzten die Araber die Werke der griechisch-hellenistischen Autoren. Die griechische Chirurgie erfuhr wegen der zahlreichen Kriege besondere Beachtung.

Aus dieser Zeit gingen drei medizinische Schriftsteller von bleibender Bedeutung hervor, die Chirurgen RHAZES (9./10. Jh.) und AVICENNA (10./11. Jh.) sowie ABULCASIS (9./10. Jh.). AVICENNA (Abb. 6) verfasste mit seinem „Canon medicinae" das umfassendste medizinische Werk seiner Zeit. In ihm schuf er ein System der Heilkunde nach dem Vorbild der scholastischen Systeme, in dem auch schon die griechisch-römische Unfallchirurgie abgehandelt ist.

Auf dem Gebiet der Thoraxchirurgie gingen die Kenntnisse von RHAZES und AVICENNA jedoch nicht über die frühbyzantinische Zeit hinaus. Bei AVICENNA findet man im dritten Buch seines „Canon medicinae" die erste Beschreibung einer Intubation des Larynx: *„Und man führt dann eine goldene, silberne oder aus ähnlichem Material gefertigte Kanüle in die Kehle, um die Atmung zu unterstützen (…)"*. Erst wenn die Intubation nicht zum Erfolg führe und der Patient dem Tode nahe sei, dürfe man die Tracheotomie durchführen. Beide Therapierichtlinien wurden im 14. Jahrhundert von GUY DE CHAULIAC in seinem Werk „Chirurgica Magna" aufgegriffen und zitiert.

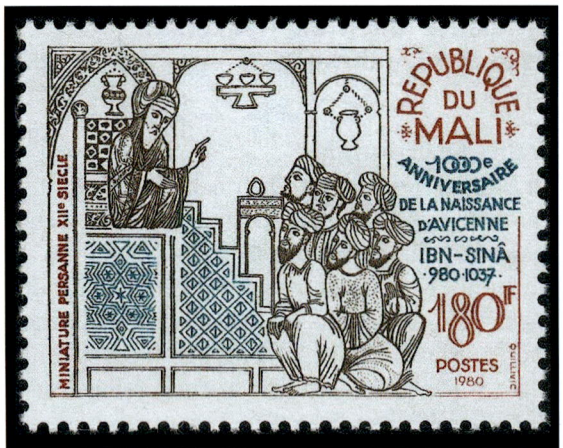

Abb. 6: AVICENNA (980-1037) mit seinen Schülern.

ABULCASIS, ein arabischer Arzt, der in Spanien lebte, bezieht sich bei Brüchen der Schulterblätter, der Schlüsselbeine, des Brustbeins oder bei Rippenbrüchen auf PAULUS VON AEGINA.

Abendländische Chirurgie

Im Abendland lag die gesamte Medizin einschließlich der Chirurgie bis zum 12. Jahrhundert fast ausschließlich in den Händen von Mönchsärzten. Die großen medizinischen Werke blieben weitgehend den Geistlichen in den Klöstern (Bobbio, Fulda, St. Gallen u.a.) vorbehalten.

In dieser Periode der Mönchsmedizin wurde die Chirurgie zwar ausgeübt, die Hauptaufgabe der Ärzte bestand jedoch in der pflegerischen Behandlung von Wunden.

Den Anstoß zur Wiederbelebung der Wissenschaften, namentlich der Medizin, brachten KONSTANTIN VON KARTHAGO (11. Jh.) und GERHARD VON CREMONA (12. Jh.) mit der Übersetzung arabischer Schriften ins Lateinische. So gelangten die Wissenschaften des Altertums, die Jahrhunderte lang fast als verloren gelten mussten, zu neuer Belebung und zur Kenntnis der Länder des westlichen Europas.

In den christlichen Ländern Europas gingen im 12. und 13. Jahrhundert die hervorragendsten Wundärzte und literarischen Vertreter der Chirurgie aus Italien, den medizinischen Schulen Salernos und Bolognas sowie aus Frankreich hervor (ROGER, ROLAND, BRUNO VON

LONGOBURGO, Teodorico BORGOGNONI, Guilielmo SALICETTI).

Im Gegensatz zur Praxis der antiken und byzantinischen Chirurgen handelte es sich bei den thoraxchirurgischen Eingriffen in dieser Zeit meist nicht mehr um Einzeleingriffe, sondern um Operationstechniken, die sich auf die bekannten Gebiete erstreckten (Pleuraempyem, die Brusttraumatologie einschließlich der oberen Atemwege und Tracheotomie, die Resektion von Rippen und Sternum, die Behandlung von Brustfisteln und -abszessen) (Abb. 7).

Roger FRUGARDI (ROGERIUS) zählte zu den Ärzten, die Salerno, die erste medizinische Fakultät des Abendlandes, die „Civitas Hippocratica" begründeten. In seinen von GUIDO VON AREZZO festgehaltenen und 1170 herausgegebenen Vorlesungen über Chirurgie stellte er die Reposition von verschobenen Rippenbrüchen als neues Element in der Behandlung dar. Bei Brustkorbverletzungen, die durch ein Schwert verursacht wurden, gab er gezielte Behandlungsanweisungen je nach Art und Ausmaß der Wunde. THEODERICH (Teodorico BORGOGNONI) machte sich

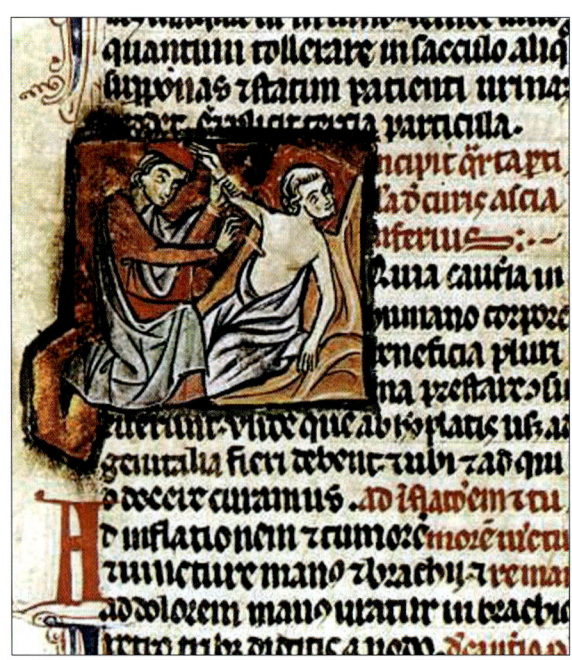

Abb. 7: Chirurgischer Eingriff an der Brust. Miniatur aus der Chirurgie ROLANDS VON PARMA. Handschrift aus dem 14. Jahrhundert.

vor allem in der Wundbehandlung verdient und beschrieb die Heilung einer am Rücken befindlichen, in das Innere des Thorax führenden Fistel. Der Mailänder Chirurg LANFRANCHI beschrieb in seiner „Chirurgia magna" eine Repositionsmethode bei eingedrückter Rippe und empfahl bei andauerndem Schmerz einen Schnitt und die manuelle Emporhebung.

Im chirurgischen Werk des HENRI DE MONDE-VILLE (13./14. Jh.) finden sich Anleitungen zur Behandlung von Brustverletzungen, Klassifizierungen gefährlicher oder tödlicher Verletzungen des Brustraumes (Herz-, Herzbeutel-, Lungen-, Luftröhrenverletzungen) und die Darstellung mehrerer Methoden zur Behandlung von Brustfisteln.

Zu den führenden Chirurgen des 14. Jahrhunderts gehörte der einflussreiche Franzose GUY DE CHAULIAC, einer der letzten großen Priesterärzte. GUY DE CHAULIAC (1300-1368) gehörte dem berühmten, 1260 gegründeten Collège de St. Côme et Damian in Paris an. Diese Chirurgenschule im Herzen Europas gewann Einfluss auf die Entwicklung der gesamten europäischen Chirurgie. In seiner „Chirurgia magna" stellte GUY DE CHAULIAC zunächst die in der Therapie der Brustverletzungen vorherrschenden zwei „Lehrmeinungen" vor. Während ROGER, ROLAND, Wilhelm VON SALICE-TO und LANFRANCHI die Wunden offen ließen und gegebenenfalls sogar erweitern wollten, vertraten THEODERICH und HENRI DE MONDEVIL-LE den sofortigen Wundverschluss. GUY DE CHAULIAC (Abb. 8) differenzierte zwischen den verschiedenen Arten von Thoraxverletzungen, die tief (d.h. mit Beteiligung der Brusthöhle) oder oberflächlich, mit oder ohne Eingeweideverletzung einhergehen bzw. im hinteren und vorderen Bereich der Brust lokalisiert sein könnten. Deshalb empfahl er, verschiedenartige Wunden auch verschiedenartig zu behandeln.

GUY DE CHAULIAC griff AVICENNAS Therapievorschläge zur Erstickung wieder auf und empfahl die Tracheotomie als ultima ratio.

Die Auswirkungen der Lehren des GUY DE CHAULIAC machten sich im ganzen europäischen Raum wie auch im deutschen Gebiet be-

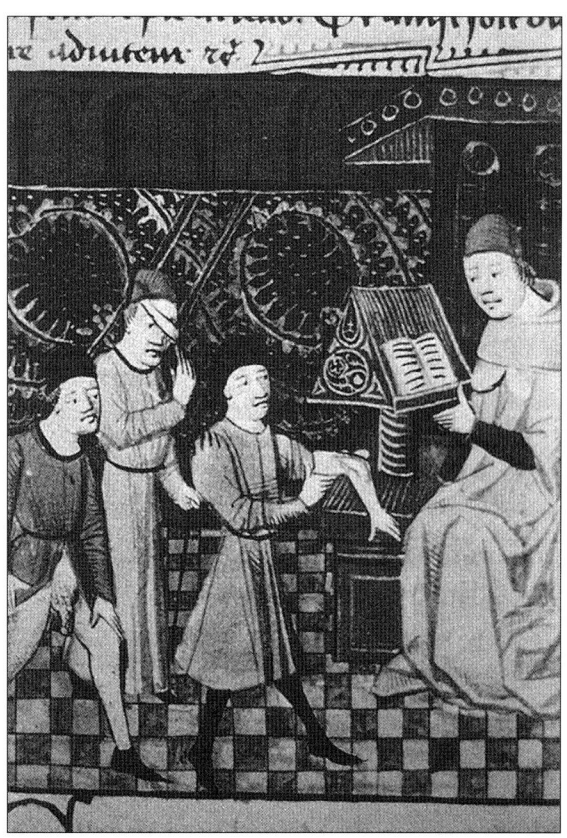

Abb. 8: GUY DE CHAULIAC (1300-1368): Chirurgia magna.

merkbar. Hinsichtlich der „Kunst und Wissenschaft der Chirurgie" lag Deutschland noch weit zurück. Deutsche Chirurgen und Wundärzte mussten sich ihr Wissen an ausländischen Chirurgenschulen und Universitäten aneignen. Zu den 20 Zünften, die sich im Mittelalter gebildet hatten, gehörte auch die der Barbiere, Bader und Wundärzte. Die Zünfte lehnten sie zunächst ab, da sie ihnen nicht honorig genug erschienen. Ohne akademische Bildung waren sie entweder Autodidakten oder übernahmen das Wissen von Lehrmeistern der Wundarznei oder Heilkunst, deren Können auf praktischen Erfahrungen, nicht aber auf präzisen anatomischen Kenntnissen beruhte. Daher gähnte eine Kluft zwischen den gelehrten Doktoren der Hohen Schulen und den gering geschätzten Badern, Barbieren und praktischen Wundärzten.

Die scharfe Trennung geht auf die Zeit der Kirchenreform und der Konzile (12. bis 13. Jh.) zurück. Den Doktoren der Medizin, die im frühen Mittelalter dem geistlichen Stande angehörten, wurde nun die Ausübung des Arztberufes untersagt. Das betraf vor allem die Chirurgie und die Durchführung chirurgischer Operationen. Nach diesem Verbot ging die Ausübung der Chirurgie allmählich in die Hände der Bader und Barbiere, der Beinrichter und Steinstecher über, während sich die Ärzte selbst darauf beschränkten, Anleitungen zu geben und die operativen Maßnahmen zu überwachen.

16. und 17. Jahrhundert

Im kriegsdurchtobten 16. Jahrhundert wurde das Spektrum der Traumatologie entscheidend erweitert: die Feldchirurgie stand im Vordergrund, fast alle chirurgischen Pioniere waren Feldärzte. Die Erfindung der Feuerwaffen stellte sie mit den jetzt vorherrschenden Schussverletzungen vor neue Herausforderungen. Schussverletzungen der Brust waren jetzt an der Tagesordnung und erforderten entsprechende Maßnahmen in der Behandlung

Direkt angelehnt an GUY DE CHAULIAC sind die Ausführungen von Hieronymus BRUNSCHWIG, auf dessen Werke sich ein wichtiger Teil der Literatur zur Kriegschirurgie dieser Zeit stützt.

In Traktat 3, Kapitel 20, seiner „Chirurgia" handelte Hieronymus BRUNSCHWIG die Symptomatologie der penetrierenden Brustwunden ab und folgte in ihrer Behandlung denselben Prinzipien wie GUY DE CHAULIAC.

Die Frage, ob die Wunde offen bleiben oder verschlossen werden sollte, blieb bis in das frühe 20. Jahrhundert die entscheidende Kontroverse.

GIOANNI DA VIGO präsentierte 1514 in Rom als erster Chirurg seine Ansichten zu Schussverletzungen der Brust, da dieselben, wie er schrieb, *„weder in den Schriften der Alten noch der Neueren erwähnt sind"*. In der „Practica in arte chirurgica copiosa" gab er einfach zu praktizierende Anweisungen zur chirurgischen Behandlung von Abszessen oder Empyemen der Brust. Bei der Versorgung von penetrierenden Brustwunden räumte er dem Verfahren, die Wunde offen zu halten und gegebenenfalls noch zu erweitern, die größere Sicherheit ein.

Auch Gabriele FALLOPIO hielt bezüglich des Schließens oder Nichtverschließens der Brustwunden die Erweiterung für zweckmäßig und empfahl, sie erst dann zu verschließen, wenn keine Zeichen eines „inneren Ergusses" mehr vorhanden waren. Er unterschied in seiner Abhandlung „De vulneribus" einfache und penetrierende Thoraxwunden und beschrieb diagnostische Maßnahmen.

Francois VALLERIOLA, ein Anhänger der Schriften von HIPPOKRATES, GALEN und PAULUS VON AEGINA, beschrieb in seinen „Observationes medicinales" ausführlich die Beschaffenheit und erfolgreiche Behandlung eines Pistolenschusstreffers, der seitlich in Brusthöhe ein- und auf der Gegenseite wieder ausgetreten war und bei dem es zu Muskelzerreißungen sowie Verbrennungen an der Eintrittsstelle durch den aus nächster Nähe abgefeuerten Schuss gekommen war.

Die Neuzeit beginnt für die Chirurgie mit dem Durchbruch des anatomischen Denkens in der Medizin.

Was LEONARDO DA VINCI (1452-1519) mit seinen anatomischen Zeichnungen begonnen hatte, setzte Andreas VESALIUS (1514-1564) (Abb. 9, 10) mit seinem anatomischen Atlas „De humani corporis fabrica libri septem" fort. Im letzten Fabrica-Kapitel berichtete er über ein Tierexperiment. Bei einem vorher tracheotomierten Schwein eröffnete er den Thorax, beobachtete den Kollaps der Lungen, den Ausfall der Atmung und als Folge ein Kammerflimmern, schließlich den Kreislaufstillstand. Führte er dagegen über die Tracheotomie ein Schilfrohr als Tubus ein und beatmete das Tier nach der Thorakotomie, blieben Lungenkollaps, Kammerflimmern und Kreislaufstillstand aus. Er hat damit nicht nur als erster die Bedeutung der Atemfunktion, sondern auch das Verbundsystem der vitalen Funktionen bewiesen.

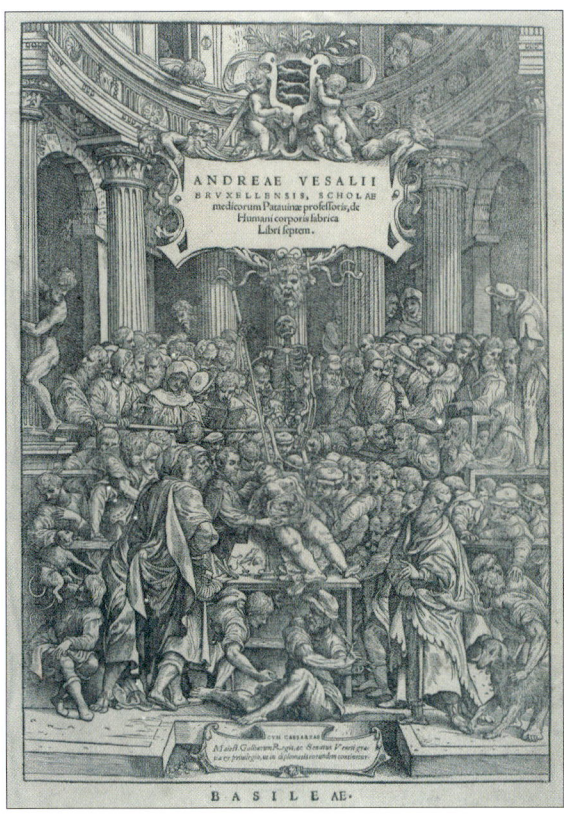

Abb. 9: Andreas VESALIUS (De humani corporis fabrica libri septem).

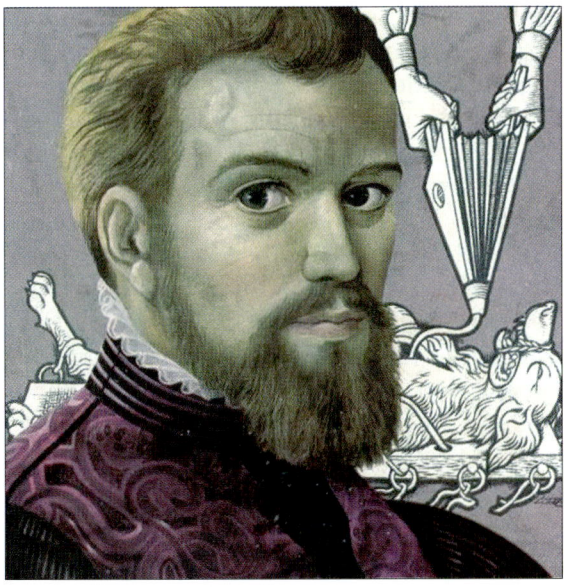

Abb. 10: Bildnis des Andreas VESALIUS. Die Zeichnung im Hintergrund des Bildes zeigt das Experiment, bei dem Robert HOOKE 1667 den VESALschen Versuch an einem Hund wiederholte und weiterführte.

Die Erneuerung der Chirurgie durch die anatomische Forschung während des 16. Jahrhunderts vollzog sich von der scholastischen Medizin völlig getrennt, weil der chirurgische Stand noch immer nicht als gleichberechtigt angesehen wurde. Die Kluft zwischen dem Wundarzt und dem gelehrten Doktor schien unüberbrückbar. Die Gleichsetzung der chirurgischen Tätigkeit mit der eines Handwerkers (Chirurgie, aus den griechischen Wörtern Cheir und ergein zusammengesetzt, bedeutet im eigentlichen etymologischem Sinn die Lehre vom Heilen durch den alleinigen Gebrauch der Hände) wirkte sich Jahrhunderte hindurch nachteilig aus, denn die Ärzte leiteten hieraus einen Alleinanspruch auf Wissenschaftlichkeit her.

Dennoch war es ein Handwerker-Chirurg, der unbestritten zur herausragenden Persönlichkeit im 16. Jahrhundert werden sollte.

Ambroise PARÉ (1510-1590), der vier Königen (HEINRICH II., FRANZ II., KARL IX., HEINRICH III.) nacheinander als Leibchirurg diente, gilt als Vater der französischen Chirurgie. Als seine hervorragendste Tat gilt die Überwindung der unmenschlichen Behandlung der Schusswunden mit siedendem Öl zur „Entgiftung". Er bestrich die Wunden mit einer Salbe aus Eidotter, Rosenöl und Terpentin und erreichte ihre komplikationslose Heilung. In seiner 1545 veröffentlichten Schrift „Die Behandlung der Schusswunden, die durch Büchsen und andere Feuerwaffen erzeugt wurden" legte PARÉ überzeugend die Haltlosigkeit der Vergiftungstheorie dar. PARÉ hinterließ ein riesiges literarisches Werk von etwa zehn Büchern, die fast alle in die deutsche Sprache übersetzt worden sind (Abb. 11).

In Buch 8 seiner Werke behandelte er die Versorgung von Hals- und Thoraxverletzungen. Besprochen wurden Degenverletzungen am Hals mit Beteiligung von Trachea, Oesophagus, Karotiden, Jugularvenen und Rekurrens. Die verletzten Teile wurden durch Nähte adaptiert, die Blutstillung erfolgte nach Darstellung des Gefäßes durch Ligatur. Tracheaverletzungen wurden – teilweise erfolgreich – durch Naht versorgt. Beschrieben wird auch ein Fall von Nahtinsuffizienz mit massivem Weichteilemphysem.

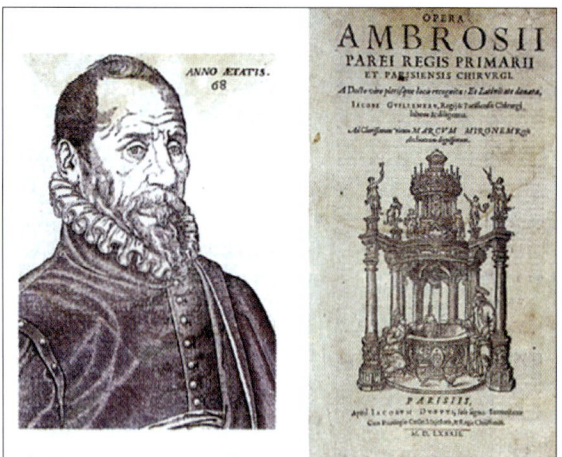

Abb. 11: Ambroise PARÉ (1510-1590) und seine Schrift „Opera Ambrosii Parei regis primarii et parisiensis chirurgi …", Paris MDLXXXII [1582].

Nicht immer gelang die Wiederherstellung der Speiseröhrenfunktion. Bei Angabe der Symptome einer Zwerchfellverwundung zog PARÉ (vermutlich erstmals in der Geschichte der Chirurgie) eine Hernia diaphragmatica in seine differentialdiagnostischen Erwägungen ein. Nach dem Tod eines Thoraxverletzten mit Zwerchfellbeteiligung fand sich bei der Sektion ein sogenannter Thoraxmagen. Bei einem zweiten Fall fand PARÉ im Brustkorb den inkarzerierten Darm, der sich durch eine Schussöffnung im Zwerchfell in den Brustkorb verlagert hatte.

PARÉ empfahl, eingedrückte Rippen mittels stark klebender Pflaster emporzuheben. Das möglicherweise eingetretene Emphysem schilderte er zwar, aber ohne die Entstehungsweise zu erkennen. Ein Empyem der Brusthöhle, welches sich nicht spontan entleerte, öffnete PARÉ entweder mit einem Messer oder einem spitzen Glüheisen. Dazu beschrieb er die Zeichen des Empyems und des Hydrothorax.

Theodor BILLROTH bezeichnete Ambroise PARÉ als Reformator der Chirurgie und stellte ihn Andreas VESALIUS, der als Reformator der Anatomie gilt, zur Seite.

In die Ära PARÉ fallen die heftigsten Kämpfe zwischen der „Corporation des Chirurgiens" und der „Hohen Medizinischen Fakultät" in Paris. Die Vertreter der letzteren sahen den Beruf der Barbiere als unehrlich und nicht ebenbürtig an. Sie erklärten die Übersetzung eines wissenschaftlichen Werkes durch einen Chirurgen als schamlos und sittenwidrig. PARÉ hatte unter diesen Angriffen sehr zu leiden und überlieferte später in einer Streitschrift alle Niederträchtigkeiten und Erniedrigungen, die er durch die „Hohe Medizinische Fakultät" in Paris zu erdulden hatte. Dennoch war es kein Vertreter dieser Fakultät, sondern PARÉ, dessen Name unsterblich wurde.

Der PARÉ-Schüler Pierre PIGRAY (1533-1613) gibt in seinen „Therapeutica seu practica" genaue Anleitungen zur Behandlung penetrierender Brustwunden, insbesondere von Stich- und Schussverletzungen.

FABRIZIO D'AQUAPENDENTE (1537-1619) behandelte im „Pentateuchos chirurgicum" die Diagnostik penetrierender Thoraxverletzungen. Anweisungen zur Tracheotomie und Empyemtherapie finden sich in seiner Schrift „De chirurgicis operationibus". Zur Empyemdrainage wählte er einen lateralen Zugang zwischen 5. und 6. Rippe über eine Silberkanüle mit Fixationsflügeln. Für die Behandlung von Thoraxfisteln entwickelte FABRIZIO zwei Hilfsinstrumente (eine gekrümmte Röhre und eine lange Nadel mit Öhr), mit denen ein Faden durch den Fistelgang gezogen, das Fistelende durchstoßen und Anfang und Ende des Fadens verknüpft wurden, sodass durch Bewegung des Fadens die Fistel beidseitig offen gehalten werden konnte, um Sekret abzuleiten und eine Granulation zu ermöglichen.

Leonardo BOTALLO (16. Jh.) beschrieb in seiner Schrift über die Behandlung von Schussverletzungen die Lokalisierung und Entfernung von Geschossen mittels spezieller Sonden aus dem Brustraum. Er führte Thorakotomien zur Entleerung von Blut und Eiter durch und nahm Spülungen der Pleurahöhle vor.

Jaques GUILLEMEAU (16./17. Jh.) beschäftigte sich mit der Diagnostik und der Therapie des Pleuraempyems, welches er mit Lanzette oder Brenneisen eröffnete und den Eiter entleerte.

Nicolas Abraham DE LA FRAMBOISIÈRE (16./17. Jh.) beschrieb mehrere erfolgreiche Behandlungen penetrierender Thoraxverletzungen. Er entleerte Blut und putrides Sekret aus dem

Pleuraraum über den Wundkanal, den er entsprechend – vor allem bei Patienten mit Dyspnoe und Herzinsuffizienzsymptomatik – erweiterte. Bis zur Abheilung wurden Spülungen mit einer reinigenden „potio vulneraria" vorgenommen.

Nicolas HABICOT (um 1550-1624) lenkte wieder Aufmerksamkeit auf die fast in Vergessenheit geratene Tracheotomie und wies ihre Notwendigkeit und Nützlichkeit nach. Er entwickelte eine Tracheal-Kanüle, die er bei der Behandlung des Empyems sowie bei Luftröhrenverletzungen einsetzte.

William CLOWES (1540-1604) beschrieb in seinem „Book of Observations" die erfolgreiche Behandlung einer gesplitterten Rippenfraktur. Über eine Längsinzision der Rippe entfernte er die Splitter und legte einen Salbenverband an.

Robert HOOKE (1635-1703) stellte 1667 der britischen Royal Society von London ein Experiment vor, bei dem er den VESALschen Versuch an einem Hund wiederholte und zeigte, dass das Tier auch ohne Atembewegungen am Leben erhalten werden konnte. Dieses erreichte er, indem er die Lungen im weit geöffneten Thorax punktierte und mit einem Blasebalg einen ständigen Luftstrom via Trachea durch sie hindurchschickte.

Die seit den Griechen herrschende Ansicht, jede Herzwunde sei tödlich, wurde durch Beobachtungen allmählich ihrer Glaubhaftigkeit beraubt. Man stellte fest, dass Wildtiere mit Herzwunden überleben konnten, und es mehrten sich Herzbefunde, die die Möglichkeit einer Heilung von Herzwunden nicht mehr ausschlossen. So wurde in einem Autopsie-Bericht eine zwei Finger breite Narbe an der Herzbasis eines Selbstmörders beschrieben.

Im 16. Jahrhundert, dem Jahrhundert der Anatomie, wurde der entscheidende Schritt zur Erforschung des Menschen getan. Überlieferungen galten nicht mehr als sakrosankt. Die Chirurgie konnte von der Entwicklung nicht unberührt bleiben. Bei Ambroise PARÉ, dem größten Chirurgen seines Jahrhunderts, ist der Einfluss der vesalischen Anatomie, die ihre Erkenntnisse auf menschliche Sektionen stützte, deutlich nachweisbar.

18. und 19. Jahrhundert

Deutschland wurde nun erstmals durch einen großen Chirurgen vertreten. Lorenz HEISTER (1683-1758), der als Wegbereiter der modernen wissenschaftlichen Chirurgie angesehen werden kann, erwarb sich im spanischen Erbfolgekrieg Erfahrungen als Kriegschirurg. Durch seine großen Sprachkenntnisse war er in der Lage, die wichtigsten ausländischen Quellen zu studieren und die wertvollsten Erkenntnisse nach Deutschland zu bringen.

Sein 1718 erschienenes Hauptwerk „Chirurgie, in welcher alles, was zur Wund-Artzney gehöret, nach der neuesten und besten Art, gründlich abgehandelt, und in vielen Kupffer-Tafeln die neuerfundene und dienlichste Instrumenten, nebst den bequemsten Handgriffen der chirurgischen Operationen und Bandagen deutlich vorgestellet werden" (Abb. 12) erlebte zahlreiche Auflagen und Übersetzungen.

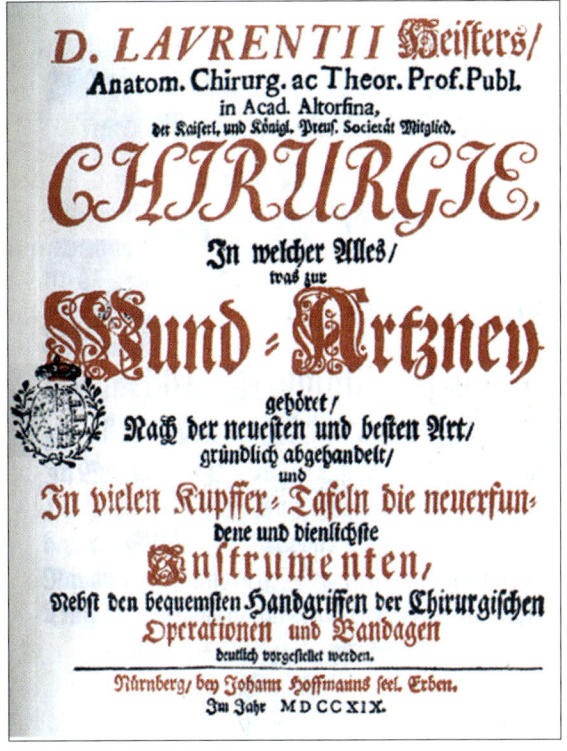

Abb. 12: Das von Lorenz HEISTER in erster Auflage 1719 herausgegebene Lehrbuch „Chirurgie, in welcher alles, was zur Wundartzney gehöret, nach der neuesten und besten Art, gründlich abgehandelt …".

Das erstmals in deutscher Sprache verfasste Buch stellt systematisch die Chirurgie seiner Zeit dar, ergänzt durch eigene Erfahrungen und Anschauungen. Das 10. Kapitel des ersten Teiles, erstes Buch, widmete er den Brustwunden. Im ersten Teil, anderes (zweites) Buch, Kapitel 6 „Von dem Bruch der Rippen, der Wirbel-Beine und des Heiligen Beins (Os Sacrum)" beschrieb er die ganze Breite des klinisches Bildes vom einfachen Rippenbruch bis zu seinen lebensbedrohlichen Komplikationen. Er wies auf die Unterschiede in der Behandlung von nach außen gerichteten (indirekten) und nach innen gerichteten (direkten) Rippenbrüchen hin. Bei starken Schmerzen durch Pleuraverletzungen durch Splitter oder Spitzen der gebrochenen Rippen riet er zur Freilegung der Rippe und Entfernung der Splitter. Bei Auftreten einer Windgeschwulst (Emphysem) sollte die Wunde erweitert und *„durch fleißiges Streichen und Drucken von den aufgeschwollenen Theilen gegen die Oeffnung die Lufft nach und nach"* wieder herausgetrieben werden. Lorenz HEISTER gab der Tracheotomie (POVACZ) ihren Namen und erwarb sich mit seinen 1759 veröffentlichten „Institutiones Chirurgical" auch über die Grenzen Deutschlands hinaus Anerkennung. Wegen ihrer Einfachheit in der Beschreibung und der systematischen Anordnung galten die Institutiones als die beste Anleitung zur Behandlung von Brustwunden, die bis dahin veröffentlicht worden war. HEISTERS Lehrbücher dienten im 18. Jahrhundert als Lehr- und Lernmaterial, sowohl an den Hochschulen als auch an den Collegia medico-chirurgica sowie an den kleineren Ausbildungsstätten für Barbier-Chirurgen.

Die Chirurgie erlebte im 18. Jahrhundert einen weiteren Aufschwung. Die endlosen Kämpfe zwischen der medizinischen Fakultät Paris und dem Collegium de St. Côme der Chirurgen gingen zu Ende. 1731 ging aus dem Collège de St. Côme die „Académie royale de Chirurgie" in Paris hervor. 1743 wurde sie als Fakultät anerkannt und damit der Medizinischen Fakultät gleichgestellt. Die „Académie de Chirurgie" blieb bis zu ihrer Auflösung 1793 richtungweisend für die gesamte Chirurgie des Abendlandes.

Entscheidend für die Entwicklung der Chirurgie in Deutschland wurde die Gründung der Charité in Berlin 1710 (teils als Pestarmenhaus, teils als Garnisonslazarett). Die Charité wurde die klinisch-praktische Ergänzung zum 1724 gegründeten Collegium medico-chirurgicum, das der theoretischen Unterweisung von Ärzten und Wundärzten diente. Unter WILHELM II. entstand die Pepinière als Hauptausbildungsstätte der Militärärzte. Sie ging später in die Kaiser-Wilhelm-Akademie über. Diese spielte für die Erlangung der völligen Anerkennung und Gleichberechtigung der Chirurgen gegenüber den Internisten eine entscheidende Rolle, da hier keine Unterschiede gemacht wurden.

Nach VESALIUS, der 1543 den Weg zur direkten künstlichen Lungenbelüftung bei offener Pleura tierexperimentell gewiesen hatte, und Robert HOOKE, der seine Methode aufgegriffen hatte, gelang es erst John HUNTER (1728-1793) (Abb. 13) im Jahre 1776, durch eine sinnvolle Blasebalgkonstruktion eine rhythmische Beatmung nach dem Wechseldruckprinzip am Tier zu erreichen.

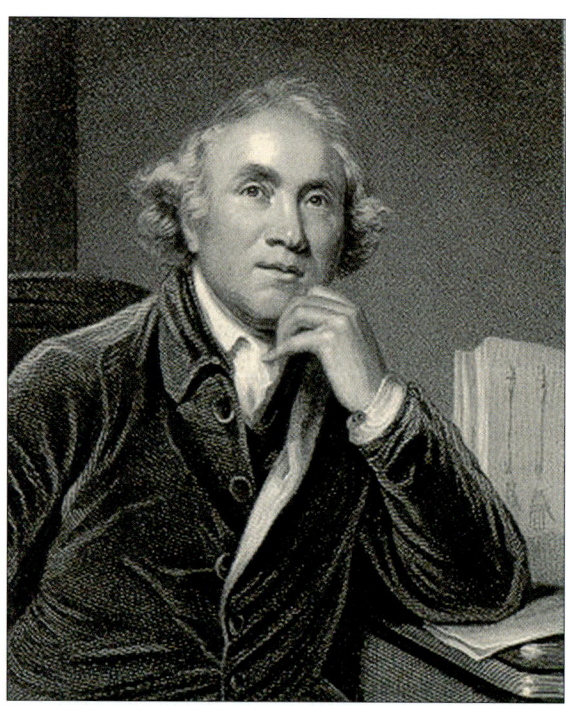

Abb. 13: John HUNTER (1728-1793).

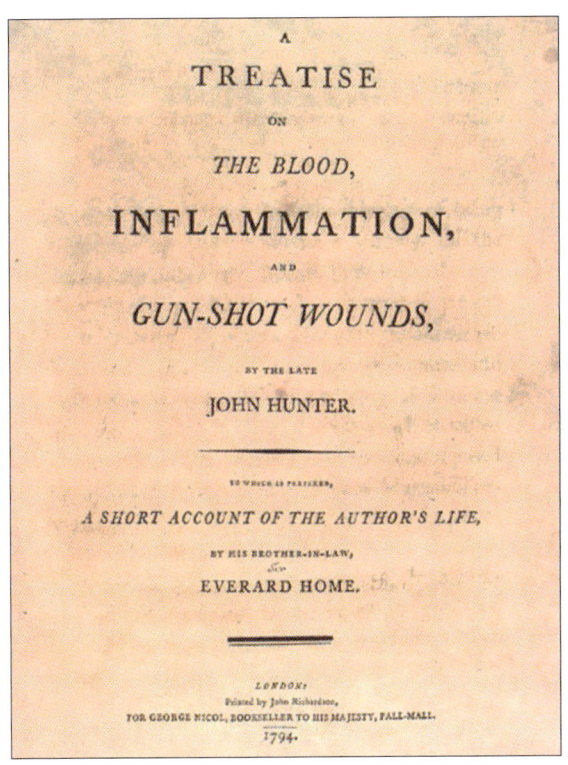

Abb. 14: John Hunter: Titelseite seines posthum veröffentlichten Buches über die Behandlung von Schussverletzungen.

Für die englische Chirurgie, die er auf die gleiche Stufe stellte wie die Innere Medizin, war HUNTER von grundlegender Bedeutung. Seine Erfolge beruhten vor allem auf dem sinnvollen Einbau von Anatomie, Physiologie und Pathologie in das chirurgische Denken und Handeln. 1794 erschien posthum sein Werk „A Treatise of the Blood, Inflammation and Gunshot Wounds" (Abb. 14). Bei Schussverletzungen der Brust empfahl er, die Wunde oberflächlich zu verbinden und den Kranken ruhig zu stellen. Vorgefallene Lunge sollte reponiert, nur brandige Teile entfernt werden. Im Falle eines Haemothorax nach einer Stichverletzung durch ein Schwert nahm er eine Ausräumung des Blutes durch eine Inzision im Intercostalraum vor.

John BELL war mit seiner Vorgehensweise seiner Zeit voraus, indem er 1795 eine frühe aktive Behandlung entgegen der sonstigen abwartenden bei Thoraxverletzungen empfahl.

Jean Louis PETIT widmete 1774 in seiner posthum veröffentlichten „Traité des Maladies Chirurgicales et des Opérations qui leur Conviennent" 49 Seiten den Brustverletzungen. Neben exakten Diagnosen rät er zur frühen Ausräumung bei ausgedehntem Haemothorax und zur zeitigen Punktion nach penetrierenden Wunden. Viele Behandlungen beschreibt er im Detail.

HUNTER, BELL und PETIT trafen mit ihren Behandlungsempfehlungen zeitweise auf erheblichen Widerstand innerhalb der Ärzteschaft.

In Frankreich gab es bei Duellen sogenannte Succeurs, die bei Stichverletzungen des Thorax das Blut mit einer Spritze, meist aber mit dem Mund, aussaugten. Dieses Verfahren, „Pansement du secret" genannt, hatte sich seit dem 6. Jahrhundert bewährt.

Offene Thoraxverletzungen endeten, vor allem auf den Schlachtfeldern, meist tödlich. Der französische Chirurg DUPUYTREN (1777-1835) sah den Grund dafür in den Verletzungen der Lunge, des Herzens und der großen Gefäße. Er führte neben dem instabilen Thorax als weitere mögliche tödliche Verletzungsfolgen Lungenanspießung, Hautemphysem, Pneumothorax und Pleuraempyem an. Bei einer Blutung im Bereich der Thoraxwand beschränkte sich die Behandlungsempfehlungen auf Blutstillung durch Umstechung oder dichte Naht. DUPUYTREN befürchtete im Falle einer Verwachsung die Lunge zu verletzen und lehnte deshalb Punktion oder Drainage ab.

Die Fortschritte der Chirurgie zu Beginn des 19. Jahrhunderts wurden erst durch die akademische Anerkennung des Faches ermöglicht. Die Integration der vordem handwerklich bestimmten Chirurgie in den universitären Fächerkanon ist maßgeblich dem Göttinger Chirurgen August Gottlieb RICHTER (1742-1812) zu verdanken.

Besondere Beachtung verdient RICHTERS Bestreben, Elemente der damals höher entwickelten französischen und englischen Chirurgie auch in Deutschland bekannt zu machen.

RICHTER war Autor zahlreicher chirurgischer Fachbücher und Herausgeber des frühesten Referateblattes, das über ein einzelnes medizinisches Fachgebiet berichtete, der „Chirurgischen Bibliothek". Thoraxchirurgischen Themen widmete er sich in den Kapiteln XIV und XV des Bandes IV seiner „Anfangsgründe der Wundarzneykunst", in Abschnitten seiner „Chirurgischen Bibliothek" und in Band V seiner „Speciellen Therapie".

RICHTERS Operationspektrum reicht von der Empyemausräumung, der Entlastung eines Hämato-, Sero- oder Pneumothorax über die Resektion nekrotischen Knochens und Gewebes der Thoraxwand, der Geschossentfernung, der Versorgung von Hieb-, Stich- und Schussverletzungen bis zur partiellen Resektion von Lungenparenchym bei infizierter Lungenhernie.

Eingriffe im Mittelfellraum dienten der Entlastung bzw. der Drainage retrosternaler Abszesse. Tracheotomien, die er ebenfalls in den „Anfangsgründen der Wundarzneykunst" behandelt, wurden von RICHTER bei Operationen im Mund- und Rachenraum, Oesophagus oder Trachea bzw. bei Verlegung der Atemwege regelmäßig zum Freihalten der Luftwege und zum Schutz vor Aspiration durchgeführt. Bei der Weichteilpräparation vor einer Tracheotomie achtete er auf Bluttrockenheit im Operationsgebiet. Blutstillung wurde sowohl durch Kompression als auch durch Ligatur des verletzten Gefäßes erreicht. Dabei achtete RICHTER darauf, im Falle einer arteriellen Blutung immer beide Gefäßstümpfe zu unterbinden, um eine Blutung aufgrund von Anastomosen und Kollateralen zu verhindern.

Um eine Verletzung der Interkostalgefäße zu vermeiden, führte RICHTER die Thorakotomie entlang der Rippenoberkante mit größtmöglichem Abstand von der Unterkante der darüber gelegenen Rippe durch. Bei retrosternalen oder retroskapulären Eiteransammlungen erfolgte die Entlastung bzw. Ableitung von Eiter mittels Trepanation.

Zur Punktion bzw. Ableitung von Ergussflüssigkeit aus dem Herzbeutel verwendete RICHTER einen Trokart. Den Zugang zum Herzbeutel erreichte er über eine linksseitige Thorakotomie zwischen der 4. und 5. Rippe.

In Frankreich war Jean-Dominique LARREY (1766-1842) (Abb. 15) einer der größten Mi-

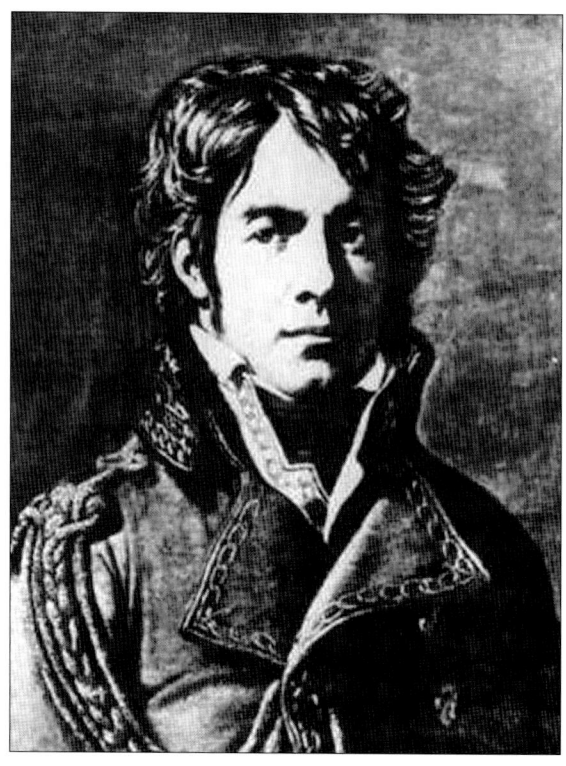

Abb. 15: Baron Jean-Dominique LARREY (1766-1842).

litärchirurgen seiner Zeit, gerühmt wegen seiner unerschöpflichen Hingabe und ständigen Sorge um die Verwundeten auch gegen den Widerstand der Militärintendanz (Kriegsverwaltung).

Er verbesserte die von PERCY erdachte mobile Ambulanz (ambulances volantes) (Abb. 16), indem er das Lazarett in die Nähe der Schlachtfelder verlegte und eine frühzeitige Behand-

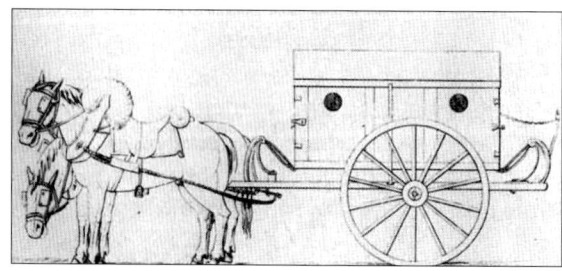

Abb. 16: Leichte, von Pferden gezogene Ambulanz auf zwei Rädern. Illustration aus „Mémoires de chirurgie militaire et campagnes" von J. D. LARREY. Diese Ambulances volantes wurden 1792 von LARREY eingeführt.

lung ermöglichte. Vor LARREY kamen die Chirurgen mit ihren schweren Ambulanzen – deren Standort der Militärintendant auswählte – erst Stunden nach einem Kampf am Ort des Geschehens an, wo sie in aller Regel nur noch Tote oder Sterbende vorfanden.

LARREY excidierte Schussverletzungen des Thorax bis auf die Rippen, sorgte für Blutstillung, säuberte die Wunde, entfernte die Kugel, saugte Luft und Blut aus der Pleurahöhle und verschloss die Wunde durch ein Klebepflaster. Die These, eine Herzwunde verlaufe in jedem Falle tödlich, galt seit dem 16. und 17. Jahrhundert nicht mehr als sakrosankt, wenn auch namhafte Chirurgen wie z. B. John BELL (Edinburgh) bei dieser Annahme blieben und jede Diskussion ablehnten. Diese Ansicht wurde von Dominique LARREY (Militärchirurg NAPOLEONS) 1810 infrage gestellt, als er eine Pericardverletzung drainierte. Er verbesserte seine Technik in Tierexperimenten und schlug vor, den Eingriff in sitzender Position des Patienten vorzunehmen. Auch andere Chirurgen revidierten ihre Meinung (George GUTHRIE, William WALLACE) vom unausbleiblich tödlichen Ausgang einer Herzwunde. Die Möglichkeit einer Herznaht wurde 1882 durch BLOCH (Danzig) im Tierexperiment demonstriert und 1894 durch DEL VECCHIO (Neapel) ebenfalls im Tierversuch bestätigt. Bis zum Ende des 19. Jahrhunderts war die operative Entlastung bei einem Bluterguss im Herzbeutel noch eine Seltenheit. In einer Zusammenstellung von Georg FISCHER (1868) kommen Perikardiotomie, Drainage und Naht bereits vor. Edmund ROSE (1836-1914), der den Begriff „Herztamponade" prägte, trat entschieden für die operative Eröffnung des Herzbeutels ein. Auch Daniel H. WILLIAMS (Chicago) nähte 1893 (obwohl erst 1897 publiziert) eine Herzbeutelwunde.

Die bis dahin geltende Meinung, das Herz vertrage keinen direkten chirurgischen Eingriff, war durch die mitgeteilten Beobachtungen widerlegt. Dagegen standen die technischen Schwierigkeiten, die immer noch ungeklärten Fragen der Indikation und des Zugangs sowie die Gefahr des tödlichen Ausgangs, welcher dem Chirurgen unweigerlich die Ächtung sei-

ner Kollegen eingebracht hätte. 1883 hatte BILLROTH (Wien) zu bedenken gegeben, ein Chirurg, der jemals versuchen würde, eine Wunde des Herzens zu nähen, könne sicher sein, die Achtung seiner Kollegen für immer zu verlieren und – noch deutlicher: „Die Paracentese des Herzbeutels ist eine Operation, welche meiner Meinung nach sehr nahe an das heranstreift, was einige Chirurgen Prostitution der chirurgischen Kunst, andere eine chirurgische Frivolität nennen ...".

RIEDINGER (Würzburg) hielt 1888 schon den Vorschlag, Herzwunden zu nähen, kaum einer Erwähnung wert. Doch nicht nur in Europa war man dieser Meinung. Stephen PAGET (London) äußerte 1896: „Surgery of the heart has probably reached the limits set by nature to all surgery; no new method and no new discovery can overcome the natural difficulties that attend a wound of the heart ... only the most strange and unlikely set of conditions could ever bring about the need for it. A small heart wound would not need it, a large one would not give the chance for it."

Dennoch war der Boden für eine Operation am Herzen bereitet und in den 90er Jahren des 19. Jahrhunderts wurden vier Operationen bei Herzverletzungen ausgeführt: 1895 durch CAPPELEN (Christiania, Norwegen), 1896 durch Giudo FARINA (Rom), 1896 durch den deutschen Chirurgen Ludwig REHN (1849-1930) (Abb. 17) und 1897 durch PARROZZANI (Rom). Während die Patienten von CAPPELEN und FARINA nach 2 bzw. 5 Tagen verstarben, ging die Operation von Ludwig REHN als erste erfolgreiche Herznaht in die Geschichte ein.

Schon ein Jahr später gelang PARROZZANI die zweite erfolgreiche Herznaht. REHNs Hoffnung, die geglückte Herznaht könne der Chirurgie ein bisher verschlossenes Arbeitsgebiet eröffnen, erfüllte sich. SAUERBRUCH schrieb in seinem Kapitel über die „Chirurgie des Herzens und seines Beutels": „Unter voller Anerkennung der Wichtigkeit der Arbeiten anderer fällt REHN das Verdienst zu, als erster ein Menschenleben durch zielbewusstes Vorgehen bei einer Herzverletzung gerettet zu haben. Eine große Zahl von Eingriffen an verletzten Herzen ist in der Folge ausgeführt worden. Dieser grundsätzliche Fortschritt gab Anstoß, auch andere Gebiete der Herzpathologie chirurgisch anzufassen."

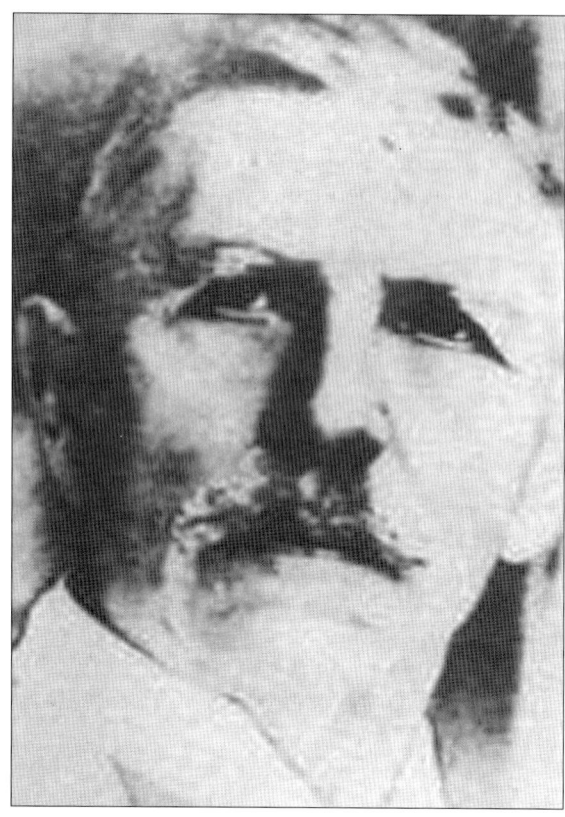

Abb. 17: Ludwig REHN (1849-1930).

Die erfolgreichen Operationen erneuerten das Interesse an der Behandlung von Herzwunden. 1899 veröffentlichte E. LOISON (Frankreich) einen Bericht über 277 Fälle von Herzverletzungen. Die Analyse legte offen, dass viele der tödlich verlaufenen Fälle durch eine frühe chirurgische Versorgung hätten gerettet werden können, und trug zur Korrektur der zuvor zurückhaltenden und abwartenden Vorgehensweise zugunsten der chirurgischen Intervention bei.

Fremdkörperentfernungen aus dem Herzen waren keine Seltenheit. PAGET berichtete über zahlreiche Fälle, wobei der Eingriff nicht immer von Erfolg gekrönt war.

In der Behandlung von Rippenfrakturen kamen bis zur Mitte des 19. Jahrhunderts keine neuen Aspekte hinzu. Man setzte auf konservative Maßnahmen. Im „System der operativen Chirurgie" von Carl BELL (1815) und im Handbuch der Chirurgie von M. I. CHELIUS (1833) wird empfohlen, eine breite Binde fest um den Brustkorb zu wickeln, Bettruhe zu verordnen und Aderlässe durchzuführen. Probleme verursachte die dauerhafte Reposition verschobener Knorpelfragmente. MALGAIGNE beschreibt 1859 in seinem Buch „Die Knochenbrüche und Verrenkungen" die Schienung von Rippenknorpelfrakturen sowie die operative Hebung mittels eines Hakens. Das Hauptziel der Behandlung liegt weiterhin in der Schmerzlinderung und Ruhigstellung. Bis zum Ende des 19. Jahrhunderts bleibt die Behandlung vorzugsweise konservativ. Vor der Einführung der Röntgenuntersuchung wurden enthusiastische, jüngere Chirurgen vor einer aggressiveren Vorgehensweise gewarnt mit dem ausdrücklichen Hinweis auf das Problem der exakten Diagnose und der damit verbundenen Prognose.

Im Lehrbuch von BARDELEBEN wird 1859 darauf hingewiesen, dass die Retention eines eingedrückten Knochenfragmentes mit einer Knochenschraube erreicht werden kann, allerdings wird empfohlen, der subcutanen Retention nach MALGAIGNE den Vorzug zu geben.

Einen weiteren Hinweis auf ein aktiveres Vorgehen findet man um die Wende zum 20. Jahrhundert im Kompendium der Lehre von den frischen subcutanen Frakturen von STETTER. Hier werden Rippenfrakturen mit erheblicher Dislokation operativ behandelt, entweder durch Anhebung des Fragmentes oder Resektion der Rippe.

DIEFFENBACH (1792-1847) versorgt penetrierende Thoraxwunden mit umschlungener Naht und setzt die Thorakozentese nur beim Pleuraempyem ein. Die Erfolge dieses Eingriffes blieben jedoch insgesamt bescheiden.

George GUTHRIE (1785-1856, Chirurg WELLINGTONS), der die Thoraxchirurgie in England wesentlich beeinflusste und voranbrachte, veröffentlichte 1848 seine Behandlungsprinzipien bezüglich der Thoraxverletzungen. Er vertrat die Meinung, dass alle penetrierenden Verletzungen so schnell wie möglich verschlossen werden sollten. Blutungen aus kleinen Wunden sollte nachgegangen werden und, falls nötig, unterbunden oder umstochen werden. Bei großen penetrierenden Wunden mit Verletzungen der Lunge riet er zur Abdeckung der Wunde, um die Atmung zu erleichtern. Bei Schussverletzungen der Rippen zögerte er nicht, die Wunde zu erweitern, um problemlos die Knochensplitter entfernen zu können. Die Therapie des Hämothorax war auch nach HUNTER, BELL und PETIT kontrovers geblieben. GUTHRIE riet zu einem Kompromiss: sofortiger Verschluss der Wunde und Ausräumung der Blutkoagula zu einem späteren Zeitpunkt.

Im 19. Jahrhundert findet mit der Forschung auf allen medizinischen Wissensgebieten eine Wende statt. Der Grundstein für die modernen wissenschaftlichen Errungenschaften wird gelegt durch:

- Die Entwicklung der Anästhesie im Jahre 1842 durch Crawford W. LONG (1815-1878).
- Ihre wirksame Verbesserung durch Horace WELLS (1815-1848) und William Green MORTON (1819-1868).
- Nur wenig später zeigte Louis PASTEUR (1822-1895) die Ursachen für die bekannten Infektionsgefahren und erkannte die Rolle der Mikroorganismen im Wundfieberprozess.
- In den Jahren 1867-1874 führte Joseph LISTER (1827-1912) in Anerkennung der Arbeit PASTEURS die Antisepsis in die Wundbehand-

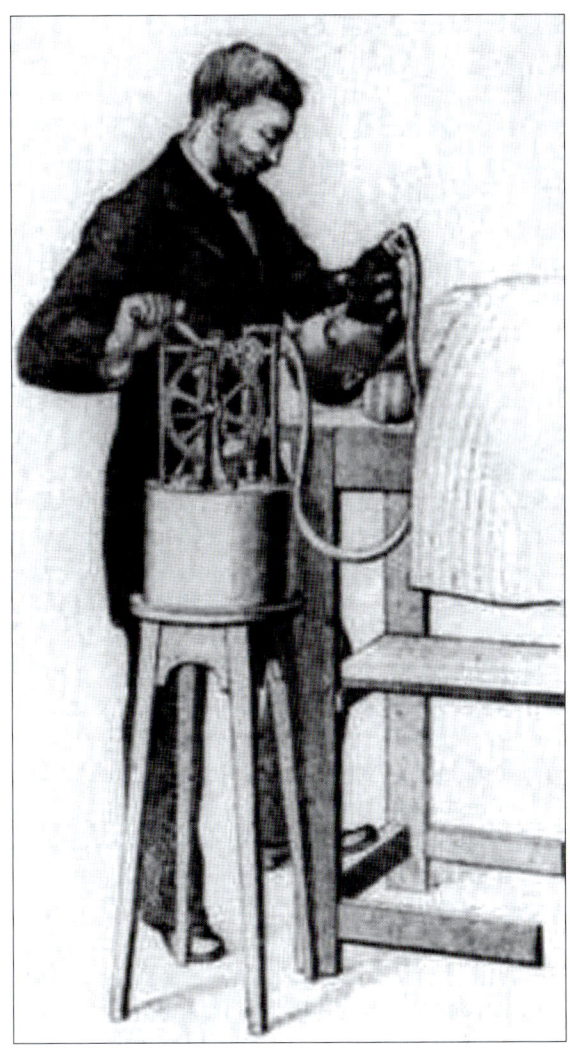

Abb. 19: LISTERS *Karbolsäurezerstäuber.*

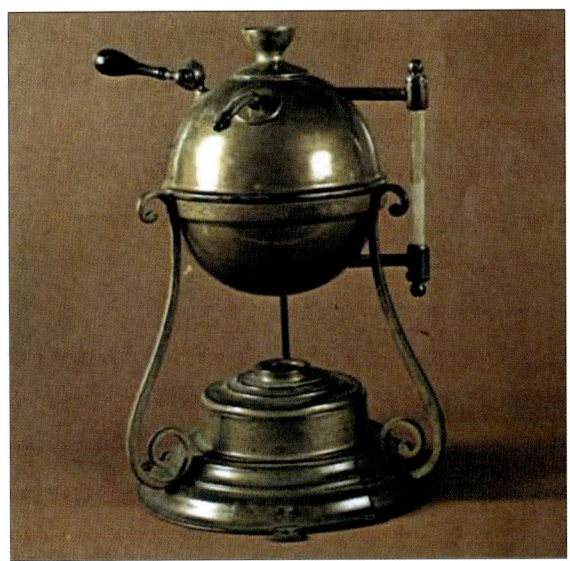

Abb. 18: *„Anästhesiermaschine und Anästhesist", Illustration aus „L'Anesthésie physiologique et ses applications" von R. DUBOIS, Paris 1894.*

lung ein. Seine Methode fand gerade in Deutschland große Unterstützung, an die Namen BARDELEBEN, THIERSCH, VOLKMANN und NUSSBAUM knüpft sich ihre schnelle Popularisierung.

- Kaum hatte sich LISTERS Antisepsislehre durchgesetzt, folgte die Weiterentwicklung zur Asepsis. TRENDELENBURG nahm 1882 in der Bonner Klinik den ersten Dampfsterilisator in Betrieb, HALSTED führte 1890 den Gummihandschuh in die operative Medizin ein und SCHIMMELBUSCH ließ ab 1886 chirurgische Instrumente, Verbandsmaterial und Operationskleidung sterilisieren.

Später vervollständigten Conrad RÖNTGEN (1845-1922) durch die Entdeckung der Röntgenstrahlen 1895 und Alexander FLEMING (1881-1955), der die antibiotische Ära einleitete, die Errichtung der modernen medizinisch-chirurgischen Wissenschaft.

Im Verlauf des 19. Jahrhunderts erfuhren auch die diagnostischen Möglichkeiten eine Verbesserung. Die klinische Untersuchung, die seit 1761 die Perkussion (AUENBRUGGER) beinhaltete, wurde durch die Auskultation (LAENNEC 1816) ergänzt. Mit diesen Untersuchungsmethoden war es schon vor der Einführung der Röntgenuntersuchung möglich, die verschiedenen Verletzungsfolgen zu unterscheiden. Durch Versuche und klinische Beobachtungen kam man Verletzungsmechanismen auf die Spur und prägte so den Begriff der „Commotio thoracis", einer seltenen Traumafolge. Bei Atemnot nach Thoraxprellung wurde punktiert. Bei Auftreten eines Pneumothorax wurde die Luft abgesaugt (z. B. mit einem Spezialtrokart mit einer Art Ventilverschluss) oder eine Inzision ausgeführt.

HIPPOKRATES' Lehren hinsichtlich der Drainage bei Empyemen waren für 2000 Jahre fast vergessen worden. Gegen Ende des 19. Jahrhunderts erhielten sie in England neue Beachtung. Klinische Erfahrungen hatten gezeigt, dass Punktionen keine Heilung brachten, nur eine frühe, sorgfältige und vor allem kontinuierliche Drainage. Über die Notwendigkeit einer Drainage herrschte Einigkeit, lediglich die Frage, ob sie durch eine Intercostalinzision oder eine Rippenresektion angelegt werden sollte, führte zu anhaltenden Diskussionen. Die Drainage nach Rippenresektion setzte sich jedoch als bevorzugte Methode durch. Auch in den USA fand sie ihre Anhänger, zumal sie im Gegensatz zur Intercostalinzision auch genügend Raum für die Exploration und Befreiung der Empyemhöhle von fibrinösem Material bot.

In Deutschland blieben die Chirurgen zurückhaltend bei der Entfernung pathologischer Flüssigkeitsansammlungen im Thoraxraum. Es war der Internist Gotthard BÜLAU (1835-1900), der einen Weg fand, den physiologischen Unterdruck in der geöffneten Pleurahöhle auf-

recht zu erhalten. Er entwickelte 1891 die erste sogunterstützte Drainage, die nach ihm benannte Heberdrainage für die geschlossene Empyembehandlung. Unter Beibehaltung der Geschlossenheit der Brusthöhle erlaubte sie den Abfluss von Blut und Wundsekreten.

Wegen der damit verbundenen Beeinträchtigung der Atmung war es nicht möglich, den Brustkorb für einen operativen Eingriff breit zu eröffnen. Die Behandlung der Wahl beschränkte sich daher auf Punktion und Drainage. Beim Empyem empfahl Franz KÖNIG (zu dieser Zeit Göttingen) 1878 die bisher nur gelegentlich praktizierte Rippenresektion als Routinemaßnahme.

Der Hamburger Chirurg Max SCHEDE (1844-1902) führte zudem bei Empyemresthöhlen eine ausgedehnte Rippenresektion durch.

Mit der BÜLAUschen Heberdrainage für das akute Empyem und der SCHEDEschen Thoraxresektion der starren Resthöhle waren Ende des 19. Jahrhunderts die beiden Außenpfeiler zur Behandlung des Pleuraempyems markiert.

20. Jahrhundert

Über die Bedeutung des bei penetrierenden Thoraxverletzungen auftretenden Spannungspneumothorax für die intrathorakalen Organe wurde erst spät Klarheit gewonnen. (Die ersten klinischen Beobachtungen über im Zusammenhang mit Spannungspneumothorax entstandenen Fälle von Mediastinalemphysem sind erst im Jahre 1908 von Ferdinand SAUERBRUCH veröffentlicht worden.)

In der Behandlung penetrierender Thoraxverletzungen ermahnten die zu Ende des vorigen Jahrhunderts führenden Chirurgen BILLROTH, KÖNIG und LANGENBECK zu äußerster Zurückhaltung. Die Wunde wurde nach den Regeln der Aseptik durch eine einfache Naht verschlossen oder nur mit einem Schutzverband versehen. Nur bei drohenden intrapleuralen Blutungen wurde ein operativer Eingriff gestattet, wenn anzunehmen war, dass eine Blutung ihren Ursprung in der Thoraxwand hatte. Die

Naht von Lungenwunden glaubte man nicht empfehlen zu dürfen. Diese Behandlungsweise fand nahezu allgemeine, wenn auch nicht ganz einmütige Anerkennung (VÄINÖ, SEIRO).

Carl GARRÉ war der erste, der ein reichhaltiges Material (aus mehreren deutschen Krankenhäusern) statistisch auswertete und, darauf gestützt, die Frage der Prognose und Therapie der penetrierenden Thoraxverletzungen behandelte. Die Mortalität unter den konservativ behandelten Patienten betrug 38 % bei Stich- und 30 % bei Schussverletzungen. Er kam zu dem Schluss, dass eine beachtliche Zahl von Patienten mit inneren Blutungen und den Symptomen eines Spannungsthorax durch eine Operation hätten gerettet werden können. Seines Erachtens befanden sich darunter 5 bis 6 %, die in operationsfähigem Zustand eingeliefert worden waren. In der Literatur wurden insgesamt 9 Fälle dargestellt, bei denen eine Lungenwunde operativ versorgt worden war. Bei 6 Patienten verlief die Operation erfolgreich. Aufgrund seines Materials und seiner Erkenntnisse befürwortete GARRÉ für die Behandlung der penetrierenden Thoraxverletzung die Anwendung eines aktiveren Vorgehens.

Gegen Ende des 19. Jahrhunderts wurden die unzureichenden thoraxchirurgischen Möglichkeiten immer mehr als Nachteil empfunden.

Wegen der zu erwartenden Störung der Atmung und der Beeinträchtigung des Kreislaufs war es nicht möglich, den Thorax breit für einen operativen Eingriff zu öffnen.

Den Schlüssel zur Thoraxchirurgie wurde 1543 durch VESALIUS beschrieben, danach von HOOKE und HUNTER aufgegriffen und modifiziert. Die Technik geriet jedoch in Vergessenheit.

Atemstillstand und Asphyxie verschiedener Ursachen, später auch Verhütung der Aspiration bei Eingriffen in der Mundhöhle, verstärkten im 19. Jahrhundert die Bestrebungen, die Tracheotomie durch perorale Intubation zu ersetzen. Verschiedene Anregungen, wie z. B. DESAULTS erfolgreiche Behandlung eines Larynxödems durch Intubation mit einer Ernährungssonde, wurden nicht weiter verfolgt. In Amerika fand O'DWYER 1882 mit seinen Intubationsmodellen mehr Anerkennung und konstruierte

mit seinem Landsmann FELL ein Beatmungsgerät. Parallele Bemühungen um die Anwendung der peroralen Intubation zur Narkose unternahmen in England William HUNTER und MACEWEN, in Frankreich vor allem TUFFIER und HALLION. In Deutschland war seit 1871 ein von Friedrich TRENDELENBURG für Narkosezwecke konstruierter Tubus mit Abdichtung durch eine aufblasbare Manschette in Gebrauch, aber nur per tracheotomiam zu verwenden. Mit Franz KUHN fand eine über dreihundertjährige Entwicklung ihren vorläufigen Abschluss, als er 1905 den Prototyp eines modernen Trachealtubus, einen in Gummi eingehüllten Metallspiralschlauch, vorstellte.

Dennoch äußerten GARRÉ und QUINCKE 1912: *„Trotz dieser gewichtigen instrumentellen Behelfe hat die praktische Lungenchirurgie keinen nennenswerten Nutzen daraus gezogen. Erst SAUERBRUCH ist es gelungen, dem Druckdifferenzverfahren in brauchbarer und physiologisch einwandfreier Form Geltung zu verschaffen durch die Konstruktion einer pneumatischen Kammer."*

Ferdinand SAUERBRUCH (1875-1951), Assistent von Johannes VON MIKULICZ in Breslau, hatte eine Methode ausgearbeitet, den Lungenkollaps nach Eröffnung der Brustwand zu vermeiden. Schon seine experimentelle Arbeit 1904 „Zur Pathologie des offenen Pneumothorax und die Grundlagen meines Verfahrens zu seiner Ausschaltung" zeigt, dass es die Ergebnisse eigener Untersuchungen über die Wirkung des Überdruckprinzips waren, die ihn aus genau präzisierten Gründen veranlassten, im Unterdruckverfahren die bessere Methode zu erblicken. Vom physiologischen Standpunkt aus löste seine pneumatische Kammer oder sogenannte Unterdruckkammer das Problem in idealer Weise. Zwei Monate später demonstrierte Ludolph BRAUER bei der Diskussion auf dem Deutschen Chirurgenkongress sein Modell für die einfachere Anwendung des Überdrucksystems mit Vorstellungen von einem Anschluss an den damals gebräuchlichen Narkoseapparat von ROTH-DRÄGER. Die Diskussion wurde beendet mit den Worten *„... es gebührt SAUERBRUCH also auch für das Überdruckverfahren unstreitig die Priorität."* Das Wirkungsprinzip der Druckdifferenz war schon 1896 von QUÉNU und LONGUET beschrieben und hinsichtlich der Unterdruck- und Überdruckanwendung präzisiert worden.

Für den thoraxchirurgischen Operationsalltag erwies sich die Unterdruckkammer jedoch als problematisch, sodass ihre Benutzung aufgegeben wurde. An ihrer Stelle verwendete SAUERBRUCH die Überdruckbeatmung mit eng schließender Gesichtsmaske und hielt trotz erheblicher Nachteile (gleichzeitige Aufblähung des Magens, Unmöglichkeit der Absaugung von Bronchialsekret oder von Oesophagus- und Magensekret) an ihr fest, da er der endotrachealen Überdruckatmung ablehnend gegenüberstand. Auch auf dem Kongress in Berlin hatte die perorale Intubation keinerlei Erwähnung gefunden. Rudolf NISSEN bemerkt in „Erlebtes aus der Thoraxchirurgie": *„Seine Stimme war einflussreich genug, um in Deutschland eine Entwicklung aufzuhalten, von der in anderen Ländern die Thoraxchirurgie am meisten Nutzen ziehen sollte."*

Auch im Ausland wurde noch mit der Überdruckbeatmung gearbeitet. Harold BRUNN (San Francisco) führte die ersten einseitigen Lobektomien in endotrachealer Narkose durch, gab sie aber in den späten zwanziger Jahren wieder auf, in Chicago wurde die Thoraxchirurgie von William ADAMS nach wie vor in Überdrucknarkose mit und ohne Leitungsanästhesie durchgeführt und H. K. BEECHER (Boston) wollte 1939 die Intubation wegen ihrer Gefahren auf Notfälle beschränkt wissen. Die retardierenden Schwierigkeiten wurden jedoch von den Spezialisten für Anästhesiologie in Amerika, England und Schweden schneller überwunden als von den Chirurgen in Zentraleuropa.

1909 entwickelten MELTZER und AUER in New York einen endotrachealen Tubus, der vom Mund aus eingeführt wurde und gaben der peroralen Intubation neuen Anstoß.

Zunehmende Erfahrung mit der Druckdifferenzatmung leitete die systematische Weiterentwicklung der Thoraxchirurgie ein. Der Ausbau der passiven Beatmung hatte zunächst für die thoraxchirurgische Initiative mehr psychologische als praktische Bedeutung. Dem Chirurgen fiel der Entschluss zur endothorakalen Operation leichter, da er „unter dem Schutz" der Widerstandsatmung operieren konnte.

Bezüglich der Brustwandverletzungen war in der ersten Hälfte des 20. Jahrhunderts eine Tendenz zur konservativen Behandlung zu beobachten, die in der Vorgehensweise von KIRSCHNER und Lorenz BÖHLER ihren Höhepunkt findet.

BÖHLERS „Technik der Knochenbruchbehandlung" (1. Ausgabe 1929) gilt noch heute als Standardwerk der nicht-operativen Behandlungsmöglichkeiten. Bei der Versorgung von Rippenserienbrüchen stand an erster Stelle die Beobachtung der Komplikationen, an zweiter Stelle wird ein zirkulärer Dachziegelverband aus Heftpflasterstreifen empfohlen, bei Brüchen der oberen Rippen zusätzliche Pflasterstreifen über der Schulter. Der zirkuläre Dachziegelverband wurde, da er Atemnot verursachte und Angstgefühle auslöste, bald durch einen einseitigen ersetzt.

Die HANSMANNsche Metallschiene, erstmals 1886 zur Behandlung komplizierter Frakturen vorgestellt, wurde 1917 von BIER, BRAUN und KÜMMEL zur Rippenosteosynthese nach Thorakotomien empfohlen, wobei die Fixierung durch intraossäre Nähte erfolgte. JONES beschrieb erstmalig 1926 das Prinzip der Extensionsbehandlung, wobei er bei einseitiger Wandinstabilität das Sternum mit einer Kugelzange erfasste und über einen Seilzug mittels eines Gewichtes das frakturierte Wandfragment extendierte und dadurch eine paradoxe Atembewegung verhinderte.

Der erste Weltkrieg (1914 - 1918)
Nach der stürmischen Entwicklung der Thoraxchirurgie trat mit dem Beginn des 1. Weltkrieges eine Stagnation ein.

Wie in den früheren Jahrhunderten waren es Militärchirurgen, die Erfahrungen mit der Versorgung von Thoraxverletzungen machten und die chirurgische Vorgehensweise hinsichtlich der Behandlung von Pneumothorax, Hämothorax und dem daraus oft resultierenden Thoraxempyem beeinflussten. Bei einer sehr hohen Fallzahl in einem relativ kurzen Zeitraum konnten die Chirurgen ein ungewöhnlich großes Maß an Erfahrungen sammeln und, soweit es die Kriegszeit zuließ, veröffentlichen.

Die Anwendung von Gummidrainagen und die Einführung von Kanülen und Spritzen Mitte des 19. Jahrhunderts leisteten einen kleinen, aber wichtigen Beitrag in der Weiterentwicklung der Thoraxchirurgie.

Thoraxverletzungen stellten aus gutem Grund immer noch gefürchtete Verletzungen dar.

Während der Napoleonischen Kriege war die bis dahin gängige Praxis der Exploration und Sondierung der Brusthöhle nach Eindringen von Geschossen aufgegeben worden. Diese Methode ließ für Brustverletzungen lediglich eine Überlebensrate von 10 bis 20 % zu. LARREY, leitender Militärchirurg NAPOLEONS, verschloss offene Brustwunden entgegen der gängigen Lehrmeinung und verbesserte die Chance, die Verletzung zu überleben. Die Mortalität lag im Krim-Krieg bei 79 %, im Amerikanischen Bürgerkrieg bei 60 % und betrug im Deutsch-Französischen Krieg immer noch 55,7 %. Auch die Art der Munition (hochexplosive Geschosse) trug zur hohen Sterblichkeit bei. Die Hauptursache der hohen Sterblichkeit stand in direktem Zusammenhang mit dem Zeitpunkt der Behandlung. Bis zur zweiten Hälfte des 1. Weltkrieges erkannte man nicht, wie wichtig der unverzügliche Verschluss offener Brustverletzungen für das Überleben ist. Die Beachtung dieser Tatsache ließ die Mortalitätsrate im 1. Weltkrieg auf 24,6 % sinken.

In den Veröffentlichungen aus der frühen Phase des Krieges (1914-1915) findet man die Empfehlung, stumpfe Brustwandverletzungen, kleine Einschüsse oder glatte Durchschüsse ohne offenen Pneumothorax konservativ zu behandeln. Selbst bei offenen Brustverletzungen mit heftiger Blutung fand bis 1916 auf alliierter Seite keine operative Versorgung statt. „Noninterference" war das Mittel der Wahl, in dessen Folge 10 % der überlebenden Verletzten ein Empyem entwickelten, an dem wiederum 50 % verstarben. Erst nach der Schlacht an der Somme mit ihren zahlreichen Verwundeten begann man die Thoraxwunden so zu behandeln, wie es sich bei anderen Körperbereichen schon bewährt hatte.

Britische Chirurgen wie George GASK, A. L. LOCKWOOD, BERKELEY G. A. MOYNIHAN, J. E. H. ROBERTS und der Franzose Pierre DUVAL leisteten einen wesentlichen Beitrag zur verbesserten Behandlung von Brustverletzungen im 1. Weltkrieg und beschrieben die Indikationen zur frühen Thorakotomie. Man excidierte die Wundränder, entfernte Fremdkörper und / oder Blut und verschloss die Wunde. Im Gegensatz zu ihren deutschen Kollegen legte keiner der britischen Chirurgen eine postoperative Drainage.

Deutschen Quellen (Carl FRANZ sowie BORCHARD / SCHMIEDEN) zufolge galt die Richtlinie, den offenen Pneumothorax unter allen Umständen operativ zu schließen, gegebenenfalls konnten auf diesem Wege die zersplitterten Rippen entfernt werden. Wenn möglich, sollte bei jedem operativen Eingriff das Druckdifferenzverfahren angewendet werden. Für diese Fälle waren von JEHN u. a. behelfsmäßige Feldapparate entwickelt worden. Über den Nutzen des Druckdifferenzverfahrens waren die Meinungen noch geteilt. Während die Amerikaner die deutsche Methode nutzten, hielten die Franzosen und Engländer sie für überflüssig. Vor allem auf französischer Seite (u. a. Pierre DUVAL sowie CLAVELIN in „Précis de chirurgie de guerre") glaubte man, dass man ohne jeden Apparat am Brustfell und an den Lungen operieren könne und dass der „chirurgische Pneumothorax" den Patienten nicht schade. Amerikanische Sanitätsberichte betonten jedoch, dass sich in Lazaretten, in denen beide Methoden nebeneinander angewendet wurden, sich das Druckdifferenzverfahren sowohl hinsichtlich der postoperativen Todesfälle als auch der Spätkomplikationen überlegen zeigte. Auch JEHN konnte in einer Sammelstatistik zeigen, dass bei diesem Verfahren die Mortalitätsrate von 90 % auf 32,2 % sank. Unter Allgemeinnarkose mit Druckdifferenz (Lokalanästhesie wurde mit Rücksicht auf die Brustreflexe nicht empfohlen) erfolgte die Wundtoilette der Brustwandwunde, Entfernung der Knochensplitter, Blutstillung, Resektion bzw. Glättung der Rippenfragmente (evtl. auch des Schulterblattes oder des Brustbeins), Einlegen einer Rippensperre, Reinigung der Pleurahöhle mit feuchten Gazetüchern und Entfernung sichtbarer oder fühlbarer Geschosse in Brustfell oder Lunge. Erst dann wurde die Lunge allmählich aufgeblasen, die Wunde verschlossen und mit einer BÜLAU-Drainage versorgt.

Auch glatte, kleine Ein- und Ausschüsse ohne offenen Pneumothorax, aber mit spürbarer Splitterung der Brustwand (Rippen, Brustbein, Schulterblatt) wurden operativ versorgt.

Bei gleichzeitiger Lungenverletzung erfolgte nach ENDERLEN und SAUERBRUCH die zirkuläre Fixation der Lunge an der verletzten Stelle in das Brustwandfenster hinein, bzw. die perkutane Pneumopexie nach REHN, um den Lungenstiel nicht zu belasten. Beim Spannungspneumothorax erfolgte eine Pleurapunktion.

Für den nicht infizierten Hämothorax galt auf deutscher (FRANZ) wie alliierter Seite (MOLNAR) noch bis zur Hälfte des Krieges: „Noli me tangere"; man setzte auf Bettruhe und aufrechte Lagerung. Erst die Erfahrung, dass die Gefahr einer Nachblutung kaum bestand, führte zu einer frühen Punktion der kleinen Ergüsse. Die Nachfüllung von Luft, um eine Nachblutung zu verhindern, wurde nicht empfohlen, da sie die Gefahr eines Empyems mit sich bringen konnte. Auch bei Atemproblemen oder infizierten Wunden wurde eine Punktion vorgenommen.

Deutsche und britische Quellen berichteten, dass bei ca. einem von 10 Patienten mit Hämothorax ein Empyem auftrat.

Carl FRANZ berichtete, dass bei Empyemen zwischen Frühempyemen (8 bis 10 Tage nach Verletzung) und Spätempyemen unterschieden wurde. Die Anschauung hinsichtlich der Behandlung mit Thorakotomie, Rippenresektion und offener Drainage hatte sich schon vor dem Weltkrieg geändert. Während des Weltkrieges vollzog sich eine weitere Änderung. SAUERBRUCH hielt diese Behandlung in den meisten Fällen für belastend und unnötig. Er riet bei Frühempyemen von der Rippenresektion ab und empfahl zunächst eine oder mehrere Punktionen. Erst wenn danach keine Besserung eintrat, sollte die BÜLAUsche Heber-Drainage angewendet werden. Er betonte, dass diese Be-

handlung besonders im Falle einer Streptokokkeninfektion fortgeführt werden sollte.

BORCHARD und SCHMIEDEN sahen in der Thorakoplastik mit Rippenresektion die klassische Operation zur Empyembehandlung. Nach Entleerung des Eiters, der Geschosse oder eventueller anderer Fremdkörper wurde die Empyemhöhle drainiert. Unterstützt wurde die Heilung durch Maßnahmen zur Entfaltung der Lunge wie z. B. das Verfahren von PERTHES, nach dem eine Saugleitung angeschlossen und durch einen Flaschenaspirator ein dauernder Unterdruck erzeugt wurde.

Einig waren sich die Autoren auf deutscher Seite in ihrer Haltung zur Saugdrainage.

Anders gingen die Alliierten vor, die der Wasserschloss-Drainage ablehnend gegenüberstanden und die offene Drainage nach Rippenresektion vorzogen. Die Standardbehandlung bestand in einer Rippenresektion, der lockeren Tamponade der Höhle mit Gaze, die mit Quecksilber oder Jod getränkt war, und Kühlung der Wunde. Einen großen Beitrag zur Behandlung des Empyems infolge einer Thoraxverletzung leistete Evarts A. GRAHAM (1883-1957) (Abb. 20), als er 1918 beauftragt wurde, die hohe Mortalitätsrate (30 bis 70 %) in den Lazaretten der US Army zu untersuchen.

Als Mitglied der US Army Empyema Commission stellte er fest, dass es sich hauptsächlich um Streptokokkeninfektionen handelte und die Behandlung in einer Rippenresektion mit offener Drainage bestand. Nachdem man der Empfehlung der Kommission, die offene Drainage durch eine geschlossene zu ersetzen, gefolgt war, sank die Mortalitätsrate auf 15 %.

Nach Kritik von MOYNIHAN und DUVAL bewies er anhand von Tierversuchen, dass ein offener Pneumothorax auf einer Seite die Lungenfunktion beider Seiten beeinträchtigt und unterstrich die Wichtigkeit des Druckdifferenzverfahrens während der Operation am offenen Thorax.

Von den zahllosen Herzverletzungen des 1. Weltkrieges kamen begreiflicherweise nur wenige zur Operation. Angesichts des großen Verwundetenandrangs und der hohen Mortalität (über 50 % der Eingriffe) galt als generelle Indi-

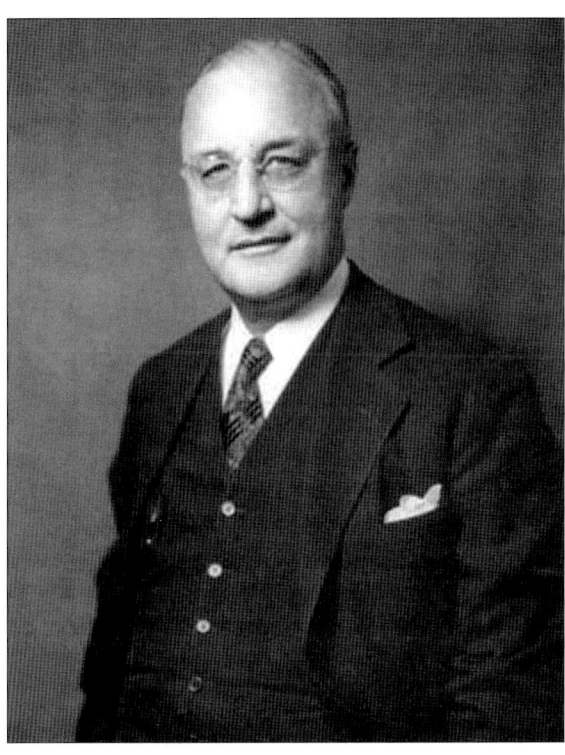

Abb. 20: Evarts A. GRAHAM (1883-1957).

kation das vorsichtige Abwarten bis zur vollen Klärung des klinischen Bildes. Die operative Therapie beschränkte sich demnach auf die sicher erkannte Herztamponade und die sichtbar drohende Verblutung. Zur Beseitigung letzter Zweifel nannten BORCHARD/SCHMIEDEN die Probepunktion des Herzbeutels, Carl FRANZ empfahl in diesem Fall die Punktion des Herzbeutels nach LARREY. Sollte eine Operation möglich sein, sollte sie nach der KOCHER'schen Methode durchgeführt werden, bei zweifelhafter Diagnose mit einer Probeperikardiotomie begonnen werden. Das Ziel bestand in der Freilegung des Herzens, der Beseitigung des Herzdruckes und die Blutstillung durch Herznaht.

Wie bei Lungen- und Pleuraschüssen gingen auch bei Schussverletzungen des Herzens und des Herzbeutels viele Todesfälle auf das Konto der Infektion. Wie beim akuten Pleuraempyem nahm man von Spülungen Abstand und empfahl luftdichte Ventildrainagen, auch mit Heber- und Saugvorrichtungen. Die Perikardio-

tomie galt nach REHN, SAUERBRUCH und SCHMIEDEN als das sicherste Verfahren zur Ausheilung der Perikarditis.

Steckengebliebene Geschosse und andere Fremdkörper wurden, falls notwendig, nach genauer röntgenologischer Geschosslokalisation nach breiter Thorakotomie der Brusthöhle mit oder ohne Rippenresektion entfernt. War das Geschosslager infiziert, wurde es in die Thoraxwunde eingenäht und drainiert. Anschließend erfolgte der vollständige Verschluss der Brustwunde.

Auf französischer Seite war es vor allem Pierre DUVAL (1874-1941), der sich für die zügige Entfernung von Geschossen und Fremdkörpern aus der Lunge einsetzte. DUVAL beschrieb die Entfernung von Geschossen aus dem Lungengewebe mit anschließender Lungennaht sowie die Versorgung von Lungendurchschüssen mit Naht der Eintritts- und Austrittswunde. Nachfolgende Infektionen traten seltener als vermutet auf. Da die Mortalität von Lungenverletzungen bei abwartender Haltung bei 45 % lag, betonte er die Notwendigkeit einer frühen operativen Therapie. Er führte die Exploration der Brusthöhle vorzugsweise in Lokalanästhesie durch und versorgte die Wunde in derselben Art und Weise wie in jedem anderen Teil des Körpers, gefolgt durch den vollständigen Verschluss der Brusthöhle ohne Drainage. Mit seiner hohen Erfolgsrate zeigte er, dass Lungenverletzungen nach denselben Prinzipien, die sich bei anderen Wunden bewährt hatten, versorgt werden konnten.

Die chirurgischen Errungenschaften des 1. Weltkrieges kamen während des Spanischen Bürgerkriegs nicht zum Einsatz, möglicherweise weil die Voraussetzungen fehlten. Die Folge war die Rückkehr zur konservativen Behandlung der Thoraxverletzungen. Nur wenige primäre intrathorakale Operationen wurden ausgeführt.

Während in Deutschland die Thoraxchirurgie zwischen den beiden Weltkriegen keine nennenswerte Weiterentwicklung erfuhr, führten im angloamerikanischen Raum klinische Errungenschaften zur Verbesserung der Thoraxchirurgie:

- Verbesserte Operationstechnik,
- Entwicklung und Nutzung des Endotrachealtubus zur Beatmung und zur Anästhesie,
- Verfügbarkeit von Bluttransfusionen.
- Der 1. Weltkrieg war die entscheidende Bewährungsprobe für den Einsatz von Bluttransfusionen. Durch die Arbeiten Karl LANDSTEINERS, der 1900 als erster die Blutgruppeneigenschaften des AB0-Systems und die korrespondierenden Isoagglutinine beschrieb, erhielt die Übertragung von Blut ihre wissenschaftliche Grundlage. Da ohne Blutspender keine Transfusion möglich ist, mussten dafür Organisationsstrukturen geschaffen werden. Die Blutspendernachweise in New York (ab 1917, die erste Blutbank entstand 1919 im ROCKEFELLER-Institut) und London (ab 1921) gehörten zu den ersten klinikübergreifenden Strukturen zur Versorgung medizinischer Einrichtungen mit Blut.
- Einsatz von Sulfonamiden und später von Penicillin.
- Routinemäßige postoperative Wasserschloss-Drainage der Pleurahöhle mit Absaugung.

Diese Fortschritte revolutionierten die Thoraxchirurgie und ermöglichten ein aggressiveres Vorgehen bei Operationen. Darüber hinaus entstanden Spezialkliniken, die mit einer besseren postoperativen Versorgung und anschließender Physiotherapie die Behandlung voranbrachten.

Der offene Pneumothorax wurde routinemäßig durch Excision der Wundränder und primärem Verschluss versorgt, nicht penetrierende Wunden wurden excidiert und offen gelassen, um durch Granulation zuheilen zu können.

Der 2. Weltkrieg (1939 - 1945)

In diesem Krieg verliefen 30 bis 40 % der Brustverletzungen unmittelbar auf dem Schlachtfeld tödlich (primäre Mortalität). Die Hauptursachen für den sekundär tödlichen Verlauf von Brustverletzungen waren Blutung, Erstickung, Erosion und Infektion. Die Gesamtmortalität der Thoraxverletzungen betrug 9 bis 11 %.

Das chirurgische Vorgehen der Engländer an der Front machte Norman BARRETT (London) deutlich. Er betonte die Notwendigkeit, offene Brustwandverletzungen sofort zu verschließen, ungeachtet des Risikos der Infektion. Er wies auf die Wichtigkeit hin, zwischen der Brustwunde selbst und der elektiven Thorakotomie zur Versorgung einer intrathorakalen Verletzung zu unterscheiden, da die letztere in aller Regel primär verheilen werde. Im Falle einer Infektion empfahl er ebenfalls den Verschluss der Wunde, allerdings unter anderen Vorzeichen. Die Wunde müsse zwar im chirurgischen Sinn offen bleiben, sodass Eiter und Exsudate abfließen könne, solle aber einen luftdichten Verband erhalten. Darüber hinaus sei die Intercostaldrainage (mit Wasserschloss) unerlässlich. Nach Abklingen der Infektion könne bei vorschriftsmäßiger Drainage des Empyems die Sekundärnaht vorgenommen werden.

Intrapleurale Blutungen wurden als Zeitbomben betrachtet und verlangten ein frühzeitiges Eingreifen. Die englischen Spezialisten einigten sich auf Punktion und Ersatz durch Luft oder Sauerstoff. Von Thorakotomien zur Blutstillung bei Schockzustand wurde abgesehen. Während des Afrika-Feldzuges führten die Engländer 1942 bei ca. 2500 Thoraxverletzten keine größere Operation durch. Neu in der Behandlung waren physiotherapeutische Maßnahmen wie Atemübungen, die binnen 48 Stunden nach dem Eingriff begannen.

Auf deutscher Seite erfolgte nach ZENKER und SAUERBRUCH bei Hämothorax die frühzeitige Entlastung durch Punktion. Traten im weiteren Verlauf wiederholt Verdrängungserscheinungen infolge Exsudatbeimengungen auf, wurde die Einzelpunktion durch eine Dauerableitung in Form der BÜLAUschen Drainage ersetzt. Bei Verblutungsgefahr durch Verletzung der Brustwandgefäße oder Blutungen aus einer Lungenwunde wurde die Eröffnung der geschlossenen Brusthöhle unter Druckdifferenz durchgeführt, um die Blutstillung vornehmen zu können.

Beim offenen Pneumothorax wurde eine operative Wundrevision mit Blutstillung und Entfernung zertrümmerter Rippenfragmente vorgenommen. Nach Versorgung der einzelnen Gewebsschichten und anschließender Naht zum Verschluss der Brustwand wurde eine BÜLAU-Drainage gelegt.

Der Ventil- oder Spannungspneumothorax wurde entweder durch Thorakotomie (Naht der Lungenwunde) oder die Ventildrainage der Brusthöhle behandelt. Da durch eine einmalige Punktion nur selten eine Druckentlastung erreicht werden konnte, wurde meist eine Dauerableitung für mehrere Tage erforderlich. Man ließ die (gut fixierte) Punktionsnadel liegen und versah sie mit einem an der Kuppe eingeschnittenen Ventilfingerling, durch den die Pleuraluft ausströmen konnte, aber ein Einströmen der Luft von außen verhinderte. Auch die Engländer griffen auf diese einfache Methode zurück. Anstelle einer einfachen Punktionskanüle wurde auch die geschlossene Drainage mit Gummikatheter nach BÜLAU angewendet, besonders bei längerer Entlastung.

Die Indikation zur operativen Behandlung einer Herzverletzung war bei sichtlich drohender Verblutung und bei lebensgefährdender Herztamponade gegeben. Die Punktion des Herzbeutels wurde als diagnostische Probepunktion oder als Entlastungspunktion bei Druck durch Flüssigkeitsansammlungen vorgenommen. Eine Perikardiotomie (nach L. REHN oder SAUERBRUCH) wurde als Probeperikardiotomie bei Verdacht auf Herzverletzung und als Perikardiotomie mit Drainage zur Behandlung einer eitrigen Perikarditis durchgeführt.

Ein Bericht des Medical Department der US Army zeigt, dass 1/5 aller Brustverletzungen, ohne Zweifel die schwersten Fälle, in frontnahen Lazaretten versorgt wurden.

Trotz der Fortschritte in der Thoraxchirurgie, die amerikanischen Chirurgen nun zur Verfügung standen, und trotz der guten Erfahrungen aus dem 1. Weltkrieg hinsichtlich der frühen operativen Intervention zeigte sich nur zu Beginn des 2. Weltkrieges die Tendenz zur radikalen Versorgung von Thoraxverletzungen. Nur wenige Brustverletzungen wurden nicht durch eine Thorakotomie behandelt. Die drastisch zunehmende Verwundetenrate und die daraus resultierende Zahl der Wartenden sowie eingeschränkte chirurgische Versorgungsmöglichkeiten auf dem Schlachtfeld ließ die Zahl der Operationen stark zurückgehen.

Die Thorakotomie in frontnahen Lazaretten wurde nun durchgeführt bei:
- Hämothorax mit heftiger Blutung in den Brustraum oder mit erheblicher Behinderung der Atmung durch Blutkaogula,
- bei Rippenfragmenten oder Fremdkörpern (2 cm oder größer) in Lunge oder Pleurahöhle,
- bei offenem Pneumothorax,
- bei Ventil- oder Spannungspneumothorax.

Ausgehend von diesen Kriterien erfolgte die Erstbehandlung durch:
- Débridement der Brustwand ohne Inspektion der intrathorakalen Strukturen oder Operation an den intrathorakalen Strukturen;
- traumatische Thorakotomie mit Inspektion und gegebenenfalls Operation an intrathorakalen Organen, ausgeführt durch die Wunde, die, falls nötig, erweitert wurde;
- primäre Thorakotomie durch Inzision an der Stelle der Wahl.

Ca. 64 % der Verletzungen wurde allein durch Débridement, 30 % durch traumatische Torakotomie und nur 6 % durch primäre Thorakotomie behandelt.

Die primäre Thorakotomie zur sorgfältigen Ausräumung von Blutkoagula und Eiter sowie zur Dekortikation der Pleuraschwarte hatte eine erhebliche Senkung der Morbidität gegenüber dem 1. Weltkrieg zur Folge.

Die Rate der septischen Infektionen nach Hämothorax durch penetrierende/perforierende Verletzungen lag bei 20 %, bei nicht penetrierenden Verletzungen bei 10 %. In der Regel entwickelte sich in 13 bis 18 % der Brustverletzungen ein Pyopneumothorax. In diesem Fall galt die Saugdrainage zur Dauerableitung als ideale Behandlungsmethode, der Mangel an Möglichkeiten ließ jedoch oft genug nur eine einfache Drainage zu. Überhaupt warf die unzureichende Logistik Probleme in einem bisher nicht bekannten Maße auf.

Andererseits konnten die westlichen Alliierten, soweit es die Versorgung zuließ, in der Behandlung von Rippenfrakturen und instabilem Pneumothorax Novocain zur Intercostalblockade einsetzen. Nur die Amerikaner verfügten über spezielle Anästhesiekonzepte für die Thoraxchirurgie, wie die Narkoseausrüstung für den geschlossenen Kreislauf nach BEECHER. Die endotracheale Intubation hatte in Amerika die größte Unterstützung gefunden. Physiotherapie wurde zu einem festen Bestandteil in der Behandlung der Thoraxverletzungen. 1922 war das Heparin entdeckt worden und konnte ab 1942 zur Verhütung von Lungenembolien in den Kliniken eingesetzt werden. Antibiotika wie Sulfonamide und besonders Penicillin veränderten das Vorgehen in der Wundbehandlung und in der Behandlung von Empyemen. Die Einführung von Blutbanken im Bereich der westlichen Alliierten haben die chirurgischen Ergebnisse erheblich verbessert.

Die Mortalität bei penetrierenden Thoraxverletzungen hat sich im letzten Jahrhundert erheblich verändert. Die Zahlen variieren, der Trend ist jedoch deutlich. Die Mortalitätsrate lag vor dem 1. Weltkrieg weit über 50 %, zu Beginn des 2. Weltkrieges bei 25 % und sank während des 2. Weltkrieges auf 10 %.

Dogmen hinsichtlich der besten Behandlungsmodalitäten bei Brustverletzungen und ihrer Folgeerscheinungen wie das Thoraxempyem haben sich einige Male während der Kriegshandlungen verändert. Die wichtigste Errungenschaft in der Thoraxchirurgie des 2. Weltkrieges gegenüber dem 1. Weltkrieg lag in der Prävention und, falls notwendig, in der frühzeitigen Behandlung der Sepsis nach penetrierenden Brustverletzungen. Dekortikation – die Entfernung von Blutkoagula, Eiter und fibrösem Gewebe durch Thorakotomie – wurde vielleicht neben dem Débridement der Brustwand die wichtigste von Thoraxchirurgen ausgeführte Operation.

Zu den gewaltigen Fortschritten, die die Thorax-Traumatologie in einem Menschenalter gemacht hatte, schrieb Edward D. CHURCHILL (1895-1972), Professor der Chirurgie, Harvard University, 1960: *„Surgeons have travelled a long rugged road to bring their craft to its present position. This road can be measured by milestones of triumph and progress; also by tombstones of tragedy and prejudice. The journey cannot be described as a particularly sentimental one, but rather as a struggle in which stern realism has usually obscured any elements of romance. Only the words of those who have lighted the way remain to show the romance of surgery. They are the words of earnest men, the strength of whose convictions exceeded the techniques available for its expression."*

Dennoch sind die Erfolge nicht nur auf chirurgischem Boden zu suchen. Auf fast allen Gebieten lagen operativ-technische Ideen bereit, meist waren sie schon – mit enttäuschendem Ergebnis – erprobt worden. Der Dank für Erfolg und Fortschritt gilt auch denen, die das diagnostische Rüstzeug verbessert und denen, welche die Operationsgefahren verringert haben: den Anatomen, Zellforschern, Internisten, Radiologen und Anästhesisten. Dank und Anerkennung gebührt schließlich auch den Männern, die durch jahrzehntelange Forschung sichere Bluttransfusionen ermöglichten, und jenen Forschern, die in ihren Laboratorien die antibiotische und bakteriostatische Wirkung der Sulfonamide und des Penicillins zur Infektionsbekämpfung und -verhütung entdeckt haben.

Literatur

(1) BARTELS, M.: Die Medicin der Naturvölker: Ethnologische Beiträge zur Urgeschichte der Medicin. Grieben, Leipzig (1893)

(2) BAUER, K.H., GARRÉ, C., STICH, R.: Lehrbuch der Chirurgie. 18./19. Aufl., Springer, Berlin (1968)

(3) BELLAMY, R.F.: History of Surgery for Penetrating Chest Trauma. In: Wagner, R.W.: History of thoracic surgery. Saunders, Philadelphia (2000) (Chest surgery clinics of North America; 10,1)

(4) BILLROTH, T.: Die allgemeine chirurgische Pathologie und Therapie in fünfzig Vorlesungen: ein Handbuch für Studirende und Ärzte. 5. Aufl. Reimer, Berlin (1871)

(5) BORCHARD, A., SCHMIEDEN, V.: Lehrbuch der Kriegschirurgie. 3. Aufl. Barth, Leipzig (1937)

(6) BOUCHET, A.: Geschichte der Chirurgie vom Ende des 18. Jahrhunderts bis zur Gegenwart. In: Sournia, J.-C. (Hrsg.): Illustrierte Geschichte der Medizin. Andreas, Salzburg, Bd. 7 (1982)

(7) BRUNN, W. V.: Kurze Geschichte der Chirurgie. Repr. [d. Ausg.] Springer, Berlin, 1928. Springer, Berlin (1973)

(8) BRUNNER, C.: Handbuch der Wundbehandlung. 2. Aufl. Enke, Stuttgart (1926) (Neue deutsche Chirurgie; 20)

(9) CHOULANT, L: Handbuch der Bücherkunde für die ältere Medizin. Unveränd. photomechan. Nachdr. d. 2. Aufl., Akadem. Druck- u. Verl.-Anst., Graz (1956)

(10) DIEFFENBACH, J.F.: Die operative Chirurgie. Brockhaus, Leipzig, Bd. 1 (1845), Bd. 2 (1848)

(11) ELST, V. D. E.: Die Geschichte der Orthopädie und der Traumatologie. In: Sournia, J.-C. (Hrsg.): Illustrierte Geschichte der Medizin. Andreas, Salzburg, Bd. 5, 1655-1721 (1982)

(12) ERMAN, A.: Ägypten und ägyptisches Leben im Altertum. Reprograph. Dr. d. Ausg. Tübingen 1923. 2. Aufl., Gerstenberg, Hildesheim (1981)

(13) FISCHER, G.: Chirurgie vor 100 [hundert] Jahren: histor. Studie über d. 18. Jh. aus d. Jahre 1876. Repr. [d. Ausg.] Vogel, Leipzig, 1876. Springer, Berlin (1978)

(14) FORGUE, E., BOUCHET, A.: Die Chirurgie bis zum Ende des 18. Jahrhunderts. In: Sournia, J.-C. (Hrsg.): Illustrierte Geschichte der Medizin. Andreas, Salzburg, Bd. 3 (1982)

(15) FRANZ, C.: Lehrbuch der Kriegschirurgie. 3. Aufl. Springer, Berlin (1942)

(16) GURLT, E.J.: Geschichte der Chirurgie und ihrer Ausübung: Volkschirurgie, Altertum, Mittelalter, Renaissance. Reprograf. Nachdr. d. Ausg. Berlin 1898. Olms, Hildesheim, Bd. 1 (1964), Bd. 2 (1964), Bd. 3 (1964)

(17) HEISTER, L.: Chirurgie: in welcher alles, was zur Wund-Artzney gehöret, nach der neuesten und besten Art gründlich abgehandelt, und in vielen Kupffer-Tafeln die neu-erfundene und dienlichste Instrumenten … vorgestellet werden. Hoffmann, Nürnberg (1719)

(18) HURT, R.: The History of Cardiothoracic Surgery from Early Times. Parthenon, New York (1996)

(19) KARGER-DECKER, B.: Die Geschichte der Medizin: von der Antike bis zur Gegenwart. Albatros, Düsseldorf (2001)

(20) KILLIAN, H.: Meister der Chirurgie und die Chirurgenschulen im gesamten deutschen Sprachraum. 2. Aufl. Thieme, Stuttgart (1980)

(21) KÜSTER, E.: Geschichte der neueren deutschen Chirurgie. Enke, Stuttgart (1915) (Neue Deutsche Chirurgie; 15)

(22) LEUPOLD, J.: Transfusionsmedizin an der Universität Leipzig: ein Beitrag zur Entwicklung des Blutspendewesens in Deutschland. 1. Aufl. Sax, Leipzig (1999)

(23) LISTER, J., TRENDELENBURG, F.: Joseph Lister's erste Veröffentlichungen über antiseptische Wundbehandlung. Übers. u. eingel. von Friedrich Trendelenburg. Barth, Leipzig (1912) (Klassiker der Medizin; 17)

(24) MEADE, R.H.: A History of Thoracic Surgery. Thomas, Springfield, Ill. (1961)

(25) MEYER-STEINEG, T., SUDHOFF, K.: Geschichte der Medizin im Überblick mit Abbildungen. 2. Aufl. Fischer, Jena (1922)

(26) MOLNAR, T.F., HASSE, J., JEYASINGHAM, K., RENDEKI, S.: Changing Dogmas: History of Development in Treatment Modalities of Traumatic Pneumothorax, Hemothorax, and Posttraumatic Empyema Thoracis. Ann. Thorac. Surg. 77, 372-378 (2004)

(27) MÜNSTER, W.W.S.: Die Entwicklung der Thoraxchirurgie: Versuch einer historischen Skizzierung. München, Univ., Diss. (1962)

(28) NAEF, A.P.: The story of thoracic surgery: milestones and pioneers. Huber, Toronto (1990)

(29) NISSEN, R.: Erlebtes aus der Thoraxchirurgie. Thieme, Stuttgart (1955)

(30) NOWAK, P.: Die Entwicklung der Chirurgie im 17. und 18. Jahrhundert in Deutschland unter besonderer Berücksichtigung der Kriegschirurgie Preußens. Halle, Univ., Diss. A (1986)

(31) PARÉ, A.: Die Behandlung der Schusswunden (1545). Eingel., übers. u. hrsg. von Henry E. Sigerist. Barth, Leipzig (Klassiker der Medizin; 29) (1923)

(32) POVACZ, F.: Geschichte der Unfallchirurgie. Springer, Berlin (2000)

(33) PROFF, P.C.: Leben und Werk des Göttinger Chirurgen August Gottlieb Richter (1742-1812) unter besonderer Berücksichtigung seiner Leistungen in der Thoraxchirurgie. Würzburg, Univ., Diss. (1999)

(34) PUSCHMANN, T.: Handbuch der Geschichte der Medizin / Begr. von Theodor Puschmann, hrsg. von Max Neuberger u. Julius Pagel. Reprograf. Nachdr. d. Ausg. Fischer, Jena, 1902. Olms, Hildesheim, Bd. 1., Altertum und Mittelalter (1971)

(35) REHM, K.E.: Die Osteosynthese der Thoraxwandinstabilitäten. Springer, Berlin (1986) Zugl.: Giessen, Univ., Habil.-Schr., (Hefte zur Unfallheilkunde; 175) (1983)

(36) SACHS, M.: Geschichte der operativen Chirurgie. Kaden, Heidelberg, Bd. 1, Historische Entwicklung chirurgischer Operationen (2000), Bd. 4, Vom Handwerk zur Wissenschaft: die Entwicklung der Chirurgie im deutschen Sprachraum vom 16. bis zum 20. Jahrhundert (2003)

(37) SCHIPPERGES, H.: 5000 Jahre Chirurgie: Magie, Handwerk, Wissenschaft. Franckh, Stuttgart (Kosmosbibliothek; 253) (1967)

(38) SCHOBER, K.-L.: Wege und Umwege zum Herzen: über die frühe Geschichte der Chirurgie des Thorax und seiner Organe. Thorac. Cardiovasc. Surgeon, Vol. 41, Suppl. 2 (1993)

(39) SEIRO, V.: Über die penetrierenden Thoraxverletzungen durch scharfe Waffen. Druckerei A. G. d. Finn. Literaturgesellschaft, Helsinki, Teil 1 (1931) (Acta Societatis medicorum Fennicae „Duode-

cim": Ser. B; 15,9), Teil 2, Herzverletzungen (Acta Societatis medicorum Fennicae „Duodecim": Ser. B; 17,4) (1932)

(40) SIMONS, B., NÖLLER, F., BUSSE, E.: Dringliche Operationen bei Schussverletzungen. Mit e. Geleitw. von N. Guleke. Piscator, Stuttgart (1949)

(41) STROBEL, G.-H.: Schwerkraftdrainage - eine Alternative zur Saugdrainage in der Unfallchirurgie?: Ein prospektiver randomisierter Vergleich mit einem Abriss zur Geschichte der Drainagen. Ulm, Univ., Diss. (1993)

(42) VOLLMUTH, R.: Traumatologie und Feldchirurgie an der Wende vom Mittelalter zur Neuzeit: exemplarisch dargestellt anhand der „Großen Chirur-

gie" des Walther Hermann Ryff. Steiner, Stuttgart (2001). Zugl.: Würzburg, Univ., Habil.-Schr., (Sudhoffs Archiv: Beihefte; 45) (2000)

(43) VOSSSCHULTE, K.: Thoraxchirurgie. Historisches und Erreichtes. Langenbecks Arch. Chir. 339, 599-612 (Kongreßbericht 1975)

(44) WESTENDORF, W. (Hrsg.): Papyrus Edwin Smith: ein medizin. Lehrbuch aus d. Alten Ägypten. Wund- und Unfallchirurgie, Zaubersprüche gegen Seuchen, verschiedene Rezepte. Aus d. Altägyptischen übers., kommentiert u. hrsg. von Wolfhart Westendorf. Huber, Bern (Hubers Klassiker der Medizin und der Naturwissenschaften; 9) (1966)

Topographische Anatomie des Thorax

Wolfgang Schmidt

Knöcherner Thorax

Der knöcherne Thorax wird von Sternum, Rippen und den Brustwirbeln gebildet. Die Rippen sind über die Synchondrosis sternocostalis nach ventral mit dem Sternum und nach dorsal über die Artt. costovertebrales mit der Wirbelsäule.

Die obere Grenze des Thorax verläuft über dem Manubrium sterni und den beiden Schlüsselbeinen zum Acromion, von dort aus nach dorsal oberhalb der Spina scapulae zum Proc. spinosus des 7. Halswirbels. Damit ist zugleich die obere Thoraxapertur eingegrenzt. Nach kaudal wird der Thorax vom Proc. xiphoideus sterni ausgehend über den Rippenbogen und die unteren Rippen hin zum Proc. spinosus des 12. Brustwirbels abgeschlossen. Die untere Thoraxapertur dagegen verläuft nach dorsal über den Rippenbogen zum 10. Brustwirbel.

Die Thoraxwand

Die Thoraxwand hat in ihrem Aufbau den ursprünglich vorhandenen metameren Aufbau des Rumpfes erhalten. In den tieferen Schichten bleibt die Metamerie nicht nur durch die Anordnung der Gefäße und Nerven, sondern auch durch die Rippen und den zwischen ihnen angeordneten Mm. intercostales, welche die Spatia intercostalia ausfüllen, gewahrt. In der oberflächlichen Schicht wird die Metamerie durch Muskulatur verdeckt, welche teilweise von der Brustwand, teilweise von der Bauchwand zur oberen Extremität zieht.

In der vorderen Medianfurche palpiert man das Brustbein. An seinem Oberrand liegt die Incisura jugularis sterni. Am Angulus sterni (Ludovicus) befindet sich der Ansatz des 2. Rippenknorpels am Sternum. Eine Horizontale durch den Angulus sterni trifft dorsal den Discus intervertebralis zwischen dem 4. und 5. Brustwirbel. In ihrer Höhe liegt die Bifurcatio tracheae und damit die Grenze zwischen oberem und unterem Mediastinum, außerdem der konkave Rand des Arcus aortae. Hier treffen auch die Pleuragrenzen beider Seiten dicht aufeinander.

Zu beiden Seiten der Mittellinie liegt der M. pectoralis major und auf ihm die Brustdrüse.

Unterhalb der großen Brustmuskeln ziehen die geraden Bauchmuskeln über den Rippenbogen nach abwärts. Seitlich fühlt man die Rippen und die Ansatzzacken des M. serratus anterior. In diesen Lücken entspringt der M. obliquus externus abdominis (GERDY-Linie).

Hals-Thoraxregion

Die V. brachiocephalica dextra verläuft medial vom N. vagus dexter begleitet fast senkrecht hinter der Art. sternoclavicularis dextra über die rechte Pleurakuppel und Lungenspitze, lateral und ventral des Truncus brachiocephalicus und hinter dem Sternum in Höhe der 1. Rippe, um in die obere Hohlvene zu münden.

Die V. jugularis interna befindet sich im Gefäß-Nervenstrang des Halses lateral der A. carotis communis. Sie vereinigt sich mit der V. subclavia im oberen Venenwinkel zur V. bachiocephalica.

Die V. subclavia zieht bogenförmig zwischen Clavicula und Sulcus v. subclaviae der 1. Rippe und mit dieser durch die tiefe Brustfascie verbunden vor dem M. scalenus anterior zur V. brachiocephalica. Die V. brachiocephalica sinistra gelangt in querer Richtung hinter der Art. sternoclavicularis sinistra vor die A. subclavia sinistra, A. carotis communis sinistra, dem Truncus brachiocephalicus und der Trachea oberhalb des Arcus aortae im Thymusfettkörper verlaufend zur Mündungsstelle in die rechte V. bachiocephalica hinter dem Sternum in

Höhe der 1. Rippe. Den Zusammenfluss der rechten und linken V. subclavia und V. jugularis interna bezeichnet man als rechten und linken Venenwinkel. In ihn mündet rechts der Ductus lymphaticus dexter und links der Ductus thoracicus.

V. cava superior: Vereinigung der beiden Vv. brachiocephalicae. Rechts hinter dem Sternum in Höhe der 1. - 3. Rippe mit dem N. phrenicus dexter an der Pleura verlaufend, den Sulcus v. cavae superioris der rechten Lunge bedingend und rechts der Aorta ascendens ziehend. Das Endstück ragt von vorn und etwas seitlich 2,5 cm in den Herzbeutel hinein. Die Mündung erfolgt von cranial in den Sinus venarum cavarum des rechten Vorhofes (Abb. 1).

Die Spitze der Pleurakuppel steht vorn 2 Querfinger (4 cm) oberhalb der Clavicula und schließt dorsal mit dem 1. Brustwirbel ab. Sie überragt hier nicht die obere Thoraxapertur. Die Lungenspitze liegt der Pleurakuppel dicht an. Sie verläuft ventral ähnlich wie die Pleura, dorsal schließt sie mit der 1. Rippe ab. Ventral wird der Apex pulmonis von den Mm. scaleni überlagert.

Schichtenfolge am Thorax

• *Oberflächliche Schicht:* Haut, subcutanes Bindegewebe und Fascie.
• *Mittlere Schicht:* Muskulatur, deren Mächtigkeit in verschiedenen Regionen der Brust wechselt.

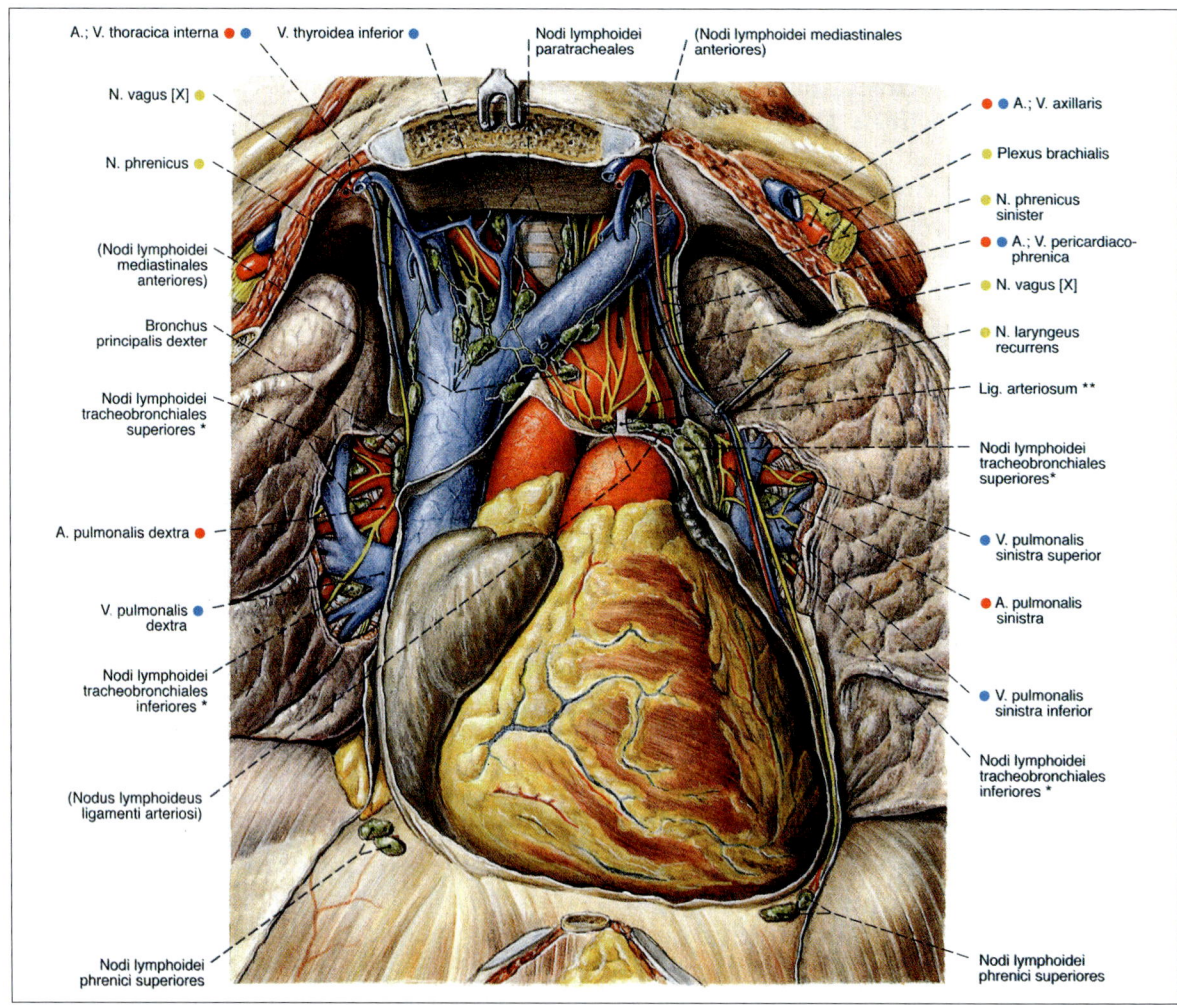

Abb. 1: Blick in den eröffneten Brustraum (aus SOBOTTA).

• *Tiefe Schicht:* Sie zeigt in der gesamten Ausdehnung des Thorax einen gleichmäßigen Aufbau, da sie aus segmental angeordneten Gebilden zusammengesetzt ist, die sich regelmäßig wiederholen: Rippen und Intercostalmuskeln mit ihren Gefäßen und Nerven.

Die Haut zeigt bis auf zuweilen starke Behaarung bei Männern keine Besonderheiten. In der Subcutis ist das Fettpolster bei Frauen in der Regel, bei Männern häufig gut entwickelt und verdeckt oft das Relief der Muskulatur. Die subcutanen Gefäße werden aus verschiedenen Quellen gespeist. Die Aa. intercostales posteriores aus der Aorta thoracica verbinden sich im Intercostalraum mit den Aa. intercostales anteriores, die aus der A. thoracica interna entspringen. Die A. axillaris entlässt die A. thoracica lateralis, die dem Rand des M. pectoralis minor folgt. In der hinteren Achselfalte liegt an deren Ende die A. thoracodorsalis.

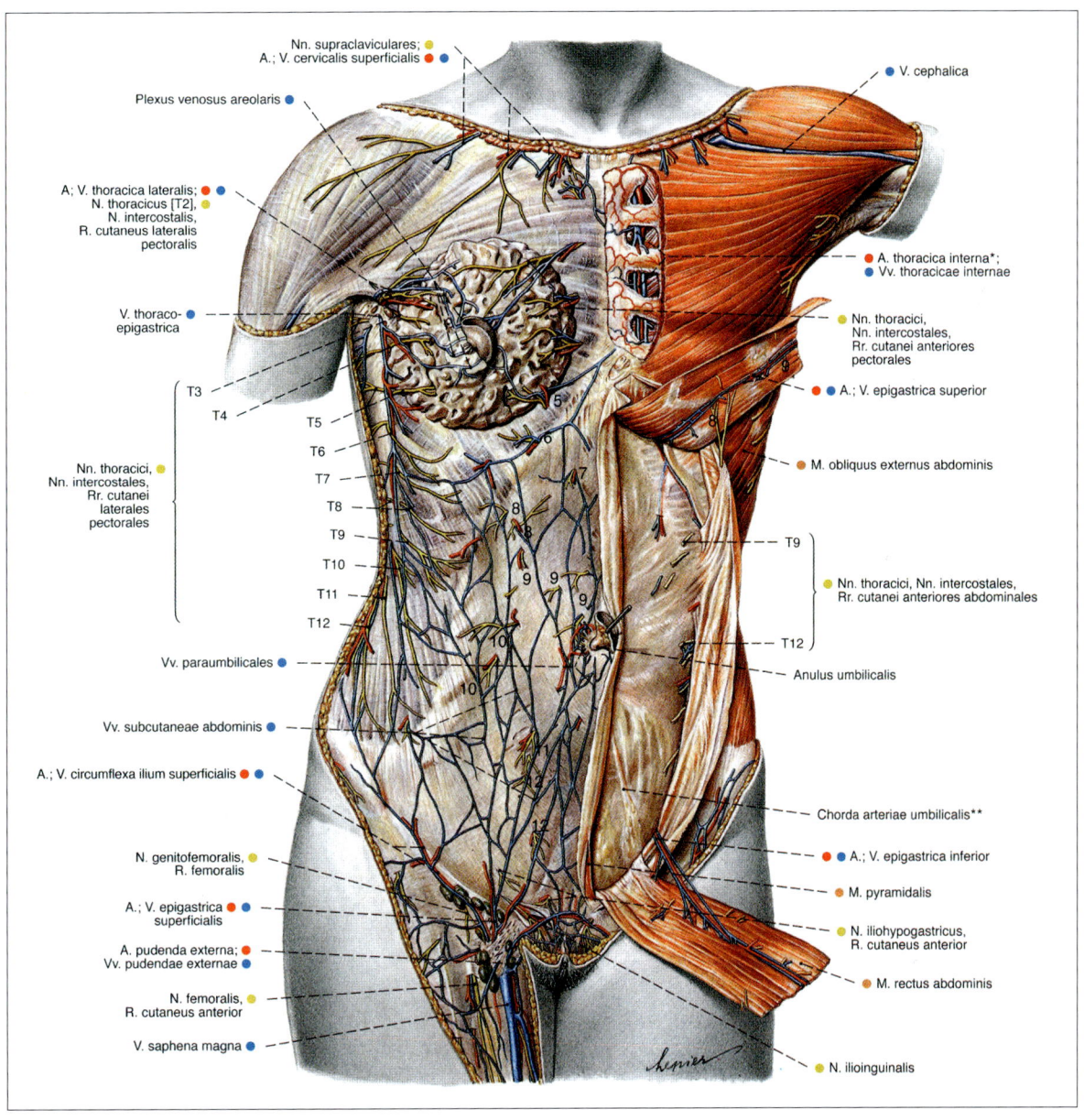

Abb. 2: Gefäße und Nerven von Brust- und Bauchwand, rechte Körperhälfte oberflächliche Schicht (aus SOBOTTA).

45

Die V. thoracoepigastrica geht aus den subcutanen Venen des Bauches hervor, sie zieht an die laterale Seite der Brust, wo sie sich mit der V. thoracodorsalis oder der V. thoracica lateralis verbindet.

Entlang des unteren Randes des M. pectoralis minor und der V. thoracica lateralis sind die Nodi lymphatici axillares pectorales zu finden. Die oberflächlichen Nerven entstammen den Nn. intercostales. Im oberen Bereich des Thorax reichen Aufzweigungen der Nn. supraclaviculares bis zur 3. Rippe.

- Mamma

Die Mamma ist ein Organ der Subcutis und erstreckt sich von der 3. - 6. Rippe. Sie liegt auf der Fascie des M. pectoralis major auf. Manchmal überragt sie den lateralen Rand des M. serratus anterior. An ihrer Unterlage (Fascia pectoralis = Fascia superficialis) ist die Mamma durch lockeres, leicht dehnbares Bindegewebe befestigt (Abb. 2).

Die mittlere Schicht enthält Muskulatur: M. pectoralis major et minor, M. subclavius und M. serratus anterior. Den unteren Bereich decken die Ursprünge vom M. rectus abdominis und M. obliquus externus abdominis ab.

Der M. pectoralis major trägt wesentlich zum Relief der vorderen Bauchwand bei. Lateral grenzt er an den M. deltoideus, von dem er durch den Sulcus deltoideopectoralis getrennt wird. Dieser setzt sich am Oberarm in den Sulcus bicipitalis lateralis fort. Die vordere Achselfalte bildet der untere Rand des M. pectoralis major, die hintere der M. latissimus dorsi.

Der M. pectoralis minor wird vom M. pectoralis major vollkommen bedeckt. Der M. serratus anterior nimmt den lateralen Thoraxteil ein. Seine kaudalen Muskelzacken alternieren mit denen des M. obliquus externus abdominis. Der M. rectus abdominis überschreitet den unteren Rand des Thorax.

Die Fascia pectoralis umhüllt den M. pectoralis major. Sie teilt sich in ein oberflächliches, Fascia superficialis, und ein tiefes Blatt, Fascia profunda (Fascia clavipectoralis). Nach oben setzt sich die Brustfascie in die Fascia colli superficialis fort. Mit der Clavicula und der Vorderfläche des Sternums steht sie in fester Verbindung und geht als Fascia abdominis superficialis auf die Bauchwand und als Fascia axillaris superficialis in die Regio axillaris über. Den M. pectoralis minor umscheidet die Fascia clavipectoralis. Sie zieht zur Clavicula und umscheidet den M. subclavius.

In der tiefen Schicht werden die Spatia intercostalia von Muskeln ausgefüllt:

Mm. intercostales externi: Sie liegen außen und verlaufen von den Artt. costotransversariae bis zur Knorpelknochengrenze. Von hier aus zieht eine glänzig sehnige Membrana intercostalis externa bis zum lateralen Rand des Sternums. Sie orientieren sich schräg von oben-hinten nach vorn-unten.

Mm. intercostales interni: Verlauf vom lateralen Sternalrand bis zum Angulus sterni, sie liegen hinter den Mm. intercostales externi und ziehen schräg von unten-hinten nach oben-vorn (Abb. 4).

Die Mm. intercostales intimi weisen die gleiche Zugrichtung wie die Mm. intercostales interni auf. Sie stellen aber eine eigene Schicht dar.

- Gefäße und Nerven

Die A. thoracoacromialis entspringt im Trigonum deltoideopectorale aus der A. axillaris. Sie gibt Rr. pectorales ab, die von unten (innen) zum M. pectoralis major gelangen. Die A. intercostalis suprema gelangt hinter die Brustmuskeln und gibt Äste an diese und die Intercostalmuskeln ab.

Die A. thoracica lateralis verlässt die A. axillaris hinter dem M. pectoralis minor. Sie folgt dem Rand des M. pectoralis minor, um sich auf dem M. serratus anterior zu verzweigen. Die A. thoracodorsalis verläuft in der hinteren Achselfalte am Rande des M. latissimus dorsi. Die Arterien werden von den gleichnamigen Venen begleitet.

Aus dem Plexus brachialis entspringen die Nerven der großen Brustmuskeln. Die Nn. thoracici anteriores verlassen den Plexus brachialis oberhalb der Clavicula. Hinter dieser finden sie durch das Trigonum deltoideopectorale den Weg in die Brustregion, um von innen zu den Brustmuskeln zu ziehen. Der N. thoracicus longus entspringt aus dem Halsteil des Plexus brachialis und verläuft hinter ihm in die Achselhöhle zum M. serratus anterior.

In den Intercostalräumen verlaufen die Leitungsbahnen. Im Sulcus costae befinden sich von oben nach unten V. intercostalis, A. intercostalis und N. intercostalis.

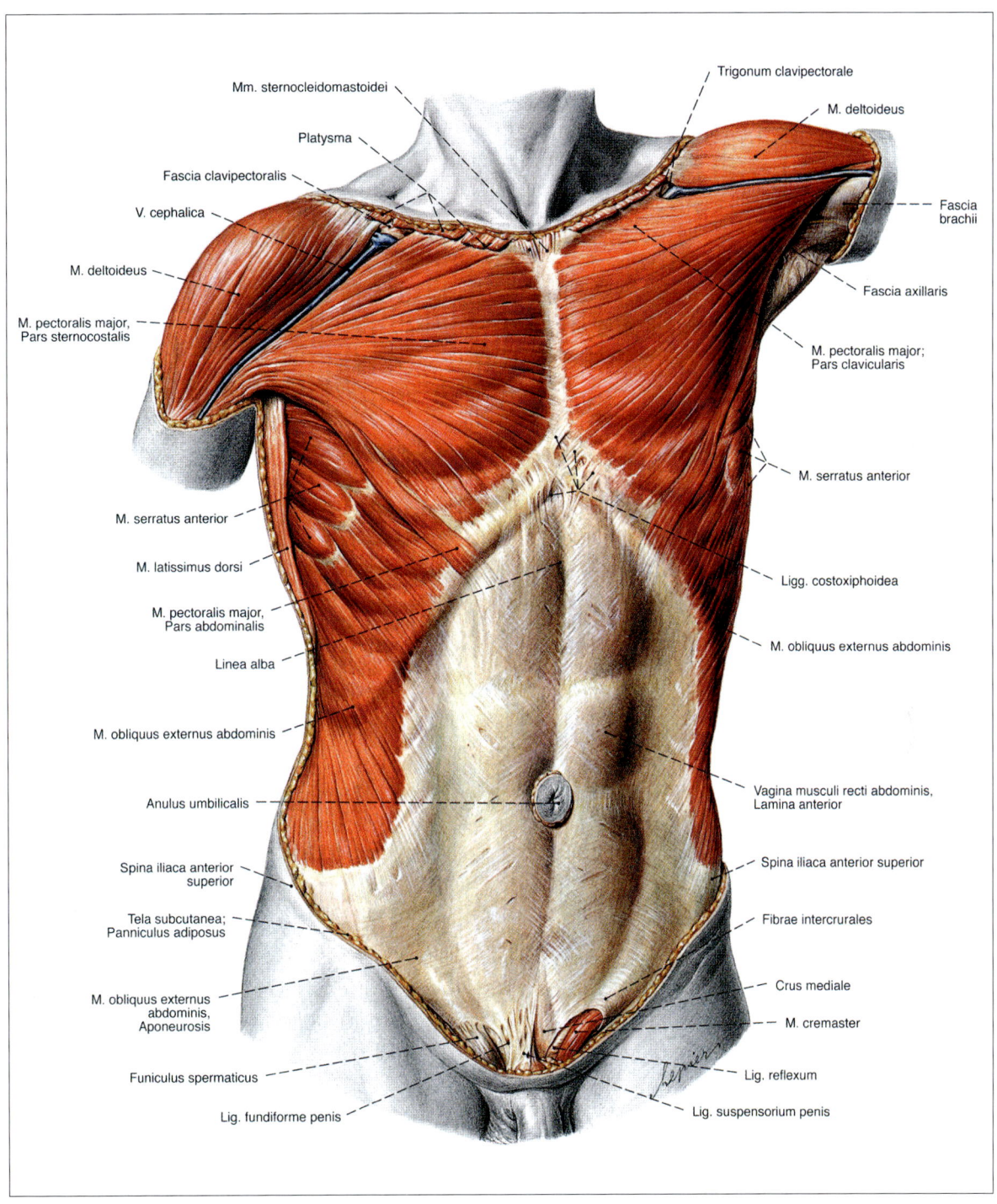

Abb. 3: Brustwandmuskulatur, oberflächliche Schicht (aus SOBOTTA).

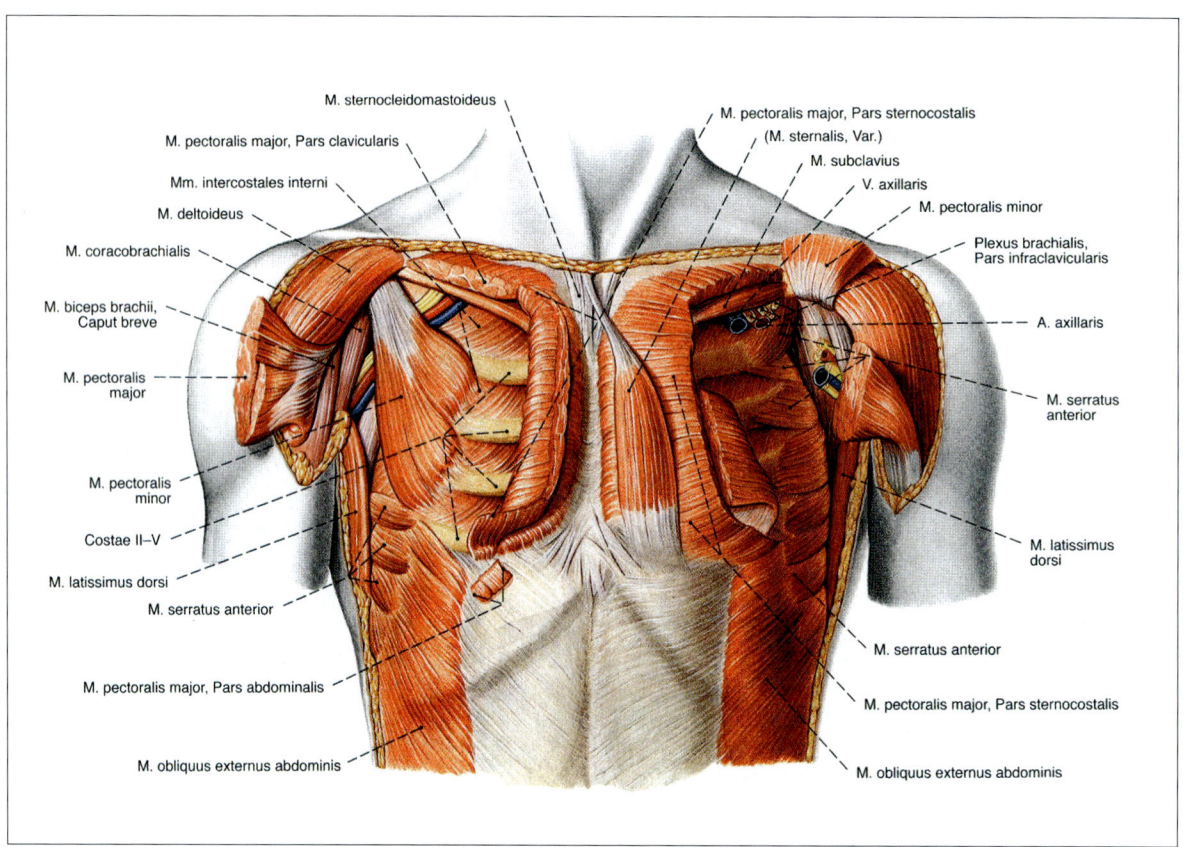

M. sternocleidomastoideus

M. pectoralis major, Pars clavicularis

Mm. intercostales interni

M. deltoideus

M. coracobrachialis

M. biceps brachii, Caput breve

M. pectoralis major

M. pectoralis minor

Costae II–V

M. latissimus dorsi

M. serratus anterior

M. pectoralis major, Pars abdominalis

M. obliquus externus abdominis

M. pectoralis major, Pars sternocostalis (M. sternalis, Var.)

M. subclavius

V. axillaris

M. pectoralis minor

Plexus brachialis, Pars infraclavicularis

A. axillaris

M. serratus anterior

M. latissimus dorsi

M. serratus anterior

M. pectoralis major, Pars sternocostalis

M. obliquus externus abdominis

Abb. 4: Brustmuskeln, tiefe Schicht (aus SOBOTTA).

Inhalt des Thorax

Der Thorax umschließt das Cavum pleurae mit den Lungen. Im Mittelraum befindet sich das Mediastinum. Das Zwerchfell schließt den Thorax nach kaudal ab.

Zwerchfell

Das Diaphragma ist eine gewölbte Muskelplatte mit Sehnenplatte, Centrum tendineum. Die Muskelfasern ziehen von allen Seiten an das Centrum tendineum heran. Sie besitzen drei Teile: Pars lumbalis, pars costalis und pars sternalis. Es gibt nur durch lockeres Bindegewebe verschlossen muskelfreie Stellen im Zwerchfell. Zwischen der Pars sternalis und der Pars costalis befindet sich das Trigonum sternocostale (LARREYsche Spalte) zum Durchtritt der Vasa

epigastrica superiores. Die Pars sternalis und die Pars costalis lassen das Trigonum lumbocostale (BOCHDALEKsches Dreieck) frei, dessen Basis von der 12. Rippe gebildet wird. Dieses Dreieck wird von der Brustseite von Pleura und von der Bauchseite durch die Fascia retrorenalis überlagert.

Zwerchfellöffnungen

1. *Hiatus aorticus:* Wird sehnig umrahmt, befindet sich etwas nach links verschoben in Höhe des 12. Brustwirbelkörpers. Durch den Hiatus aorticus verlaufen die Aorta und dorsal von ihr der Ductus thoracicus.
2. *Hiatus oesophageus:* Er liegt ventral und über dem Hiatus aorticus in Höhe des 10. Brustwirbelkörpers.

Seine Umrahmung ist rein muskulös. Der Oesophagus steht durch lockeres Bindegewebe mit dem Rand der Öffnung in Verbindung. Diese ist leicht zu lösen. Mit dem Oesophagus treten die Nn. vagi (rechts am dorsalen, links am ventralen Umfang), der Plexus oesophagus und der Ramus abdominalis n. phrenicus auf.

3. *Foramen venae cavae:* Liegt im Centrum tendineum, das mit der Wandung der Vene zum Offenhalten ihres Lumens fest verwachsen ist. Innerhalb der pars lumbalis sind kleinere Öffnungen zu finden:

4. Von lateral nach medial treten der Truncus sympathicus, der N. splanchnicus major, die V. azygos und V. hemiazygos sowie der N. splanchnicus minor hindurch.

Das Zwerchfell bildet eine rechte und eine linke Kuppel, verbunden durch die seichte Einsenkung des sehnigen „Herzsattels". In Mittelstellung zwischen Inspiration und Exspiration entspricht von ventral der höchste Punkt auf der linken Seite dem 5. ICR und auf der rechten Seite durch Anlagerung der Leber dem 4. ICR. Nach dorsal sind 5 Zwischenrippenräume hinzu zu zählen, das heißt dorsal links 10. und dorsal rechts 9. ICR (Abb. 5).

Topographie der Zwerchfellflächen
Kraniale Fläche: Rechte und linke Pleurahöhle mit rechter und linker Lunge; mittelständig: Mediastinum mit Herz und Herzbeutel. Der dorsale Abschnitt ist serosafrei, ebenso die dorsal-lateralen Bereiche der Pleura.
Kaudale Fläche: Leber, Magen, Milz, Nebennieren und Nieren.

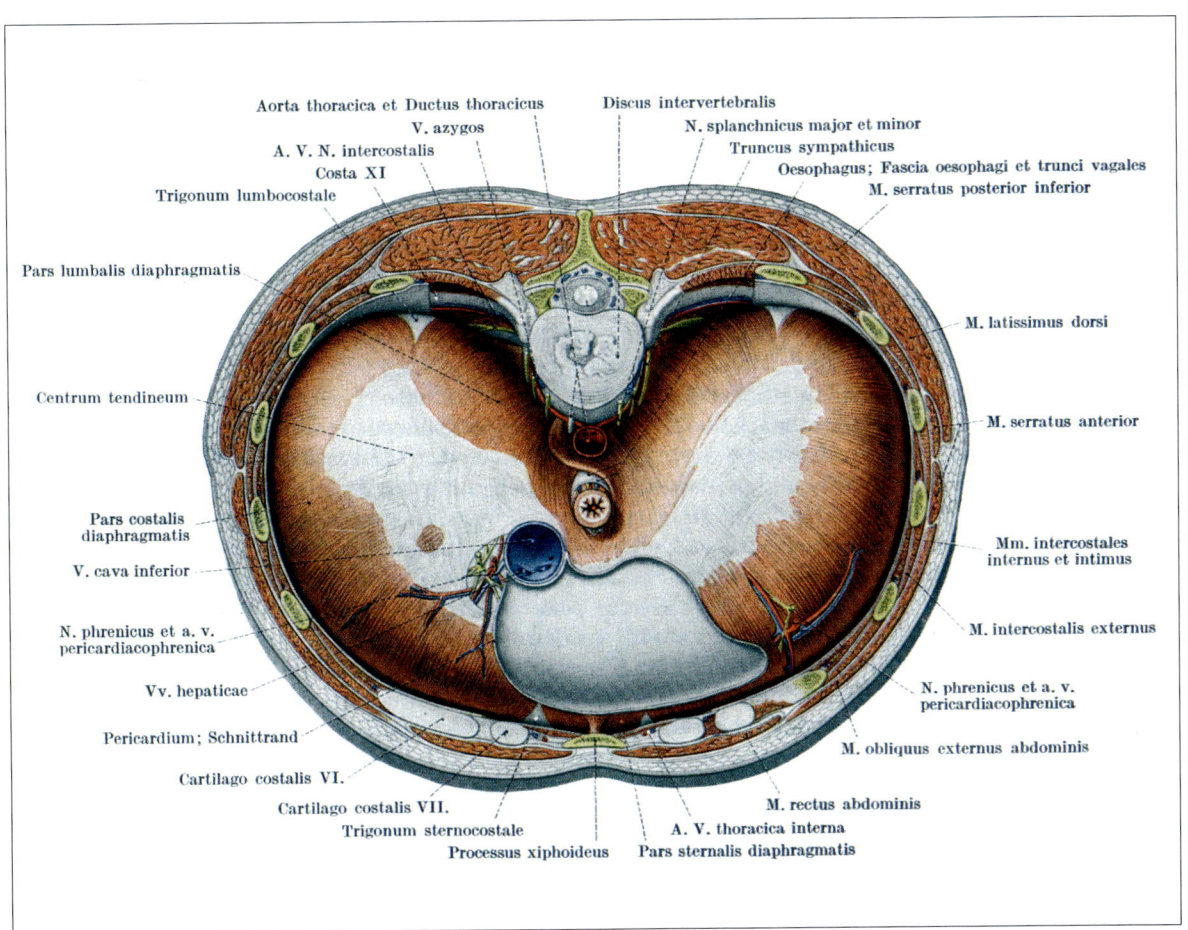

Abb. 5: Aufsicht auf das Zwerchfell mit durchtretenden Leitungsbahnen (aus HAFFERL).

Thoraxinnnenraum

Der gesamte Brustraum wird von der Fascia endothoracica ausgekleidet. Es folgt die Pleura. Das Cavum pleurae besteht aus zwei völlig geschlossenen serösen Säcken, in welche die Lungen eingestülpt sind. Der die Lungen überziehende Teil ist die Pleura pulmonalis, während der mit dem Thorax und der Fascia endothoracica verbundene Teil Pleura parietalis bezeichnet wird. Die beiden Pleurablätter begrenzen den kapillären Spalt, das Cavum pleurae.

Die Pleura parietalis lässt sich entsprechend der Anlagerungen weiter unterteilen:

- *Pleura costalis:* Seitenflächen der Wirbel, Rippen, Intercostalräume, teilweise hintere Fläche des Sternums.
- *Pleura diaphragmatica:* Liegt der kranialen Fläche des Zwerchfelles auf.
- *Pleura mediastinalis:* Grenzt jederseits das Cavum pleurae gegen das Mediastinum ab. Die ventrale Fläche lagert sich an das Pericard an. Die Pleura mediastinalis geht am Lungenhilum in die Pleura pulmonalis über.

Die Pleura parietalis ist mit der Fascia endothoracica verbunden. Diese stellt das subseröse Bindegewebe der Pleura parietalis dar.

Topographische Angrenzungen

Pleura costalis: Rippen, ICR von innen, Seitenflächen der Brustwirbel, überzieht Vasa intercostalia und N. intercostalis sowie den Truncus sympathicus.

Pleura mediastinalis: Abschluss des Cavum pleurae gegen das Mediastinum, dabei Beziehungen zu Organen des Mediastinums: Perikard; ventral Sternum und Brustwand; dorsal: Wirbelsäule, kaudal: Diaphragma. Zwischen Pleura mediastinalis und Perikard verlaufen der N. phrenicus und die A. und V. pericardiacophrenica, rechts weiter dorsal als links. Die Pleura mediastinalis grenzt auf der rechten Seite an den rechten Umfang des Truncus brachiocephalicus, die A. subclavia dextra, die V. brachiocephalica dextra, die V. cava superior, die V. azygos, den Oesophagus mit dem N. vagus dexter kaudal von der Bifurcatio tracheae, den Truncus sympathicus und die Nn. splanchnici. Links hat sie Angrenzungen an die V. brachio-

cephalica sinistra, die A. subclavia sinistra, die Aorta descendens, den oberen Teil des Oesophagus mit dem N. vagus sinister, die V. hemiazygos und die V. hemiazygos accessoria sowie der Truncus sympthicus und die Nn. splanchnici.

Pleura diaphragmatica: Bedeckt das Diaphragma mit Ausnahme der mittleren Abschnitte (Mediastinum).

Recessus pleurales: An den Umschlagstellen der Pleura zwischen Diaphragma und Thorax, da die Pleura pulmonalis weiter kranial endet. Recessus costomediastinalis: Fast völlig von der Lunge im kranialen Abschnitt ausgefüllt, hier fallen die Grenzen Recessus/Lunge zusammen. Im kaudalen Abschnitt der linken Seite ist ein starker Einschnitt in Form der Incisura cardica, dadurch erfolgt die Ausbiegung des Recessus im 4. und 5. ICR. Er gilt als Reserveraum für die Lingula. Recessus costodiaphragmaticus: Er liegt als spaltförmige Tasche, deren Form und Weite von der Stellung der beiden Zwerchfellkuppeln abhängt, zwischen Brustwand und Zwerchfell, der kaudale Rand entspricht der unteren Pleuragrenze. Seine mittlere Tiefe beträgt in der Medioclavicularlinie 2 cm, in der Axillarlinie 6 cm und in der Vertebrallinie 2 cm. Er überlagert rechts vorn, seitlich und hinten einen Teil des rechten Leberlappens, links vorn den Fundus und einen Teil des Corpus ventriculi, links hinten den oberen Abschnitt der Milz und auf beiden Seiten den oberen Pol der Nieren, besonders den der höher stehenden linken Niere.

Der „TRAUBEsche Raum" ist ein halbmondförmiges Gebiet an der linken vorderen Brustwand. Dieses wird begrenzt vom Unterrand der linken Lunge, dem linken Rippenbogen, von der Milz und dem linken Rand der Leber (Abb. 6).

Trachea und Bronchien

Die Trachea beginnt unter dem Ringknorpel mit der Pars cervicalis, die vom Ringknorpel bis zum Jugulum reicht (6. Halswirbel bis 2. Brustwirbel) und endet als Pars thoracica an der Bifurcatio tracheae (2. Brustwirbel bis Discus intervertebralis zwischen 4. und 5. Lenden-

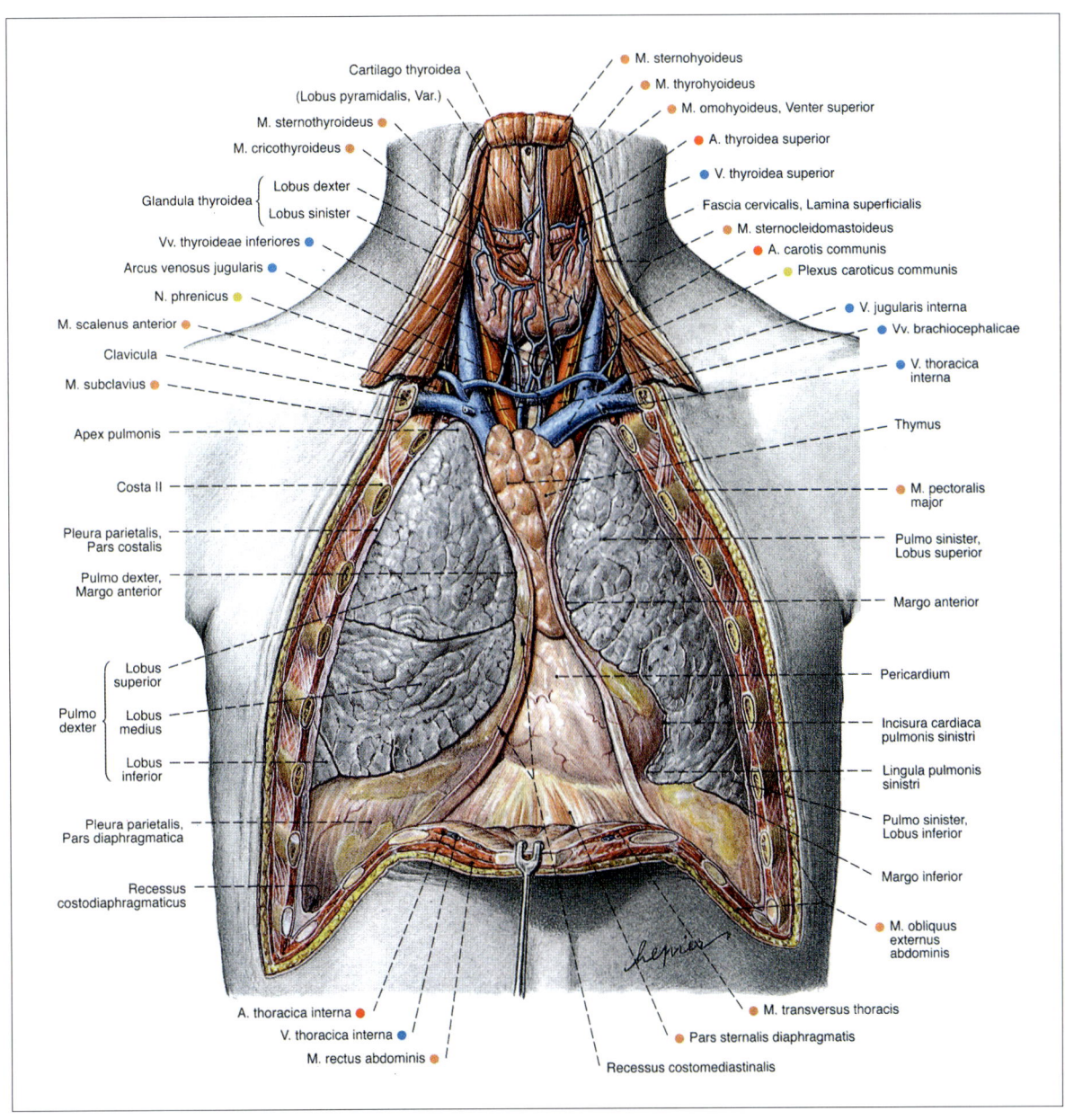

Cartilago thyroidea
(Lobus pyramidalis, Var.)
M. sternothyroideus ●
M. cricothyroideus ●
Glandula thyroidea { Lobus dexter
Lobus sinister
Vv. thyroideae inferiores ●
Arcus venosus jugularis ●
N. phrenicus ●
M. scalenus anterior ●
Clavicula
M. subclavius ●
Apex pulmonis
Costa II
Pleura parietalis, Pars costalis
Pulmo dexter, Margo anterior
Pulmo dexter { Lobus superior
Lobus medius
Lobus inferior
Pleura parietalis, Pars diaphragmatica
Recessus costodiaphragmaticus

M. sternohyoideus ●
M. thyrohyoideus ●
M. omohyoideus, Venter superior ●
A. thyroidea superior ●
V. thyroidea superior ●
Fascia cervicalis, Lamina superficialis
M. sternocleidomastoideus ●
A. carotis communis ●
Plexus caroticus communis ●
V. jugularis interna ●
Vv. brachiocephalicae ●
V. thoracica interna ●
Thymus
M. pectoralis major ●
Pulmo sinister, Lobus superior
Margo anterior
Pericardium
Incisura cardiaca pulmonis sinistri
Lingula pulmonis sinistri
Pulmo sinister, Lobus inferior
Margo inferior
M. obliquus externus abdominis ●

A. thoracica interna ●
V. thoracica interna ●
M. rectus abdominis ●

M. transversus thoracis ●
Pars sternalis diaphragmatis ●
Recessus costomediastinalis

Abb. 6: Eröffneter Thorax mit Sicht auf die Thoraxorgane, Pleurahöhle eröffnet (aus SOBOTTA).

wirbel). Am Jugulum liegt sie 4 - 6 cm unter der Haut. Die Trachea teilt sich in den Bronchus dexter und Bronchus sinister. Der Winkel zwischen beiden beträgt beim Erwachsenen 55 - 65°, bei Kindern 70 - 80°. Der rechte Bronchus ist steiler, weiter und kürzer, während sich der linke Bronchus flacher, enger und länger zeigt. Vor der Pars thoracica verläuft rechts kranial-lateral der Truncus brachicephalicus und beid-

seits lateral die Aa. carotici communes. Die V. brachiocephalica sinistra zieht schräg von links kommend ventral der Trachea. Ebenso liegt der Thymus bzw. Thymusfettkörper ventral der Trachea, dorsal ist der Oesophagus und lateral der N. laryngeus recurrens.
Über den linken Bronchus läuft in 1,5 cm Abstand der Arcus aortae, auf dem rechten Bronchus reitet die V. azygos.

Lunge

Die Lunge ist über das gesamte Leben durch den Luftdruck gedehnt, da das elastische Gewebe unter Spannung steht und die Tendenz besitzt, sich zusammenzuziehen. Das Cavum pleurae hält die Lunge in ihrem Zustand.

Sie legt sich der durch die Pleura parietalis ausgekleideten Wand des Cavum pleurae an. Durch an die Pleura angelagerte Organe erhält sie Eindrücke auf ihrer Fläche. Die gesamte Lunge wird von Pleura pulmonalis überzogen, ausgenommen sind die Radix pulmonis und das Lig. pulmonale. Am Margo anterior trifft die Facies costalis mit der Faciae medialis zusammen, während am Margo inferior die Facies costalis in die Facies diaphragmatica übergeht.

Außer Impressiones besitzt das Lungenrelief auch noch tief einschneidende Furchen:

Linke Lunge: Die Fissura obliqua trennt den Lobus superior vom Lobus inferior und verläuft vom Proc. spinosus des 3. Brustwirbels über die 4. Rippe in der Axillarlinie bis zur 6. Rippe in der Medioclavicularlinie.

Rechte Lunge: Die Fissura obliqua hat den gleichen Verlauf wie links, die Fissura horizontalis, die den Lobus medialis abgrenzt, folgt etwa der 4. Rippe.

Oberflächenrelief

Facies costalis: Sie grenzt an die vordere, laterale und dorsale Thoraxwand, an das Corpus sterni, an den Rippenknorpel und an die Rippen-

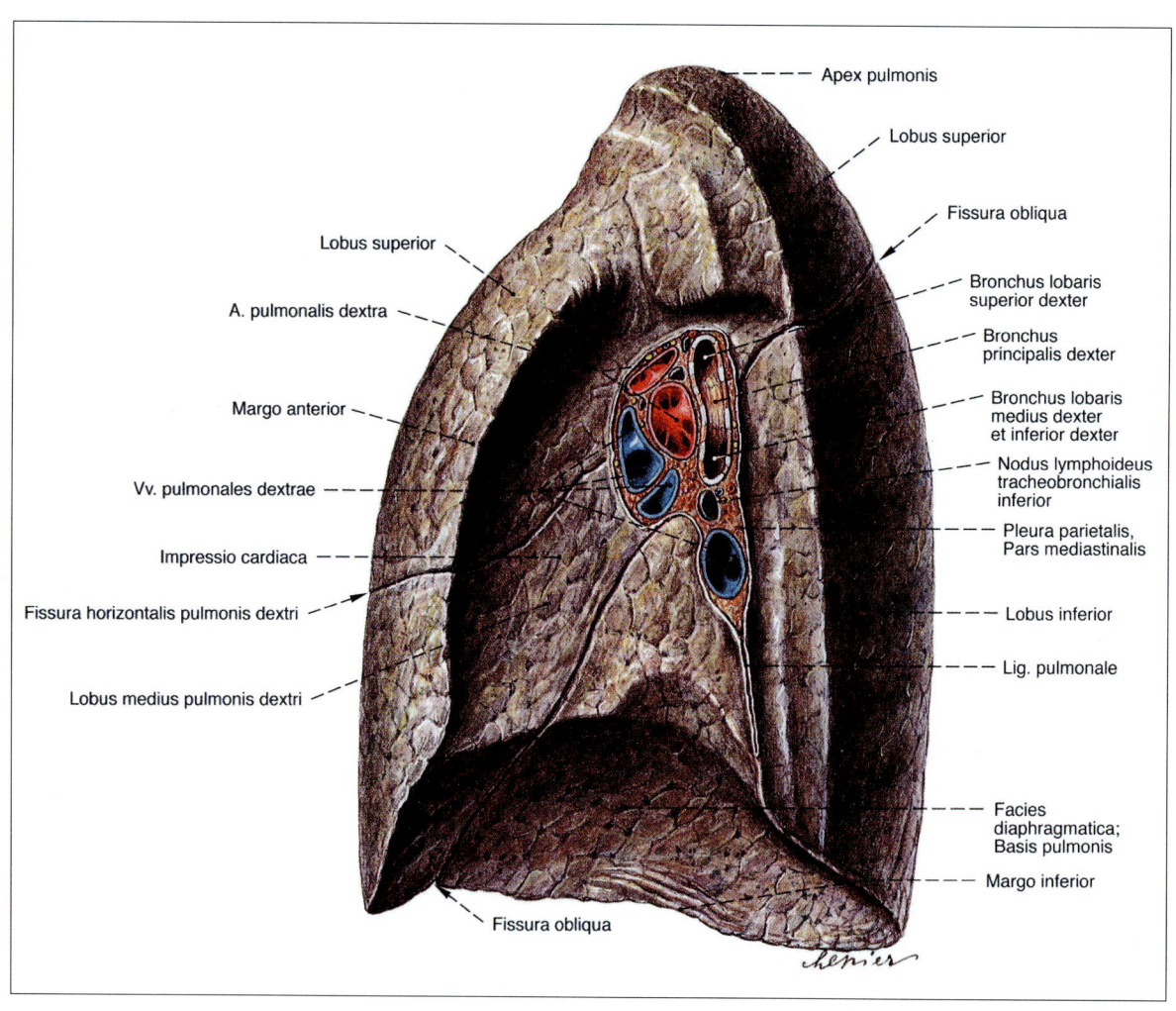

Abb. 7: Rechte Lunge, von medial (aus SOBOTTA).

wirbelgelenke. Die Intercostalräume bedingen mit den Rippen nach vorn/unten verlaufende Rinnen.

Facies medialis: Sie hat rechts und links unterschiedliche topographische Angrenzungen an Organe des Mediastinums. Das ovale Hilumfeld als senkrecht gestellte Achse ist rechts wie links gleich.

Es lassen sich zwei Teile am Lungenstiel unterscheiden. Vor dem Lungenstiel die Pars mediastinalis und hinter diesem die Pars vertebralis. Die rechte Pars mediastinalis weist von kranial nach kaudal folgende Strukturen, die Abdrücke auf Lungen hinterlassen, auf: Sulcus arteriae vertebralis, V. cava inferior, V. azygos, das Hilum bogenförmig umgreifend, und Im-

pressio cardiaca, hervorgerufen durch den lateralen Umfang des rechten Vorhofes. Diese Impressio reicht bis ventral an den vorderen Lungenrand heran. Die Pars vertebralis grenzt an den Oesophagus und an die Brustwirbelsäule. Die Pars mediastinalis sinistra weist den Sulcus arteriae subclaviae als von höchster Stelle des Sulcus aorticus abgehende Einsenkung zum vorderen Lungenrand unter dem Apex verlaufend aus.

Es schließt sich der Sulcus aorticus an, der kranial der Impressio cardiaca liegt. Die Impressio cardiaca ist tiefer und größer als rechts. Sie nimmt den stumpfen linken Herzrand auf. An die Pars vertebralis grenzen Aorta thoracica und Wirbelsäule an (Abb. 7, 8).

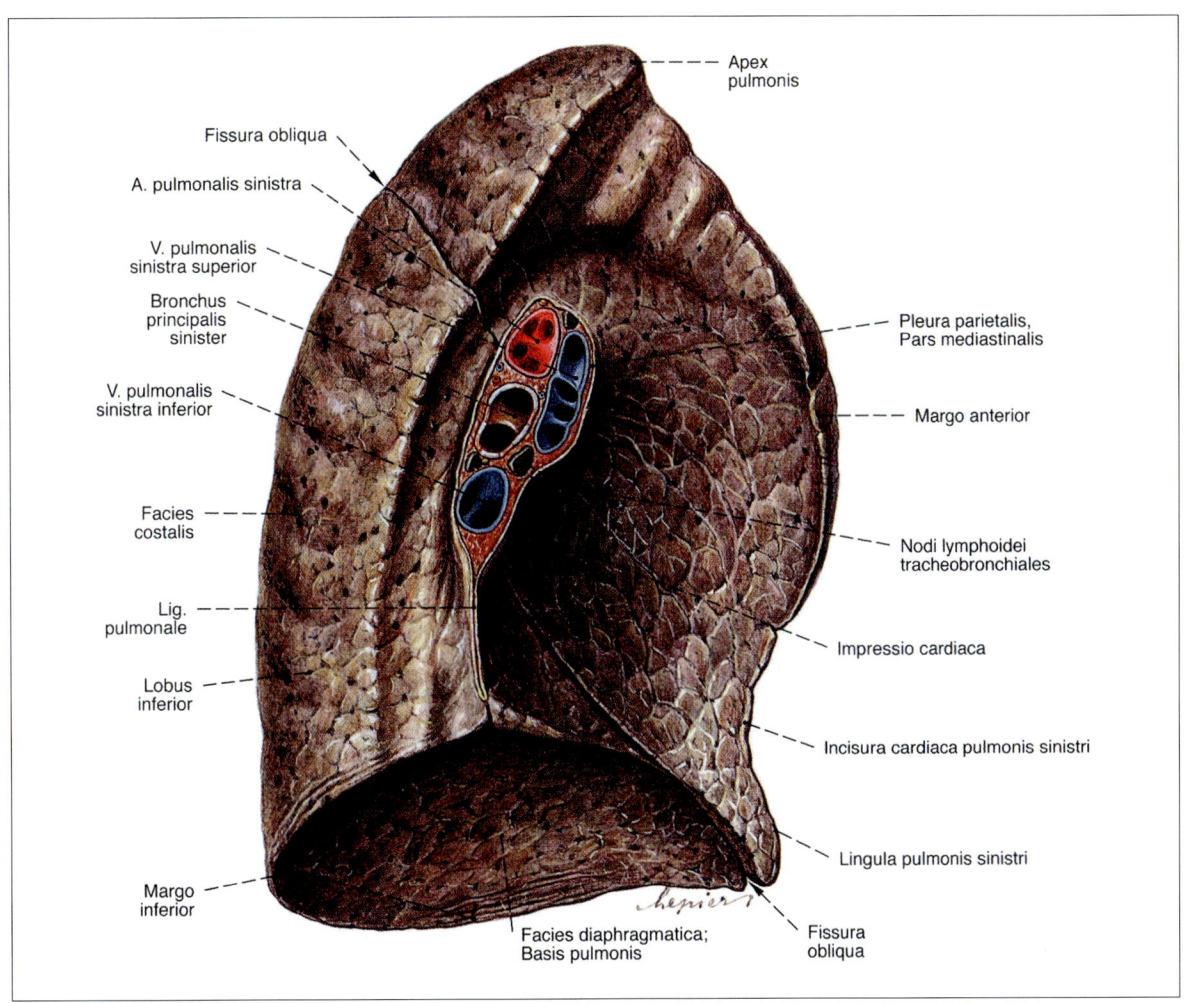

Abb. 8: Linke Lunge, von medial (aus SOBOTTA).

Hilum pulmonis: Am Hilum pulmonis finden wir die Bronchien, die A. pulmonalis, die Vv. pulmonales, den Plexus pulmonis und Lymphgefäße. Rechts liegt der Bronchus am weitesten kranial, kaudal/ventral von ihm befindet sich die A. pulmonalis dextra, die in der Regel schon zwei Äste aufweist, kaudal verlaufen die Vv. pulmonales. Auf der linken Seite orientiert sich die A. pulmonalis sinistra kranial, kaudal/dorsal schließt sich der Bronchus an, die Vv. pulmonales ordnen sich kaudal an (Abb. 8, 9).

Facies diaphragmatica: Stellt die Lungenbasis dar. Sie liegt dem Zwerchfell an, rechts auf einer größeren Fläche, links durch das Herz bedingt ist die Auflage geringer. Von kaudal grenzen rechts der rechte Leberlappen, der Recessus costodiaphragmaticus, der kraniale Abschnitt der rechten Niere und die rechte Nebenniere an. Links finden sich folgende Angrenzungen: Teile des linken Leberlappens, Magen, Milz, linke Niere und linke Nebenniere.

Die Lungenspitze füllt die Pleurakuppel in allen Phasen der Respiration aus. Sie überragt von vorn die obere Thoraxapertur.

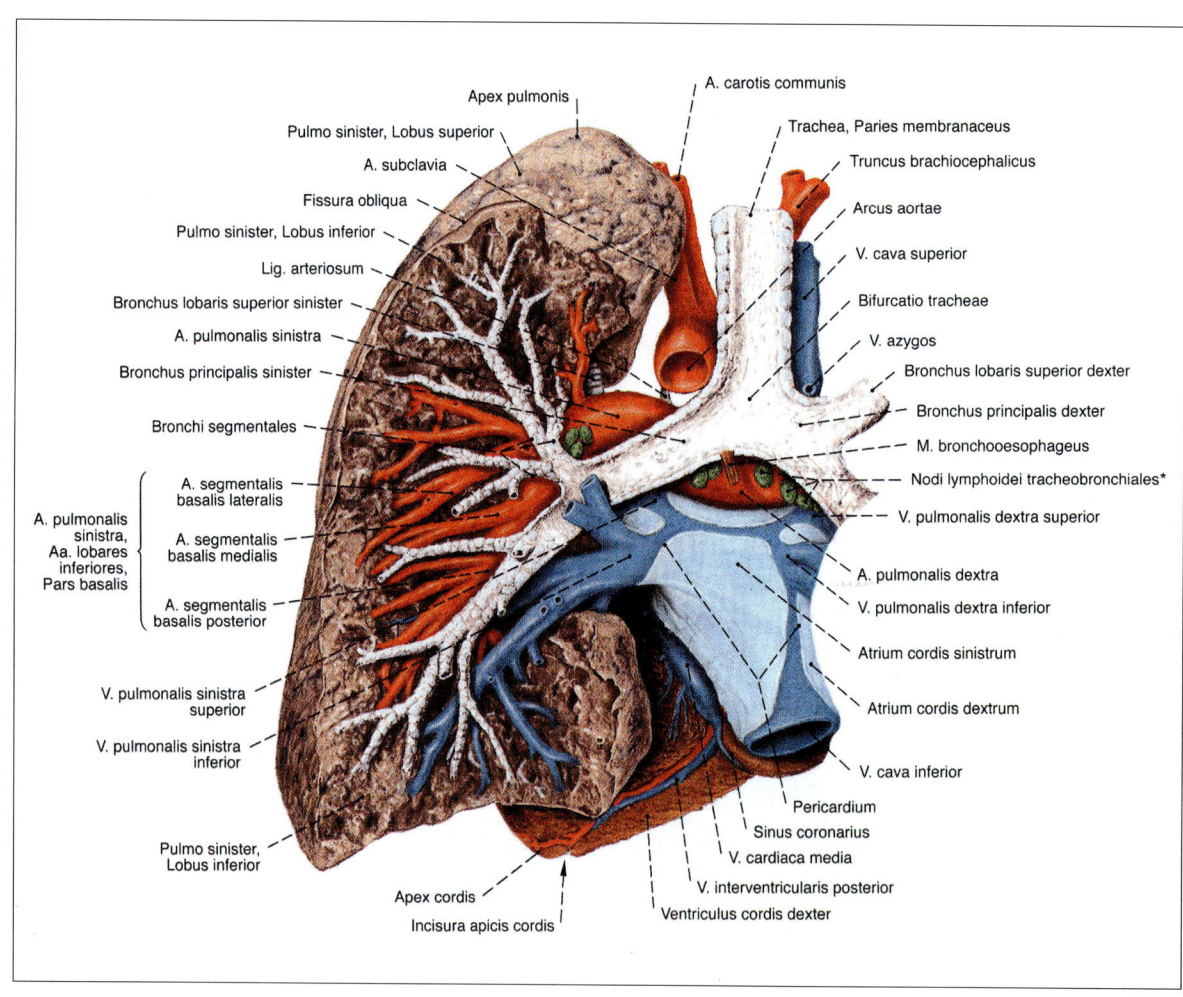

Abb. 9: *Linke Lunge, von dorsal mit Präparation der großen Bronchien, der Lungenarterien und -venen einschließlich Hilumlymphknoten (aus* SOBOTTA*).*

Mediastinum

Das Mediastinum ist der Mittelfellraum. Die Grenzen befinden sich zwischen den beiden Pleurahöhlen. Dieser Raum wird nach dorsal durch die Wirbelsäule, nach ventral durch das Sternum und nach lateral durch die Pleura mediastinalis abgeschlossen. Es setzt sich nach oben in das Halsbindegewebe fort und reicht nach kaudal bis zum Zwerchfell.

In seiner Form nimmt das Mediastinum im sagittalen Durchmesser von oben nach unten und im transversalen Durchmesser ebenfalls von oben nach unten zu.

Das Mediastinum unterteilt man topographisch in das

- *Mediastinum superius,* welches oberhalb der Bifurcatio tracheae in Höhe des 4. Brustwirbels liegt, und in ein
- *Mediastinum inferius,* das den Raum zwischen Bifurcatio tracheae und Zwerchfell einnimmt. Das untere Mediastinum kann weiter unterteilt werden in
- *Mediastinum anterius:* zwischen Herzbeutel und Brustbein gelegen,
- *Mediastinum medium:* enthält das Herz mit dem Herzbeutel,
- *Mediastinum posterius:* Raum zwischen Herzbeutel und Wirbelsäule.

Mediastinum superius

Im oberen Mediastinum befindet sich ventral der Thymus (retrosternaler Fettkörper des Erwachsenen), dahinter die großen Venen, V. brachiocephalica dextra et sinistra, die V. cava superior, der Truncus pulmonalis, der Arcus aortae mit den Abgängen, die Nn. vagi, die Trachea, hinter ihr der Oesophagus, beidseits der Truncus sympaticus und der Ductus thoracicus.

Der Thymus liegt hinter dem Sternum, die Trachea und die großen Gefäße bedeckend. Nach kaudal erreicht er den Herzbeutel, nach kranial setzt er sich über den Rand des Sternums fort, um verschiedentlich die Glandula thyreoidea zu erreichen. Beidseits wird er von der Pleura mediastinalis begrenzt. Ihre vorderen Ränder weichen auseinander und lassen auf der Brustwand das Trigonum thymicum frei.

Die Leitungsbahnen des oberen Mediastinums V. cava superior: Zusammenfluss der Vv. brachicephalicae hinter dem sternalen Ansatz der 1. Rippe der rechten Seite. Von kaudal und aus dem hinteren Mediastinum kommend mündet die V. azygos in die obere Hohlvene ein. Hinter dem rechten Sternalrand, den sie um eine Querfingerbreite überragt, zieht die obere Hohlvene in 4‑5 cm Länge nach abwärts. Der Herzbeutel umschließt ihr unteres Ende. In Höhe des 4. ICR rechts mündet sie in den rechten Vorhof. Die rechte Seite wird von der Pleura mediastinalis, der sich der rechte N. phrenicus und die Vasa pericardiacophrenica anlagern, überzogen. Links von ihr befindet sich die Aorta abdominalis und dorsal von ihr der rechte Hauptbronchus (Abb. 1).

Der Truncus pulmonalis liegt von allen Gefäßstämmen am weitesten vorn. Sein Ursprung aus der rechten Kammer erfolgt in Höhe des Sternalansatzes der 3. Rippe links. Unter dem Aortenbogen teilt er sich in die rechte und linke A. pulmonalis. Die linke Pulmonalarterie setzt die Verlaufsrichtung des Truncus pulmonalis fort, die linke Pulmonalarterie biegt fast im rechten Winkel ab. Von der linken Lungenarterie oder von der Teilungsstelle des Truncus pulmonalis zieht das Lig. arteriosum zum Aortenbogen (Abb. 1). Es ist der Rest des Ductus arteriosus, der im embryonalen Blutkreislauf den Truncus pulmonalis mit der Aorta verbindet.

Die Pars ascendens der Aorta entspringt aus der linken Kammer des Herzens und steigt zwischen V. cava superior und Truncus pulmonalis nach rechts auf. Sie geht nach Verlassen des Herzbeutels in den Arcus aortae über. Die linke Lungenwurzel überkreuzt der Arcus aortae in nahezu sagittaler Richtung, um sich auf der linken Lunge mit einem tiefen Sulcus einzugraben. Er touchiert dabei den Oesophagus, den er ein wenig eindellt (Abb. 10). Somit gelangt er in das hintere Mediastinum an die linke Seite der Wirbelsäule. Am Ende des Aortenbogens befindet sich der Isthmus aortae, der den Übergang in die Aorta descendens markiert. Aus der konvexen Seite des Arcus aortae entspringen die großen Äste für Arm und Kopf.

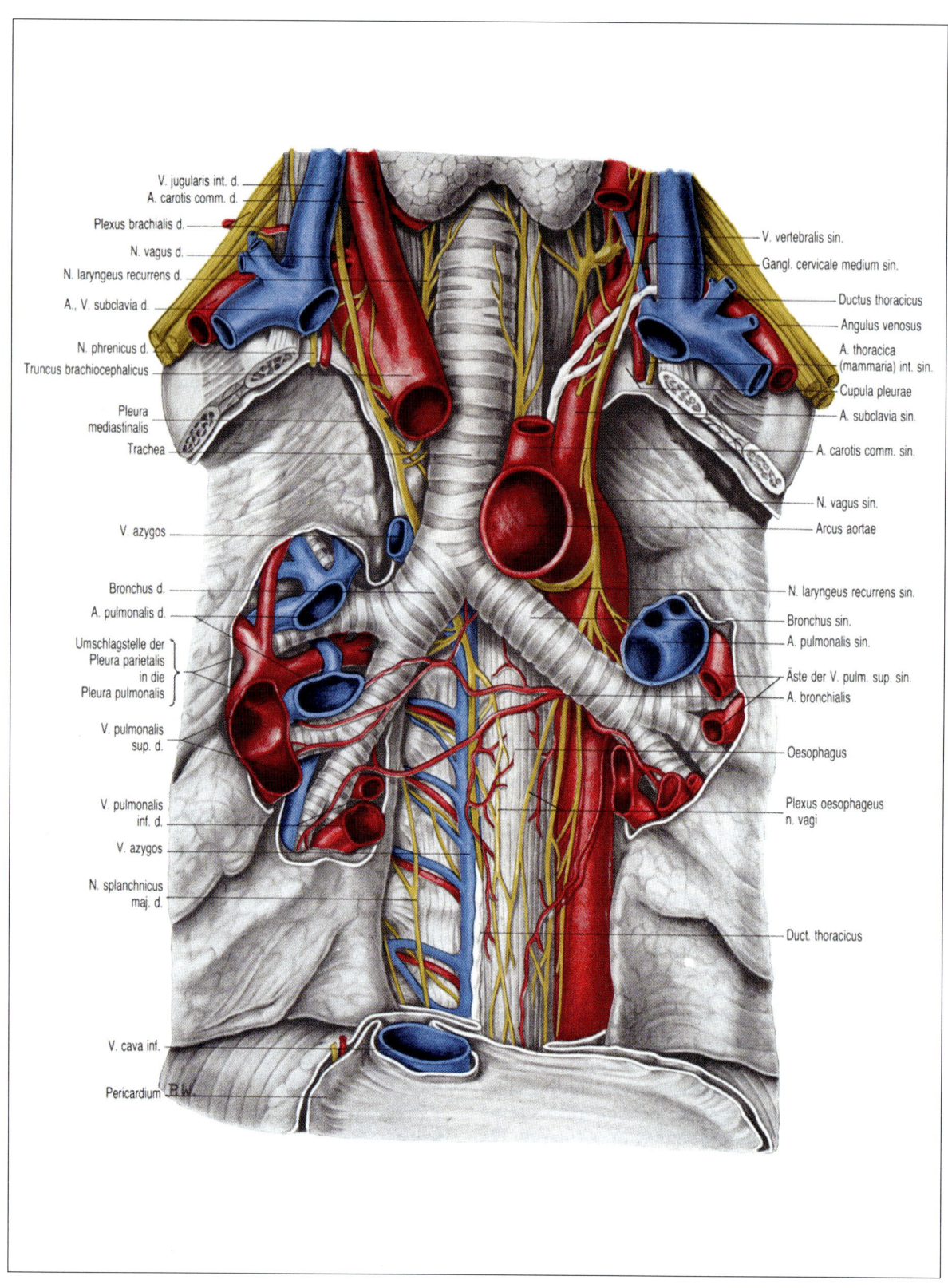

Abb. 10: Organe des Mediastinums nach Entfernung von Herz und Perikard (aus TÖNDURY).

Oberflächlich rechts liegt der Truncus brachiocephalicus. Sein Abgang projiziert sich auf den Ansatz der 2. Rippe rechts am Sternum. Er wird von der V. brachiocephalica sinistra überkreuzt. Links vom Truncus brachiocephalicus verlassen die A. carotis communis sinistra und die A. subclavia sinistra den Aortenbogen. Die A. subclavia sinistra befindet sich weiter dorsal.

Der N. vagus tritt auf beiden Seiten zwischen der A. carotis communis und der V. jugularis interna in das obere Mediastinum. Nach der Überkreuzung des Aortenbogens durch den linken N. vagus und der A. subclavia dextra durch den rechten N. vagus geben beide Nn. vagi einen rückläufigen N. laryngeus recurrens für die Muskeln des Kehlkopfes ab. Ventral entspringen aus dem N. vagus die Rr. cardiaci cervicales inferiores für den Plexus cervicalis.

Der N. vagus befindet sich beidseits in Begleitung des N. phrenicus, dabei rechts bis zur A. subclavia und links bis zum Aortenbogen. Der rechte N. vagus kreuzt die Seitenfläche der Trachea und unterkreuzt die V. azygos.

Die Trachea beginnt in Höhe des 6. Halswirbels. Sie ist 10 - 12 cm lang, liegt vor dem Oesophagus und teilt sich in Höhe des Discus intervertebralis zwischen dem 4. und 5. Brustwirbel an der Bifurcatio tracheae in die Stammbronchien. Der Winkel an der Bifurcatio tracheae beträgt beim Erwachsenen 55° - 65°, bei Kindern 70° - 80°. Da sich bei der Inspiration die Trachea um 1 - 2 cm verlängert, wird der Teilungswinkel größer. Vor und seitlich der Trachea liegen die großen Gefäße, rechts grenzt sie an die Pleura mediastinalis. Die Bifurcatio tracheae und der linke Hauptbronchus werden vom Aortenbogen überlagert (Abb. 10).

Mediastinum inferius
Mediastinum anterius
Es handelt sich um den Raum zwischen Sternum und Perikard. In diesem Raum befinden sich Ausläufer der Thymusfettkörpers und Bindegewebe sowie die Nll. mediastinales anteriores und Nll. parasternales.

Mediastinum medium
Es ist das Zentrum des unteren Mediastinums. Das Herz und der Herzbeutel füllen es aus. Neben dem Perikard verlaufen der N. phrenicus und die Vasa pericardiacophrenica.

Das Pericardium, der Herzbeutel, gliedert sich in das Pericardium fibrosum et serosum.

Das Pericardium fibrosum ist der außen liegende feste Bindegewebsanteil des Herzbeutels. Als Pericardium serosum bezeichnet man die Innenfläche des Herzbeutels, die sich in eine Lamina parietalis und in eine Lamina visceralis gliedert. Die Lamina visceralis wird auch Epicardium genannt. Am Abgang der großen Gefäße gehen beide Blätter ineinander über und umschließen einen Spaltraum, die Cavitas pericardiaca. Seine Teile sind Pars diaphragmatica, Pars sternocostalis, Pars lateralis und Pars posterior. Die Pars diaphragmatica liegt auf dem vorderen Teil des Centrum tendineum und einem kleinen muskulärem Abschnitt, der sich zwischen vorderer Brustwand und Centrum tendineum befindet. Die Pars sternocostalis ist der kleinste Abschnitt, der direkt der vorderen Thoraxwand angelagert ist und im kaudalen Abschnitt das untere pleurafreie Dreieck frei lässt. Die Pars lateralis ist zu beiden Seiten mit der Pleura durch lockeres Bindegewebe verbunden. Dazwischen liegen die Nn. phrenici und die Vasa pericardiacophrenica. Die Pars posterior grenzt über lockeres Bindegewebe an die Organe des Mediastinum posterior.

Die Umschlagstellen von Perikard und Epikard umschließen Aorta und Truncus pulmonalis gemeinsam sowie beide Hohlvenen und die Lungenvenen.

Flächen des Herzens
Facies sternocostalis
Die Facies sternocosalis ist gewölbt und wird zum größten Teil der Vorderwand des rechten Ventrikels mit abgehendem Stamm des Truncus pulmonalis repräsentiert. Der rechte Vorhof mit dem rechten Herzohr, das sich vor die Aorta legt, die rechts neben dem Truncus pulmonalis zu finden ist, ist vom Ventrikel durch den Sulcus coronarius getrennt. Ein schmaler Streifen des linken Ventrikels liegt nahe des linken

Randes der Facies sternocostalis. Die Spitze des linken Herzohres befindet sich links neben dem Truncus pulmonalis (Abb. 11).

Facies diaphragmatica
Die Facies diaphragmatica bedeckt das Centrum tendineum des Diaphragmas. Sie ist flach

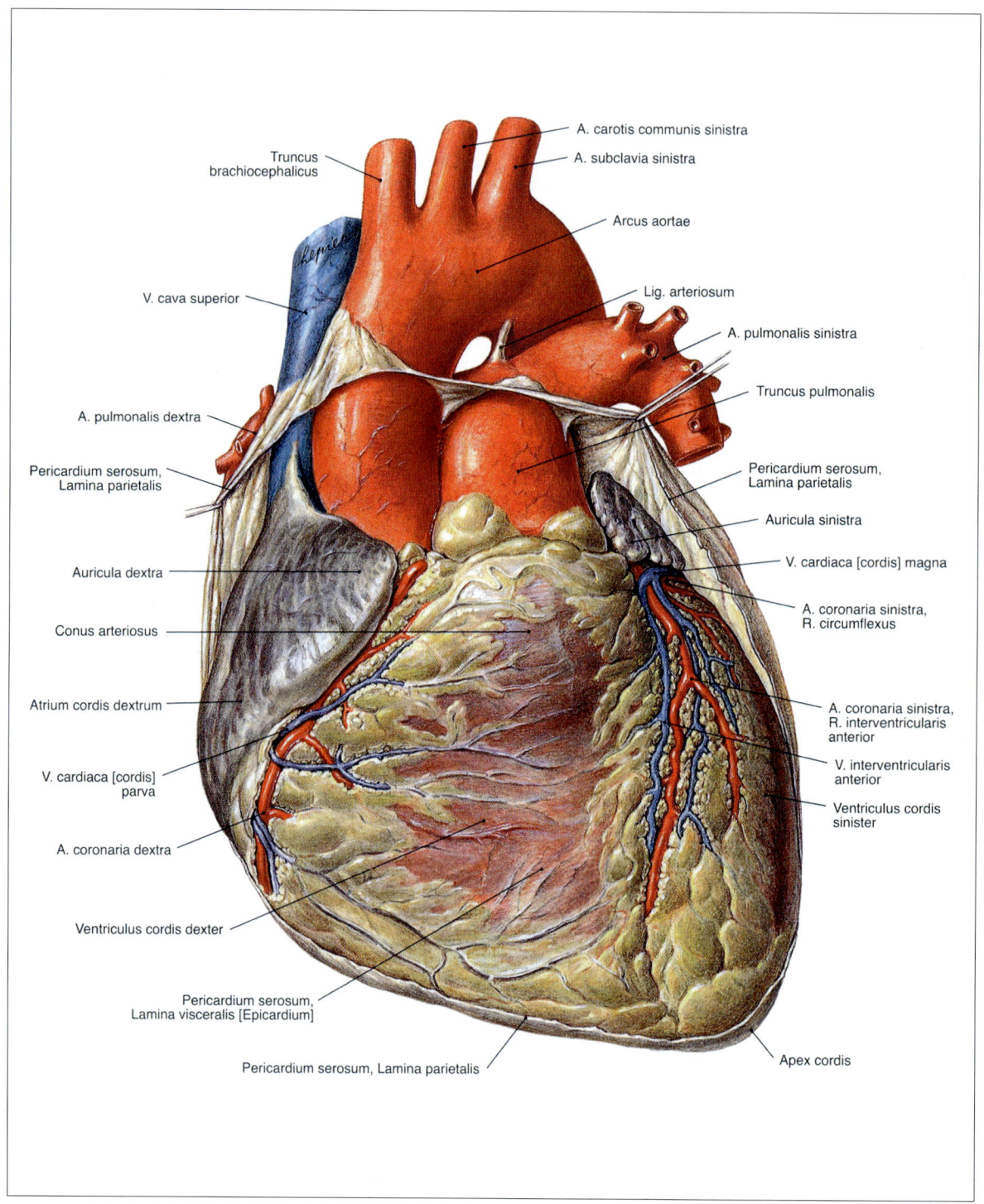

Abb. 11: Facies sternocostalis (aus SOBOTTA).

und wird hauptsächlich vom linken Ventrikel gebildet, während der rechte Ventrikel nur mit einem kleinen Anteil beteiligt ist. Nahe der Eintrittsstelle der V. cava inferior beteiligt sich der rechte Vorhof an der Begrenzung der Facies diaphragmatica.

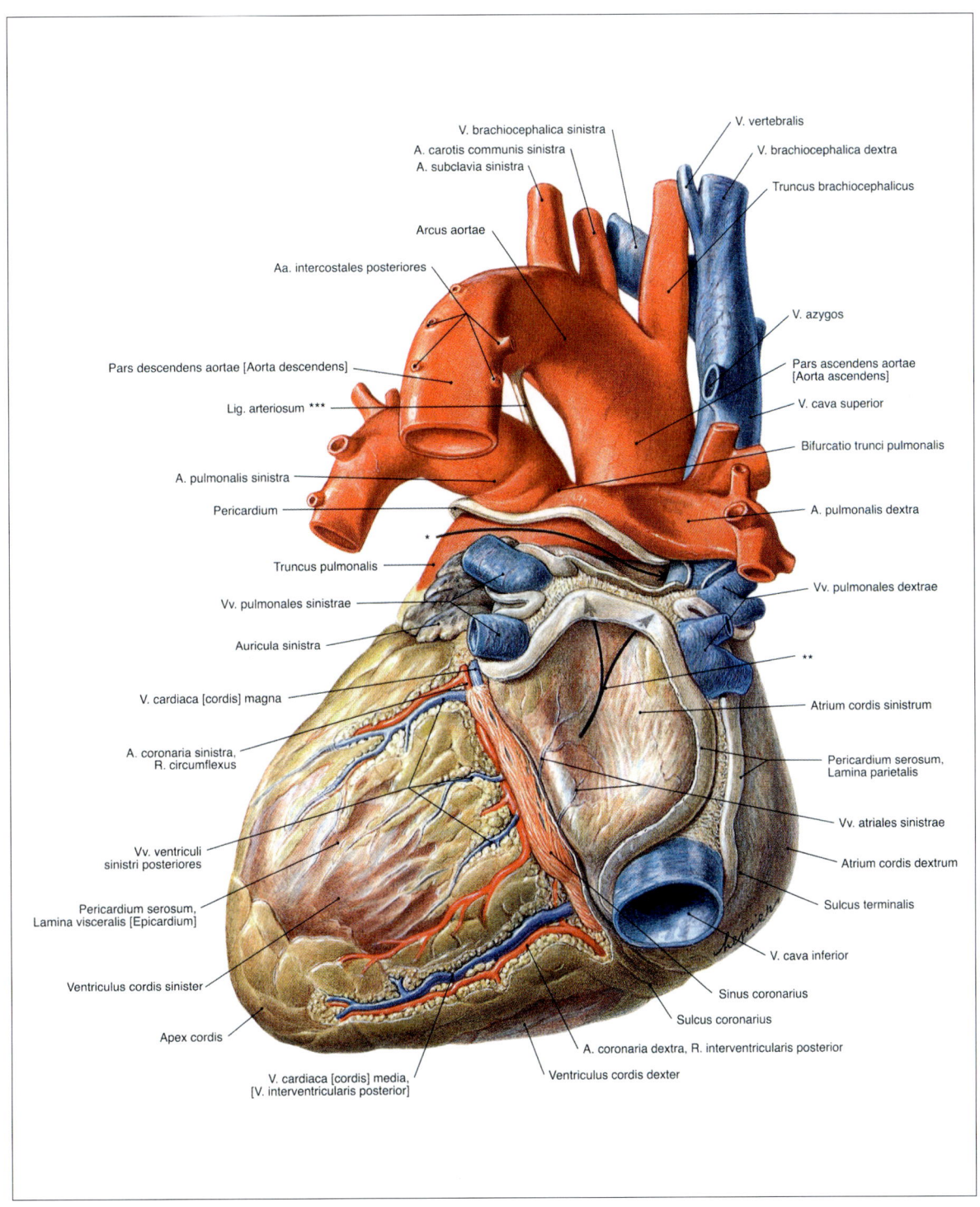

Abb. 12: Facies posterior (aus SOBOTTA).

Facies posterior

Die Facies posterior wird ausschließlich von den Vorhöfen gebildet. Dabei orientiert sich der linke Vorhof ausschließlich nach hinten, während der rechte Vorhof nach rechts und dorsal gerichtet ist (Abb. 12).

Arterien

A. coronaria cordis dextra: Sie entspringt aus der Aorta ascendens hinter dem rechten Herzohr, verläuft im Sulcus coronarius zwischen rechtem Vorhof und rechter Kammer zum rechten Rand des Herzens, um im Sulcus interventricularis posterior als Ramus interventricularis posterior zur Herzspitze zu gelangen.

A. coronaria cordis sinistra: Aus der Aorta ascendens abgehend und vom Truncus pulmonalis überdeckt zieht sie als kurzer Stamm zwischen Truncus pulmonalis und linkem Herzohr zur Facies sternocostalis. Sie teilt sich in den

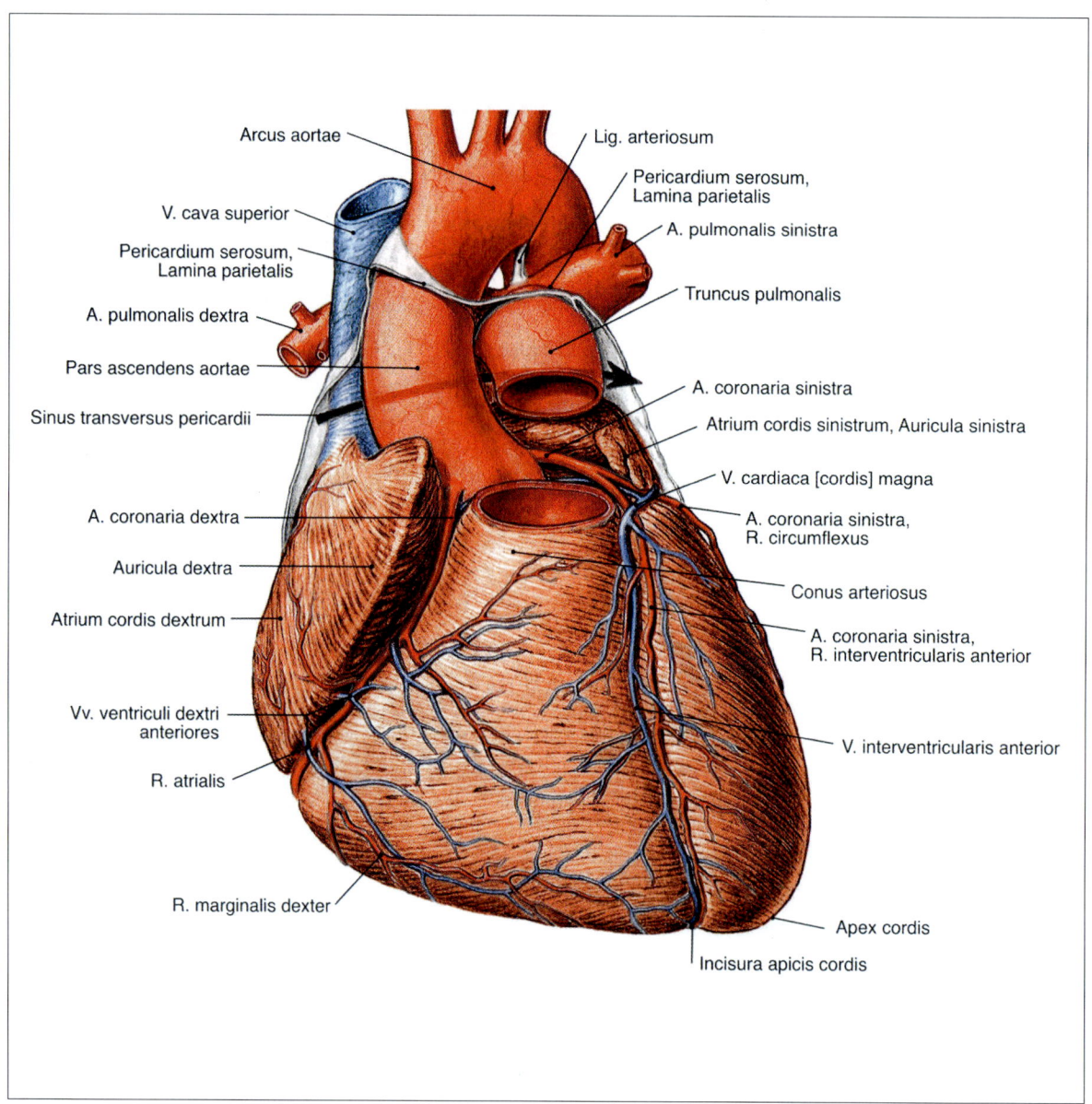

Abb. 13: Herzkranzarterien von ventral, Pfeil im Sinus transversus pericardii (aus SOBOTTA).

Ramus interventricularis anterior, der im Sulcus interventricularis anterior die Herzspitze erreicht, die er sogar umfassen kann, und in den Ramus circumflexus, der um die linke Herzwand zieht und mit seinen Ausläufern die Facies diaphragmatica erreicht (Abb. 13).

Skeletotopie der Herzostien = Projektion der Klappen auf die vordere Brustwand

• Ostium atrioventriculare dextrum
  = Valva tricuspidalis
- Auskultationspunkt:
  Sternalansatz 5. rechter Rippenknorpel;
• Ostium atrioventriculare sinistrum
  = Valva bicuspidalis
- Auskultationspunkt:
  Sternalansatz 5. linker Rippenknorpel;
• Ostium aortae = Valva aortae
- Auskultationspunkt:
  2. Intercostalraum rechts am Sternum;

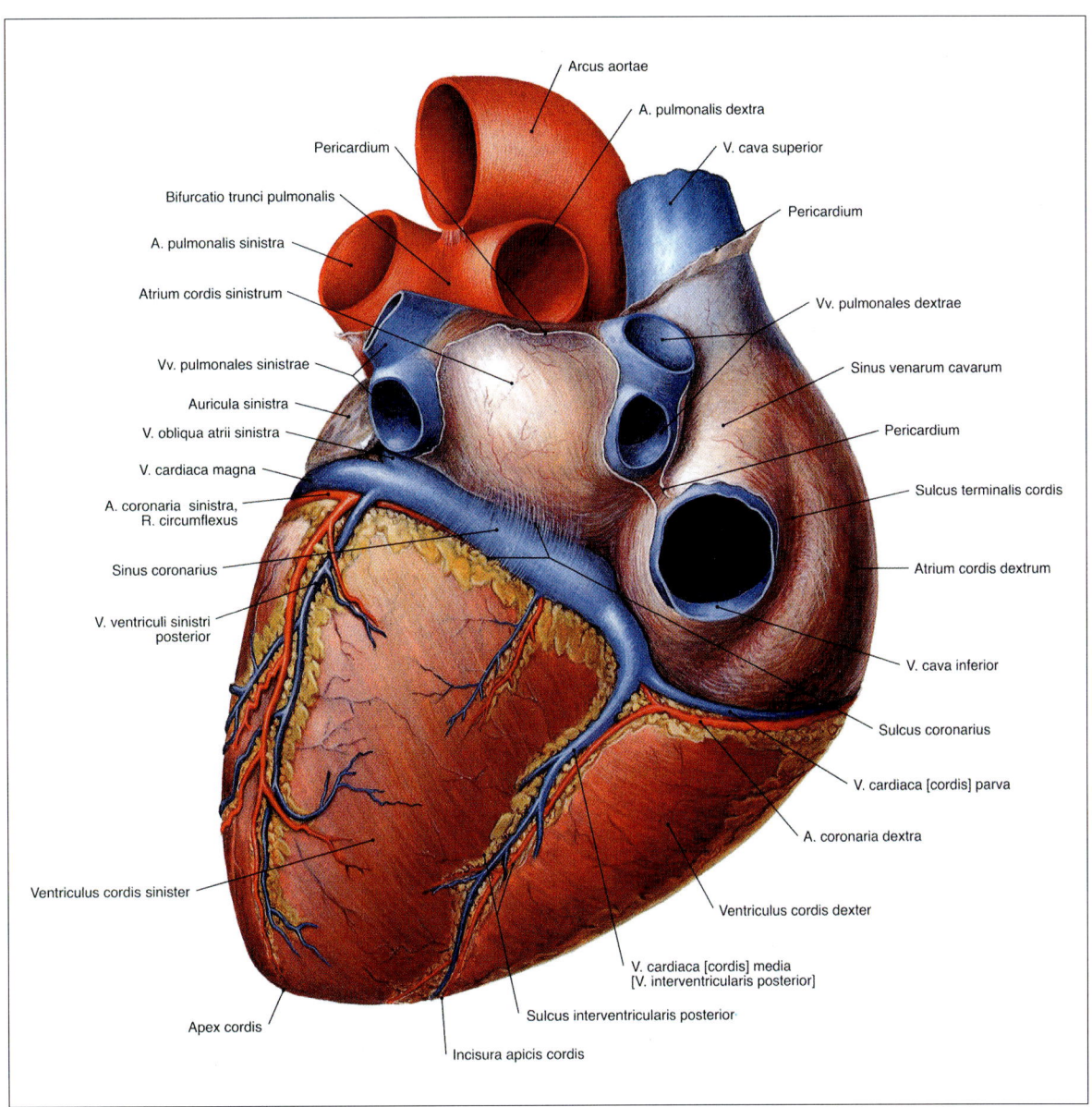

Abb. 14: Herzvenen (aus SOBOTTA).

61

• Ostium trunci pulmonalis
  = Valva trunci pulmonalis
- Auskultationspunkt:
  2. Intercostalraum links am Sternum.

Venen

Die Hauptvene des Herzens ist die V. cordis magna, die in den Sinus coronarius übergeht.

Dieser liegt im Sulcus coronarius zwischen hinterem Umfang des linken Ventrikels und linken Vorhofes. Die V. cordis magna beginnt an der Herzspitze, zieht im Sulcus interventricularis anterior nach aufwärts, um am linken Herzrand in den Sinus coronarius einzubiegen. In den Sinus coronarius münden auch die V. ventriculi posterior und die V. cordis magna (Abb. 14).

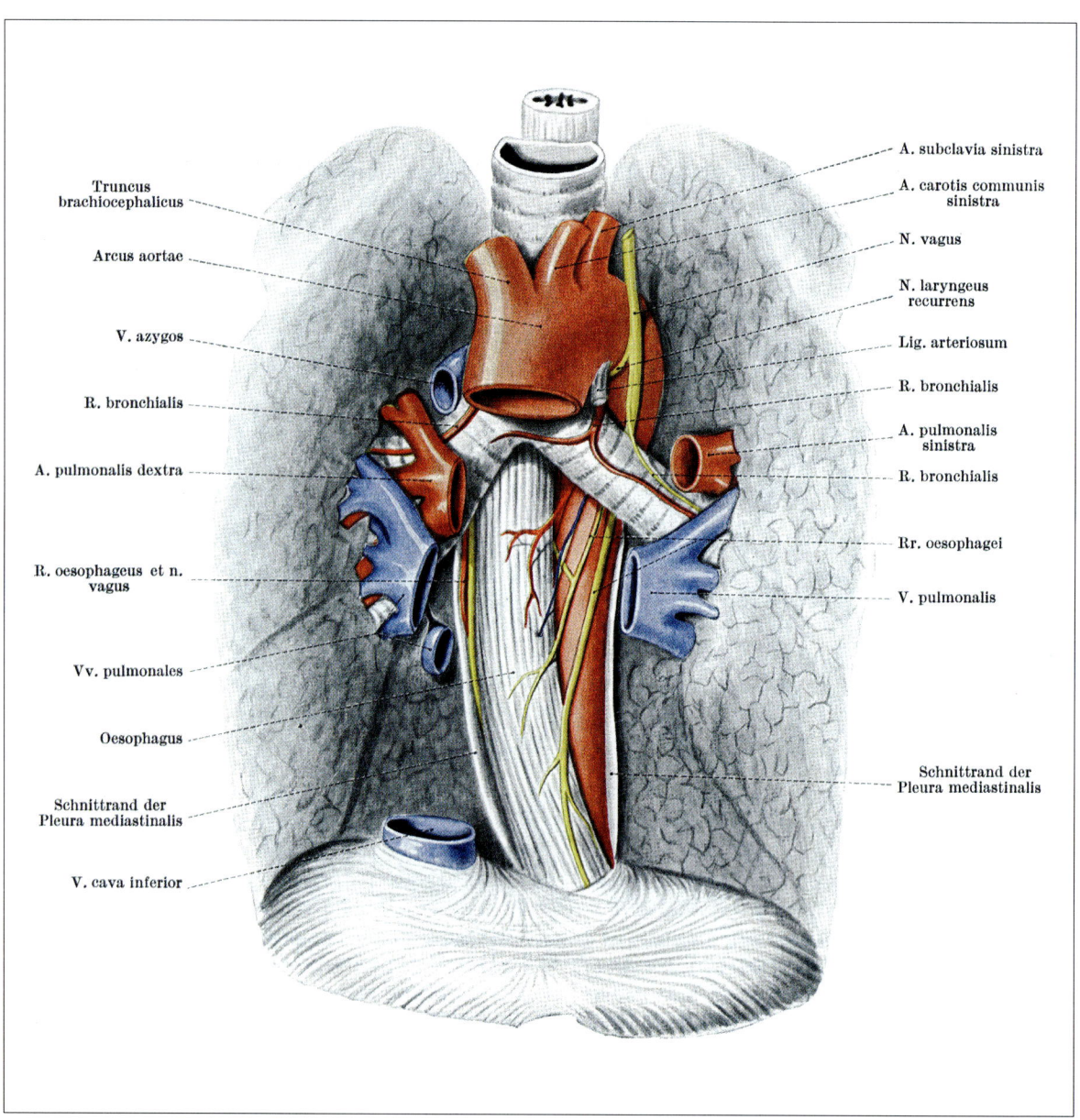

Abb. 15: Blick in das dorsale Mediastinum (aus HAFFERL).

Mediastinum posterior

Der dorsale Anteil des Mediastinums ist ein schmaler, aber sehr langer Raum, der sich von der oberen Thoraxapertur bis zum Diaphragma ausbreitet. Er wird seitlich durch die Pleura mediastinalis, nach vorn bis zu einer durch die Bifurcatio tracheae gelegten Ebene und nach hinten durch die Wirbelsäule begrenzt. In ihm finden wir den Oesophagus, die Aorta thoracica mit ihren Ästen, den N. vagus, die Vv. azygos et hemiazygos, den Ductus thoracicus und den Truncus sympathicus.

Oesophagus

Der Oesophagus beginnt an der Cartilago cricoidea, was skeletotopisch dem 6. Halswirbel entspricht. Er mündet in die Cardia des Magens (10. Brustwirbel). Das caudale Oesophagusende befindet sich, auf die vordere Thoraxwand bezogen, am linken 7. Rippensatz links am Sternum. Er grenzt kranial-ventral an die Trachea, kaudal-ventral an den Herzbeutel, kranial-dorsal an die Wirbelsäule und kaudal-dorsal an die Aorta. Entsprechend seiner Lagebeziehungen besitzt der Oesophagus drei Engen. Die erste Enge befindet sich an seinem Beginn an der Cartilago cricoidea, also dem Übergang der Pars laryngea pharyngis in den Oesophagus. Diese Ringknorpelenge projiziert sich nach dorsal auf den 6. Halswirbel. In Höhe des 4. Brustwirbels folgt die mittlere oder Aortenenge. Sie befindet sich hinter der Bifurcatio tracheae und dem Beginn des linken Bronchus, der ventral von ihr liegt, während links dorsal die Aorta verläuft. Die dritte Enge ist oberhalb und innerhalb des Hiatus oesophageus gelegen, die Zwerchfellenge. Sie kann ampullär erweitert sein (Abb. 15).

Nerven des dorsalen Mediastinums

Die Nn. vagi verlaufen nur im kranialen Anteil im vorderen Mediastinum, um sodann in die Pars posterior zu gelangen. Sie treten zwischen der A. carotis communis und der V. jugularis interna in den Thoraxraum. Der N. vagus dexter kreuzt den vorderen Umfang der A. subclavia dextra und gibt den N. laryngeues recurrens ab. Der linke N. vagus dagegen kreuzt den

vorderen Umfang des Arcus aortae, um hier seinen N. larygeus recurrens zu entlassen. Der Stamm der rechten N. vagus zieht kaudal und dorsal, wo er zunächst entlang der Trachea verläuft. Hinter dem rechten Lungenstiel orientiert er sich zum Oesophagus, um an dessen dorsaler Fläche in den Plexus oesophageues überzugehen. Hinter dem Lungenstiel verlassen die Rr. bronchiales den N. vagus dexter. Der Stamm des linken N. vagus zieht hinter die Lungenwurzel, entlässt dort die Rr. bronchiales und gelangt auf die ventrale Seite des Oesophagus. Rechter und linker N. vagus bilden den Plexus oesophageus (Abb. 15).

Pars thoracica des Truncus sympathicus

Die Grenzstränge das Sympathicus liegen im hinteren Mediastinum am weitesten lateral. Sie werden von der Fascia endothoracica und von der Pleura costalis bedeckt. Das erste Brustganglion ist das größte. Es ist oft mit dem Ganglion cervicale inferius des Halsgrenzstranges verbunden und bildet das Ganglion cerviothoracicum oder Ganglion stellatum. Die Grenzstrangganglien stehen durch Rami interganglionares miteinander in Verbindung. Aus dem kaudalen Brustteil des Sympathikus gehen zwei größere Nerven durch das Diaphragma zu den sympathischen Geflechten des Truncus coeliacus und der A. mesenteria superior. Vom 6. bis zum 9. Ganglion thoracicum entspringt der N. splanchnicus major und das 10. und 11. Thorakalganglion entlässt den N. splanchnicus minor. Der N. splanchnicus major verläuft schräg nach medial und kaudal und gelangt mit der V. azygos und V. hemiazygos in den Bauchraum. Der N. splanchnicus minor zieht lateral des N. splanchnicus major durch das Zwerchfell (Abb. 16, 17).

Gefäße das hinteren Mediastinums

Die Aorta thoracica geht am linken Umfang des 4. Brustwirbelkörpers aus dem Aortenbogen hervor. Während sie bei jungen Menschen die Medianebene ziemlich hoch oben erreicht, tritt sie bei älteren Menschen erst allmählich an die vordere Seite der Wirbelkörper, um die Medianebene weiter kaudal zu erreichen (Abb. 17).

Wichtige Äste der Aorta thoracica sind die Aa. intercostales posteriores. Der erste und zweite Intercostalraum wird von der A. intercostalis suprema, die ein Ast des Truncus costocervicalis ist, welcher aus der A. subclavia abgeht, versorgt. Während die oberen Intercostalarterien

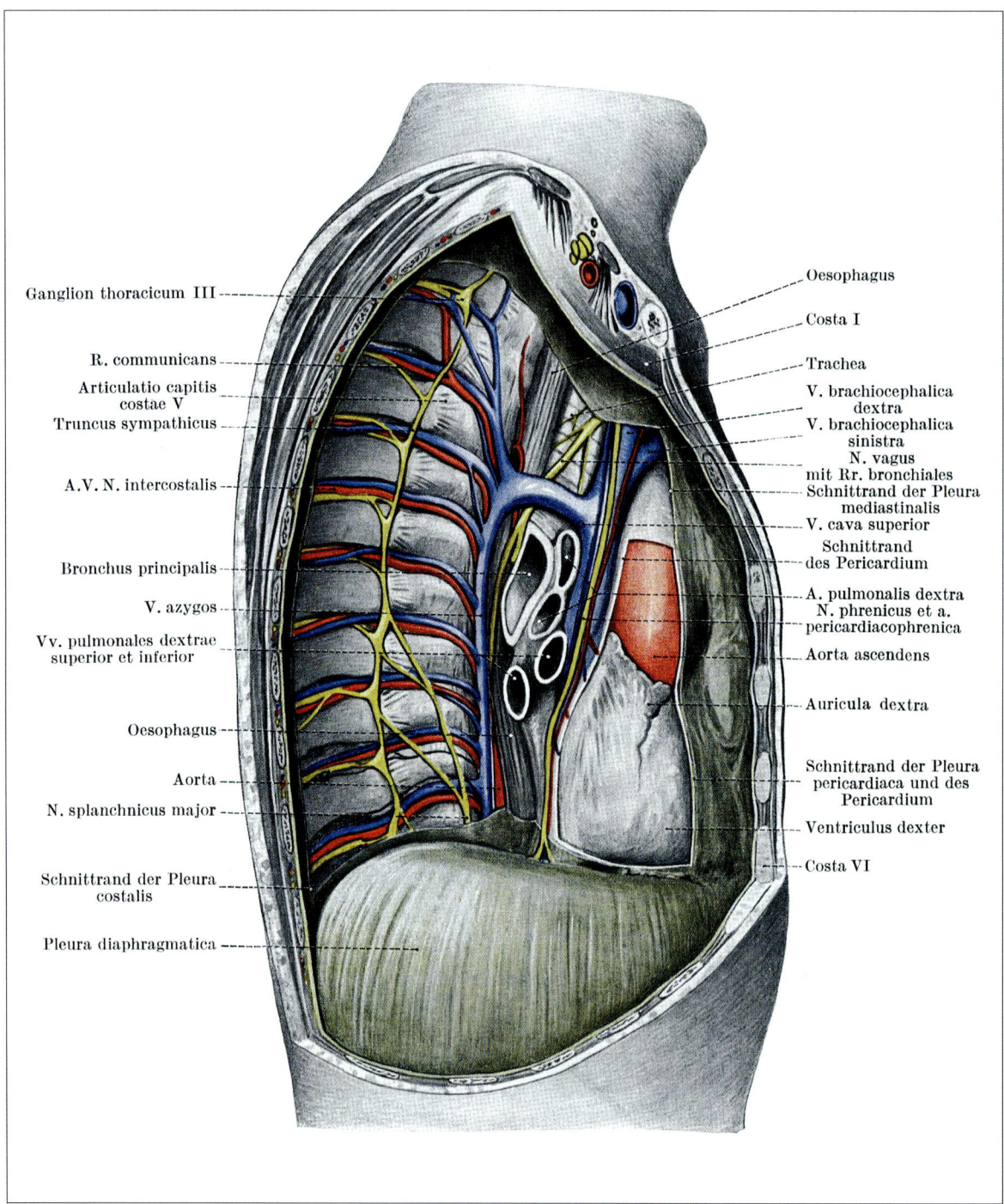

Abb. 16: Mediastinalorgane des Thorax von rechts (aus HAFFERL).

Ganglion thoracicum III

R. communicans
Articulatio capitis costae V
Truncus sympathicus

A.V. N. intercostalis

Bronchus principalis

V. azygos

Vv. pulmonales dextrae superior et inferior

Oesophagus

Aorta
N. splanchnicus major

Schnittrand der Pleura costalis

Pleura diaphragmatica

Oesophagus

Costa I

Trachea
V. brachiocephalica dextra
V. brachiocephalica sinistra
N. vagus mit Rr. bronchiales
Schnittrand der Pleura mediastinalis
V. cava superior
Schnittrand des Pericardium

A. pulmonalis dextra
N. phrenicus et a. pericardiacophrenica
Aorta ascendens

Auricula dextra

Schnittrand der Pleura pericardiaca und des Pericardium
Ventriculus dexter

Costa VI

steil nach aufwärts zu ihrem Intercostalraum ziehen, verlaufen die caudalen mehr horizontal. Die rechten Intercostalarterien ziehen nach rechts hinter dem Oesophagus, dem Ductus thoracicus, der V. azygos und dem Truncus sympathicus nach lateral. Die linken Aa. inter-

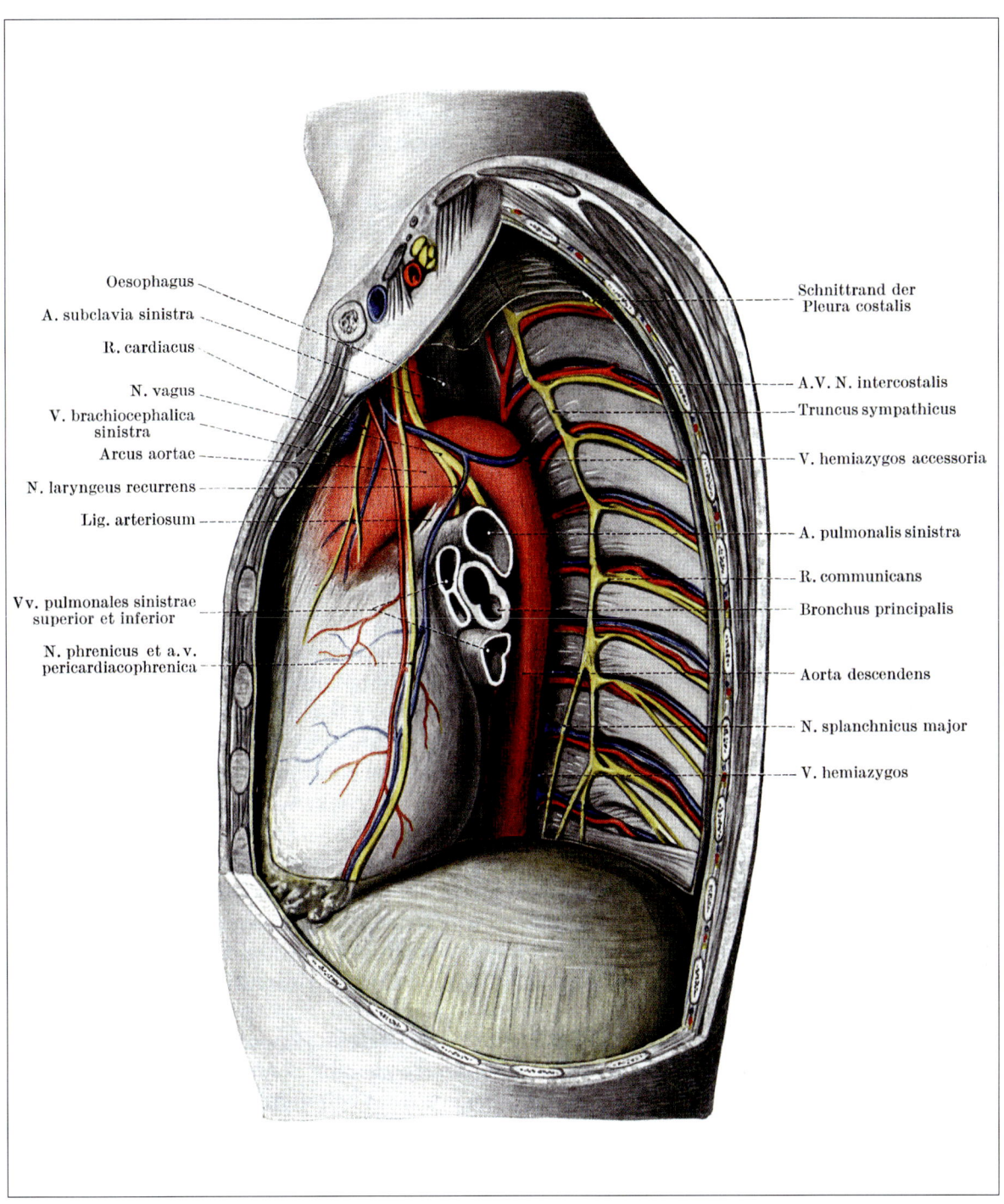

Oesophagus

A. subclavia sinistra

R. cardiacus

N. vagus

V. brachiocephalica sinistra

Arcus aortae

N. laryngeus recurrens

Lig. arteriosum

Vv. pulmonales sinistrae superior et inferior

N. phrenicus et a. v. pericardiacophrenica

Schnittrand der Pleura costalis

A.V. N. intercostalis

Truncus sympathicus

V. hemiazygos accessoria

A. pulmonalis sinistra

R. communicans

Bronchus principalis

Aorta descendens

N. splanchnicus major

V. hemiazygos

Abb. 17: Mediastinalorgane des Thorax von links (aus HAFFERL).

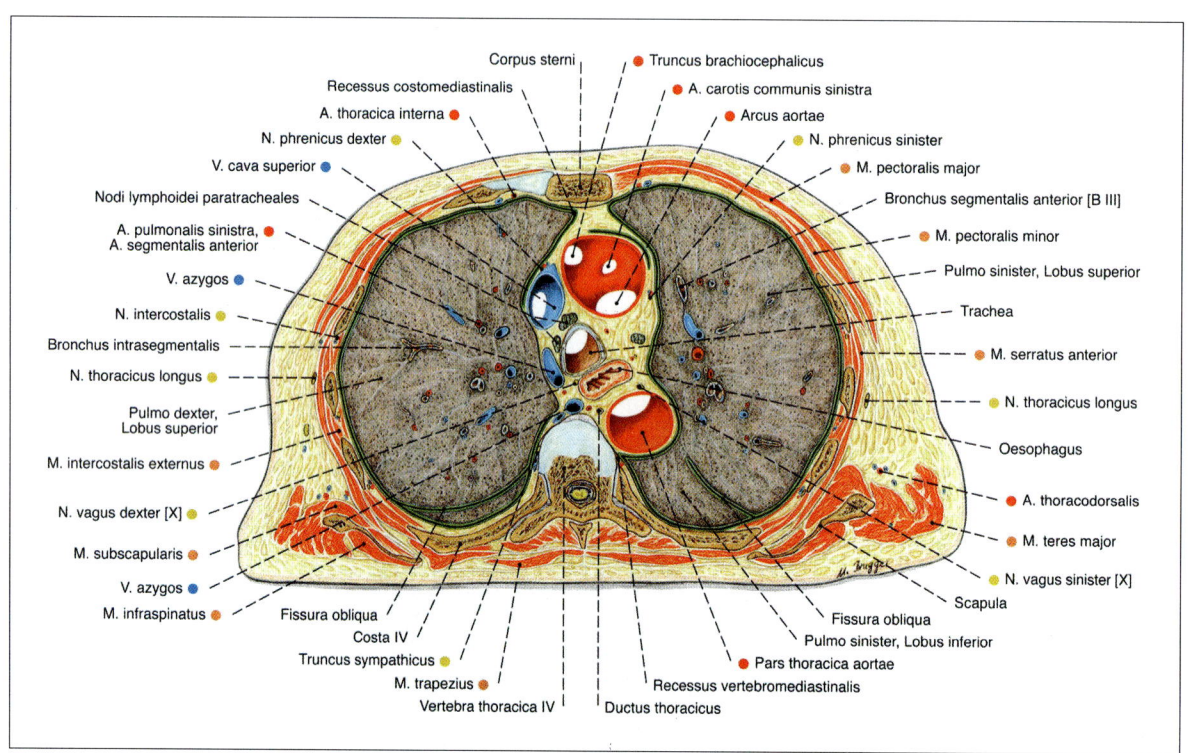

Abb. 18: Schnitt durch die Brusthöhle in der Transversalsebene in Höhe des 4. Brustwirbels (aus Sobotta).

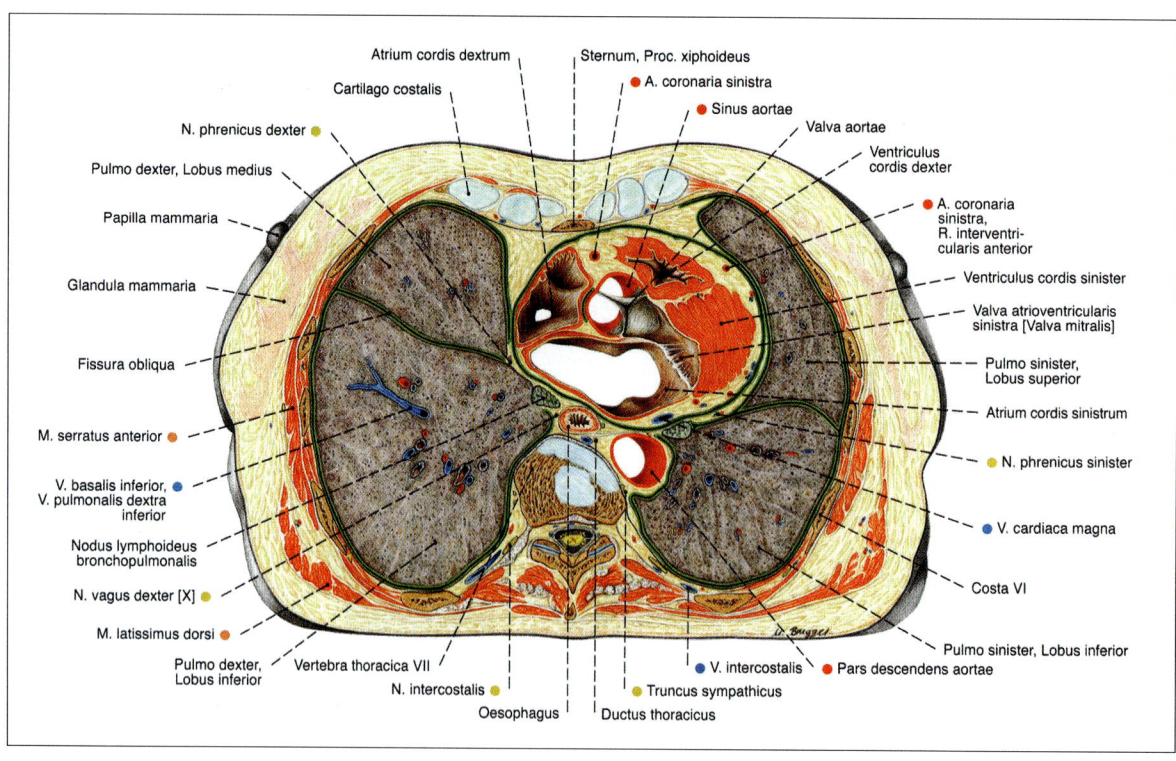

Abb. 19: Schnitt durch die Brusthöhle in der Transversalebene in Höhe des 7. Brustwirbels (aus Sobotta).

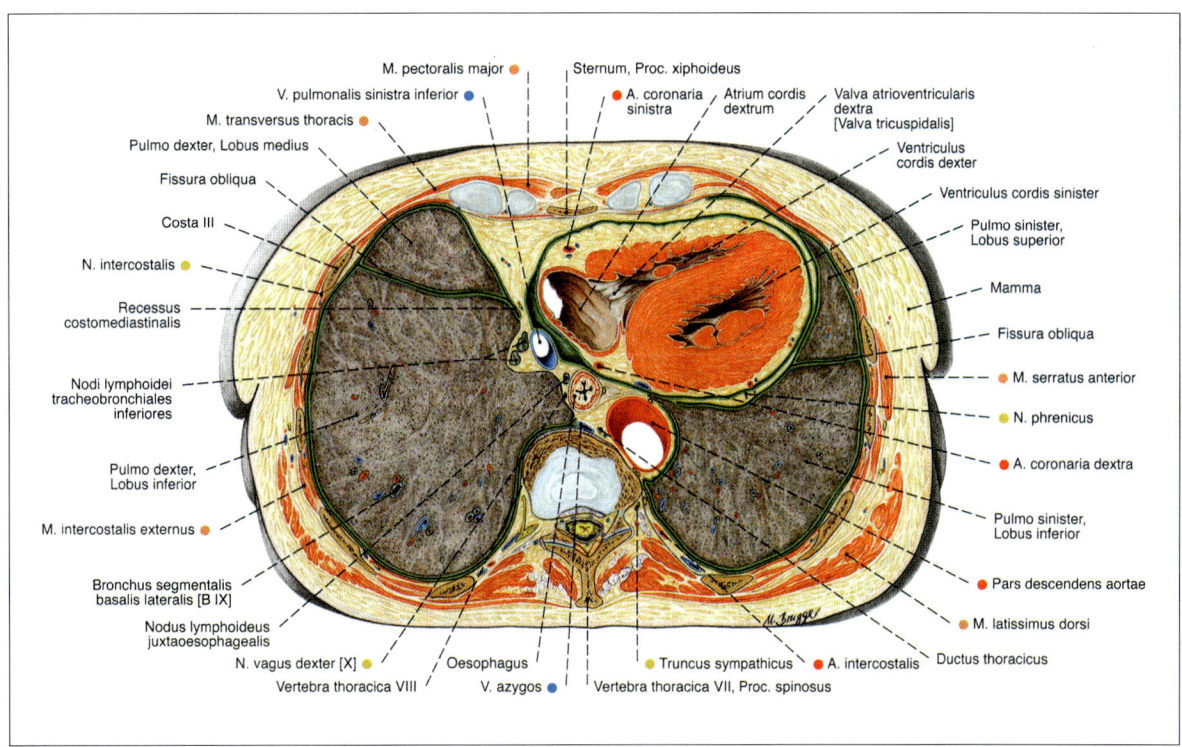

M. pectoralis major ●
V. pulmonalis sinistra inferior ●
M. transversus thoracis ●
Pulmo dexter, Lobus medius
Fissura obliqua
Costa III
N. intercostalis ●
Recessus costomediastinalis
Nodi lymphoidei tracheobronchiales inferiores
Pulmo dexter, Lobus inferior
M. intercostalis externus ●
Bronchus segmentalis basalis lateralis [B IX]
Nodus lymphoideus juxtaoesophagealis
N. vagus dexter [X] ●
Vertebra thoracica VIII
Oesophagus
V. azygos ●

Sternum, Proc. xiphoideus
A. coronaria sinistra ●
Atrium cordis dextrum
Valva atrioventricularis dextra [Valva tricuspidalis]
Ventriculus cordis dexter
Ventriculus cordis sinister
Pulmo sinister, Lobus superior
Mamma
Fissura obliqua
M. serratus anterior ●
N. phrenicus ●
A. coronaria dextra ●
Pulmo sinister, Lobus inferior
Pars descendens aortae ●
M. latissimus dorsi ●
Truncus sympathicus ●
A. intercostalis ●
Ductus thoracicus
Vertebra thoracica VII, Proc. spinosus

Abb. 20: Schnitt durch die Brusthöhle in der Transversalebene in Höhe des 8. Brustwirbels (aus SOBOTTA).

costales posteriores sind kürzer und verlaufen hinter der V. hemiazygos und dem Truncus sympathicus in den Zwischenrippenräumen. Auf beiden Seiten werden die Aa. intercostales von der Fascia endothoracica und von der Pleura costalis überzogen. Kleinere Gefäße, wie die Rr. bronchiales, die sich dem dorsalen Umfang der Bronchien anlagern, die Rr. oesophage und die Rr. pericardiaci, verlassen die Aorta abdominalis. Aus dem kaudalen Anteil der Aorta thoracica entspringen die Aa. phrenicae superiores.

Die Venen sind an die Fascia endothoracica fixiert. Aus den Vv. lumbales ascendentes gehen nach Durchtritt durch den medialen Schenkel des Zwerchfells rechts die V. azygos und links die V. hemiazygos hervor. Die V. hemiazygos zieht in Höhe des 9.-7. Brustwirbels nach rechts, um in die V. azygos zu

münden. Diese gelangt an der rechten Seite der Wirbelkörper nach aufwärts und wendet sich in Höhe des 3. Brustwirbels im Bogen über den rechten Bronchus zur Mündung in die V. cava superior. Topographisch liegt die V. azygos medial, während zwischen ihr und der Aorta der Ductus thoraicus nach aufwärts gelangt.

Der Ductus thoracicus (Abb. 10) geht in Höhe des 1. und 2. Lendenwirbelkörpers aus der Cisterna chyli hervor. Er steigt hinter der Aorta durch den Hiatus aorticus des Zwerchfells in den Brustraum auf. Der Ductus thoracicus liegt rechts vor den Wirbelkörpern zwischen V. azygos und Aorta. Im kaudalen Abschnitt wird er von vorn durch den Oesophagus überlagert. Die V. hemiazygos kreuzt ihn. Der Ductus thoracicus verläuft mit der Aorta bis zum 3./4. Brustwirbel, wo er sich allmählich nach links wendet und mit dem Oesophagus nach aufwärts zieht in die Tiefe der Halsregion, wo er zwischen der V. jugularis interna sinistra und V. vertebralis im Bogen nach lateral seine Mündung im linken Venenwinkel findet.

Der komplizierte Aufbau des Thorax soll in den vorangegangenen Abbildungen an einigen Transversalschnitten in Höhe des 4. Brustwirbels (Abb. 18), in der Ebene des 7. Brustwirbels (Abb. 19) und in Höhe des 8. Brustwirbels (Abb. 20) dargestellt werden.

Literatur

(1) HAFFERL, A.: Lehrbuch der Topographischen Anatomie, 3. Auflage. Neu bearbeitet von W. Thiel. Springer Verlag, Berlin, New York (1969)

(2) PERNKOPF, E.: Topographische Anatomie des Menschen, I. Band. Urban & Schwarzenberg, Berlin und Wien (1937)

(3) SOBOTTA, J.: Atlas der Anatomie des Menschen. Herausg. von Putz, R. und Pabst, R., 21. neu bearbeitete Auflage in einem Band. Elsevier, Urban & Schwarzenberg, München, Jena (2004)

(4) SOBOTTA, J.: Atlas der Anatomie des Menschen. Herausg. von Putz, R. und Pabst, R., 22. neu bearbeitete Auflage, Band 2. Elsevier, Urban & Fischer, München, Jena (2006)

(5) TILLMANN, B.: Farbatlas der Anatomie. Georg Thieme Verlag, Stuttgart, New York (1997)

(6) TÖNDURY, G.: Angewandte und topographische Anatomie. 5. überarbeitete und erweiterte Auflage. Georg Thieme Verlag, Stuttgart, New York (1981)

Quellenangabe für Abbildungen

Abbildungen aus Sobotta, Tillmann und Töndury mit Genehmigung der Verlage.

Die Biomechanik des Thorax und der Atmung

Benno Kummer

Vorbemerkung

Wie die allgemeine Biomechanik, so gliedern wir auch die Biomechanik des Thorax in Dynamik (Statik und Kinetik) und Kinematik (Bewegungsgeometrie; s. KUMMER 2005). Eine klare kinematische Beschreibung ist die Voraussetzung für dynamische Betrachtungen, deshalb wird sie hier an den Anfang gestellt. Dabei geht es um die Bewegungen von Skelettanteilen gegeneinander. Entsprechend der anatomischen Zusammensetzung des Thorax (unter dem allerdings manche Autoren lediglich den Brustkorb = „Rippenkorb" verstehen) wird zunächst die Kinematik der Brustwirbelsäule, danach die Kinematik der Rippen und des Sternums behandelt. Es folgt eine Beschreibung der Kombination dieser beiden Bewegungssysteme. In der Dynamik wird hier ausnahmsweise mit der Kinetik begonnen, weil nach der reinen Beschreibung der Bewegungen nun vor allem die Kräfte interessieren, die diese Bewegungen veranlassen. Die Statik ist demgegenüber ein Teil der Gesamtkörperstatik. In der Biomechanik der Atmung werden wir schließlich die Dynamik auf der Basis der kinematischen Gegebenheiten diskutieren.

Wesentliche Grundlage aller dieser Betrachtungen ist und bleibt der entsprechende Abschnitt im Handbuch der Anatomie und Mechanik der Gelenke von Rudolf FICK (1911), der (mehr oder weniger korrekt interpretiert) noch heute den Darstellungen in den meisten anatomischen Lehrbüchern zugrunde liegt. Seitdem ist die gesamte Problematik weder experimentell noch theoretisch so detailliert beschrieben worden. Charakteristisch dafür ist das Lehrbuch der Anatomie von RAUBER/KOPSCH (1987), das auch noch den heutigen Stand der Lehre wiedergibt.

Kinematik der Brustwirbelsäule

Die Bewegungen der Brustwirbel gegeneinander werden in erster Linie durch Gestalt und Stellung der Wirbelbogengelenke und durch die Bandscheiben festgelegt. Die Bandverbindungen haben demgegenüber keinen wesentlich Einfluss auf eine Begrenzung des Bewegungsumfangs. Ein Bewegungszentrum („Drehzentrum") variabler Lokalisation ist in einem bestimmten Areal innerhalb des nächsten kaudalen Wirbelkörpers zu suchen (Abb. 1). Eine ausführliche Begründung hierfür findet sich bei KUMMER (2005).

Der Bewegungsumfang der gesamten Brustwirbelsäule an der Leiche ist nach R. FICK (1911):

Vorbeugung	etwa	90°
Rückbeugung	etwa	45°
Seitneigung jederseits	etwa	100°
Längskreiselung insgesamt	etwa	80°
„Neigungskreiseln"	etwa	20°

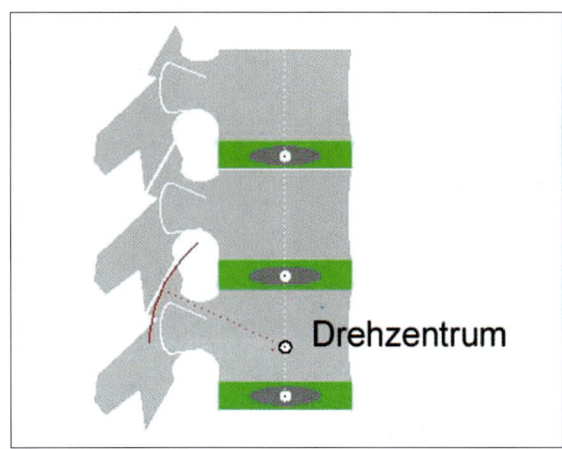

Abb. 1: Das Bewegungszentrum eines Wirbels liegt in dem kaudal anschließenden Wirbelkörper.
(aus: B. KUMMER, 2005)

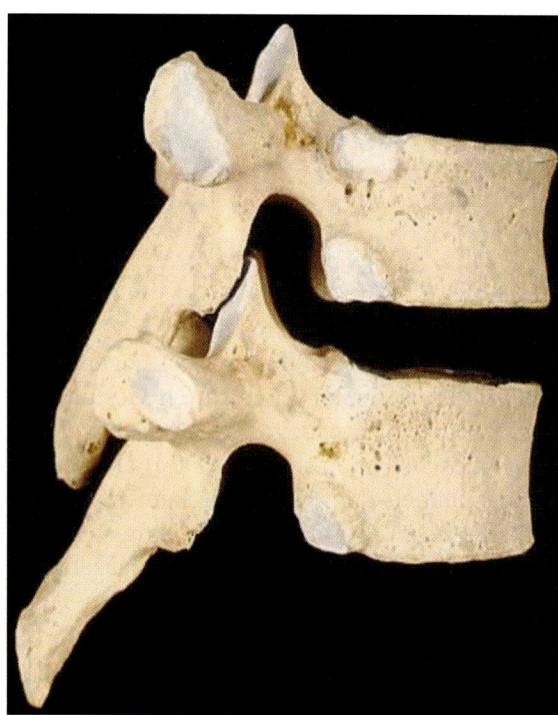

Abb. 2a

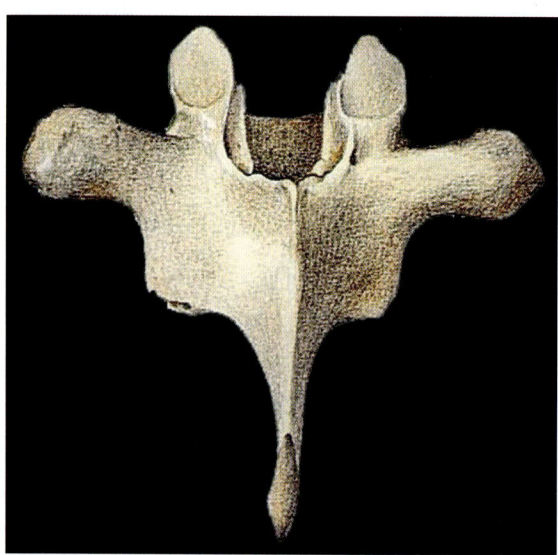

Abb. 2b

Abb. 2a, b: Facettengelenke in der Brustwirbelsäule
(Präparate aus dem anatomischen Institut der Universität
zu Köln).
a) Zwei Brustwirbel in Artikulation. Skelettpräparat ohne
   Zwischenwirbelscheibe.
b) Typischer Brustwirbel in der Ansicht von dorsal.

Diese Werte sind nur mit Vorbehalt auf den Lebenden zu übertragen und überdies individuell recht variabel, sie geben jedoch einen groben Rahmen. Wichtiger ist bei symmetrischen Bewegungsausschlägen die Prüfung der Seitengleichheit. Die Rotation wird durch die Bogengelenke geführt. Sie liegen auf der Mantelfläche eines sehr spitzen Kegels, die sich oft einer Zylinderfläche annähert (Abb. 2).

Kinematik der Rippen
Die Bewegung der Rippen 1-10 erfolgt jeweils um eine Achse, die durch das Kostovertebralgelenk („Köpfchengelenk") und das Kostotransversalgelenk bestimmt ist (Abb. 3). Damit existiert nur ein Freiheitsgrad der Beweglichkeit (Drehung). Wenn von der elastischen Verformbarkeit der Rippen abgesehen wird, dann beschreibt jeder Punkt auf einer von ihnen einen Kreisbogen, dessen Radius das vom betrachteten Punkt auf die (verlängerte) Achse gefällte Lot ist. Die Drehachse einer Rippe ist, je nach der Stellung des zugehörigen Querfortsatzes, von ventromedial mehr oder weniger stark nach dorsolateral gerichtet. Obwohl es bei der Betrachtung eines Skelettpräparats zunächst nicht den Anschein hat, liegen doch die Bewegungsachsen eines Rippenpaares stets in einer gemeinsamen Transversalebene, da sich die Gelenkflächen an den Querfortsätzen in jedem Segment in verschiedener Höhe befinden (R. FICK 1911).

Unter diesen geometrischen Voraussetzungen wird sich daher das Ende einer zunächst abwärts gerichteten knöchernen Rippe bis zur Hebung in die Transversalebene von der Medianebene entfernen. Bei einer (fiktiven!) weiteren Hebung würde es sich ihr wieder nähern. Die Quantität dieser Transversalverschiebung des distalen Rippenpunktes hängt natürlich von der Länge und Gestalt der Rippe sowie von der Richtung der Drehachse ab. Die Winkelabweichungen der Kollumachsen (Drehachsen) von der Frontalebene nach hinten werden für die einzelnen Segmente von R. FICK (1911), basierend auf den Messungen verschiedener Autoren, in einer Tabelle wiedergegeben.

Die 11. und 12. Rippe, die in der Regel nicht in das zusammenhängende Gefüge des Brust-

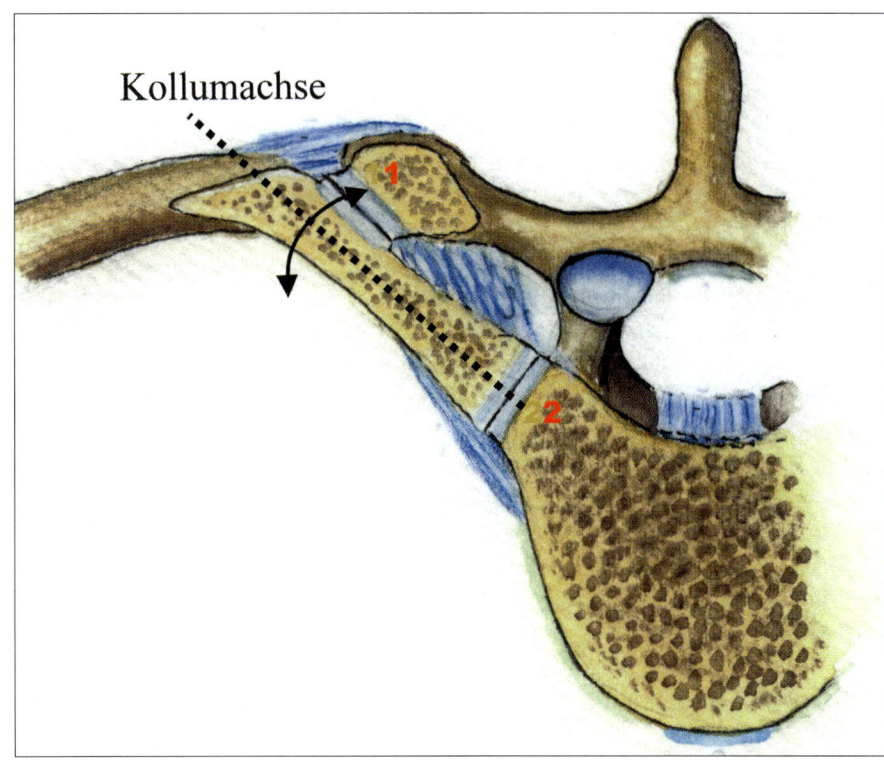

Abb. 3: Transversalschnitt durch eine Rippen-Wirbel-Verbindung in der mittleren Brustwirbelsäule (modifiziert aus B. KUMMER, 2005). 1 Kostotransversalgelenk, 2 Kostovertebralgelenk.

korbs eingeschlossen sind, zudem auch nicht über Kostotransversalgelenke verfügen, besitzen eine weitaus größere Beweglichkeit. Zur vollen Nutzung der drei Freiheitsgrade eines Kugelgelenks fehlt ihnen eigentlich nur eine ausgiebigere Rotationsmöglichkeit, die hier nur recht eingeschränkt gegeben ist.

Sternokostale Verbindung – Kinematik des Sternums

Die Bewegungen des Brustbeins sind durch seine Verbindung mit den Rippen vorgeschrieben. Die Rippenknorpel, die bei den 4 oberen Rippen zunächst mehr oder weniger die Richtung des Rippenkörpers fortsetzen, weisen nach kaudal zunehmend eine Aufwärtskrümmung auf (Abb. 4), ein Umstand, der für die Funktion der Mm. intercartilaginei von Bedeutung ist. Dadurch, daß die Rippen 1-7 direkt am Sternum inserieren und die Knorpel der Rippen 7-10 distal miteinander verbunden sind, bleiben die Abstände sowohl der kostovertebralen Gelenke als auch der sternalen Ansätze während

aller Bewegungen gleich. Das gilt jedoch nicht für die Interkostalräume, die bei einer Rippensenkung enger werden und sich bei einer Hebung erweitern. Für das Sternum ergibt sich

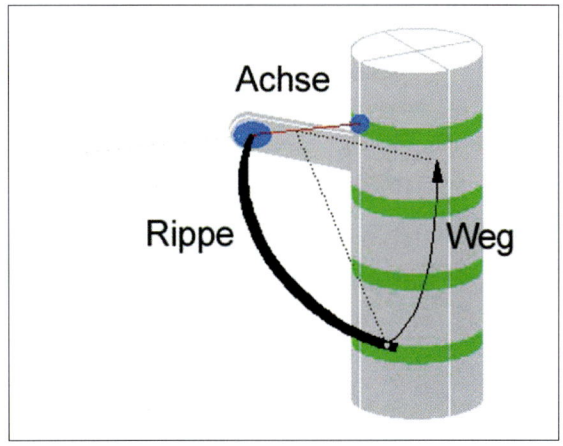

Abb. 4: Modell der Rippenbewegung bei der Hebung. Der Pfeil markiert den Weg eines distalen Punktes, dessen Hebelarm als Lot auf die Bewegungsachse (rot) punktiert gezeichnet ist.

71

die Konsequenz, dass es bei einer Rippenhebung mit gehoben und bei einer (theoretischen) Hebung bis zur Horizontalen von der Wirbelsäule entfernt wird. Weil die oberen Rippen kürzer sind als die unteren direkt am Sternum ansetzenden, wird es gleichzeitig rückwärts gekippt.

Gesamtschau der Kinematik des Thorax

Die Bewegungen des Brustkorbs sind hauptsächlich durch das Heben und Senken der Rippen charakterisiert. Daraus resultieren Änderungen seiner Gestalt und seines Volumens. Bei diesen Betrachtungen wird in der Regel von einer sogenannten „Ruhelage" ausgegangen, die allerdings schwer zu definieren und offenbar nicht allgemein verbindlich festzulegen ist. Wie bei der Körperhaltung und der „normalen" Wirbelsäulenform (vgl. KUMMER, 2005) gibt es auch hier altersmäßige, geschlechtsgebundene und vor allem auch habituelle Varianten. Kei

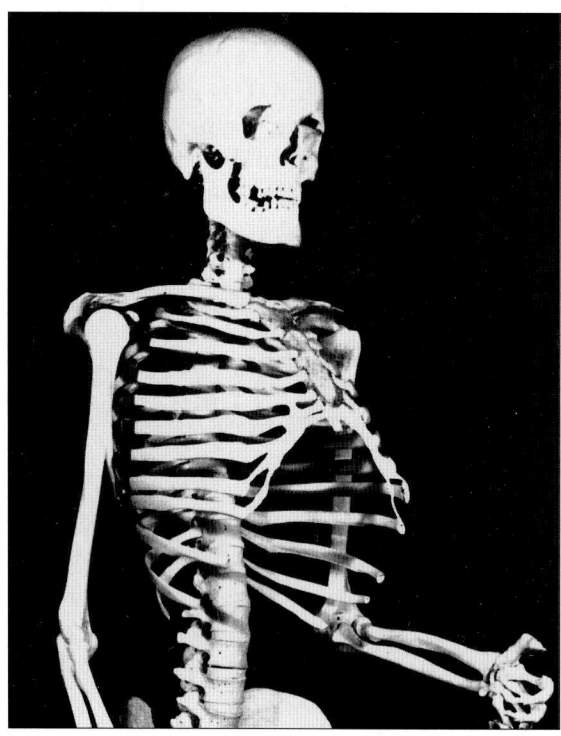

Abb. 5: Skelett des Thorax (Präparat des Anatomischen Instituts der Universiät zu Köln). Die aufwärts gerichtete Abwinkelung der Rippenknorpel 8 bis 10 ist deutlich zu erkennen.

neswegs darf von der Leichenstellung auf die Verhältnisse beim Lebenden geschlossen werden. Sicher ist lediglich, dass die Rippen mehr oder weniger stark nach kaudal geneigt sind (Abb. 5). Der Neigungswinkel (gegen die Horizontale) nimmt dabei von kranial nach kaudal zu. Nach einer Diskussion der Untersuchungen verschiedener Autoren kommt R. FICK (1911) endlich zu dem Schluss, dass eine „leicht inspiratorische" Gleichgewichtslage des ruhenden Thorax anzunehmen sei. Bisher gibt es keine gravierenden Gegenargumente. Eine Senkung der Rippen aus dieser Ruhelage ist nur in geringem Maße möglich. Demgegenüber spielt die Rippenhebung für die kinematische Betrachtung des Thorax die wesentlichere Rolle.

Auch bei extremer Hebung der Rippen kann eine Annäherung an eine Horizontalstellung (Elevationswinkel von 90° gegen die Vertikale) allenfalls bei den oberen Rippen erreicht werden, die übrigen bleiben deutlich darunter. Auch das ist wieder in einem kranio-kaudalen Gefälle abgestuft.

Aus der Beschreibung der Rippenbewegungen und der Kinematik des Brustbeins folgt, dass der Thoraxquerschnitt bei einer Rippenhebung sowohl in seinem sagittalen als auch seinem queren (frontalen) Durchmesser weiter wird. Das ist im Bereich der unteren Thoraxapertur ausgesprochener als an der oberen. Die bereits beschriebene dorsokraniale Kippung des Brustbeins macht das für den Sagittaldurchmesser deutlich.

Ebenso wie der (untere) Winkel der Rippe gegen die Wirbelsäule (Vertikale) bei der Hebung zunimmt, vergrößert sich auch der entsprechende Winkel der ansetzenden Rippenknorpel gegenüber dem Sternum. Im Zusammenhang mit der Brustbeinkippung führt das zu einer Torsion der Rippenknorpel im Laufe der Bewegung. Im Zusammenhang damit steht eine Flächendrehung der Rippenkörper: Ihr Unterrand wird auswärts, der Oberrand dagegen einwärts gedreht.

Der beschriebene Vorgang kann durch Bewegungen der Brustwirbelsäule, insbesondere durch eine Streckung, beeinflusst werden. Dabei wird die Gesamtheit der Rippenpaare ge

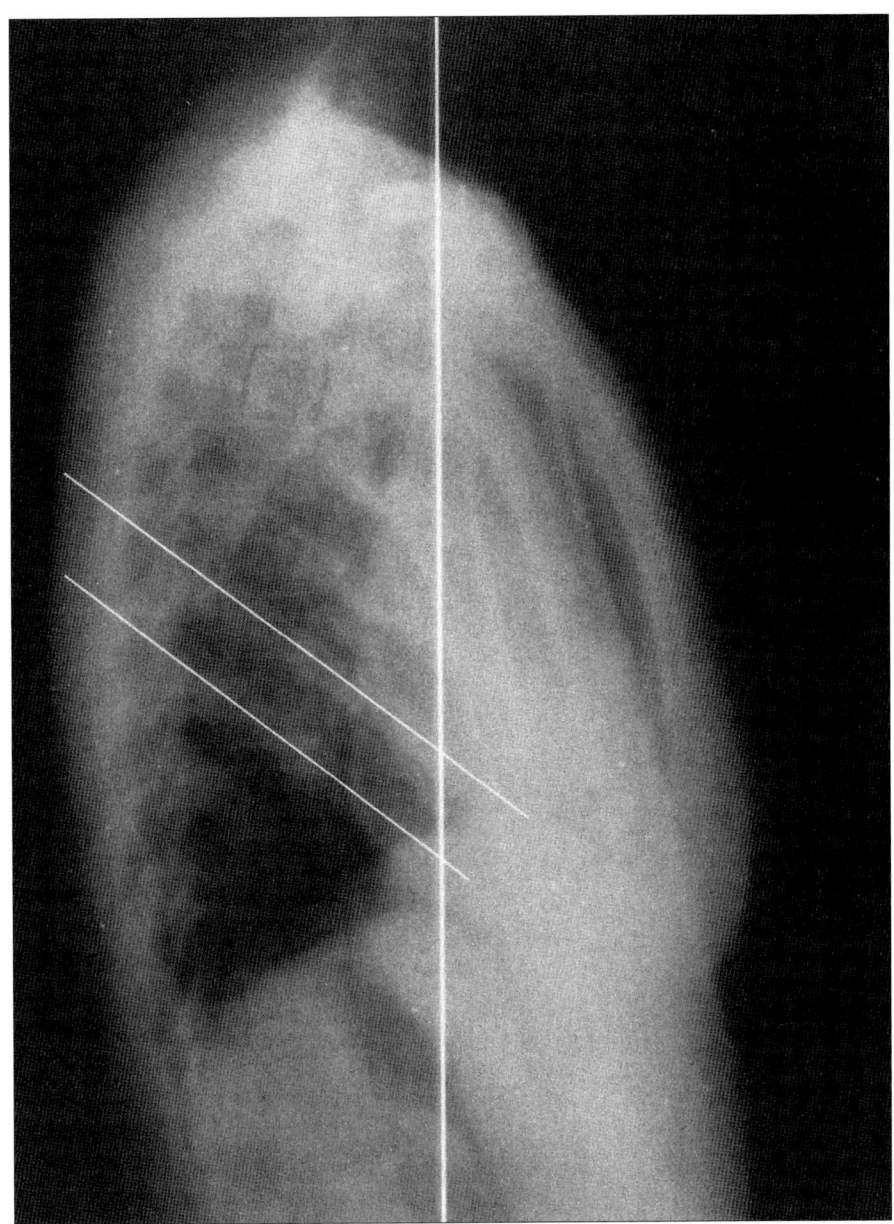

wissermaßen wie ein Fächer aufgeklappt. Die Interkostalräume werden weiter und der Querdurchmesser wird (in geringem Maße!) größer.

Kinetik des Thorax:
Die bewegenden Muskeln
An dieser Stelle sollen lediglich die Aktionen jener Muskeln beschrieben werden, die zu den oben beschriebenen Bewegungen beitragen.

Wenn man von den Haltemuskeln absieht, die für die Körperstatik Bedeutung haben und bei der Atmung eine stabilisierende Rolle spielen, und auch die Atemhilfsmuskeln ausschließt, dann bleiben letztendlich nur mehr die Mm. intercostales bzw. intercartilaginei (Abb. 6). Sie sind es, die Hebung und Senkung der Rippen bewirken und damit die gesamte Kinematik des Thorax in Gang setzen.

73

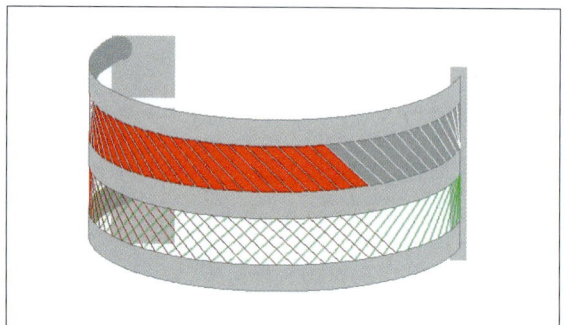

Abb. 7: Schema der Anordnung der Zwischenrippen-
muskeln in zwei Interkostalräumen. Rot: Mm. intercostales externi; grün: Mm. intercostales interni und intercartilaginei (aus B. KUMMER, 2005).

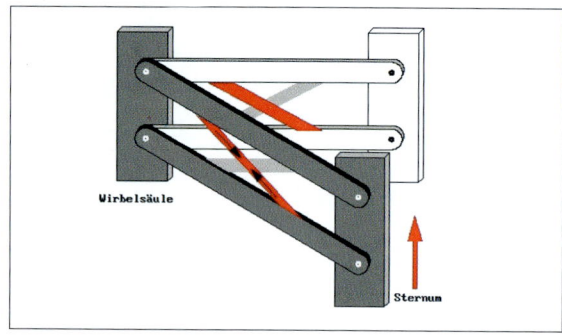

Abb. 8: Schema der Rippenhebung durch einen M. intercostalis externus (aus B. KUMMER, 2005).

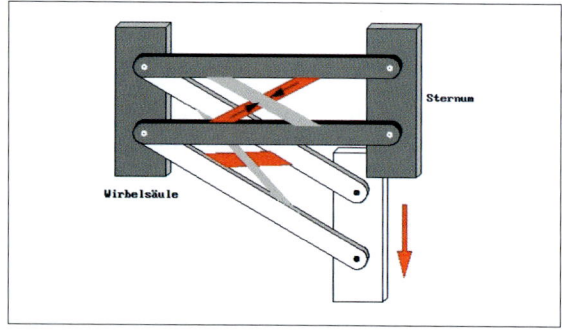

Abb. 9: Schema der Rippensenkung durch einen M. intercostalis internus (aus B. KUMMER, 2005).

Inzwischen ist der Streit um die Wirkungsweise dieser Muskeln längst entschieden. Deshalb
kann hier ihre leicht zu verstehende Mechanik
ohne weitere Diskussion beschrieben werden
(s. auch KUMMER, 2005).
Zur Erklärung der Funktion der Mm. intercostales diene ein stark vereinfachtes ebenes Modell.
Mit entsprechenden geometrischen Kenntnissen
lässt sich leicht nachweisen, dass die folgenden
Überlegungen und Ableitungen auch für das
kompliziertere räumliche Modell gültig sind,
wie es u. a. R. FICK (1911) verwendet hat.
Wirbelsäule und Brustbein werden darin durch
zwei Platten repräsentiert, an denen zwei längere parallele Stäbe (Rippen) gelenkig befestigt
sind (Abb. 7-9). Diese Gelenke stellen die
kostovertebralen bzw. kostosternalen Verbindungen dar.
In Abbildung 7 sind Rippen und Sternum gesenkt. Ein Faserbündel des M. intercostalis externus ist rot, ein Bündel des M. intercostalis
internus blassgrau eingezeichnet. Das dunkle
Skelettbild gibt die Ausgangsstellung wieder,
das helle Bild die Hebung bis zur Horizontalen. Man sieht, dass in der gehobenen Stellung
das (rote) Bündel des M. intercostalis externus
kürzer geworden ist (und entsprechend seiner
Kontraktion auch dicker). Es hat also bei seiner
Verkürzung das Gesamtsystem gehoben. Man
kann sich den Vorgang noch anschaulicher machen, wenn man sich vorstellt, der (links gelegene) Ursprung eines Faserbündels des Muskels befinde sich genau am oberen Kostovertebralgelenk (links). Dann kann es auf die obere
Rippe keinen Einfluss ausüben, weil es dort
keinen Hebelarm besitzt. In Bezug auf die untere Rippe hat es dagegen einen erheblichen
Hebel und kann sie folglich anheben. Da nun
beide Rippen durch das Sternum miteinander
verbunden sind, muss die obere Rippe diese
Bewegung mitmachen.
Abbildung 8 zeigt die Wirkung der Kontraktion eines M. intercostalis internus. Nun ist ein
Faserbündel dieses Muskels rot, ein Bündel des
M. intercostalis externus dagegen blassgrau
wiedergegeben. Wieder ist die Ausgangsstellung des Systems dunkel, die Endstellung hell
gezeichnet. Ursprung und Ansatz des M. inter-

costalis internus nähern sich jetzt bei einer Rippensenkung. Damit ist das Ergebnis seiner Kontraktion ohne weiteres erkennbar. Der M. intercostalis externus (grau) wird dabei gedehnt. Wie in dem vorigen Modell wird die Funktion des M. intercostalis internus besonders deutlich, wenn man den Ursprung eines Faserbündels an der oberen Rippe (rechts) an das Sternum verlegt.

Wenn demnach festzustellen ist, dass die Mm. intercostales externi Rippenheber, die Mm. intercostales interni dagegen Rippensenker sind, dann gilt das jedoch nicht für die ventrale Fortsetzung der Interni zwischen den Rippenknorpeln, die Mm. intercartilaginei. In Abbildung 9 sind wiederum einzelne Bündel der genannten Muskeln farbig eingetragen und zwar: rot der M. intercostalis externus und blau die Mm. intercostalis internus und intercartilagineus. Der elastischen Änderungsmöglichkeit der Abwinkelung zwischen Rippenkörper und Rippenknorpel ist durch die Einfügung von Gelenken an den Knochen-Knorpel-Übergängen Rechnung getragen. Dieses Modell repräsentiert die typischen Verhältnisse etwa in der unteren Thoraxhälfte. Aus ihm lässt sich leicht erkennen, dass die Rippen durch die Kontraktion des M. intercostalis externus gegenüber der Wirbelsäule gehoben werden und dass eine entsprechende „Hebung" der Rippenknorpel gegenüber dem Sternum (infolge der spiegelbildlichen Geometrie) durch die Kontraktion eines M. intercartilagineus bewirkt wird. Es ist in diesem Zusammenhang von Interesse, festzustellen, dass die Mm. intercostales externi zwischen den Rippenknorpeln rückgebildet und durch Kollagenfasern ersetzt sind, die sich in ihrer Gesamtheit dort eine Membran bilden (s. Abb. 6).

Schließlich sei noch erwähnt, dass zu einer forcierten Rippensenkung auch Anteile der Bauchwandmuskeln eingesetzt werden können. Hierfür kommen vor allem die Mm. recti abdominis und obilqui abdominis externi infrage.

Die Statik des Thorax
im Rahmen des gesamten Stammes

Es ist eine triviale Feststellung, dass sich der Thorax als Abschnitt des Stammes anatomisch sowie mechanisch in die Gesamtkonstruktion einfügt, statisch einen Teil der Körperlast übernimmt und andererseits Teile seines eigenen Gewichts auf benachbarte Regionen überträgt. So kann er z. B. bei der Bauchpresse durch den verfestigten Inhalt des Abdomens gestützt werden (Abb. 10), andererseits kann bei schlaffen Bauchdecken das Gewicht der Abdominalorgane über die Bauchwandmuskeln einen Zug ausüben. Der Brustkorb ist seinerseits wieder an der Halswirbelsäule vor allem durch die Mm. scaleni und den M. sternocleidomastoideus aufgehängt. Die mechanische Bedeutung dieser Befestigung wird allerdings oft überschätzt, denn normalerweise trägt sich der Thorax durch die eigenen Muskeln (Mm. intercostales) und eine gewisse Abstützung auf den Bauchorganen. Schließlich spielen die autochthonen Rückenmuskeln, die Strecker der Wirbelsäule („M. erector trunci"!), eine nicht zu unterschätzende Rolle. Dabei ist die Stabilisierung der Lendenlordose mindestens ebenso wichtig wie die Zuggurtung der Brustkyphose. Als „Verankerungsmast" für die obere Extremität hat der Thorax im engeren Sinn, d. h. der Brustkorb, dagegen keine Bedeutung, obwohl das gelegentlich diskutiert wird. Das gesamte Armgewicht wird über die „Aufhängemuskeln" M. trapezius und Mm. pectorales auf den Schultergürtel (Skapula und Schlüsselbein) und die Wirbelsäule übertragen. Das Sternoklavikulargelenk spielt dabei insofern keine Rolle,

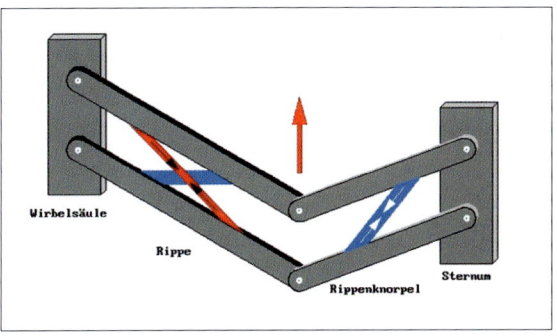

Abb. 10: Zusammenwirken eines M. intercostalis externus (rot, mit Pfeilen) und eines M. intercartilagineus (blau, mit Pfeilen) bei der Hebung der Rippen und des Sternums (aus B. KUMMER, 2005).

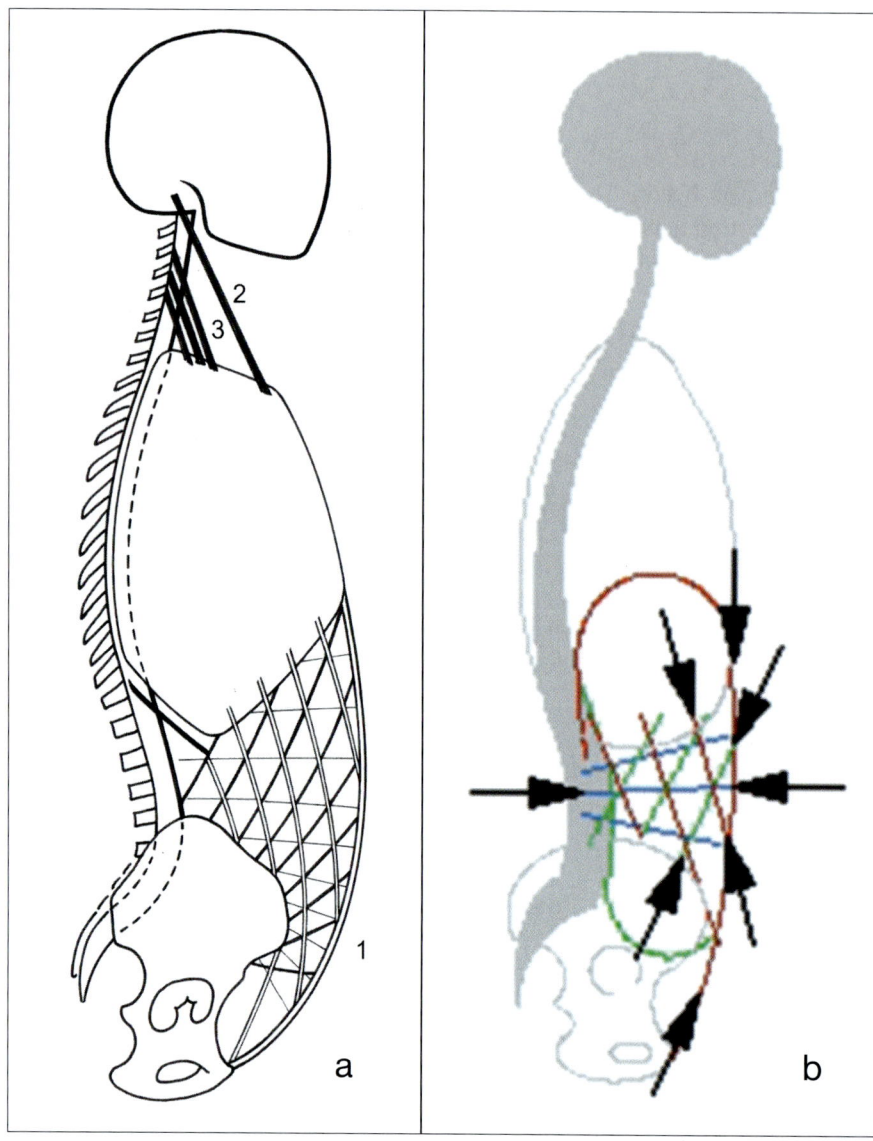

Abb. 11a, b
a) Strukturschema der Bauchwandmuskeln und einiger Halsmuskeln. 1 M. rectus abdominis, 2 Mm. obliqui et transversus abdominis, 2 M. sternocleidomastoideus, 3 Mm. scaleni (aus B. Kummer, 1005).
b) Bauchpresse. Die Pfeile geben die Kontraktionsrichtungen der Muskeln an. Rot: Zwerchfell und die Mm. rectus et obliquus externus abdominis; grün: M. obliquus internus abdominis; blau: M. transversus abdominis (aus B. Kummer, 2006).

als das mediale Ende des Schlüsselbeins durch den M. sternocleidomastoideus gehalten wird und somit an der Halswirbelsäule aufgehängt ist. Da sich allerdings der Ursprung des M. trapezius auf die Dornfortsätze der Halswirbel und aller Brustwirbel erstreckt, werden diese Wirbelsäulenabschnitte durchaus mit dem Armgewicht belastet. Zudem entspringen die Stellmuskeln der Skapula, die Mm. rhomboidei und levator scapulae, ebenfalls an der Wirbel-

säule und üben daher hier eine Beanspruchung aus. Ob man dies jedoch als eine Beanspruchung des „Thorax" interpretieren soll, ist strittig.

Biomechanik der Atmung

Eine Beschreibung der Mechanik der Atembewegungen ist letztendlich eine Beschreibung der volumenändernden Bewegungen des Thorax, das heißt, der Bewegungen der Skelettele-

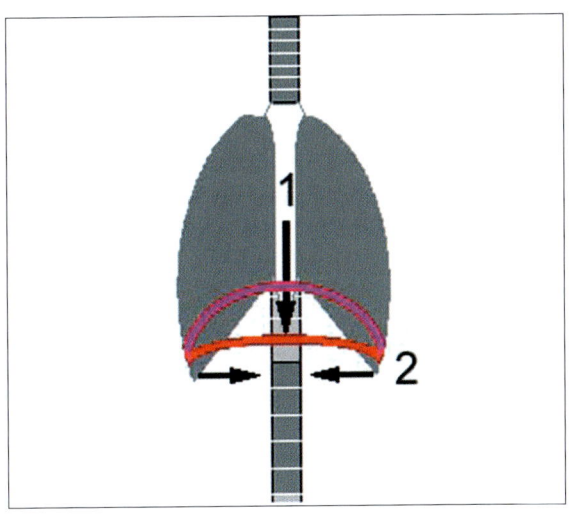

Abb. 12: Wirkung der Zwerchfellkontraktion. 1 Abwärts-bewegung; 2 Querschnürung (aus B. Kummer, 2005).

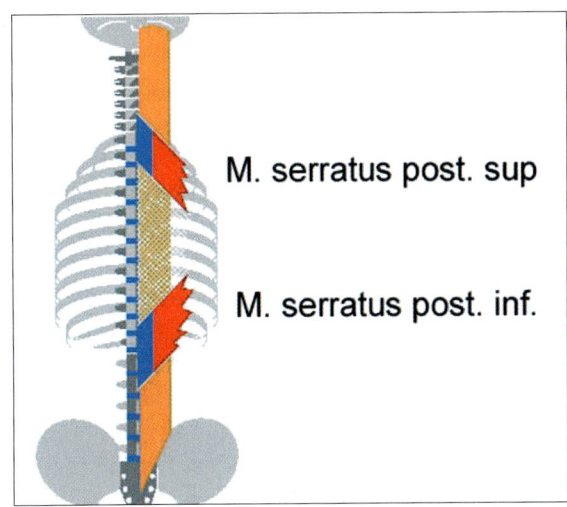

Abb. 13: Schema der Anordnung der Mm. serrati poste-riores. Orangefarben: die autochthonen Rückenmuskeln in ihrer Faszienhülle (aus B. Kummer, 2005).

mente und des Diaphragmas. Die aktiven Mus-keln der Rippenhebung sind die Mm. inter-costales. Dass die Aktion der Interkostalmus-keln allein zur Aufrechterhaltung der Atmung ausreicht, wurde bereits vor mehr als hundert Jahren nach erheblichen Kontroversen von ver-schiedenen Untersuchern in aus heutiger Sicht ethisch verwerflichen Experimenten am leben-den Tier sowie Beobachtungen am Menschen nachgewiesen (R. Fick, 1911). Insbesondere der biped aufgerichtete Mensch kann auf die Funk-tion des Diaphragmas notfalls verzichten (Phrenikusexhärese!).

Außer diesen Bewegungsmuskeln sind aber auch Haltemuskeln (nicht die „Atemhilfsmus-keln"!) von Bedeutung, die Teile des Thorax ge-gen unerwünschte Nebenwirkungen stabilisie-ren. Das gilt insbesondere für den Einfluss der Zwerchfellkontraktion auf den Rahmen der un-teren Thoraxapertur (s. Abb. 12). Die kostalen Ursprünge des Zwerchfells haben außer ihrer vertikalen Zugkomponente (die für die Atem-bewegung genutzt wird) auch eine horizontal gerichtete Komponente, mit der Tendenz, vor allem die frei beweglichen Rippen nach innen zu ziehen. Diese kontraproduktive Komponen-te soll beiderseits der M. serratus posterior in-ferior (Abb. 13) neutralisieren, indem er die be-

treffenden Rippen an einer Bewegung nach ventral hindert. Es ist allerdings fraglich, in-wieweit dieser Mechanismus in Anspruch ge-nommen werden muss, denn die Organe des Oberbauchs stehen einer Einengung des Tho-rax in diesem Bereich entgegen, insbesondere wenn in der Bauchhöhle ein gewisser Druck besteht, der bei normaler Spannung der Bauch-decken ohnehin vorhanden ist (auch ohne den Einsatz einer Bauchpresse!).

Der Abdominalinhalt ist für die Wirkung einer Zwerchfellkontraktion auch von besonderer Bedeutung, wenn die gespannten Bauchwand-muskeln ein Ausweichen der Bauchdecken ver-hindern. Dann stützt sich die Zwerchfellkuppel auf diese feste Plombe und die sich verkürzen-den Muskelfasern müssen die Rippen heben, an denen sie entspringen. Das ist dann ein Syn-ergismus zu den Wirkungen der Mm. inter-costales externi und intercartilaginei.

Die sogenannte „Bauchatmung" wird im allge-meinen so interpretiert, dass durch die Kon-traktion des Zwerchfells der (inkompressible) Inhalt der Bauchhöhle nach kaudal gedrängt wird – allerdings nur dann ausweichen kann, wenn die Bauchdecken nachgeben. Bei einer Kontraktion der Bauchwandmuskeln und Ab-nahme der Zwerchfellspannung wird der Abdominalinhalt wieder kranialwärts gehoben und damit das Thoraxvolumen verringert. Demgegenüber wird unter „Brustatmung" die Veränderung des Thoraxvolumens lediglich durch Hebung und Senkung der Rippen verstanden. Diskussionen über die Norm der anteilmäßigen Mischung von Brust- und Bauchatmung sind nicht sehr sinnvoll, weil beide Atemtypen individuell sehr unterschiedlich genutzt werden, zumal sie sich bei jeweiliger Behinderung der einen oder anderen Mechanik gegenseitig weitgehend vertreten können. Geschlechtsspezifische Bevorzugung des einen oder anderen Typs ist zumindest für die rezente Bevölkerung Mitteleuropas nicht gesichert. Vielmehr kommen gewohnheitsmäßige oder antrainierte Varianten infrage.

Schließlich sei noch auf die Bedeutung der „Aufhängemuskeln" des Thorax, die Mm. scaleni und sternocleidomastoideus, kurz eingegangen. Da der knöcherne Brustkorb durch die Interkostalmuskeln bewegt und in seiner Stellung gehalten wird, ist eine kraniale Aufhängung grundsätzlich überflüssig. Selbst dem kaudalwärts gerichteten Zug der Bauchwandmuskeln können diese spezifischen Thoraxmuskeln Widerstand leisten. Die kranialen Muskeln dienen vielmehr in erster Linie der Bewegung und Stellungskorrektur der Halswirbelsäule. Bei erheblicher Dyspnoe kann allerdings der M. sternocleidomastoideus als Atemhilfsmuskel eingesetzt werden. Wegen ihrer deutlich kürzeren Hebelarme kommen die Mm. scaleni dafür weniger infrage.

Literatur

(1) FICK, R.: Mechanik des Brustkorbs. In: R. Fick (Hrsg.): Handbuch der Anatomie und Mechanik der Gelenke. III. Spezielle Gelenk- und Muskelmechanik. G. Fischer, Jena, 132-205 (1911)

(2) KUMMER, B.: Biomechanik. Deutscher Ärzte-Verlag, Köln (2005)

(3) RAUBER/KOPSCH: Anatomie des Menschen. Tillmann, B., Töndury, G. (Hrsg.): Bd. I Bewegungsapparat. G. Thieme, Stuttgart (1987)

Physiologie der Atmung

Beate Raßler

1. Einleitung

Auf Antoine Laurent LAVOISIER, der 1794 der Französischen Revolution zum Opfer fiel, geht die Erkenntnis zurück, dass tierische und menschliche Organismen mit der eingeatmeten Luft (von LAVOISIER als Oxygène bezeichnet) Kohlenstoff im Körper verbrennen und dabei den Wärmestoff bilden. Sein Zeitgenosse LAZZARO SPALLANZANI (1729-1799) äußerte erstmals den Gedanken, dass diese Verbrennung im Gewebe stattfindet (1).

Bei der Atmung wird Sauerstoff aus der umgebenden Luft aufgenommen und über mehrere Transportschritte bis in die Mitochondrien jeder Zelle des Körpers transportiert. Dort wird der Sauerstoff für die biologische Oxidation („Atmungskette") verwendet, um körpereigene Energie in Form des ATP zu gewinnen. Gleichzeitig wird das dabei in den Zellen entstehende Kohlendioxid über die Blutbahn zur Lunge transportiert und dort an die Umgebungsluft abgeatmet (Abb. 1).

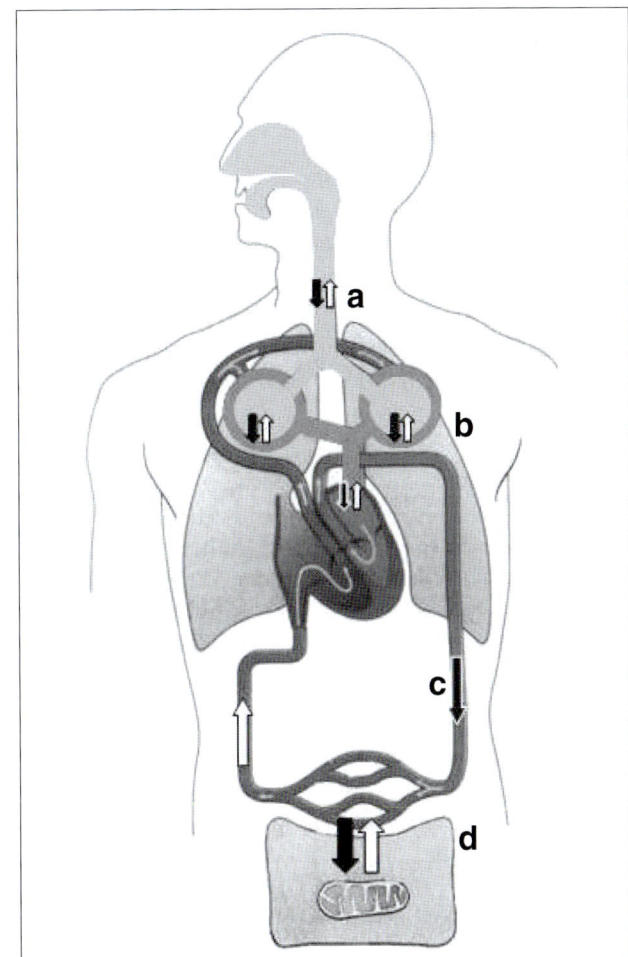

Abb. 1: Transportschritte der Atmung für Sauerstoff (schwarze Pfeile) und Kohlendioxid (weiße Pfeile):
a) Ventilation: konvektiver Transport zwischen atmosphärischer Luft und Lungen,
b) Diffusion zwischen Lungenalveolen und Lungenkapillaren,
c) Gastransport mit dem Blut,
d) Diffusion zwischen Gewebskapillaren und Gewebszellen
(modifiziert nach [2]).

2. Ventilation

2.1 Lungenbelüftung

Als Ventilation wird der konvektive Transport von Luft aus der Umgebung in die Lungen und umgekehrt bezeichnet. Die Größe der Ventilation, das Atemminutenvolumen, gibt die Menge an Luft an, die pro Minute ein- bzw. ausgeatmet wird (Tab. 1).

2.2 Der mechanische Atmungsapparat: Das Lunge-Thorax-System

Der mechanische Atmungsapparat besteht zum einen aus der Lunge und zum anderen aus den sie umgebenden und mechanisch beeinflussenden Körperteilen, die für atmungsmechanische Betrachtungen kurz als „Thorax" bezeichnet werden. Neben den eigentlichen Thoraxwän-

Tab. 1: Wichtige Atmungsparameter in Ruhe und bei schwerer körperlicher Arbeit

Parameter	Ruhe	schwere Arbeit
Atemzugvolumen, Tidalvolumen (V_T)	0,5 L	2 - 3 L
Atmungsfrequenz (AF, BF)	14-16 min^{-1}	40 min^{-1}
Atemminutenvolumen (AMV), Ventilation ($\dot{V}$)	7-8 L/min	80 - 120 L/min
Sauerstoffaufnahme ($\dot{V}O_2$)	0,25 - 0,3 L/min	3 L/min
Kohlendioxidabgabe ($\dot{V}CO_2$)	0,2 - 0,25 L/min	3 L/min
(Werte nach [2] und [3])		

Die Belüftung der Lunge beruht auf dem BOYLE-MARIOTTEschen Gesetz, nach dem (konstante Temperatur vorausgesetzt) Volumen und Druck eines mit Gas gefüllten Körpers einander indirekt proportional sind. Während der Inspiration sinkt der intrapulmonale Druck durch Erweiterung des Thoraxraumes, die durch die aktive Kontraktion der Inspirationsmuskeln zustandekommt. Bei Erschlaffung der Inspirationsmuskeln bewirkt die elastische Rückstellkraft der Lunge eine Verkleinerung des Thoraxvolumens, die von einem intrapulmonalen Druckanstieg begleitet wird und zur Exspiration führt. Die in Ruhe passiv ablaufende Exspiration wird unter Bedingungen gesteigerter Ventilation durch die aktive Kontraktion der Exspirationsmuskeln unterstützt. Der rhythmische Wechsel von Kontraktion und Erschlaffung der Inspirationsmuskeln bzw. der Kontraktion von In- und Exspirationsmuskeln basiert auf einem automatischen neuronalen Aktivitätsrhythmus, der im Atmungszentrum im unteren Ponsbereich und in der Medulla oblongata gebildet wird.

den rechnet man insbesondere das Zwerchfell und das Abdomen mit den Baucheingeweiden und der Bauchwand dazu. Die Pleura bildet das Bindeglied zwischen diesen beiden Kompartimenten.

2.2.1 Thorax

a) Wirkungsweise der Atmungsmuskeln

Das knöcherne Skelett des Thorax wird durch die Wirbelsäule, das Sternum und die Rippen gebildet (Abb. 2a). Für die Beweglichkeit des Thorax sind die gelenkigen Verbindungen zwischen diesen Skelettteilen und die Rippenknorpel von Bedeutung. Zwischen den Rippen spannen sich Interkostalmuskeln in zwei Lagen aus. In der äußeren Lage (Mm. intercostales externi) verlaufen die Muskelfasern von dorsal-kranial nach ventral-kaudal. Sie heben die Rippen und erweitern damit den Thorax, fungieren demnach als Inspirationsmuskeln (Abb. 2a, b). In den oberen Thoraxabschnitten bilden die Rotationsachsen der Rippen an den Kostovertebralgelenken einen stumpfen Winkel. Damit dehnen die Mm. intercostales externi hier den Thorax vor allem in antero-posteriorer Richtung. Im Bereich der unteren Rippen ist der Winkel zwischen den Rotationsachsen spitzer, sodass die Rippenhebung den Thorax stärker in lateraler Richtung erweitert (Abb. 2c). Die Atmungsbewegungen der Rippen werden umso größer, je tiefer die Rippen liegen, sodass die Lungenbelüftung vom Apex zur Basis hin zunimmt.

In der inneren Schicht (Mm. intercostales interni) ziehen die Muskelfasern von dorsal-kaudal nach ventral-kranial. Im Bereich der knöchernen Rippenanteile (Mm. intercostales interni interossei) werden die Rippen gesenkt, die Thoraxausdehnung verkleinert und somit die Exspiration bewirkt. Im Bereich der Rippenknorpel werden die Rippen um ihre Verbindung mit dem Sternum bewegt. Die hier ver-

laufenden Muskelfasern (Mm. intercostales interni intercartilaginei) ziehen die tiefergelegene Rippe aufwärts und wirken damit inspiratorisch (Abb. 2b).

Die kaudale Begrenzung des Thorax bildet das Zwerchfell. Seine Fasern verlaufen radiär von den Thoraxwänden zum sehnigen Zentrum des Muskels. Durch den Unterdruck im Pleuraspalt bildet das Zwerchfell zwei in den Thorax hineingewölbte Kuppeln aus. In Exspirationsstellung des Thorax liegen die Muskelfasern des Zwerchfells der Thoraxwand in einer Ausdehnung von etwa 3 Rippen bzw. 3 Wirbeln an. Das Zwerchfell ist der wichtigste Inspirationsmuskel. Durch seine Kontraktion flachen sich die Kuppeln ab und eröffnen die Räume zwischen Zwerchfell und Thoraxwand (Sinus phrenicocostales) (Abb. 2d).

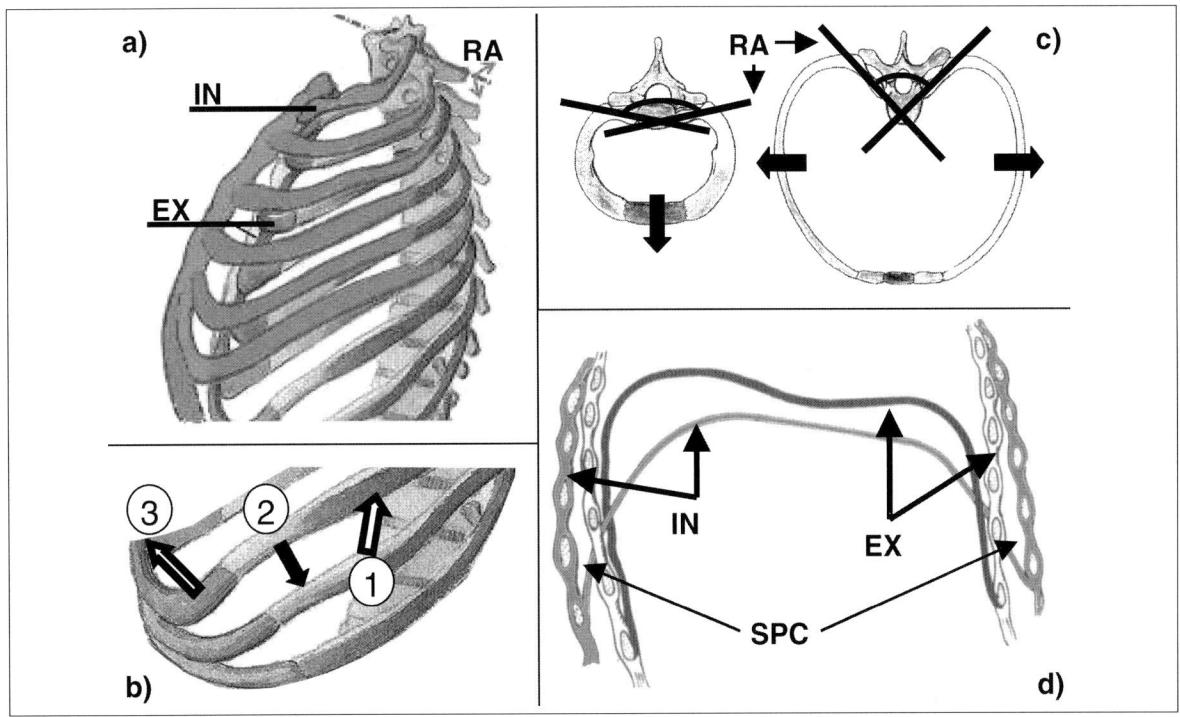

Abb. 2:
a) In- (IN) und Exspirationsstellung (EX) des knöchernen Thorax; RA Rotationsachse der Rippen (modifiziert nach [4]).
b) Zugrichtung der Interkostalmuskeln: (1) Mm. intercostales externi: Rippenhebung, inspiratorische Wirkung, (2) Mm. intercostales interni interossei: Rippensenkung, exspiratorische Wirkung, (3) Mm. intercostales interni intercartilaginei: Rippenhebung, inspiratorische Wirkung.
c) Winkel zwischen den Rotationsachsen (RA) der Rippen und Hauptrichtung der Thoraxerweiterung (dicke schwarze Pfeile) im kranialen (links) und kaudalen (rechts) Rippenbereich durch die Interkostalmuskeln (modifiziert nach [5]).
d) Zwerchfell in In- (IN) und Exspirationsstellung (EX) mit den in Inspirationsstellung eröffneten Sinus phrenicocostales (SPC) (modifiziert nach [6]).

Die Tätigkeit der genannten Atmungsmuskeln wird durch akzessorische Atmungsmuskeln unterstützt. Sie kommen vor allem bei verstärkter Lungenbelüftung (z. B. bei körperlicher Arbeit) oder bei pathologischen Störungen der Ventilation zum Einsatz. Die wichtigsten Hilfsinspirationsmuskeln sind die Mm. scaleni und der M. sternocleidomastoideus. Sie heben bzw. fixieren den oberen Thoraxrand bei der Inspiration. Zusätzlich wird die Inspiration unterstützt durch die Mm. levatores costarum, Mm. pectoralis major und minor, M. trapezius, M. serratus anterior etc. Als Hilfsexspirationsmuskeln fungieren in erster Linie die Bauchmuskeln (Mm. obliqui externus und internus, M. transversus abdominis, M. rectus abdominis) durch Herabziehen der Rippen und Steigerung des Druckes im Bauchraum. Darüber hinaus wirken der M. transversus thoracis, der M. latissimus dorsi und andere unterstützend auf die Exspiration.

b) Passive Kräfte

Neben der aktiven Kontraktion der Atmungsmuskeln sind auch passive Kräfte an der Bewegung der Thoraxwand beteiligt. Dies sind hauptsächlich elastische Kräfte, die von den Atmungsmuskeln, den Knorpeln und den Bändern herrühren. Der elastische Bandapparat ist so eingestellt, dass in Atemruhelage die Mehrzahl der Bänder durch Rippensenkung gespannt wird. Damit wirken sie dem Gewichtszug der Brust- und Baucheingeweide entgegen und fördern die Rippenhebung, d.h. die Inspiration. Durch das Gewicht der Brust- und Baucheingeweide wird in aufrechter Körperhaltung die Exspiration unterstützt.

2.2.2 Lunge

Die elastische Retraktionskraft der Lunge wirkt dem passiven Dehnungsbestreben des Thorax entgegen. Ohne Einwirkung aktiver Muskelkräfte halten sich die elastischen Kräfte von Lunge und Thorax bei einem Füllungsniveau der Lunge von etwa 45 % ihres Gesamtfassungsvermögens die Waage. Dieses Niveau wird daher als Atemruhelage bezeichnet und entspricht der Lungenfüllung nach einer normalen Exspiration. Im Falle eines Pneumothorax bewirken die elastischen Kräfte der Lunge einen Lungenkollaps (s. 2.3). Bei der Inspiration muss die Lungenelastizität durch die Kraft der Inspirationsmuskeln überwunden werden. Die für die Lungendehnung eingesetzte Energie wird jedoch in der Exspiration genutzt, sodass zumindest bei Ruheatmung die Exspiration passiv, also ohne aktive Muskelkraft erfolgt.

Die Quelle der Retraktionskraft der Lunge sind zum einen die elastischen Fasern des Lungengewebes und zum anderen die Oberflächenkräfte, die an der Grenzfläche zwischen Luft und Gewebe auftreten. Zur Überwindung dieser Oberflächenkräfte müssten wir bei einer normalen Inspiration einen inspiratorischen Muskeldruck von etwa 22 mmHg (3 kPa) aufbringen, das ist etwa 6-mal so viel, wie tatsächlich erforderlich ist (4). Das Alveolarepithel ist mit einem oberflächenaktiven Film, dem Surfactant, überzogen. Das Surfactant wird von den Typ-II-Alveolarzellen gebildet. Es besteht vorwiegend aus Phospholipiden und ist reich an Dipalmitoyl-Lecithin. Dadurch vermindert es die Oberflächenspannung und senkt den für die Dehnung der Lunge erforderlichen Druck. Sauerstoff oxydiert das Dipalmitoyl-Lecithin und inaktiviert damit das Surfactant. Atmung reinen Sauerstoffs über einen längeren Zeitraum kann damit zu einer schweren Lungenschädigung mit Ausbildung hyaliner Membranen führen.

Das Gesamtfassungsvermögen der Lungen wird als Totalkapazität (TLC) bezeichnet. Es beträgt in Abhängigkeit von Körpergröße, Körpergewicht, Alter und Geschlecht zwischen 4 und 8 Liter. Nach maximaler Inspiration können ca. 75-80 % der TLC ausgeatmet werden. Dieser ventilierbare Anteil der Totalkapazität ist die Vitalkapazität (VC). Die restlichen 20-25 % der Totalkapazität werden als Residualvolumen bezeichnet. Dieser Anteil kann nicht durch Atmung aus der Lunge entfernt werden. Beim Pneumothorax (s. 2.2.3) entweicht etwa die Hälfte des Residualvolumens (Kollapsvolumen, KV). Der Rest verbleibt ständig in der Lunge (Minimalvolumen, MV). Eine Übersicht über die Bezeichnung der Lungenvolumina und -kapazitäten ist in Abb. 3 gegeben.

Normalerweise steht der Alveolarraum in offener Verbindung mit der umgebenden Luft. Wenn keine Atmungsbewegungen ablaufen, stellt sich damit in den Alveolen atmosphärischer Druck ein. Die Druckdifferenz zwischen Außendruck und pulmonalem Innendruck wird als Alveolardruck (pA) bezeichnet und beträgt in Atemruhe Null. Während der Inspiration entsteht in der Lunge ein Unterdruck. Bei einer normalen Inspiration sinkt der Alveolardruck auf -0,08 mmHg (-0,1 kPa) und kann bei maximaler inspiratorischer Anstrengung Werte von -75 mmHg (-10 kPa) erreichen. Während der Exspiration wird durch die Retraktion der Lunge ein Überdruck in den Alveolen erzeugt, der bei normaler Exspiration etwa +0,08 mmHg (+0,1 kPa) beträgt. Bei stärkster Exspiration kann der Alveolardruck auf 112 mmHg (+15 kPa) steigen (4).

2.2.3 Pleura

Die Pleura besteht aus zwei Blättern, der Pleura parietalis, die die Innenseite der Thoraxwand auskleidet, und der Pleura visceralis, die die Lungen überzieht. Die Blätter sezernieren eine seröse Flüssigkeit in den dazwischenliegenden Pleuraspalt. Unter physiologischen Bedingungen befinden sich auf jeder Seite ca. 5-15 ml Flüssigkeit zwischen den Pleurablättern. Dieser Flüssigkeitsfilm koppelt Lunge und Thoraxwand aneinander. Somit folgt die Lunge einer durch die Kontraktion der Inspirationsmuskeln hervorgerufenen Erweiterung des Thorax; umgekehrt verkleinert sich der Thorax durch den elastischen Retraktionszug der Lunge. Bei etwa mittlerem Füllungszustand (FRC-Niveau) stehen die passiv-elastischen Kräfte von Lunge und Thoraxwand im Gleichgewicht. Dieser Zustand wird daher bei der passiv verlaufenden Ruhe-Exspiration als sog. Atemruhelage angestrebt. Der intrapleurale Druck ist subatmosphärisch und beträgt in dieser Situation ca. -3 mmHg (-0,4 kPa). Er kann als Ösophagusdruck gemessen werden. Bei Inspiration sinkt er auf etwa 6 mmHg (-0,8 kPa). Die am Ende einer In- oder Exspiration erreichten Werte werden als statischer Pleuradruck bezeichnet. Unter dynamischen Bedingungen, d. h. während der Atmungsphasen, ändert sich der Pleuradruck noch stärker. Die Differenz dieses dynamischen Pleuradrucks zum statischen Pleuradruck entspricht der alveolär-atmosphärischen Druckdifferenz (Alveolardruck, pA), die die treibende Kraft für die ventilatorische Gasströmung ist (s. 2.4).

Bei einer Verletzung der Pleura (Pneumothorax) gelangt Luft in den Pleuraspalt. Dadurch wird die Kopplung von Lunge und Thoraxwand aufgehoben. Sowohl Thoraxwand als auch Lunge folgen ihrer Eigenelastizität. Der Thorax stellt sich auf ein Volumen ein, das etwa 55-60 % der TLC, d. h. dem Zustand nach leicht vertiefter Inspiration entspricht. Die Lunge kollabiert auf das Minimalvolumen, d.h. auf ein Volumen von etwa 10-12 % der TLC. Damit kann die betroffene Lunge nicht mehr ventiliert werden und steht auch für den Gasaustausch nicht mehr zur Verfügung.

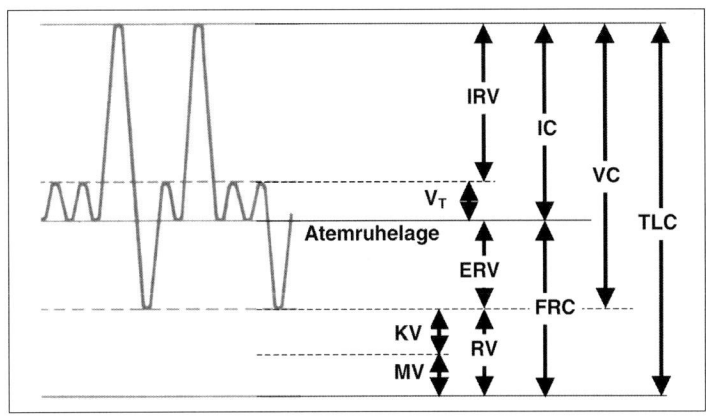

Abb. 3: Lungenvolumina und -kapazitäten: TLC Totalkapazität (6 L), VC Vitalkapazität (4,5 L), IC Inspiratorische Kapazität (3,5 L), FRC Funktionelle Residualkapazität (2,5 L), IRV Inspiratorisches Reservevolumen (3 L), VT Atemzugvolumen (0,5 L), ERV Exspiratorisches Reservevolumen (1 L), RV Residualvolumen (1,5 L), KV Kollapsvolumen, MV Minimalvolumen; Werte für einen 30-jährigen, 170 cm großen Mann (gerundet, nach [7]).

2.2.4 Atemwege

Über die Atemwege wird die eingeatmete Luft bis zum Ort des Gasaustausches, also bis in die Alveolen transportiert. Auf diesem Wege wird sie erwärmt, befeuchtet und gereinigt. Die Bronchien sind mit Flimmerepithel ausgekleidet und mit zahlreichen mukösen Drüsen ausgestattet. Diese Drüsen sezernieren einen viskösen Schleim, an dem Fremdkörper (z. B. Staubpartikel) haften. Sie werden durch die Zilienbewegung in Richtung Mundhöhle getrieben (mukoziliärer Transport) und dann abgehustet. Der Bronchialbaum nimmt ein Volumen von durchschnittlich 150 ml ein. Dieses Luftvolumen nimmt nicht am Gasaustausch teil und wird daher als Totraumvolumen (anatomischer Totraum) bezeichnet. Bei der Ausatmung wird es der aus dem Alveolarraum abgegebenen Luft beigemischt, sodass die exspirierte Luft mehr Sauerstoff und weniger Kohlendioxid enthält als die Alveolarluft (Tab. 2). Bei starken Diskrepanzen zwischen Ventilation und Perfusion in der Lunge (s. 3.3) nimmt das Totraumvolumen zu (funktioneller Totraum), da die Luft in mangelhaft durchbluteten Alveolen nur wenig zum Gasaustausch beitragen kann.

Der Strömungswiderstand (s. 2.4) wird maßgeblich von der Weite der Bronchien bestimmt. Diese steht unter Kontrolle des vegetativen Nervensystems: verstärkte parasympathische Innervation oder cholinerge Pharmaka haben bronchokonstriktorische Effekte, sympathische Innervation oder adrenerge Substanzen bewirken eine Bronchodilatation.

2.3 Mechanische Atmungsarbeit

Die von den Atmungsmuskeln geleistete Arbeit dient zum einen der Dehnung des Lunge-Thorax-Systems und zum anderen der Erzeugung der für den Luftstrom erforderlichen Druckdifferenz zwischen dem Alveolarraum und der umgebenden Atmosphäre.

Bei ruhiger Atmung wird der Hauptanteil der inspiratorischen Arbeit zur Überwindung elastischer Kräfte eingesetzt. Sie werden maßgeblich vom Grad der Lungendehnung, d.h. der Atemtiefe, bestimmt. Die dafür notwendigen Drücke sind von der Dehnbarkeit (Compliance) von Lunge und Thorax abhängig. Die statische Compliance des Lunge-Thorax-Systems bei mittleren Atemlagen beträgt etwa 1 L pro kPa, d. h. für die alleinige Überwindung elastischer Widerstände erfordert die Vergrößerung

Tab. 2: Konzentrationen und Partialdrücke von O_2 und CO_2 in verschiedenen Kompartimenten

Konzentration	O_2			CO_2		
	Partialdruck	Konzentration		Partialdruck	Kompartiment	
	[ml/100 ml]	[mmHg]	[kPa]	[ml/100 ml]	[mmHg]	[kPa]
Atmosphärische Luft *	20,9	150	20,0	0,03	0,2	0,03
Alveolarluft	14	100	13,3	5,6	40	5,3
Exspirationsluft	16	114	15,2	4	29	3,9
Blut A. pulmonalis (vor Gasaustausch)	15	40	5,3	52	46	6,1
Blut V. pulmonalis (nach Gasaustausch)	20	100 (idealisiert **)	13,3	48	40	5,3
Blut Körperarterien	20	95	12,6	48	40	5,3
Blut Körpervenen (wie A. pulmonalis)	15	40	5,3	52	46	6,1
* wasserdampfgesättigt, ** bei idealem Ventilations-Perfusions-Verhältnis; Werte nach (2) und (8)						

des Lungenvolumens um 1 L eine Druckänderung um 1 kPa, die die Inspirationsmuskeln erzeugen müssen (Abb. 4, e). Je tiefer inspiriert wird, umso größer wird die elastische Retraktionskraft der Lunge, die der aktiven Kraft der Inspirationsmuskeln entgegenwirkt. Wird ein Inspirationsvolumen von 1 L oberhalb der Atemruhelage überschritten, wirkt zusätzlich die Elastizität der Thoraxwandung einer weiteren Einatmung entgegen. Der elastische Widerstand der Lunge limitiert das maximale Fassungsvermögen der Lunge (TLC). Beim Emphysem, das durch Elastizitätsverlust der Lunge gekennzeichnet ist, nehmen folglich die maximale Inspirationstiefe und damit VC und TLC zu. Bei Restriktionen dagegen ist die Dehnbarkeit der Lunge (z. B. Fibrose, Pneumokoniosen) oder der Thoraxwand (z. B. Deformitäten, Pleuraergüsse) herabgesetzt, sodass verminderte Inspirationskapazität, Vitalkapazität und Totalkapazität resultieren. Die Exspiration wird in erster Linie durch die Steifheit der Thoraxwand begrenzt. Bei sehr tiefer Ausatmung muss die elastische Retraktionskraft der Lunge durch zusätzliche exspiratorische Muskelaktivität unterstützt werden.

Der Anteil der Arbeit, der für die Überwindung von Reibungskräften aufgebracht wird, hängt aufgrund turbulenter Strömungen stark von der Atemstromstärke ab. Bei ruhiger Atmung spielen Turbulenzen nur eine geringe Rolle, sodass der Atemwegswiderstand näherungsweise als konstant anzusehen ist. Für die Reibungsarbeit wird bei ruhiger Atmung nur ein relativ kleiner Teil der gesamten Atmungsarbeit aufgewendet. Bei hoher Atmungsfrequenz oder beim Vorliegen von Stenosen nimmt der Anteil turbulenter Strömungen erheblich zu. Der für ihre Überwindung zusätzlich benötigte Druck ist dem Quadrat der Stromstärke proportional, sodass die Reibungsarbeit beträchtlich anwächst.

Die Arbeit, die für die Überwindung von Trägheitskräften aufgewendet werden muss, ist vernachlässigbar gering.

Die mechanische Atmungsarbeit dient somit hauptsächlich der Erzeugung von Druckdifferenzen zwischen dem Lungeninneren und der Umgebung, um Luftvolumina zwischen diesen Kompartimenten zu verschieben. Die DruckVolumen-Beziehungen, die unter verschiedenen statischen und dynamischen Bedingungen beobachtet werden, sind in Abbildung 4 dargestellt.

2.4 Strömungswiderstand

Die treibende Kraft der Luftströmung bei Ein- und Ausatmung ist die Druckdifferenz zwischen dem Alveolarraum und der umgebenden Atmosphäre (Alveolardruck, pA). Bei rein laminarer Gasströmung wäre der Strömungswiderstand (Resistance, R) konstant und unabhängig von der Atemstromstärke. Dies ist aufgrund der starken Verzweigung im Bronchialbaum und der schnellen Änderungen der Atemstromstärke nicht vollständig erfüllt, kann aber zumindest für ruhige Atmung näherungsweise angenommen werden. Damit

Abb. 4: Druck-Volumen-Beziehungen des Lunge-Thorax-Systems unter verschiedenen Bedingungen (Abszisse: Druck der Atmungsmuskeln pmus [kPa], Ordinate: Lungenvolumen VL [% Vitalkapazität]). Kurven:
a) Spontanatmung in Ruhe (schwarze Fläche),
b) Spontanatmung bei maximaler körperlicher Arbeit,
c) forciertes Vitalkapazitätsmanöver,
d) maximale statische Anstrengung (gestrichelte Linie).
Die Strich-Punkt-Linie (e) stellt den Muskeldruck dar, der erforderlich ist, um den statischen Druck durch die Elastizität von Lunge und Thorax zu kompensieren (modifiziert nach [9]).

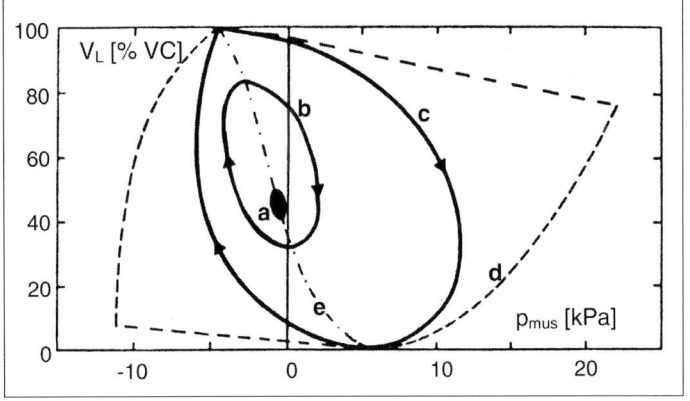

kann der Betrachtung des Strömungswiderstandes im Einzelbronchus das HAGEN-POISEUILLEsche Gesetz zugrundegelegt werden, nach dem der Strömungswiderstand in erster Linie vom Radius r des Bronchus bestimmt wird ($R \sim 1/r4$). Es wäre daher zu erwarten, dass der Hauptanteil des Strömungswiderstandes in den kleinen und kleinsten Atemwegen entsteht. Dies wird durch die starke Aufzweigung der Atemwege in diesem Bereich verhindert. In Analogie zu den Gesetzmäßigkeiten des elektrischen Stromflusses bewirkt die große Zahl parallel liegender Bronchiolen eine Senkung des Gesamtwiderstandes in diesem Abschnitt. Tatsächlich stammen etwa 50 % des Strömungswiderstandes, der bei ruhiger Atmung etwa 0,15 kPa pro L/s beträgt, aus dem Larynx und 40 % aus den Atemwegen von der Trachea bis zu den Bronchien mit einem Durchmesser von 2 mm. Die peripheren Atemwege tragen nur 10 % zum Strömungswiderstand bei (10). Bei einer vorwiegend in den peripheren Bronchiolen lokalisierten Obstruktion kann daher unter Umständen eine normale Resistance gemessen werden, dagegen kann eine zentrale Stenose, z. B. im Larynx oder in einem Hauptbronchus, eine drastische Steigerung der Resistance bewirken.

Bei obstruktiven Ventilationsstörungen sind Atemwege, z. B. durch Schleimpröpfe, durch Spasmen oder entzündliche Schwellungen der Bronchialwand verengt. An diesen verengten Stellen treten Turbulenzen auf, insbesondere bei hohen Atemstromstärken. Zusätzlich steigt dort auch der Strömungswiderstand stark an. Damit wird ein höherer Strömungsdruck erforderlich, der oft durch zusätzliche Muskelkraft aufgebracht wird. Dies ist vor allem bei der Exspiration von Bedeutung, da bei der Entdehnung der Lunge auch die Atemwege komprimiert werden. An den verengten Stellen kommt es zu einem starken Abfall des intrabronchialen Druckes. Bei forcierter Exspiration kann der intrabronchiale Druck unter den peribronchialen Druck sinken. Beim Gesunden tritt das allerdings erst im Bereich der starren Bronchien auf, während bei Patienten mit Ob-

struktion der intrabronchiale Druck bereits im Bereich der nicht-starren, d.h. kollabierbaren, Atemwege so stark abnimmt, dass eine zusätzliche Verengung oder sogar ein Verschluss des Bronchus resultiert (10). Auf diese Weise wird die maximale Exspirationstiefe reduziert. Ein im Verlaufe der obstruktiven Erkrankung immer größer werdendes Luftvolumen bleibt in den Alveolen „gefangen" und kann schließlich zur Entwicklung von Atelektasen oder eines Emphysems führen.

3. Pulmonaler Gasaustausch
3.1 Alveoläre Diffusion
Die Alveolen der Lunge sind kleinste weintraubenartige Aussackungen, die eine starke Vergrößerung der Lungenoberfläche auf ca. 80 - 100 m^2 (im Vergleich: Körperoberfläche des Menschen: ca. 1,8 m^2) bewirken. Sie sind von Kapillaren eng umsponnen, sodass die Gewebsdicke zwischen Alveolarraum und Blutplasma nur 1 - 3 μm beträgt. Zwischen Alveolen und Lungenkapillaren erfolgt der Austausch von aufgenommenem Sauerstoff und im Stoffwechsel gebildetem Kohlendioxid durch Diffusion.

Die Diffusionsrate, d.h. das pro Zeiteinheit durch die alveolo-kapilläre Barriere diffundierende Gasvolumen ($\dot{V}O_2$ bzw. $\dot{V}CO_2$, s. Tab. 1), wird bestimmt durch die Partialdruckdifferenz Dp dieses Gases zwischen Alveole und Kapillare (s. Tab. 2).

Darüber hinaus haben die Größe der Austauschfläche und die Diffusionsstrecke einen wesentlichen Einfluss auf die Diffusionsrate. Eine Verkleinerung der Alveolar- oder der Kapillaroberfläche, z. B. durch Atelektasen oder Lungenembolien, führt ebenso wie eine Verdickung der alveolo-kapillären Barriere, z.B. bei interstitiellen Lungenerkrankungen, zu einer Einschränkung der Diffusion. Durch die Diffusion weist das pulmonal-venöse Blut idealerweise einen Sauerstoffpartialdruck (pO$_2$) von 100 mmHg (13,3 kPa) und einen Kohlendioxidpartialdruck (pCO$_2$) von 40 mmHg (5,3 kPa) auf. In der Realität beträgt sein Sauerstoffpartialdruck aufgrund regionaler Inhomogenitäten von Belüftung und Durchblutung (s. 3.3) sowie infolge anatomischer Shunts nur etwa 90-95 mmHg (12 kPa). Diffusionsstörungen führen zu stärkeren Einschränkungen des pulmonal-venösen und damit des arteriellen Sauerstoffpartialdrucks. Die Diffusion des Kohlendioxids erfolgt aufgrund seiner wesentlich höheren Löslichkeit im Plasma viel leichter als die Sauerstoffdiffusion und wird bei Diffusionsstörungen nicht beeinträchtigt.

3.2 Lungenperfusion

Die serielle Anordnung von Lungen- und Körperkreislauf hat zur Folge, dass die Lungendurchblutung genau so groß ist wie die Durchblutung des restlichen Organismus. Aufgrund der Architektur der pulmonalen Strombahn mit ihrer geringeren Länge und ihrer starken Gefäßverzweigung sowie der hohen Dehnbarkeit der Lungengefäße beträgt der Strömungswiderstand im Lungenkreislauf nur etwa 7-10 % des Widerstandes im Körperkreislauf. Entsprechend genügen für die Blutströmung durch die Lunge wesentlich niedrigere Blutdrücke (systolisch/diastolisch: 20/9 mmHg bzw. 2,7/1,2 kPa) als im Körperkreislauf (Werte nach [4]).

Die Regulation der Gefäßweite in der Lungenstrombahn zeigt gegenüber dem Körperkreislauf einige wesentliche Unterschiede. In Ruhe wird nur etwa ein Drittel der Lungenkapillaren durchblutet. Bei steigendem Herzminutenvolumen, z. B. bei körperlicher Arbeit, werden druckpassiv weitere Kapillaren eröffnet. Damit wird gleichzeitig die Austauschfläche vergrößert und die Diffusionskapazität erhöht.

Auch der Füllungszustand der Lungen wirkt sich auf die Gefäßweite aus. Die größeren, extraalveolär gelegenen Gefäße werden durch den elastischen Retraktionszug erweitert, sodass ihr Widerstand mit steigendem Füllungsvolumen der Lunge sinkt. Die kleinen, in den Alveolarsepten gelegenen Gefäße werden dagegen bei steigender Lungenfüllung komprimiert. Damit nimmt der pulmonale Gefäßwiderstand sein Minimum bei mittlerer Füllung der Lunge ein, d.h. etwa bei Atemruhelage.

Die Reaktion der Lungengefäße auf Hypoxie ist grundsätzlich anders als im Körperkreislauf.

Während eine Verminderung des Sauerstoffpartialdrucks im Körperkreislauf eine Vasodilatation bewirkt, führt sie an Lungenarteriolen zu einer Vasokonstriktion und damit zu einer verminderten Durchblutung im nachgeschalteten Kapillargebiet. Dieser Mechanismus, der 1946 von EULER und LILJESTRAND erstmals gezeigt wurde, dient der Anpassung der Durchblutung an die Belüftung. Schlecht ventilierte Alveolen werden dadurch zugunsten gut belüfteter Alveolen geringer durchblutet. Damit können Missverhältnisse zwischen Ventilation und Perfusion (s. 3.3) gemildert werden.

Nervale Beeinflussung, z. B. durch sympathische Innervation, spielt im Lungenkreislauf – anders als im Körperkreislauf – nur eine sehr geringe Rolle.

Die in den Lungenkapillaren herrschenden Drücke weisen schwerkraftbedingt erhebliche regionale Unterschiede auf. Während die basalen Lungenkapillaren aufgrund des höheren hydrostatischen Druckes offengehalten und daher reichlich durchblutet werden, kommt es in den apikalen Lungenabschnitten zur Kompression und zum Kollaps von Kapillaren, sodass die Durchblutung schlechter ist als in den basalen Anteilen.

3.3 Ventilations-Perfusions-Verhältnis

Die Ventilation ist ebenfalls regional ungleich verteilt. Durch die Wirkung der Schwerkraft werden die basalen Lungenabschnitte besser belüftet als die apikalen. Die Inhomogenität der Ventilation ist jedoch weniger stark ausgeprägt als die der Perfusion. Damit bestimmt letztlich das Verhältnis von alveolärem zu kapillärem Druck das Verhältnis von Ventilation zu Perfusion ($\dot{V}/\dot{Q}$) und damit den Gasaustausch im entsprechenden Lungengebiet.

In den apikalen Lungenabschnitten ist der kapilläre Druck niedriger als der Druck in den Alveolen, sodass diese Gebiete relativ hyperventiliert werden ($\dot{V}/\dot{Q} = 3,3$). Diese relative Hyperventilation ist für den Gasaustausch kaum von Nutzen, da die Perfusion dieser Alveolen zu niedrig ist. In den basalen Lungenanteilen sind die Verhältnisse umgekehrt. Hier sind die Alveolen relativ hypoventiliert ($\dot{V}/\dot{Q} = 0,6$), sodass trotz reichlicher Durchblutung der Gasaustausch mangelhaft ist. Dieses Ungleichgewicht wird durch die hypoxische Vasokonstriktion (EULER-LILJESTRAND-Mechanismus, s. 3.2) abgeschwächt, aber nicht völlig aufgehoben. In den mittleren Lungenabschnitten sind die Druckverhältnisse zwischen Kapillaren und Alveolen relativ ausgewogen und damit auch das Verhältnis von Ventilation und Perfusion ($\dot{V}/\dot{Q}$ = 0,9) (4). Im Liegen bestehen diese Unterschiede im Ventilations-Perfusions-Verhältnis zwischen ventralen und dorsalen Lungenanteilen, sind aber weniger stark ausgeprägt als im Stehen oder Sitzen.

4. Gastransport im Blut

4.1 Transport des Sauerstoffs im Blut

Sauerstoff wird vorrangig in chemisch ans Hämoglobin gebundener Form transportiert. Um jedoch in die Erythrozyten zu gelangen, muss er im Plasma physikalisch gelöst werden. Bei einem Sauerstoffpartialdruck von 100 mmHg (13,3 kPa) beträgt die Menge physikalisch gelösten Sauerstoffs nur 3 ml pro Liter Plasma. Tatsächlich kann jedoch bei vollständiger Sauerstoffsättigung des Hämoglobins etwa das 70fache dieser Menge im Blut transportiert werden (200 ml pro Liter). Der Sättigungsgrad des Hämoglobins wird vom umgebenden Sauerstoffpartialdruck bestimmt. Dieser Zusammenhang spiegelt sich in der Dissoziationskurve des Hämoglobins für Sauerstoff wider (Abb. 5).

Im arteriellen Blut beträgt die Sauerstoffsättigung des Hämoglobins etwa 98 % (0,98). In den Körpervenen liegt sie noch bei 75 % (0,75), das bedeutet, dass in Ruhe nur etwa 25 % des im Blut transportierten Sauerstoffs verbraucht werden. Dabei unterscheidet sich der Grad der Entsättigung zwischen den einzelnen Organen und Geweben jedoch erheblich. Die charakteristische S-Form, die auf dem positiven allosterischen Effekt der Untereinheiten beruht, befähigt das Hämoglobin, bereits bei relativ hohen Sauerstoffpartialdrücken zwischen 20 und 60 mmHg (3-8 kPa) Sauerstoff aus der Bindung freizusetzen – eine Eigenschaft, durch die es in idealer Weise als Sauerstoff-

Transportprotein des Blutes geeignet ist. Die hohen venösen Sättigungswerte stellen eine Reserve für körperliche Arbeit oder pathologische Zustände dar, um eine adäquate Sauerstoffversorgung so weit wie möglich aufrechtzuerhalten. Ein weiterer Vorteil ist die bereits bei arteriellen Sauerstoffpartialdrücken von etwa 60 mmHg (8 kPa) fast vollständige Sauerstoffsättigung des Hämoglobins, die die Toleranz gegenüber vermindertem Sauerstoffangebot, Ventilationsstörungen oder Einschränkungen des alveolären Gasaustausches verbessert. Schließlich beeinflussen eine Reihe stoffwechselabhängiger Parameter (z. B. pH, pCO_2) die Affinität des Hämoglobins in vorteilhafter Weise. Bedingungen wie Abfall des pH-Wertes oder erhöhter Kohlendioxidpartialdruck, wie sie in stoffwechselaktivem Gewebe herrschen, fördern die Freisetzung des Sauerstoffs aus der Hämoglobin-Bindung (BOHR-Effekt, s. Abb. 5).

4.2 Transport des Kohlendioxids im Blut

Auch für den Kohlendioxidtransport sind die Erythrozyten unverzichtbar. Obwohl die Löslichkeit des Kohlendioxids etwa 20-mal so hoch ist wie die für Sauerstoff, werden nur etwa 5 % des gesamten Kohlendioxids in physikalisch gelöster Form transportiert. Der überwiegende Anteil des Kohlendioxids wird zu Bicarbonat umgewandelt – ein Prozess, der durch das Enzym Carboanhydrase katalysiert wird, das in den Erythrozyten lokalisiert ist. Etwa zwei Drittel des Bicarbonats diffundieren zurück ins Plasma, der Rest verbleibt im Erythrozyten. Aufgrund seiner hohen Konzentration (24 mmol/L Blut) und der Möglichkeit, den Kohlendioxidpartialdruck über die Atmung zu regulieren, bilden Bicarbonat und Kohlendioxid das wichtigste Puffersystem im Blut. Zusätzlich wird ein kleiner Anteil des Kohlendioxids chemisch an eine Aminogruppe des Hb gebunden (Carbamino-Hb). Obwohl diese Transportform mengenmäßig nur einen kleinen Anteil ausmacht, ist sie für den Gasaustausch bedeutsam: ca. 30 % des in der Lunge abgeatmeten Kohlendioxids stammen aus dieser Carbamino-Bindung (6).

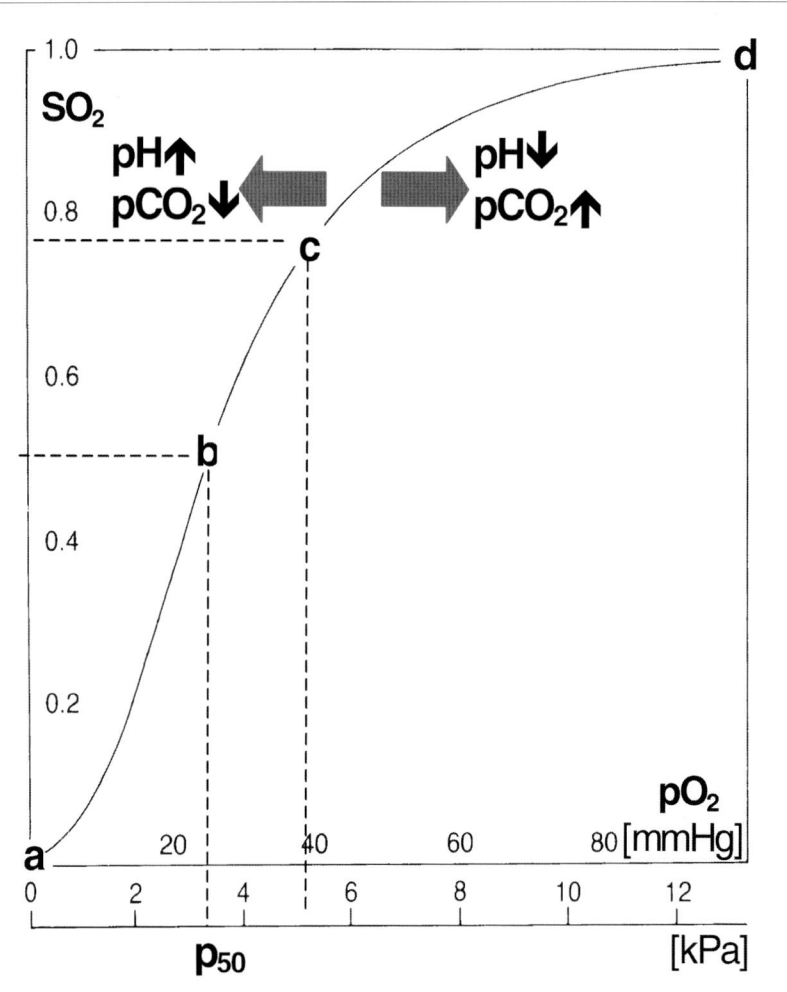

Abb. 5: Sauerstoff-Dissoziations-kurve des Hämoglobins (Abszisse: Sauerstoffpartialdruck pO_2 [mmHg] und [kPa], Ordinate: Sauerstoff-sättigung SO_2).

a) vollständig desoxygeniertes Hämoglobin,

b) Halbsättigungsdruck p50,

c) Zustand im gemischt-venösen Blut,

d) vollständig oxygeniertes Hämoglobin, idealisierter Zustand des arteriellen Blutes. Affinitätsänderungen des Hämoglobins zum Sauerstoff durch Einflüsse wie Änderungen des pH-Wertes oder des Kohlendioxid-partialdrucks pCO_2 (BOHR-Effekt) werden als Links- bzw. Rechtsverschiebungen der Sauerstoff-Dissoziationskurve dargestellt und sind durch die dicken Pfeile nach links und rechts angedeutet (modifiziert nach [10]).

5. Atmungsregulation

5.1 Sauerstoffversorgung der Gewebe

Der Gasaustausch zwischen Kapillarblut und den Zellen der Körpergewebe folgt den gleichen Gesetzmäßigkeiten wie der pulmonale Gasaustausch. Damit hängt die Sauerstoffversorgung der Gewebe zum einen vom Antransport des Sauerstoffs mit dem Blut und zum anderen von der Diffusion in die Zellen ab (Tab. 3).

Die Diffusion wird maßgeblich von der Partialdruckdifferenz zwischen Blut und Gewebszellen bestimmt. Wird der Sauerstoffpartialdruck im arteriellen Blut konstant gehalten, reguliert sich die Sauerstoffversorgung der Gewebe von selbst über ihren Sauerstoffverbrauch, d.h. über den Gewebspartialdruck für Sauerstoff. Das gleiche Prinzip gilt auch für die Regulation des Abtransportes von Kohlendioxid.

5.2 Anpassung der Atmung an den Stoffwechsel (chemische Atmungsregulation)

Die Hauptfunktion der Atmung besteht in der bedarfsgerechten Versorgung der Gewebe mit Sauerstoff und der entsprechenden Entsorgung des im Stoffwechsel gebildeten Kohlendioxids.

Tab. 3: Mögliche Ursachen der Gewebshypoxie (nach [11])

Hypoxämische Hypoxie
- vermindertes Sauerstoffangebot (O₂-Mangel, große Höhen)
- Ventilationsstörungen
- pulmonale Diffusionsstörungen
- Ventilations-Perfusions-Missverhältnis

Anämische Hypoxie
- Verminderte O₂-Transportkapazität des Blutes

Ischämische Hypoxie
- Eingeschränkte Gewebsdurchblutung

Die Anpassung der Atmung an die Stoffwechselleistung erfolgt über die Partialdrücke für Sauerstoff und Kohlendioxid sowie den pH-Wert im arteriellen Blut. Dabei stellt der arterielle Kohlendioxidpartialdruck den wichtigsten und stärksten Atmungsantrieb dar. Die für seine Messung zuständigen Chemorezeptoren (zentrale Chemorezeptoren) befinden sich unter der ventralen Oberfläche der Medulla oblongata, in unmittelbarer Nachbarschaft zum Atmungszentrum (12). Kohlendioxid diffundiert sehr leicht aus dem Blut in den Liquor und setzt dort Protonen frei, welche die Chemorezeptoren erregen. Im eng benachbarten Atmungszentrum wird dadurch die neuronale Aktivität des dort lokalisierten respiratorischen Rhythmusgenerators erhöht. Daraus resultiert eine vertiefte und beschleunigte Atmung mit vergrößerter Ventilation. Die ventilatorische Reaktion auf erhöhten Kohlendioxidpartialdruck kann grafisch als Kohlendioxid-Antwortkurve dargestellt werden (Abb. 6). Neben Kohlendioxid wirken eine Reihe zusätzlicher Faktoren auf die Größe der Ventilation ein. Diese Einflüsse spiegeln sich in den Verschiebungen der Kohlendioxid-Antwortkurven wider.

Unter den weiteren Atmungsantrieben sind der pH-Wert und der Sauerstoffpartialdruck im arteriellen Blut die wesentlichsten. Der pH-Wert

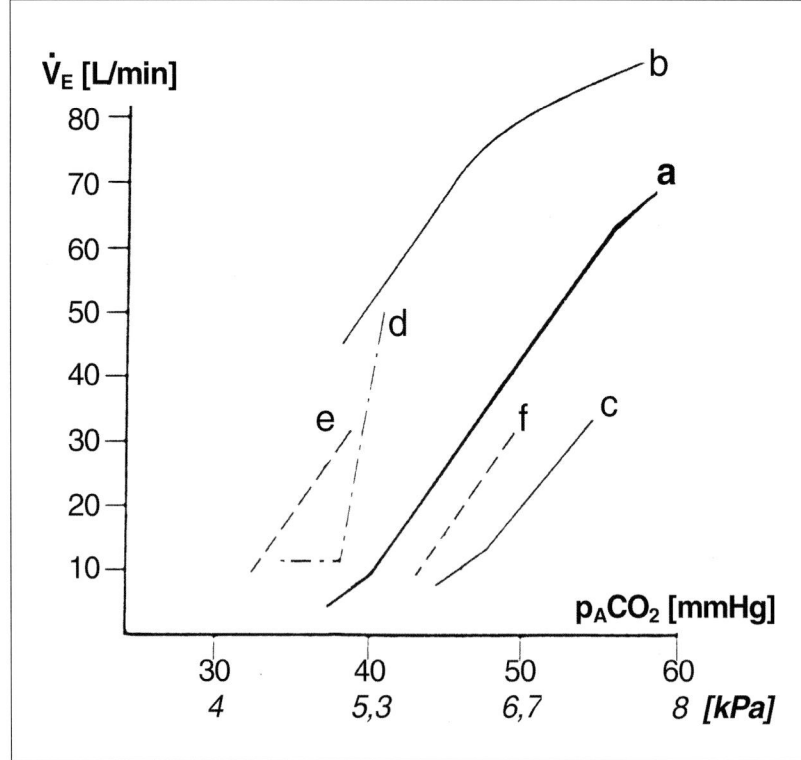

Abb. 6: Kohlendioxid-Antwortkurven (Abszisse: pACO2 [mmHg] und [kPa] (kursiv), Ordinate: Ventilation [L/min]) unter verschiedenen Bedingungen:
a) Ruhe (Kontrollzustand),
b) bei Muskelarbeit,
c) im Schlaf,
d) unter Hypoxie (Strich-Punkt-Linie),
e) bei metabolischer Azidose,
f) bei metabolischer Alkalose (gestrichelte Linien)
(modifiziert nach [13[br22]]).

ist unmittelbar mit dem Kohlendioxidpartialdruck gekoppelt und wird ebenfalls über die zentralen Chemorezeptoren gemessen. Auf Verminderung des arteriellen Sauerstoffpartialdruckes reagieren Chemorezeptoren, die sich in der Wand des Aortenbogens und der A. carotis befinden (periphere Chemorezeptoren). Sie werden auch durch Erhöhung des Kohlendioxidpartialdruckes oder Abnahme des pH-Wertes im arteriellen Blut erregt, jedoch weniger stark als die zentralen Chemorezeptoren. Die durch Verminderung des Sauerstoffpartialdruckes oder des pH-Wertes ausgelöste Ventilationssteigerung ist deutlich geringer ausgeprägt als die Kohlendioxid-Antwort und wird zusätzlich reduziert durch die verstärkte Kohlendioxid-Abatmung. Während durch erhöhten Kohlendioxidpartialdruck die Ventilation auf etwa das Zehnfache des Ruhewertes steigen kann, bewirken Hypoxie oder Azidose nur Steigerungen auf das Zwei- bis Fünffache der Ruheventilation.

Neben den chemischen Atmungsantrieben wird die Größe der Ventilation durch zahlreiche hormonal oder nerval vermittelte Faktoren beeinflusst. Eine wichtige Rolle spielen dabei kortikale Einflüsse. Sie dienen bspw. Funktionen wie Sprechen, Lachen oder Singen. Auch die beim Einsatz von körperlicher Arbeit zu beobachtende initiale Ventilationssteigerung wird als Reaktion auf eine „kortikale Mitinnervation" angesehen.

5.3 Reflexe des Atmungsapparates

Die neuronale Aktivität im Atmungszentrum kann reflektorisch über den Dehnungszustand der Lunge beeinflusst werden. Starke Dehnung führt zu einer Hemmung der inspiratorischen Neurone und damit zur Beendigung der Inspiration und zum Beginn der Exspiration. Bei starker Deflation wird die Exspiration durch einen analogen Reflex beendet und die Inspiration eingeleitet. Diese als HERING-BREUER-Reflexe bezeichneten Vagusreflexe dienen hauptsächlich dem Schutz vor Überdehnung und der Begrenzung der In- und Exspirationstiefe. Sie wirken außerdem auf die Bronchialmuskulatur: Lungendehnung wird von Bronchodilatation, Deflation von Bronchokonstriktion begleitet. Auch die Herzfrequenz wird über die Lungendehnungsreflexe variiert (14).

Neben den Dehnungsreflexen verfügt der Atmungsapparat über eine Reihe weiterer Reflexe, die hauptsächlich Schutzfunktionen erfüllen (14). Husten- und Niesreflex werden über mechano- oder chemosensitive Rezeptoren in den Schleimhäuten der oberen Atemwege ausgelöst und sollen in die Atemwege eingedrungene Partikel und Schadstoffe durch starke exspiratorische Aktivierung entfernen. Beim Husten können dabei exspiratorische Geschwindigkeiten von bis zu 300 km/h erreicht werden. In den nasalen und tracheobronchialen Abschnitten der Atemwege können chemische Reizstoffe wie Schwefeldioxid, Säuren o.ä. eine reflektorische Apnoe auslösen. Über zahlreiche weitere Rezeptoren wird das Atmungsmuster an verschiedene Situationen wie beispielsweise Alveolarkollaps oder Lungenstauung angepasst, um einerseits Schädigungen des Atmungsapparates zu vermeiden, andererseits aber die Atmungsfunktion so gut wie möglich zu sichern.

Anmerkungen zur Typografie

- *Die Maßeinheit Liter wurde zur besseren Erkennbarkeit mit L abgekürzt.*
- *Als Abkürzung für Drücke wird hier generell p verwendet; die Indizes zur Bezeichnung des Kompartiments (bei Partialdrücken: des Gases) stehen im Text auf gleicher Höhe wie das p, also: pA, pO_2 (analog für Sättigung S: SO_2)*
- *Die Abkürzungen für Volumina pro Zeiteinheit (übliche Schreibweise: V mit darübergestelltem Punkt) sind hier als V' geschrieben, also $V'O_2$ für Sauerstoffaufnahme, $V'CO_2$ für Kohlendioxidabgabe, V' für Ventilation (jeweils Volumen pro Min.), analog für Perfusion: Q'.*

Literatur

(1) ROTHSCHUH, K.E.: Geschichte der Physiologie. Springer-Verlag, Berlin-Göttingen-Heidelberg (1953)
(2) THEWS, G., THEWS, O.: Lungenatmung. In: Schmidt, R.F., Lang, F., Thews, G. (Hrsg.): Physiologie des Menschen mit Pathophysiologie. Springer-Verlag Berlin-Heidelberg-New York, 29. Auflage (2005)

(3) PIIPER, J.: Physiologie der Atmung. In: Gauer, O.H., Kramer, K., Jung, R. (Hrsg.): Physiologie des Menschen, Bd. 6: Atmung. Urban & Schwarzenberg, München (1975).

(4) SCHEID, P.: Atmung. In: Klinke, R., Silbernagl, S. (Hrsg.): Lehrbuch der Physiologie. 3. Auflage, Georg Thieme Verlag, Stuttgart-New York (2001).

(5) DE TROYER, A., LORING, S.H.: Action of the respiratory muscles. In: Fishman, A.P., Macklem, P.T., Mead, J.T., Geiger, S.R. (eds.): Handbook of Physiology, Section 3: The Respiratory System, Vol. III. American Physiological Society, Bethesda (1986)

(6) LULLIES, H., TRINCKER, D.: Taschenbuch der Physiologie, Band 1. Gustav Fischer Verlag, Jena (1974)

(7) ULMER, W.T., REICHEL, G., NOLTE, D., ISLAM, M.S.: Die Lungenfunktion. Physiologie und Pathophysiologie, Methodik. 5. Auflage. Georg Thieme Verlag Stuttgart-New York (1991).

(8) THEWS, G.: Atemgastransport und Säure-Basen-Status des Blutes. In: Schmidt, R.F., Thews, G. (Hrsg.): Physiologie des Menschen. Springer-Verlag, Berlin-Heidelberg-New York, 26. Auflage (1995)

(9) CAMPBELL, E.J.M., AGOSTONI, E., NEWSOM DAVIS, J. (eds.): The Respiratory Muscles: Mechanics and Neural Control. Saunders, Philadelphia (1970)

(10) TAMMELING, G.J., QUANJER, H.: Physiologie der Atmung. Thomae, Biberach (1980)

(11) GROTE, J., POHL, U.: Der Sauerstoff im Gewebe: Substrat, Signal und Noxe. In: Schmidt, R.F., Lang, F., Thews, G. (Hrsg.): Physiologie des Menschen mit Pathophysiologie. Springer-Verlag, Berlin-Heidelberg-New York, 29. Auflage (2005)

(12) EULER, C. VON: Brain stem mechanisms for generation and control of breathing pattern. In: Fishman, A.P., Cherniack, N.S., Widdicombe, J.G., Geiger, S.R. (eds.): Handbook of Physiology, Section 3: The Respiratory System, Vol. II. American Physiological Society, Bethesda (1986)

(13) KOEPCHEN. H.-P.: Atmungsregulation. In: Gauer, O.H., Kramer, K., Jung, R. (Hrsg.): Physiologie des Menschen, Bd. 6: Atmung. Urban & Schwarzenberg, München (1975)

(14) KOLLER, E.A.: Neurophysiologie pulmonaler Rezeptoren und ihre mögliche Bedeutung für die Reflexbronchokonstruktion. Bochumer Treff 1985: Vagus und Atemwegsobstruktion, Freisetzung von Mediatoren und Auswirkung. Boehringer Ingelheim KG, Expertengespräche. Verlag Gedon & Reuss, München (1985)

Diffuser alveolärer Schaden – Akutes Atemnotsyndrom (ARDS)

Andrea Tannapfel

1. Definition und Ätiologie

Das akute Atemnotsyndrom des Erwachsenen („Adult Respiratory Distress Syndrom" = ARDS) wurde erstmals 1967 von ASHBAUGH et al. bei einem akuten Lungenversagen beschrieben (16, 17). Klinisch zeigt sich dieses Krankheitsbild in der Trias einer diffusen bilateralen Infiltration im Thoraxröntgenbild, einer schweren, meist therapierefraktären Hypoxämie vor allem infolge intrapulmonaler Rechts-Links-Shunts und schließlich in einer deutlich reduzierten Compliance (14).

In Tabelle 1 sind die Kriterien des ARDS, auch in Abgrenzung zum akuten Lungenschaden (acute lung injury; ALI) aufgeführt. Durch schwere Gewalteinwirkung können Lungenquetschungen (Kontusionen), Zerreißungen (Lazerationen) und auch Bronchuseinrisse oder -abrisse entstehen. Kontusionen führen zu Blutungen, die im charakteristischen Fall innerhalb von wenigen Tagen resorbiert werden und damit folgenlos bleiben (15).

Radiologisch müssen Verdichtungen durch Parenchymverletzungen abzugrenzen sein von den persistierenden Verdichtungen des ARDS. Die pathophysiologischen Mechanismen, die nach einem (stumpfen) Thoraxtrauma zu einem ARDS führen, sind bislang ungeklärt. Generell ist jedoch der Verlauf des ARDS weitgehend unabhängig von der Ätiologie, ebenso die „pathophysiologische" Endstrecke (5, 12).

Der diffuse Alveolarschaden zeigt einen phasenhaften Verlauf (16). Initial ist die exsudative Phase (bis eine Woche nach Initiation), die durch Pneumozyten- und Endothelzellnekrose, Ödem und Entstehung von hyalinen Membranen gekennzeichnet ist. Dem folgt eine Organisationsphase (1 bis 3 Wochen nach Initiation) mit einer prominenten Typ II-Pneumozytenproliferation. In etwa 50 % der Fälle heilt die Erkrankung folgenlos ab mit einer histologisch normalen Lungenarchitektur. In wenigen Fällen kommt es jedoch zur Progression in eine Fibrosephase (ab 3 Wochen nach Initiation) mit dem Endstadium einer sogenannten Honigwaben-Lunge. Diese Einteilung basiert auf Analyse von zumeist postmortalen Lungen, daher erscheint sie artifiziell. Generell gilt, dass sich die Phasen überlappen können und nicht strikt voneinander getrennt werden. Der diffuse Alveolarschaden kann als Folge einer Reihe von klinischen Zuständen erfolgen (Tab. 2) (13).

2. Pathologie

Die Pathologie des ARDS ist charakterisiert durch einen diffusen Schaden der alveolären-kapillären Einheit und wird generell unter dem Begriff der „Schocklunge" zuammengefasst. Der Auslöser kann entweder direkt erfolgen (z. B. Gasinhalation oder bakterielle Pneumonie) oder indirekt (Sepsis, massive Bluttransfusion, Trauma). Die Diagnose des ARDS wird aufgrund der klinischen Parameter gestellt (Tab. 1).

Tab. 1: Definitionskriterien des ARDS (1994 Konsensus-Konferenz) und der „acute lung injury" (ALI)

Beginn	akut und persistierend
Oxygenierung	$PaO_2/FIO_2 \leq 300$ (ALI) $PaO_2/FIO_2 \leq 200$ (ARDS)
Radiologie	auf dem frontalen Thoraxbild sind bilaterale Infarkte sichtbar
Ausschluss-kriterien	Pulmonaler Verschlussdruck (Wedge) > 18 mm Hg Klinische Anzeichen einer Linksherzhypertrophie

Tab. 2: Klinische Ursachen des ARDS

Schock	
Infektion	Bakteriämie
	Viruspneumonie
	Pneumocystis carinii Pneumonie
	schwere bakterielle Pneumonie
Trauma	Fettembolie
	Lungenkontusion
	Trauma
	Schädel-Hirn-Trauma
Aspiration von Magensaft	
Inhalationstrauma	Rauch
	Sauerstoff
	Chemikalien
Medikamente	
Metabolische Erkrankungen	Pankreatitis
	Urämie
	Paraquat-Vergiftung
Radiatio	
Hämatologische Erkrankungen	Gerinnungsstörungen
	Transfusions-assoziierte
	Lungenerkrankungen
	Bypass-Operation
Andere	Verbrennungen
	große Höhe
	Kontrastmittel-Injektion
	Zell-Lysis
	EPH-Gestose
	Ertrinken
	Peritonealvenöse Shunts
	Toxisches Schock-Syndrom
	Luftembolie
Ideopathisch	akute intestinale Pneumonie (HAMMAN-RICH-Syndrom)

Das ARDS zeigt häufig einen sehr schlagartigen Beginn, wobei die meisten Symptome bereits 24 Stunden nach dem auslösenden Ereignis auftreten. Tachypnoe und Dyspnoe sind zumeist die ersten Symptome, die durch eine arterielle Hypoxämie und einen erniedrigten PO_2 charakterisiert sind. Während das ARDS fortschreitet, verschlimmert sich die Dyspnoe, der Patient entwickelt ein respiratorisches Versagen und ein nicht kardial bedingtes Lungenödem. Der rapide Verlauf des Lungenversagens ist mit einer verminderten Compliance

der Lunge assoziiert, parallel zeigt sich ein Ansteigen der Shunt-Fraktion und der Totraumbelüftung. In broncho-alveolären Lavagen hat sich gezeigt, dass sowohl polymorphkernige Leukozyten als auch die Gesamtproteinkonzentration bei Patienten mit ARDS insbesondere in der Frühphase erhöht sind. Darüber hinaus zeigt sich eine diffuse Hämorrhagie. Generell gilt, dass eine Lungenbiopsie zur Diagnose eines ARDS nicht notwendig ist. Dennoch sollen kurz die stadienhaft ablaufenden pathologischen Veränderungen bei ARDS dokumentiert werden. Die histologischen Kennzeichen des diffusen alveolären Schadens sind in den Tabellen 3 und 4 zusammengefasst.

Die Initialphase des ARDS korrespondiert mit dem klinischen Verlauf eines rapide zunehmenden respiratorischen Versagens (16). Die alveolär-kapilläre Barriere ist gestört, es kommt zum Austritt interstieller Flüssigkeit sowie zur Ausbildung eines alveolären Ödems. Diese Veränderungen werden von einer alveolären Hämorrhagie, die Ausdruck des Kapillarschadens ist, begleitet. Elektronenmikroskopische Untersuchungen zeigen, dass hier eine Schädigung der Typ I-Pneumozyten und der Endothelzellen ursächlich ist. Hieraus resultiert das oben beschriebene Ödem sowie die Exsudation der Plasmaproteine in die Alveolen und in das Interstitium. Die Typ I-Pneumozyten zeigen eine ausgedehnte Nekrose, auch Apoptosen werden sichtbar. Die Basalmembran, die die Typ I-Pneumozyten umgibt, wird denudiert, dort lagern sich hyaline Membranen und Fibrin an. Eine Nekrose von Typ II-Pneumozyten ist ebenfalls beschrieben, generell gelten diese Pneumozyten jedoch als weniger suszeptibel (7). Nekrotische Endothelzellen treten ebenfalls auf; zunächst zeigt sich die typische Zellschwellung, dann ein Aufbrechen der interzellularen Verbindungen sowie eine Zunahme der Phagozytosevesikel (8). Insgesamt finden sich relativ geringgradig ausgeprägte morphologische Schäden der Endothelzellen, die einem ausgedehnten funktionellen Schaden gegenüberstehen.

Ein oder zwei Tage nach dem initialen Ereignis kommt es zur Ausbildung des interstitiellen und alveolären Ödems, zusätzlich bilden sich aus alveolärem Fibrin hyaline Membranen. Diese können dann im mikroskopischen Bild gesehen werden. Das interstitielle und auch alveoläre Ödem zeigt seine maximale Ausprägung in den ersten beiden Tagen. Die hyalinen Membranen erscheinen am zweiten Tag mit einem Maximum zwischen dem vierten und fünften Tag. Man weiß heute, dass hyaline Membranen die alveolären Oberflächen auskleiden und aus präzipitierten Plasmaprotei-nen und Zelldetritus bestehen. Bei Sepsis oder Trauma finden sich zusätzlich intrakapilläre neutrophile Aggregate, die die hyalinen Membranen verstärken. Den Abschluss der exsudativen Phase bilden Lymphozyten, Plasmazellen und Makrophagen, die in das geschädigte Lungengebiet einwandern. Zusätzlich zeigen sich jetzt mikrovaskuläre Thrombembolien, die in der ersten Woche der Erkrankung auch mittelgroße oder größere Arteriolen okkludieren können (16).

Tab. 3: ARDS Diagnostik aufgrund klinischer Parameter

Phase	Klinische Symptome	Thorax-Röntgenbild	Physiologische Veränderungen	Morphologische Veränderungen
Phase I Initialphase (0-6 Stunden nach Auftritt des Ereignisses	Dyspnoe, Tachypnoe	Normalbefund	milde pulmonale Hypertonie, Normoxämie oder milde Hypoxämie, Hypokapnie	Neutrophilen-Sequestrierung, kein eindeutiger Gewebsschaden
Phase II Akutphase (bis zu 3 Tage nach Auftritt des Ereignisses)	Dyspnoe, Tachypnoe, Zyanose, Trachykardie, Desorientierung	fleckförmige, alveoläre Infiltrate, beginnend in abhängigen Lungenarealen	pulmonale Hypertonie, normaler PCWP, erhöhte Lungenpermeabilität, erhöhter Rechts-Links-Shunt, progressiver Compliance-Verlust, moderate bis schwere Hypoxämie	Neutrophilen-Infiltration, vermehrte Vaskulisierung, Fibrinansammlungen, Thrombozyten- und Neutrophilen-Aggregate, alveolo-septales Ödem, Typ I-Epithelzellschaden
Phase III Intermediärphase (bis zu 7 Tage nach Auftritt des Ereignisses)	Tachypnoe, Tachykardie, hyperdyname Sepsis, ggf. Konsolidierung	diffuse alveoläre Infiltrate, Luftbroncho-gramm	Progression der Veränderungen in Phase II, erhöhtes Ventilations-Minuten-Volumen, gestörte O_2-Extraktion, Lactatazidose	Vermehrung des interstitiellen und alveolären inflamma-torischen Exsudats, Typ II-Zellproliferation, beginnende Fibroblasten-proliferation, thromboembolische Okklusionen
Phase IV chronische Phase (ab dem 7. Tag nach Auftritt des Ereignisses)	Tachypnoe, Tachykardie, hyperdyname Sepsis, ggf. Konsolidierung, unkontrollierte Sepsis, Broncho-pneumonie, Multiorgan-versagen	persistierende diffuse Infiltrate, Überlagerung pneumonischer Infiltrate, Pneumothorax, evtl. vergrößerter Herzschatten (Cor pulmonale)	Progression der Veränderungen in Phase III, Pneumonie, Pneumothorax, progressive Lungen-restriktionsstörung, gestörte Gewebs-oxygenierung, Multiorgan-versagen	Typ II-Zellhyperplasie, interstitielle Verdickungen, Infiltration aus Lymphozyten, Makrophagen, Fibroblasten, Pneumonie und/oder interstitielle Fibrose, Mediaverdickung und Arteriolenumbau, hyaline Membranen

Tab. 4: Histologische Kennzeichen des phasenhaften ARDS-Ablaufs

	Exsudative Phase	Proliferative Phase	Fibrose-Phase
Zeit	Ödem < 1 Woche	Organisationsphase 1-3 Wochen	Fibrose > 3 Wochen
Makroskopie *Konsistenz*	rigides Parenchym „schwere Lungen" Hämorrhagien	fette, graue Lungen	zystisch-fibrotisch, derb
Mikroskopie *Gefäße*	Endothelzellschaden Blutungen	Intimaproliferation Thromben	Angiogenese
Alveolen	Typ I-Nekrose Entzündung hyaline Membranen Kollaps	Typ II-Proliferation Myofibroblastenproliferation Kollagen	Fibrose Zysten
Interstitium	Ödem	Myofibroblastenproliferation	Fibrose

Am Ende der ersten Woche nach Schädigung kommt es zur proliferativen Phase, wobei sich das Exsudat innerhalb des Interstitiums und der alveolären Räume zu organisieren beginnt. Diese Phase ist gekennzeichnet durch eine Proliferation von Typ II-Pneumozyten und Fibroblasten. Die Typ II-Pneumozyten ändern ihre Morphologie hin zu kuboiden Zellen, die entlang der denudierten Basalmembranen der geschädigten alveolären Septen proliferieren. Die Typ II-Pneumozyten zeigen elektronenmikroskopisch lamelläre Körper und bilden Surfactant. Die Epithelzellen können eine deutliche regeneratorische Hyperplasie zeigen (8). Am Ende der Regeneration können Typ II-Pneumozyten in Typ I-Pneumozyten ausdifferenzieren und eine Normalisierung des alveolären Gasaustausches gewährleisten. Fibroblasten und Myofibroblasten proliferieren innerhalb des Interstitiums und organisieren das intraalveoläre Fibrinexsudat. Es kommt zur Ausbildung eines Granulationsgewebes, das entweder vollständig resorbiert oder in eine dichte Fibrose umgebildet wird. Bei unkontrollierter Regeneration kann es zur Proliferation der Myofibroblasten innerhalb von Gefäßen kommen, was eine pulmonale Hypertonie verursachen kann. Durch vaskuläre Thrombembolie kommt es zu peripheren Infarzierungen. Die pathophysiologischen Auswirkungen dieser kleineren Infarkte werden durch einen chronischen Endothelschaden aggraviert. Darüber hinaus kann es zur Obstruktion kleiner Lymphgefäße kommen, in denen sich proteinreiche Flüssigkeit oder Ödem organisiert. Ein Kennzeichen der proliferativen Phase ist eine Granulationsgewebsbildung, die in einem vaskulären Remodelling enden kann.

Drei bis vier Wochen nach Initialereignis kommt es zur fibrotischen (chronischen) Phase. Hier zeigt sich eine deutliche Fibrose, die alveolären Räume und Bronchiolen sind von einem dichten fibrösen Bindegewebe umgeben. Patienten, die mehr als zwei Wochen einen ausgedehnten alveolären Schaden überleben, zeigen eine zunehmende intraalveoläre Fibrose und Kollagenablagerung. Am Endstadium dieser Entwicklung stehen sog. Honigwaben-Lungen mit Zysten, einem chronisch-entzündlichen Infiltrat und einer deutlichen Fibrose.

3. Molekularbiologische Grundlagen

Die zellulären und molekularen Grundlagen des ARDS sind bisher noch nicht bis ins letzte Detail verstanden (1). Die Pathogenese des ARDS ist multifaktoriell, eine Vielzahl von zellulären und molekularen Veränderungen auf der Stufe der Epithelzellen, der Endothelien und auch der Entzündungszellen sowie der glattmuskulären Zellen und der Fibroblasten sind beschrieben. Die ursächlichen Mediatoren sind Zytokine, Interleukine, Tumornekrosefaktor Alpha, Proteasen, schädigende Oxidanzien, Leukotriene, Onkogene, Tumorsuppressorgene und Wachstumsfaktoren. Ein wichtiges Konzept in der Pathogenese des ARDS ist die Organisierung des intraalveolären Exsudates durch Entzündungszellen mit konsekutiver Ausbildung eines Granulationsgewebes, das in eine Fibrose mündet. Damit ähnelt ARDS der Wundheilung mit konsekutiver (inkompletter oder kompletter) Regeneration bzw. Narbenbildung.

Die ersten Arbeiten über die Pathogenese des ARDS konzentrierten sich auf die Mechanismen des pulmonalen Ödems. Erst in letzter Zeit hat sich herausgestellt, dass das ARDS als inflammatorische Reaktion verstanden werden muss, die komplexe Interaktionen mit zirkulierenden Entzündungszellen, Entzündungsmediatoren und der Endothelzell-/Epithelzellbarriere nach sich ziehen.

Zytokine, die in der Pathogenese eine Rolle spielen, sind im Wesentlichen Interleukine (Interleukin 8, Interleukin 1), Tumornekrosefaktor Alpha (TNF Alpha) und Interleukin 6. Kürzlich wurden anti-inflammatorische Zytokine (Interleukin 10) und Wachstumsfaktoren (z. B. TGF beta und VEGF) in broncho-alveolären Lavagen beschrieben (3, 4). Generell ist die Konzentration aller proinflammatorischen Akutphase-Zytokine (Interleukin 1, TNF Alpha, Interleukin 6, Interleukin 8) höher in Patienten, die sich mit ARDS einer broncho-alveolären Lavage unterziehen. Bei Patienten, deren Zustand sich bessert, ist ein Abfall dieser Zytokine beschrieben.

Die zellulären Mediatoren des ARDS sind neutrophile Granulozyten. Sowohl in Tierversuchs- als auch in humanen Studien, die auf der Untersuchung von broncho-alveolären Lavagen basieren, konnte eine Korrelation zwischen der Anzahl neutrophiler Granulozyten und einer schlechteren Prognose gefunden werden (10). Pathogenetisch scheint die Produktion reaktiver Sauerstoff-Radikale durch die Neutrophilen von Relevanz zu sein. Zusätzlich ist die neutrophile Elastase, Kollagenase und Myeloperoxi-

dase in BAL-Flüssigkeiten von Patienten mit ARDS erhöht (11). Aktivierte Makrophagen, die Zytokine produzieren, sind ebenfalls relevant. Darüber hinaus kennzeichnet ARDS eine reduzierte Surfactant-Produktion, eine Zusammensetzung des Surfactant-Bestandteils und das Vorhandensein von Surfactant-Inhibitoren. Es konnte gezeigt werden, dass Surfactant im Alveolarraum verstärkt abgebaut wird, insbesondere bei Patienten mit schwerem ARDS (6).

4. Behandlung und Prognose

Patienten mit ARDS haben eine durchschnittliche Mortalitätsrate von fast 50 %. Als Todesursachen gelten Sepsis, Multiorganversagen sowie letztendlich respiratorische Insuffizienz (13). Die intratracheale bzw. -bronchiale Applikation von Surfactant sowie die Beatmung mit Stickoxid stellen Erfolg versprechende neue Therapieverfahren dar, die möglicherweise die Letalität auf etwa 20 % senken können. Patienten, die ein ARDS überleben, können entweder eine normale pulmonale Funktion oder aber – in schweren Fällen – eine interstitielle Fibrose bis hin zur Ausbildung der oben beschriebenen Honigwaben-Lunge aufweisen. Generell gilt, dass bei der Diagnose eines ARDS die Ursachenforschung zweitrangig ist. Es sollte die beste supportive Therapie, unabhängig von der Ätiologie des ARDS, eingeschlagen werden (2). Aufgrund der oben beschriebenen pathophysiologischen Veränderungen sollte versucht werden, eine adäquate Gewebsoxygenierung und -perfusion aufrechtzuerhalten. Hämodynamische Komplikationen sollten ebenso behandelt werden wie Infektionen.

Die Prognose von Patienten mit ARDS korreliert nicht mit den histologischen Befunden einer möglicherweise durchgeführten Lungenbiopsie. Man würde erwarten, dass Patienten, die in der Lungenbiopsie eine ausgeprägte Fibrose haben, einen schlechteren klinischen Verlauf aufweisen. Das ist – auch neueren Studien zufolge – nicht der Fall. Diese fehlende Korrelation beruht wahrscheinlich auf der doch sehr ausgeprägten respiratorischen Reserve, die die akut sichtbaren histologischen Veränderungen kompensiert.

Literatur

(1) BANNERMAN, D.D., GOLDBLUM, S.E.: Mechanisms of bacterial lipopolysaccharide-induced endothelial apoptosis. Am. J. Physiol. Lung Cell. Mol. Physiol. 284, 899-914 (2003)

(2) BAUDOUIN, S.V.: Lung injury after thoracotomy. Br. J. Anaesth. 91, 132-142 (2003)

(3) CHOW, C.W., HERRERA ABREU, M.T., SUZUKI, T., DOWNEY, G.P.: Oxidative stress and acute lung injury. Am. J. Respir. Cell Mol. Biol. 29, 427-431 (2003)

(4) DHAINAUT, J.F., CHARPENTIER, J., CHICHE, J.D.: Transforming growth factor-beta: a mediator of cell regulation in acute respiratory distress syndrome. Crit. Care Med. 31, S258-264 (2003)

(5) DOMINGUEZ CHERIT, G., YANEZ LEDESMA, M.M.: Molecular biology, its application in the intensive care unit. Rev. Invest. Clin. 55, 233-237 (2003)

(6) ELSAYED, N.M., GORBUNOV, N.V.: Interplay between high energy impulse noise (blast) and antioxidants in the lung. Toxicology. 189, 63-74 (2003)

(7) GEISER, T.: Mechanisms of alveolar epithelial repair in acute lung injury – a translational approach. Swiss Med. Wkly. 133, 586-590 (2003)

(8) MATUTE-BELLO, G., MARTIN, T.R.: Science review: apoptosis in acute lung injury. Crit Care. 7, 355-358 (2003)

(9) PARKER, J.C., TOWNSLEY, M.I.: Evaluation of lung injury in rats and mice. Am. J. Physiol. Lung Cell Mol. Physiol. 286, L231-246 (2004)

(10) PARKS, W.C.: Matrix metalloproteinases in lung repair. Eur. Respir. J. Suppl. 44, 36-38 (2003)

(11) PISON, U., FALKE, K.: Pathogenesis and diagnosis of acute pulmonary failure. Dtsch. Med. Wochenschr. 116, 1599-1602 (1991)

(12) QUEFATIEH, A., STONE, C.H., DIGIOVINE, B., TOEWS, G.B., HYZY, R.C.: Low hospital mortality in patients with acute interstitial pneumonia. Chest. 124, 554-559 (2003)

(13) ROUBY, J.J., PUYBASSET, L., NIESZKOWSKA, A., LU, Q.: Acute respiratory distress syndrome: lessons from computed tomography of the whole lung. Crit. Care Med. 31, S285-295 (2003)

(14) SHIMABUKURO, D.W., SAWA, T., GROPPER, M.A.: Injury and repair in lung and airways. Crit. Care Med. 31, S524-531 (2003)

(15) TRAVIS, W.D., COLBY, T.V., KOSS, M.N., ROSADO-DE-CHRISTENSON, MÜLLER, N.L., KING, T.E.: Non-neoplastic disorders of the lower respiratory tract. Atlas of nontumor pathology, AFIP-series (2002)

(16) WARD, P.A.: Acute lung injury: how the lung inflammatory response works. Eur. Respir. J. Suppl. 44, 22-23 (2003)

Das Inhalationstrauma

Bernd Domres

1. Inzidenz

Das Inhalationstrauma hat einen hohen Anteil an der Morbidität und Mortalität von Verbrennungen. Bei Bränden sterben die meisten Opfer nicht an den Folgen der Brandwunden, sondern am Inhalationstrauma. Bereits zehn Atemzüge können tödlich sein.

Außer bei Bränden ist mit einem Inhalationstrauma auch bei Unfällen mit unbeabsichtigter Freisetzung giftiger Chemikalien und bei Terroranschlägen mit Giftgasen zu rechnen.

2. Formen des Inhalationstraumas

Prinzipiell unterscheidet man drei Arten des Inhalationstraumas:

- Das thermische Inhalationstrauma (in der Regel oberhalb der Glottis),
- Das chemische Inhalationstrauma (Verletzung unterhalb der Glottis),
- Das toxische Inhalationstrauma.

2.1 Thermisches Inhalationstrauma

Hinweise auf ein thermisches Inhalationstrauma sind Verbrennungen des Gesichtes, versengte Haare des Kopfes und Rußpartikel im Sputum. Die lokalen Gewebeschäden wie Rötung, Blasen, Erosionen finden sich charakteristischerweise im Rachenraum oberhalb der Glottis. Die Folgen sind ein Stridor mit keuchender Atmung, Husten mit Auswurf und Atemnot. Infolge Exsikkose können die Symptome auch initial fehlen und erst nach Einleitung der Flüssigkeitssubstitution manifest werden.

Eine therapeutische Erstmaßnahme besteht in der Verabreichung von Inhalationshüben des Beclometason Diproprionat.

3. Chemisches Inhalationstrauma

Vor allem die Pyrolyseprodukte der Schwefelsäure, Nitrosegase der Salpetersäure, Salzsäure, Blausäure, Phosgen, Ammoniak, Chlorwasserstoffverbindungen u.a. verursachen das chemische Inhalationstrauma.

Die Diagnose ist erschwert, da die von den chemischen Pyrolyseprodukten verursachten lokalen Schäden unterhalb der Glottis liegen und nur mittels Laryngoskopie oder Bronchoskopie entdeckt werden können.

Klinisch besteht ein erhöhter Atemwiderstand und ein erhöhter pulmonaler vaskulärer und kapillärer Druck. Es tritt ein Lungenödem auf mit Hypoxie des Gewebes. Diese Hypoxie ist resistent gegenüber Sauerstoffgabe.

Da die Folgen dieses Traumas mit einem symptomfreien Intervall einhergehen können, müssen Betroffene 24 Stunden beobachtet werden.

Letztlich droht ein akutes respiratorisches Distresssyndrom (ARDS) mit akuter respiratorischer Insuffizienz, das eine Letalität von ca. 50 % hat.

Ateminsuffizienz liegt vor bei einer Sauerstoffspannung PO_2 unter 60 mmHg und einer Kohlendioxidspannung PCO_2 über 45 mmHg.

Beim respiratorischen Distresssyndrom mit Schädigung der Basalmembran treten Flüssigkeit und Eiweißstoffe aus mit der Folge einer gegen Sauerstofftherapie refraktären Hypoxie, erhöhtem Atemwiderstand und pulmonalem erhöhtem Gefäßwiderstand mit der letztlichen Folge der cardialen Insuffizienz.

Therapeutisch ist eine möglichst frühzeitige Intubationsbeatmung einzuleiten, bevor ein Ödem die Einführung des Tubus erschwert.

4. Das toxische Inhalationstrauma

Bei Bränden tritt in der Luft ein Mangel an Sauerstoff auf, und die Konzentration des Kohlenmonoxid, Kohlendioxid, Cyanwasserstoffs, Acrolein und anderer toxischer Chemikalien steigt in der Luft an.

4.1 Die Kohlenmonoxidvergiftung

Da die Affinität des Kohlenmonoxids zum Hämoglobin größer ist als die des Sauerstoffs, kommt es bei Anstieg der Kohlenmonoxidkonzentration in der Atemluft zur Kohlenmonoxid-Hämoglobin-Bildung. Das Hämoglobin kann keinen Sauerstoff mehr binden. Im Gewebe tritt eine akute Hypoxie auf.

4.2 Zeichen und Symptome der Kohlenmonoxidvergiftung

- Die Haut ist rötlich-violett verfärbt, weiterhin charakteristisch sind Tachykardie, Tachypnoe, Kopfschmerzen, Übelkeit und Schwindelgefühl.
- Die Diagnose wird durch Bestimmung der Blutspiegel gesichert.

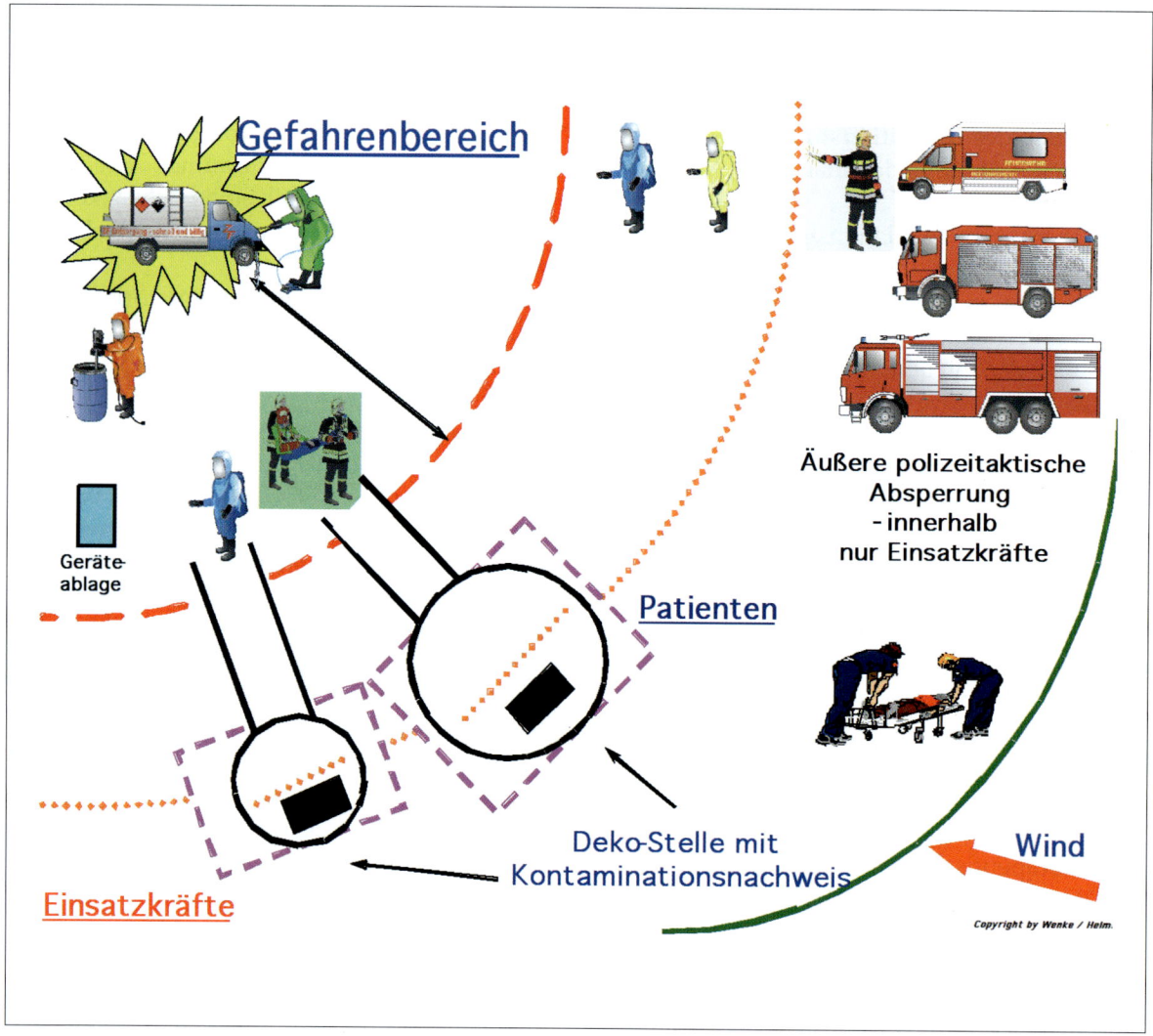

Abb. 1: Diese Maßnahmen müssen vor allem bei terroristischen Anschlägen mit chemischen Giften getroffen werden.

- Blutspiegel bis zu 15 % verursachen kaum eine Symptomatik und gelten vor allem bei Rauchern als noch normal.
- Spiegel von 15 bis 40 % verursachen Störungen des Zentralnervensystems wie z.B. Verwirrung.
- Spiegel von über 40 % schließlich enden im Koma.
- Die Therapie besteht in der Verabreichung von 100 % Sauerstoff.

5. Chemischer Schutzanzug und Atemschutz

Bei der Rettung arbeitet das Personal der Feuerwehr unter Bedingungen des Atemschutzes mit Umluft unabhängiger Pressluftversorgung, Atemschutzmaske und in chemischer Schutzkleidung, die undurchlässig ist für Partikel, Flüssigkeit und Gas.

6. Dekontamination

Eine der wichtigsten Erstmaßnahmen ist die Dekontamination, d. h. die Entfernung oder Neutralisation der Chemikalien von der Körperoberfläche, sodass sie nicht mehr schädlich sind. Die Dekontamination schützt den Betroffenen bzw. mindert seine Schädigung. Vor allem verhindert die Dekontamination eine sekundäre Kontamination weiterer Personen, z.B. des Rettungsdienstes.

7. Einteilung des Raums in Gefahrenzonen

Unmittelbar am Ort der Schadstofffreisetzung, der heißen oder schwarzen Zone, darf nur das Personal der Feuerwehr mit entsprechender chemischer Schutzkleidung und unter Atemschutzbedingungen (Umluft unabhängig, Pressluft) arbeiten. In der warmen bzw. grauen Zone im Abstand von mindestens 50 Metern von der Schadstofffreisetzung droht vor allem noch die Gefahr sekundärer Kontamination, z. B. beim Kontakt der aus der schwarzen Zone geretteten Verletzten. Schutzkleidung und Atemschutz (Umluft abhängig), aber minderer Klasse sind notwendig. In dieser warmen Zone wird der Dekonplatz errichtet, wo die Betroffenen dekontaminiert und erstbehandelt werden, bevor sie dem Regelrettungsdienst in der sauberen weißen Zone übergeben werden.

8. Die fünf Arten chemischer Gifte:

Nervengift	(Sarin),
Blutgift	(HCN),
Atemwegsgift	(Phosgen),
Korrosives Gift	(Mustard, Senfgas),
Handlungsfähigkeit beeinträchtigendes Gift	(Fentanyl).

9. Operative Versorgung mit Giften kontaminierter Wunden

Vor allem die beiden folgenden Stoffklassen verursachen eine lebensbedrohende Wirkung in Wunden:

9.1 Blasenbildendes Mustard

Es wird innerhalb weniger Minuten resorbiert, reagiert mit Gewebe- und Blutkomponenten und verursacht dann eine Gewebsnekrose.

9.2 Nervengifte

Sie wirken durch ihre rapide Bindung an das Enzym Acetylcholinesterase. Aufgrund der raschen Resorption und hohen Toxizität (der Bruchteil eines Tropfens ist die letale Dosis) gelangen diese Verletzten kaum mehr lebend in ein Krankenhaus. Nur das Nervengift VX wird nicht ganz so schnell resorbiert und findet sich noch längere Zeit in den Wunden dieser so Verletzten.

9.3 Cyanide

Sie sind sehr flüchtig, sodass sie als Flüssigkeit sich nur sehr kurze Zeit in Wunden halten.

9.4 Nervengifte
in Form eingedickter Substanzen

Hier sind besondere Vorsichtsmaßnahmen gegen Abgasung und zum Schutz des Personals erforderlich.

Die Abgasung geht nur von in den Wunden inkorporierten Fremdkörpern aus, und ihre Wirkung ist geringgradig. Daher sind keine zusätzlichen Maßnahmen, wie z. B. Atemschutzmasken, für das OP-Personal notwendig.

Die Hauptgefahr resultiert aus dem direkten Hautkontakt und der Kontamination auch kleinster, banaler Oberflächenläsionen der Haut, die selbst unbemerkt während der Ope-

ration auftreten können. Um dies zu vermeiden, sind grundsätzlich zwei Vorsichtsmaßnahmen unerlässlich:

1. Doppelte Handschuhe.

   Die 2 Paar Handschuhe sind nach jeweils 20
   Minuten zu wechseln, entsprechend der
   Dichtigkeitszeit von 20 Minuten.

2. „No touch technique".

   Wunden dürfen nur instrumentell exploriert
   werden und unter keinen Umständen mit
   den Fingern ausgetastet werden.

Literatur

(1) DOMRES, B., MANGER, A., KAY, M., BROCKMANN, ST.,
HÄDINGER, TH.: Neue Dimensionen der Bedrohung
durch Terror. Katastrophenmedizin in Deutschland
Teil 1. CHAZ, 5. 5. 2004, 226-231 (2004)

(2) MANGER, A., DOMRES, B., KAY, M., BROCKMANN, ST.,
HÄDINGER, TH., WENKE, R.: Neue Dimensionen der
Bedrohung durch Terror. Katastrophenmedizin Teil
2. CHAZ, 5. 6. 2004, 263-268 (2004)

Chemische Inhalationsverletzungen

Klaus Schäfer

Einleitung

Bei der Betrachtung von möglichen Auswirkungen von Schadstoffen auf den Thorax werden Auswirkungen auf die oberen und unteren Atemwege beschrieben. Die Bandbreite möglicher Schadstoffe ist sehr weit gespannt. Aus dem Bereich der Feuerwehren werden Systeme zur einfachen Klassifikation und zur Beurteilung von Schadstoffen erläutert, die auch dem Mediziner bei der Lageabschätzung helfen können und aus denen Hinweise für mögliche Behandlungsstrategien abgeleitet werden können. Eingeatmete Schadstoffe sind ein häufig vorliegendes Notfallbild für die präklinische Notfallmedizin und stellen wegen ihrer Komplexität auch die Klinik vor umfangreiche Aufgaben. Allein aus Brandunfällen ist mit einer weiteren Zunahme an Fallzahlen für die Zukunft zu rechnen.

Einteilung von Schadstoffen in der technischen Gefahrenabwehr

Die Einsatzkräfte der technischen Gefahrenabwehr und der technisch-medizinischen Rettung nehmen folgende einfache Unterteilung in drei Gruppen von Gasen und Aerosolen vor. Diese Einteilung hat sich bei der Beurteilung von technischen und medizinischen Lagen und der Gefahrenabwehrplanung bewährt und wird grundsätzlich verwendet.

Gruppe I

Gase oder Aerosole mit erstickender Wirkung
Klassische Vertreter dieser Gruppe sind technische Gase, die zur Inertisierung Verwendung finden. Hier sind vorrangig Stickstoff und die technisch verwendeten Edelgase zu nennen. Eine weitere Anwendung solcher Gase liegt im weiten Bereich der Lebensmittelindustrie. Hier ist das auch als Löschmittel in Anlagen eingesetzte Kohlenstoffdioxid zu nennen.

Viele Unfälle ereignen sich mit Gasen der Gruppe I auch in Abwasseranlagen, der Kanalisation oder der Landwirtschaft in Silos oder Güllegruben. Hier sind vorrangig Methan aber auch Kohlenstoffdioxid als Unfallgase zu nennen.

Personen, die in Bereiche mit hohen Gaskonzentrationen von Gasen der Gruppe I gelangen, inhalieren die Gase und erleiden augenblicklich Erstickungssymptome. Versuche der Selbstrettung schlagen in den meisten Fällen fehl und es kommt zum Zusammenbruch. Dabei gelangen die Atemwege, gerade bei schweren Gasen wie Kohlenstoffdioxid, in den Bereich höchster Konzentration am Boden. Mit der Atemtätigkeit gelangt keinerlei Sauerstoff mehr in den Organismus und ein tödlicher Ausgang ist die zumeist tragische Konsequenz solcher Unfälle.

Die Erfahrung zeigt zudem, dass bei solchen Unfällen oft mehrere Personen nacheinander zur Rettung der zuerst betroffenen Personen, oft Arbeitskollegen oder Familienangehörige, sich in die Gefahrenzonen begeben und dann dort ebenfalls zu Opfern werden. Aus Berich-

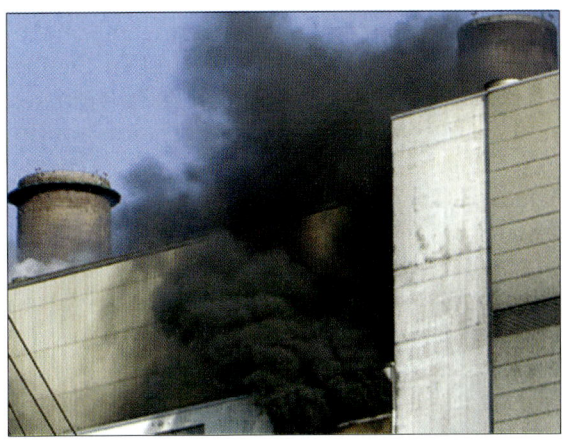

Abb. 1: Rauchwolke bei Brand in Kohlekraftwerk.

103

ten ist bekannt, dass bis zu vier Personen nacheinander auf diese Art und Weise ihr Leben verloren haben.

Für Notfallmediziner sei daher hier die Warnung angebracht, dass vor Anwesenheit von entsprechend ausgerüsteten Einheiten der Feuerwehr ersteintreffende Notfallteams niemals Rettungsversuche, die zum Betreten der Bereiche zwingen, im Bereich der begasten Zonen unternehmen sollten.

Bei der Rettung von Personen aus Bereichen mit Gasen der Gruppe I wird unter bewusster Inkaufnahme von Rettungsfolgeverletzungen wie Hautabschürfungen und Prellungen in der sogenannten „Crash Rettung" die zu rettende Person so schnell wie eben möglich durch einzelne Einsatzkräfte unter geeigneter Schutzausrüstung, in der Regel umluftunabhängiger Atemschutz, aus dem Bereich der Gasansammlung herausgebracht.

Die anschließende notfallmedizinische Behandlung verfolgt zwangsläufig die Wiederherstellung der Vitalfunktionen. In den meisten Fällen bleiben diese Maßnahmen aber erfolglos, da die Expositionszeit, gemessen vom Eintritt des Unfalls bis zur Rettung, über den vom Organismus üblicherweise tolerierten Sauerstoffmangelzeiten liegt und in etlichen Fällen Letalkonzentrationen der Stufe C 4 vorliegen.

Bei Unfällen mit Kohlenstoffdioxid ist eine Besonderheit zu beachten. Die am Boden liegenden hohen Konzentrationen können in den oberen Luftschichten der Einatemhöhe durch Verwirbelung geringe Konzentrationen erzeugen. Da Kohlenstoffdioxid in geringen Konzentrationen narkotisierend wirkt, besteht die Gefahr, dass Personen das Bewusstsein verlieren und dann in der hohen Konzentration am Boden liegen bleiben.

Von den Gasen der Gruppe I geht eine weitere Gefahr aus, wenn sie im tiefkalt verflüssigtem Zustand freigesetzt werden. Bei einer Freisetzung bilden sich in der Umluft Aerosolwolken aus dem tiefkalten, flüssigen Gas, welches dabei langsam in der Umgebung in die Gasphase übergeht. Wasserdampfanteile der Umluft frieren in diesen Bereichen ein und bilden so einen feinen Eisnebel. Personen, die sich solchen

Wolken aussetzen, da sie die Gefahr unterschätzen, erleiden oft am ganzen Körper schwere Kälteschäden, die in ihrem medizinischen Bild von Verbrennungen dritten Grades kaum zu unterscheiden sind.

Werden die tiefkalten Aerosole eingeatmet, führt dies auf den oberen und unteren Atemwegen zu schweren inneren Kälteschäden auf den empfindlichen Schleimhäuten der oberen Atemwege und den Gewebestrukturen der unteren Atemwege. Aus der Schmerzreaktion ist auch das Auftreten eines Kehlkopfkrampfes als Schutzreaktion nicht auszuschließen. Zusätzlich wird durch das Einatmen der inerten Gase ein akutes Erstickungssymptom ausgelöst und die Personen verlieren in kürzester Frist das Bewusstsein. Eine Flucht aus den Gaswolken im Freien ist in der Regel nicht mehr möglich.

Der häufig transportierte und industriell verwendete flüssige Stickstoff ist in etlichen Fällen typischerweise an solchen Unfällen beteiligt.

Die notfallmedizinischen Maßnahmen vor Ort konzentrieren sich nach der technischen Rettung aus den Gefahrenbereichen auf die Wiederherstellung der Vitalfunktionen. Hier ist eine bessere Prognose als bei schweren Gasen in geschlossenen Räumen, insbesondere bei Unfällen mit Schwergasen unter Erdgleiche zu stellen, da im Freien die Wolken abtreiben und nach einiger Zeit die Sauerstoffkonzentration an der Unfallstelle wieder ansteigt.

Dagegen ist durch die möglichen inneren Kälteschäden auf den Atemwegen die längerfristige Prognose für die Patienten eher schlecht zu beurteilen. Die intensivmedizinische Behandlung dieser Inhalationstraumen folgt den Verfahren bei der Behandlung der inneren Verbrennungsverletzungen bei Heißgasen, wie sie häufig bei Brandunfällen vorliegen.

Gruppe II
Gase oder Aerosole mit Reiz- und Ätzwirkung

Klassische Vertreter dieser Gruppe sind Gase wie beispielweise Chlor, die zur Kunststoffproduktion in großen Mengen produziert und transportiert werden. Weiterhin wird in der Technik für Kühlprozesse seit dem Verbot von Halogen-Kohlenwasserstoffverbindungen für großtechnische Kühlanlagen und für die Abgasreinigung bei Großfeuerungsanlagen wie Kraftwerken in großen Mengen Ammoniak eingesetzt. Bei einer Freisetzung können Ammoniak-Aerosolwolken entstehen, die über weite Strecken in hohen Konzentrationen bodenständig bleiben und auch im Freien Letalkonzentrationen der Stufe C4 erreichen.

Gase der Gruppe II haben aber grundsätzlich einen Vorteil bei der Wahrnehmung durch Personen. Viele Stoffe haben bereits bei messtechnisch noch nicht nachweisbaren Konzentrationen, hier die Stufe C1 - Wahrnehmungskonzentration, einen so penetrant empfundenen Geruch, dass Personen sich aus den gefährdeten Zonen automatisch zurückziehen. Auch bereits auf den Schleimhäuten frühzeitig einsetzende Reizwirkungen führen häufig zur Flucht von Betroffenen, die damit weder längere Expositionszeiten noch höhere Expositionskonzentrationen hinnehmen müssen.

Werden Reizgase wie Chlor oder Ammoniak inhaliert, bilden sie auf den feuchten Schleimhäuten sofort einen ätzenden Flüssigkeitsfilm, der, abhängig von der Konzentration, von leichten Reizwirkungen bis hin zu schweren Gewebezerstörungen reichen kann. Die ätzende Flüssigkeit kann mit niedrigen Konzentrationen bei geringen Beschwerden über einen längeren Zeitraum toleriert werden. Dabei schreitet die Schädigung der Schleimhäute weiter voran, bis letztlich durch Zerstörung der oberen Hautschichten größere offene Wundstellen entstehen und ein massiver Angriff der Schadstoffe auf die freiliegenden Hautpartien folgt. Besonders kritisch sind in diesem Zusammenhang Stoffe wie Nox-Verbindungen, die nur sehr langsam in Lösung gehen und daher eine extrem lange Latenzzeit besitzen.

Auf dem Lungengewebe treten in dieser Phase dann in starkem Maße Gewebeflüssigkeiten aus und der Gasaustausch wird extrem behindert. Dieser anfänglich scheinbar beherrschbare Verlauf von Reizgasvergiftungen wurde in der Wehrmedizin bereits bei der Verwendung von Chlorgas als Kampfstoff im I. Weltkrieg beschrieben und stellt auch heute noch eine nicht zu unterschätzende Gefahr dar.

Im alltäglichen Unfallgeschehen treten Unfälle mit Chlorgas bei Schwimmbädern häufiger auf. Dabei sind in der Regel zwar die freigesetzten Mengen gering, aber durch die Art der Anlagen mit öffentlicher Nutzung ist in vielen Fällen eine größere Anzahl von Personen betroffen.

Unfälle mit Ammoniak betreffen oft einzelne Personen, die als Monteure an Anlagen arbeiten und dabei versehentlich den Stoff in geringen Mengen freisetzen. Dabei sind oft schwere Hautverätzungen einhergehend, da die Betroffenen von austretender Flüssigkeit unmittelbar getroffen werden.

In höheren Konzentrationen schädigen Gase und Aerosole der Gruppe II auch die Haut, hier vorrangig die Stellen, die durch Körperschweiß ständig feucht gehalten werden. Bei der Gefahrenabwehr und Rettung gehen Einsatzkräfte der Feuerwehren daher regelmäßig unter isolierenden Chemikalienschutzanzügen und zusätzlich umluftunabhängigem Atemschutz vor. Bei notfallmedizinischen Maßnahmen muss anders als bei Gasen der Gruppe I unbedingt auf den Eigenschutz der Rettungsteams geachtet werden. Dies gilt besonders für die Annäherung oder gar das Betreten des Gefahrenbereiches. Insbesondere mit den Stoffen kontaminierte Bekleidungen sind vor medizinischen Maßnahmen zu entfernen, und nach Lage ist auch der Körper eines Betroffenen grob zu dekontaminieren. Da viele Stoffe der Gruppe II aber wasserlöslich sind, was einerseits ihre Wirkung auf den Schleimhäuten verstärkt, lassen sie sich aber andererseits auch mit Wasser von der Haut entfernen.

Die intensivmedizinische Behandlung der Inhalationstraumen mit Gasen der Gruppe II folgt den Verfahren bei der Behandlung der inneren Verbrennungsverletzungen bei Heißgasen, wie sie häufig bei Brandunfällen vorliegen.

Gruppe III
Gase und Aerosole mit Wirkung auf Blut, Nerven und Zellen

Klassische Vertreter dieser Gruppe sind die als hochgiftig einzustufenden Gase Kohlenstoffmonoxid und Cyanwasserstoff, die beide als Leitgase im Brandrauch ständig auftreten. Bedingt durch die Häufigkeit von Brandgasvergiftungen sind diese Gasvergiftungen in der Praxis häufig anzutreffen.

Besonders kritisch sind Stoffe der Gruppe III, die als farb- und geruchlose Gase nicht wahrgenommen werden können und somit schleichend wirken oder so akut toxisch wirken, dass eine Flucht aus dem Wirkbereich nicht mehr möglich ist.

Das Kohlenstoffmonoxid fordert als Bestandteil des Brandrauches die meisten Gasopfer. Immer wieder werden auch Fälle berichtet, wo aus defekten Heizanlagen oder verstopften Rauchabzügen CO in Wohnräume eindringt und dann oft mehrere Personen auf einmal tötet.

Die notfallmedizinischen Maßnahmen zur Wiederherstellung oder Erhaltung der Vitalfunktionen sind bei Stoffen der Gruppe III nur unter gleichzeitiger Aufhebung der systemischen Wirkungen durch Antidote oder spezifische Behandlung erfolgreich. Hierzu muss einerseits der Schadstoff bekannt sein und andererseits muss das Antidot verfügbar und notfallmäßig anwendbar sein. Dabei kann zunehmend auf umfangreiche Datenbanken und durch mobile Kommunikation auch auf web-basierte Informationssysteme und telefonisch erreichbare toxikologische Zentren noch vom Notfallort aus zugegriffen werden.

Bei notfallmedizinischen Maßnahmen muss wie bei Gasen der Gruppe II unbedingt auf den Eigenschutz der Rettungsteams geachtet werden. Dies gilt besonders für die Annäherung oder gar das Betreten des Gefahrenbereiches. Insbesondere mit den Stoffen kontaminierte Bekleidungen sind vor medizinischen Maßnahmen zu entfernen und nach Lage ist auch der Körper eines Betroffenen grob zu dekontaminieren. Bei hochtoxischen Stoffen werden Fälle berichtet, bei denen es noch durch die Ausatemluft von Patienten zu Folgewirkungen bei den Helfern gekommen sein soll.

Daher sollten erste Dekontamination und notfallmedizinische Behandlung unter guter Durchlüftung, gegebenenfalls im Freien und mit einer persönlichen Schutzausrüstung, mindestens Handschutz, Körperschutz (z.B. Einmalschutzanzug) und einem Kombinationsfilter als Atemschutz durchgeführt werden.

Da viele Stoffe der Gruppe III nicht wasserlöslich sind oder aber mit Wasser weiter reagieren, lassen sie sich nur schwer von der Haut oder den Schleimhäuten der Betroffenen entfernen. Andererseits zeigen die meisten hochtoxischen Stoffe keine Latenzwirkung, da mit der technischen Rettung aus dem Gefahrenbereich auch die Exposition und damit die Aufnahme des Schadstoffes abgebrochen wird.

Expositionskonzentrationen und ihre Einteilung in Klassen

Die Konzentrationen von Schadgasen oder Aerosolen lassen sich hinsichtlich ihrer Wirksamkeit in vier Klassen unterteilen. Diese Unterteilung kann auch bei der medizinischen Beurteilung der Exposition von Personen verwendet werden. Dadurch wird eine genauere Abschätzung der zu erwartenden Folgen möglich.

Die Unterteilung in C1 bis C4 (Concentration) wird wie folgt vorgenommen:

C1: Wahrnehmungskonzentration

Diese Konzentration ist dadurch gekennzeichnet, dass sie von Personen gerade noch wahrgenommen werden kann. Typischerweise erfolgt die Wahrnehmung durch den Geruch oder durch eine Reizung der Schleimhäute. Ein Aufenthalt in solchen Konzentrationen kann über einen längeren Zeitraum in der Regel ohne Folgeschäden ertragen werden. Insbesondere bei Gasen mit Reiz- und Ätzwirkung der Gruppe II erfolgt häufig ein Rückzug oder eine Fluchtreaktion der Betroffenen, da eine Reizwirkung eintritt oder der Geruch als unangenehm wahrgenommen wird. Erfahrungsberichte über Unfälle mit Chlorgas oder Ammoniak bestätigen diese Reaktionen.

Bei Rauchgasen werden C1-Werte typischerweise über Brandgeruch und eine geringe Sichttrübung gekennzeichnet. Kurzfristige Wirkungen klingen nach kurzer Zeit und einfacher Behandlung wie Frischluftzufuhr und Augen- und Rachenspülung ab.

C2: Belästigungskonzentration

Diese Konzentration ist dadurch gekennzeichnet, dass sie von Personen als unangenehm empfunden wird. Typischerweise erfolgt die Wahrnehmung durch den schnellen Eintritt von Reiz- und Ätzwirkungen auf die Schleimhäute. Insbesondere die Augen beginnen zu tränen. Die oberen Atemwege werden gereizt und ein Reizhusten tritt auf.

Ein Aufenthalt in solchen Konzentrationen kann über einen längeren Zeitraum ohne Gefahr von Folgeschäden nicht ertragen werden. Insbesondere bei Gasen mit Reiz- und Ätzwirkung der Gruppe II erfolgt bei längerer Einwirkzeit ein Übergang zu Folgewirkungen, die sonst akut nur der Klasse C3 zugeordnet werden.

Da die Übergänge der Konzentrationen fließend sind und bei Freisetzungen von Schadstoffen ansteigende Konzentrationen in den Wirkbereichen typisch sind, ist bei der medizinischen Beurteilung von Personen, die einer C2-Konzentration ausgesetzt waren, die Beobachtung der Abklingphase der Beschwerden bedeutsam. Unter symptomatischer Behandlung der Beschwerden sollten die Patienten innerhalb kurzer Fristen wieder beschwerdefrei werden. Bei Stoffen, denen Latenzwirkungen zugeschrieben werden, hier ist die Verwendung von Gefahrstoffdatenbanken, der einschlägigen Literatur und die Kontaktaufnahme zu Herstellern und toxikologischen Zentren geboten, sollte eine Beobachtungszeit angeschlossen werden.

Bei Rauchgasen werden C2-Werte typischerweise über die Wahrnehmung von Brandrauch und eine deutliche Sichttrübung gekennzeichnet. Wirkungen klingen nach einfacher Behandlung wie Frischluftzufuhr und Augen- und Rachenspülung nur langsam ab.

C3: Gefährdungskonzentration

Diese Konzentration führt bei Personen schnell zu massiven Beschwerden und kann bei längerer Exposition langanhaltende Folgeschäden nach sich ziehen. Bei einer schnellen Flucht aus solchen Bereichen, richtigem Verhalten der Betroffenen und sofortiger medizinischer Behandlung ist es mit hoher Wahrscheinlichkeit möglich, den Patienten Folgeschäden zu ersparen. Typischerweise erfolgt die Wahrnehmung durch akut einsetzende Wirkungen bei Stoffen mit Reiz- und Ätzwirkung. Die Reizung der Schleimhäute verursacht starke Schmerzen, die Augen können kaum noch aufgehalten werden und ein starker Husten behindert einerseits die Sauerstoffaufnahme und bringt andererseits weiter Schadstoffe in die unteren Atemwege.

Die Gefährdung ist auch dadurch gegeben, dass die Betroffenen durch die Wirkungen nicht mehr längere Fluchtwege aus dem Gefahrenbereich zurücklegen können. Bei Stoffen mit Wirkung auf Blut, Nerven und Zellen setzt eine schnelle Wirkung ein, die den Betroffenen durch Verlust an Orientierung und körperlicher Leistungsfähigkeit ebenfalls die Flucht aus den Gefahrenbereichen nicht mehr gestattet.

Bei Rauchgasen werden C3-Werte typischerweise durch dunklen Brandrauch, hohe Schadgasanteile und hohe Rauchgastemperaturen gekennzeichnet. Die Sichttrübung ist so groß, dass die Umgebung und Rettungswegzeichen nicht mehr erkannt werden können. In Einatemhöhe können so hohe Temperaturen auftreten, dass beim Einatmen ein Kehlkopfkrampf als Schutzreflex des Körpers ausgelöst werden kann. Dieses Phänomen ist bei C3 als Gefahr latent gegeben.

C4: Letalkonzentration

Diese Konzentration ist dadurch gekennzeichnet, dass sie für Personen mit hoher Wahrscheinlichkeit tödliche Folgen haben wird. Bei Kontakt mit C4-Konzentrationen sind die akut gesetzten Schäden an der Haut, den Schleimhäuten, den Atemwegen und bei systemisch wirkenden Stoffen die Wirkung auf den gesamten Organismus so umfangreich, dass auch eine sofortige notfallmedizinische Behandlung vor Ort und eine anschließende intensivmedizinische Behandlung den Patienten nur geringe Überlebenschancen bietet.

C4-Konzentrationen treten im Freien nahe an den Austrittsstellen und bei schweren Gasen in Senken auf. In geschlossenen Räumen und Räumen unter Erdgleiche bei schweren Gasen können sich C4-Konzentrationen über längere Zeiträume halten. Umgekehrt können Personen vorbeiziehende Schwaden von C4-Konzentrationen in normalen Gebäuden ohne Schäden überleben, wenn alle Öffnungen geschlossen werden und die Personen in oberen Stockwerken auf der windabgewandten Seite ruhig verharren. Eindringende Stoffe erreichen im Gebäude allenfalls C1- bis C2-Konzentrationen. Aus Berichten über einen Unfall mit Chlorgas ist bekannt, dass Personen, die sich in einem Stellwerk ruhig verhielten und eine dichte Gaswolke vorbeiziehen ließen, überlebten, während andere, die eine Flucht im Freien wagten, in den dortigen Konzentrationen umkamen.

Es ist nur fraglich, inwieweit Personen solchen scheinbar widersprüchlichen Handlungsanweisungen unter einer erkennbar drohenden Gefahr folgen oder ihren Fluchtinstinkten nachgehen werden, was sie dann aber erst recht in Gefahr bringen wird.

Für einzelne Fälle von Personen, die einer C4-Konzentration ausgesetzt waren, wird notfallmedizinisch und intensivmedizinisch alles erdenkliche getan werden, auch wenn die Überlebenswahrscheinlichkeit gering sein wird. Unter Aspekten eines Massenanfalls von Patienten im Rettungsdienst, insbesondere der Katastrophen- und Wehrmedizin sind reanimationspflichtige Patienten nach einer C4-Exposition klassisch in die Kategorie T4 zu triagieren.

Ausbreitung von Schadstoffwolken

Kenntnisse über das Ausbreitungsverhalten größerer Schadstoffwolken sind für die medizinische Beurteilung von Schadstoffeinwirkungen bedeutsam. Dadurch kann die Expositionskonzentration sowie die Expositionszeit näherungsweise abgeschätzt werden. Insbesondere Mediziner, die als leitende Ärzte in Krisenstäben oder Einsatzleitungen Dienst verrichten, können ihre medizinische Lagebeurteilung auf die Einsschätzung des Ausbreitungsverhaltens stützen.

Ausbreitungsverhalten von schweren Schadstoffen

Schadstoffwolken von schweren Gasen, das heißt das Molekulargewicht dieser Stoffe oder Stoffgemische ist schwerer als das Molekulargewicht der Luft, bleiben bei ihrer Ausbreitung

bodennah und halten dort hohe Wirkkonzentrationen aufrecht. Stoffe mit deutlich höherem Gewicht als die Umgebungsluft werden zudem aufgrund ihrer Trägheit zwangsläufig langsamer als leichtere Stoffe durch atmosphärische Turbulenzen mit der Umluft vermischt und verdünnt.

Die technische Gefahrenabwehr versucht in solchen Fällen die Austrittsquelle in ihrer Quellstärke zu mindern und notfallmäßig zu verschließen sowie abströmende Gase durch Wasserwände und Lufteinmischung mittels Hochleistungslüftern in der Umluft zu verdünnen. Bei wasserlöslichen Stoffen kann zusätzlich zu Wasserwänden mit sogenannten Wasserglocken und fein verteilten Sprühnebeln ein Auswaschen der Schadstoffe aus der Umluft erfolgen. Die dabei entstehenden Abwässer sind in der Regel als hochkritisch anzusehen, stellen aber keine weitere Gefahr mehr auf dem Luftweg dar. Personen, die in der Ausbreitungsrichtung von Schadstoffwolken mit schweren Gasen betroffen sind, haben in Abhängigkeit von der Freisetzungsrate (Quellstärke), den atmosphärischen Bedingungen, der Umgebungstopographie sowie von der Art der Schadstoffe, ihrer Gefährlichkeit, dem Abstand von der Freisetzungsstelle und wesentlich von der Expositionszeit und den Expositionskonzentrationen mit Wirkungen zu rechnen.

Bei seltenen Fällen der Freisetzung größerer Mengen sind Personen in geschlossenen Gebäuden in höheren Stockwerken auf der windabgewandten Seite nur geringen C1- oder C2-Konzentrationen ausgesetzt. Personen, die sich zeitgleich im Freien aufhalten, werden mit letalen C4-Konzentrationen konfrontiert.

Ausbreitungsverhalten leichter Schadstoffwolken

Diese Gase sind nur im Nahbereich der Austrittsstellen kritisch und können bei Aerosolbildung aber trotzdem in Bodennähe noch unerwartet hohe Konzentrationen bilden. Gleiches gilt auch, wenn sie unter hohem Druck austreten und dabei abkühlen und damit als kalte Gase kurzfristig höhere Dichten erreichen. Bei Inversionswetterlagen, Windstille oder auch bei Regen sind ebenfalls höhere Konzentrationen zu befürchten, die aber in ihren Wirkbereichen deutlich hinter den Bereichen der schweren Gase bleiben.

Ausbreitungsverhalten von Brandgaswolken
Die bei Großbränden regelmäßig zu beobachtenden großen Rauchwolken beinhalten eine Vielzahl von Schadstoffen. Der Brand erzeugt eine starke Thermik, mit der die Schadstoffe und unverbrannte Partikel sowie Asche und Ruß in höhere Luftschichten gezogen werden. Dort folgen Abkühlung, Durchmischung, Verwirbelung und Verdünnung mit der Atmosphäre sowie die Anreicherung mit Wasserdampf und Reaktionen untereinander.

Durch die Abkühlung und die Rekombination der Stoffe fällt die Wolke nach oft großen Entfernungen, hier wird von bis zu 20 km Zugweite berichtet, wieder auf den Boden. Dieser erste von teilweise mehreren Bodenauftreffpunkten steht häufig weder im Blickpunkt der Gefahrenabwehr noch wird er in der Öffentlichkeit wahrgenommen. Hier lassen sich aber in der Praxis sehr oft hohe Schadgaskonzentrationen nachweisen, die durchaus zu Wirkungen bei Personen führen können.

Da die Betroffenen in der Regel aber die Zusammenhänge nicht kennen und die Verantwortlichen diesen Luftpfad in der Regel vernachlässigen, werden Einwirkungen auf Personen oft nicht als Folge des ursächlichen Brandes erkannt. Typisch für solche Orte sind vermehrtes Auftreten von Befindlichkeitsstörungen und eine Häufung von schlagartig auftretenden Bronchialerkrankungen.

Brandgasvergiftungen
Wohnungsbrände stellen eine häufig auftretende Gefahrensituation dar. Versuche, durch präventive Maßnahmen die Fallzahlen einzudämmen, werden immer wieder durch neue Gefahrenquellen und Verhaltensänderungen der Bevölkerung kompensiert. Waren beispielsweise in den 1950er Jahren Kohleherde eine häufige Zündquelle, so sind diese heute als Heizungen fast vollständig verschwunden. Dafür treten zunehmend Elektrik und Elektronik als Zündquellen auf. Aber auch Herde werden wieder mehr verbreitet, da sie anfangs als Ambienteelemente eingesetzt wurden, aber im Zuge der rasant gestiegenen Energiepreise für Gas und Erdöl nun auch wieder für Heizzwecke verwendet werden. Durch die Verwendung moderner Baustoffe, hier insbesondere Kunststoffe, und durch immer dichtere Ausführung der Wohnungen aus Wärmeschutzgründen, erzeugen Brände in Gebäuden immer dichtere und zunehmend toxische Brandgase.

Die Brandgasvergiftung ist heute deutlich vor allen anderen Vergiftungen mit Gasen oder Aerosolen die am häufigsten auftretende Gasvergiftung. Der Brandrauch muss durch die Kombination der unterschiedlichen Schadstoffe, seiner mitgetragenen Energie und der einhergehenden Sichtbehinderung als besonders tückische Gefahr angesehen werden. In Brandgasen finden sich zudem starke Konzentrationen von Stoffen der Gruppe III – Gifte mit Wirkung auf Blut, Nerven und Zellen – sowie Stoffe der Gruppe II – Stoffe mit Reiz- und Ätzwirkung.

Eine zunehmende und häufig unterschätzte Gefahr bei Brandrauch stellt die Zündfähigkeit des Rauches dar. In geschlossenen Räumen werden von den Brandstellen große Rauchgasmengen erzeugt, die bei Sauerstoffmangel hohe Anteile unvollständig verbrannter Gase und Rauchpartikel beinhalten.

Beim Zerplatzen von Fensterscheiben oder dem Öffnen von Türen kommt es zu einer Durchmischung mit Frischluft, und teilweise extrem energiereiche Durchzündungen der Rauchgase sind die Folge. Je nach Art und Durchmischung treten sogar Rauchgasexplosionen auf. Personen, die davon erfasst werden, erleiden neben starken äußeren Verbrennungen in fast allen Fällen innere Verbrennungen bis in die unteren Atemwege. Bei Rauchgasexplosionen treten zusätzlich schwere Verletzungen durch das Wegschleudern des Körpers mit der Druckwelle und Folgeverletzungen aus dem Trümmer- und Splitterwurf der Explosion auf.

Bezogen auf den Thorax sind in diesen Fällen neben den inneren Verbrennungen zusätzlich schwere Druckschadenverletzungen der Lunge regelmäßig die Folge solcher Ereignisse. Die

Überlebenschance solcher Patienten ist erfahrungsgemäß äußerst gering.

Auch Feuerwehr-Mitarbeiter/innen sind trotz des Körperschutzes durch schwere persönliche Schutzausrüstungen und dem Schutz der Atemwege durch Atemschutzgeräte bei derartigen Rauchexplosionen in extremer Gefahr. Gegen Rauchgasdurchzündungen (flash over) hilft die Schutzausrüstung und vermindert mögliche Schäden.

Der größte Schutz für die Einsatzkräfte stellt aber das Wissen um die Gefahr und um geeignete Abwehrmaßnahmen dar. Dazu muss das theoretische Wissen regelmäßig durch praktische Erfahrungen im Umgang mit Rauchgasdurchzündungen trainiert werden.

Technische Rettung bei Bränden

Die technische Rettung aus Brandgasbereichen erfolgt bei Bränden über verschiedene Verfahren. Nach baurechtlichen Vorgaben muss jede Nutzungseinheit, damit sind Wohnungen oder zusammenhängende Räume gleicher Nutzung gemeint, in einem Gebäude über einen unabhängigen zweiten Rettungsweg verfügen. Dieser zweite Rettungsweg wird in der Regel durch Leitern der Feuerwehr sichergestellt.

Personen, die sich in Gefahr befinden, weil sie den ersten Rettungsweg, in der Regel Flure, Treppenräume und feste Notausgänge, nicht mehr erreichen können, machen sich erfahrungsgemäß an Fenstern bemerkbar. Obwohl Fensteröffnungen an der Grenze zum Freien, das heißt dem natürlichen Luftstrom der Atmosphäre liegen, treten hier Brandgaskonzentration von C1 bis C3 auf. Bei einer schnellen Rettung wird hier zwangsläufig eine kurzfristige Exposition mit diesen Konzentrationen in Kauf genommen.

Für den Fall, dass zu hohe Konzentrationen vorliegen oder im Verlauf der längerdauernden Rettungsaktion eintreten könnten, verfügen die Feuerwehren über sogenannte Rauchschutzhauben oder Brandfluchthauben. Diese umschließen den Kopf des Trägers vollständig, verfügen über ein wärmebeständiges Sichtfenster und schützen den Kopf durch ein wärmeabweisendes Gewebe. Die Atemluft wird durch

einen Partikel- und Schadstofffilter, der auch geringe CO-Konzentrationen abfiltern kann, gereinigt. Mit diesen Brandfluchthauben lassen sich Personen auf verrauchten ersten Rettungswegen aus Gebäuden führen und können während der Wartezeit oder der Rettung über Leitern zusätzlich geschützt werden.

Gelegentlich kommt es bei der Anwendung von Brandfluchthauben zu Panikattacken der Betroffenen, da die vollständige Einhüllung des Kopfes und die Atemwiderstände des Filters als zusätzliche Bedrohung in der Ausnahmesituation des gerade erlebten Brandes empfunden werden. In der Folge wurden auch Hyperventilationstetanien beobachtet, die entsprechend notfallmedizinisch behandelt werden müssen. Insbesondere für Notfallmediziner sei darauf hingewiesen, dass die Symptome fälschlich für Auswirkungen einer naheliegenden Rauchgasintoxikation gedeutet werden könnten und die in der Regel angewandte Sauerstofftherapie hier keinesfalls erfolgen darf.

Auch sind mit Brandfluchthauben gerettete Personen keinesfalls als verdachtsfrei bezüglich einer Rauchgasintoxikation anzusehen, da vor dem Anlegen der Brandfluchthaube bereits Schadgase aufgenommen werden konnten. Da die Brandfluchthaube sehr gut Partikel und Reizgase zurückhält aber hochtoxische Brandgasanteile wie CO nur in geringen Konzentrationen und in begrenzter Kapazität ausfiltern kann, besteht eine zusätzliche Gefahr. Diese Patienten zeigen nicht das typische Bild einer Brandgasvergiftung, da der Hustenreiz und die Schleimhautreizungen sowie die Rußwirkung auf der Haut und den Schleimhäuten fehlen. Dafür sind aber möglicherweise Schäden aus den toxischen Anteilen gesetzt. Dieser Umstand spricht dafür, dass diese Personen notfallmedizinisch zwar nicht vorrangig zu behandeln sind, aber einer weiteren Beobachtung und Abklärung bedürfen.

Personen, die bewusstlos im Rauch von Rettungstrupps aufgefunden werden, erhalten für die technische Rettung bei noch vorliegender Eigenatmung sofort zum Schutz eine Brandfluchthaube und werden danach schnellstmöglich zu einer Verletztenablage in einem sicheren Bereich gebracht, wo sofort mit der notfallmedizinischen Behandlung begonnen wird.

Personen ohne Eigenatmung werden auf schnellstem Weg aus den Gefahrenzonen gebracht und schon auf dem Weg durch partiell sichere Bereiche, wie z.B. dem Treppenraum, wird mit der Beatmung und Reanimationsmaßnahmen begonnen.

Behandlung von Rauchgasverletzungen

Bei der medizinischen Behandlung von Rauchgasverletzungen steht nach der Wiederherstellung und Erhaltung der Vitalfunktionen die symptomatische Behandlung der akut auftretenden Sofortwirkungen im Vordergrund.

Dabei darf keinesfalls die Latenzwirkung von immer im Brandrauch enthaltenen Stoffen der Gruppe II außer Acht gelassen werden. Brandgasopfer sind äußerlich leicht an der graufärblichen Haut und deutlichen schwärzlichen Rußpartikeln im Gesicht, auf den Händen und beim Blick in den Rachenraum auch auf den Schleimhäuten zu erkennen. Diese makroskopischen Rußpartikel enthalten hohe Konzentrationen an Reizstoffen, die aus den Partikeln langsam in Lösung gehen und auf den Schleimhäuten wirken. Durch den verstärkten Speichelfluss unter der Reizwirkung gelangen diese Stoffe auf dem Flüssigkeitsfilm der Schleimhäute und beim Husten und Einatmen als Feinaerosol in die unteren Atemwege und richten dort deutlich zeitverzögert Schäden an. Um diesen Schadstoffeintrag in die unteren Atemwege zu stoppen, hat sich aus der Erfahrung der Brandbekämpfung ein einfaches Verfahren bewährt. Die Betroffenen werden aufgefordert, den Mund- und Rachenraum mehrfach intensiv zu spülen und durch Gurgeln auch tiefere Bereiche von diesen Schadstoffen zu befreien. Dabei haben sich Infusionslösungen mit Glukosen oder einfache Traubenzucker-Wassergemische bewährt. Über die Zuckermoleküle scheint auch eine Pufferung der Schadstoffe zu erfolgen.

Aus der Erfahrung ist zu berichten, dass Personen, die diese Spülbehandlung nach Rauchgasintoxikationen durchführten, schnell beschwerdefrei wurden und keine Latenzwirkungen erlebten, während andere, bei denen auf diese Maßnahme verzichtet wurde, länger Beschwerden zeigten und teilweise zeitverzögert starke Spätfolgen aufwiesen.

Dass die Spülbehandlung hochwirksame Stoffe aus den oberen Atemwegen entfernen kann, zeigen Folgewirkungen nach dem Verschlucken der Spüllösung.

Grundsätzlich soll die Spüllösung nicht geschluckt werden, doch bei Kindern oder starkem Hustenreiz ist das Trinken oder Schlucken zu tolerieren, da der Magen-Darmtrakt die Schadstoffanteile ohne nennenswerte Folgewirkungen toleriert. Dennoch berichteten einige Patienten, welche die Spüllösung getrunken hatten, über Folgewirkungen wie Durchfall. Offenbar aber auch ein Beweis dafür, dass sich in den Rauchgaspartikeln größere Schadstoffpotentiale befinden.

Als wichtige Basismaßnahme hat sich die Ruhigstellung der Patienten in halbsitzender Lage mit nach hinten gestreckten Armen zur Weitung des Brustkorbes bewährt.

Grundsätzlich wird als Standardmaßnahme immer eine Sauerstoffinhalation durchzuführen sein.

Schwieriger gestaltet sich die Behandlung von Schadstoffwirkungen aus der Gruppe III der Schadstoffe, da hier spezielle medizinische Behandlungsstrategien und der Einsatz von Antidoten erfolgen müssen.

Katastrophen und Terrorangriffe

Die Freisetzung großer Mengen an kritischen Schadstoffen in der Nähe von Wohngebieten zieht immer katastrophale Folgen nach sich. Aus diesem Grund wird international ein extrem hoher Standard der Anlagensicherheit verlangt und gefährliche Anlagen, in denen mit kritischen Stoffen und Mengen umgegangen wird, müssen zum Teil erhebliche Abstände zur Wohnbebauung halten. Bei Freisetzung von Stoffen der Gruppe I muss neben einer großen Zahl Toter mit vielen Verletzten mit schweren äußeren und inneren Kälteverbrennungen sowie einer großen Zahl von Patienten mit Sauerstoffmangelversorgung gerechnet werden. Bei Stoffen der Gruppe II treten neben einer großen Zahl Toter viele äußere und innere Verätzungen auf. Stoffe der Gruppe III töten bei Freisetzungen im Nahbereich viele Personen und erzeugen im weiteren Verlauf viele schwere Vergiftungsfälle.

Bei allen diesen Schadenszenarien ist klar, dass die Möglichkeiten der Gefahrenabwehr und Rettung vor Ort nur beschränkt sein können und dass die medizinischen Behandlungskapazitäten vor Ort und in der Klinik ebenfalls schnell die Grenzen der Leistungsfähigkeit erreichen werden.

Bei der gezielten Freisetzung von hochtoxischen Stoffen, die als Kampfstoffe entwickelt wurden, in bestimmten Situationen oder an kritischen Orten zu terroristischen Zwecken sind die technischen und medizinischen Abwehrmöglichkeiten noch weiter eingeschränkt.

Diese technische und medizinische Lageeinschätzung soll aber keineswegs der Resignation Vorschub leisten, sondern auch als Appell verstanden werden, die vorhandenen Abwehr-Ressourcen so zu gestalten, dass auch unter der Katastrophe sicher nicht allen, aber noch vielen geholfen werden kann.

Abschluss

In dem vorliegenden Kapitel wurde die eingeführte Systematik der einfachen Eingruppierung von Schadstoffen und der Expositionsklassifizierung erläutert. Für Mediziner ergeben sich daraus einerseits ein einfacheres Verständnis für die Sichtweise der Technischen Rettung, die üblicherweise von den Feuerwehren gestellt wird und gibt andererseits für Mediziner Hinweise für die Auswahl von Behandlungsstrategien.

Verbrennungsunfall und thermische Inhalationsverletzungen

Armin Sablotzki · Michael Fuchs · Thomas Raff · Jochen Gille

Epidemiologie des thermischen Traumas

In Deutschland existiert keine systematische Erfassung thermischer Verletzungen, es kann aber davon ausgegangen werden, dass jährlich bis zu 15.000 Patienten wegen einer thermischen Verletzung stationär behandelt werden müssen. Nach den Angaben der Deutschen Gesellschaft für Verbrennungsmedizin müssen davon etwa 10 % intensivmedizinisch behandelt werden (1, 2).

Ursächlich für das Verbrennungstrauma sind in erster Linie Flammen (50 %), gefolgt von Explosionen und Verpuffungen (20 %), Verbrühungen (15 %), Stromunfällen (10 %) und in nur 5 % der Kontakt mit heißen Materialien. Der überwiegende Teil (> 50 %) der Verbrennungen ereignet sich immer noch bei Haus- und Wohnungsbränden, Arbeitsunfälle sind mit 20 % beteiligt. Gerade in Großstädten stellen auch Suizidversuche einen erheblichen Teil gerade der schwersten Verbrennungen (1).

Pathophysiologie des Verbrennungstraumas

Die Konsequenzen eines Verbrennungs- oder thermischen Inhalationstraumas gehen weit über die tatsächlichen Verletzungszonen hinaus und können sich ab einer verbrannten Körperoberfläche (total burn surface area, TBSA) von ca. 20 % an nahezu allen Organsystemen des Körpers manifestieren. So stellt das Multiorganversagen immer noch die häufigste Todesursache schwerbrandverletzter Patienten dar.

Im Rahmen einer thermischen Schädigung ist das Verletzungsausmaß abhängig von der Temperatur und der Dauer der Einwirkung. Ab einer Temperatur von 45 °C sind die Kompensationsmöglichkeiten der Zellen erschöpft; Zelltod und Gewebsnekrose sind die unmittelbaren Folgen. Hält die Schädigung an oder steigt die einwirkende Temperatur weiter, dann kommt es zu einer definitiven Proteindenaturierung und zur Koagulationsnekrose. Die dabei entstehenden Protein- und Zellfragmente können dann toxische und immunologische Folgereaktionen bedingen (3).

Basierend auf der Einteilung nach JACKSON (4) wird die Brandwunde in drei Zonen unterteilt: Die *Koagulationszone* bezeichnet den Kern der eigentlichen thermischen Schädigung, dort ist der Hitzeschaden irreversibel. Umgeben wird sie von der *Stasezone*, in der Zellen und Gewebe zwar geschädigt, aber durchaus überlebensfähig sind. Durch eine Verschlechterung der lokalen Mikrozirkulation im Rahmen der regionalen Hyperinflammation kann sich die Nekrosezone aber auch bis in die Stasezone ausweiten (→ „Vertiefung"). Die äußerste Verbrennungszone ist die *Hyperämiezone*, die vitales Gewebe enthält und durch eine typische Entzündungsreaktion gekennzeichnet ist (Abb. 1).

Das wesentliche Problem der Verbrennungskrankheit ist die deletäre Kombination aus dem massiven Weichteilödem und der eskalierenden inflammatorischen Gewebsreaktion, die sich vom Ort der Verbrennung auf den gesamten Organismus und andere Organsysteme ausdehnen kann. In dem thermisch geschädigten Gewebe kommt es ähnlich den pathophysiologischen Vorgängen bei der schweren Sepsis zur Aktivierung von Kontakt-, Komplement-, Gerinnungs- und Fibrinolysesystemen und immun-kompetenten Zellpopulationen (Monozyten/Makrophagen, Granulozyten, Endothelzellen, Thrombozyten) (5, 6). Im Rahmen des so induzierten eskalierenden systemischen Entzündungssyndroms (SIRS; systemic inflammatory response syndrome, Tab. 1) werden

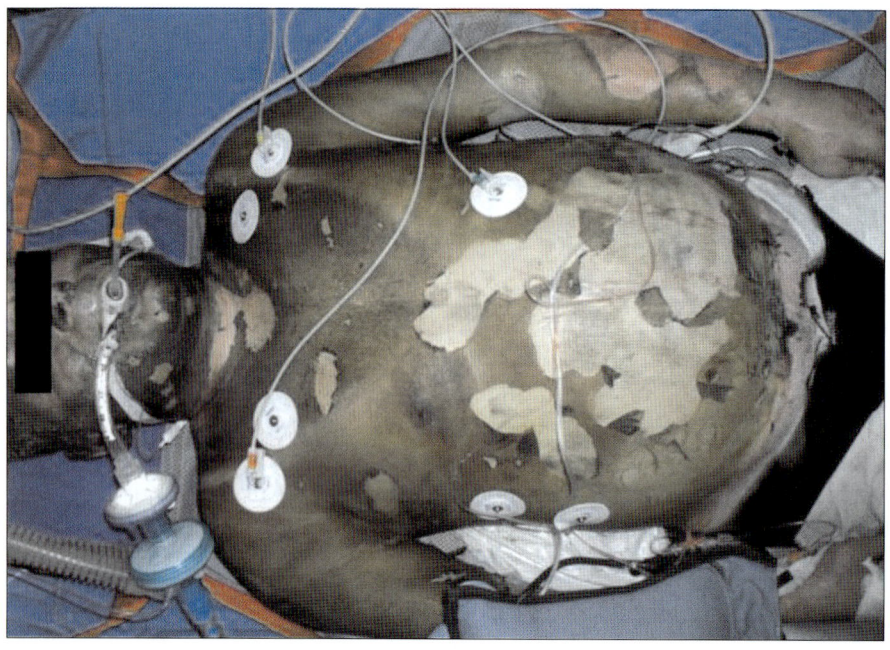

Abb. 1: Schwerbrandver-
letzter bei Aufnahme im
Schockraum.

Mediatoren, vornehmlich pro-inflammatorische Zytokine (TNF-a, IL-1, IL-6, IL-8), Arachidonsäuremetabolite, Kinine und Prostaglandine generiert, die letztendlich zur Auslösung und Unterhaltung von disseminierter intravasaler Gerinnung (DIG) oder Verbrauchskoagulopathie, Mikrozirkulationsstörungen und multiplen Organdysfunktionen führen (7).

Neben den inflammatorischen Prozessen stellen die massiven Flüssigkeitsverschiebungen ein erhebliches Problem für die Sauerstoff- und Substratversorgung der Zellen dar. Großen Anteil daran hat die Schädigung des Endothels im traumatisierten Areal, aus der ein „capillary leakage syndrome" mit einer erhöhten Permeabilität für Proteine resultiert; diese fördern über den erhöhten kolloidosmotischen Druck im Interstitium durch Wasserzustrom das Verbren-

nungsödem (8, 9). Die Ödembildung im unmittelbar traumatisierten Gewebe vollzieht sich direkt im Anschluss an das schädigende Ereignis: Innerhalb von 6-8 Stunden kommt es zur stärksten Extravasation von hochmolekularen Proteinen; die Ödembildung erreicht ca. 24 Stunden nach der Verbrennung ihr Maximum und bleibt für die nächsten 2-3 Tage auf einem hohen Niveau bestehen. Erst in der Resorptionsphase nach 6-7 Tagen beginnt die langsame Rückbildung (10).

Doch bleibt die Ödembildung in vielen Fällen nicht ausschließlich auf den Ort der thermischen Schädigung begrenzt; bei Verbrennungen von mehr als 30-40 % der Körperoberfläche kommt es zu einer generalisierten Ödembildung (10). Das Ödem in den verbrennungsfernen Geweben entsteht dabei als Folge der Ab-

Tab. 1: Kriterien des „systemic inflammatory response syndrome (SIRS)"

- Fieber (≥38° C) oder Hypothermie (≤36° C) bestätigt durch eine rektale oder intravasale oder -vesikale Messung
- Tachykardie: Herzfrequenz ≥90/min
- Tachypnoe (≥20/min) oder Hyperventilation ($PaCO_2$ ≤4,3 kPa bzw. ≤33 mmHg)
- Leukozytose (≤12.000/mm^3) oder Leukopenie (≤4.000/mm^3) oder ≥10 % unreife Neutrophile im Differentialblutbild

senkung des kolloidosmotischen Druckes im Rahmen der Hypoproteinämie und setzt dementsprechend erst mit einer deutlichen zeitlichen Latenz ein (11, 12). Anteil an der Hypoproteinämie und damit auch an der Schwere und der zeitlichen Ausprägung hat neben dem Proteinverlust in der Verbrennungswunde auch die Plasmaverdünnung durch den therapeutischen kristallinen Volumenersatz und ist damit nicht nur Folge des Verbrennungsgeschehens, sondern auch der Behandlung. So kann die Gewichtszunahme durch Ödembildung nach einem schweren Verbrennungstrauma durchaus 10-15 % des ursprünglichen Körpergewichtes erreichen (1).

Die Resorptionsphase, in der es zur Rückresorption des Ödems und zur Rückbildung der Permeabilitätsstörungen kommt, beginnt etwa 72 Stunden nach dem auslösenden Ereignis. Zusammen mit einer begleitenden Dysregulation auf hormoneller Ebene (Stresshormone, Aldosteron, antidiuretisches Hormon) kann sich das Syndrom der inadäquaten ADH-Sekretion (SIADH) mit renaler Wasserrückresorption trotz intravasaler Hypervolämie ausbilden (13). Trotz der weiterhin großen Flüssigkeitsverluste über die Haut kann es so zu einer intravasalen Volumenüberfüllung mit konsekutiver Herzinsuffizienz und Lungenversagen (adult respiratory distress syndrome; ARDS) kommen. Konsequente Bilanzierung und ein invasives hämodynamisches Monitoring sind daher unabdingbare Bestandteile der intensivmedizinischen Behandlung schwerbrandverletzter Patienten (14, 15) (Tab. 2).

Tab. 2: Berechnungsmodelle zur Abschätzung des täglichen insensiblen Flüssigkeitsverlustes bei Kindern und Erwachsenen nach Verbrennungstrauma (nach 14 und 15). (VKOF: verbrannte Körperoberfläche in %)

* Erwachsene:
  Verlust (ml) = (25 + % VKOF bzw. nicht abgeheilte KOF) x KOF (m²) x 24
* Kinder:
  Verlust (ml) = (35 + % VKOF bzw. nicht abgeheilte KOF) x KOF (m²) x 24

Einteilung und Schweregrade von Verbrennungen

Zur Abschätzung oder Berechnung des Ausmaßes einer thermischen Verletzung können verschiedene Verfahren angewendet werden: Orientierend nach der Neuner-Regel nach WALLACE (Abb. 2) oder der Handflächenformel (16, 17), oder wesentlich genauer – vor allem bei Kleinkindern und Kindern – nach dem LUND-BROWDER-Schema (18) (Tab. 3). Der exakten Beurteilung von Ausmaß und Tiefe einer Verbrennung kommt eine nicht zu unterschätzende Bedeutung zu; Fehleinschätzungen führen oftmals zur Auswahl eines falschen Transportzieles oder zur inadäquaten Primärversorgung.

Verbrennungen Grad 1
Es handelt sich um eine oberflächliche Epithelschädigung mit den typischen Entzündungszeichen. Meist kommt es innerhalb von einer Woche zur narbenlosen Abheilung.

Verbrennungen Grad 2a
Hierbei sind die gesamte Epidermis und das obere Drittel der Dermis betroffen. Die klinisch typische Blasenbildung entsteht durch Abhe-

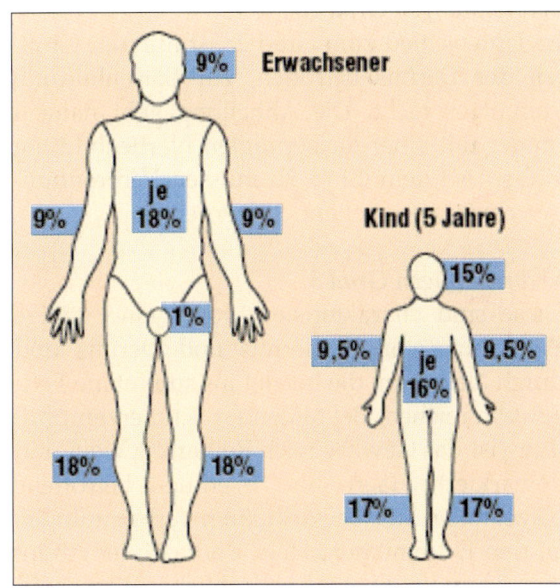

Abb. 2: Neuner-Regel zur Abschätzung der verbrannten Körperoberfläche (nach WALLACE [3]).

Tab. 3: *LUND-BROWDER-Schema zur genauen Bestimmung der verbrannten Körperoberfläche (nach 5)*

Körperteil	Neugeborene	1 Jahr	5 Jahre	10 Jahre	15 Jahre	Erwachsene
Kopf	19%	17%	13%	11%	9%	7%
Hals	2%	2%	2%	2%	2%	2%
Rumpf vorn	13%	13%	13%	13%	13%	13%
Rumpf hinten	13%	13%	13%	13%	13%	13%
beide Oberarme	8%	8%	8%	8%	8%	8%
beide Unterarme	6%	6%	6%	6%	6%	6%
beide Hände	5%	5%	5%	5%	5%	5%
Genital	1%	1%	1%	1%	1%	1%
Gesäß	5%	5%	5%	5%	5%	5%
beide Oberschenkel	11%	13%	16%	17%	18%	19%
beide Unterschenkel	10%	10%	11%	12%	13%	14%
beide Füße	7%	7%	7%	7%	7%	7%

ben der Epidermis an der Verbindung zur Dermis. An den erhaltenen Anteilen der Dermis freiliegende Nervenendigungen verursachen heftige Schmerzen. Die Abheilung erfolgt meist mit einer geringen Narbenbildung und einer Veränderung des Hautkolorits.

Verbrennungen Grad 2b
Im Unterschied zum Grad 2a ist nun der Großteil der Dermis betroffen, zur Blasenbildung kommt es nicht. Die Abheilung geht nahezu immer mit einer ausgeprägten Narbenbildung einher. Ab dem Grad 2b müssen Verbrennungen chirurgisch behandelt werden.

Verbrennungen Grad 3
Diese sind charakterisiert durch eine völlige Zerstörung von Epidermis und Dermis und durch Nekrosen, die bis tief ins subkutane Fettgewebe reichen. Bei fehlender Schmerzempfindung ist das Gewebe nach Reinigung weiß und demarkiert, Haare und eventuell betroffene Nägel fallen aus. Bei zirkulären Verbrennungen an den Extremitäten, Hals, Thorax oder Abdomen kann es zu vital bedrohlichen Einschnürungen (Kompartment-Syndrom) kommen. Eine operative Behandlung ist immer erforderlich.

Verbrennungen Grad 4
Verkohlungen (oder bei chemischen Verletzungen Lyse oder Kolliquation) von oberflächlichen und tiefen Strukturen, wie Muskeln, Sehnen, Knochen etc. Die Behandlung erfordert ausgedehnte Débridements (ggf. auch Amputationen).

Ausmaß, Ausdehnung und Schwere einer Verbrennung sind wichtige Determinanten für die Auswahl der Therapie und einer geeigneten Behandlungseinrichtung. Schwere oder besonders problematische Verbrennungen sollten daher an spezialisierten Kliniken (Verbrennungszentren) behandelt werden, die über besondere strukturelle und personelle Voraussetzungen für die Behandlung schwerbrandverletzter Patienten verfügen (Tab. 4).

Dysfunktion von Organsystemen nach Verbrennungstrauma
Herz-/Kreislauf-System
Wenn das Ausmaß des Verbrennungstraumas bei Erwachsenen 15 % und bei Kindern 8-10 % der Körperoberfläche überschreitet, muss mit der Ausbildung eines hypovolämischen Schocks gerechnet werden (19). Bei einem kleinen Teil selbst schwerbrandverletzter Patienten können

Tab. 4: Kriterien für die Verlegung in ein spezialisiertes Brandverletztenzentrum (gem. Leitlinien für Chemisch/ Thermische Verletzungen der Deutschen Gesellschaft für Verbrennungsmedizin (http://www.verbrennungsmedizin.de)

- Verbrennungen an Gesicht, Hals, Händen/Füßen, Ano-Genital-Region, Achselhöhlen, Bereiche über großen Gelenken oder sonstige komplizierte Lokalisationen,

- mehr als 15% zweitgradig verbrannte KOF

- mehr als 10% drittgradig verbrannte KOF

- mechanische Begleitverletzungen

- alle Inhalationsschäden

- Vorerkrankungen, Alter unter 8 oder über 60 Jahren

- alle elektrischen Verletzungen

erhöhte Katecholaminspiegel jedoch für längere Zeit über einen drastisch erhöhten systemischen Gefäßwiderstand hohe Blutdruckwerte bewirken. Für die Behandlung der Kreislaufinsuffizienz sollten zur Vermeidung von schweren Mikrozirkulationsstörungen ähnliche Zielwerte angestrebt werden, wie sie RIVERS für die Behandlung septischer Patienten empfiehlt: Zentraler Venendruck (ZVD) > 8 mmHg, systolischer Blutdruck > 90 mmHg oder mittlerer arterieller Blutdruck > 65 mmHg und eine zentralvenöse Sauerstoffsättigung > 70% (20).

Niere

In einer Untersuchung von KIM et al. entwickelten 19 % der Patienten mit einer verbrannten Körperoberfläche von mehr als 30 % ein akutes Nierenversagen, das signifikant mit einer erhöhten Mortalität korrelierte (21). Die Nierenfunktion wird beim Brandverletzten insbesondere durch die Hypovolämie und die teilweise exzessive Sekretion von ADH beeinflusst. Die adäquate Flüssigkeitssubstitution ist zur Vorbeugung des Nierenversagens der wichtigste therapeutische Ansatz. Zielwert für die Therapie sollte eine Diurese von mindestens 0,5 ml/kgKG/h sein.

Gastrointestinaltrakt

Im Rahmen von hypovolämischen Episoden oder einer ausgeprägten Vasokonstriktion im Splanchnikusgebiet kann es nach einer schweren Verbrennung zu Ischämien der Darmmukosa mit erheblicher Störung der Barrierefunktion kommen. Paralytischer Ileus, Ulzera und die Translokation von Bakterien sind häufige und gefürchtete Komplikationen, die mit entscheidend zur Entwicklung septischer Komplikationen und einer erhöhten Mortalität beitragen (22).

Blutgerinnung

Im Rahmen der Hyperinflammation nach einer Verbrennung kann es zu ausgeprägten Störungen der Blutgerinnung bis hin zur disseminierten intravasalen Gerinnung (DIG) oder einer Verbrauchskoagulopathie kommen. Die Literaturangaben zur Inzidenz der schweren DIG bei Brandverletzten sind insgesamt spärlich, lediglich eine größere Studie beschreibt in einer untersuchten Population von 3331 brandverletzten Patienten 3 Fälle von schwerer Verbrauchskoagulopathie (0,09 %) (23). Berücksichtigt man jedoch die Patienten, die nach einer schweren Verbrennung septische Komplikationen entwickeln, so muss sicherlich von einer weitaus größeren Zahl von Gerinnungskomplikationen ausgegangen werden.

Lunge

Auch ohne direkte thermische Einwirkung an den Atemwegen kann es im Rahmen der Verbrennungskrankheit oder komplizierenden Infektionen zu Störungen der Oxygenierung bis hin zum schweren ARDS kommen. Insgesamt kann man bei ca. 30 % der Brandverletzten mit pulmonalen Komplikationen verschiedenster Ausprägung rechnen (24). Die Prophylaxe pulmonaler Komplikationen (lungenprotektive Beatmung, Lagerung, etc.) zählt somit zu den besonderen intensivmedizinischen Herausforderungen bei der Behandlung schwerbrandverletzter Patienten.

Hypermetabolismus

Brandverletzte entwickeln häufig eine schwere und prolongierte Phase des Hypermetabolismus, die teilweise über mehrere Wochen hinweg besteht und durch einen massiven Proteinkatabolismus und Lipolyse gekennzeichnet ist (25, 26). Neben den teilweise exzessiven Flüssigkeitsverlusten (ca. 4000 ml/m² TBSA) ist die hypermetabolische Phase durch erhöhte Spiegel von Kortisol, Katecholaminen, proinflammatorischen Zytokinen und Glukagon gekennzeichnet, die wiederum zu Proteolyse, Lipolyse und Glukoneogenese beitragen (27).

Das Inhalationstrauma als Sonderform der schweren Verbrennung

Eine direkte Hitzeinhalation induziert ausgeprägte ödematöse Veränderungen im supraglottischen Bereich mit der großen Gefahr, dass sich dadurch eine komplette Atemwegsverlegung entwickelt. Die tieferen Bronchialabschnitte sind deutlich weniger gefährdet, da sich die inhalierten Gase durch Wasseraufnahme aus der Schleimhaut rasch abkühlen. Das Ödem der oberen Atemwege entwickelt sich auch nicht sofort, sondern beginnt meist erst nach 6-8 Stunden und erreicht sein Maximum nach ca. 48 Stunden (1). Bei der Inhalation toxischer Verbrennungsprodukte hingegen kann das gesamte respiratorische System bis in die Alveolen geschädigt werden. Ausmaß und Schwere der Schäden sind dabei direkt abhängig vom Grad der Wasserlöslichkeit der inhalierten Noxe und der Dauer der Exposition. Das mögliche Spektrum der klinischen Symptomatik kann bei gut wasserlöslichen Substanzen von der leichten Schleimhautirritation und Husten bis hin zum schwersten Bronchospasmus und toxischen Lungenödem variieren. PARK und Mitarbeiter konnten zeigen, dass die pathologischen Veränderungen sowie eine persistierende inflammatorische Reaktion der tiefen Lungenabschnitte auch noch 6 Monate nach dem Inhalationstrauma nachweisbar waren (28). Die Inhalation schlecht wasserlöslicher Noxen führt typischerweise erst nach einer Latenzzeit von 24-48 Stunden zu klinischen Symptomen bis hin zum ARDS.

Insgesamt umfasst die klinische Reaktion des respiratorischen Systems auf ein Inhalationstrauma eine Vielzahl von Möglichkeiten (1, 29, 30):

- verminderte Thorax- und Lungencompliance,
- gesteigerte Resistance mit erhöhter Atemarbeit,
- Mukosaödem,
- gesteigerter bronchialer Blutfluss,
- Zunahme des Totraums,
- Inaktivierung und Verminderung des Surfactant,
- Air-Trapping,
- Mikro- und Makroatalektasen,
- Lungenödem,
- Hypoxämie,
- ARDS.

Hinsichtlich der Mortalität steht das Inhalationstrauma an herausragender Stelle der Todesursachen bei Verbrennungsunfällen: Etwa 80 % der Todesopfer von Bränden sind als Folge der Inhalation toxischer Verbrennungsprodukte zu sehen (1). Am häufigsten ist die asphyktische Erstickung als Folge des Sauerstoffmangels. Bei Bränden in geschlossenen Räumen sinkt die Sauerstoffkonzentration bereits nach 2 Minuten auf unter 2 %, während die CO_2-Konzentration auf über 17 % ansteigt.

Die Kohlenmonoxidvergiftung ist dabei die häufigste unmittelbare Todesursache (24). Die 200-fach höhere Affinität zum Hämoglobin bewirkt, dass bereits 0,1 Vol. % CO in der Atemluft den CO-Hb-Anteil im Blut auf 50 % erhöht; ab diesem Anteil sind Bewusstseinsverlust und Koma zu erwarten. Bei 0,5 Vol. % CO kommt es innerhalb weniger Minuten zu Anoxie und Tod.

Die tracheobronchiale Schleimhautschädigung führt zu einer schweren Beeinträchtigung der mukoziliaren Clearence-Mechanismen. Schleimstau und Zelldetritus führen zu einer Okklusion der mittleren und kleinen Bronchien, distalen Atelaktasen, Airtrapping und einem Barotrauma (31). Die Verletzung der endothelialen und epithelialen Integrität auf alveolärer Ebene führt zu einer Exsudation von proteinreichem Plasma in die Alveolen, zur Verminderung des alveolären Surfactant und weiteren Atelektasenbildung mit der Konsequenz der meist raschen Ausbildung eines ARDS (32).

Standards bei der Erstversorgung schwerbrandverletzter Patienten

Präklinische Versorgung

Die intensivmedizinische Behandlung des Brandverletzten beginnt bereits in der prähospitalen Phase und umfasst gemäß der Consensus-Empfehlungen folgende Maßnahmen (33):

- Unterbrechung des Verbrennungsprozesses,
- Kühlung der Brandwunde,
- Abdecken der Brandwunde,
- Erhebung und Behandlung der unmittelbaren lebensbedrohlichen Zustände,
- Erhebung der Verbrennungsschwere,
- Venöse Zugänge und initiale Volumentherapie,
- Analgesie,
- Transport.

Nach der Rettung des Patienten sollte allenfalls kurzfristig und nur bei Verbrennungen von weniger als 20 % der Körperoberfläche eine lokale Kühlung mit 10-20 °C kaltem Leitungswasser oder feuchten Tüchern durchgeführt werden. Bei großflächigen Verbrennungen ist die lokale Kühlung wegen der drohenden Wärmeverluste nicht empfohlen, stattdessen sollte der Patient zum Wärmeerhalt mit Schutzfolie bedeckt werden (34).

Wie bei anderen Verletzungen auch, steht in der Frühphase der Behandlung die Stabilisierung der Vitalfunktionen im Vordergrund. Besonderes Augenmerk sollte gerade bei den brandverletzten Patienten auf eine adäquate Oxygenierung und ausreichende Volumenzufuhr gelegt werden. Legt der Unfallhergang ein Inhalationstrauma nahe, oder finden sich eine instabile Kreislaufsituation oder eine Bewusstseinstrübung, so sollte die Indikation zur frühzeitigen Intubation eher großzügig gestellt werden (Tab. 5). Die Volumentherapie orientiert sich an den gängigen Substitutionsformeln und sollte primär mit Elektrolytlösungen durchgeführt werden (Tab. 6) (35, 36). Neben der Gabe von Bronchidilatatoren bei einem Inhalationstrauma mit Bronchokonstriktion konzentriert sich die Pharmakotherapie in der Akutphase auf eine adäquate Analgesie und Sedierung; stark wirksame Opioide und/oder Ketamin S sollten bevorzugt eingesetzt werden

(37). Die systemische Gabe von Kortikoiden ist kontraindiziert, da es lediglich zu einer erhöhten Rate an infektiösen Komplikationen und zur Erhöhung der Mortalität führt, nicht aber die Ödembildung beeinflusst (38). Auch beim isolierten Inhalationstrauma kann weder die systemische noch die inhalative Gabe von Kortikoiden empfohlen werden, da ein positiver Effekt bisher nicht nachgewiesen werden konnte (39).

Klinische Versorgung

Nach den in Tabelle 4 aufgeführten Kriterien sollte der Transport von Brandverletzten entweder in eine nächstgelegene zur Primärversorgung geeignete Klinik oder sofort in ein spezialisiertes Brandverletzten-Zentrum erfolgen. Bereits im Vorfeld sollte die aufnehmende Klinik über das Verletzungsmuster und die für die weitere Versorgung des Patienten erforderlichen Fachdisziplinen informiert werden.

Die Aufnahme und klinische Erstversorgung des Patienten sollte in einem auf 35-40° C aufgeheizten Raum erfolgen, um das weitere Auskühlen zu vermeiden. Sinnvoll für die planmäßige Versorgung ist ein Schockraumprotokoll, das dem behandelnden Team einen Behandlungsalgorithmus vorgibt und zeitsparend strukturiert (34).

Tab. 5: Relative und absolute Indikationen für die Intubation nach Hitzeinhalation (mod. nach [1])

Relative Indikationen

- Verdacht auf ein Inhalationstrauma
- Schwere Verbrennung >50% TSBA
- Hämodynamische Instabilität
- lange Transportwege / Hubschraubertransport

Absolute Indikationen

- sichere Zeichen des Inhalationstraumas
  - inspiratorischer Stridor
  - ausgeprägte Bronchospastik
  - Lungenödem
- Bewusstseinstrübung / Bewusstlosigkeit
- zirkuläre Rumpfverbrennungen
- schwere Ateminsuffizienz
- schweres thermomechanisches Kombinationstrauma

Tab. 6: Berechnung der Volumensubstitution nach Verbrennungstrauma
(mod. nach [34]; TBSA = Total burned surface area, FFP = fresh frozen plasma)

Formel	Substanz	Menge	Intervalle
1) Elektrolyt-Substitution			
PARKLAND	RINGER-Laktat	4 ml / kgKG / %TBSA in 24 h	8 – 8 – 16 h
Ludwigshafen	RINGER-Laktat	1 ml / kgKG / %TBSA	4 – 4 – 8 – 8 h
BROOKE	RINGER-Laktat	2 ml / kgKG / %TBSA	24 h
2) Kolloid-Substitution			
EVANS	NaCl + Kolloid	1 ml + 1 ml / kgKG / %TBSA + 2000 ml Glukose 5%	24 h
BROOKE	RINGER-Laktat + Kolloid	1,5 ml + 0,5 ml / kgKG / %TBSA + 2000 ml Glukose 5 %	24 h
SLATER	RINGER-Laktat + FFP	2000 ml + 75 ml / kgKG	24 h
3) hypertone Natriumlösung			
MONAFO	NaCl (250 mEq Na/l)	nach Urinausscheidung	
WARDEN	RINGER-Laktat + NaHCO$_3$ (180 mEq Na/l)	nach Urinausscheidung	8 h
4) Dextran			
DEMLING	Dextran 40 + RINGER-Laktat + FFP	2 ml / kgKG / h x 8 h nach Urinausscheidung 0,5 ml / kgKG / h	18 h

Die schnelle und adäquate Primärtherapie sowie die initiale individuell adaptierte Volumentherapie ist in der Frühphase der Behandlung essentiell für die weitere intensivmedizinische und chirurgische Behandlung. Wenn möglich, sollten Vasopressoren (Noradrenalin) in der Initialphase vermieden werden, da die systemische Vasokonstriktion im Randgebiet der noch intakten kapillären Endstrombahnen die Mikrozirkulation weiter verschlechtern kann. Die Kombination aus Volumentherapie und Inodilatoren (Dobutamin) scheint hierfür geeigneter (40). Zielgrößen der Kreislauftherapie sind ein mittlerer arterieller Blutdruck oberhalb von 70 mmHg und eine Nierenausscheidung von 0,5 -1 ml/kgKG/h. Zur Steuerung einer differenzierten Volumen- und Katecholamintherapie ist dabei ein invasives hämodynamisches Monitoring (arterielle Kanüle, zentraler Venenkatheter, ggf. PICCO® oder Pulmonaliskatheter) unverzichtbar (41).

Nach der klinischen Erstversorgung und der initialen intensivmedizinischen Stabilisierung der Organfunktionen steht die chirurgische Therapie der Brandwunden im Vordergrund. Bei Verbrennungen, die an Fingern, Zehen, Extremitäten, Thorax oder Abdomen mindestens zwei Drittel der Zirkumferenz betreffen, sollte eine Escharotomie oder Dekompression erfolgen, um die Blutversorgung nicht zu gefährden und einem Kompartmentsyndrom vorzubeugen (34, 42, 43). Notwendige Osteosynthesen sollten so früh wie möglich in definitiver Verfahrensweise angelegt werden, da die Verbrennungswunden anfänglich noch steril sind (34). Nekrektomien und weitere plastisch-chirurgische Eingriffe hängen von der individuellen klinischen Situation ab, meist finden sie jedoch nicht vor dem 2. posttraumatischen Tag statt. Nach der Entfernung der Nekrosen muss der baldmöglichste Wundverschluss mit den verschiedenen Möglichkeiten der plastischen Defektdeckung erfolgen (Abb. 3). Die genaue Erläuterung der plastisch-chirurgischen Möglichkeiten zur Behandlung großflächiger Verbrennungswunden würde den Rahmen dieser Übersicht überschreiten, dazu sei auf die weiterführende Literatur der plastischen Chirurgie verwiesen. Auch auf die spezielle Intensivtherapie der begleitenden Organinsuffizienzen und die Behandlung der septischen Komplikationen kann an dieser Stelle nicht umfassend eingegangen werden; eine Übersicht über die allgemeinen Prinzipien und speziellen organprotektiven Ansätze ist in der Tabelle 7 dargestellt.

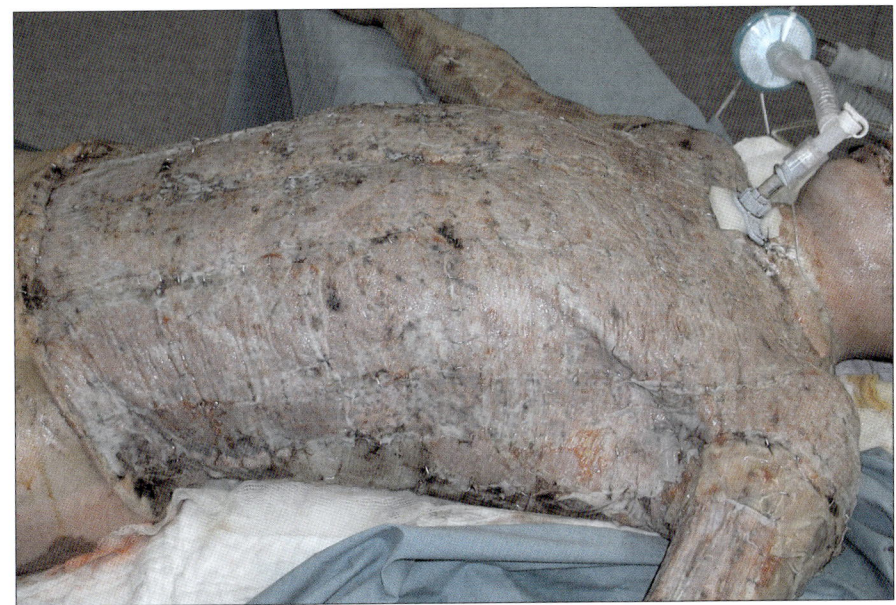

Abb. 3: Mesh-Technik nach großflächiger thorakaler Verbrennung.

Tab. 7: Prinzipien der Intensivtherapie bei Schwerbrandverletzten

▶ Immunomonitoring
  • Interleukin-6 (Inflammation), Procalcitonin (Infektion)
▶ Infektionsmonitoring
  • Wundabstriche, Blutkulturen, Trachealsekret
▶ Pneumonieprävention
  • halbaufrechte Körperposition, Surveillance von Infektionen und Erregern
▶ Aufrechterhaltung der Homöostase
  • Intensivierte Insulintherapie (Blut-Glukosespiegel 4,4 – 6,1 mmol/)
  • Frühe enterale Ernährung
  • Immunonutrition (Glutamin, Omega-3-Fettsäuren, Nukleotide)
  • Selektive Darm-Dekontamination
▶ spezifische Antibiotikatherapie
  • Nach den Empfehlungen der Paul-Ehrlich-Gesellschaft
▶ hämodynamische Stabilisierung
  • Erweitertes hämodynamisches Monitoring
  • Differenzierte Katecholamintherapie

• Zielgrößen:
  mittlerer arterieller Blutdruck ⩾65 mmHg
  ZVD ⩾8 mmHg
  Diurese ⩾0,5 ml/kgKG/h
  Zentralvenöse Sauerstoffsättigung ⩾70%
▶ Airway-Management und Beatmung
  • Frühe Indikation zur Beatmung
    Atemfrequenz > 35, muskuläre Erschöpfung, SaO_2 < 90%
  • Anwendung von PEEP
  • Lungenprotektive Beatmung
    6-8 ml/kgKG Atemzugvolumen, Plateaudruck < 30 cmH_2O
  • Ggf. Recruitment-Manöver und 135°-Seiten- bzw. Bauchlage
  • Anwendung eines Weaningprotokolls
▶ spezifische Sepsistherapie
  • Low-dose-Hydrokortison bei septischem Schock (200-300 mg/Tag über 7 Tage)
  • Drotrocogin alfa aktiviert (Xigris®) bei mehr als zwei Organversagen oder einem APACHE II-Score ⩾ 25 unter Beachtung der Warnhinweise und Kontraindikationen

Literatur

(1) KLOSE, R.: Thermisches Trauma. In: Eckart, Forst, Burchardi (Hrsg.): Intensivmedizin. Ecomed Landsberg/Lech, XIII-3, 1-35 (2004)

(2) http://www.verbrennungsmedizin.de

(3) ARTUSON, M.G.: The pathophysiology of severe thermal injury. J. Burn Care Rehabil., Vol. 6, 129 (1985)

(4) JACKSON, D.M.: The diagnosis of the depth of burning. Br. J. Surg., Vol. 40, 588 (1953)

(5) YOUN, Y.K., LALONDE, C., DEMLING, R.: The role of mediators in the response to thermal injury. World J. Surg., Vol. 16, 30-36 (1992)

(6) ARTURSON, G.: Pathophysiology of the burn wound and pharmacological treatment. Burns, Vol. 22, 255-274 (1996)

(7) DEITCH, E.A.: Multiple organ failure – Pathophysiology and potential future therapy. Ann. Surg., Vol. 216, 117-134 (1992)

(8) LUND, T., ONARHEIM, H., REED, R.K.: Pathogenesis of edema formation in burn injuries. World J. Surg., Vol. 16, 2-9 (1992)

(9) KINSKY, M.P., GUHA, S.C., BUTTON, B.M., et al: The role of interstitial Starling forces in the pathogenesis of burn edema. J. Burn Care Rehabil., Vol. 19, 1-9 (1998)

(10) HARMS, B.A., BODAI, B.I., KRAMER, G.C., et al: Microvascular fluid and protein flux in pulmonary and systemic circulations after thermal injury. Microvascular Research, Vol. 23, 77-86 (1982)

(11) PARKER, J.C., PERRY, M.A., TAYLOR, A.E.: Permeability of the microvascular barrier. In: Staub, N.C., Taylor, A.E. (Hrsg.): Edema. Raven Press New York, 143-187 (1984)

(12) KRAMER, G.C., NGUYEN, T.T.: Pathophysiology of burn shock and burn edema. In: Herndon, D.N. (Hrsg.): Total burn care. WB Saunders Philadelphia, 44-52 (1996)

(13) SHIRANI, K.Z., VAUGHAN, G.M., ROBERTSON, G.L., et al: Inappropriate vasopressin secretion (SIADH) in burned patients. J. Trauma., Vol. 23, 217-224 (1983)

(14) PRUITT, B.A.: The burn patient. I. Initial care. Cur. Probl. Surg., Vol. 16, 4-62 (1979)

(15) WARDEN, G.D.: Fluid resuscitation and early management. In: Herndon, D.N. (Hrsg.): Total burn care. WB Saunders Philadelphia, 53-60 (1996)

(16) WALLACE, A.B.: The treatment of burns. Oxford University Press London (1941)

(17) SHERIDAN, R.L., PETRAS, L., BASHA, G., et al: Planimetry study of the percent of body surface represented by the hand and palm: sizing irregular burns is more accurately done with the palm. J. Burn Care Rehab., Vol. 16, 605-606 (1995)

(18) LUND, C.C., BROWDER, N.C.: The estimation of areas of burns. Surg. Gynecol. Obstet., Vol. 79, 352-358 (1944)

(19) MONCRIEF, J.A.: Medical progress: burns. N. Engl. J. Med., Vol. 288; 444-454 (1973)

(20) RIVERS, E.P., NGUYEN, H.P., HUANG, D.T. et al: Early goal-directed therapy. Crit. Care Med., Vol. 32, 314-315 (2004)

(21) KIM, G.H., OH, K.H., YOON, J.W., et al: Impact of burn size and initial serum albumin level on acute renal failure occurring in major burn. Am. J. Nephrol., Vol. 23; 55-60 (2003)

(22) MAGNOTTI, L.J., DEITCH, E.A.: Burns, bacterial translocation, gut barrier function, and failure. J. Burn Care Rehabil., Vol. 26, 383-391 (2005)

(23) BARRET, J.P., GOMEZ, P.A.: Disseminated intravascular coagulation: a rare entity in burn injury. Burns, Vol. 31, 354-357 (2005)

(23) TEIXIDOR, H.S., NOVICK, G., RUBIN, E.: Pulmonary complications in burn patients. J. Can. Assoc. Radiol., Vol. 34, 264-270 (1983)

(25) PEREIRA, C.T., MURPHY, K.D., HERNDON, D.N.: Altering metabolism. J. Burn Care Rehabil., Vol. 26, 194-199 (2005)

(26) CONE, J.B.: What's new in general surgery: burns and metabolism. J. Am Coll. Surg., Vol. 200, 617-615 (2005)

(27) WILMORE, D.W., LONG, J.M., MASON, A.D. JR, et al: Catecholamines: mediator of the hypermetabolic response to thermal injury. Ann. Surg., Vol. 188, 653-669 (1974)

(28) PARK, G.Y., PARK, J.W., JEONG, D.H., et al: Prolonged airway and systemic inflammatory reactions after smoke inhalation. Chest, Vol. 123, 475-480 (2003)

(29) WEISS, S.M.: Acute inhalation injury. Clin. Chest Med., Vol. 15, 103-116 (1994)

(30) MURAKAMI, K., TRABER, D.L.: Pathophysiological basis of smoke inhalation injury. News Physiol. Sci., Vol. 18, 125-129 (2003)

(31) NGUYEN, T.T., GILPIN, D.A., MEYER, N.A., et al: Current treatment of severely burned patients. Ann. Surg., Vol. 223, 14-25 (1996)

(32) LINARES, H.A., HERNDON, D.N., TRABER, D.L.: Sequence of morphologic events in experimental smoke inhalation. J. Burn Care Rehabil., Vol. 10, 27-37 (1989)

(33) ALLISON, K., PORTER, K.: Consensus on the prehospital approach to burns patients management. Emerg. Med. J., Vol. 21, 112-114 (2004)

(34) GREGORY H.V., GAZYAKAN, E., GERMANN, G, et al: Die Akutversorgung Brandverletzter: Die qualifizierte Erstbehandlung bestimmt den Erfolg der weiteren Therapiemaßnahmen. Klinikarzt, Vol. 34, 241-248 (2005)

(35) WARDEN, G.D.: Burns hock resuscitation. World J. Surg. Vol. 16, 16-23 (1992)

(36) CZERMAK, C., HARTMANN, B., SCHEELE, S., et al: Burn shock fluid resuscitation and hemodynamic monitoring. Chirurg, Vol. 75, 599-604 (2004)

(37) MONTGOMERY, R.K.: Pain management in burn injury. Crit. Care Nurse Clin. North Am., Vol. 16, 39-49 (2004)

(38) MOYLAN, J.A., CHAN, C.K.: Inhalation injury – an increasing problem. Ann. Surg., Vol. 188, 34-37 (1978)

(39) HAPONIK, E.F.: Clinical smoke inhalation injury: pulmonary effects. Occupational Medicine, Vol. 8, 431-468 (1993)

(40) CARLETON, S.C.: Cardiac problems associated with burns. Cardiol. Clin., Vol. 13, 257-262 (1995)

(41) LONNECKER, S.: Initial management of severely burned patients from the anesthesiologic viewpoint. Unfallchirurg, Vol. 98, 184-186 (1995)

(42) WONG, L., SPENCE, R.J.: Escharotomy and fasciotomy of the burned upper extremity. Hand Clin., Vol. 16, 165-174 (2000)

(43) BURD, A., NORONHA, F.V., AHMED, K., et al: Decompression not escharotomy in acute burns. Burns, Vol. 32, 284-292 (2006)

Bildgebende Diagnostik bei Thoraxverletzungen

Jens Thiele

Einleitung

Thoraxtraumata gehören zu den häufigsten Verletzungen beim Polytrauma. Sie können in unterschiedlicher Kombination Thoraxwand, Lungen, Mediastinalorgane und Zwerchfell betreffen. Schwere Thoraxverletzungen liegen bei bis zu 45 % der Mehrfachverletzungen vor. Dabei sind penetrierende Traumata mit einem Anteil von ca. 8 % eher selten. Je nach Elastizität des Brustkorbes wird die kinetische Energie des Unfalls von der Thoraxwand auf das Lungenparenchym sowie die mediastinalen Organe übertragen. Deshalb kommen neben den sichtbaren und tastbaren Thoraxskelettverletzungen viel häufiger Organparenchymverletzungen vor. Das hat zur Folge, dass weder der Grad der Gewalteinwirkung noch die sichtbaren Thoraxwandverletzungen direkten Hinweis für mögliche Parenchym- und Gefäßverletzungen geben können. Ziel der initialen Diagnostik ist die schnelle Erkennung und Behandlung akut lebensbedrohlicher Situationen.

Insbesondere die Lungenkontusion ist im Rahmen der Traumatisierung der Thoraxorgane von prognostischer Bedeutung und kann zu einem posttraumatischen ARDS führen.

Die bildgebende Diagnostik in der Folge einer Thoraxverletzung, insbesondere bei polytraumatisierten Patienten, sollte in 2 Phasen betrachtet werden:

1. Primärbeurteilung (im zeitlichen Zusammenhang mit der Schockraumbehandlung).
2. Sekundärbeurteilung (Verlaufsbeurteilung der respiratorischen Funktion der Lunge, Diagnostik der Komplikationen).

Primärbeurteilung

– Atemwegsobstruktionen,
– Spannungspneumothorax,
– offener Pneumothorax,
– Hämatothorax,
– Perikardtamponade,
– instabiler Thorax.

Sekundärbeurteilung

– Aortenruptur,
– Oesophagusperforation,
– Zwerchfellruptur,
– Perforation des Tracheobronchialbaumes,
– Lungenkontusion.

Thoraxröntgenaufnahme im Liegen

Die Thoraxübersichtsaufnahme im Liegen bei einem schwerverletzten Patienten erfolgt zumeist in unmittelbarer räumlicher und zeitlicher Beziehung zur Schockraumbehandlung des Patienten. Die Aufnahme wird häufig mit einem mobilen Röntgengerät angefertigt. Dabei wird eine Filmkassette oder eine DLR-Kassette (Digitale Luminiszenzradiographie) unter den Thorax des Patienten geschoben, der sich in Rückenlage befindet. Der Abstand der Röntgenröhre sollte etwa 1 m zur Kassette betragen. Anzustreben ist eine Aufnahme in Apnoe, jedoch ist bei nicht kooperativen bzw. polytraumatisierten Patienten eine Aufnahme während der Atemexkursion zu vertreten. Die Auswertung der Thoraxaufnahme erfolgt unmittelbar und während der Notfallversorgung des Patienten. Wichtig bei der Beurteilung der Thoraxaufnahme im Liegen sind:

– Zwerchfellgrenzen,
– Recessus phrenicocostalis lateralis,
– Herzgröße und Konfiguration,
– mittleres und oberes Mediastinum,
– zentrale Lungengefäßzeichnung,
– Belüftung beider Lungen,
– Thoraxwand.

Die Thoraxaufnahme im Liegen hat insbesondere bei dem nicht kooperativen bzw. polytraumatisierten Patienten vorhersehbare eingeschränkte Aussagekraft. Insbesondere während der Atemexkursion und den technisch bedingten Aufnahmezeiten (1,5 - 2 Sekunden) sind in dieser Untersuchungstechnik pulmonale Strukturen sowie Zwerchfell und Herzkonturen teilweise unscharf abgebildet.

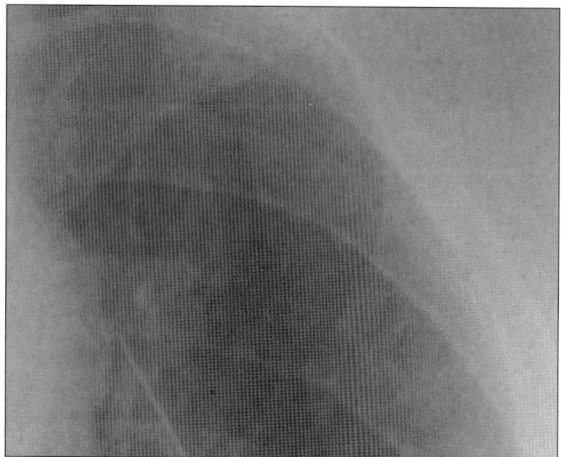

Abb. 1a: Im Liegen.

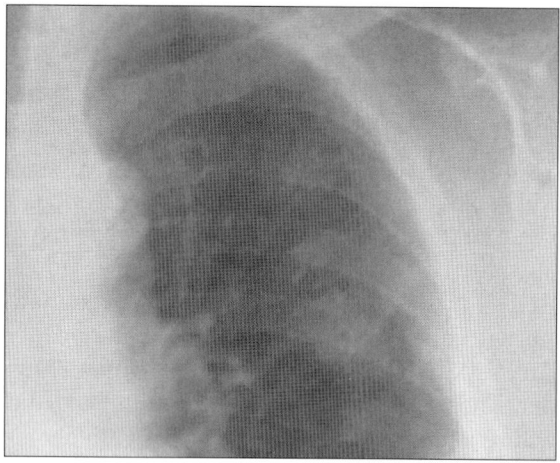

Abb. 1b: Im Stehen.

Hinzu kommt eine lagebedingte (liegend) Veränderung der Herzkonfiguration sowie der zentralen Lungengefäßzeichnung, als auch eine Änderung der mediastinalen Breite. Einschränkend sollte in der Notfallsituation die interstitielle Lungenstruktur bewertet werden, da sie

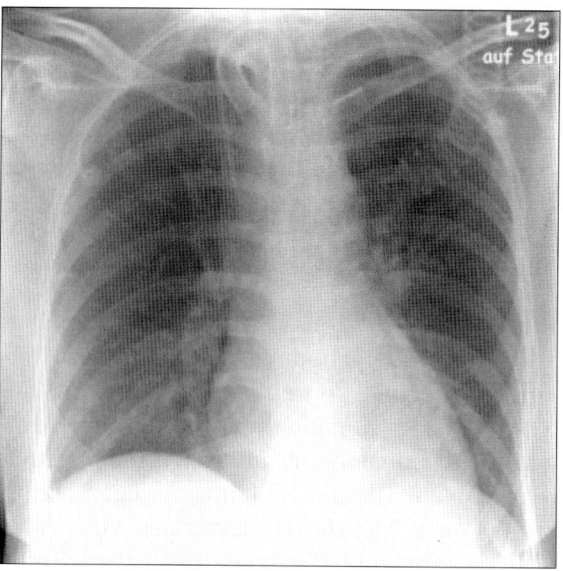

Abb. 1c: Thoraxaufnahme im Liegen in anteriorer-posteriorer Projektion.

in Unkenntnis der pulmonalen Grunderkrankung des Patienten einer großen individuellen Variationsbreite unterliegt.

Die Thoraxaufnahme im Liegen stellt den Ausgangsbefund für weitere Verlaufskontrollen dar. Frühzeitige Wiederholungsaufnahmen sind bei akuter klinischer Veränderung der Ventilation, plötzlicher Aspiration sowie bei Veränderungen der restriktiven Lungenfunktion (z.B. ARDS, Schocklunge) als auch nach Anlage einer Pleuradrainage und als postoperative Situationsaufnahme frühzeitig anzufertigen. Dabei ist es notwendig, eine standardisierte Aufnahmetechnik zu verwenden. Insbesondere die Größenveränderung des Mediastinums und die Herzkonfiguration erfordern eine genaue Einhaltung des Abstandsgesetzes.

Aufgrund der typischen Luftansammlung im oberen vorderen Teil des Pleuraspaltes bei einem Pneumothorax ist es im Einzelfall notwendig, eine Thoraxaufnahme am *sitzenden* Patienten anzufertigen. Die sitzende Position ist hinsichtlich der Beurteilung der übrigen Thoraxorgane (Mediastinum, Herzgröße und -konfiguration, Lungengefäßzeichnung und Belüftungszustand der Lungen) sehr eingeschränkt zu beurteilen. Die Thoraxaufnahme am sitzenden

Patienten sollte lediglich als Zusatzaufnahme in Ausnahmefällen angefertigt werden.

Aufnahme des knöchernen Hemithorax in 2 Ebenen

Die genaue Beurteilung einer Rippenfraktur, insbesondere das Ausmaß von Rippenserienfrakturen und Rippenstückfrakturen (flail chest) bedarf einer Röntgenaufnahme in 2 Ebenen in sogenannter Knochentechnik. Bei stumpfen Thoraxtraumen ist es häufig notwendig, bilaterale Rippenfrakturen auszuschließen, sodass die getrennten Aufnahmen beider Hemithoraces indiziert sind. Abhängig von der Notfallsituation im Schockraum sowie der therapeutischen Konsequenz sollten diese zusätzlichen Aufnahmen in der Primärphase in der Regel nicht erfolgen. Diesbezüglich erscheint uns die Thoraxaufnahme am liegenden Patienten in der Primärbeurteilung eines Thoraxtraumas hinsichtlich der unmittelbaren Behandlung lebensbedrohlicher Situationen von Thoraxverletzungen in aller Regel ausreichend.

Computertomographie des Thorax

Die Computertomographie (CT) ist die entscheidende bildgebende Methode in der weiterführenden Abklärung des Thoraxtraumas. Bei dem polytraumatisierten Patienten wird die CT zunehmend bereits in der Primärdiagnostik nach der Thoraxaufnahme eingesetzt. Die CT vermittelt bei geringer Patientenbelastung umfassende Informationen, insbesondere über Verletzungen des Mediastinums (Gefäßverletzungen, Oesophagus- und Trachealruptur), des Zwerchfelles und der Lunge. Pleuraverletzungen (Hämato- und Pneumothorax) können früher als mit der konventionellen Röntgenaufnahme erkannt werden. Die Diagnostik von knöchernen Verletzungen, insbesondere Wirbelsäule- und Sternumfraktur, ist durch entsprechende Fensterung gleichzeitig ohne ergänzende Untersuchung möglich. In Abhängigkeit vom Schweregrad der Verletzung werden die computertomographischen Aufnahmen während der Spontanatmung des Patienten durchgeführt. Dabei können die feinen interstitiellen Lungenstrukturen sowie die

Thoraxwand bedingt unscharf abgebildet werden. Die Methode ist jedoch hinreichend aussagekräftig für Störungen in der Ventilation (Lungenrissverletzung, Lungenkontusion) sowie alle Formen der emphysematischen Lungenverletzungen (Mediastinalemphysem, Pleuraemphysem, Hautemphysem).

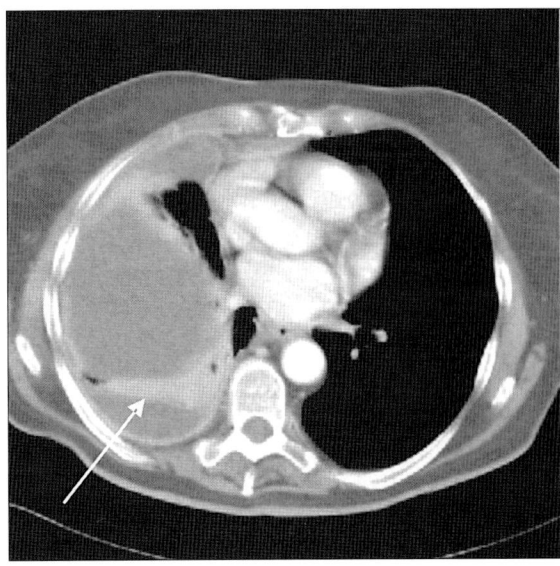

Abb. 2: Spiral-CT des Thorax; Weichteiltechnik; Kontrastierung der großen Gefäße des Mediastinums; Pleuraerguss; basale Kompressionsatelektase (Pfeil).

Patienten mit einer ausreichenden Compliance sowie beatmete Patienten können unter entsprechenden Untersuchungsbedingungen (breath hold, kurzzeitige Pause der künstlichen Beatmung) viel genauer hinsichtlich feinster Lungen- und Mediastinalverletzungen untersucht werden. Dabei ist die Spiral-CT-Technik von Vorteil, da hier Umlaufzeit und Tischvorschub während einer Untersuchung variabler gestaltet werden können. Die Untersuchungszeit für den Thorax beträgt zwischen 15 und 20 Sekunden.

Mit der modernen Multislice-CT-Technik (MSCT) kann die Untersuchungszeit wiederum um den Faktor 2 verkürzt werden. Zusätzlich entstehen sogenannte 3D-Datensätze der Thoraxorgane, die im Rahmen der Nachverarbeitung in koronare und sagittale Bilder rekonstruiert werden können. Der relative Aufwand der Nachbearbeitung der Bilddaten wird durch die Entwicklung der Software auf den Workstation zunehmend verkürzt, sodass diese bildgebende Diagnostik in die Primärbeurteilung des Thoraxtraumas zunehmend eingehen wird.

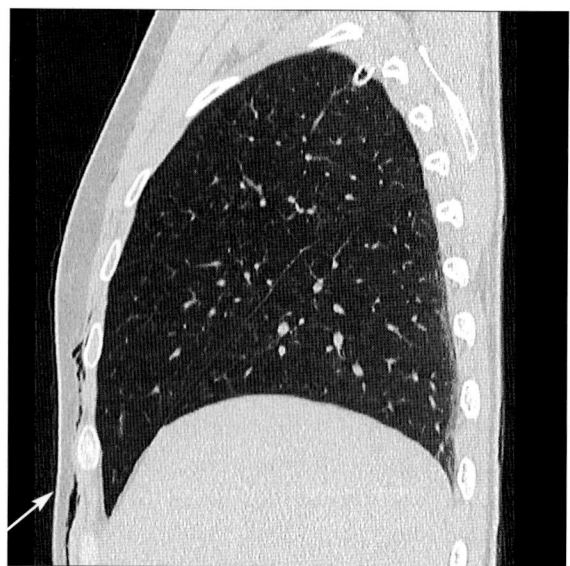

Abb. 4: Sagittale Rekonstruktion einer Multislice CT-Untersuchung. Darstellung der Lappengrenzen; Hautemphysem ventral (Pfeil).

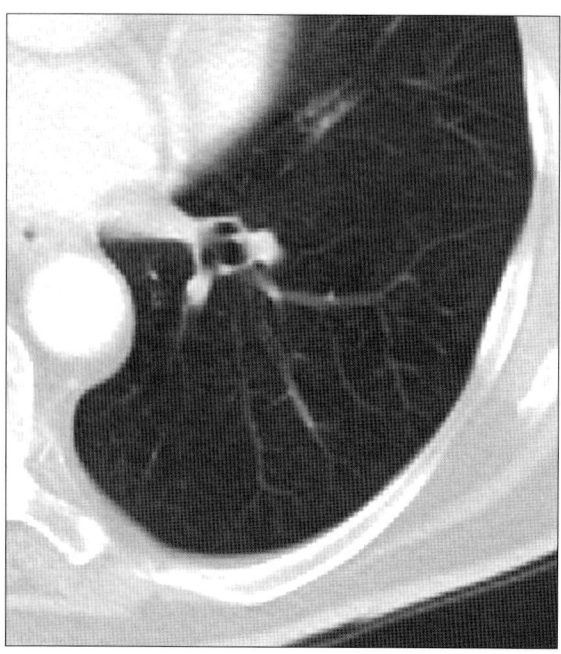

Abb. 3: Spiral-CT; normale Bildkonstruktion; Lungenfenster; Diagnostik interstitieller Strukturen.

Mit der schnellen Datenakquisition in der Singleslice- und Multislice-CT-Technik ist auf die gleichzeitige Untersuchung des Thoraxtraumas mit Kontrastmittel zu diskutieren. Damit könnten bereits in der Primäruntersuchung des Thoraxtraumas kardiale und vaskuläre Verletzungen erkannt werden. Angesichts des engen Zeitfensters der bildgebenden Diagnostik im Rahmen der Primärbehandlung des akuten Thoraxtraumas sollten Kontrastmitteluntersuchungen als alleinige Untersuchung primär durchgeführt werden.

Die Computertomographie hat eine erhebliche Bedeutung in der Verlaufsbeurteilung von Thoraxtraumen, da sie in idealer Weise feinste interstitielle Lungenveränderungen erkennen lässt. Gleiches gilt für die Verlaufsbeurteilung

der Lungenkontusion sowie der hypoxischen Lungenerkrankungen, die insbesondere bei Thoraxtraumen eine prognostische Bedeutung haben. Hier sollte frühzeitig auch bei Intensivpatienten gleichzeitig oder ergänzend zur Thoraxliegeaufnahme eine computertomographische Untersuchung durchgeführt werden. Dabei besteht die Möglichkeit einer hochauflösenden Bildrekonstruktion (HR-Technik). Die HR-Technik erlaubt die Beurteilung der Sekundärlobulie sowie die Differenzierung von intraalveolären und interstitiellen Flüssigkeitsansammlungen.

Bei Thoraxwandtraumen sind insbesondere Rippenfrakturen in der Singleslice-CT häufig schwer zu beurteilen. Hier ist die neue Technik der Multislice-CT mit ihrer 3-dimensionalen Rekonstruktion des Bilddatensatzes als gleichwertig zu betrachten. Neueste Computerprogramme können dabei die Weichteile der Thoraxwand sowie die knöcherne Thoraxwand separieren und das Thoraxskelett in 3-dimensionaler Sichtweise wiedergeben.

Aufgrund des hohen Dichteauflösungsvermögens der Computertomographie wird die Diagnostik des Mediastinums und der mediastina-

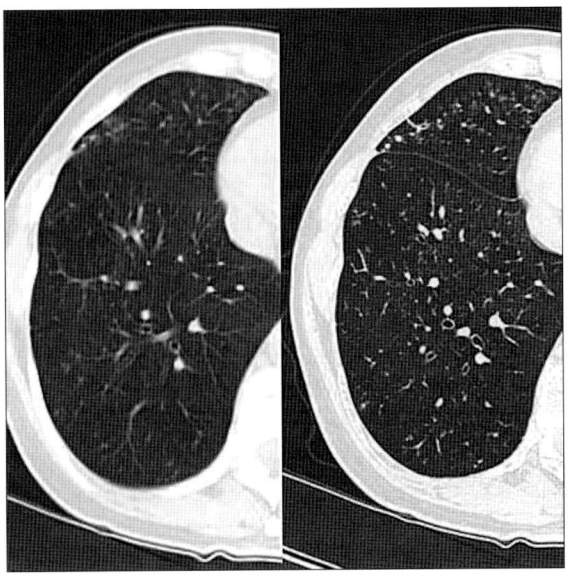

Abb. 5: Vergleich normale (links) und hochauflösende Bildkonstruktion (rechts), verbesserte Darstellung der interstitiellen Strukturen.

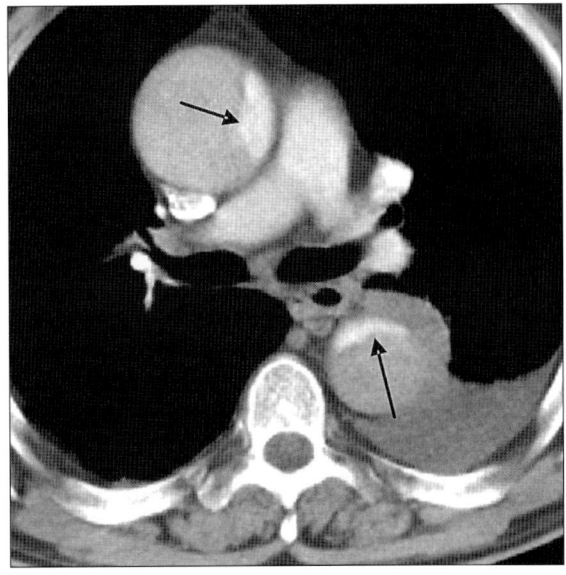

Abb. 6a: CT-Thorax mit Kontrastmittel; Aortendissektion; kleines halbmondförmiges „wahres" Lumen der Aorta ascendens und descendens (Pfeile).

len Verletzung bei dem Thoraxtrauma in idealer Weise wiedergegeben. Feinste Rissverletzungen mit Eindringen von Luft um das Mediastinum sind hoch sensitiv nachweisbar. Auch eine frische Blutansammlung im Mediastinum ist aufgrund der erhöhten Dichte (55 bis 60 HE) gegenüber dem mediastinalen Fettgewebe (5 bis 10 HE) und den mediastinalen Gefäßen (25 bis 30 HE) gut zu differenzieren. Erfolgt sogar eine primäre Kontrastierung der Gefäße durch eine intravenöse Gabe von jodhaltigem Kontrastmittel bei der Erstuntersuchung, können Rissverletzungen der Gefäße und Gefäßverlagerungen sowie Kompressionen gut diagnostiziert werden.

Mit einer Rotationszeit von 800 Millisekunden (Singleslice-CT) und minimale 500 Millisekunden (Multislice-CT) gelingt es jedoch nicht, das Herz in Ruhelage abzubilden. Häufig können jedoch Veränderungen des Perikards mit einer Verdickung über 2 bis 3 mm als pathologisch erkannt werden, sodass es im Einzelfall gelingt, Perikardtamponaden zu diagnostizieren. Myokardiale Verletzungen sowie traumatische Veränderungen der Herzbasis und der Aortenwurzel sind zumeist nicht direkt nachweisbar.

Angiographie

Die Angiographie ist ein invasives diagnostisches Verfahren zur Darstellung von arteriellen und venösen Gefäßen. Hierbei wird in aller Regel die SELDINGER-Technik angewendet, wobei arteriell ein intraluminaler Katheter zumeist von der Inguinalregion zum Bulbus aortae oder venös zum rechten Vorhof / rechten Ventrikel bzw. direkt in den Pulmonalishauptstamm platziert wird. Mit der Angiographie ist eine genaue Lokalisationsdiagnostik und Schweregradbestimmung einer arteriellen mediastinalen Gefäßverletzung, insbesondere einer Aortenruptur, möglich. Bei ausreichender Beurteilbarkeit einer Spiral-CT-Untersuchung mit Kontrastmittel ist jedoch eine ergänzende Angiographie häufig nicht notwendig. Die gezielte Untersuchung der Aortenwurzel bzw. der Koronargefäße ist jedoch im Einzelfall indiziert, stellt jedoch insgesamt eine sehr seltene Fragestellung dar.

Magnetresonanztomographie (MRT)

Die Kernspintomographie (KST, MRT) ist keine bildgebende diagnostische Methode der Primärbeurteilung von Thoraxtraumen. Sowohl die Sicherheitsbestimmungen der Magnetuntersuchung als auch die relativ langen Untersuchungszeiten (Messzeiten) erlauben es zum Teil nicht, akut verletzte Patienten kernspintomographisch zu untersuchen. Zusätzlich ist eine spezielle Überwachungseinheit sowie ein Beatmungsgerät im Magnetraum selbst notwendig, die in aller Regel nicht zur Verfügung stehen.

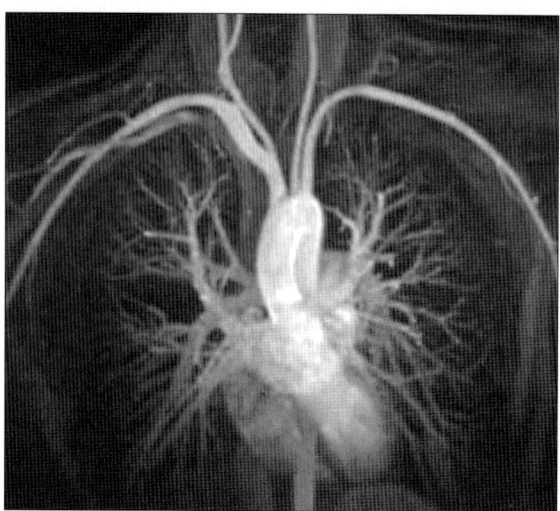

Abb. 6b: Kernspintomographische Angiographie und multiplanare Projektion (MIP) der thorakalen und supraaortalen Gefäße.

Dennoch besitzt die MRT eine hohe Treffsicherheit bei der Diagnostik von Aortenverletzungen (Aneurysma dissecans), insbesondere im Bereich der Aorta ascendens, aber auch bei arteriell pulmonalen und supraaortalen Gefäßverletzungen.

Einen weiteren Vorteil bietet die multiplanare Schichtführung der Kernspintomographie und die Möglichkeit der EKG-getriggerten Herzuntersuchung bei einer Zeitauflösung von 50 Millisekunden und damit einer ausreichenden Beurteilung der Herzwand sowie der Herzklappen. In der sogenannten CINE-Technik können Funktionsstörungen unter anderem bei Perikardeinblutungen, jedoch auch bei Myokardkontusion dargestellt werden. In nahezu idealer Weise werden posttraumatisch bedingte aneurysmatische Wandveränderungen dargestellt. Die MRT besitzt zur Zeit keinen festen Stellenwert in der Diagnostik des Thoraxtraumas.

Sonographie

Die Sonographie ist ein allgemein verfügbares Untersuchungsverfahren, das sowohl in der Primärbeurteilung lebensbedrohlicher Thoraxaffektionen (Schockraum, Intensivstation, Radiologie) als auch im Rahmen der Verlaufskontrolle eingesetzt werden kann. Dabei bedarf es zum Nachweis eines Hämatothorax bzw. eines Pleuraergusses keiner besonderen Schallkopftechnik. Eine B-Bild-Beurteilung bereits mit einem 3,5 MHz-Schallkopf erlaubt eine gute Sensitivität beim Nachweis von Flüssigkeitsansammlungen im Pleuraspalt.

Die subcostal bzw. intercostal durchgeführte Echokardiographie zur Beurteilung einer perikardialen Läsion bzw. einer Perikardtamponade erfordert eine besondere Vektorschallkopftechnik. Hier sind höherfrequente Schallköpfe (5 MHz) notwendig. Zusätzlich bedarf es einer gewissen Erfahrung in der Ultraschalltechnik, um die perikardialen Strukturen umfassend darzustellen. Ausreichend ist in aller Regel ein 4-Kammerblick bzw. die Einstellung der schallkopfnahen Herzabschnitte (Herzspitze), um Flüssigkeit oder Blut im Perikardspalt darzustellen. Hinsichtlich der perikardialen Beurteilung ist jedoch die Sonographie in der Primärbeurteilung lebensbedrohlicher Thoraxverletzungen in der Routine kaum einsetzbar.

I. Stumpfes Thoraxtrauma

Rippenfrakturen
Thoraxröntgen:
– Aufhellungslinie im Rippenverlauf,
– Stufenbildung und Dislokation der Fragmente,
– Gefügestörung der Kostotransversalgelenke.

Cave:
Frakturen des kostochondralen Überganges können evtl. übersehen werden.

Hemithorax in 2 Ebenen:
– Achsenveränderung im Rippenverlauf,
– Stufenbildung in der kortikalen Linie,
– Aufhellungslinien.

Computertomographie (CT):
- Strukturunterbrechung im Verlauf der Rippen,
- Thoraxwandhämatom (DD: alte Rippenfrakturen – „Kugelkallus").

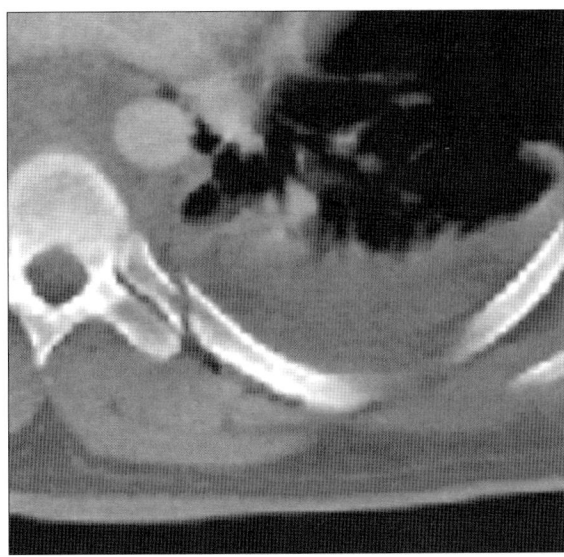

Abb. 7: CT Thorax, Rippenfraktur ohne Dislokation im kostotransversalen Gelenk links.

Cave:
Die Diagnose von Rippenfrakturen erfolgt vorrangig klinisch.

Flail Chest
(Anteriore, laterale oder posteriore Stückfrakturen von 3 oder mehr benachbarten Rippen).

Thoraxröntgen:
- Inspiration: Der „lose" Thoraxbereich bewegt sich nach innen.

Cave:
Aufnahme in Inspiration und Exspiration mit divergenter Bewegung der Frakturen.

Hemithorax in 2 Ebenen:
- Nachweis des „losen Thoraxbereich" nur im tangentialen Strahlengang,
- Verlaufskontrolle nach operativer Stabilisierung (gezielte Aufnahme nach Lokalisation).

Computertomographie (CT):
- Idem Röntgenthorax,
- Pseudohernierung der Lungen im Frakturbereich nach lateral.

Cave:
Nach Intubation und Beatmung nicht mehr sichtbar (innere Schienung).

Pneumothorax
Thoraxröntgen (Exspiration)
- Pleuraspalt luftgefüllt, strukturlos,
- Konturlinie des Lungenrandes,
- im Liegen häufig Lungenspitze.

Cave:
Pneumothorax ventral (z.B. bei Pleuraadhäsionen) kaum erkennbar.

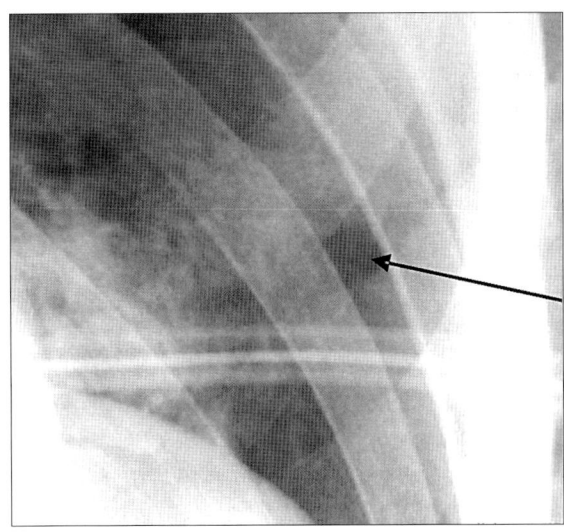

Abb. 8: Thoraxröntgenaufnahme (Ausschnittsvergrößerung); Pneumothorax; Pleura visceralis tangential abgebildet (Pfeil).

Spannungspneumothorax (Sonderfall)
Thoraxröntgen:
- Mediastinalverlagerung zur kontralateralen Seite,
- Minderbelüftung der gegenseitigen Lunge,
- Mediastinalverbreiterung rechts durch Rückflussbehinderung des venösen Blutes,
- breite Luftsichel im Pleuraspalt der erkrankten Lunge (Ventilmechanismus).

Cave:
Die Diagnose muss klinisch gestellt werden. Röntgenkontrollaufnahme nach Einlegen eines Thoraxdrains.

Thoraxröntgen nach Anlage eines Thoraxdrains:
- Thoraxdrain in mittlerer Axillarlinie auf Höhe der Mamille (4. bis 5. ICR),
- Verkleinerung des Pneumothorax (Ausschluss Parenchymfistel – air leak).

Cave:
Nach Entfernung der Thoraxdrainage Thoraxröntgenaufnahme in Exspiration.

Computertomographie (CT):
- Lokalisation eines Lungenrisses,
- Ausschluss eines Bronchialrisses und Mediastinalemphysems,
- Kontrolle und Lage der Thoraxdrainage.

Hämatothorax
Thoraxröntgen:
- Flächenhafte, häufig basal betonte Eintrübung (im Liegen),
- Verschattung des Recessus lateralis mit lateral ansteigender Kontur (im Stehen),
- Interlobärverschattung,
- vollständige Transparenzminderung des re. Hemithorax (Syndrom der „Weißen Lunge").

Cave:
Die Transparenzminderung durch den Pleuraerguss demarkiert Lungenparenchymerkrankungen (z.B. Lungenkontusion).

Cave:
Ein kombinierter Sero-/Pneumothorax ist nur in der Aufnahme im Stehen (Spiegelbildung) nachweisbar.

Sonographie:
- Inhomogen echoarmer bis echoreicher Pleuraspalt lateral der Lunge,
- Belüftungsstörungen und Lungenkontusionen im angrenzenden Lungengewebe.

Cave:
Hämatothorax im Lungenspitzenbereich schwer erkennbar (Schultergürtel).

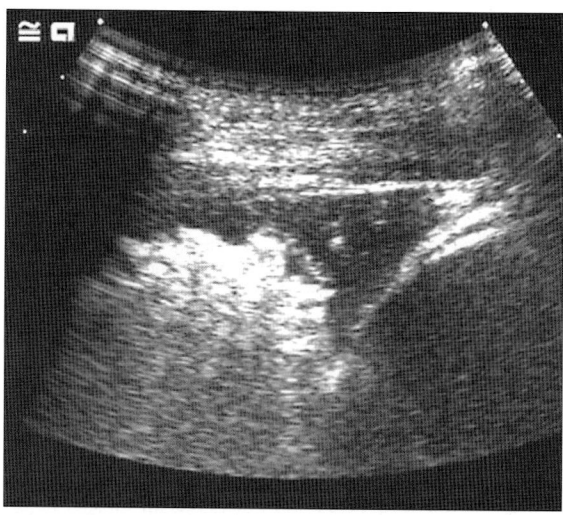

Abb. 9: Sonographie linke Thoraxapertur. Pleuraerguss (echoarm). Dystlektase der angrenzenden basalen Lunge (echoreich).

Computertomographie (CT):
- Hyperdense Flüssigkeit (50 bis 65 HE) mantelförmig, lateral der Lunge,
- häufig dorsal,
- Nachweisgrenze 50 ml.
- *Nachweis der Ursache*
  - Lungenrissverletzung,
  - hilusnahe Lungenverletzungen (Bronchialabriss, Verletzung der Arteria pulmonalis und Venae pulmonalis),
  - Hämato-/Serothorax mit Spiegelbildung (lageabhängig),
  - Aortenverletzung (kontrastmittelunterstützte Untersuchung).

Cave:
Erschwerte Abgrenzbarkeit von Hämatothorax und Hämatoperitoneum sowie Leber- und Milzkapselblutung.

Subkutanes Emphysem, Hautemphysem und mediastinales Emphysem
Thoraxübersicht:
- Gefiederte, teils fächerförmige Luftansammlung in den Weichteilen der Thoraxwand (lateral),
- gefiederte Aufhellung der Lungenstruktur und der Rippen (ventral und dorsal),

– blasige Lufteinschlüsse in der verdickten Haut,
– *vertikale* paramediastinale und parakardiale Haarlinie (Pleura mediastinalis).

Cave:
Die Beschreibung des Hautemphysems hat per se keine therapeutische Bedeutung – Diagnostik der Ursache!

Computertomographie:
– Hochsensitiver Nachweis von Lufteinschlüssen mit bogig linearer Konfiguration entsprechend dem Aufbau des Weichteilgewebes (Haut, intermuskuläre Septen, Kompartimente der Halsweichteile sowie des Mediastinums),
– Lokalisation der mediastinalen Lufteinschlüsse hinsichtlich Art der Verletzung (Pneumothorax, Trachealverletzung, Oesophagusverletzung, Perikardverletzung).

Cave:
Hohe Sensitivität der CT beim Nachweis eines Weichteilemphysems!

Lungenkontusion
Thoraxröntgen:
– Fleckige, zum Teil konfluierende Verschattung am Ort der Gewalteinwirkung oder der Gegenseite (Contre-Coup).

Cave:
In der Frühphase röntgenologisch häufig noch nicht nachweisbar (Pathophysiologie!).

– Segmentale oder lobäre flächenhafte Herdverdichtung – Ventilationsstörung (Intermediärphase),
– Überblähung der gesunden Lungenseite.

Cave:
Tägliche Verlaufskontrolle des beatmeten Patienten bei Therapie der Ventilations-/Perfusionsstörung!

– Segmentale homogene Verschattung – posttraumatische Atelektase,
– konfluierende Fleckschatten mit positivem Bronchopneumogramm – posttraumatische – Pneumonie (Spätphase),

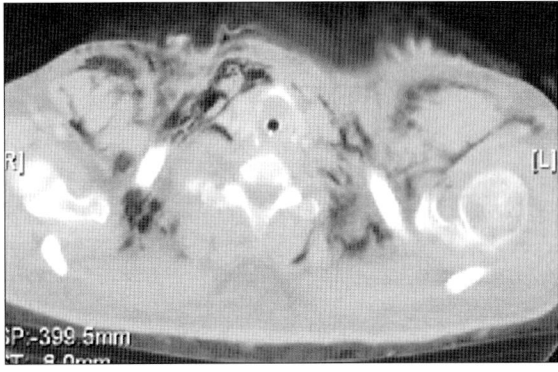

Abb. 10: CT Thorax/Hals nativ; gefiedertes hypodenses Mediastinal- und Hautemphysem.

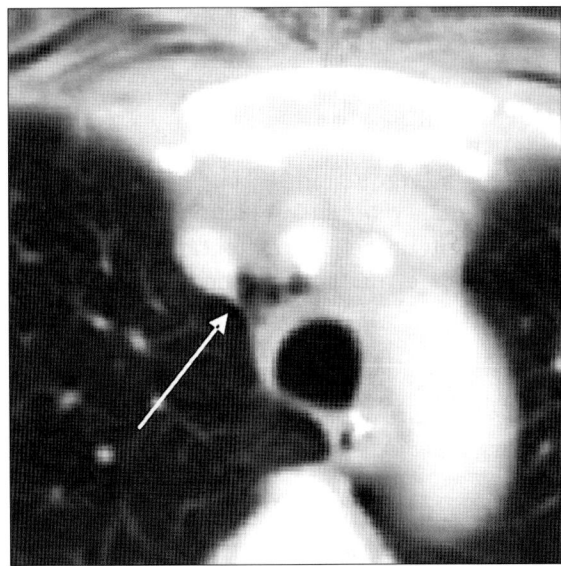

Abb. 11: CT Mediastinum mit Kontrastmittel; geringes Mediastinalemphysem (Pfeil).

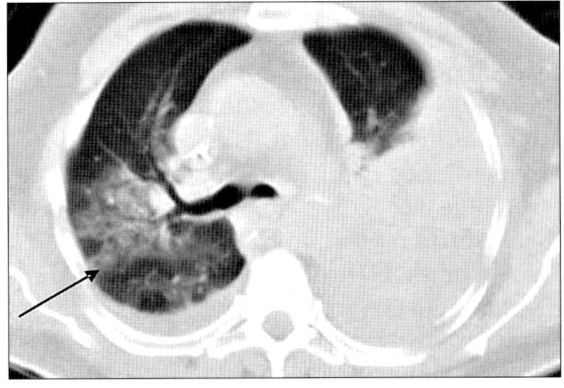

Abb. 12: CT-Thorax nativ; Lungenkontusion rechts (Pfeil); Pleuraerguss und Kompressionsatelektase links.

– dichte, scharf berandete, ovaläre Verschattung – traumatisches Hämatom (Frühphase, Intermediärphase).

Cave:
Die Konfigurationsverteilung der vielseitigen Lungenverdichtungen nach Thoraxtraumen sind häufig nur durch Verlaufsbeurteilung hinsichtlich ihrer Genese zu klären!

Computertomographie:
– Kleinfleckige, teils konfluierende, teils disseminierte Herdverdichtungen – Atelektasen,
– kleine Einblutungen (Frühphase),
– wabenförmige Verdichtung der interstitiellen Strukturen (Intermediärphase),
– Ventilationsstörungen (Intermediär- und Spätphase),
– hyperintense (50 bis 65 HE), scharf abgrenzbare Herdverdichtung – Hämatom,
– segmentale oder lobäre Herdverdichtung mit positivem Bronchopneumogramm,
– unilokuläre rundliche Aufhellung ohne Lungenstruktur – traumatische Zyste (Spätphase).

Cave:
CT als Verlaufskontrolle bei entsprechendem Beatmungsschema in der Intensivbehandlungsphase angezeigt!

Myokardkontusion
Thoraxröntgen:
– Häufig negativ,
– Konturstufe der knöchernen Begrenzung des Sternums – Sternumfraktur.

Computertomographie (CT):
– Gefügestörung des Sternums bei Fraktur,
– Mediastinalemphysem,
– hyperdense Verdichtung und Raumforderung des vorderen Mediastinums – Mediastinalhämatom (Sternumfraktur),
– Ausschluss Hämatoperikard und Perikardemphysem (s.o.).

Echokardiographie:
– Bildgebendes Diagnostikum bei Funktionsstörung des Herzmuskels und des Perikards.

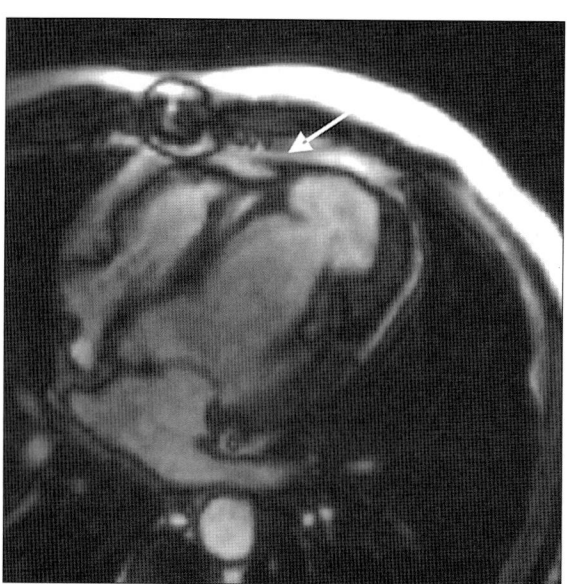

Abb. 13: MRT Herz (EKG-getriggert), TRUFI T2w transversal; Aneurysma der Herzspitze des linken Ventrikels (Pfeil).

Magnetresonanztomographie (MRT):
– *hyperintense* (T2-Wichtung) Veränderung des Myokards – Muskelödem (Frühphase),
– Dyskinesie des Herzmuskels (Stunning),
– Abflachung der SI-Kurve nach bolusförmiger KM-Gabe – Perfusionsstörung (Frühphase),
– Aneurysmatische Herzmuskelveränderung (Spätphase).

Ruptur der Aorta thoracica
Thoraxröntgen:
– Verbreitertes oberes Mediastinum (größer als 8 cm),
– Hämatothorax links (extrem – „Weiße Lunge" links), apikale Verschattung links („Kappe"),
– Verlagerung der Trachea nach rechts,
– Verlagerung des linken Hauptstammbronchus nach unten (< 140 Grad),
– Verlust des Aortenknopfes.

Computertomographie (CT):
– *hyperdense* (50 bis 65 HE) Verschattung des oberen und mittleren Mediastinums mit Verbreiterung des Mediastinums,
– *hyperdense* mantelförmige Verschattung des linken Thorax (Hämatothorax),

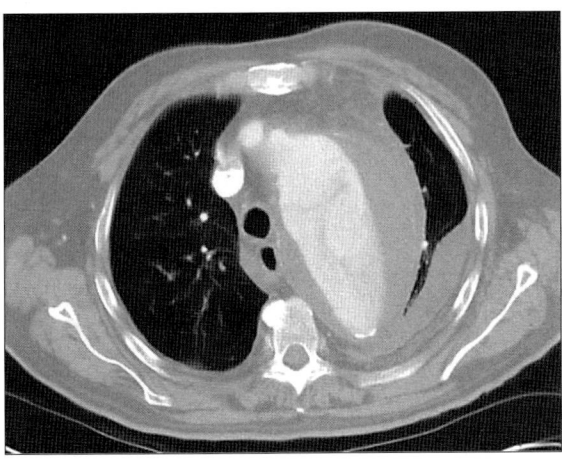

Abb. 14: Spiral-CT des Thorax mit Kontrastmittel; Aorten-Aneurysma; Flottierende Intima; Thrombosierter Anteil (Pfeil).

- *hyperdense* Verdickung des Perikards – Hämatoperikard bei Verletzung der Aortenwurzel,
- Aortenverletzung mit Kontrastmittelaustritt in das Mediastinum sowie in den Pleuraspalt (Kontrastmittel-CT).

Cave:
Der Beweis des Kontrastmittelaustrittes in das Mediastinum bzw. in den Pleuraspalt bei extremer Tamponade des Mediastinums und der Pleura sowie Verlagerung des Mediastinums nach rechts mit Druckausgleich kann im Einzelfall nicht vorliegen!

Sonographie:
- Ausgeprägter Hämatothorax links,
- kein Nachweis von Lungenstruktur.

Angiographie:
- Nachweis einer Lecage mit Kontrastmittelaustritt häufig distal der linken Arteria subclavia (Ruptur Loco classico) bzw. direkt oberhalb der Aortenklappe (Ort einer relativen Fixation).

Magnetresonanztomographie (MRT):
- Blutnachweis im Bereich des oberen und mittleren Mediastinums (z.B. links),
- Blutnachweis im Bereich des Pleuraspaltes links (Hämatothorax),

- Konturunterbrechung der Aortenwand in Loco classico,
- bandförmige intraluminale, teilweise spiralförmige Dissekation der Aortenwand,
- Lecage mit Kontrastmittelaustritt im Bereich der Aortenwurzel sowie Kontrastierung des Perikardspaltes.

Cave:
„Angio-MRT wahrscheinlich Technik der Zukunft."

II. Penetrierendes Thoraxtrauma

Penetrierende Herzverletzungen

Cave:
Keinen Zeitverlust durch unnötige diagnostische Handlungen – Untersuchung nur am stabilen Patienten.

Thoraxröntgen:
- Verbreiterter Herzschatten und Veränderung der Herzkonfiguration,
- Aufhellung im Bereich der Herzränder – Pneumoperikard,
- verbreitertes oberes Mediastinum.

Computertomographie (CT):
- Luftnachweis im Bereich des Perikards,
- Abschätzung der penetrierenden Verletzung mit Zuordnung rechter/linker Ventrikel (Prognose!),
- Pneumothorax,
- Lungenverletzung (Begleitverletzung).

Cave:
Bei Verdacht auf penetrierende Herzverletzung schnellste Untersuchungsdurchführung primär mit Kontrastmittel!

Zwerchfellverletzungen

Cave:
Verletzungen des linken Zwerchfelles haben infolge des positiven intraabdominellen Druckes eine Verlagerung der viszeralen Organe bis in den Thoraxraum zur Folge!

133

Thoraxröntgen:
- Unscharfe Zwerchfellgrenzen,
- Zwerchfellhochstand,
- Luftgefüllte Hohlorgane im Thorax,
- unspezifischer Hämato-Pneumothorax (teilweise mit Spiegelbildung).

Thoraxröntgen mit oraler Gabe von KM:
- Herniation des Magens in den Thoraxraum.

Computertomographie:
- Verlagerung von abdominellen Organen insbesondere links in den Thoraxraum,
- *hyperdense* (50 bis 65 HE) Pleuraflüssigkeit (Hämatothorax), Verlagerung des Herzens nach ventral und links (hiatusnahe Zwerchfellverletzung),
- kleine Luftansammlung retrocrural sowie ventral der Zwerchfellschenkel.

Oesophagusverletzung
Thoraxröntgen:
- Keine sicheren Kriterien!!
- Vertikale Aufhellungslinie (Mediastinalemphysem),
- mediastinale Verbreiterung (Mediastinitis – Spätphase).

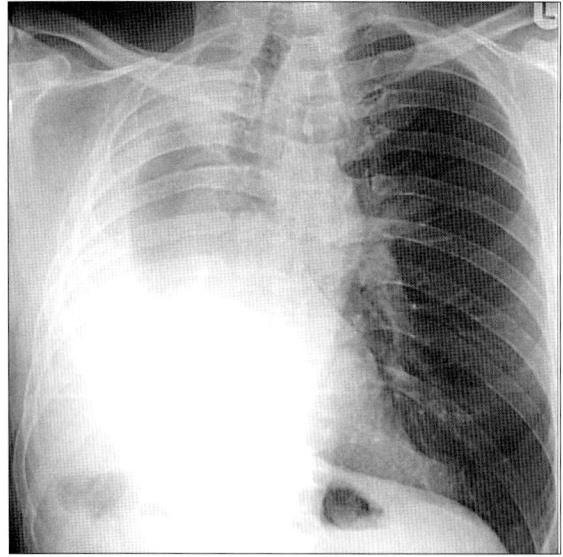

Abb. 15: Thoraxröntgen; unscharfes ZF rechts. Verlagerung von Leber Kolon nach cranial; Mediastinalverlagerung nach rechts; subtotale Kompressionsatelektase rechte Lunge.

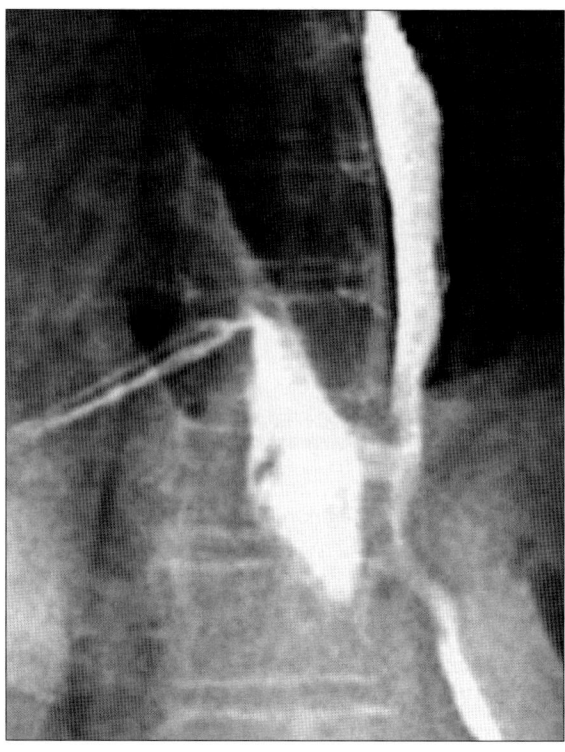

Abb. 16: Ösophagographie; BOERHAVE-Syndrom.

Oesophagographie (mit wasserlöslichem Kontrastmittelschluck)
- Schleimhautveränderung im Bereich der Verletzung, relative Stenose,
- Kontrastmittelaustritt in das Mediastinum.

Computertomographie:
- Kleinste paraoesophageale Luftansammlung im Mediastinum (Penetrationsstelle),
- Mediastinalemphysem/Halsemphysem – Mediastinitis (Spätphase).

CT nach oraler Gabe von wasserlöslichem Kontrastmittel
- Kontrastmittelaustritt vom Oesophagus in das Mediastinum (Penetrationsstelle).

Penetrierende Thoraxverletzung
Thoraxröntgen:
- Nachweis und Lagebeziehung des penetrierenden Verletzungswerkzeugs ,
- mantelförmiger oder lokaler Pneumothorax,
- Lokalisation des Penetrationskanals,

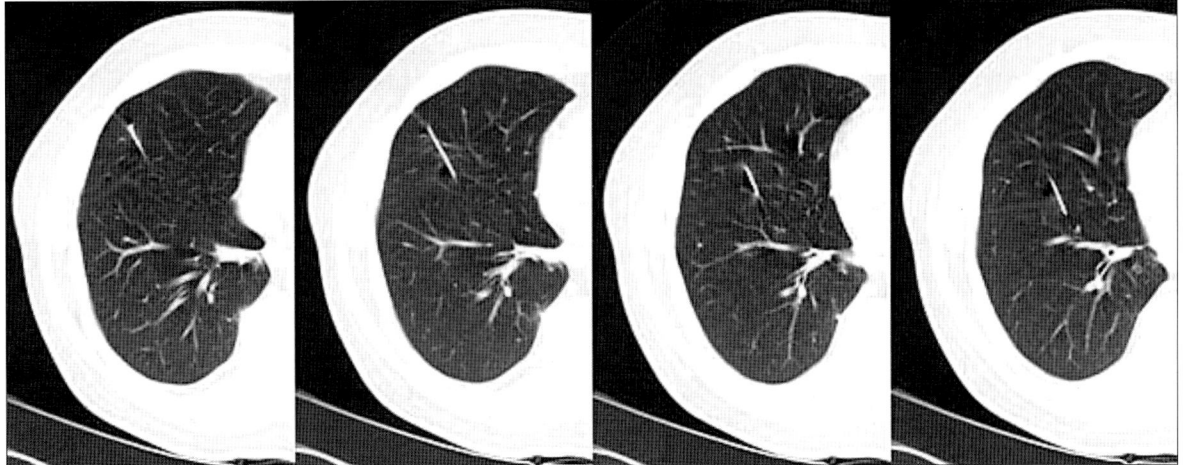

*Abb. 17: CT Thorax; Penetrationsverletzung des rechten Thorax; **Kein** Pneumothorax!*

– herdförmige Lungenverdichtung und Lungeneinblutung.

Cave:
Penetrierende Lungenverletzungen müssen in der Frühphase nicht mit röntgenologisch nachweisbaren Veränderungen einhergehen! Kontrolluntersuchung!

Computertomographie:
– Nachweis und Lagebeziehung auch nicht schattengebender Penetrationswerkzeuge (hohes Dichteauflösungsvermögen der CT),
– Ausschluss mediastinaler Verletzungen,
– lokale hyperintense Verdichtung am Rande des Penetrationskanales – lokale Lungenblutung.

Cave:
Kontrolluntersuchung bei konservativer Therapie zur Abgrenzung lokaler Blutungen – differentialdiagnostisch lokale Infektion, Karnifizierung.

III. Besonderheiten der pädiatrischen Thoraxverletzung

Da der Brustkorb des Kindes sehr elastisch ist, wird die kinetische Energie des Unfalls vom Thorax abgefangen, aber direkt auf das Lungenparenchym und das Herz übertragen. Aus diesem Grund sind Rippenfrakturen vergleichsweise selten. Deshalb kommen schwere Parenchym- oder Organläsionen auch ohne Frakturen des Thoraxskelettes vor.

Rippenfraktur
Bei Kindern sehr selten!!
Bilaterale Rippenfraktur bei Säuglingen dringend verdächtig für Kindesmisshandlungen. Im Vordergrund der Diagnostik steht die Palpation und Inspektion des Kindes, wobei eine Röntgenthoraxaufnahme bei fraglicher Rippenfraktur insbesondere zur Abklärung pulmonaler und mediastinaler Komplikationen angefertigt werden sollte.

Lungenkontusion
Im Gegensatz zum Erwachsenen weist die Thoraxübersichtsaufnahme nach einem Trauma bereits *frühzeitig* auf das Ausmaß einer Lungenkontusion hin. Die Lungenkontusion verteilt sich nicht in typischen anatomischen Grenzen. Erkennbar werden in der Röntgenthoraxaufnahme inhomogene, teils flächenhafte Verdichtungen der Lunge, die sich in den meisten Fällen innerhalb von 72 Stunden nach Lungenkontusion zurückbilden.

Computertomographie:
Eine computertomographische Untersuchung ist nur in *Ausnahmefällen* indiziert:

– Schweres Thoraxtrauma,
– schwere Hypoxie und größere Atelektasen mit verzögerter oder fehlender Rückbildung (Karnifizierung, Pneumonie).

Cave:
Serielle Thoraxröntgenaufnahme bei Lungenkontusion mit Rippenfrakturen in den ersten 48 Stunden nach dem Unfall!

Lungenverletzung

Eine leichte Verletzung des Lungenparenchyms heilt spontan aus. Die bildgebende Diagnostik entspricht der bei Erwachsenen. Bei Kindern bilden sich relativ häufig sogenannte posttraumatische Lungenpseudozysten (Pneumatozelen) aus. Differentialdiagnostisch kommt eine zystische adenomatoide Malformation oder zystische Sequestration infrage. Posttraumatische Lungenpseudozysten können über Monate bestehen, bilden sich aber innerhalb von 3 bis 4 Monaten praktisch spontan zurück.

Traumatische Asphyxie (PERTHES-Syndrom)

Bei diesem seltenen Unfallmechanismus kommt es zu einem Verschluss der Glottis bei Druck auf Thorax und gleichzeitig Verspannung der thorakoabdominalen Muskulatur und einer tiefen Inspiration. In den Röntgenthoraxaufnahmen erkennt man in der Frühphase keine wesentlichen Veränderungen. In der Folgezeit ist ein zunehmendes Lungenödem mit entsprechenden interstitiellen Zeichen nachweisbar.

Thoraxröntgen:
– Frühphase ohne sichere Zeichen!!
– Zunehmendes Lungenödem mit entsprechenden interstitiellen Zeichen.

Cave:
Typische klinische Zeichen bestimmen das Krankheitsbild!

Pneumomediastinum

Bei einem Pneumothorax mit Pneumomediastinum folgt die Luft dem geringsten Widerstand. Bei Kindern findet man eine Luftansammlung um den Thymus herum. Die Luft diffundiert nach kranial in die präcervicalen Weichteile und die Weichteile des Schultergürtels. Teilweise breitet sich die Luft über den Hiatus aorticus ins Abdomen aus.

Thoraxröntgen:
– Vertikale spaltförmige Luftansammlung im Mediastinum,
– Weichteilemphysem.

Perikardtamponade

Die röntgenologische Diagnostik einer Perikardtamponade bei kleinen Kindern ist schwierig. Herzgröße und -konfiguration sowie der Mediastinalschatten verändern sich im Laufe der Kindheit erheblich, sodass eine adäquate Beurteilung der Röntgenmorphologie die Kenntnis des Normalbefundes voraussetzt.

Throraxröntgen:
– wenig hilfreich.

Sonographie:
– Flüssigkeitsansammlung innerhalb des Perikards.

Fremdkörperaspiration

Cave:
Bei Verdacht auf Fremdkörperaspiration muss eine Thoraxübersichtsaufnahme, ggf. eine Röntgenaufnahme der Trachea seitlich angefertigt werden!

Thoraxröntgen:
– Fremdkörpernachweis (schattendicht),
– Dystelektase der nachgeschalteten Lunge (DD: Überblähung bei Ventilmechanismus),
– Aspirationspneumonie (Spätphase).

IV. Fazit

Den Ergebnissen zu Folge ist vor allem der klinischen Beurteilung der Verletzungsschwere und den sich daraus ergebenden Indikationen für eine optimale Diagnostik Beachtung zu schenken. Die **Arbeitsgemeinschaft der Wis-**

senschaftlichen **M**edizinischen **F**achgesellschaften (AWMF) hat in ihren Leitlinien ein ebenso übersichtliches wie einfaches Ablaufschema der Diagnostik von Thoraxtraumen aufgestellt (siehe hierzu auch das Kapitel über die Leitlinien der medizinischen Fachgesellschaften).

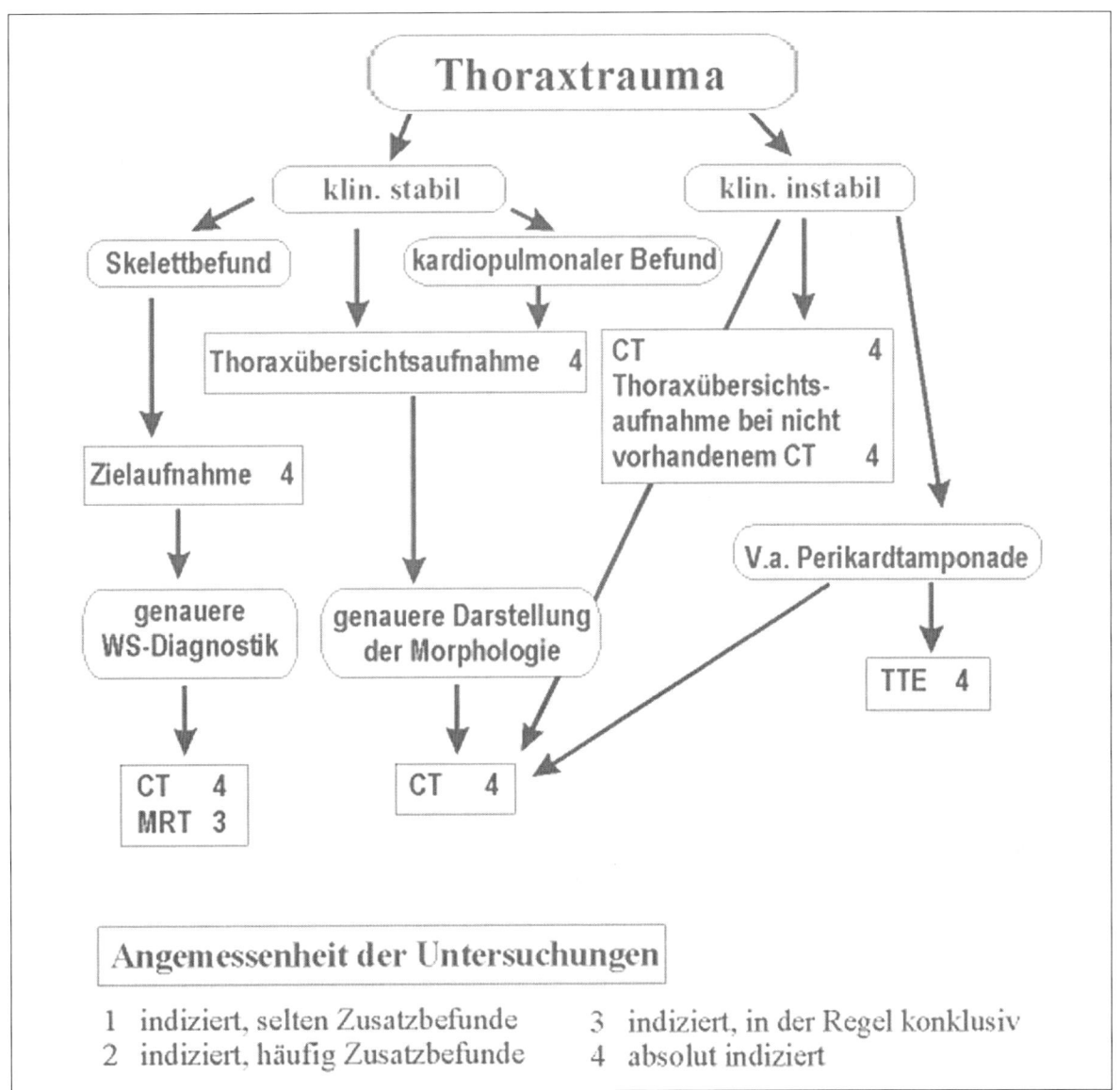

Abb. 18:
Verfahren zur Konsensusbildung:
Leitlinienkommission der Deutschen Röntgengesellschaft:
Prof. Dr. E. GRABBE, Prof. Dr. K.-J. KLOSE, Prof. Dr. K. LACKNER, (Koordinator, e-mail: Klaus.Lackner@uni-koeln.de), Prof. Dr. M. LANGER, Prof. Dr. U. MÖDDER, Prof. Dr. M. REISER.
Die Arbeitsgruppe bat Prof. Dr. K. LACKNER, Leitlinienentwürfe zur Thoraxdiagnostik zu erarbeiten. Die Entwürfe wurden mit den Leitlinien der Dt. Ges. f. Innere Medizin, der Dt. Ges. f. Kardiologie - Herz- und Kreislaufforschung (DGK), der Dt. Ges. f. Pneumologie (DGP), der Dt. Ges. f. Angiologie (DGA), des Royal College of Radiologists, des American College of Radiology (ACR) [appropriateness criteria], des American College of Cardiology (ACC) und der American Heart Association (AHA) [ACC-/AHA-guidelines] abgeglichen.

Literatur:

(1) VELISSARIS, T., TANG, A.T. et al.: Traumatic sternal fracture: outcome following admission to a thoracic surgical unit. Injury (34), 924-927 (2003)

(2) FUJOO, H., TSUTSUMI, Y. et al.: Emergency operation for traumatic thoracic rupture diagnosed by enhanced chest computed tomography; report of a case. Kyobu Geka (56), 1049-1052 (2003)

(3) BAISI, A., NOSOTTI, M. et al.: Diagnosis of complete mainstem bronchus avulsion by 3-dimensional spiral CT scan of the chest. Minerva Chir. (58), 587-589 (2003)

(4) ROCCIA, F., GRIFFA, A., BRAGIOTTA, N.: Severe subcutaneous emphysema and pneumomediastinum associated with minor maxillofacial trauma. J. Craniofac Surg. (14), 880-883 (2003)

(5) KARMY-JONES, R., NATHENS, A., STERM, E.: Thoracic trauma and critical care. Boston, Kluwer Academic Publisher, 556 S. (2002)

(6) BALL, H.G., HAMEED, S.M. et al.: Occult pneumothorax in the mechanically ventilated trauma patient. Can. J. Surg. (46), 373-379 (2003)

(7) TEKINBAS, C., EROGLU, A. et al.: Chest trauma: analysis of 592 cases. Ulus Travna Derg. (9), 275-280 (2003)

(8) GITTELMANN, M.A., GONZALEZ-DEL-REY, J. et al.: Clinical predictors for selective use of chest radiographs in pediatric blunt trauma evaluations. J. Traum. (55), 670-676 (2003)

(9) SCHREITER, D., RESKE, A. et al.: Das Open Lung Concept. Klinische Anwendung beim Thoraxtrauma. Chirurg (73), 353-359 (2002)

(10) SUHR, H., HAMBRECHT, S. et al.: Stumpfes Bauchtrauma mit schweren Lungenkontusionen und traumatischem Myokardinfarkt. AINS (35), 717-720 (2000)

(11) WAYDHAS, C.: Thoraxtrauma. Unfallchirurg (103), 871-890 (2000)

(12) SAKKA, S.G., HÜTTERMANN, E., REINHARDT, K.: Linksventrikuläres Aneurysma nach Myokardkontusion bei stumpfem Bauchtrauma. AINS (35), 412-416 (2000)

(13) STILETTO, R.: Kombiniertes Schädel-Hirn-Trauma und Thoraxtrauma: Behandlungskonzept. AINS (34), 32-35 (1999)

(14) JANTZEN, J.P.: Der Patient mit Schädel-Hirn-Verletzung und Thoraxtrauma. Plexus (7), 27-29 (1999)

(15) ZENKER, R., BENKEN, I.: Thoraxverletzungen – Erstbehandlung am Unfallort und Weiterbehandlung in der Klinik. Medizin & Praxis (14), 8-11 (1998)

(16) SCHWEIBERER, L.: Das Thoraxtrauma – die Achillesferse des Mehrfachverletzten. Unfallchirurg (101), 243 (1998)

(17) REGEL, G., SEEKAMP, A. et al.: Unfallchirurg (101), 160-175 (1998)

(18) LIMMER, J.C., KNOEFEL, W.T. et al.: Indirekte traumatische Zwerchfellrupturen nach stumpfem Bauch- oder Thoraxtrauma. Langenbecks Arch .Chir. Suppl. Kongressbd. (115), 1221-1223 (1998)

(19) TRUPKA, A., NAST-KOLB, D., SCHWEIBERER, L.: Das Thoraxtrauma. Unfallchirurg (101), 244-258 (1998)

(20) SCHERER, L.R.: Thoracic trauma. in: Surgery of infants and children: scientific principles and practice chapter 23, S. 455-461, Hrsg.: OLDHAM, K.T., COLOMBANI, P.M., FOGLIA, R.P., Lippincott-Raven, Philadelphia (1997)

(21) RÖHNERT, W., WEISE, R.: Spiral-CT beim Thoraxtrauma. Röntgenpraxis (50), 202-206 (1997)

(22) KUNISCH-HOPPE, M., BACHMANN, G. et al.: Computertomographische Quantifizierung pleuropulmonaler Läsionen beim schweren Thoraxtrauma. RöFo (167), 453-457 (1997)

(23) VOGGENREITER, G., BUSCHMEIER, M. et al.: Computertomographie des Thorax als Entscheidungshilfe in der Intensivtherapie des stumpfen Thoraxtraumas. Langenbecks Arch. Chir. Suppl.1 Kongressbd (114), 454-457 (1997)

(24) KHODADADYAN, C., HOFFMANN, R. et al.: Diagnostische Aussagekraft der Thorax-Computertomographie beim schweren Thoraxtrauma. Chirurg (66), 1097-1103 (1995)

(25) FÄRBER, D., HAHN, H. et al.: Thoraxtrauma im Kindesalter. Radiologische Befunde. Radiologe (35), 385-390 (1995)

(26) KUNISCH, M., HOPPE, M. et al.: Trachealruptur nach stumpfem Thoraxtrauma. RöFo (163) 540-542 (1995)

(27) DRESING, K., SIEVERS, K.W. et al.: Primär- und Verlaufsdiagnostik nach Thoraxtrauma und Lungenkontusion. Zentrbl. Chir. (119), 690 –701 (1994)

(28) STARK, P.: Radiology of thoracic trauma. Boston, Andover Medical, 166 S. (1993)

(29) FREYSCHMIDT, J.: „Radiologische Diagnostik beim Thoraxtrauma." Röntgenblätter 189 (42) 311-316

Präklinisches Management des Thoraxtraumas

Holger Rupprecht

Einleitung

Thoraxtraumen zählen zu den schwerwiegendsten Verletzungen und sind – nach dem Schädelhirntrauma – die zweithäufigste Todesursache (Abb. 1). Isolierte stumpfe intrathorakale Läsionen sind eher die Ausnahme und treten meist im Rahmen einer Polytraumatisierung auf, wobei sie bei diesem Patientenkollektiv die Letalität und die Komplikationsraten (z.B. ARDS, Sepsis) signifikant erhöhen.

In einer eigenen Studie mit über 1300 multitraumatisierten Unfallopfern konnte eine Verdoppelung der Sterberate bei traumatischer Beteiligung des Thorax nachgewiesen werden (26,6 % versus 13,8 %). Besonders fatal erwies sich dabei die Kombination eines Schädelhirn- und Thoraxtraumas, welche die Letalitätsquote noch einmal verdoppelte.

Tab. 1: Verletzungsschwere versus Letalität (%)

PTS	- TT	+ TT
I	2,8	3,4
II	10,2	13,3
III	20,4	30,6
IV	27,7	54,9

Schlüsselt man das Krankengut mit dem Hannoveraner Polytraumaschlüssel (PTS) im Vergleich zu Multitraumen mit (+ TT) und ohne (- TT) Thoraxtrauma auf, wird die Relevanz einer thorakalen Verletzung, v.a. bei den Schwerstverletzten (Gruppe IV), besonders deutlich (Tab. 1).

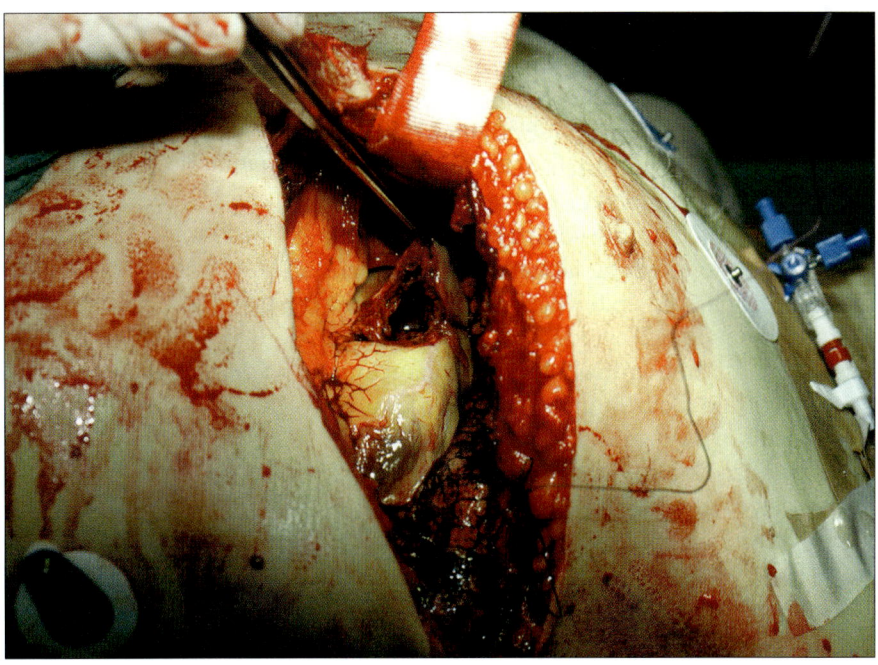

Abb. 1: Herzruptur (nach Hochrasanztrauma).

Das Problem ist nicht nur die unmittelbare vitale Bedrohung, etwa bei einem Spannungspneumothorax, der unerkannt rasch zum Tode führen kann, sondern auch der negative Einfluss auf die Gesamtprognose durch zu späte oder insuffiziente Therapie vor Ort. Der unbehandelte „akute Thorax" mit dadurch bedingter Hypoxie, kann beispielsweise bei begleitender zerebraler Schädigung einen „sekundären" Hirnschaden provozieren. Präklinisch müssen die akut lebensbedrohlichen Situationen umgehend beherrscht werden. Dies gestaltet sich oft als sehr schwierig, da an Hand von klinischen Symptomen, Dyspnoe, Schmerzen etc., zum Teil aggressive Maßnahmen (z.B. Drainage) durchgeführt werden sollen; differentialdiagnostische „Fallgruben" verzögern dabei aber das rasche Handeln und verbrauchen wertvolle Zeit. Gerade dem noch nicht sehr erfahrenen Notarzt fällt es schwer zu entscheiden, ob etwa eine Zyanose durch einen Spannungspneu oder eine massive Aspiration verursacht wurde. Daher muss auch bei diesem speziellen Krankengut konsequent die ABC-Regel befolgt werden unter Einsatz aller „5 Sinne", um das Ausmaß einer Gewalteinwirkung schnell zu erfassen. Vielfach müssen dazu entgegen „der Regel" Diagnostik und Therapie simultan ablaufen. In diesem Fall (Abb. 2) erforderte die ausgeprägte respiratorische Insuffizienz (Zyanose, Schnappatmung) nach einem Sturz aus großer Höhe die sofortige Intubation mit Beatmung, wobei die gleichzeitige Auskultation („brodelnde" Atemgeräusche) und die Trachealabsaugung eine massive Blutaspiration verifizieren konnte.

Der Ausschluss bzw. die sofortige Behebung einer Atemwegsverlegung ist natürlich bei jedem Trauma primär die erste Maßnahme. Typische Warnzeichen (Tab. 2) werden dabei mit „einem Blick" erfasst und mit simplen Untersuchungen die vitale Bedrohung verifiziert (Tab. 3). Sämtliche Körperregionen sind zumindest grob klinisch abzuklären, liegen doch meist Mehrfachverletzungen vor bzw. führen primär thorakale Läsionen zu extrathorakalen Schäden. Zum Beispiel eine Rippenfraktur der unteren Thoraxapertur, die zu einer Einspießung in die Leber mit starker Blutung führt.

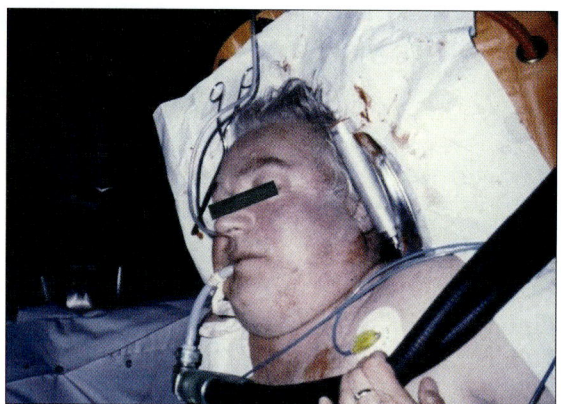

Abb. 2: Sturz vom Dach (Lungenkontusion beidseits).

Tab. 2: Warnzeichen

- (Atemabhängige) Schmerzen
- (Ruhe-)Dyspnoe
- Apnoe
- Gestaute Halsvenen (obere Einflussstauung)
- Erhöhte Atemfrequenz (> 25 Atemzüge/ min); normal: 10 - 20/min
- Zyanose oder Blässe
- Abhusten von blutigem Schaum

Merke
Stets ist die Kleidung so rasch wie möglich zu entfernen. Nur so können suspekte Prellmarken (Abb. 4), offene Wunden, Fremdkörper oder die extrem gefährliche „paradoxe" Atmung erfasst werden.

Merke
*Der Notfallcheck dient zunächst zur Abklärung der lebensbedrohlichen Verletzungsmuster, die schnellstens eine entsprechende Maßnahme benötigen. Bei „entspannter" Lage sollten auf alle Fälle noch die Extremitäten (Fehlstellung, offene Wunde etc.) untersucht und ein neurologischer Status (Motorik, Sensibilität) erhoben werden. Bei Nicht-Bewusstseinsgetrübten lässt sich dies bereits „nebenbei" durch gezielte Fragen nach Beweglichkeit der Finger, Taubheitsgefühl etc. erfassen.
Exakte Dokumentation im Notfallprotokoll (DIVI)!!
Mit einigen technischen Hilfsmitteln, die in jedem*

Tab. 3: Notfallcheck

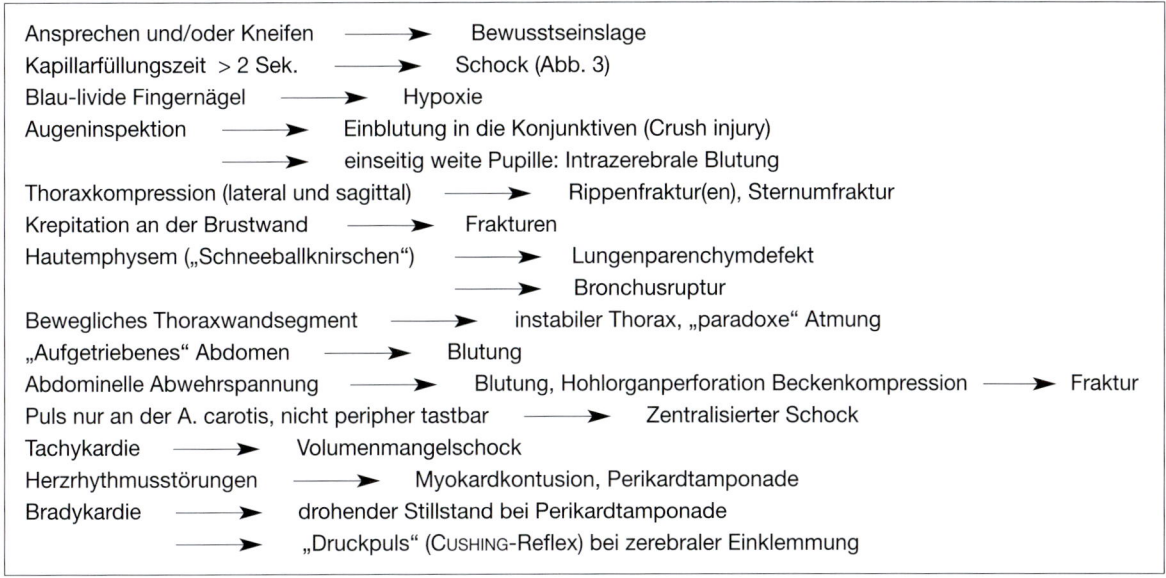

Ansprechen und/oder Kneifen ⟶ Bewusstseinslage
Kapillarfüllungszeit > 2 Sek. ⟶ Schock (Abb. 3)
Blau-livide Fingernägel ⟶ Hypoxie
Augeninspektion ⟶ Einblutung in die Konjunktiven (Crush injury)
⟶ einseitig weite Pupille: Intrazerebrale Blutung
Thoraxkompression (lateral und sagittal) ⟶ Rippenfraktur(en), Sternumfraktur
Krepitation an der Brustwand ⟶ Frakturen
Hautemphysem („Schneeballknirschen") ⟶ Lungenparenchymdefekt
⟶ Bronchusruptur
Bewegliches Thoraxwandsegment ⟶ instabiler Thorax, „paradoxe" Atmung
„Aufgetriebenes" Abdomen ⟶ Blutung
Abdominelle Abwehrspannung ⟶ Blutung, Hohlorganperforation Beckenkompression ⟶ Fraktur
Puls nur an der A. carotis, nicht peripher tastbar ⟶ Zentralisierter Schock
Tachykardie ⟶ Volumenmangelschock
Herzrhythmusstörungen ⟶ Myokardkontusion, Perikardtamponade
Bradykardie ⟶ drohender Stillstand bei Perikardtamponade
⟶ „Druckpuls" (CUSHING-Reflex) bei zerebraler Einklemmung

Rettungswagen vorhanden sind, lassen sich Verdachtsdiagnosen erhärten oder genauer differenzieren. Ein Pulsoxymeter gibt rasch Auskunft über die Sauerstoffsättigung im Blut und ist oft ein frühes Indiz für eine schwere Lungenschädigung, wenn trotz O_2-Gabe (Sauerstoffmaske mit 6 Litern) die Sättigung nicht über 90 % ansteigt.

Das Ekg erlaubt genauere Differenzierungen von Rhythmusstörungen und lenkt bei entsprechender Gewalteinwirkung (z.B. Einklemmung mit dislozierter Sternumfraktur) den Verdacht auf eine Myokardkontusion, die meist den rechten Ventrikel betrifft. Am häufigsten treten dabei „unerklärliche" Sinustachykardien oder Vorhofextrasystolen auf; beim „worst case" erleidet der Patient einen Myokardinfarkt (ST-Hebung) oder zumindest eine ausgeprägte Ischämie (ST-Senkung).

Cave
Das Ekg kann bei einer Myokardkontusion auch normal sein!

Die Auskultation (Abb. 5) ist das wichtigste Diagnostikum mit der höchsten Aussagekraft zur raschen Verifizierung der akut lebensbedrohlichen intrathorakalen Pathologika (Tab. 4). Die obligatorische Blutdruckmessung ergibt besonders in der Zusammenschau mit anderen Be-

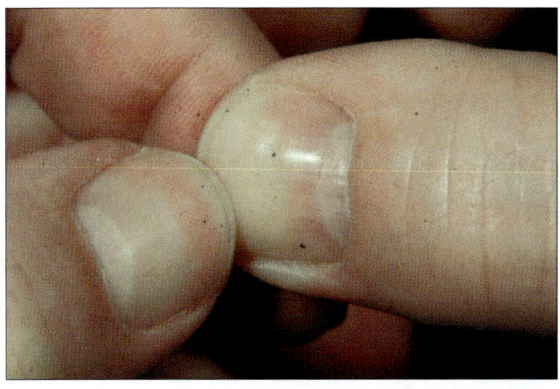

Abb. 3: Kapillarfüllungszeit (Fingernagelkompression).

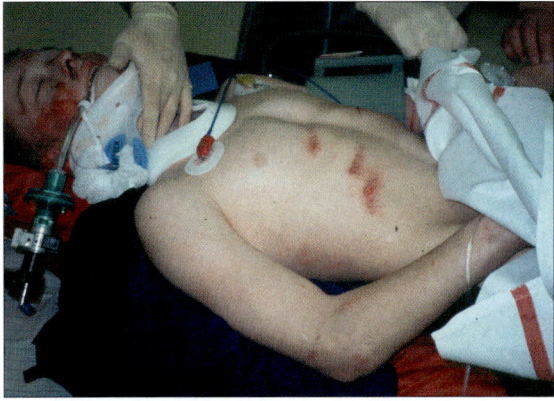

Abb. 4: Prellmarken an der Thoraxwand (vom Pkw angefahren).

141

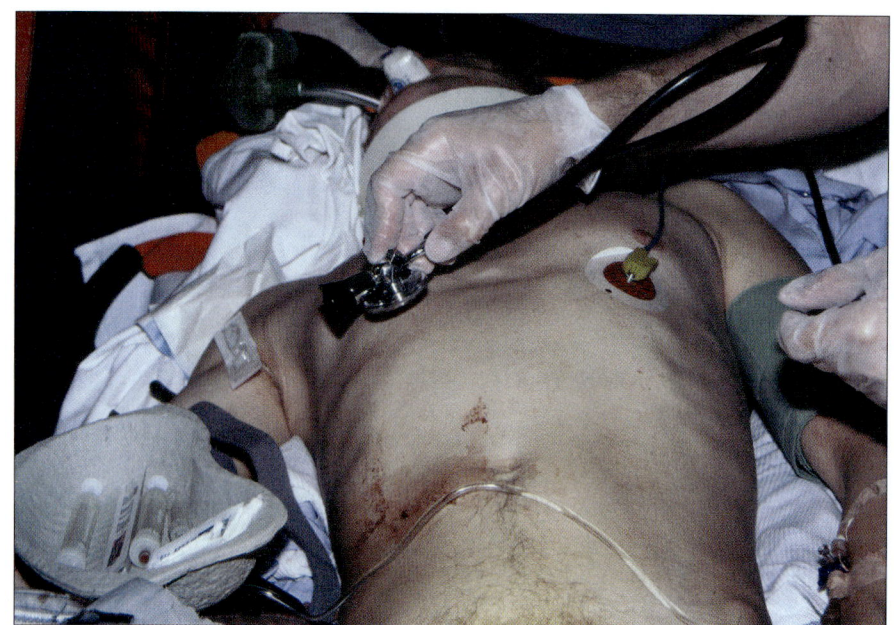

Abb. 5: Auskultation.

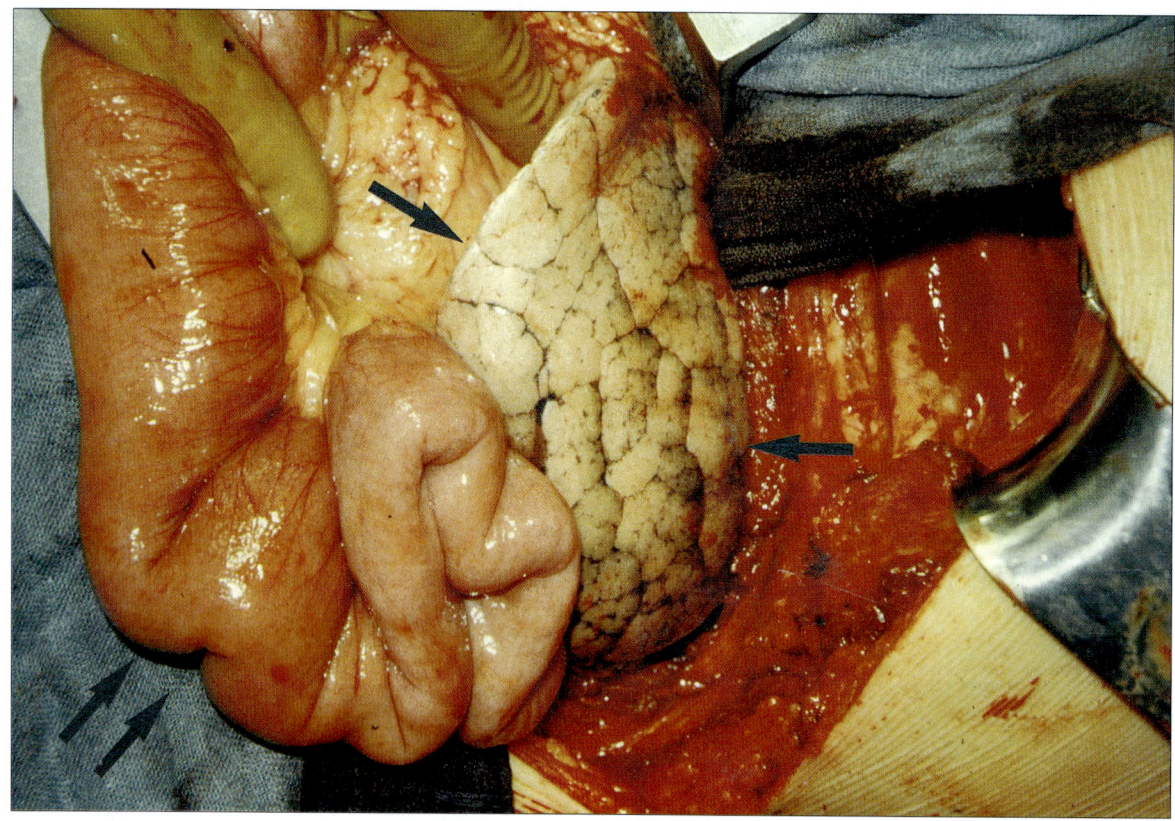

Abb. 6.: Thorakotomie: Enterothorax mit prolabierten Dünndarmschlingen.

142

funden genauere Kenntnisse über das Verletzungsmuster und bestimmt u.a. die notwendige Infusionszufuhr. Der kritische Wert liegt bei 80 mmHg systolisch, der zusammen mit einer Tachykardie einen Volumenmangelschock signalisiert.

Cave
Bei einer bereits kreislaufwirksamen Herzbeuteltamponade sind ein niedriger Druck und eine Pulsverlangsamung akute Alarmzeichen!

Ein abgeschwächtes oder aufgehobenes Atemgeräusch, evtl. mit tastbaren Rippenbrüchen und erniedrigten RR-Werten, vor allem nach Applikation größerer Volumenmengen (z.B. 1000 ml Haes® „im Schuss"), reflektieren einen „drainagewürdigen" Hämatothorax.
Bei den akut lebensbedrohlichen Zuständen (Tab. 5) sitzt dem Erstversorger die „Zeit im Nacken"! Das rasche Umsetzen der gesammelten Informationen muss zu unmittelbaren therapeutischen Konsequenzen führen, ansonsten die betroffenen Unfallopfer in der Regel bereits in der präklinischen Phase „ad exitum" kommen.

Cave
Die meisten traumatischen Todesfälle treten in der ersten Stunde nach dem Unfallereignis auf! (COOPER und CULLEN 1996) (Abb. 7).

Bis zu 60 % der Thoraxtraumata sind mit einem Hämatopneumothorax kombiniert (v.a. bei Rippenfrakturen, instabiler Brustwand etc.). Besonders bei entsprechender Epidemiologie (z.B. Sturz aus großer Höhe, Überrollverletzung) muss man sich ständig der Gefahr eines Spannungspneumothorax bewusst sein und auf suspekte Warnzeichen achten (Tab. 6). Der Nicht-Beatmete kann zunächst ganz unspezifisch durch Unruhe, Angst („Erstickungsangst") und vermehrte Atemarbeit (Atemfrequenz > 25/min) auffallen. Bei zusätzlich einseitig vermindertem oder gar aufgehobenem Atemgeräusch ist zumindest der Pneumothorax praktisch gesichert. Die livide Verfärbung der Haut und Akren sowie vor allem die obere Einflussstauung (gestaute Jugularvenen) rei-

Tab. 4: Auskultationsbefunde

Einseitig abgeschwächtes oder aufgehobenes Atemgeräusch ⟶	Pneumothorax
„Brodelndes" Atemgeräusch ⟶	Aspiration (Blut, Mageninhalt)
„Plätschernde" Geräusche (v.a. links) ⟶	Enterothorax (Abb. 6)
einseitig exspiratorischer Stridor ⟶	Fremdkörperaspiration (z.B. Zahn)
Abgeschwächte Herztöne ⟶	Perikardtamponade.

Tab. 5: Akut lebensbedrohliche Konditionen

- Spannungspneumothorax
- Instabiler Thorax (Rippenserienfrakturen)
- Massiver Hämatothorax (Ausblutung)
- Offener Pneumothorax
- Perikardtamponade
- Atemwegsverlegung

Tab. 6: Zeichen des Spannungspneumothorax

- Angst („Erstickungsangst")
- Unruhe
- Dyspnoe (Atemfrequenz > 25/min)
- Hypoventilation–„Schnappatmung" (Atemfrequenz < 10/min)
- Gestaute Halsvenen
- Zyanose
- Abfall der Sauerstoffsättigung (Pulsoxymetrie)
- Abfall des systol. RR (< 80 mm Hg), v.a. bei Volumenzufuhr
- Anstieg des Beatmungsdruckes

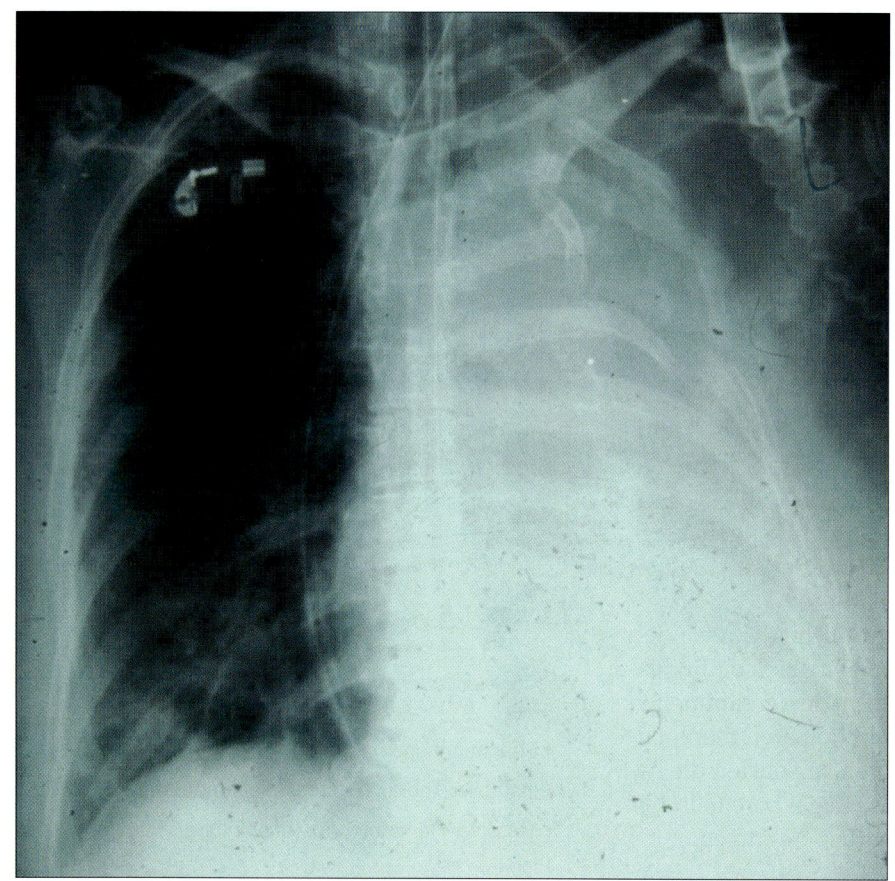

Abb. 7: Thoraxwandzer-
trümmerung linksseitig.

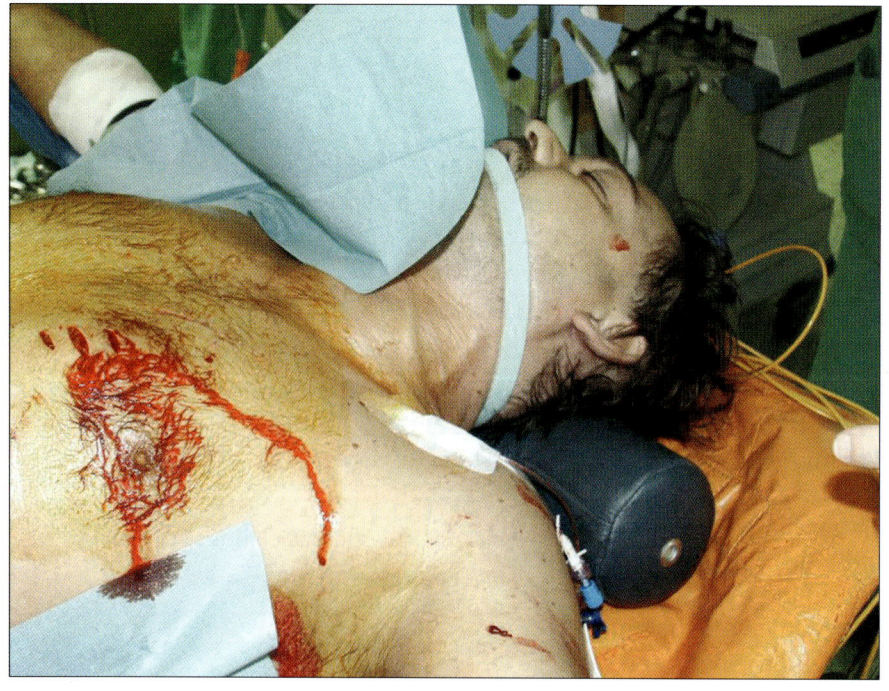

Abb. 8: Obere Einfluss-
stauung (gestaute Jugular-
vene).

144

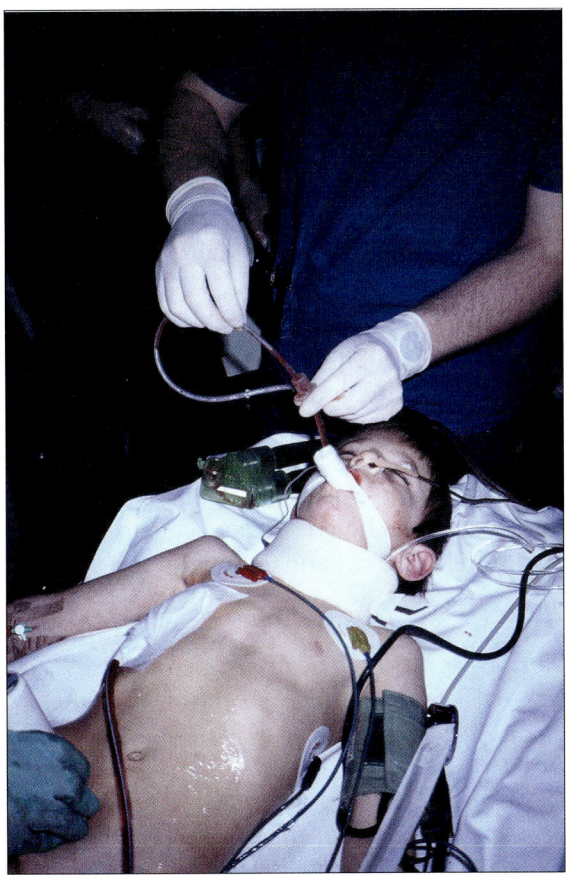

Abb. 9: Tubusabsaugung bei Beatmungsdruck-Anstieg.

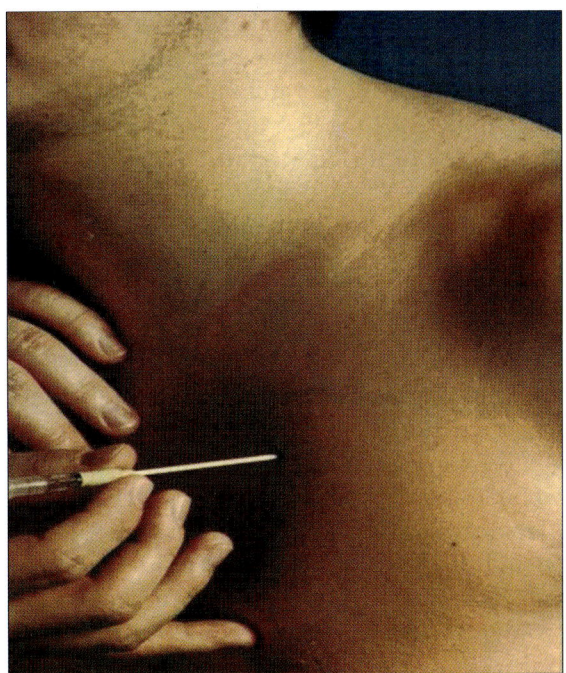

Abb. 10: Punktion des 2. ICR links.

chen zur Diagnosestellung „Spannungspneu" aus und erfordern eine sofortige Entlastung des Pleuraraumes (Abb. 8).

Beim Beatmeten tritt der Spannungspneumothorax „maskiert" auf, d.h. er wird als solcher zunächst nicht erkannt. Ein erstes „Alarmzeichen" ist die Verschlechterung der O_2-Sättigung (Pulsoxymeter) trotz 100 %iger Sauerstoffbeatmung. Eine Kreislaufinstabilität mit Abfall des systolischen Blutdrucks (< 80 mm Hg), besonders wenn sie unter ständiger Volumengabe auftritt, kann natürlich bei einer extrathorakalen Blutung auftreten; sie muss aber auch an eine kontralaterale Mediastinalverschiebung mit Drosselung des venösen Rückstromes denken lassen. Das auffälligste Phänomen ist der ansteigende Beatmungsdruck, wobei eigentlich nur zwei Ursachen verantwort-

lich sein können. Ein verstopfter Tubus bzw. eine „voll gelaufene" Lunge; das Absaugen mit großlumigen Kathetern (Abb. 9) schafft dabei rasch Abhilfe. Ist der Beatmungsdruck weiter unverändert hoch oder steigt er sogar an, liegt eine intrathorakale Spannungssymptomatik vor.

Merke

Der in Lehrbüchern zitierte hypersonore Klopfschall zur Diagnose eines Pneus lässt sich präklinisch nur sehr schwer oder gar nicht („Geräuschkulisse") durchführen!

Die sofortige Entlastung der Pleurahöhle ist die absolute Vitalmaßnahme!

Die Dekompression mit eingestochenen Kanülen (z.B. 14-er Abbocath®) oder einem sog. „Tiegelventil" im 2. ICR medioclaviculär (Abb. 10) ist natürlich bei weitem nicht so effektiv wie ein regelrechter Drain, zumal ein Hämatothorax nicht evakuiert werden kann und auch eine nicht unerhebliche Verletzungsgefahr besteht. Aber (!) in bestimmten Ausnahmesituationen ist die Kanüle zumindest kurzfristig lebensrettend. Zum Beispiel bei einem schwer eingeklemmtem Unfallopfer mit bereits „präfinalen" Symptomen (AF < 10/min; Schnappatmung, kaum oder nicht messbarem Druck), bei dem wegen schlechter Zugangsmöglichkeiten oder weil eine Drainage (noch) nicht zur Hand ist – auch aus Zeitgründen – keine andere Alternative vorhanden ist.

Wegen der Gefahr eines Rezidiv-Pneu, v.a. unter Beatmung, muss nach Punktion so schnell wie möglich eine großlumige Drainage eingelegt werden.

Wurde zur Punktion ein sog. Pleuracath® verwendet, muss zusätzlich drainiert werden. Der Pleuracath® (Abb. 11) und ähnliche Instrumente sind für den Notfalleinsatz viel zu umständlich und zeitraubend. Dennoch werden sie, obwohl primär nur für die Klinik zur Ergusspunktion gedacht, (leider) noch oft in der Präklinik verwendet im (Irr-)Glauben, damit eine Saugdrainage zu installieren.

Cave

Wegen des zu geringen Kalibers können diese „Ersatzdrainagen" weder einen Hämatothorax noch eine größere Luftfistel (Abb. 12) ausreichend drainieren. Dazu verstopfen sie sehr schnell und täuschen auf diese Weise eine evakuierte Thoraxhöhle vor. Bei Persistenz einer Blutung bzw. bei Entwicklung eines Spannungspneus, wird der zunehmende Schock nicht als „thoraxbezogen" erkannt und mitunter zu spät reagiert.

Damit wird auch deutlich, dass eine suffiziente Drainage ein entsprechend großes Kaliber (mindestens 28 Charrière) haben muss, um einen ausgedehnten Hämatothorax zu entlasten. Damit lässt sich meist bereits eine definitive Behandlung durch eine „indirekte" Blutstillung erzielen. Durch das Ablassen von Luft und Hämatom kann sich die Lunge wieder ausdehnen und Blutungen, etwa aus der Pleura oder dem Parenchym, komprimieren („Selbsttamponade").

Die Drainage ist nicht nur das wichtigste thoraxchirurgische Notfallinstrument, sondern auch ein wichtiges Diagnostikum, das Hinweise über das Ausmaß der Verletzungen liefert und

mitentscheidet über die Wahl der Zielklinik! Bei initialer Entleerung von über 1 1/2 Litern (hellrotem) Blut (Abb. 13) und anhaltender Blutung (≥ 200 ml/Std.) über den Drain, ist die dringende Thorakotomie indiziert; ebenfalls bei einer massiven Luftfistelung (Abb. 14) mit einem zunehmenden Hautemphysem, das einen großen Lungenparenchymdefekt oder einen Hauptbronchusabriss signalisiert. In dieser dramatischen Situation muss eine zweite oder auch dritte großlumige Drainage eingeführt werden zur Verhinderung eines Spannungspneumothorax. Bei dieser Problematik muss auf alle Fälle eine Klinik mit entsprechender Logistik (Thoraxchirurg, Blutbank etc.) gewählt und – wenn möglich – das schnellste Transportmittel (Hubschrauber) angefordert werden.

Cave

Trotz einer regelrecht eingelegten Drainage kann sich ein Spannungspneu entwickeln, entweder durch Abknickung oder Verschluss mit Blutkoageln und Gewebeteilen (Abb. 15). Möglich auch durch eine dorsale Drainlage, die einen Luftaustritt nach „vorne" (ventral) nicht erfasst, wobei die Lunge den Drainageschlauch zusätzlich abdeckt.

Bei Abfall der O$_2$-Sättigung, Kreislaufeinbruch etc. (siehe Tab. 5) sollte im Zweifelsfall eine weitere, nach ventral platzierte Drainage eingebracht werden. Dies ist nur durch eine „Minithorakotomie" möglich, über die die Drainage digital positioniert werden kann.

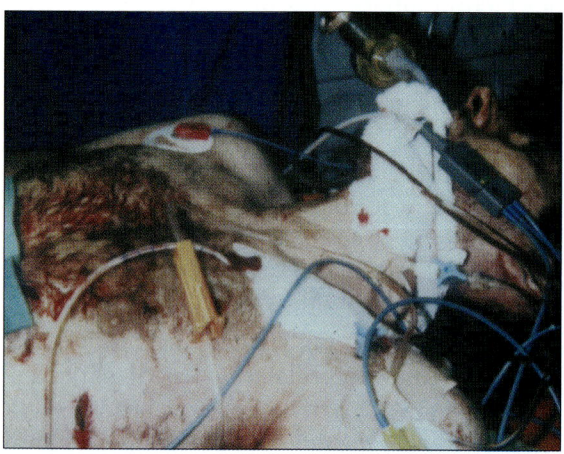

Abb. 11: Polytraumatisierter Patient mit liegendem Pleuracath®.

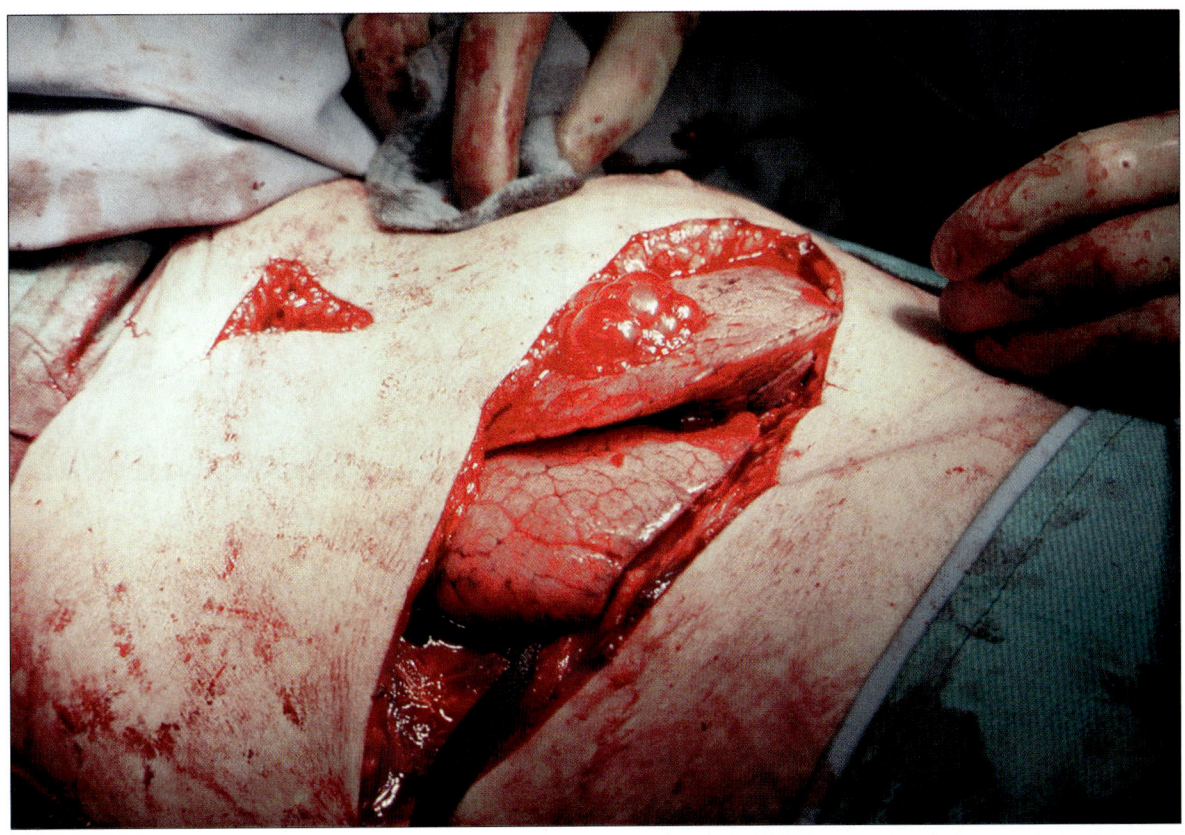

Abb. 12: Luftfistel bei Parenchymeinspießung durch ein Rippenfragment (Op.-Situs).

Einige technische Regeln zur exakten Drainplazierung müssen unbedingt eingehalten werden. Prinzipiell spielt es keine Rolle, ob die MONALDI-, oder die BÜLAU-Position verwendet wird. Die Situation vor Ort entscheidet über die Wahl der entsprechenden Drainage. Ein Verschütteter beispielsweise, bei dem dessen kraniale und ventrale Brustwand nur teilweise freiliegt, kann nur durch eine Punktion im 2. Interkostalraum (ICR) medioklavikulär versorgt werden. Für einen „reinen Pneu" ist diese Lage ideal, da Luft „nach oben" steigt. Bei schweren Thoraxtraumata liegen fast immer Hämatopneumothoraces vor, bei denen – wenn technisch machbar – die BÜLAU-Drainage wegen der besseren Ableitung von „Flüssigkeit" (Blut) zu bevorzugen ist. In der Akutphase aber sollte der erstversorgende Arzt stets die ihm vertraute Technik anwenden (im Notfall keine Experimente!).

Alle Zugänge erfolgen in einer „stumpfen" Technik.

BÜLAU-Position: In Höhe der Mamille bzw. handbreit unterhalb der Achselhöhle wird in der vorderen oder mittleren Axillarlinie die Haut etwa 1 bis 2 Querfinger unterhalb des Interkostalraumes (i.d. Regel 2. ICR oder 5. ICR) inzidiert, das Subkutangewebe mit der Schere „tunneliert" und diese am Oberrand der Rippe (*cave*: *Interkostalgefäße verlaufen am Rippenunterrand*) um 90 Grad nach „innen" gedreht und die Muskulatur vorsichtig gespreizt, bis die Pleura parietalis mit einem „Ruck" perforiert wird. Dieser Perforationskanal wird dann mit einem behandschuhten Finger (Abb. 16) und mit leichten Drehbewegungen erweitert; anschließend lässt sich über diesen „vorgebohrten" Weg der Drain mühelos einführen (Abb. 17).

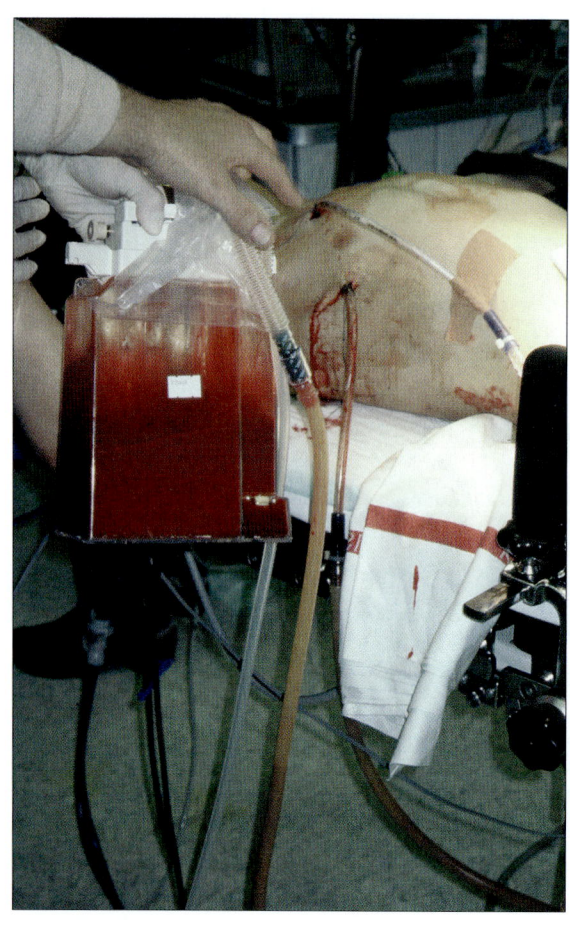

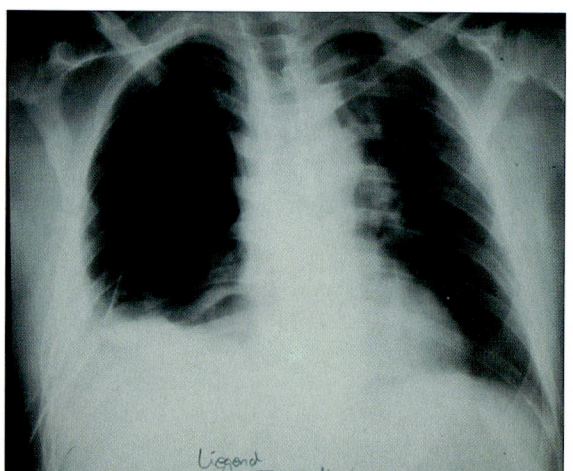

Abb. 15: Pneumothorax rechts trotz Drainage (Röntgen-bild).

Abb. 13: Massive Blutentleerung über liegenden Drain.

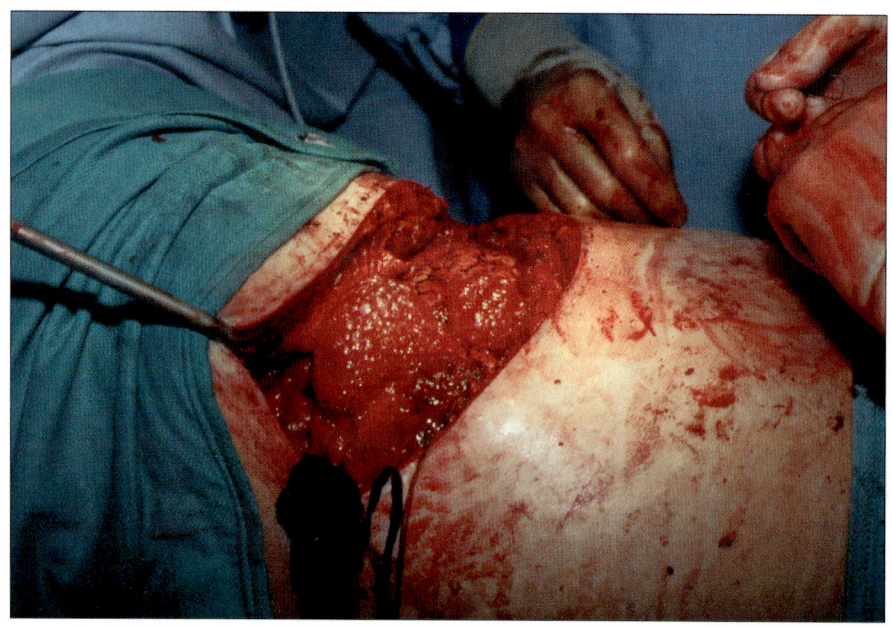

Abb. 14: Extreme Luftfiste-lung bei Lungenlappen-ruptur.

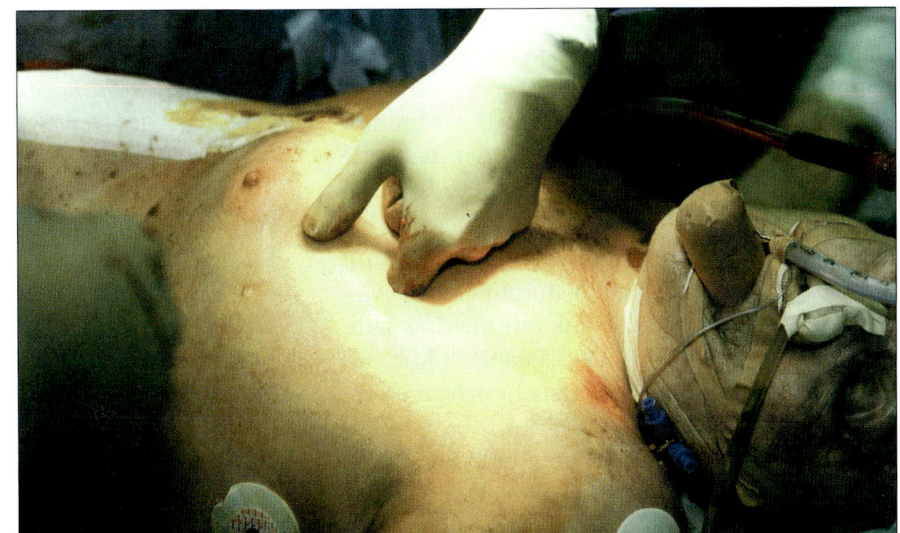

Abb. 16: Stumpfe digitale Eröffnung der Pleura (Mo-NALDi-Position).

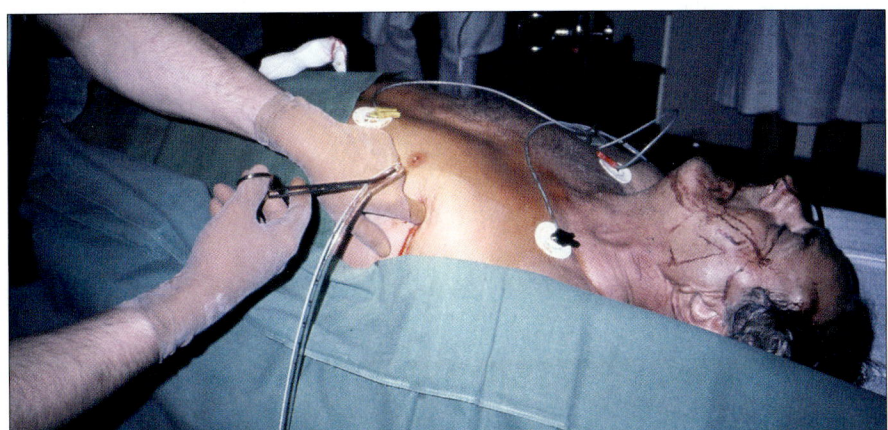

Abb. 17: Drainageneinlage nach Minithorakotomie.

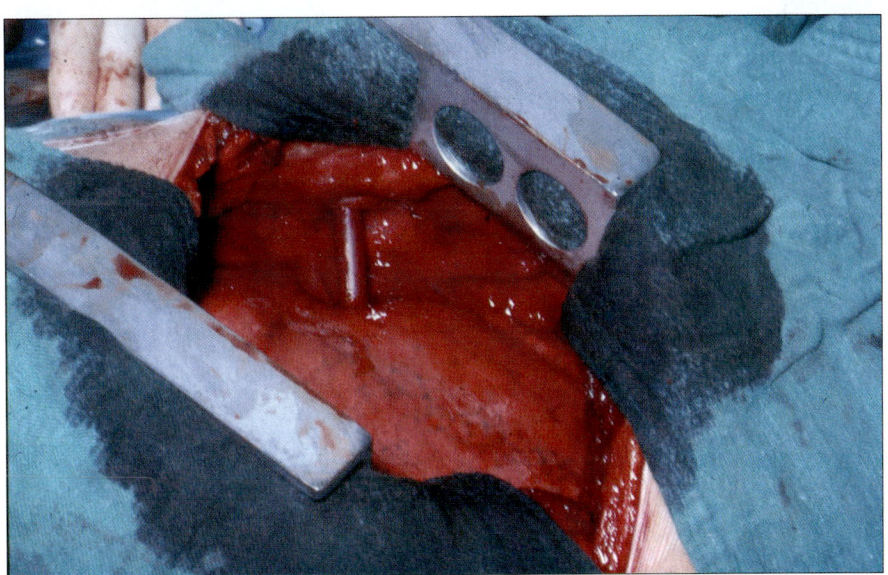

Abb. 18: Lungenperforation nach Draineinlage mit Trokar.

Vorsicht (!) ist geboten bei Rippentrümmerbrüchen, die tiefe Schnittwunden verursachen können. In diesem Fall sollte mit der Schere oder einer Klemme erweitert werden. Die Minithorakotomie hat den Vorteil, dass der tastende Finger Verwachsungen lösen und auch intrathorakal verlagerte Organe (Enterothorax bei Zwerchfellruptur) identifizieren kann; damit wird das Verletzungsrisiko minimiert. Im Gegensatz zu Trokaren, die unkontrollierbar zum Teil erhebliche, u.U. letale Läsionen (Abb. 18) (Herzventrikelpunktion, Parenchymzerreißung etc.) verursachen können. Bei der MONALDI-Position wird etwa handbreit unterhalb der Klavikula in der Medianlinie eingegangen.

Merke
Trokare sind obsolet!

Merke
Bei einem nicht-beatmeten Patienten muss, falls keine entsprechende Saugung zur Hand ist, zumindest ein sog. HEIMLICH-Ventil an die Drainage angeschlossen werden, um eine „Luftaspiration" von „außen" zu vermeiden.
Beim Beatmeten kann darauf verzichtet werden.

Cave
1. *Bei Inzisionen unterhalb der Mamillenlinie können leicht subdiaphragmal Abdominalorgane (z.B. Leber, Milz) verletzt werden. Bei den in der Regel liegenden Patienten oder bei einem zusätzlichen Abdominaltrauma (reflektorischer Ileus) verlagert sich das Zwerchfell weit nach kranial.*
2. *Niemals eine Drainage paravertebral einlegen. Bei begleitender, gedeckt (geschlossen) rupturierter Aorta descendens wird ansonsten die abdichtende Pleura parietalis eröffnet und auf diese Weise in eine offene Ruptur mit unbeherrschbarer Blutung umgewandelt (Abb. 19).*

Merke
Besonders beim Nicht-Bewusstlosen sollte eine Lokalanästhesie (z.B. Ropivacain = Naropin®) gesetzt werden. Nach subkutaner Quaddel wird im geplanten Verlauf des Drains die Muskulatur sowie der Oberrand der Rippe infiltriert. Anschließend kann mit der Nadel der Pleuraraum punktiert und durch Luftblasenaustritt in die Spritzenkammer identifiziert werden; über die „liegende" Nadel können dann noch etwa 10 - 15 ml Lokalanästhetikum zur Analgesie der Pleura eingespritzt werden.

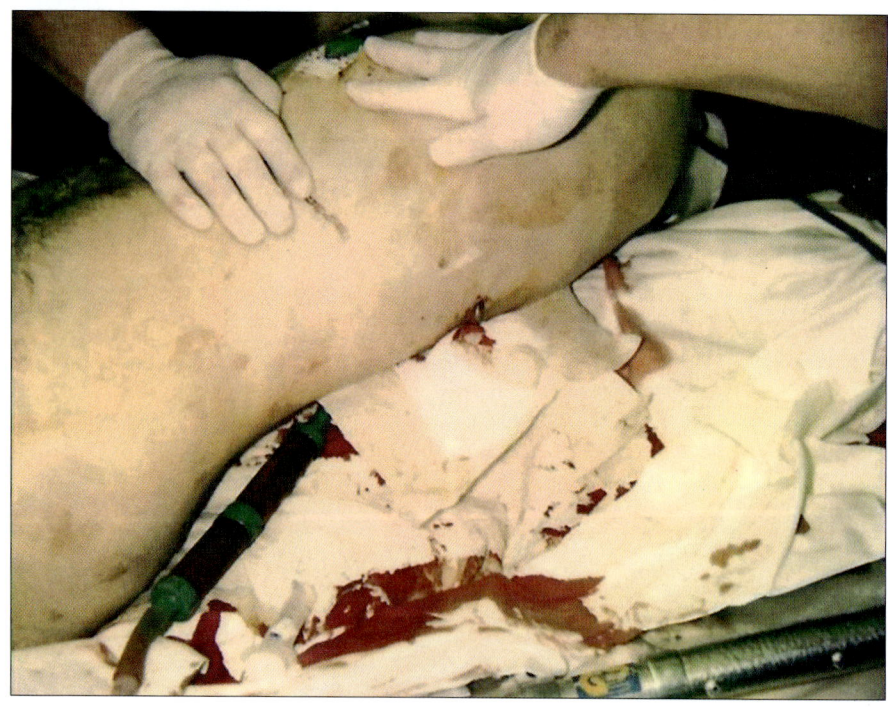

Abb. 19: Paravertebrale Drainage.

Die extreme vitale Gefahr, die dem Patienten von einem, oft nicht sofort erkennbaren Spannungspneu ständig droht, führt zu einer großzügigen Indikationsstellung bezüglich der Drainageneinlage, welche bei entsprechendem Verletzungsmuster „prophylaktisch" erfolgen sollte (Tab. 7). Besonders im Rahmen einer Polytraumatisierung mit großen Blutverlusten (Hb-Wert < 5 g %) sind die „klassischen" Spannungspneu-Zeichen (Zyanose, gestaute Halsvenen) nicht nachweisbar und verschleiern die zeitgerechte Diagnose und oft die rechtzeitige Behandlung (Abb. 20 und 21).

Merke

Bei einem traumatischen Herzkreislaufstillstand (Abb. 22) müssen – um eine minimale Überlebenschance zu bewahren – sofort beide Pleurahöhlen entlastet werden.

Merke

Ist der Patient wach mit einer suffizienten Spontanatmung (Atemfrequenz < 20/min), und weist er mit einer geringen O_2-Zufuhr (4 Liter) eine pulsoxymetrisch gemessene Sauerstoffkonzentration von über 90 % auf, kann auf eine Drainierung (vorläufig) verzichtet werden.

Jedoch nicht (!) bei instabiler Wand sowie bei eröffneter Brusthöhle und penetrierenden Verletzungen.

Tab. 7: Indikation zur prophylaktischen Thoraxdrainage

- Rippenfrakturen
- Instabile Brustwand („paradoxe" Atmung)
- Offener Thorax
- Hautemphysem
- Penetrierende Verletzung (z.B. Durchschuss)
- Fehlendes oder abgeschwächtes Atemgeräusch
- Unklarer Schock bzw. Blutdruckabfall (v.a. trotz Volumengabe)
- Zyanose (v.a. trotz O_2-Gabe)
- Obere Einflussstauung
- Anstieg des Beatmungsdrucks
- Nach Notfall-Pleurapunktion

(Besonders großzügige Indikationsstellung bei geplanter Hubschrauberverlegung!)

Problemfall

Nach korrekter Platzierung eines intrapleuralen Drainagenschlauches verschlechtert sich die Kreislaufreaktion, der Schock nimmt zu und die O_2-Sättigung stürzt weiter ab. In diesem Dilemma sind einige fatale Konstellationen in Betracht zu ziehen, die in „Sekundenschnelle" korrigiert werden müssen.

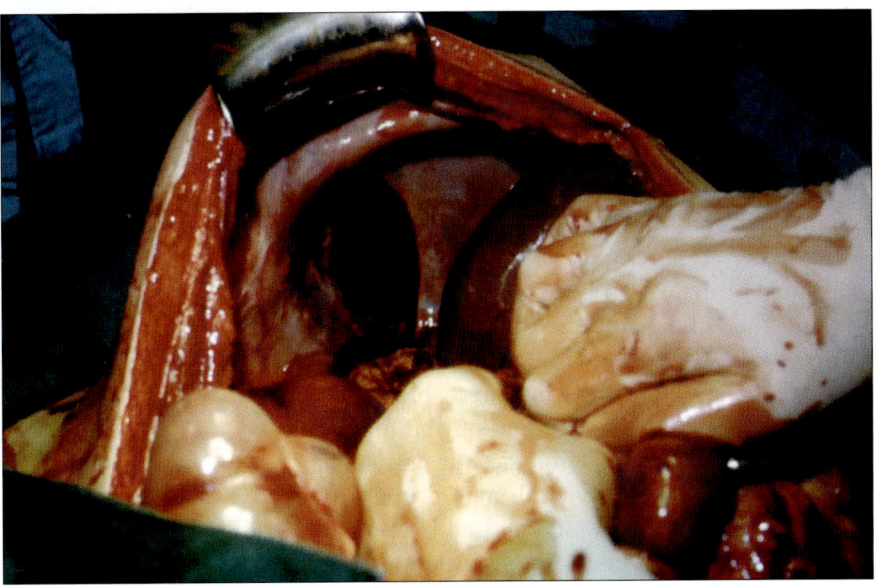

Abb. 20: Zertrümmerter instabiler Thorax (nach Überrolltrauma) (Rö.-Bild).

151

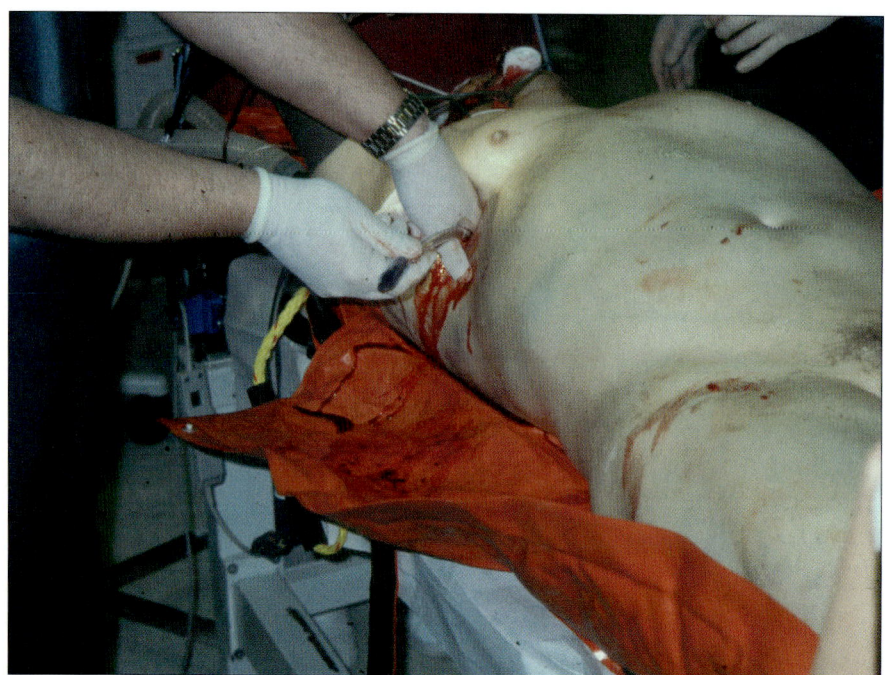

Abb. 21: Instabiles Thoraxwandsegment mit massi-
ver Blutentleerung.

1. Fehllage des Schlauches, Abknickung etc.
   Sofort Einlage einer 2. Drainage.
2. Falls dadurch keine Besserung eintritt, muss
   die Gegenseite entlastet werden, wenn Zeichen der Gewalteinwirkung zu verifizieren
   sind (Prellmarken, Krepitation etc.) oder natürlich, wenn ein vermindertes oder sogar
   aufgehobenes Atemgeräusch vorliegt. Im
   Zweifelsfall muss sogar „auf Verdacht"
   punktiert werden. Diese Situation tritt im
   Speziellen bei Kompressionstraumen auf,
   wo beide Brustkorbhälften betroffen sind,
   etwa bei Verschüttung, Überrollen, Einklemmung, Sturz aus großer Höhe mit frontalem
   Aufprall auf die vordere Rumpfseite usw.
3. Falls die klinische Symptomatik sich dennoch progredient verschlechtert, bleibt als
   Ausschlussdiagnose die Perikardtamponade (Abb. 23). Leider kann sie mit den nach
   Lehrbuch typischen Symptomen primär oft
   nicht erfasst werden, zumal die klassischen
   Zeichen wie Zyanose und gestaute Jugular-

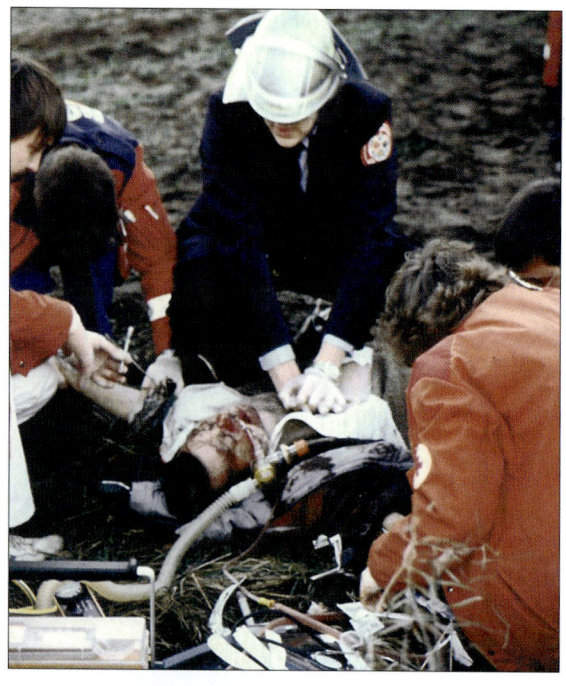

Abb. 22: Reanimation auf „freiem Feld" (Opfer wurde aus
Pkw geschleudert).

152

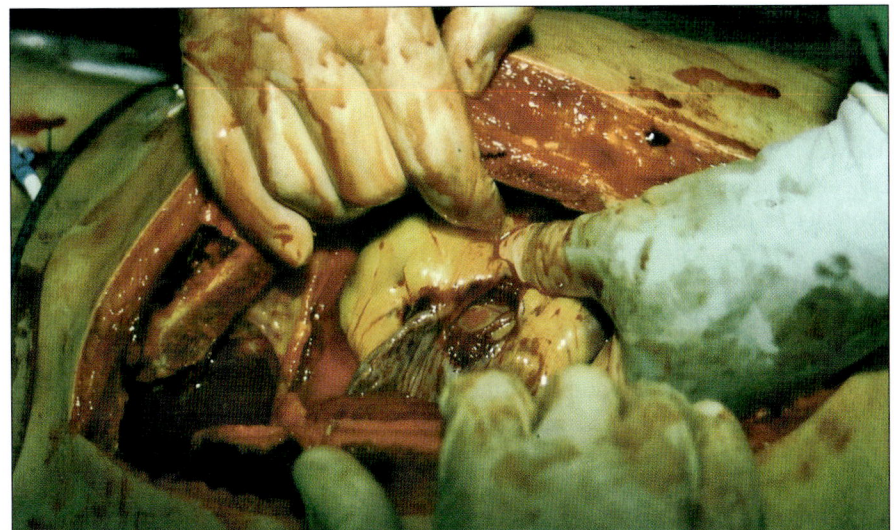

Abb. 23: Blut im Perikard (Schockraumsternotomie nach Herzstillstand).

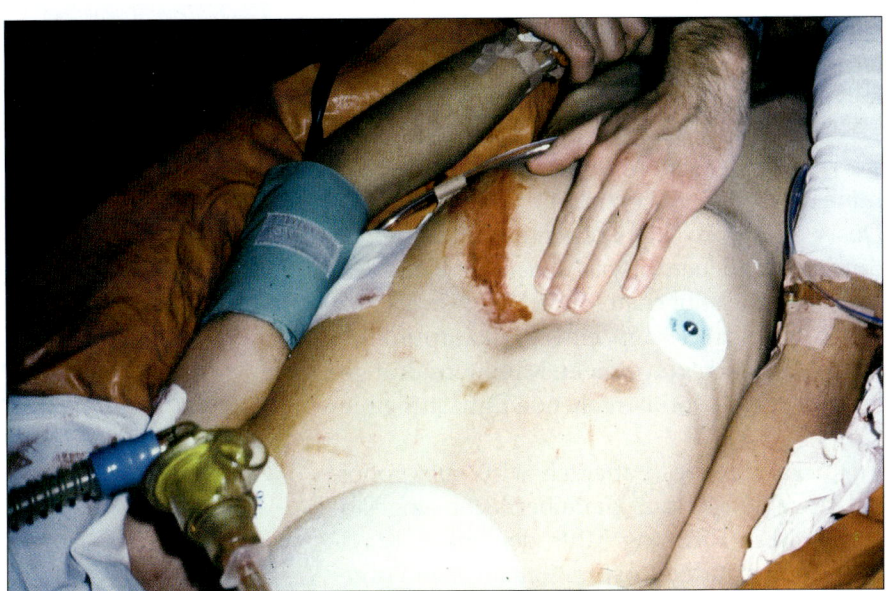

Abb. 24: Frontales Trauma mit eingedrückter Brustwand (Auffahrunfall – Patient nicht angeschnallt).

venen auch beim Spannungspneu auftreten und bei großem Blutverlust sich zumindest sehr verzögert und meist erst präfinal (Einflussstauung) zeigen. Auch die oft zitierte BECK'sche Trias (abgeschwächte Herztöne, Blutdruckabfall, Einflussstauung) ist sehr unzuverlässig und „klassischerweise" nur bei etwa 10 % der Fälle nachvollziehbar.

Gerade bei der Herzbeuteltamponade sind Verdachtsmomente, d.h. auch die Anamnese, sehr wichtig, um einem fatalen Ausgang vorzubeugen. Schwere Gewalteinwirkungen auf den frontalen Thorax (Abb. 24), besonders mit dadurch verursachter Sternumfraktur, sind sehr suspekte Zeichen, wenn diese – auch mit unspezifischen Symptomen – zusammen auftreten. „Unklarer" Schockzustand, Herzrhythmusstörungen (ST-Streckenveränderungen!) bedingt durch eine begleitende Myokardkontusion oder auf Volumenzufuhr refraktäre Tachykardie bzw. -arrythmie.

Merke

Eine akute Tamponade tritt bereits bei einer intraperikardialen Blutmenge von nur 150 ml auf!

Merke

Eine Volumenreduktion bei Kompression der Herzventrikel ist fatal (!). Im Gegenteil muss massiv die Zufuhr von bevorzugt kolloidalen Lösungen (4-fach höherer Volumeneffekt als kristalline Lösungen) erhöht werden!

(Patho-)physiologisch bedeutet dies, dass das Auffüllen der Gefäßbahn und damit der verstärkte venöse Rückstrom zum Herzen die „Ventrikelspannung" vergrößert und somit ein „Widerlager" gegen den zunehmenden intraperikardialen Druck schafft. Ein „leerer" Ventrikel dekompensiert rascher und führt schneller zum Kreislaufstillstand. In diesen verzweifelten Situationen sollte man auf hyperonkotische Lösungen (HyperHaes®) zurückgreifen, die den schnellsten Volumeneffekt („small volume resuscitation") erzielen.

Dosis: 4 ml pro kg Körpergewicht iv. Beim durchschnittlichen Erwachsenen sind dies 250 ml der handelsüblichen HyperHaes®-Infusion.

Als Ultima ratio kann eine Perikardpunktion durch Abziehen von einigen Millilitern Blut gelegentlich eine vorübergehende Entlastung bieten.

In Rückenlage des Patienten wird subxyphoidal, etwa 30 - 40° zur Hautoberfläche eingestochen und in Richtung Mitte der linken Klavikula unter ständiger Aspiration langsam vorgeschoben. Das Perforieren des Herzbeutels ist an einem „Ruck" bemerkbar (Abb. 25 und 26).

Merke

In der Literatur wird empfohlen, die Punktionskanüle über eine Krokodilklemme mit einem Ekg (Brustwandableitung) zu verbinden. Ein versehentlicher Kontakt mit dem Myokard verursacht dabei eine ST-Hebung im Ekg. Dieser Hinweis ist eher „akademischer" Natur, da präklinisch im Rettungswagen weder eine entsprechende Klemme noch eine Punktionskanüle aus Metall zur Verfügung stehen, sondern nur Verweilkanülen aus Plastik.

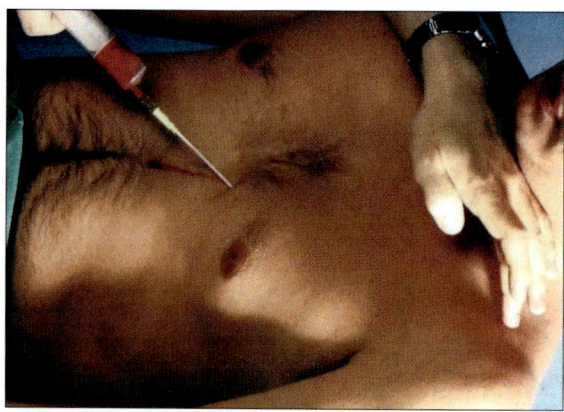

Abb. 25: Technik der Perikardpunktion.

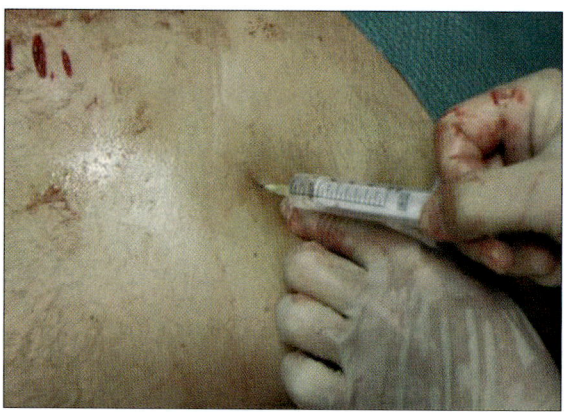

Abb. 26: Frustrane subxyphoidale Punktion trotz Tamponade (Koagel im Herzbeutel).

Problemfall

Bei einer Bronchusruptur wird in der Regel die ipsilaterale Pleura zusätzlich zerrissen, sodass eine massive Luftleckage und daraus ein Spannungspneu resultiert. Ein ausgedehntes, expandierendes Hautemphysem („Schneeballknirschen"), das v.a. die Halsweichteile und den Kopf monströs „aufbläst" („Froschgesicht") sowie zunehmende Atemnot sind die Folge (Abb. 27). In dieser akut vitalen Situation ist nicht nur ein möglichst dicklumiger Drain (32 Ch.), sondern mindestens 2 oder sogar 3 Drainagen notwendig, um die extreme Luftfistelung zu kontrollieren. In sehr seltenen Fällen kommt es aber zum sog. Spannungsmediastinalemphysem!

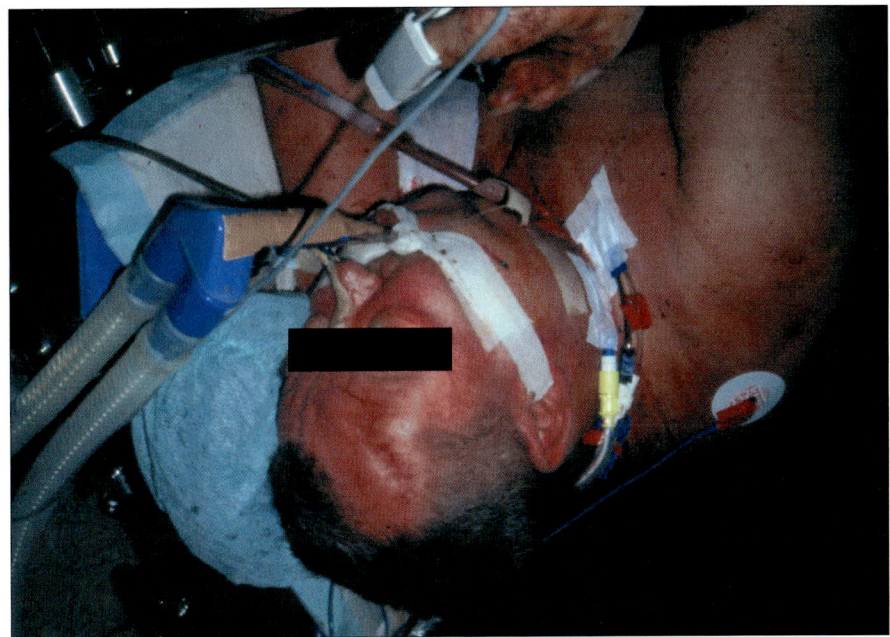

Abb. 27: Ausgedehntes subkutanes Emphysem.

Dieses ist daran erkennbar, dass trotz der (suffizienten) Drainagenplatzierung das Emphysem und die obere Einflussstauung stetig zunimmt (Patient wirkt „wie aufgepumpt") und die Vitalparameter (O$_2$-Sättigung $\downarrow\downarrow$) sich dramatisch verschlechtern. Meistens wird aus Verkennung der Situation noch kontralateral ein Drain platziert, der aber ebenfalls keine Besserung erbringt.

Dieses Phänomen kommt dadurch zustande, dass beim Abriss des Hauptbronchus die Pleura ausnahmsweise intakt bleibt, sodass die entweichende Luft nicht in die Pleurahöhle austritt, sondern ins vordere Mediastinum („Schlotphänomen"). Diese Akutlage ist nur durch eine kollare Inzision zu beherrschen. Direkt am Jugulum wird ein circa 3 cm langer querer Hautschnitt angelegt. Mit einer Schere wird die gerade Halsmuskulatur gespreizt, danach digital stumpf direkt auf die Trachea eingegangen und durch eine „drehende" Bewegung des Zeigefingers der prätracheale Raum eröffnet (Abb. 28), wobei damit das vordere obere Mediastinum evakuiert („zischende" Luftentleerung!). Anschließend muss ein Drainageschlauch (24 Ch.) oder zumindest ein dicker Absaugkatheter eingelegt werden (Abb. 29).

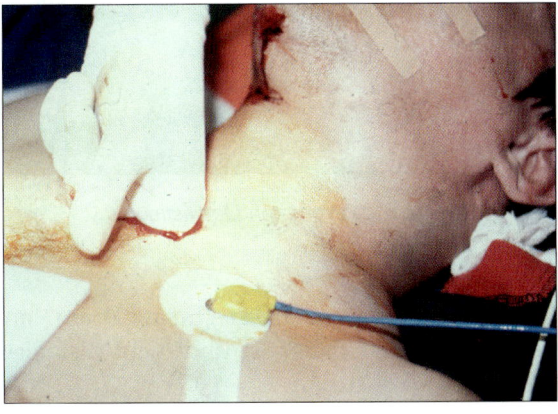

Abb. 28: Stumpfe Präparation des vorderen Mediastinum.

Hilfsmittel zur Pleuradekompression

Gelegentlich kann man gezwungen sein, ohne entsprechendes Equipment (Drain etc.) eine Entlastung der Pleurahöhle vornehmen zu müssen. In einer „normalen" (Not)arzttasche lassen sich meistens genügend Ersatz-Instrumentarien finden.

Ein Blasenkatheter (z.B. 16 Ch.) kann nach kleiner Thorakozentese (Taschenmesser) etwa einen Spannungspneu im Notfall entlasten. Der Vorteil des Katheters, dass nach Einlage und

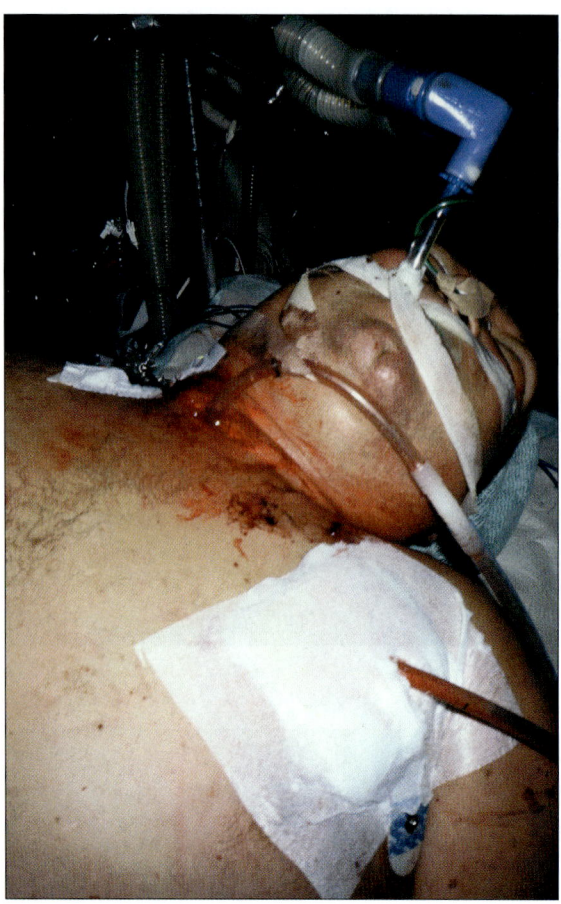

Abb. 29: Drainage des vorderen Mediastinums.

Blocken des Balloons dieser „Ersatz-Drain" an der Thoraxwand fixiert ist und nicht dislozieren kann.

Ein dicker Absaugkatheter oder ein Endotrachealtubus (28 - 34 Ch.) leisten notfalls ebenfalls gute Dienste.

Als Ersatz des HEIMLICH-Ventils kann ein aufgesetzter Magensondenbeutel dienen; dieser muss jedoch mit einer kleinen Perforationsstelle versehen werden, um ein Aufblasen des Beutels zu verhindern.

Bei liegender Thoraxdrainage lässt sich auch ein einfaches „Wasserschloss" konstruieren. Ein gewöhnlicher Plastikbeutel wird halb mit Wasser gefüllt und darin die Drainage eingetaucht, wobei mit Plasterstreifen der Beutel um den Drain fixiert wird. Dieses modifizierte Ventil wird unterhalb des „Herzniveaus" platziert.

Luft kann damit austreten, jedoch nicht intrathorakal angesogen werden. Ggf. muss der Beutel „oben" zur Entlastung eingeschnitten werden.

Zur Pleurapunktion wird zunächst eine Venenverweilkanüle (z.B. 14-er Abbocath®) durch die Fingerspitze eines (sterilen) Handschuhs gestochen und anschließend mit diesem modifizierten Tiegelventil im 2. ICR medioklavikulär eingegangen.

Ist dieses Ventil nicht ausreichend, d.h. nimmt ein Emphysem zu mit entsprechender Symptomatik (Dyspnoe, Einflussstauung etc.), wird in gleicher Position ein mehrere Zentimeter langer, querer Hautschnitt angelegt und digital der Interkostalraum breit eröffnet, damit der aufgestaute erhöhte intrathorakale Druck entweichen kann. Die thorakale Wunde wird dann mit einem banalen Plastikbeutel und Pflasterstreifen „luftdicht" abgeklebt und nur mit einem kleinen Einschnitt an der „Spitze" des Beutels versorgt. Eine ähnliche Tiegelventil-Modifikation lässt sich noch eleganter mit einem Anus präter-Beutel herstellen (Abb. 30), an dem, wenn sie später zur Verfügung steht, eine Saugung angeschlossen werden kann.

Allgemeine Therapie
1. Intubation
Die Indikation sollte großzügig gestellt werden, um die fatalen pathophysiologischen Reaktionen so früh wie möglich zu bekämpfen und spätere Komplikationen zu reduzieren. Eine frühzeitige Intubation vermindert beispielsweise signifikant das Risiko eines späteren ARDS.

Absolute Indikationen sind Polytraumatisierte, vor allem Schädelhirnverletzte, bei denen eine Hypoxie unweigerlich zu sekundären Hirnschäden führt. Ebenso schwere isolierte Thoraxtraumata, bei denen eine schmerzbedingte Schonatmung rasch zu Atelektasenbildung, zur respiratorischen Erschöpfung sowie zur Ausschüttung von Schmerzmediatoren (Schockverstärkung!) führt. Vielfach können starke Schmerzsensationen nur durch eine Narkose beherrscht werden, die natürlich eine Intubation voraussetzt (s. Tab. 8).

Vorteile der frühzeitigen Intubation

- 100 % Sauerstoffgabe möglich.
- Aspirationsschutz (speziell bei SHT).
- Absaugung von starken Blutungen nur über Trachealtubus möglich (Abb. 31).
- Bei linksthorakalem Trauma mit endobronchialer Blutung kann eine rechtseitige „blinde" Intubation die nicht betroffene Seite vor einer Blutaspiration schützen.
- Extreme Schmerzen sind meist nur durch hochpotente Analgetika (Opiate) zu beherrschen, die bei entsprechender Dosierung und der damit verbundenen Ateminsuffizienz eine Intubation unumgänglich machen. Nur damit lässt sich schmerzbedingtes „Pressen" oder „Aufbäumen" unterdrücken, das ein verstärktes „Leerpumpen" rupturierter Gefäße verursacht oder Zusatzverletzungen (z.B. dislozierte Frakturen) verschlimmert.
- Frühintubation → weniger Spätkomplikationen (ARDS).

Merke
Nach der Intubation sollte eine großlumige Magensonde eingeführt werden, um den Magen zu entlasten, der prall gefüllt eine Atembehinderung darstellt. Die Sonde ist von besonderem Wert bei einer Zwerchfellruptur mit Verlagerung des Magens in die Pleurahöhle. Bei einem sog. Spannungs-Gastrothorax führt der thorakal verlagerte Magen zur

Tab. 8: Indikationen zur Intubation

- Polytrauma
- Schädelhirntrauma (GCS < 10)
- Schweres Thoraxtrauma (AIS ⩾ 3)*
- Atemwegsverlegung
- Persistierender Volumenmangelschock (RRsystol. 80 mm Hg)
- (Z.n.) Reanimation
- Respiratorische Insuffizienz (O$_2$-Sättigung < 90 %)
- Notwendige Narkose (z.B. nicht beherrschbare Schmerzen)

(*AIS = Abbreviated injury scale. Beispiele: AIS = 3 ➤ Lungenverletzung mit Hämatothorax; AIS = 4 ➤ mehr als 3 Rippenfrakturen mit Hämatothorax; AIS = 5 ➤ Spannungspneumothorax oder Perikardtamponade)

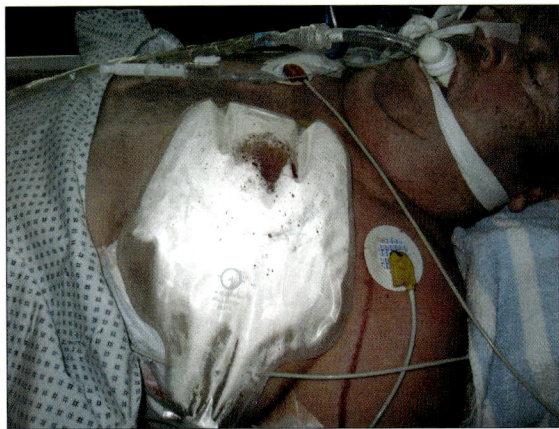

Abb. 30: Modifiziertes Tiegelventil (Anus präter-Beutel).

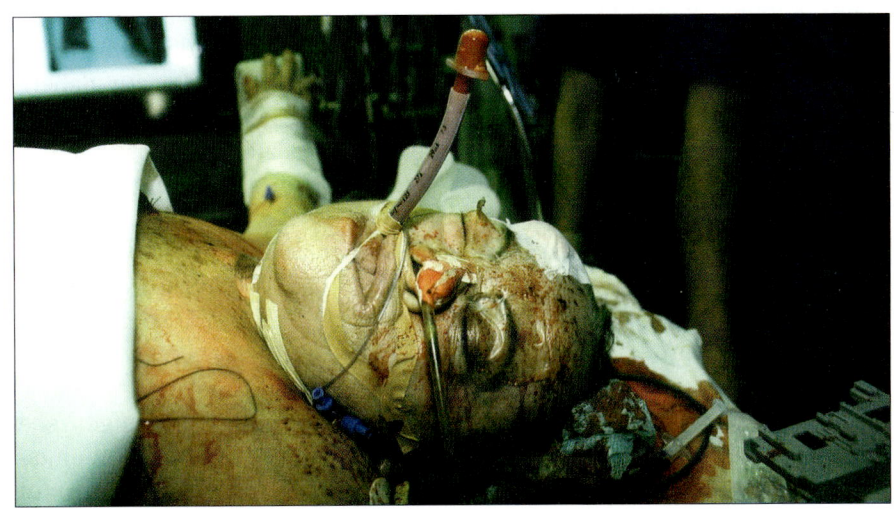

Abb. 31: Massive Blutung aus dem Endotrachealtubus (schwere Kontusion mit Parenchymzerreißung).

Kompression der linken Lunge und zur Mediastinalverlagerung.

Medikamente zur Intubation

Bei instabilem Kreislauf (RRsystol. < 90 mm Hg) ist ein Morphinpräparat primär nicht indiziert wegen des dadurch ausgelösten Blutdruckabfalles.

Als Analgetikum der Wahl sind Ketamine (Ketanest S®) zu bevorzugen, da sie keine Hypotonie, sondern eher im Gegenteil einen Druckanstieg verursachen und zudem bei langsamer Injektion und in „analgetischer" Dosierung keine Atemdepression provozieren. Ein weiterer Vorteil ist die dosisabhängige Wirkung.

Analgetische Dosis: 0,125 - 0,25 mg Ketanest S® pro kg KG iv.

Narkotische Dosis: 0,5 - 1,0 mg Ketanest S® pro kg KG iv.

Aufgrund dieser Eigenschaft ist dieses Analgetikum besonders geeignet bei eingeklemmten Unfallopfern, bei denen eine Beatmung bzw. eine Intubation technisch nicht möglich ist. Eine Analgesie mit Opiaten mit nachfolgender Atemdepression wäre fatal. Bei einem zunächst unzugänglichen Patienten werden 0,125 (- 0,25) mg Ketanest S®/kg KG injiziert. Nach der Befreiung des Opfers (z.B. Rettungsschere) erfolgt – je nach Dauer der Rettungsaktion – eine Nachinjektion von 0,5 - 1,0 mg/kg KG zur Intubation.

Wegen Auslösen von Halluzinationen (weniger häufig bei Ketanest S im Vgl. zum „alten" Ketanest®) sollten kleine Dosen von Benzodiazepinen, abhängig vom Kreislaufzustand, zusätzlich appliziert werden. Z.B. Midazolam (Dormicum®): 0,1 mg/kg KG iv.

Als Hypnotikum ist Etomidat (Hypnomidate®) wegen seiner Kreislaufneutralität (vgl. Barbiturate → RR-Abfall) zu verwenden. Als Nebeneffekt senkt es zusätzlich den Hirndruck! (bes. beim zusätzlichen SHT geeignet).

Dosis: 0,2 - 0,3 mg/kg KG iv oder 2 mg/10 kg KG iv (1 ml = 2 mg).

Auf Relaxantien sollte wenn möglich verzichtet werden, um im Falle einer nicht durchführbaren Intubation bei „offener" Stimmritze keine Aspiration zu provozieren.

Falls eine Relaxierung unvermeidlich ist, sollte auf das kurzwirkende Succinylcholin (Lysthenon®) zurückgegriffen werden.

Dosis: 1 mg/kg KG iv oder 1 ml/10 kg KG iv (Lysthenon 1 %; 1 ml = 10 mg).

Ist der Patient kreislaufstabil, kann anstelle eines Ketamins als Analgetikum Fentanyl (Fentanyl Jannsen®) primär zur Narkoseeinleitung verwendet werden.

Dosis: 5 - 10 µg/kg KG = 0,05 - 0,1 mg/10 kg KG = 1 - 2 ml/10 kg KG iv.

Merke

Bei kreislauflabilen Patienten, die mit Ketamin analgesiert wurden, kann zur Narkosevertiefung bzw. zur besseren Schmerzbekämpfung Fentanyl titriert, d.h. mit kleinen, wiederholten Dosen von 0,1 mg, im Abstand von einigen Minuten und Blutdruckmessungen, relativ gefahrlos ein optimaler Wirkspiegel erreicht werden.

Merke

Nach gelungener Intubation wird mit 100 % O_2 und einem Atemzugvolumen von 7 ml/kg KG beatmet. Zur besseren Oxygenierung und zur Atelektasenprophylaxe wird zusätzlich mit PEEP (Positive Endexpiratory Pressure) beatmet. Dabei sollte der Wert 5 cm bis max. 10 cm H_2O nicht überschreiten, um keine Störung des venösen Rückflusses zum Herzen zu verursachen. Dies wäre besonders bei einem zusätzlichen Hirntrauma schädlich mit konsekutivem Anstieg des intrakraniellen Druckes.

2. Volumentherapie

Eine adäquate Volumenzufuhr ist einer der Eckpfeiler zur Beherrschung massiver Blutungen; einige wichtige Punkte sind dabei jedoch zu beachten, um ein „Ausbluten" vor Erreichen der Klinik zu verhindern.

Merke

Massive Blutung bedeutet eine Verlustrate von 100 - 150 ml pro Minute oder 1,5 Liter in 10 Minuten!

Nur großlumige Venenverweilkanülen können in diesen Fällen eine suffiziente Durchflussrate gewährleisten, zum Beispiel 14-er Abbocath®

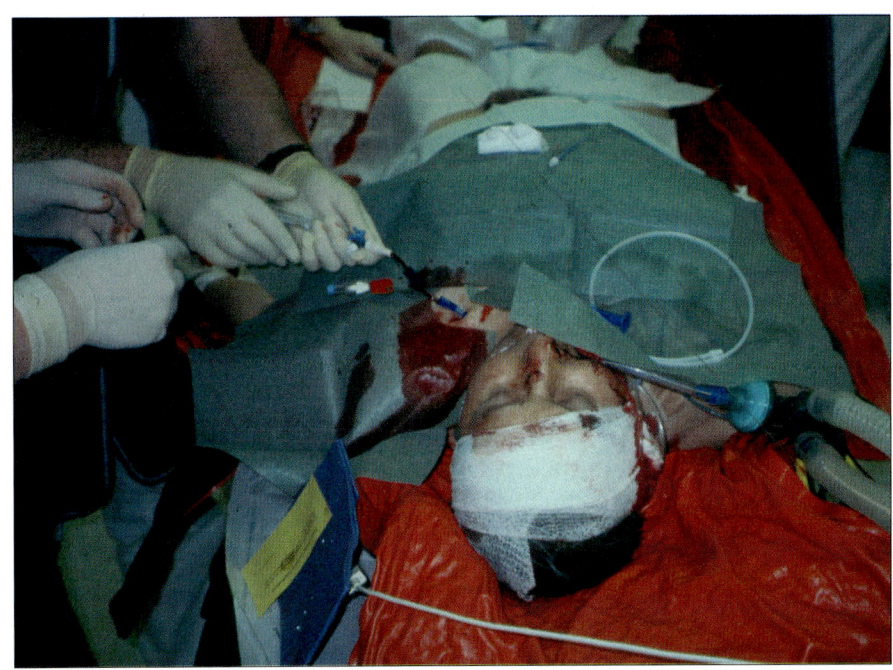

Abb. 32: Großkalibrige "Schleuse" via V. subclavia.

(Tab. 9), wobei mindestens 2 Kanülen gesetzt werden müssen. Falls zur Hand, fördern großkalibrige "Schleusen" (9 French) in die V. subclavia oder V. femoralis (Abb. 32) beträchtlich größere Infusionsmengen.

Die Flussrate kann durch ein einfaches Hilfsmittel zusätzlich gesteigert werden. Durch Umwickeln der Infusionsflasche mit einer Blutdruckmanschette und maximales Aufpumpen kann die Infusionsmenge in der gleichen Zeiteinheit etwa verdoppelt werden.

Bei schlechten Kreislaufverhältnissen (RRsytol. < 90 mm Hg) kommen primär kolloidale Lösungen (z.B. Haes®) zum Einsatz. Im Gegensatz zu kristallinen Lösungen ist der intravasale Volumeneffekt 3- bis 4-mal größer. Dabei sollten sofort "im Schuss" 1000 ml (Druckinfusion) einer Hydroxyläthylstärkelösung (Haes®) infundiert werden.

In einer desolaten Situation (RRsystol. ≤ 70 mm Hg) wird umgehend eine hyperonkotische Lösung (HyperHaes®) appliziert; bei normalgewichtigen Erwachsenen 250 ml (= handelsüblicher Infusionsbeutel) rasch intravenös (genaue Dosierung: 4 ml/kg KG). Danach muss der extravasale Volumenverlust zügig ausgeglichen werden (z.B. RINGERlösung zu Haes® im Verhältnis 2:1). In Ausnahmefällen kann ungekreuztes O-negatives Blut zur Einsatzstelle oder auf dem Transport entgegengebracht werden.

Ist der Kreislauf trotz großer Volumenmengen nicht stabilisierbar, müssen relativ frühzeitig Katecholamine, besonders bei einem begleitendem Hirntrauma (schlechter Perfusionsdruck? Hirnödem!), eingesetzt werden, um zumindest eine ausreichende zentrale Perfusion zu ermöglichen.

Tab. 9: Kanülenkaliber/Durchflussrate

Gauge	ml/min
20	60
18	90
17	130
16	200
14	340

Noradrenalin (Arterenol®). Für den „Schnelleinsatz" wird 1 ml = 1 mg Arterenol® auf 10 ml Kochsalzlösung verdünnt und initial 0,3 mg (= 3 Teilstriche) iv injiziert. Anschließend kann nachtitriert werden.

Oder: 5 mg Arterenol® in eine Perfusorspritze mit 50 ml Kochsalzlösung (0,9 %), initial: 10 ml pro Stunde. Je nach Kreislaufeffekt langsame Steigerung (→ ∞).

Anhand unseres eigenen Polytraumaregisters kann die prognoserelevante, suffiziente präklinische Volumentherapie eindeutig belegt werden.

Lag der systolische Blutdruck bei Aufnahme im Schockraum unter 80 mmHg, sind 79 % der Verunfallten verstorben. Konnte jedoch der systolische Druck bis zur Einlieferung über 80 mmHg gehalten werden, fand sich eine 4fach geringere Todesrate (18 %). Die fatale Wirkung des progredienten Schocks zeigte sich auch beim Vergleich mit dem Gerinnungsstatus, wobei pathologische Gerinnungswerte (Quickwert) die Letalität ebenfalls signifikant erhöhten (7,7 % versus 32,6 %).

Merke

Ist später im Schockraum eine Notthorakotomie notwendig, sind bei hypovolämischen Patienten höhere Sterberaten zu beobachten als bei einer Perikardtamponade (VON OPPELL 2000) (Abb. 33 und 34).

3. Flankierende Maßnahmen

Bei allen Traumatisierten wird zur Rettung bzw. zur Lagerung eine Vakuummatratze verwendet, welche mehrere Vorteile bietet.

Eine zusätzliche Wirbelkörperfraktur (Überrolltrauma) beispielsweise wird damit „automatisch" ruhiggestellt. Bei Zertrümmerungen der thorakalen Wirbelkörper (Abb. 35) führen spongiöse Blutungen in die Pleurahöhle zu erheblichen Verlusten; eine Bewegung der Wirbelsäule verstärkt dabei nicht nur die Blutung, sondern erhöht die Gefahr einer Querschnittslähmung.

Die durch die Vakuummatratze bedingte Erschütterungsdämpfung führt zur Verminderung der Schmerzreaktionen, vor allem während des Transportes (Abb. 36). Bei Säuglingen und Kleinkindern genügt bereits eine Vakuumbeinschiene eines Erwachsenen für die Immobilisation (Abb. 37). Ein Wärmeerhalt lässt sich durch einfache Maßnahmen erzielen und hat entscheidenen Einfluss auf pathophysiologische, prognoserelevante Reaktionen. Bei einer Hypothermie werden mit zunehmendem Abfall der Körpertemperatur die Gerinnungskaskaden gestört, sodass Blutungen sich verstärken und ein Ausbluten protrahieren. Zudem werden Herzrhythmusstörungen provoziert, die besonders bei kardial vorgeschädigten bzw. durch das Trauma lädierte Patienten (z.B. Myokardkontusion) kreislaufrelevante Kontraktionsstörungen, sogar Kammerflimmern, auslösen können.

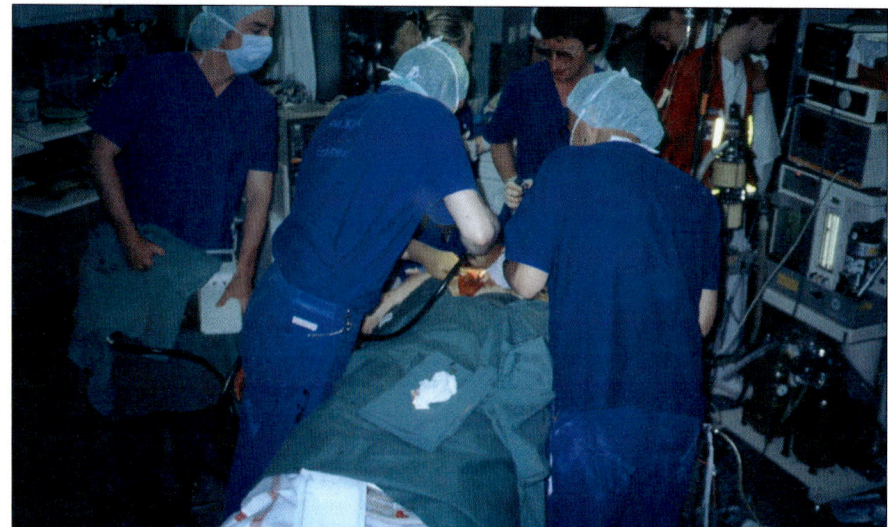

Abb. 33: Sterntomie im Schockraum bei Herzstillstand nach Überrolltrauma (Gabelstapler).

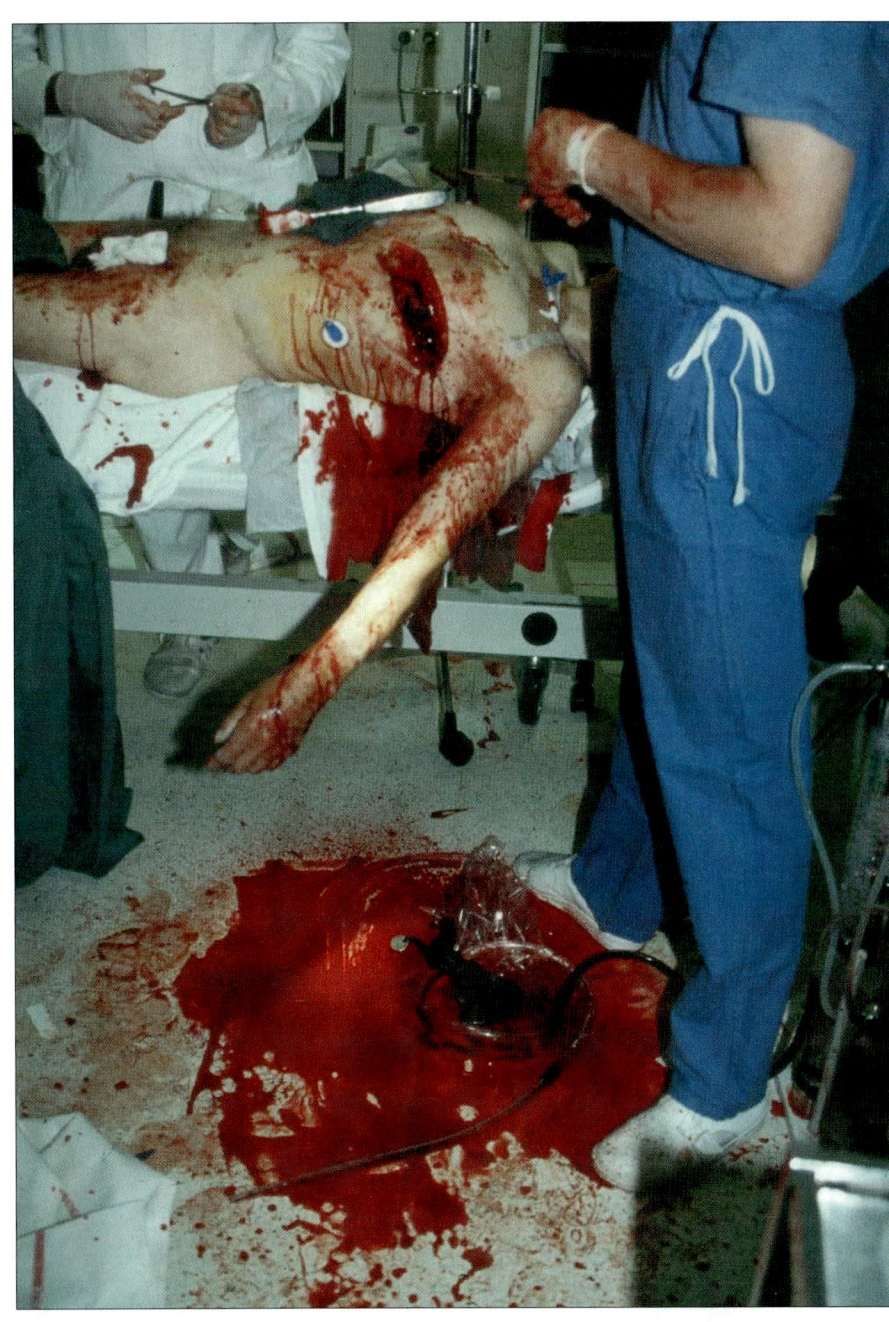

Abb. 34: Laterale Thorakotomie bei Einklemmungs-
opfer.

Merke
Bei kälteinduzierten Herzrhythmusstörungen sind
Antiarrhythmika nicht wirksam bzw. kontraindi-
ziert!

Aus diesem Grund sollte der Rettungswagen
vorgeheizt werden. Infusionslösungen sind nur

erwärmt (Thermobox im RTW) zu verabreichen. Nasse Kleidung ist zu entfernen; zum
Wärmeerhalt hat sich die „Sandwich-Technik"
(Abb. 38) bewährt, bei der das Unfallopfer zunächst in eine Rettungsfolie eingewickelt (Gold-
seite nach „außen") und anschließend in eine
Woll- oder Goretexdecke eingeschlagen wird.

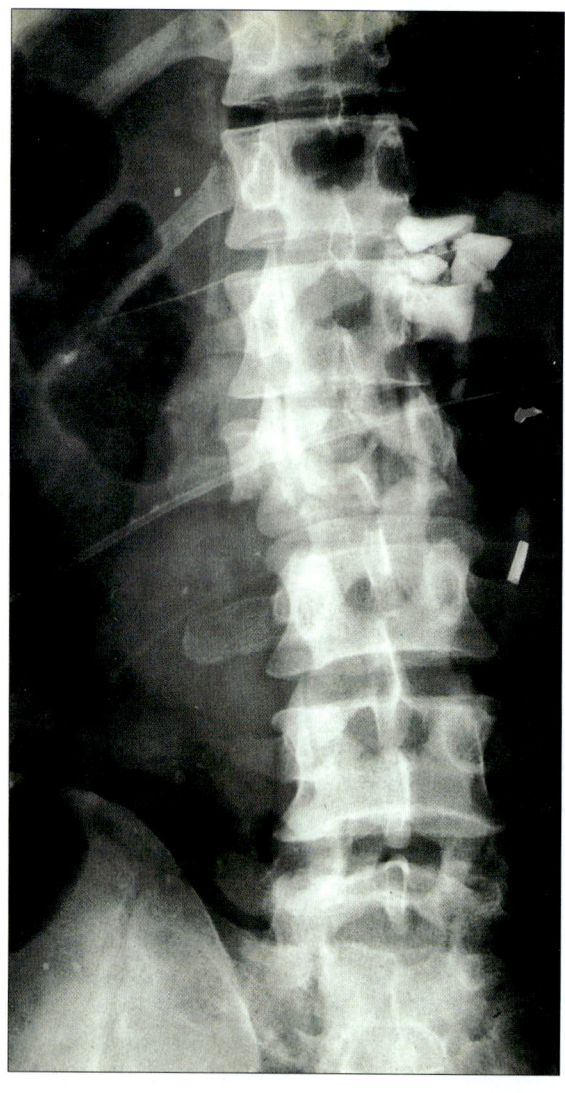

Abb. 35: Wirbelkörperzertrümmerung (Röntgenaufnahme).

Während des Transportes zur Zielklinik ist diese bereits mit wichtigen Details zu informieren; Blutverlust über die Drainage (→ Cellsaver installieren) Kreislaufstabilität, Zusatzverletzungen (→ Alarmierung weiterer Fachdisziplinen) etc. Außerdem können vorweg mit einem anderen Rettungsmittel oder mit der Polizei Blutproben zur Klinik gebracht werden.

Es muss noch einmal betont werden, dass die Wahl der Zielklinik mitentscheidend ist. Ohne entsprechende Logistik (Cellsaver, Blutkonserven, Thoraxchirurgie etc.) führt dies nur zum unnötigen, unter Umständen tödlichen (!) Zeitverlust (Abb. 39).

Sonderfall: Penetrierende Thoraxverletzungen
Sie bilden in unserem Kulturkreis mit etwa 1 % glücklicherweise (noch) die Ausnahme im Gegensatz zu den USA oder Südafrika, wo 80 % der Polytraumen durch Schussverletzungen verursacht werden. Aufgrund dieser Tatsache mangelt es den meisten an entsprechender Erfahrung, sodass man leicht in sog. „diagnostische Fallgruben" fällt. Nicht jedes Opfer wird durch ein riesiges Einschussloch oder durch ein aus dem Rumpf ragendes Messer auffällig. Andererseits kann ein Schock verzögert einsetzen und sich der Primärdiagnostik entziehen.

Ein Unterschätzen der Verletzungsschwere ist dabei fatal; dies betrifft besonders leicht den Unerfahrenen, der sich von dem scheinbar „normalen" Blutdruck (→ stressbedingte hohe Katecholaminausschüttung) täuschen lässt (Abb. 40).

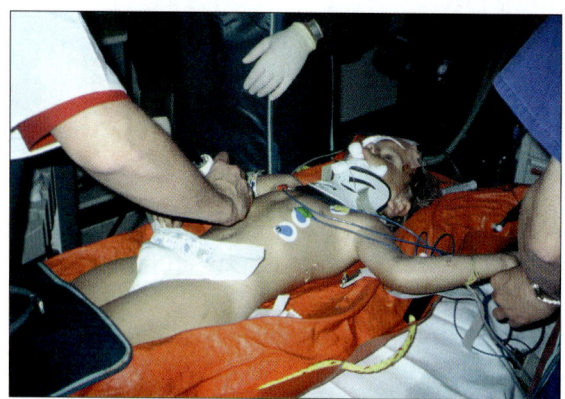

Abb. 36: Vakuummatratze mit schwerverletztem Kind.

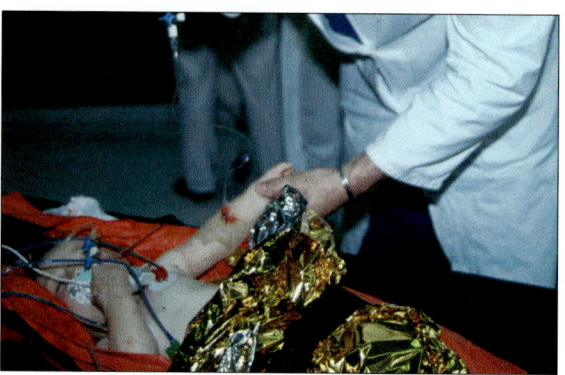

Abb. 37: Säugling, immoblisiert in einer „Vakuum-Beinschiene".

162

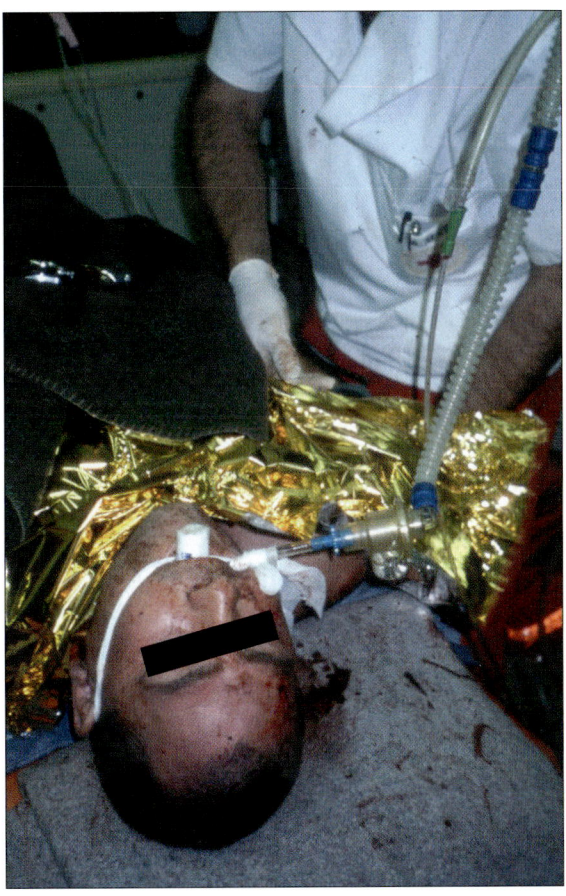

Abb. 38: „Sandwichtechnik" (innen: Rettungsfolie; außen: Wolldecke).

Trotz oft kaum erkennbarer Einschusslöcher, verursachen Splitter- oder Explosivgeschosse (sog. „Dum-Dum") intrathorakal schwere Verwüstungen sämtlicher anatomischer Strukturen. Zusätzlich können „Querschläger" durch Abprallen von Knochen in andere Körperregionen (speziell in das Abdomen) eindringen (Abb. 42).

Die Inspektion des Körpers (Entkleiden!) liefert wertvolle Informationen. Vor allem die Austrittswunde am Rücken kann einiges über das Projektil verraten. Liegt ein kleines Ausschussloch vor (Abb. 43), ist von einem kleinkalibrigen oder nicht-explosiven Geschoss auszugehen. Im anderen Fall liegen ausgedehnte Weichteilzerreißungen vor mit erheblichem Blutverlust („blutgetränkte" Kleidung; Abb. 44). Bei großflächig eröffneter Brustwand bzw. -höhle muss „kriegschirurgisch" vorgegangen werden, d.h. sofortige manuelle Kompression (Abb. 45) und anschließende Tamponade mit Tüchern, Decken o.ä., notfalls auch mit einer Rettungsweste. Nur damit kann vor-

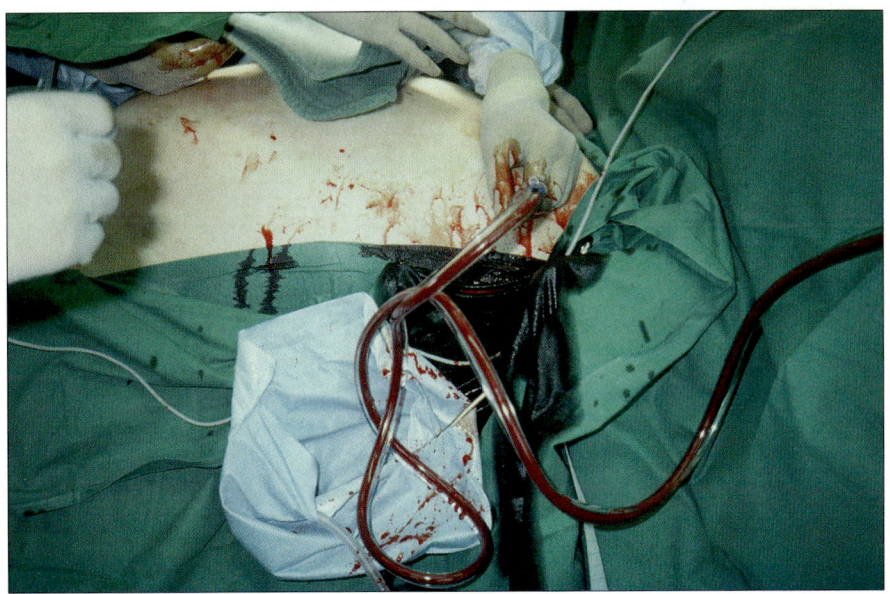

Abb. 39: Cellsaver: „direktes" Absaugen eines Hämatothorax.

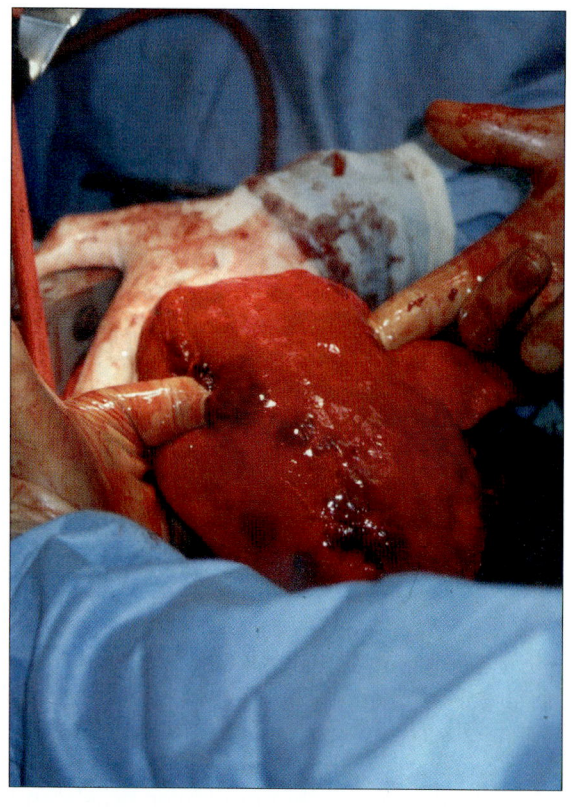

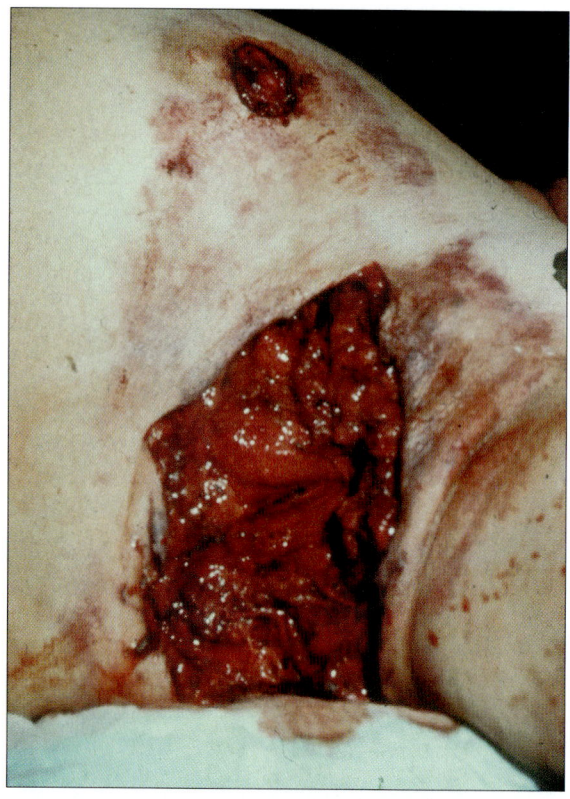

Abb. 40: Stichkanal am Oberlappen (bei kleiner, primär nicht erkannter „äußerer" Wunde).

Abb. 41: Supramamilläre Penetration mit großer Weichteilzerreißung am lateralen Thorax mit Axilla.

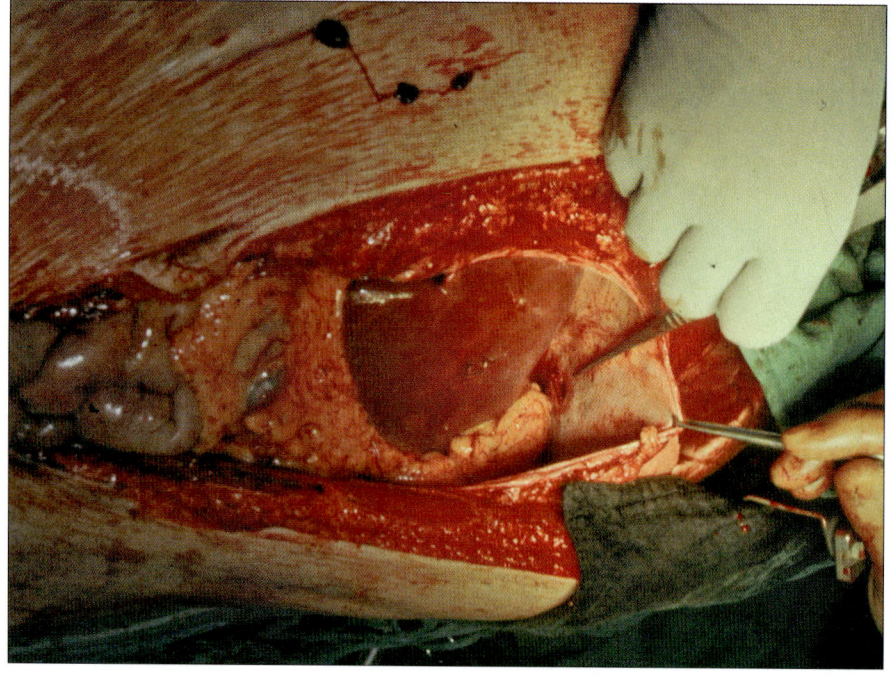

Abb. 42: Op.-Situs (Thorakotomie und Laparotomie): Thorakaler „Querschläger" mit Durchtritt durch das Zwerchfell und Penetration des linken Leberlappens.

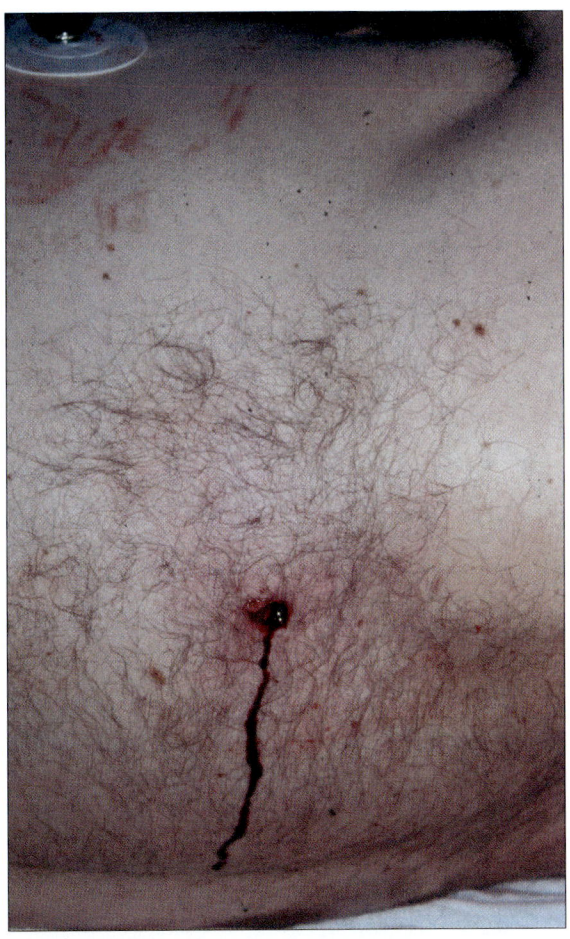

Abb. 43: Ventraler Einschuss mit kleinem Ausschuss am Rücken.

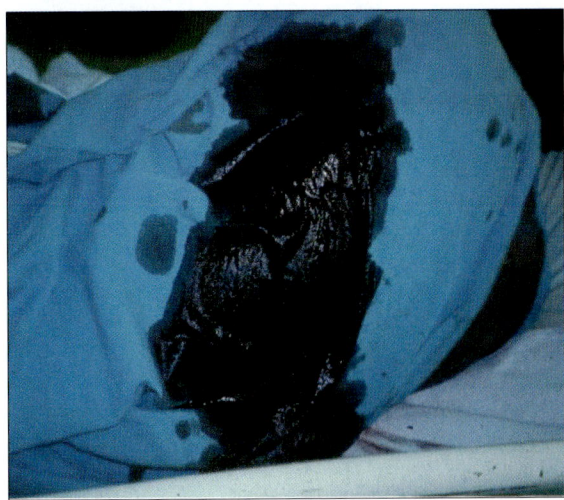

Abb. 44: „Blutgetränkte" Kleidung nach frontaler Schussverletzung.

erst ein Verbluten verhindert werden, um den nötigen Spielraum zur Anlage von intravenösen Zugängen zu schaffen. Bei solchen Zerstörungen sind ausnahmsweise auch Gefäßklemmen erlaubt, um eine rasche Blutungskontrolle zu bewerkstelligen (Abb. 46).

Cave

Ein „luftdichter" Verband eines offenen Thorax bzw. die Tamponade einer stark blutenden Thoraxwunde wandelt einen Pneu in einen Spannungspneu um! Daher ist stets zusätzlich eine großlumige Pleuradrainage einzulegen, die jedoch nicht aus der Wunde ausgeleitet werden darf (Abb. 47 - 49).

Cave

Eingedrungene Fremdkörper sind wegen ihres Tamponadeffekts zu belassen. Dazu gehört auch das Belassen eingedrungener Kleidungsfetzen, die den Penetrationskanal oft tamponieren. Ein Entfernen führt zur unbeherrschbaren Blutung!

Merke

Auch bei einer offensichtlich kleinen Penetration mit unauffälligen Kreislaufwerten sollte die Thoraxdrainagen-Indikation sehr großzügig gestellt werden (Abb. 50).

Ebenfalls sehr großzügig muss die Indikation zur Intubation und Beatmung gestellt werden. Sie ist auf alle Fälle obligat bei einem noch in situ vorhandenen Fremdkörper (z.B. Messer), bei offener Thoraxhöhle, großen Wunden etc. oder natürlich erniedrigten Kreislaufparametern.

Nur durch die – durch die Intubation ermöglichte – Narkose (Fentanyl® – Dormicum®) kann eine weitere Schädigung verhindert werden. Das „Wandern" des Fremdkörpers mit tieferen Eindringen in die Wunde oder das schmerzbedingte Pressen verstärken die Blutungen oder führen zu weiteren Gefäßeinrissen. Nach erfolgreicher Intubation ist bei diesem speziellen Verletzungsmuster auch eine medikamentöse Muskelrelaxierung von Vorteil.

Zum Beispiel mit Pancuronium (Pancuronium Organon®) mit einer Wirkdauer von 45 - 60 min.

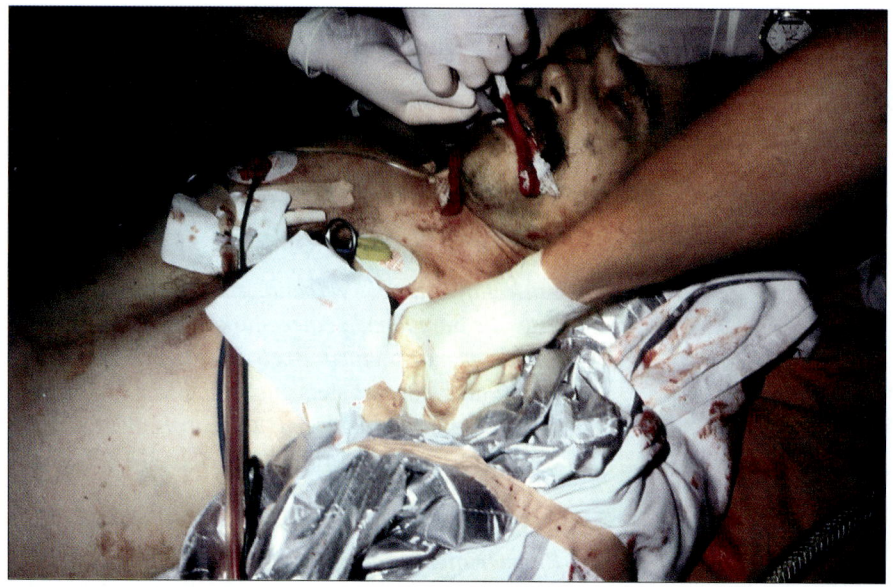

Abb. 45: Thoraxeröffnung (Zugunfall) mit manueller Kompression der Blutung.

Dosierung: 0,08 mg - 0,1/kg KG iv.

Bei dekompensiertem Kreislauf muss sofort der Druck wieder angehoben werden. Bei systolischen RR-Werten (70) hat sich die Small volume resuscitation mit HyperHaes® (250 ml) zur schnellen Rekompensation bewährt.

Merke

Bei isolierten thorakalen Schuss- oder Stichverletzungen sollte der systolische Blutdruck bei etwa 90 mmHg eingestellt werden. Bei Stabilität der Kreislaufparameter (Rückgang der Tachykardie) muss die massive Volumenzufuhr reduziert werden,

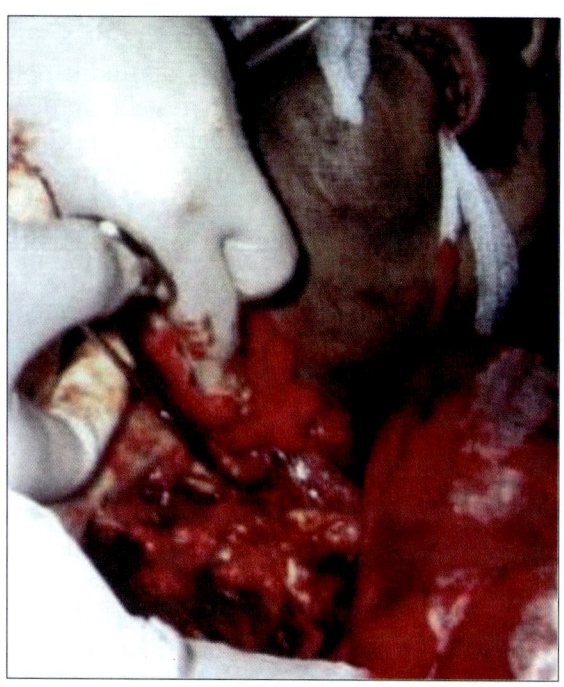

Abb. 46: Abklemmen der Subklaviagefäße.

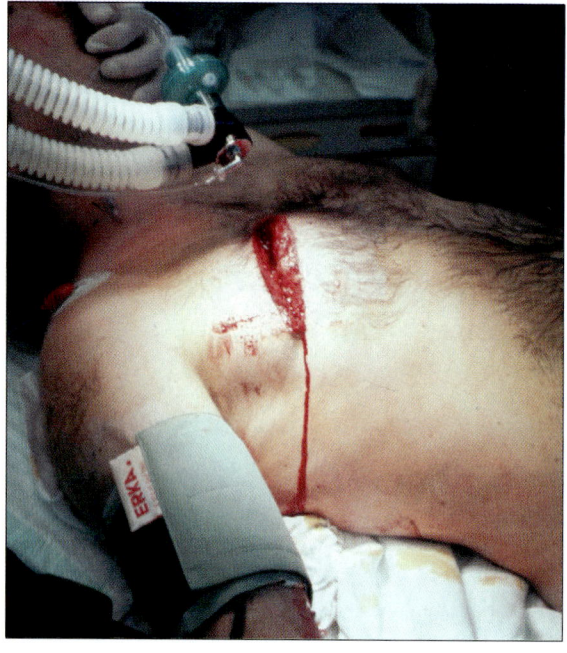

Abb. 47: Offener Thorax durch abgebrochene Flexscheibe (Arbeitsunfall).

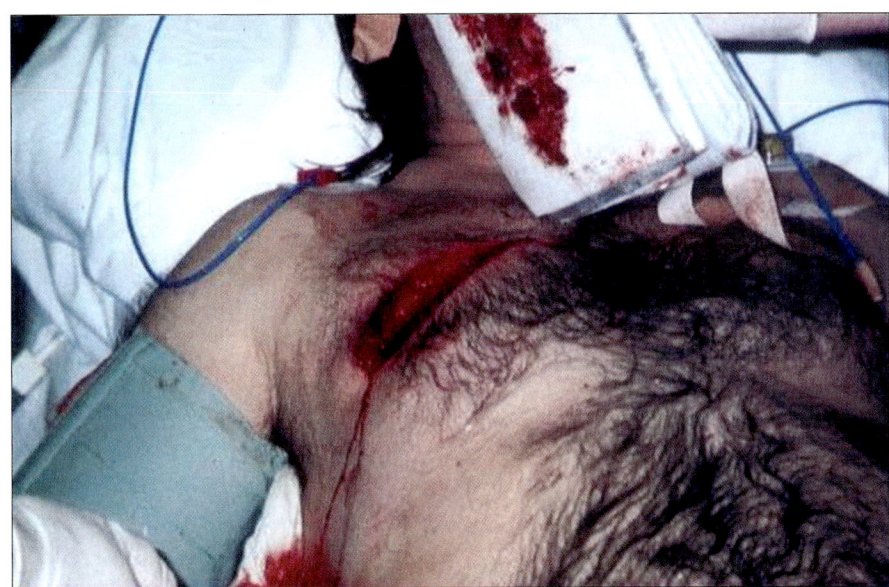

Abb. 48: Luftdichter Verband der Thoraxwunde.

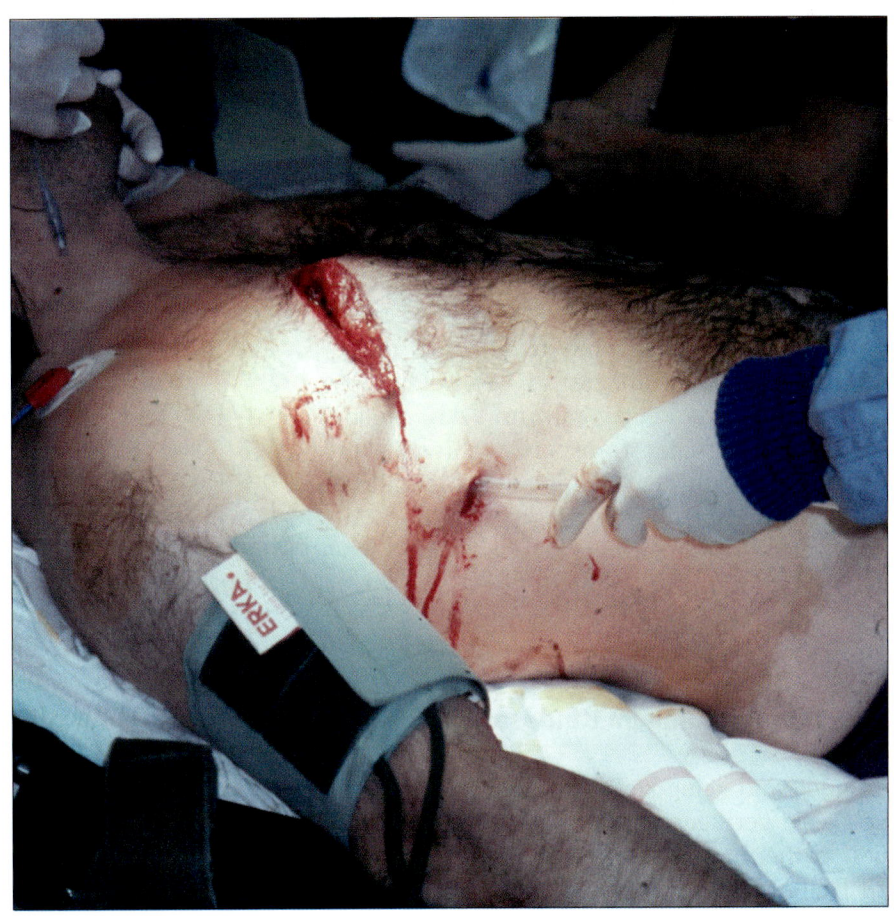

Abb. 49: Drainage (nicht aus der Wunde ausgeleitet!).

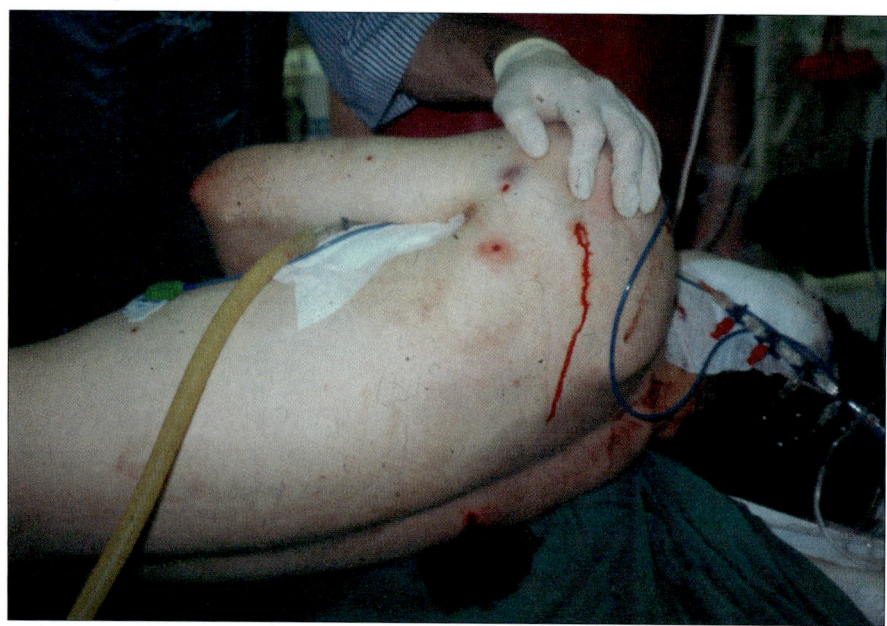

damit tamponierende Blutkoagel nicht wieder aus der Gefäßperforation gespült werden und die Blutung wieder in Gang kommt. Wie bereits erwähnt, ist die Narkose (Intubation) dabei unverzichtbar!

Ist die Massenblutung kaum oder nicht zu beherrschen, muss das bei uns gepflegte Prinzip des „Stay and play" aufgegeben werden. Das amerikanische Vorgehen des „Scoop and run" mit wenigen Minuten Eintreffzeit, ist in unseren Breiten selten praktizierbar. Die einzige Alternative bietet ein „Play and run", d.h. ein sofortiger und rascher Transport, während aber die Kompression der Wunde aufrechterhalten, zusätzlich intravenöse Zugänge gelegt und Volumen verabreicht wird.

Das Thoraxtrauma im Kindesalter

„Kinder sind keine kleinen Erwachsenen!", das heißt, sie verfügen über eigene physiologische und pathophysiologische Reaktionen, die u.U. zu Fehlinterpretationen und damit zu falschen oder zu späten therapeutischen Konsequenzen führen. Aufgrund einer besonderen Gefäßreagibilität im kindlichen Organismus können Volumenverluste bis zu 30 % der Gesamtblutmenge ohne auffällige Kreislaufreaktionen (Tachykardie, Blutdruckabfall) kompensiert werden.

Besonders fatal ist die „schlagartige" Dekompensation bei anhaltender Blutung, die den Ersthelfer überrascht und Notfallmaßnahmen (z.B. intravenöser Zugang) erheblich erschweren oder sogar unmöglich machen. Das Unterschätzen eines Traumas wird dadurch begünstigt, dass klassische Lehrbuchsymptome oft nicht vorhanden sind. Die scheinbare Kreislaufstabilität führt zu einem falschen Sicherheitsgefühl, das durch die Bestimmung des Schockindexes, der jedoch wenig aussagekräftig ist, noch bestärkt wird. Die große Kompensationsfähigkeit des kindlichen Organismus bewirkt normale Kreislaufparameter (Pulsfrequenz, systolischer Blutdruck), sodass sie einen Schockzustand primär nicht „anzeigen".

Merke
Kinder bis zu 6 Jahren weisen stets „pathologische" Schockindices auf (Tab. 11).

168

Zur Beurteilung der Verletzungsschwere sind der Unfallmechanismus und die periphere Zirkulation (Kapillarfüllungszeit) wesentlich aussagekräftiger. Nach Kompression eines Fingers oder Zehennagels füllt sich das Nagelbett normalerweise wieder innerhalb einer Sekunde. Bei einer Kapillarfüllungszeit von über 2 Sekunden liegt in der Regel ein zentralisierter Schock vor. Ist der Puls nur am Hals (A. carotis) oder in der Leiste (A. femoralis) tastbar, muss von einer schweren Blutung ausgegangen werden. Ein noch tastbarer Puls an der A. radialis am Handgelenk oder A. brachialis am Oberarm spricht bei Kindern jeglicher Altersstufe für einen noch ausreichenden systolischen Blutdruck von über 70 mm Hg.

Ein entsprechender Unfallmechanismus wie z.B. der Sturz aus größerer Höhe (bei einem Säugling Sturz vom Wickeltisch!) oder ein Überrolltrauma, sprechen bis zum Beweis des Gegenteils für eine schwere Verletzung (Abb. 51).

Merke

Bei großen Gewalteinwirkungen entstehen beim Kind in der Regel Mehrfachverletzungen; eine isolierte Verletzung ist dabei eher die Ausnahme. Ein begleitendes Thoraxtrauma signalisiert meist eine Polytraumatisierung.

Tab. 11: Schockindex im Kindesalter (Mittelwerte)

Alter	Pulsfrequenz	Blutdruck	Schockindex
(Jahre)			
1	125	89	1.4
2	110	91	1.2
4	100	95	1.0
6	100	95	1.0
8	90	97	0.9

Jedes Kind mit einer Bewusstseinstrübung oder sogar Bewusstlosigkeit muss als potenziell schwerverletzt betrachtet werden. Bewusstseinstrübungen sind nicht nur Folge eines Schädel-Hirn-Traumas, sondern häufig auch durch einen Volumenmangelschock (Hämatothorax) verursacht (Abb. 52).

Generell ist das traumatisierte Kind durch 4 „H" bedroht: Hypoxie – Hypotonie – Hypothermie – Hypoglykämie! Der kindliche Organismus, vor allem das Gehirn, ist gegenüber einem Sauerstoffmangel besonders empfindlich.

Merke

Eine Zyanose ist ein Spätsymptom und signalisiert den drohenden Stillstand! Nahezu alle Herzstillstände im Kindesalter sind durch Hypoxie bedingt!

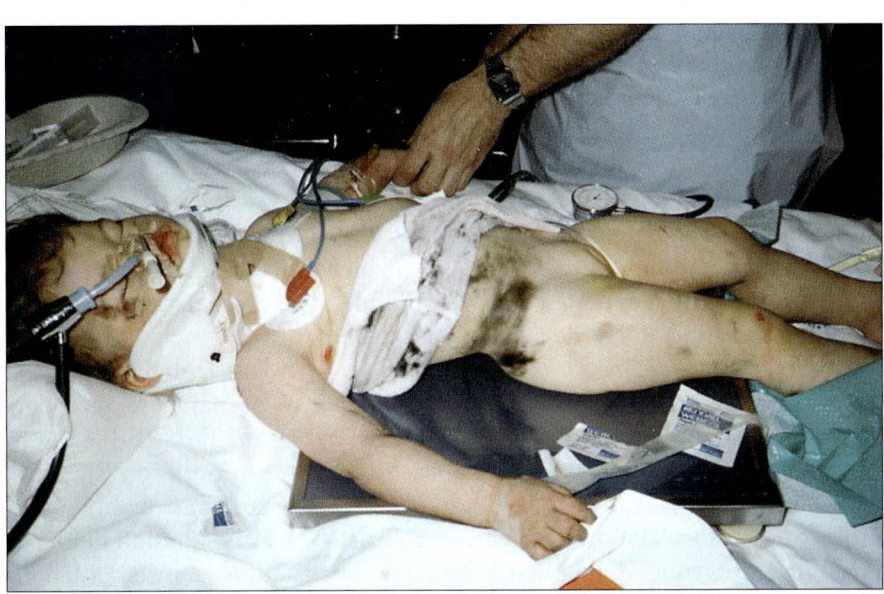

Abb. 51: Kleinkind vom Pkw überrollt (Schleifspuren).

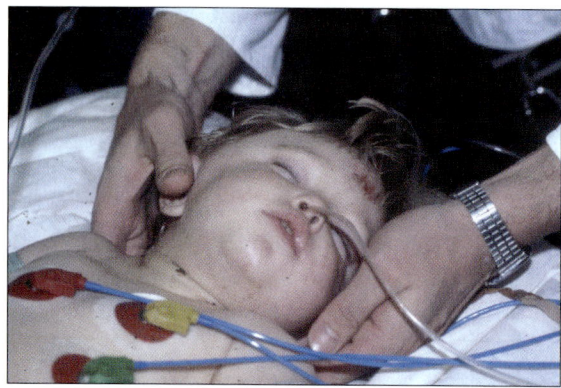

Abb. 52: Bewusstseinstrübung (Blutungsschock).

Bei nachgewiesener Hypotonie (normaler systol. RR bei Kindern > 1 Jahr = 90 + 2 x Alter in Jahren) liegen bereits erhebliche Volumenverluste vor, sodass auch hier der unmittelbare Kreislaufzusammenbruch droht. Durch die vergleichsweise größere Körperoberfläche kühlen Kinder wesentlich schneller aus. Ihre Kerntemperatur fällt und führt zu Gerinnungsstörungen (Blutungsverstärkung!) und zu Herzrhythmusstörungen, die besonders beim instabilen Traumapatienten fatal sein können. Die starke Unterkühlung („Kältezittern") führt zur Hypoglykämie, die zusätzlich zum sekundären Hirnschaden beiträgt.

Eine spezielle „Traumareaktion" beim Kind führt durch eine beschleunigte Atmung (Tachypnoe) und Verschlucken von Luft (Aerophagie) zu einer Überblähung des Magens, die eine Behinderung der Zwerchfellbeweglichkeit und damit eine Verschlechterung der Ventilation bedingt. Besonders bei einer Maskenbeatmung kann der Magen derart überdehnt werden, dass ein dadurch ausgelöster vasovagaler Reflex zu einer ausgeprägten Bradykardie und Hypotension führt. Eine Magensonde ist daher zwingend erforderlich.

Im Vergleich zum Erwachsenen zeigen Kinder auch beim Thoraxtrauma pathophysiologische Eigenheiten, die einer besonderen Beachtung bedürfen.

Trotz großer Gewalteinwirkungen am Brustkorb sind aufgrund der hohen Elastizität der Thoraxwand Rippenfrakturen relativ selten; unabhängig davon können schwere „innere" Verletzungen (geringerer Durchmesser des Brustkorbes!) auftreten.

Am häufigsten sind Lungenkontusionen zu finden, welche rasch zu einer Verschlechterung des Allgemeinzustandes führen. Diese „Quetschherde" bewirken eine Transsudation von Blut und Flüssigkeit in die Alveolen und verursachen dadurch eine Störung des Ventilations-/Perfusionsverhältnisses und damit eine Verschlechterung des Gasaustausches bzw. der Oxygenierung. Diese Hypoxie zeigt besonders fatale Konsequenzen bei einem oft begleitenden Schädelhirntrauma (SHT), da sie einen möglichen hypoxisch bedingten, sekundären Hirnschaden zusätzlich begünstigt. Die Kombination eines SHT mit einem Thoraxtrauma ist mit einer deutlich höheren Sterblichkeit als die Kombination Thoraxverletzung und Verletzung einer anderen Körperregion (z.B. Abdomen) belastet.

Merke
Kinder mit einem erlittenen Thoraxtrauma sind in der Regel schwerer verletzt als jene ohne thorakale Beteiligung; sie sind meistens polytraumatisiert und weisen eine signifikant höhere Letalitätsrate auf.

Eine anatomische Besonderheit beim Kind ist das sehr bewegliche Mediastinum, sodass bereits kleine Druckerhöhungen in der Brusthöhle zu einer hämodynamisch wirksamen Mediastinalverlagerung mit Behinderung des venösen Rückstromes zum Herzen führen können (Abb. 53).

Cave
Ein „einfacher" Pneumothorax kann dadurch u.U. einen Herzstillstand verursachen.

Das frühzeitige Erkennen eines Pneumothorax ist daher außerordentlich wichtig, wird aber durch das Fehlen von äußeren Verletzungsspuren und von Rippenbrüchen unterschätzt oder zu spät wahrgenommen. Die (wiederholte!) Auskultation beider Lungen, am besten in beiden Achselhöhlen (geringster Abstand zur

Lunge!) ist die wichtigste diagnostische Maßnahme. Sie kann, neben dem Nachweis eines verminderten oder aufgehobenen Atemgeräusches, auch Hinweise für eine Aspiration („brodelnde" Atemgeräusche) oder eine Zwerchfellruptur („plätschernde" Darmgeräusche im Thorax liefern (Abb. 54).

Cave
Eine auffällige Bradykardie muss an eine Hypoxie, eine Perikardtamponade oder einen Spannungspneu denken lassen!

Beim Spannungspneumothorax (Luftnot, Zyanose, Blutdruckabfall) muss sofort auf der betroffenen Thoraxseite (kein Atemgeräusch!) durch Einstechen einer Venenverweilkanüle (Säugling 18 Gauge, Kleinkind 16 G, Schulkind 14 G) medioklavikulär im 2-4. Interkostalraum der Druck beseitigt werden.

Cave
Eine Ateminsuffizienz, die sich auf O$_2$-Gabe und Druckbeatmung nicht bessert, ist dringend auf einen Spannungspneumothorax verdächtig!

Bei einem Hämatothorax, der beim Kind mit einer extrem hohen Letalität belastet ist, genügt eine Venenverweilkanüle oder ein sog. Pleuracath® zur Entlastung der Pleurahöhle nicht (zu geringes Kaliber, zu schnelles Verstopfen).
Eine entsprechend große Drainage (siehe Tab. 12) muss mit der „stumpfen" Technik eingeführt werden. Damit ist in der Regel bereits die definitive Therapie durchgeführt, da die ausgedehnte Lunge die meisten Blutungen selbst tamponiert. Nur in seltenen Fällen ist eine Thorakotomie notwendig; bei einem Blutverlust über die Drainage von 1-2 ml/kg KG/Stunde (Dokumentation!) ist die Operationsindikation gegeben.

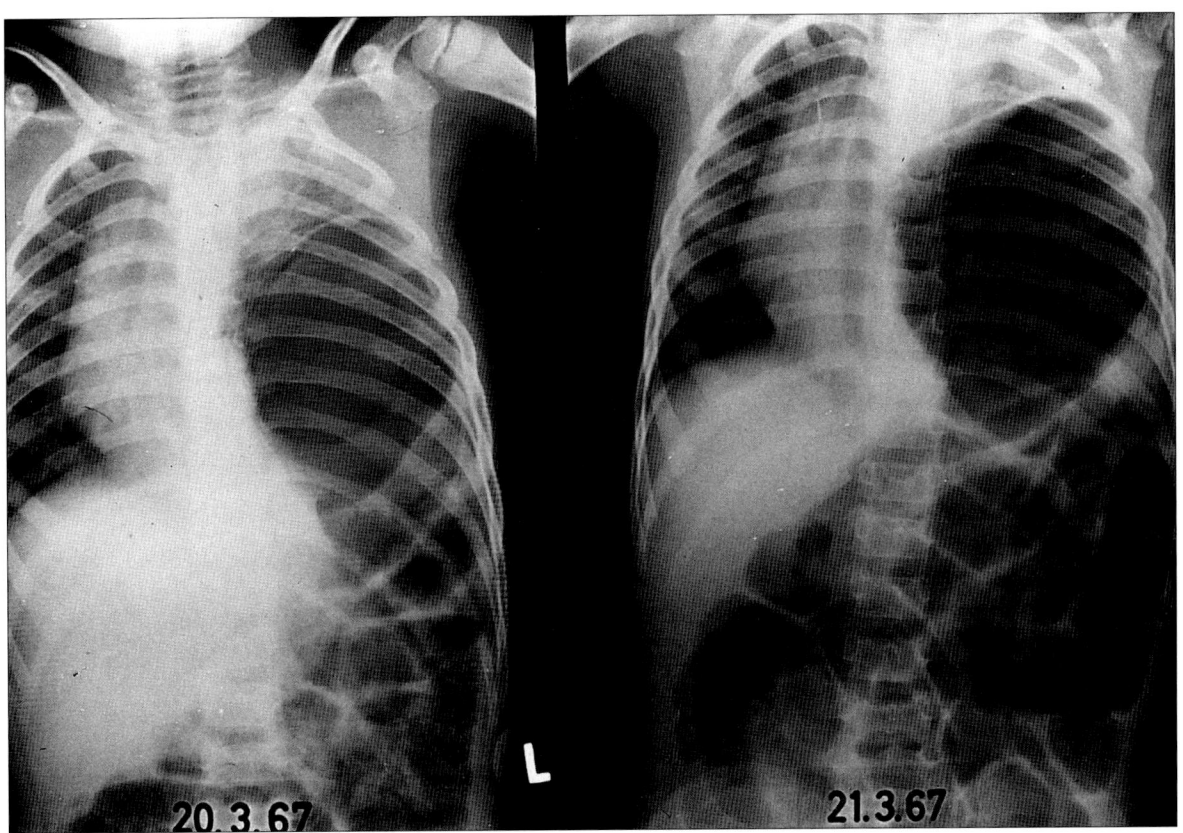

Abb. 53: Mediastinalverlagerung, Spannungspneu (Röntgen-Thorax).

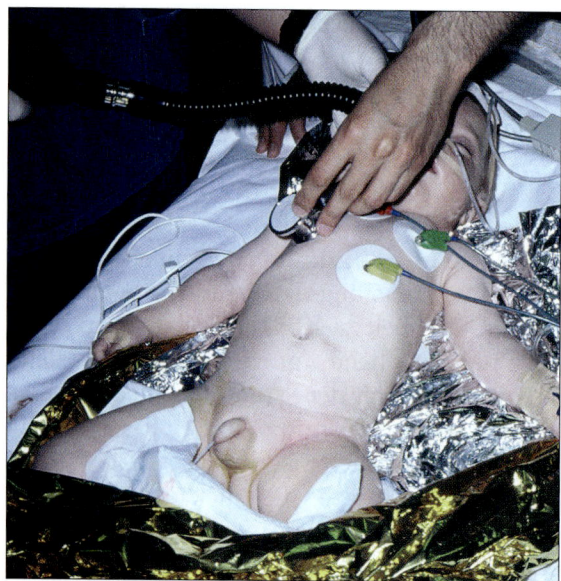
Abb. 54: Säugling aus dem Kindersitz geschleudert (Auffahrunfall).

Tab. 12: Drainagengröße

< 6 Monate	10 - 14 Charriere
6 Monate - 2 Jahre	16 - 20 Ch.
3 Jahre - 6 Jahre	20 - 24 Ch.
7 Jahre - 12 Jahre	26 - 28 Ch
> 12 Jahre	30 - 32 Ch.

Bei Verdacht auf einen Hämatothorax, d.h. beim Nachweis eines aufgehobenen Atemgeräusches und einer „Dämpfung" bei der Perkussion in Verbindung mit Dyspnoe und Schock, sollte vor der Drainageneinlage eine rasche intravenöse Volumenzufuhr (z.B. 10 ml HAES/kg KG) erfolgen, da es bei rascher Evakuierung von Blut aus der Pleurahöhle zur weiteren Blutung (aufgehobener Tamponadeeffekt durch das intrathorakale Hämatom!) und damit zur Verstärkung des Schockes, sogar zum Stillstand kommen kann.

Wegen der aufgezeigten Gefahr eines „übersehenen" Pneumothorax sollte die Indikation zur „prophylaktischen" Thoraxdrainage bei bestimmten klinischen Symptomen auch beim Kind sehr großzügig gestellt werden (s. Tab. 7).

Merke
Bei Kindern sind Rippenfrakturen stets ein Hinweis für ein schweres Trauma und sehr oft bei einer Polytraumatisierung zu finden. Bei zusätzlichen Rippenbrüchen steigt die Letalität und nimmt mit der Anzahl an gebrochenen Rippen weiter zu (GARCIA VF et al.: Letalität beim TT ohne Rippenfraktur 18 %, mit einer Rippenfraktur 42 %).

Merke
Stumpfe Herzverletzungen treten meist bei einem Polytrauma auf.

Merke
Auch bei den isolierten Thoraxtraumen sollte die Intubation eher großzügig erwogen werden, wenn trotz Sauerstoffgabe über eine Maske (6 l) die O_2-Sättigung nicht > 95 % liegt oder Schmerzen durch nicht-atemdepressive Dosen von Schmerzmitteln nicht ausreichend beherrschbar sind. Auf alle Fälle bei entsprechendem Risikoprofil (Tab. 8), v.a. beim begleitendem SHT (Abb. 55).

Merke
Kommt es bei einer Perikardtamponade trotz Volumenzufuhr zu einer weiteren Kreislaufverschlechterung mit Blutdruckabfall und vor allem zur Bradykardie (!), droht der unmittelbare Herzstillstand, sodass als letzte lebensrettende Maßnahme nur die subxyphoidale Herzbeutelpunktion bleibt.

Cave
Da, wie erwähnt, Thoraxtraumen meist bei einer Mehrfachverletzung entstehen, liegen oft massive Blutverluste vor, sodass die klassischen Zeichen eines Spannungspneumothorax, Zyanose und obere Einflussstauung nicht vorhanden sind („maskierter Spannungspneu"!). Auch aus diesem Grunde sollte bei geringstem Verdacht auf eine thorakale Beteiligung (Hämatom der Brustwand, Rippenfraktur etc.) die „prophylaktische" Drainageneinlage großzügig gesehen werden.

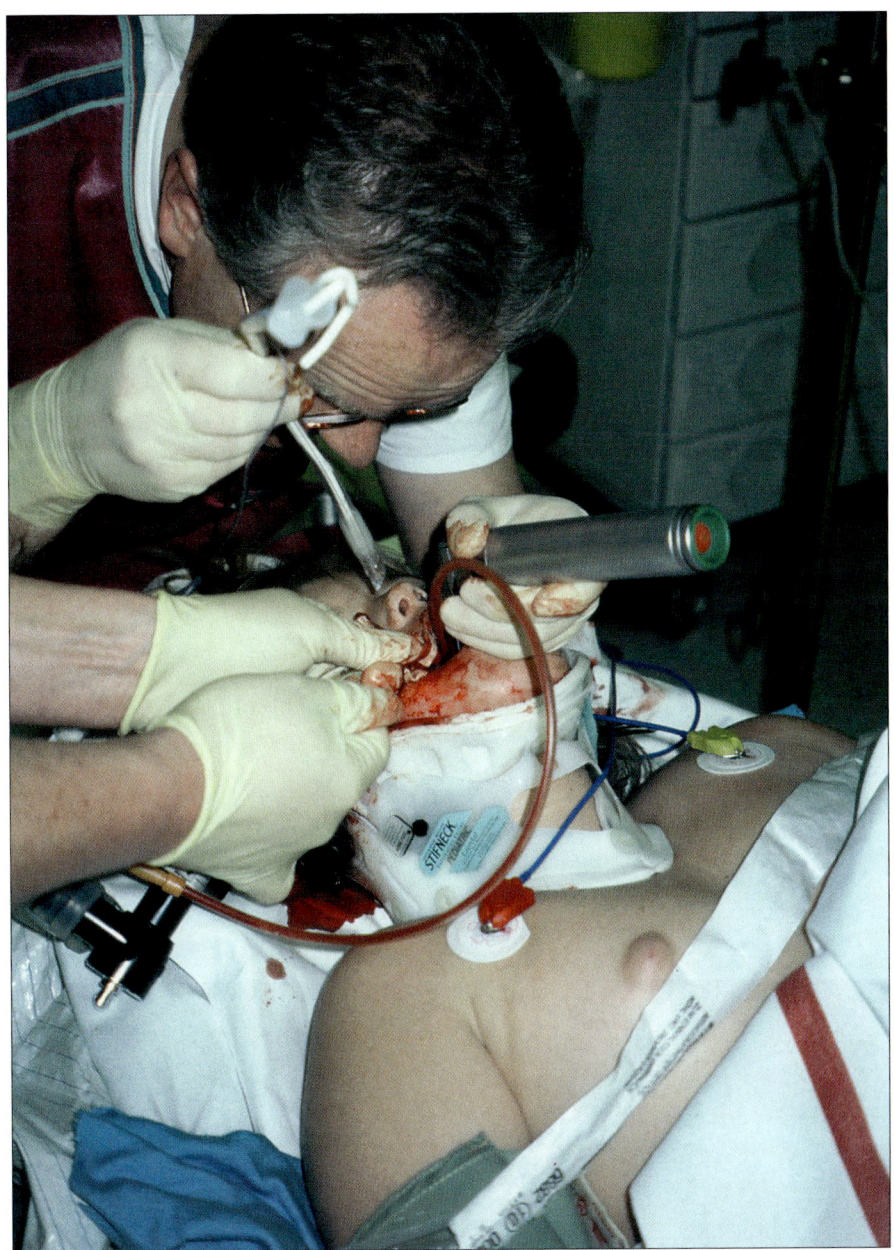

Abb. 55: Intubation (zusätzliches SHT).

Seltene thorakale Verletzungen

1. Zwerchfellruptur

Sie wird in der Regel durch große Gewalteinwirkungen (z.B. Hochrasanz-, Überrolltrauma) verursacht und findet sich meist auf der linken Seite (Abb. 56; 57). Bei einer rechtsseitigen Zwerchfellruptur liegt praktisch immer eine schwere Traumatisierung der Leber mit einer je nach Verletzungsausmaß entsprechend heftigen Blutung vor.

Die Kinder klagen über Luftnot sowie über Brust- oder Schulterschmerzen oder bieten das klinische Bild des Spannungspneumothorax, bedingt durch Kompression und mediastinale Verlagerung der Lunge durch Abdominalorgane (Magen, Darm). Bei der klinischen Untersu-

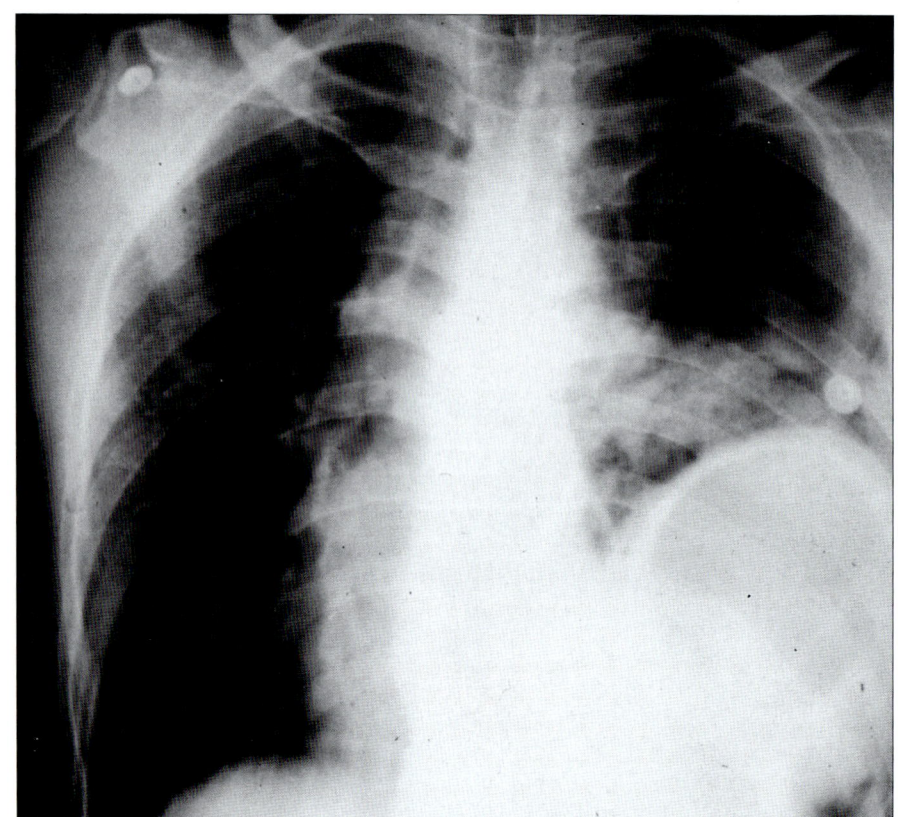

Abb. 56: Zwerchfellruptur links (Röntgenbild).

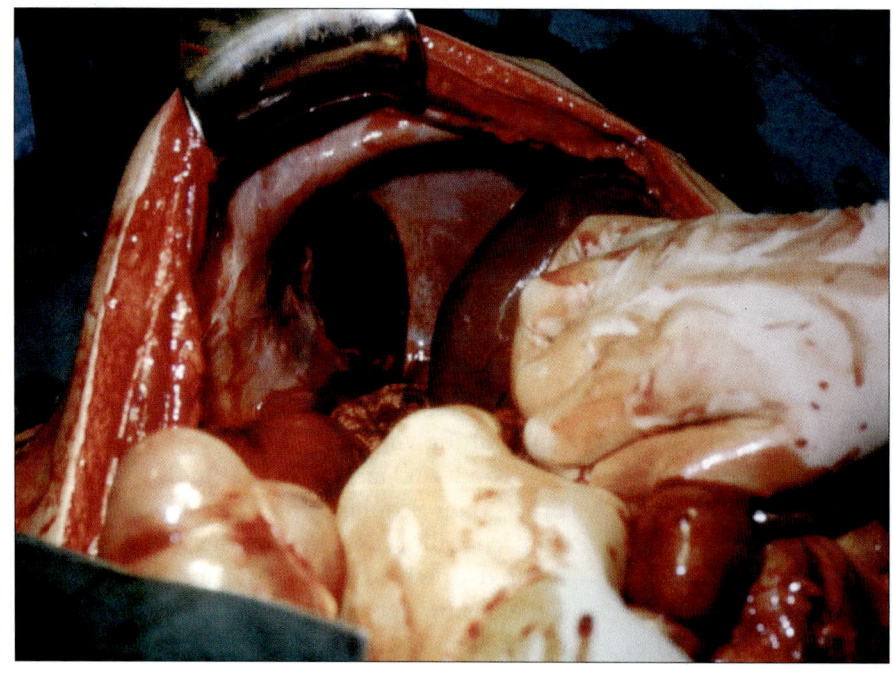

Abb. 57: Op.-Situs: Zwerchfellzerreißung nach Einklemmungstrauma.

chung sind gelegentlich „plätschernde" Darmgeräusche im Brustkorb wahrzunehmen. Bei einer Spannungspneusymptomatik muss eine dem Alter entsprechende großlumige Drainage eingelegt werden.

In dieser Notfallsituation ist besonders die „stumpfe" Technik notwendig, um eine iatrogene Läsion intrathorakal verlagerter Bauchorgane oder auch der Lunge zu vermeiden. Bei einem vorliegenden Hämatothorax mit Entleerung größerer Mengen von Blut, kann auch eine Milzzerreißung mit Blutung in die Pleurahöhle vorliegen.

Merke
Bei einer Zwerchfellruptur liegen meistens intraabdominelle Verletzungen und häufig zusätzliche Beckenfrakturen vor.

2. Oesophagusperforation

Diese Verletzungsform wird fast immer durch penetrierende Traumen verursacht. Bei stumpfer Gewalteinwirkung sind große Druckkräfte auf den Thorax verantwortlich („zerquetschter" Brustkorb). Je nach Lokalisation der Perforation sind (beim Bewusstseinsklaren!) unterschiedliche Symptome anzutreffen. Ein Einriss im Halsbereich führt zu schmerzhaften Schluckstörungen und zu einer Schmerzverstärkung bei Beugung des Kopfes. Liegt die Perforationsstelle im thorakalen Anteil der Speiseröhre, treten vor allem Brustschmerzen, gelegentlich Rückenschmerzen auf. Später entwickelt sich rasch hohes Fieber. Die austretende Luft ins Mediastinum (Mediastinalemphysem) bewirkt eine Stimmenveränderung („nasale" Sprache). Diese mediastinale Luft kann auch das Herz „ummanteln" und ein systolisches, „reibendes" Geräusch (HAMANN'sches Zeichen) verursachen oder auch in den Pleuraraum eintreten und einen (Spannungs-) Pneumothorax provozieren.

Häufig lässt sich ein subkutanes Emphysem am Hals tasten („Schneeballknirschen"), das bei bewusstseinsgetrübten oder bewusstlosen Kindern das einzige verdächtige Zeichen sein kann! Dieser Verdacht muss in der Klinik dringend durch Endoskopie oder Kontrastmittel-

darstellung abgeklärt werden, da eine sich rasch entwickelnde Mediastinitis innerhalb von Stunden zu schwersten Komplikationen oder zum Tode führen kann (Zeitfaktor!).

Merke
Traumatische Ösophagusperforationen sind häufig mit Trachealverletzungen kombiniert. Vor Ort wird als therapeutische Maßnahme mitunter eine Thoraxdrainage bei einem zusätzlich vorhandenen (Spannungs-) Pneumothorax notwendig.

3. Verletzungen des Herzens und der großen Gefäße

Eine Aortenruptur ist im Kindesalter eine Rarität. Die mediastinalen Strukturen sind extrem flexibel, sodass bei einem Dezelerationstrauma (z.B. Sturz aus großer Höhe) die einwirkenden „Kräfte" vermindert werden. Bei einer stumpfen Gewalteinwirkung reißt die Aorta meistens an „typischer" Stelle nach Abgang der linken Arteria subclavia (95 % der Fälle). In der Regel sind penetrierende oder perforierende Verletzungen (z.B. Stich) für eine Aortenläsion verantwortlich. Rückenschmerzen mit Ausstrahlung zur Schulter sind unspezifische, aber im Rahmen eines Thoraxtraumas sehr verdächtige Symptome! Gelegentlich kann Heiserkeit, ausgelöst durch hämatombedingte Kompression des N. recurrens, auftreten. Dieses mediastinale Hämatom kann u.U. auch die Trachea und den Oesophagus komprimieren, sodass Luftnot und Schluckstörungen imponieren. Breitet sich das Hämatom bis zum Abgang der linken A. subclavia aus, kann eine Pulsdifferenz zwischen rechtem und linkem Arm getastet werden. Eine verminderte Durchblutung mit Ischämie im Spinalmark kann zur Paraplegie mit Lähmung der unteren Extremitäten führen (Beine bewegen lassen!). Eine Ruptur im aufsteigenden Aortenanteil (Aorta ascendens) fällt primär durch eine Perikardtamponade (obere Einflussstauung) auf.

Merke
Häufig liegt gleichzeitig ein Pneumo- oder Hämatothorax auf der linken Seite vor! An Notfallmaßnahmen stehen vor allem die Schockbekämpfung durch forcierte Volumenzufuhr, die O_2-Gabe, am

besten die Intubation, im Vordergrund. Ein exzessiver, meist schmerzbedingter Blutdruckanstieg muss unter allen Umständen vermieden werden, da sich sonst die Rupturstelle vergrößert und vermehrt Blut „herausgepresst" wird. Auch aus diesem Grund ist eine Intubation zu erwägen, um eine suffiziente Schmerzbehandlung durch eine Narkose durchführen zu können.

Cave

Ist eine Thoraxdrainage indiziert, darf diese unter keinen Umständen (auch wenn das Kind auf dem Bauch liegt) paravertebral durch die hintere Thoraxwand eingeführt werden.
Im Fall einer Aortenruptur , die durch Pleura abgedeckt ist, würde dieser Zugangsweg die schützende Pleura zerreißen und eine „geschlossene" in eine „offene" Aortenruptur umwandeln. Eine unbeherrschbare Blutung in die freie Thoraxhöhle wäre die letale Folge.

Eine isolierte Zerreißung der Schlüsselbeinarterie (A. subclavia) ist an einem abgeschwächten oder aufgehobenen Puls (A. radialis) im Vergleich zur Gegenseite zu erkennen. Meistens finden sich Verletzungsspuren (Hämatom, Claviculafraktur) im oberen Brustkorbbereich. Der fast immer vorliegende hämorrhagische Schock ist durch eine massive intrathorakale Blutung bedingt. Bei der klinischen Untersuchung sind ein abgeschwächtes Atemgeräusch, eine „Dämpfung" über der betroffenen Seite und nach Drainageneinlage eine persistierende Blutung wahrzunehmen.

Cave

Bei Verdacht auf eine Ruptur der Arteria subclavia sollte kein intravenöser Zugang auf der betroffenen Seite gelegt werden. In vielen Fällen ist die benachbarte Vena subclavia mit verletzt, sodass die verabreichten Infusionen nicht nur wirkungslos sind, sondern auch zusätzlich die Thoraxhöhle „auffüllen" (Seropneumothorax).

Besonderheiten der Therapie
Die Dosierungen (nach kg KG) entsprechen denen im Erwachsenenalter. Für Ketamin und für Midazolam sind im Kindesalter auch die nasale

und rektale Applikation möglich, wenn intravenöse Zugänge nicht zu legen sind.
Midazolam (Dormicum®): 0,5 1,0 mg kg KG rektal (z.B. 1 Amp. zu 3 ml [= 15 mg] auf 15 ml NaCl-Lösung, 1 ml = 1 mg)
oder
0,2 - 0,4 mg/kg KG intranasal
Ketamin (Ketanest S®): 3 - 5 mg/kg KG rektal.

Merke

Zur rektalen Applikation kann eine gekürzte Magensonde oder Absaugkatheter (5 - 10 cm) verwendet werden.

Infusionsdosis
Kristalline Lösung (z.B. RINGER): 20 ml/kg KG.
Kolloidale Lösung (z.B. Haes®): 10 ml/kg KG.

Merke

Beim massiven Schock gibt es natürlich kein „Volumenlimit".
In verzweifelten Fällen muss auch an hyperonkotische Lösungen (HyperHaes®) als vitale Maßnahme gedacht werden.

Sind im schweren Schock die Venen kollabiert, muss frühzeitig der intraossäre Zugang versucht werden. Über diesen lassen sich sämtliche lebenswichtigen Medikamente (Adrenalin etc.) und Blut verabreichen (Abb. 58).
Die ideale Stelle ist die Vorderkante des Schienbeins, welche handbreit (Hand des Kindes!)

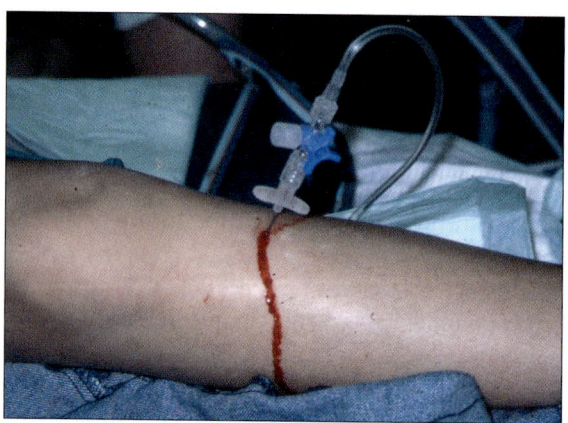

Abb. 58: Intraossärer Zugang an der Tibia.

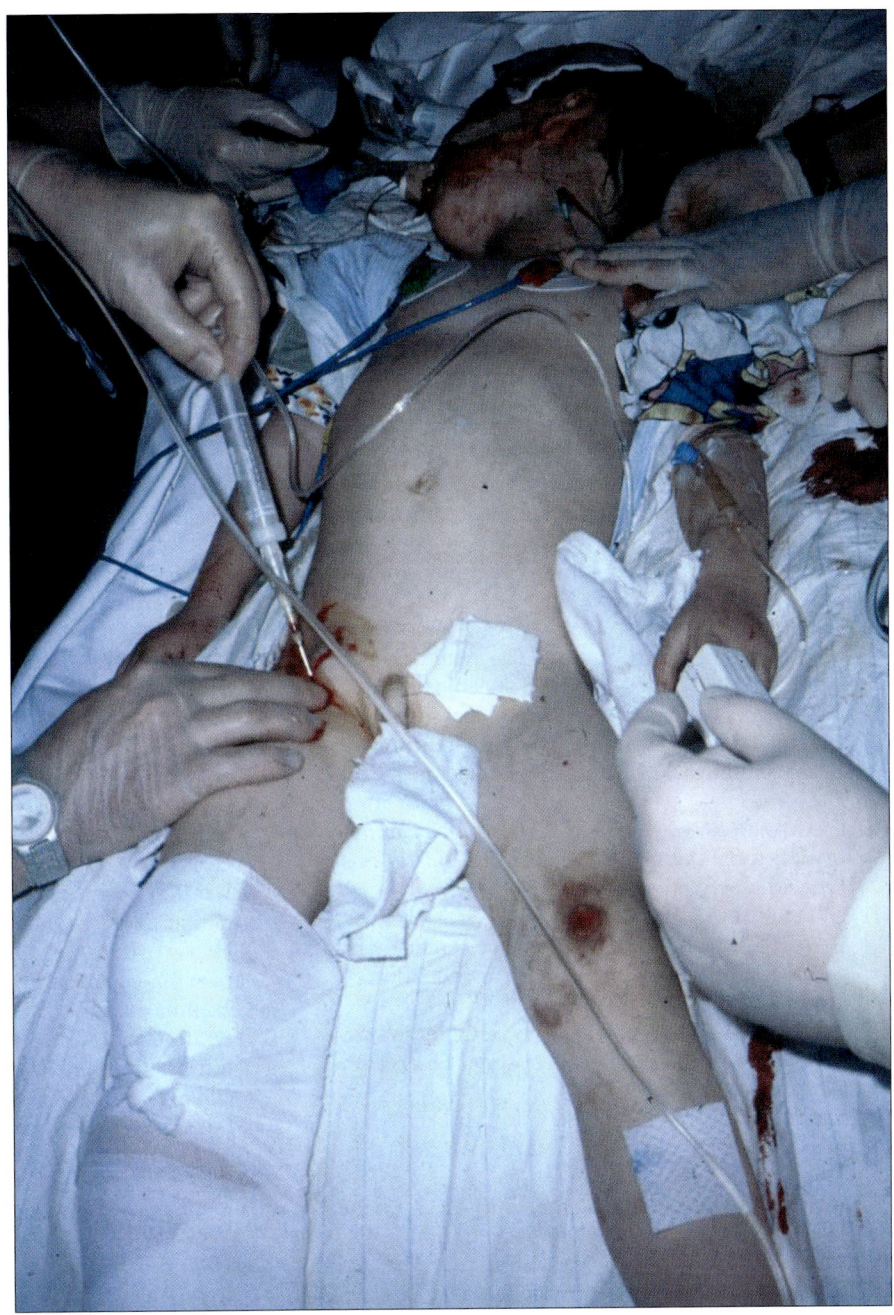

Abb. 59: Punktion der V. femoralis (via Leiste).

unterhalb des Knies, schräg in Richtung des Fußes (Schonung der Wachstumsfuge) punktiert wird. Dazu sind spezielle Instrumente im Handel (Vidacare®). Nur im äußersten Notfall kann eine handelsübliche Verweilkanüle benutzt werden (*Cave*: *Kann leicht abbrechen!*).

Mitunter kann über die Leiste auch die V. femoralis punktiert werden (Abb. 59). Falls versehentlich die Arteria femoralis getroffen wird, kann vorübergehend (!) bis zur Beherrschung der akuten Schocksituation zumindest Volumen infundiert werden.

Literatur

(1) ALI, I.S., FITZGERALD, P.G., GILLIS, D.A., LAU, H.Y.C.: Blunt traumatic disruption of the thoracic aorta: a rare injury in children. J. Ped. Surg. 27, 1281 - 1284 (1992)

(2) BAILEY, R.C.: Complications of tube thoracostomy in trauma. J Accid Emerg Med. 17: 111 - 114 (2000)

(3) BARDENHEUER, M., CARLSSON, J., TEBBE U., STURM, J.: Das stumpfe Thoraxtrauma. Notfall Rettungsmed 1, 117 - 131 (1999)

(4) CARLI ,P.: Analgesia and anaesthesia in the prehospital setting. Clin. Intensive Care 4, Suppl. 2, 4 - 7 (1992)

(5) CHESNUT, R.M.: Avoidance of hypotension: conditio qua non of successful severe head-injury management. J. Trauma 42, 54 - 59 (1997)

(6) CIRAULO, D.L., ELLIOTT, D., MITCHELL, K.A., RODRIGUEZ, A.: Flail chest as a marker for significant injuries. J. Am. Coll. Surg. 178 (5), 466 - 70 (1994)

(7) COOPER, A.: Thoracic injuries. Semin. Pediatr. Surg. 4 (2), 109 - 15 (1995)

(8) COOPER, A., BARLOW, B., DiSCALA, C., STRING, D.: Mortality and truncal injury: The pediatric perspective. J. Ped. Surg. 29, 33 - 38 (1994)

(9) COOPER, J., CULLEN. B.: Priorities in assessment and intervention in trauma victim medical care. European Journal of Emergency Medicine 3, 225 - 232 (1996)

(10) CRAWFORD, R., KASEM, H., BLEETMAN, A.: Traumatic pericardial tamponade: relearning old lessons. J. Accid Emerg. Med. 14, 252 - 54 (1997)

(11) DURHAM, L.A., RICHARDSON, R.J., WALL, M.J. JR, PEPE, P.E., MATTOX, K.L.: Emergency center thoracotomy: impact of prehospital resuscitation. J. Trauma 32 (6), 775 - 9 (1992)

(12) ECKSTEIN, M., SUYENARA, D.: Needle thoracostomy in the prehospital setting. Prehospital Emergency Care 2 (2), 132 - 5 (1998)

(13) EICHELBERGER, M.R., JUDSON, G.R.: Thoracic trauma in children. Surg. Clin. North Am. &, 1181 - 1197 (1981)

(14) FELICIANO, D.V., ROZYCKI, G.S.: Advances in the diagnosis and treatment of thoracic trauma. Surg. Clin. North Am. 79, 1417 - 29 (1999)

(15) FISER, D.: Intraosseous infusion. New Engl. J. Med. 322, 1579 - 1581 (1990)

(16) FORD, E.G., ANDRASSY, R.J.: Pediatric trauma: Initial assessment and management. W.B. SAUNDERS Com. (1994)

(17) FÖSEL, T.H., ALTEMEYER, K.H., WICK C., SCHIRMER, U.: Präklinische Versorgung schwerverletzter Kinder. Notfallmedizin 14, 627 - 640 (1988)

(18) GARCIA, V.F., GOTSCHALL, C.S., EICHELBERGER, M.R., BOWMAN, L.M.: Rib fractures in children: a marker of severe trauma. J. Trauma 30 (6), 695 - 700 (1990)

(19) GAILLARD, M., HERVE, C., MANDIN, L., RAYNAUD, P.: Mortality prognostic factors in chest injury. J. Trauma 30, 90 - 93 (1990)

(20) GERVIN, A.S., FISCHER, R.P.: Resuscitation of trauma patients with type-specific uncrossmatched blood. J. Trauma 24, 327 - 331 (1984)

(21) GLINZ, W.: Thoraxverletzungen. Diagnose, Beurteilung und Behandlung. Springer-Verlag Berlin, Heidelberg, New York 1979

(22) GRAEBER, G.M., PRABHAKAR, G., SHIELDS, T.W.: Blunt and penetrating injuries of the chest wall, pleura and lungs. In: T.W. Shields (ed.), General Surgery, Vol. 1, Lippincott Williams & Wilkins, pp. 951 - 971 (2005)

(23) HANCOCK, B.J., WISEMAN, N.E.: Tracheobronchial injuries in children. J. Pediatr. Surg. 26, 1316 - 1319 (1990)

(24) HEMMER, M.: Early ventilation in trauma patients. In: GORIS, R.J.A., TRENTZ, O. (eds): The integrated approach to trauma care: the first 24 hours. Springer; Berlin, Heidelberg, New York, pp. 52 - 62 (1995)

(25) HEALEY, M.A., BROWN, R., FLEISZER, D.: Blunt cardiac injury: is this diagnosis necessary? J. Trauma 30, 137 - 146 (1990)

(26) HOLM-KNUDSEN, R., SJOGREN, P., LAUB, M.: Midazolam und Ketamin zur rektalen Prämedikation und Narkoseeinleitung bei Kindern. Anaesthesist. 39, 255 - 257 (1990)

(27) HÖRTLING, H.: Spannungspneumothorax: Tiegel-Kanüle versus Thoraxdrain – (Noch) eine Alternative? Notarzt 4, 18 - 20 (1988)

(28) HUNT, J., BAKER, C., LENTZ, C.: Thoracic aorta injuries: management and outcome of 144 patients. J. Trauma 40, 547 - 555 (1996)

(29) IVATURY, R.R., CAYTEN, C.G.: The textbook of penetrating trauma, Williams & Wilkins Baltimore (1996)

(30) JAFFE, D., WESSON, D.: Emergency management of blunt trauma in children. New Engl. J. Med. 324, 1277 - 1282 (1991)

(31) JURKOVICH, G.J., GREISER, W.B., LUTERMAN, A., CURRERI, P.W.: Hypothermia in trauma victims: an omnious predictor of survival. J. Trauma 27, 1019 - 1024 (1987)

(32) JÜTTNER, J.M., PINTER, F., FRIEHS, G.: Digitale Notfallthorakozentese. Risikoarme Erstbehandlung intrapleuraler Spannungszustände. Notarzt 4, 5 - 8 (1988)

(33) KANTARTZIS, M., VARNEY, M., GRANETZKY, A., SCHULTE, H.D.: Polytrauma und stumpfes Thoraxtrauma, Langenbecks Archiv Chir. Suppl, 754 - 757 (1994)

(34) KAUFMANN, C.R.: Pediatric trauma, J. Trauma 29, 1120 - 1126 (1989)

(35) KREIMEIER, U., PRÜCKNER, S.: Volumentherapie bei

Hypovolämie und Schock. Notfall & Rettungsmedizin 1, 119 - 129 (1998)

(36) KREIMEIER, U., LACKNER CHR., PRÜCKNER S., RUPPERT M., PETER, K.: Neue Strategien in der Volumentherapie beim Polytrauma, Notfall & Rettungsmedizin 6, 77 - 88 (2003)

(37) KRETTEK, C., SIMON, R.G., TSCHERNE, H.: Management priorities in patients with polytrauma, Langenbeck's Archiv Surg. 383, 220 - 227 (1998)

(38) LADD, A.P., GOMEZ, G.A., JACOBSON, L.E., BORADIE, TA, SCHERER, L.R., SOLOTKIN, K.C.: Emergency room thoracotomy : updated giudelines for a level I trauma center. Am. Surg. 68 (5), 421 - 24 (2002)

(39) LEIGH-SMITH, S., DAVIES, G.: Tension pneumothorax: eyes may be more diagnostic than ears. Emerg. Med. J. 20, 465 - 496 (2003)

(40) MANDAL, A.K., SANUSI, M.: Penetrating chest wounds: 24 years experience, World J. Surg. 25 (9), 1145 - 1149 (2001)

(41) MATTOX, K.L.: Thoracic injury requiring surgery. World J. Surg. 7, 49 - 55 (1983)

(42) MAYER, T.: Causes of morbidity and mortality in severe pediatric trauma. Am. Med. Assoc. 245, 719 - 721 (1981)

(43) McSWAIN, N.E. JR.: Blunt and penetrating chest injuries, World J. Surg. 16, 924 - 929 (1992)

(44) NAKAYAMA, D.K., GARDNER, M.J., ROWE, M.J.: Emergency endotracheal intubation in pediatric trauma. Am. Surg. 211, 218 - 223 (1990)

(45) NAKAYAMA, D.K., RAMENOFSKY, M.L., ROWE, M.I.: Chest injuries in childhood, Ann. Surg. 210, 770 - 775 (1989)

(46) NICOLAI, T.: Pädiatrische Notfall- und Intensivmedizin. Springer Verlag Berlin-Heidelberg (1999)

(47) PARRY, G.W., MORGAN, W.E., SALAMA, F.D.: Management of haematothorax, Ann. R. Coll. Surg. Engl. 78, 325 - 26 (1996)

(48) PATT, A., McGROSKEY, B., MOORE, E.: Hypothermia – induced coagulopathies in trauma victims. Surg Clin. North Am. 68, 775 - 785 (1988)

(49) PETERSON, R.J., TIWARY, A.D., KISSOO, N., TEPAS, J.J., CEITHAML, E.L., PIEPER, P.: Pediatric penetrating thoracic trauma: a five year experience. Pediatr. Emerg. Care 10, 129-131 (1994)

(50) PECLET, M.H., NEWMAN, K.D., EICHELBERGER, M.R., GOTTSCHALL, C.D., GARCIA, V.F., BOWMAN, L.M.: Thoracic trauma in children: an indicator of increased mortality. J. Ped. Surg. 25, 961 - 966 (1990)

(51) PINILLA, J.C.: Acute respiratory failure in severe blunt chest trauma, J. Trauma 22, 221 - 226 (1982)

(52) RAMENOFSKY, M.L., MORSE, T.S.: Standards of care for the critically injured pediatric patient. J. Trauma. 22, 921 - 933 (1992)

(53) REMMERS, D., REGEL, G., NEUMANN, C., PAPE, H.C., POST-STANKE, A., TSCHERNE, H.: Das polytraumatisierte Kind, Unfallchirurg 101, 388 - 394 (1998)

(54) RICHARDSON, J.D., ADAMS, L., FLINT, L.M.: Selective management of flail chest and pulmonary contusion. Ann. Surg. 196, 481 - 487 (1982)

(55) RUF, G., MAPPES, J., KOHLBERGER, E., BAUMGARTNER, U., FARTHMANN, E.H.: Diagnostik und Therapie der Zwerchfellruptur nach stumpfen Thorax- und Bauchtrauma. Zentralbl. Chir. 121, 24 - 29 (1996)

(56) RUPPRECHT, H., SAGKOB, J.: „Packing" of the thoracic cavity – A technique to treat uncontrollable intrathoracic bleeding. Prehosp. Disast. Med. 15 (3), 104 (2000)

(57) RUPPRECHT, H.: Präklinisches Management des Polytraumas, Verlag Stumpf & Kossendey, Edewecht (1998)

(58) RUPPRECHT, H., GROITL, H.: Aspekte der Endoskopie in der klinischen Notfallmedizin, Verlag Stumpf & Kossendey, Edewecht (1997)

(59) RUPPRECHT, H., SCHICK, C.: Wiederbelebung und Erste Hilfe bei Unfällen. In: Therapiehandbuch. Urban & Schwarzenberg, München, R2, 1 - 9 (2001)

(60) RUPPRECHT, H., RÜMENAPF, G., PETERMANN, H., GÜNTHER, K .: Transthoracic bronchial intubation in a case of main bronchus disruption. J. Trauma 41, 895 - 898 (1996)

(61) RUPPRECHT, H.: Präklinisches Polytraumamanagement, Journal für Anästhesie und Intensivbehandlung, Pabst. Science Pub. 2, 17 - 24 (2000)

(62) RUPPRECHT, H., BROD, J.L., BÄR, K.: Successful pneumonectomy following cardiopulmonary resuscitation in a polytrauma patient. European Journal of Trauma (4), 270 - 273 (2002)

(63) RUPPRECHT, H.: Präklinisches Management des Polytraumas. In: KONTOKOLLIAS, J.S., REGENSBURGER, D., RUPPRECHT, H. (Hrsg.), „Arzt im Rettungsdienst". Verlag Stumpf & Kossendey, S. 559 - 574 (1997)

(64) SCHÜCK, R., HÜMMER, H.P., RUPPRECHT, H.: Das schwere Thorax- und Abdominaltrauma im Kindesalter. Hefte Unfallheilkd. 189, 385 - 386 (1987)

(65) SCHMIDT, U., STALP, M., GERICH, T., BLAUTH, M., MAULL, K.I., TSCHERNE, H.: Chest tube decompression of blunt chest injuries by physicians in the field: Effectiveness and complications. J. Trauma 44, 1115 (1998)

(66) SEFRIN, P., DEPAY, A.W.: Die posttraumatische respiratorische Insuffizienz bei Polytrauma, Anaesthesiol. Reanimat. 12, 265 - 273 (1987)

(67) SLATER, R.G.: Tension gastrothorax complicating acute traumatic diaphragmatic rupture. J. Emerg. Med. 10, 25 - 30 (1992)

(68) SMITH T.R., RAMZY.: Prehospital care of thoracic trauma. In: TURNEY, S.Z., RODRIGUEZ, A., COWLEY,

R.A.(eds): Management of thoracic trauma. Williams & Wilkins pp. 1 - 6 (1991)

(69) STOPFKUCHEN, H.: Das mehrfach verletzte Kind, Journal für Anästhesie und Intensivbehandlung, Pabst. Science Pub. 2, 28 - 30 (2000)

(70) STURM, J.: Die präklinische Versorgung innerer und äußerer Massenblutungen. Langenbecks Archiv Chir. Suppl. 321 - 325 (1993)

(71) SWOBODA, L., WALZ, H., KIRCHNER, R., WERTZEL H., HASSE, J.: Tracheal- und Bronchusruptur nach stumpfen Thoraxtrauma, Zentralbl. Chir. 118, 47 - 52 (1993)

(72) SYBRANDY, K.C., CRAMER, M.J., BURGERSDIJK, C.: Diagnosing cardiac contusion: old wisdom and new insights. Heart 89, 485 - 489 (2003)

(73) SYMBAS, P.N.: Chest drainage tubes. Surg. Clin. North. Am. 69 (1), 41-6 (1989)

(74) SYMBAS, P.N.: Diaphragmatic injuries, In: T.W. Shields; General Surgery, Vol. 1, Lippincott Williams & Wilkins, pp. 1006 - 1014 (2005)

(75) SPITZENPFEIL, E., KASTL, S., RUPPRECHT, H.: Inwieweit beeinflusst ein Thoraxtrauma die Prognose des Multitraumatisierten? Langenbecks Arch. Chir. Suppl., 758 - 760 (1994)

(76) TRUPKA, A., WAYDAS, C., NAST-KOLB, D., PFEIFER, K.J., SCHWEIBERER, L.: The value of thoracic computed tomography in the first assessment of severely injured patients with blunt chest trauma. J. Trauma 43, 404 - 412 (1997)

(77) TRUPKA, A., WAYDAS, C., NAST-KOLB, D., PFEIFER,

K.J., SCHWEIBERER, L.: Early intubation in severely injured patients. Eur. J. Emerg. Med. 1, 1 - 8 (1997)

(78) ULLMAN, E.A., DONLEY, L.P., BRADY, W.J.: Pulmonary trauma: emergency department evaluation and management. Emerg. Med. Clin. North Am. 21, 291 - 313 (2003)

(79) VON OPPELT, U.O., BAUTZ, P., DE GROOT, D.: Penetrating thoracic injuries: What we have learnt. Thorac. Cardiov. Surg. 48, 55 - 61 (2000)

(80) VUKICH, D.J.: Pneumothorax, hemothorax, and other abnormalities of the pleura space. Emerg. Med. Clin. North Am. 1, 431 - 448 (1983)

(81) WALL, M.J. JR., SOLTERO, E.: Damage control for thoracic injuries. Surg. Clin. North Am. 77, 863 - 78 (1997)

(82) WAYDAS, C., NAST-KOLB, D., TRUPKA, A., JOCHUM, M, SCHWEIBERER, L.: Die Bedeutung des traumatisch-hämorrhagischen Schocks und der Thoraxverletzung für die Prognose nach Polytrauma. Hefte Unfallheilkd. 212, 104 - 105 (1990)

(83) WEISS, E.A., DONNER, H.J.: in: AUERBACH, P.S.: Wilderness Medicine" Mosby, 4th edition, 470 P.S. - 471 (2001)

(84) WINKLER, H., VOCK, B., WENTZENSEN, A.: Die Anwendung von Thoraxdrainagen in der Prähospitalphase unter Berücksichtigung des Hubschraubertransportes. Hefte Unfallheilk. 22, 105 - 108 (1992)

(85) ZIEGENFUSS, T.: Erstversorgung des Polytraumatisierten, Zentralbl. Chir. 121, 924 - 942 (1996)

Schockraummanagement des thoraxtraumatisierten Patienten

Vilmos Vécsei · Wolfgang Machold · Thomas Nau

I. Einleitung

Das schwere Thoraxtrauma kann sowohl per se als auch im Rahmen eines Polytraumas vital bedrohlich sein oder werden. Daher ist eine rasche Diagnostik und zielgerichtetes Management von entscheidender Bedeutung.

Die dafür notwendigen strukturellen und personellen Voraussetzungen wurden vom American College of Surgeons (1) detailliert definiert.

Neue technische Möglichkeiten, wie der Einsatz z. B. des Multislice-CTs, bringen einen dramatischen Zeitgewinn und modifizieren somit auch den diagnostischen und therapeutischen Algorithmus im Schockraum.

Moderne räumliche Strukturen wirken sich auf das Management unterstützend aus.

Kurze Transportwege zwischen Rettungsrampe bzw. Hubschrauberlandeplatz und Schockraum beschleunigen die Abläufe und helfen vor allem, die Zeit, in der keine effiziente Therapie durchgeführt werden kann, zu reduzieren.

Kann ein mehrfaches Umlagern der Patienten vermieden werden (Schockraumliege, Transportwagen, CT, Transportwagen, Schockraumliege), wird nicht nur wertvolle Zeit gespart, sondern zugleich auch einer weiteren, zusätzlichen Traumatisierung vorgebeugt.

II. Schockraumkonzept
Strukturelle Voraussetzungen

In Kliniken, an denen schwerverletzte Patienten behandelt werden sollen, ist ein speziell eingerichteter Erstversorgungsraum, Schockraum genannt, unbedingt erforderlich. Dieser Schockraum muss direkt und mühelos erreichbar und rund um die Uhr ohne anderweitige Mitbenutzung durch andere Abteilungen und Spezialitäten betriebsbereit sein.

Der Schockraum muss neben der Ausstattung zur bildgebenden Diagnostik auch über eine entsprechende Größe verfügen (über 40 m²).

Er sollte mit einem mobilen, strahlendurchlässigen Tisch ausgestattet sein, der eine schnelle, einschließlich apparative Diagnostik erlaubt.

Neben dem unbedingt notwendigen Sonographiegerät sollten weitere apparative Voraussetzungen gegeben sein und sich im oder in unmittelbarer Nähe des Schockraumes befinden. Hier sind in erster Linie die Spiral-CT und ein interventioneller Arbeitsplatz zur Angiographie anzuführen.

Nicht unerwähnt soll der zur adäquaten Primärversorgung von Schwerverletzten erforderliche Personalbedarf bleiben. Ein eigenes Aufnahmeteam, unter Leitung eines erfahrenen Traumatologen, sollte schon vor der Ankunft des Patienten im Schockraum anwesend sein. Ein Facharzt für Radiologie zur Durchführung der radiologischen Diagnostik sowie eventueller interventioneller Angiographie muss ebenfalls zur Verfügung stehen.

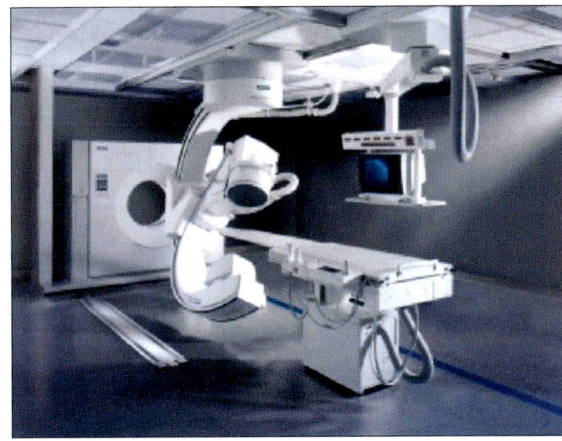

Abb. 1: Sliding Gantry.

Räumliche Konzepte, wie z. B. eine fahrbare CT-Röhre, die nach Stabilisierung der Vitalparameter, ohne Notwendigkeit zur Umlagerung, über den Patienten auf der Schockraumliege gefahren werden kann („Sliding Gantry"), stellten wichtige Fortschritte und somit einen großen Gewinn dar (Abb. 1).

Aufgrund des Zeitfaktors, der beim Management eines jeden kritisch Verletzten das Outcome beeinflusst, sollen Diagnostik und Therapie parallel ablaufen. Fehlende Koordination oder Rivalitäten innerhalb des Teams machen ein effizientes Management unmöglich. Die Etablierung hauseigener Algorithmen, die sich an publizierten Standards orientieren, ist zweckmäßig und angezeigt.

Im Schockraum befindet sich in der Regel der Verletzte in der Akut- oder Reanimationsphase. Je nach Verletzungsmuster und Abteilungsgegebenheiten nimmt diese Phase ca. die erste Stunde bis zu den ersten drei Stunden in Anspruch.

Sie kann noch weiter unterteilt werden in:
1. lebensrettende Sofortmaßnahmen (1. Minute),
2. dringliche Sofortmaßnahmen (ersten 5 Minuten),
3. dringliche obligate Maßnahmen (ersten 30 Minuten),
4. Komplettierung der Diagnostik (Rest der Schockraumphase).

In Abbildung 2 findet sich ein derartiges Schema angeführt.

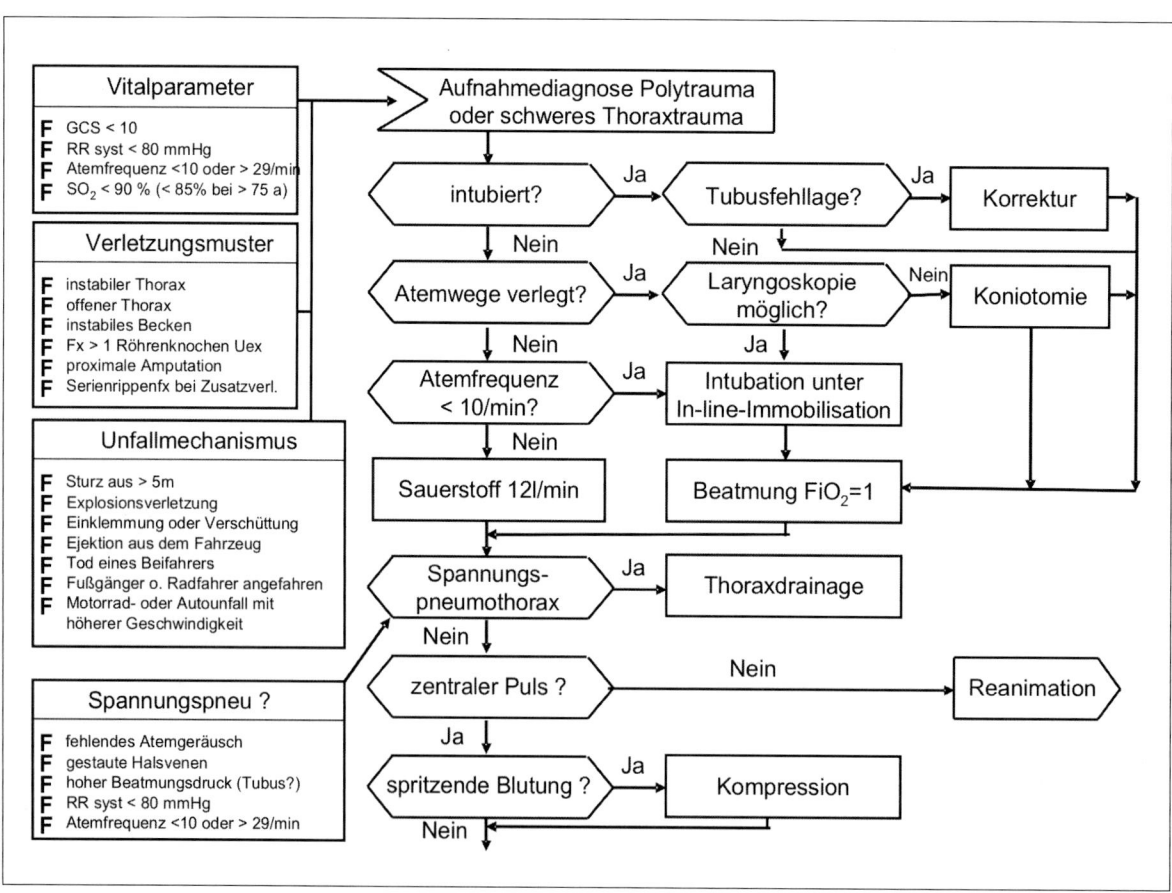

Abb. 2: Schema zum Schockraummanagement.

Wie auch aus diesem Schema ersichtlich, stehen im Vordergrund der initialen Schockraumdiagnostik nach Thoraxtrauma natürlich die Vitalparameter Atmung und Kreislauf. Je nach Zustand des Patienten und Qualität der notärztlichen Versorgung wird der Sicherung der Atemwege und der Stabilisierung des Kreislaufs, als vorrangigen Zielen, größte Aufmerksamkeit geschenkt.

• Offener oder instabiler Thorax,
• Ateminsuffizienz (Atemfrequenz < 10 oder > 30/min),
• Schock (RR syst < 80 mmHG),
• Periphere Sättigung unter 90 % (bei Alter über 75 Jahren unter 85 %)

stellen eine begründete Indikation für die Intubation und künstliche Beatmung dar.

Bei Vorliegen extrathorakaler Begleitverletzungen zum Thoraxtrauma sollte die Indikation zur Intubation noch großzügiger gestellt werden.

Bei Verdacht auf eine begleitende Halswirbelsäulenverletzung und gegebener akuter, vitaler Intubationsindikation sollte diese unmittelbar unter manueller Schienung der Halswirbelsäule erfolgen. Ist diese nicht unmittelbar angezeigt, so sollte zuvor eine seitliche HWS-Röntgenaufnahme angefertigt werden.

Ergibt sich aufgrund der klinischen Symptome wie Einflussstauung (siehe Abb. 2), Schock und Ateminsuffizienz bzw. erhöhter notwendiger Beatmungsdruck im Falle eines beatmeten Patienten der Verdacht auf einen Spannungspneumothorax, so ist umgehend eine Thoraxdrainage, im Zweifelsfalle beidseitig, zu legen. In einer akut lebensbedrohlichen Situation, wie beim manifesten Spannungspneumothorax mit der einschlägigen klinischen Symptomatik, ist in der Regel zur Sicherung der Diagnose die Anfertigung einer Lungenröntgenaufnahme nicht erforderlich. Im Falle eines sich erst entwickelnden Spannungspneumothorax, ohne dramatischen Kreislaufverfall, wird zur Diagnosesicherung vor der Drainage noch ein Lungenröntgen angefertigt.

III. Pathophysiologie des Pneumothorax

Bei Verletzungen der Brustkorbhüllen und der Pleura parietalis oder der Pleura visceralis und der Atemwege im weitesten Sinne, kommt es zu einem Leak. Infolge des herrschenden physiologischen Unterdruckes im Pleuraraum kommt es zum Lufteintritt aus der Umgebung bzw. Luftaustritt aus dem Lungenparenchym in die Pleurahöhle. Kann die Luft aus der Pleurahöhle durch das Leak zum Teil zumindest wieder in die Umgebung bzw. in das Lungenparenchym und die Trachea abströmen, resultiert ein offener oder „Druckausgleichs"-Pneumothorax (Abb. 3, 4).

Aufgrund der Eigenelastizität der Lunge zieht sich diese zusammen und steht für den Gasaustausch nicht oder nur mehr teilweise als belüfteter Lungenanteil zur Verfügung. Da die Lunge eine hohe Gasaustauschreserve hat, kann selbst bei Totalkollaps einer Lunge ein Patient in Ruhe über die intakte Lunge noch eine 100 %ige periphere Sauerstoffsättigung aufweisen. Dieser „Druckausgleichs"-Pneumothorax kann per se daher symptomarm sich erweisen.

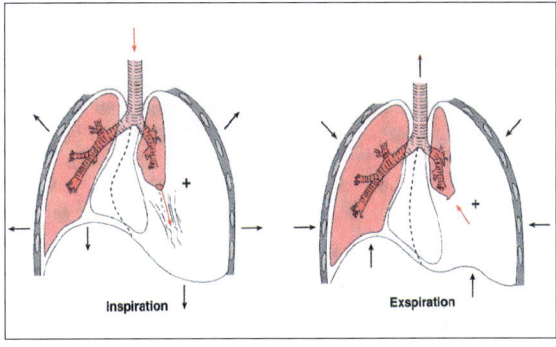

Abb. 3: „Druckausgleichs"-Pneumothorax mit Leak in der Pleura visceralis.

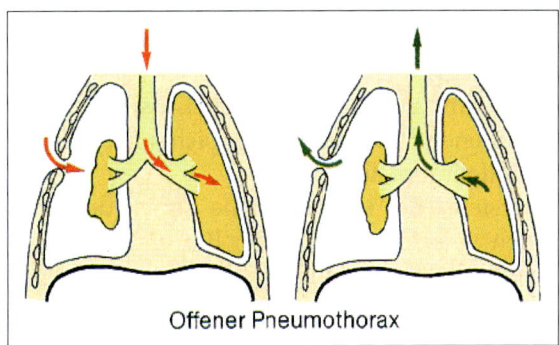

Abb. 4: „Druckausgleichs"-Pneumothorax mit Leak in der Pleura parietalis.

Neben den aus traumatischer Ursache in Begleitung von Verletzungen auftretenden Pneumothoraces, wie hier dargestellt, ist vollständigkeitshalber der auch vielfach aus vermeintlich traumatischer Ursache resultierende sogenannte Spontanpneumothorax zu erwähnen. Häufig suchen die Patienten oft erst nach Tagen infolge einer Belastungsdyspnoe einen Arzt auf (Abb. 5).

Es kommt zur Einflussstauung und infolge der unzureichenden Füllung des rechten Herzventrikels zum progredienten Kreislaufversagen. Der Versuch des Kreislaufsystems, den eintretenden Blutdruckabfall durch eine Zunahme der Herzschlagfolge zu kompensieren, bleibt auf Dauer ohne Erfolg. Kommt es schließlich zum Kreislaufstillstand, erweist sich eine mechanische Reanimation ergebnislos,

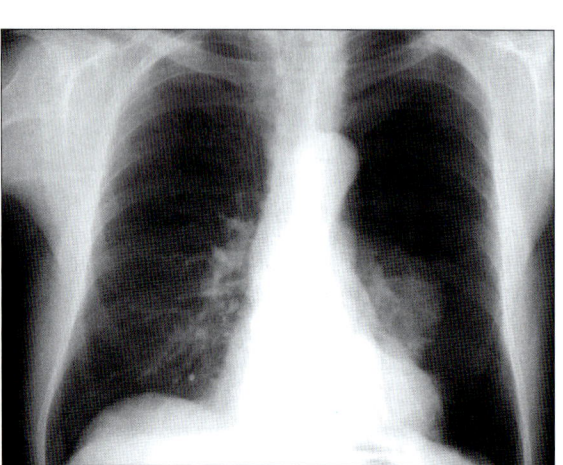

Abb. 5: Spontanpneumothorax mit Totalkollaps der linken Lunge (Ruptur einer Emphysemblase bei Hustenstoß), der den Patienten erst nach 1 Woche infolge einer Belastungsdyspnoe zum Arzt geführt hat.

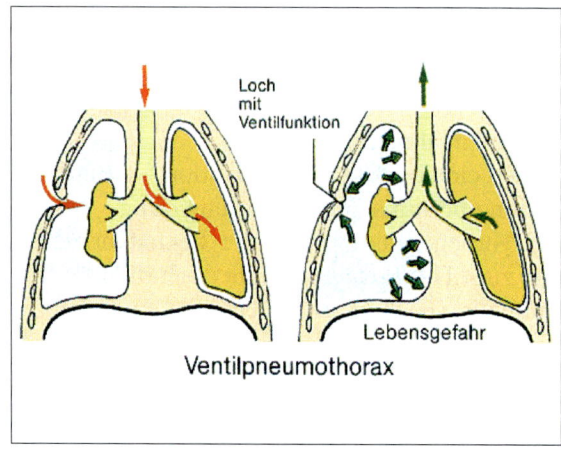

Abb. 6: Spannungspneumothorax mit Leak in der Pleura parietalis.

Demgegenüber steht das Verletzungsbild des im traumatischen Zusammenhang sich als bedrohlich erweisenden Spannungspneumothorax. Durch einen Ventilmechanismus im Bereich des Leaks, wie oben dargestellt, kann die in den Pleuraraum eingeströmte Luft bei der Exspiration diesen nicht oder nur zum Teil verlassen (Abb. 6)

Es kommt zum stetigen Druckanstieg in der betroffenen Pleurahöhle, der sich auch auf den Mittelfellraum auswirkt.

Übersteigt der intrathorakale Druck den zentralen Venendruck wird der Blutrückfluss zum Herzen behindert. Infolge der Mediastinalverlagerung wird die untere Hohlvene oberhalb ihres Zwerchfelldurchtrittes geknickt und der zum Herzen rückfließende Blutstrom zusätzlich behindert.

da bei leerem Ventrikel kein Blut aus dem Ventrikel ausgeworfen werden kann. Der Patient verstirbt ohne Therapie am Kreislaufversagen.

Im Vergleich zur Kreislaufbeeinträchtigung steht die Beeinträchtigung des Gasaustausches im Hintergrund. Die zunehmende Kompression der durch die Entwicklung des Spannungspneumothorax betroffenen Lunge und infolge der Mediastinalverdrängung zur Gegenseite führt zuletzt auch zur respiratorischen Beeinträchtigung, respektive zuletzt zum Versagen.

Im Gegensatz zum „Druckausgleichs"-Pneumothorax stellt der Spannungspneumothorax somit ein klinisch dramatisches, akut lebensbedrohliches Verletzungsbild dar (siehe Abb. 7, 8).

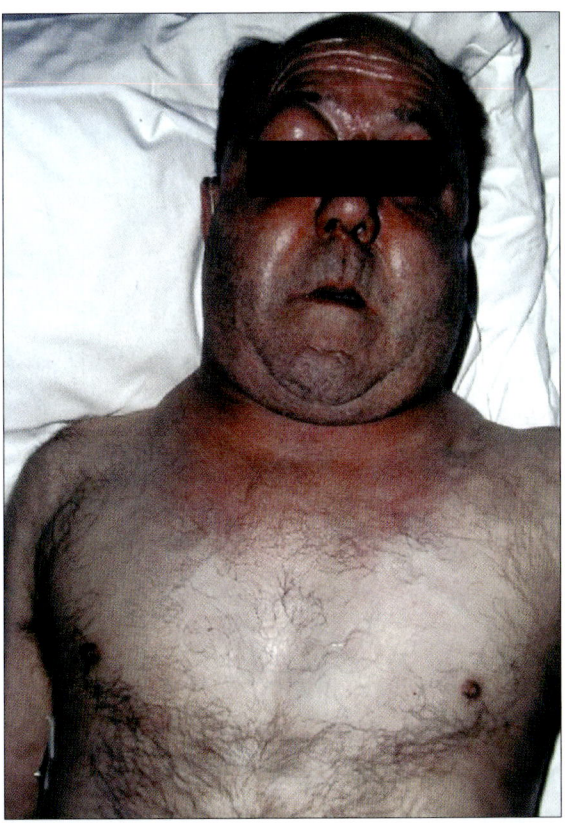

Abb. 7: Patient mit Spannungspneumothorax: typisch die obere Einflussstauung, hier erkennbar an der deutlichen Venenzeichnung, und der fassförmig aufgetriebene Thorax. In diesem Fall ist auch ein Weichteilemphysem bis zum Oberlid erkennbar.

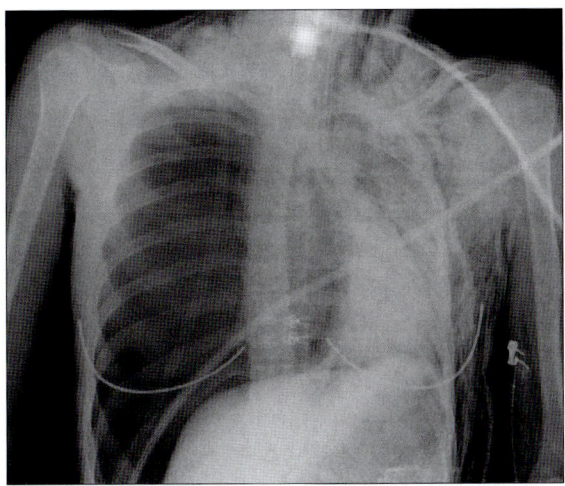

Abb. 8: Lungenröntgen mit Spannungspneumothorax: Mediastinalverlagerung zur Gegenseite mit Knick der Venae cavae, Zwerchfelltiefstand.

IV. Thoraxdrainage

Die kausale Therapie des Pneumothorax ist die Thoraxdrainage. Aufgrund der geringeren Komplikationsrate (z.B. intrapulmonale Lage des Drains, Lungenparenchymverletzung etc.) wird die Einbringung des Drains via Minithorakotomie favorisiert und empfohlen.

Als optimale Lokalisation zur Entlastung wird der 4. oder 5. Interkostalraum in der vorderen oder mittleren Axillarlinie, insbesondere beim Vorliegen eines Pneumo-fluido-haemato-thorax, angesehen. In der Praxis wird die Höhe nicht durch Auszählen der Interkostalräume bestimmt, sondern geschätzt. Der Eintrittspunkt in den Thorax sollte knapp oberhalb der Mamille oder der Mitte des adduzierten Oberarmes liegen.

Zur Entlastung eines Pneumothorax bietet sich der 2. oder 3. Interkostalraum in der Medioklavikularlinie (MONALDI) an, da damit der Tendenz der Luft zum höchsten Punkt im Brustkorbraum hochzusteigen Rechnung getragen wird.

Es sollten großlumige Drainagen (z.B. CHARRIÈRE [34]) bevorzugt werden, da dünnere Kaliber durch größere Blutgerinnsel (Koagel) verlegt werden können.

Die Minithorakotomie

Nach Setzen einer Hautinzision von ca. 3 - 4 cm Länge wird mit dem Finger ein subkutaner schräg aufsteigender Tunnel bis an die knöcherne Thoraxwand präpariert. Bei ca. einem Viertel der Patienten gelingt es, mit dem Finger stumpf über den Interkostalraum oberhalb der oberen Begrenzung der betroffenen Rippe bis in die Pleurahöhle zu penetrieren. Wird der Gewebewiderstand für den Finger zu groß, wird mit einer stumpfen Klemme präpariert (Abb. 9). Nachdem mit der Klemme die Thoraxwand an der oberen Begrenzung der Rippe penetriert wurde, wird die Klemme gespreizt und anschließend die gespreizt gehaltene Klemme zurückgezogen. Mit diesem Manöver erzeugt man eine ausreichend große Öffnung im straffen Interkostalgewebe (Abb. 10).

Nun wird mit dem Finger der Pleuraraum palpiert und auf eventuell vorhandene Adhaesionen untersucht. Gegebenenfalls werden diese

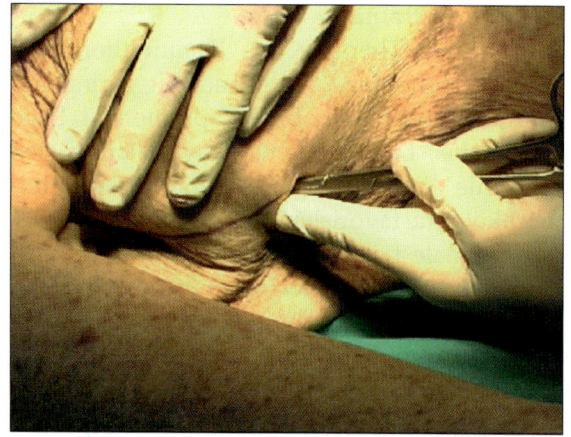
Abb. 9

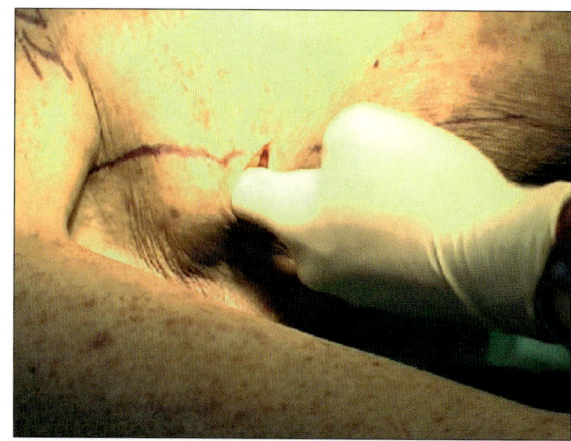
Abb. 11

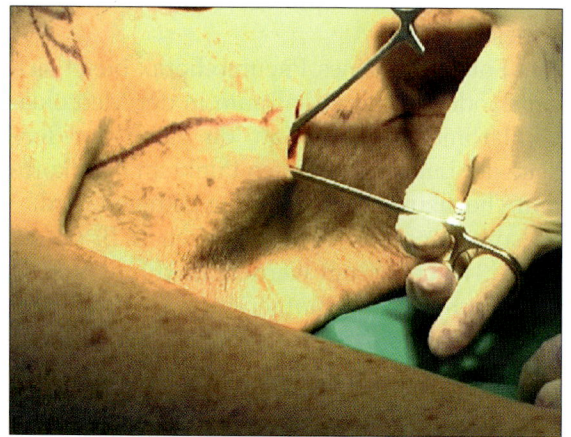
Abb. 10

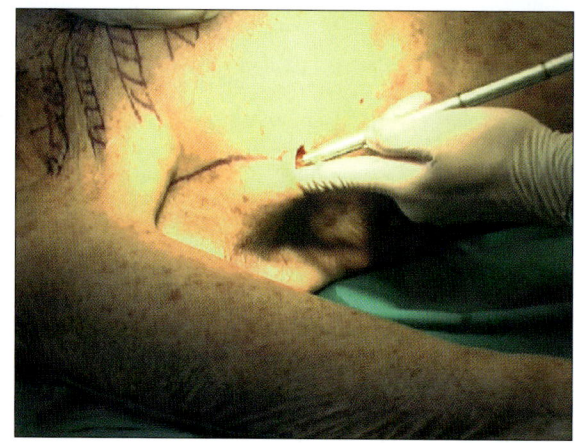
Abb. 12

stumpf gelöst (Abb. 11). Um das Verletzungrisiko zu minimieren, wird mit bereits etwas zurückgezogenem Mandrin, der das Drainende bzw. Drainspitze pleurawärts auf keinen Fall überragen darf, das Thoraxdrain unter Führung des einliegenden Fingers in die Pleurahöhle eingeführt. Durch den noch in der Pleurahöhle liegenden Finger ist eine sichere Lagekontrolle der definitiven Drainposition möglich (Abb. 12). Mit Hilfe des Mandrins wird die Drainspitze in Richtung der Pleurakuppe dirigiert und unter gleichzeitigem Zurückziehen des Mandrins das Drain in die gewünschte Richtung vorgeschoben (Abb. 13). Das Drain wird zuletzt mittels einer Naht fixiert und die Minithorakotomie wird verschlossen.

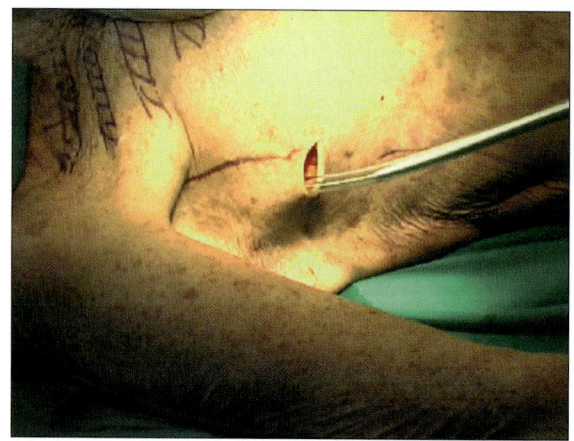
Abb. 13

An das Drain wird ein Auffangbehälter mit einem Wasserschloss angeschlossen (z. B. Thoraxbottle). Bei mit Überdruck beatmeten Patienten ist jedoch ein Wasserschloss nicht unbedingt erforderlich, da in diesem Fall niemals ein Unterdruck im Pleuraraum bestehen kann, der zum Ansaugen von Luft führen könnte.

Wird im Rahmen der weiteren Versorgung der Patient umgelagert, ist es vielerorts üblich, hierfür die Thoraxdrainagen zu klemmen. Dies ist jedoch gefährlich, da sich gerade beim beatmeten Patienten unter diesen Umständen rasch ein Spannungspneumothorax entwicklen kann. Liegt eine massive Zerreißung oder Verletzung im Lungenparenchym vor, wird möglicherweise eine einzige Drainage pro Brustkorbseite nicht ausreichend sein, um die Lunge zur Entfaltung zu bringen. In diesem Fall sind gegebenenfalls weitere Drainagen erforderlich.

Dünnere Drainagen oder gar Probepunktionen mit Venenverweilkathetern sind aufgrund des insuffizienten Drainageeffektes unzweckmäßig und sind in Anbetracht des Verletzungsrisikos abzulehnen (Abb. 14, 15).

Sollte auch primär kein Pneumothorax vorliegen, so kann sich ein solcher vor allem bei Überdruckbeatmung rasch entwickeln. Bei entsprechendem Verletzungsmuster ist auf diese Möglichkeit immer zu achten (Abb. 16, 17).

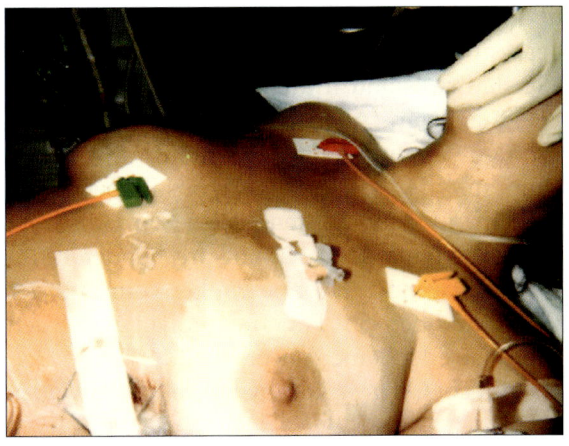

Abb. 14: Thoraxpunktion durch den Notarzt mit einem Venflon. Da die dünne Plastikkanüle knickt, ist keinerlei Drainageeffekt gegeben.

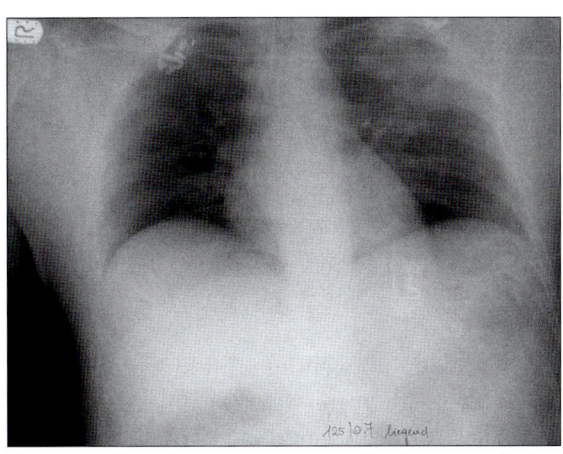

Abb. 16: Lungenröntgen bei der Aufnahme ohne erkennbaren Pneu.

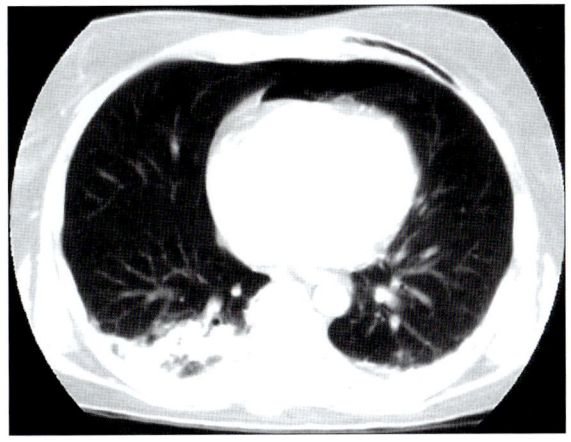

Abb. 15: Iatrogener kleiner ventraler Pneu und Weichteilemphysem infolge des insuffizienten Drainageversuches.

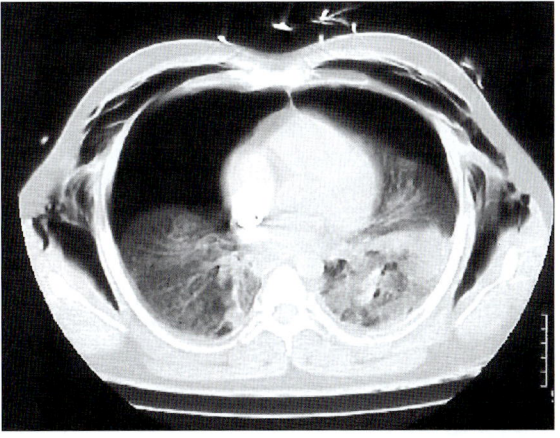

Abb. 17: CT des Patienten mit massiven Pneumothorax beidseits und Weichteilemphysemen 30 Minuten später.

Parallel zur Sicherung der Atemwege sind auch zunächst großlumige periphervenöse Zugänge zu legen und je nach Kreislaufsituation dem Patienten eine Infusionstherapie zu verabreichen. Neben einem Spannungspneumothorax können selten auch akute Blutungen in den Thorax zu Akutoperationen zwingen.

Ausgehend von den Erkenntnissen von MCNAMARA et al. aus dem Vietnamkrieg ist eine Thorakotomie empfohlen, wenn die Blutmenge beim Legen der Drainage 1500 ml übersteigt. Sollte in den folgenden Stunden mehr als 250 ml Blut pro Stunde gefördert werden, ist ebenfalls eine Thorakotomie empfohlen (2).

Aufgrund des niedrigeren Blutdruckes im Pulmonalkreislauf ist dies jedoch nur selten erforderlich. In wenigen Fällen liegt auch eine starke Blutung in Form eines schaumigen Lungenödems vor (Abb. 18). Ist die Ursache hierfür nur einseitig, kann durch eine Blockade des betroffenen Hauptbronchus (durch einen Ballon oder Doppellumenintubation) die Akutsituation beherrscht werden.

In den meisten Fällen ist es auch bei polytraumatisierten Patienten mit schwerem Thoraxtrauma (z. B. schwere Lungenkontusionen) möglich, die notwendige Endorganperfusion und Oxygenation mit aggressiven Beatmungstechniken aufrecht zu erhalten. In seltenen kritischen Fällen kann die adäquate Gewebeoxygenierung trotz aufwendiger Beatmungsstrategien nicht gewährleistet werden. Die ECMO (Extracorporale Membran Oxygenation) kann bei diesen Patienten einen Ausweg darstellen und ist somit ein wichtiger Teil der Behandlung von verletzten Patienten, die ein ALI (acute lung insuffiency), ein ARDS (adult respiratory distress syndrome) sowie eine schwere Hypotension entwickeln.

Ein HORROWITZ-Index (paO$_2$/FIO$_2$) unter 50 - 70 mmHg trotz eines hohen PEEP von über 10 mbar ist ein einfach zugängliches Entscheidungskriterium für einen ECLS (extracorporeal life support).

An der Universitäts-Klinik für Unfallchirurgie Wien erhielten seit 1993 fünf Patienten aufgrund eines akuten Lungen- und Kreislaufversagens eine ECMO im Schockraum. 3 Patienten überlebten mit gutem Outcome. Die beiden verstorbenen Patienten wurden bereits mit Kreislaufstillstand in den Schockraum der Klinik eingeliefert (Abb. 19-22).

Wurden Atmung und Kreislauf stabilisiert, kann mit der weiteren Diagnostik begonnen werden. In den meisten Fällen wird dies ein Lungenröntgen sein. Bei entsprechender Infrastruktur (wenn z. B. ohne Umlagerung mit der CT-Röhre über den Patienten gefahren werden kann) ist jedoch auch als erste bildgebende Diagnostik ein CT (mit Kontrastmittel) zu erwägen.

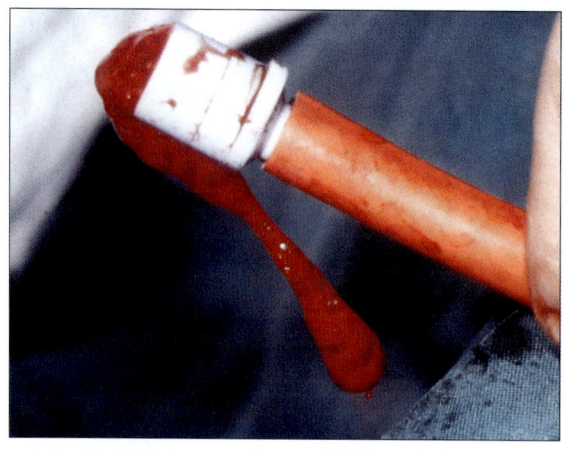

Abb. 18: Schaumig-blutiges Lungenödem.

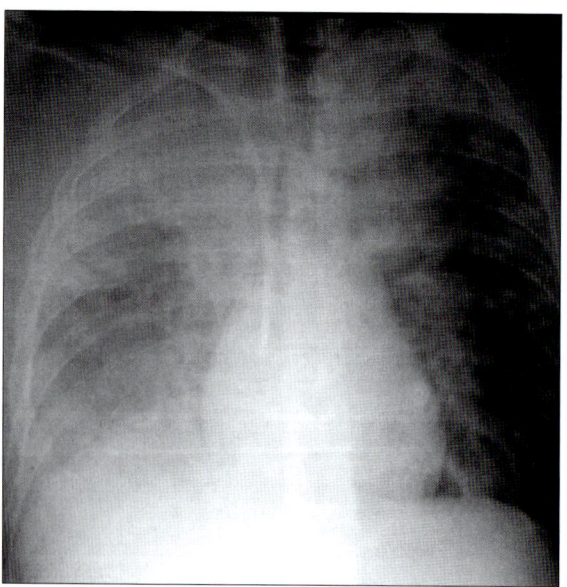

Abb. 19: Lungenröntgen eines Patienten mit ARDS.

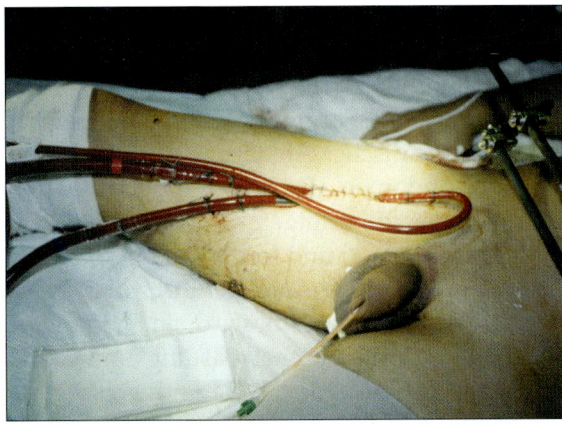

Abb. 20: Kanülen proximal und distal in der Arteria femoralis und in der Vena femoralis.

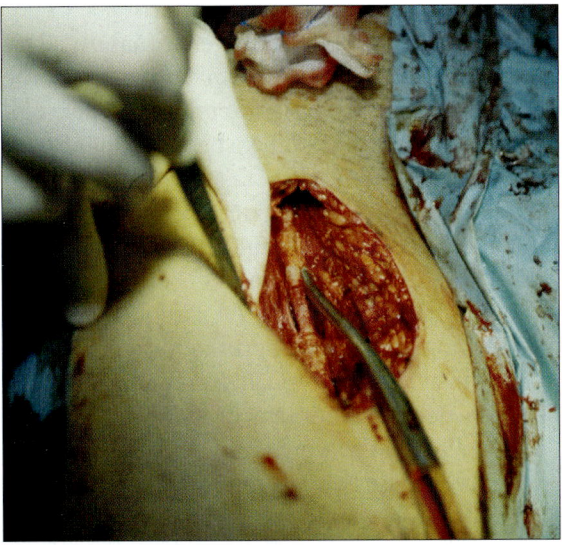

Abb. 21: Kanülierung der Vena femoralis für eine ECMO.

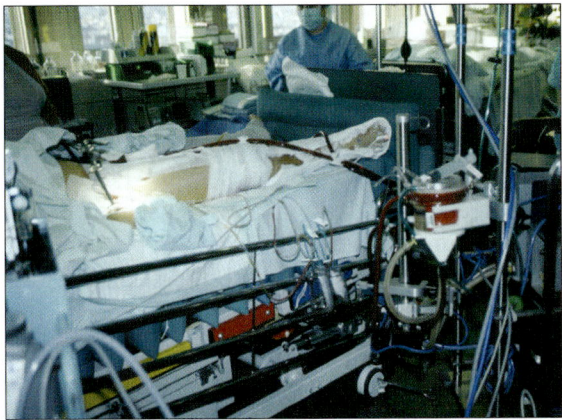

Abb. 22: Patient mit ECMO nach erfolgter Akutversorgung auf der Intensivstation.

Vor allem, wenn das Thoraxtrauma im Rahmen eines Polytraumas vorliegt, kann hier wertvolle Zeit gewonnen werden. Nach dem Scan kann die CT-Röhre wieder entfernt und die weitere Therapie fortgesetzt werden. Während die CTs ausgewertet werden, kann der Patient mit zentralvenösen Zugängen oder invasivem Monitoring versorgt oder auf eine Operation vorbereitet werden.

V. Bildgebung
Grundlagen

Die diagnostische Abklärung eines Schwerverletzten muss auf schnellstem Wege lebensbedrohliche Verletzungen erfassen und alle relevanten organ- und funktionsgefährdenden Läsionen erfassen. Die optimale Diagnostik wird durch Zeitdruck, simultan verlaufende Reanimationsmaßnahmen, limitierte Transportfähigkeit des Patienten und eventuell eingeschränkte technische Infrastruktur im Schockraum erschwert. Das heutige Strategiekonzept stützt sich auf eine potente Bildgebung und auf Organisationsstrukturen, die einen systematischen Untersuchungsgang garantieren. Bezüglich der bildgebenden Verfahren wurden große Fortschritte erzielt, die zu einer wesentlichen Verbesserung der diagnostischen Sicherheit in der Abklärung des Schwerverletzten geführt haben. Das mobile Röntgen, die Sonographie, die digitale Subtraktionsangiographie und die Spiral-Computertomographie (Multislice-Computertomographie) sind heute aus der Akutdiagnostik nicht mehr wegzudenken. Die räumlichen, apparativen und personellen Voraussetzungen bilden den organisatorischen Rahmen, weiters ist ein eingespielter Abklärungsablauf (Algorithmus) des Untersuchungs-/Versorgungsganges für ein modernes Qualitätsmanagement unerlässlich. Neben der Erfassung der relevanten Verletzungen ist die Bilanzierung der systemischen Traumabelastung und der posttraumatischen Systemreaktion erforderlich, worauf in weiterer Folge eine phasengerechte Diagnostik und Therapie erfolgen kann. Hierzu werden anatomische und physiologische Traumascores herangezogen. Die kontinuierliche klinische Überwachung durch hämodynamisches, respiratorisches und neurologisches Monitoring ist während der diagnostischen Abklärung unumgänglich, da jede eintretende Verschlechterung eine nicht erkannte oder nicht adäquat behandelte Verletzung bedeutet und rasch erkannt und beseitigt werden muss.

Diagnostischer Ablauf

Über die verschiedenen Phasen im frühen posttraumatischen Verlauf bestehen in der Literatur erhebliche semantische Unschärfen, wie ERTEL und TRENTZ 1997 feststellten. In der deutschsprachigen Literatur wird zumeist der diagnostische und therapeutische Stufenplan von SCHWEIBERER als das Grundkonzept der Behandlungsstrategie des Polytraumatisierten angeführt. Für das Schockraummanagement wurde darauf aufbauend ein Algorithmus in 4 Phasen untergliedert, die den zeitlichen Rahmen der Polytraumaversorgung wiedergeben. Das in der angloamerikanischen Literatur am meisten verbreitete und strikt systematisierte Versorgungsprotokoll ist das „Advanced Trauma Life Support Program" des „Committee on Trauma" des „American College of Surgeons". Das Ziel dieser Fortbildung ist es, die Diagnostik mit besonderer Berücksichtigung der bildgebenden Verfahren im Rahmen des Polytraumamanagements zu erläutern. Da im Rahmen dessen Diagnostik und Therapie idealerweise parallel ablaufen, wird auch der Einsatz der bildgebenden Verfahren nach gewissen Algorithmen stattfinden.

Nach der Aufnahme des Patienten gilt es, in der 1. Minute akut lebensbedrohliche Atmungs- und Kreislaufstörungen zu erkennen und zu beseitigen (Phase „ALPHA"; „Primary Survey"). In dieser Phase kommen bildgebende Verfahren noch nicht zum Einsatz. Nach Wiederherstellung und Sicherung der Vitalfunktionen muss parallel zu den erforderlichen Maßnahmen zur Sicherung einer ausreichenden Perfusion und Oxygenierung ein „Basis-Imaging" erfolgen. Dies beinhaltet neben der Röntgenübersichtsaufnahme von Thorax und Becken eine Sonographie des Abdomens und eine seitliche Projektion der Halswirbelsäule.

Erst nach Erreichen stabiler Kreislaufverhältnisse und adäquater Oxygenierung kann mit einer definitiven Sekundärdiagnostik fortgefahren werden („Secondary Survey"). Hier hat eine systematische Abklärung von Schädel, Thorax, Abdomen, Becken, Wirbelsäule und Extremitäten zu erfolgen, wobei ein engmaschiges Monitoring und fortlaufender Volumenersatz parallel dazu durchgeführt wird. Nach Abschluss der Diagnostik wird ein Scoring zur Bilanzierung der Traumabelastung und daran angepasst ein Plan für die Definitivversorgung des Schwerverletzten erstellt.

In weiterer Folge wird der aktuelle Stellenwert der bildgebenden Verfahren im Rahmen des Schockraummanagements erläutert.

1. Die konventionelle Röntgenaufnahme: Das Röntgenthoraxbild stellt nach wie vor die frühestmögliche Basisuntersuchung dar, wodurch z. B. ein akut lebensbedrohlicher Spannungspneumothorax rasch und einfach diagnostiziert werden kann. Durch die Möglichkeit der digitalen Bildverarbeitung kann die Qualität der Aufnahmen erheblich verbessert werden. Durch die stetige Weiterentwicklung und Verbesserungen der CT-Geräte wurde das Nativ-Röntgen an einigen Kliniken bereits zu einem großen Teil aus der Akutdiagnostik verdrängt. So können im „Scout-Topogramm" mittels Multislice-CT die meisten stammnahen Frakturen erfasst werden, so dass zeitaufwendige Einzelaufnahmen zur Primärdiagnostik vermieden werden können.

2. Die Sonographie eignet sich als rasches Screeningverfahren („Basis-Imaging") zum Nachweis freier Flüssigkeit im Abdomen und hat die viele Jahre als Standardverfahren angesehene diagnostische Peritoneallavage zumindest im europäischen Raum verdrängt. Als nichtinvasives, beliebig oft wiederholbares, zeit- und kostensparendes Verfahren zeigt sie eine sehr hohe Sensitivität und Spezifität. Innerhalb kurzer Zeit (2 min) können hiermit von einem erfahrenen Untersucher sehr hilfreiche Informationen übermittelt werden. Die Schwäche der Sonographie ist die Erkennung von Darmrupturen,

auch die sichere Darstellung intraperitonealer und retroperitonealer Organläsionen gelingt dem erfahrenen Untersucher nur in etwa 50 %. Die transösophageale Echokardiographie (TEE) hat sich bei der Abklärung des breiten Mediastinums bewährt und gilt heute neben der Spiral-CT zunehmend als das Standardverfahren zur Diagnostik einer traumatischen Aortenruptur (siehe Punkt 3.).

3. Die Computertomographie wurde von ERTEL und TRENTZ als das heutige „Arbeitspferd" zur Abklärung von Schädel, Thorax, Becken und Wirbelsäule bezeichnet. Die Spiral-CT mit modernen Multislice-Geräten ermöglicht kurze Untersuchungszeiten und eliminiert weitgehend Bewegungsartefakte. Bezüglich der einzelnen Körperhöhlen kann festgestellt werden, dass die Abklärung eines SHT neben der klinischen Untersuchung heute ausnahmslos mittels CT erfolgt. Bereits 1978 zeigte ZIMMERMANN, dass der Einsatz der CT im Rahmen der SHT-Diagnostik zu einer deutlichen Verbesserung der Prognose dieser Patienten führte. Nicht nur intrakranielle Blutungen und Parenchymschädigungen können frühzeitig erkannt werden, auch Gesichtsschädelverletzungen werden weitaus besser und differenzierter erfasst, als dies durch Übersichtsaufnahmen möglich war. Auch beim Thoraxtrauma kann die CT heute als das Standardverfahren im Rahmen der Diagnostik bezeichnet werden. So stellte TRUPKA 1997 fest, dass die Thorax-CT eine wesentlich genauere Diagnostik als die konventionelle Röntgenaufnahme ermöglicht. Bei 41 % der untersuchten Patienten ergaben sich daraus wesentliche therapeutische Konsequenzen. Vor allem in der Diagnostik der Lungenkontusion, der eine Triggerfunktion für das Auftreten eines ARDS/MOV zugeschrieben wird, ist die CT sehr wertvoll. Neben der Beurteilung von Lungenparenchymverletzungen erkennt die Spiral-CT sensitiv den ventralen Pneumothorax, der in der Thoraxübersichtsaufnahme häufig übersehen wird. Neue Perspektiven haben sich auch in der Abklärung des breiten Mediastinums und der Akutdiagnostik einer traumatischen Aortenruptur ergeben. Stellte und stellt in vielen Kliniken noch die Aortographie den „Goldstandard" dar, so kam in den letzten Jahren zunehmend die Spiral-CT mit einer sehr hohen Sensitivität (57 - 100 %) und Spezifität (84 - 100 %) für die traumatische Aortenruptur zum Einsatz. Alternativ dazu kommt die TEE zur Anwendung, die auch beim hämodynamisch instabilen Patienten im Schockraum oder im OP angewendet werden kann und als dynamische Untersuchungsmethode zusätzlich eine Beurteilung des Myokards, der Herzklappen und der Ventrikelfunktion erlaubt.

4. Die Angiographie hat in der Bildgebung des Schwerverletzten in den letzten Jahren durch die Einführung der Multislice-CT deutlich an Bedeutung verloren. Als klare Indikation bleibt die pulslose Extremität, wobei gerade beim Polytrauma mit der digitalen Subtraktionsangiographie durch Zeitgewinn und geringe Kontrastmittelbelastung Vorteile erzielt werden. Fortschritte wurden in der letzten Zeit in der interventionellen Radiologie erzielt. So kann z.B. neben der Ortung einer arteriellen retroperitonealen Blutung auch eine gezielte interventionelle Kontrolle beim hämodynamisch stabilen Patient erfolgen. In Zukunft wird sich das Indikationsspektrum in diesem Gebiet höchstwahrscheinlich deutlich erweitern, zumal die Behandlung des stumpfen Abdominaltraumas in Abhängigkeit der Hämodynamik weitgehend konservativ erfolgt.

VI. Chirurgische Verfahren zur Visualisierung
Die Laparoskopie und Thorakoskopie können zum heutigen Zeitpunkt noch nicht als Standardverfahren in der Bildgebung des Schwerverletzten bezeichnet werden. Einzelne Berichte weisen auf die Möglichkeit einer direkten Darstellung fraglich verletzter Strukturen hin, wobei eventuell sogar die sofortige chirurgische Versorgung in endoskopischer Technik möglich ist. So kann z.B. die in diesem Krankengut gar nicht so selten auftretende, traumatische Zwerchfellruptur sichtbar gemacht oder zumindest ausgeschlossen werden und eventu-

ell gleich auf endoskopischem Wege versorgt werden. Voraussetzung für den Einsatz der Laparoskopie und Thorakoskopie sind natürlich stabile hämodynamische Verhältnisse, die beim Schwerverletzten naturgemäß nicht immer gegeben sind. Die Zukunft wird zeigen, ob sich die endoskopischen Verfahren in der Akutdiagnostik beim Polytrauma durchsetzen werden.

VII. Überwachung – Monitoring

Der Vollständigkeit halber sei noch das kontinuierliche Monitoring der Vitalfunktionen erwähnt, das im weitesten Sinne ebenfalls zur Bildgebung des Schwerverletzten zu zählen ist. Zur Überwachung von Hämodynamik und Gasaustausch sind Pulsoxymetrie, EKG-Ableitung, Registrierung von arteriellem und zentralvenösem Druck, Urinstundenmonitoring,

zu koordinieren, die Diagnostik rasch und zielgerecht durchzuführen, um den Polytraumatisierten einer Definitivversorgung zuführen zu können und vermeidbare Zeit und Managementfehler zu verhindern.

VIII. Klassifizierung, Scoring

Ein sehr aussagekräftiger funktioneller Score, der sowohl den Schweregrad der Lungenverletzung (korrespondierend mit der Überlebenswahrscheinlichkeit) beschreibt, als auch bei der Entscheidung über therapeutische Konsequenzen (z.B. Beatmungsstrategie, ECMO) Entscheidungsgrundlagen liefert, ist der Postinjury Lung Injury Severity Score (3), aufbauend auf den Lung Injury Score von MURRAY (4), modifiziert von der American-European Consensus Conference (Tab. 1).

Tab. 1: Postinjury Lung Injury Severity Score

	Grad 1	Grad 2	Grad 3	Grad 4

Lungenröntgen
  interstitielle Verschattungen
  alveoläre Verschattungen
	diffus, geringgradig
	keine
		diffus deutlich
		gering
			diffus deutlich
			mittelgradig
				diffus deutlich
				schwer

$PaO_2/Fi\ O_2$	175-250	125-174	80-124	< 80
Atemminutenvolumen (l/min)	11-13	14-16	17-20	> 20
PEEP (cm H_2O)	6-9	10-13	14-17	> 17
statische Compliance	40-50	30-39	17-20	< 20

Blutgase und exspiratorischer CO_2-Gehalt als Standardmaßnahmen bei der Abklärung des Polytraumatisierten zu fordern.

Nach diesem Überblick über den heutigen Stand der bildgebenden Verfahren im Rahmen des Schockraummanagements bleibt zum Schluss noch der wichtige Hinweis, dass Diagnostik und Therapie in der Akutversorgung des Schwerverletzten nicht voneinander getrennt werden können, sondern die Anwendung der einzelnen Verfahren bzw. therapeutischen Interventionen je nach Dringlichkeit aufeinander abgestimmt werden müssen. Es ist die Aufgabe des Traumatologen, den Ablauf so

Literatur

(1) Committee on Trauma of the American College of Surgeons: Hospital and prehospital resources for optimal care of the injured patient. ACS Bulletin October (1983)
(2) MCNAMARA, J., MESSERSMITH, J., DUNN, R., MOLOT, M., STREMPLE, J.: Thoracic injuries in combat casualties in Vietnam. Ann. Thorac. Surg. 10, 389-401 (1970)
(3) BERNARD, G.R., ARTIGAS, A., BRIGHAM, K.L. et al.: The American-European Consensus Conference on ARDS: definitions, mechanisms, relevant outcomes and clinical trial coordination. Am. J. Respir. Crit. Care Med. 149 (3pt1), 818-824 (1994)
(4) MURRAY, J.F., MATTHAY, M.A., LUCE, J.M., FLICK, M.R.: An expanded definition of the adult respiratory distress syndrome. Am. Rev. Respir. Dis. 138, 720-723 (1988)

Notfallthorakotomie im Schockraum bei moribunden schwerstverletzten Patienten: Ziele, Indikationen, Ergebnisse

C. Clay Cothren · Ernest E. Moore

Einleitung

In den letzten drei Jahrzehnten zeigte sich eine Trendwende hinsichtlich der Indikationsstellung zur Notfallthorakotomie im Schockraum (emergency department thoracotomy EDT) von einer generellen Maßnahme bei reanimationsbedürftigen Traumapatienten zu einem selektiven Vorgehen.

Der Wert der Notfallthorakotomie unter Reanimationsbedingungen bei terminalem Schock ist zwar prinzipiell unbestritten.

Es zeigt sich aber eine äußerst schlechte Kosten-Nutzen-Relation.

Die Analyse der aktuell zugänglichen Literatur zeigt eine Erfolgsrate von fast 35 % für penetrierende Herzverletzungen und von 15 % für alle penetrierenden Thoraxverletzungen bei Patienten mit terminalem Schock bei Ankunft im Schockraum.

Beim stumpfen Thoraxtrauma hingegen sind die Ergebnisse sehr schlecht:

2 % Überlebensrate bei Patienten im tiefen Schock und nur 1 % bei Patienten, die bei Ankunft im Schockraum keinerlei Lebenszeichen aufweisen.

Reanimationsbedürftige Patienten sollten bei Ankunft stratifiziert werden nach Art und Umfang der Verletzungen sowie dem Zeitintervall seit dem Unfall, um die Erfolgsaussichten einer Notfallthorakotomie abzuschätzen.

Die optimale Durchführung einer Notfallthorakotomie erfordert ein fundiertes Verständnis der physiologischen Zusammenhänge, der technischen Abläufe und der cardiovasculären und metabolischen Konsequenzen.

Hintergrund

Aufgrund der verbesserten Standards regionaler Notarztsysteme hat sich die Zahl der Schwerstverletzten, die unter Reanimationsbedingungen die Klinik erreichen, weltweit erhöht.

Die Rettung Schwerstverletzter, die mit drohendem Herzstillstand oder unter laufender Reanimation die Notaufnahme erreichen, erfordert häufig die sofortige Notfallthorakotomie als integralen Bestandteil der initialen Reanimationsmaßnahmen.

Die vorliegende Arbeit beschreibt die physiologischen, metabolischen und technischen Aspekte sowie die resultierenden klinischen Indikationen für diese zwar kostenintensive, jedoch potenziell lebensrettende Maßnahme.

Historische Aspekte

Notfallthorakotomien wurden in den Vereinigten Staaten erstmalig im späten 19. und frühen 20. Jahrhundert für die Behandlung von Herzverletzungen und anästhesiebedingten Herzkreislaufstillständen beschrieben.

Das Konzept der Thorakotomie zur offenen Herzmassage im Rahmen der Reanimation wurde erstmalig von Schiff im Jahre 1874 propagiert. Um die Jahrhundertwende expandierte das Indikationsspektrum in Richtung der Behandlung penetrierender Thoraxwunden und Herzverletzungen.

Mit Fortentwicklung der Reanimationsstandards und laufender Evaluation der Behandlungsergebnisse änderten sich auch die Indikationen zur Notfallthorakotomie.

193

Ursprünglich war der nicht-traumatische Herzkreislaufstillstand die Hauptindikation für die Notfallthorakotomie.

Mit dem Beweis der Wirksamkeit der geschlossenen Herzmassage 1960 durch KOUWENHOVEN et al. und die Einführung der externen Defibrillation durch ZOLL et al. 1965 endete praktisch die Ära der offenen Herzmassage bei nicht-traumatischen Herzkreislaufstillständen.

Auch Notfallthorakotomien nach Trauma traten gegenüber weniger invasiven Verfahren wie der Perikardiozentese zur Behandlung der Perikardtamponade in den Hintergrund.

In den späten 1960er Jahren schwang das Pendel allerdings wieder zugunsten der Notfallthorakotomie zurück, da durch technische Weiterentwicklungen in der cardiothoracalen Chirurgie Patienten mit lebensbedrohlichen Thoraxverletzungen und durch die Verwendung temporärer thorakaler Aortenocclusion Patienten mit massiven abdominalen Blutungen gerettet werden konnten.

Klinische Ergebnisse

In den letzten drei Jahrzehnten zeigte sich eine Trendwende hinsichtlich der Indikationsstellung zur Notfallthorakotomie im Schockraum (emergency department thoracotomy EDT) von einer generellen Maßnahme bei reanimationsbedürftigen Traumapatienten zu einem selektiven Vorgehen. Der Wert der Notfallthorakotomie unter Reanimationsbedingungen bei terminalem Schock ist zwar prinzipiell unbestritten. Es zeigt sich aber eine äußerst schlechte Kosten-Nutzen-Relation. In dieser Zeit versuchten zahlreiche Arbeitsgruppen, aktualisierte Richtlinien für die Notfallthorakotomie zu definieren. Im Rahmen einer Analyse von 146 konsekutiven Notfallthorakotomie-Patienten im Jahre 1979 definierten wir den selektiven Einsatz bei moribunden Traumapatienten nach folgenden Kriterien:

1. Verletzungsart und -lokalisation,
2. Lebenszeichen am Unfallort/bei Eintreffen in der Klinik,
3. elektrische Herzaktion zum Zeitpunkt der Thorakotomie,
4. systolischer Blutdruck reagiert auf Abklemmen (Cross-clamping) der thorakalen Aorta.

Zur Validierung dieser klinischen Richtlinien wurde eine prospektive Studie aufgelegt, in der diese Daten aller Verletzten zum Zeitpunkt der Notfallthorakotomie erfasst wurden.

1982 wurden die ersten 400 Patienten analysiert (11). Eine weitere jüngere Studie untersuchte die Daten von 868 Patienten, bei denen eine Notfallthorakotomie im DHMC durchgeführt wurde (15).

Von diesen Patienten starben 676 (78 %) bereits im Schockraum, weitere 128 (15 %) im OP und weitere 23 (3 %) verstarben an Multiorganversagen auf der IST.

Letztlich überlebten 41 (5 %) Patienten, von denen 34 sich ohne neurologische Defizite erholten.

Obwohl dieses Ergebnis auf den ersten Blick gering erscheint, ist zu berücksichtigen, dass praktisch jeder Traumapatient, der unter den oben genannten Bedingungen den Schockraum erreichte, notfallmäßig thorakotomiert wurde.

Letztlich waren 624 (72 %) dieser Patienten bereits an der Unfallstelle ohne Vitalzeichen, und 708 (82 %) zeigten keinerlei Vitalzeichen zum Zeitpunkt des Eintreffens in der Klinik.

Allerdings ist genauso wichtig festzuhalten, dass Verletzte ohne Lebenszeichen, die am Unfallort erfolgreich reanimiert werden konnten, nicht in die Studie aufgenommen wurden, da sie keiner Notfallthorakotomie bedurften.

Letztlich zeigen diese Patienten, dass die präklinische Untersuchung nicht immer eine verlässliche Triage dieser schwerstverletzten Patienten erlaubt (16). Auch die Autoren haben derartige Patienten wiederholt präklinisch reanimieren können.

Literaturangaben zur Überlebensrate und zum Ausmaß neurologischer Defekte nach Notfallthorakotomie variieren erheblich aufgrund der Heterogenität der untersuchten Patientenpopulationen und der Ungenauigkeiten in der Terminologie.

Klare Definition der physiologischen Patientendaten und klare Begriffsbestimmungen sind der erste Schritt zu einer standardisierten Auswertung (Tab. 1).

Wir haben versucht, die Faktoren aufzuschlüsseln, die das Überleben nach EDT beeinflussen,

Tab. 1: Definitionen und Terminologie in der Durchführung der EDT

Emergency Department Thoracotomy (EDT) = Thorakotomie, die im äußersten Notfall in der Notaufnahme durchgeführt wird. Es ist darauf zu achten, dies nicht mit dem Verfahren einer Thorakotomie zu verwechseln, wie sie im Operationssaal oder auf der Intensivstation Stunden nach dem Trauma bzw. bei verzögerter Verschlechterung des Allgemeinzustandes durchgeführt wird.

„Keine Lebenszeichen" = kein messbarer Blutdruck, keine Atmung oder motorische Reaktion, keine ableitbare Herzaktion oder Pupillenreaktion i.S. eines klinischen Todes.

„Keine Vitalwerte" = kein fühlbarer Blutdruck, bei Zeichen elektrischer Aktivität des Herzens, Atembewegung oder Pupillenreaktion.

indem wir die Daten einer klinischen Serie von mehr als 50 Patienten beschrieben haben (Tab. 2).

Eine objektive Beurteilung dieser Daten ist begrenzt wegen der Widersprüchlichkeiten innerhalb der Patientengruppen. Einige Untersuchungen spezifizieren Unfallmechanismen und klinische Daten der Patienten zum Zeitpunkt des Eintreffens, während andere Arbeiten keinerlei Differenzierung vornehmen.

Die Summe aller Erhebungen bestätigt die höchste Überlebensrate nach EDT bei isolierten Herzverletzungen.

35 % aller erwachsenen Patienten in terminalem Schock und 20 % aller Patienten ohne jegliche Vitalzeichen infolge isolierter penetrierender Herzverletzungen konnten durch EDT gerettet werden.

Im Gegensatz dazu überlebten nur 1 - 3 % aller Verletzten in vergleichbarer Situation nach stumpfem Thoraxtrauma unabhängig von den klinischen Daten zum Zeitpunkt des Eintreffens.

Nach penetrierenden Rumpfverletzungen überlebten 14 % aller EDT-Patienten, die initial im Schockzustand erkennbare Vitalzeichen aufwiesen, während nur 8 % der Patienten mit erkennbaren Vitalzeichen bei Eintreffen und nur 1 % aller Patienten ohne Vitalzeichen bei Eintreffen gerettet werden konnten.

Die Ergebnisse wurden bestätigt durch eine jüngere Arbeit, die alle Patienten von insgesamt 24 Studien, die wegen stumpfem oder penetrierendem Trauma notfallthorakotomiert wurden. Die Überlebensrate waren 19,4 % für isolierte Herzverletzungen, 16,8 % für Stichverletzungen, 4,3 % für Schussverletzungen und lediglich 1 % für stumpfe Thoraxtraumen.

Bisherige Daten ergaben für Kinder praktisch identische Ergebnisse zu Erwachsenenpopulationen. Obwohl man für Kinder positivere Ergebnisse erwarten würde, lässt sich dies durch verschiedenste Studien nicht verifizieren (18 - 22).

BEAVER et al. fanden keine Überlebenden in einer Serie von 27 notfallthorakotomierten Kindern im Alter von 15 Monaten bis 14 Jahren (18). POWELL und Mitarbeiter beschrieben eine Überlebensrate von 20 % (3/15) bei Kindern zwischen 4 und 18 Jahren (21).

Eine Studie am Denver Health Medical Center (11 Jahres-Zeitraum mit 689 konsekutiven Notfallthorakotomien) wies 83 Patienten (12 %) im Alter unter 18 Jahren auf.

Die Überlebensraten waren 9 % (1/11) bei Stichverletzungen, 4 % (1/25) bei Schussverletzungen und 2 % (1/47) bei stumpfem Trauma. Nur einer von 69 Patienten (> 1 %), die die Klinik ohne Lebenszeichen erreichten (Stichverletzung), überlebte im Gegensatz zu 2/14 Patienten (14 %), die zum Aufnahmezeitpunkt Lebenszeichen aufwiesen.

Die Ergebnisse bei stumpfen Verletzungen (der Hauptursache tödlicher Verletzungen bei Kin-

Tab. 2: Überlebensrate nach Emergency Department Thoracotomy (EDT) bei Erwachsenen

Verletzungsmechanismus	Schock	Keine Lebenszeichen	Keine Vitalwerte	Gesamt
Kardial				
Denver (57)	3/9 (33 %)	0/7 (0 %)	1/53 (2 %)	4/69 (6 %)
Detroit (58)	9/42 (21 %)	3/110 (3 %)		12/152 (8 %)
Johannesburg (59)				13/108 (12 %)
Los Angeles (60)	2/5 (40 %)	6/11 (55 %)	2/55 (4 %)	10/71 (14 %)
New York (61)	7/20 (35 %)	18/53 (32 %)	0/18 (0 %)	24/91 (26 %)
San Francisco (62)	18/37 (49 %)	0/25 (0 %)		18/63 (29 %)
Seattle (63)	4/11 (36 %)	11/47 (23 %)		15/58 (26 %)
Gesamt	**43/124 (35 %)**	**47/254 (19 %)**	**4/126 (3 %)**	**96/612 (16 %)**
Penetrierende Verletzung				
Denver (15)	19/78 (24 %)	14/399 (4 %)		33/477 (7 %)
Detroit (58)	9/42 (21 %)	3/110 (3 %)		12/152 (8 %)
Houston (64)	14/156 (9 %)	18/162 (11 %)		32/318 (10 %)
Indianapolis (65)	3/7 (43 %)	1/50 (2 %)	0/80 (0 %)	4/137 (3 %)
Johannesburg (59)	31/413 (8 %)	10/149 (7 %)	1/108 (1 %)	42/670 (6 %)
Los Angeles (60)	2/5 (40 %)	6/11 (55 %)	2/55 (4 %)	10/71 (14 %)
New York (66)	8/32 (25 %)	8/77 (10 %)	0/25 (0 %)	16/134 (12 %)
Oakland (67)	8/24 (33 %)		2/228 (1 %)	10/252 (4 %)
San Francisco (62)				32/198 (30 %)
Seattle (63)	4/11 (36 %)	11/47 (23 %)		15/58 (25 %)
Washington (68)	7/13 (54 %)	3/47 (6 %)		10/60 (17 %)
Gesamt	**145/1007 (14 %)**	**100/1252 (8 %)**	**6/615 (1 %)**	**283/2986 (10 %)**
Stumpfe Verletzung				
Denver (15)	4/86 (5 %)	4/311 (1 %)		8/397 (2 %)
Houston (64)	0/42 (0 %)	0/27 (0 %)		0/69 (0 %)
Johannesburg (59)	1/109 (1 %)	0/39 (0 %)	0/28 (0 %)	1/176 (1 %)
San Francisco (62)				1/60 (2 %)
Seattle (63)				1/88 (1 %)
Gesamt	**5/237 (2 %)**	**4/377 (1 %)**	**0/28 (0 %)**	**11/790 (1,4 %)**

dern) war allerdings deprimierend mit nur 2% Gesamtüberlebensrate und keinerlei Überleben bei fehlenden Vitalzeichen bei Eintreffen.

Wie bei Erwachsenen ist somit das Ergebnis nach EDT auch bei Kindern im Wesentlichen abhängig von der physiologischen Ausgangssituation bei Eintreffen und dem initialen Verletzungsmuster.

Es besteht Uneinigkeit hinsichtlich der Indikation zur Notfallthorakotomie bei Patienten, welche bereits präklinisch reanimationspflichtig waren. Trotz zahlreicher Berichte über entmutigende Ergebnisse nach präklinischer Reanimation bei Traumapatienten sollte die Entscheidung zum Abbruch der Reanimation nicht generell präklinisch erfolgen (23).

Unsere aktuellsten Auswertungen auf der Basis 26-jähriger Erfahrung zeigen die Bedeutung der EDT auch für präklinisch reanimationspflichtige Schwerstverletze (13). Wir glauben, dass diese Studie klare und einfache Richtlinien für den Einsatz der EDT aufzeigt, um alle potenziell rettbaren Patienten zu definieren (Tab. 3).

Zusammenfassend deutet die Analyse der aktuell zugänglichen Literatur darauf hin, dass die Erfolgsrate der EDT für Patienten, die im terminalen Schock nach penetrierenden Herz-verletzungen die Klinik erreichen, bei etwa 35% liegt, bei sämtlichen penetrierenden Verletzungen bei etwa 15 %. Die Ergebnisse bei stumpfen Verletzungen sind mit 1 - 2 % deprimierend.

Indikationen zur EDT

Auf der Basis von 26 konsekutiven Jahren prospektiver Studien schlagen wir die folgenden Indikationen zur EDT vor (Tab. 3). Unser aktueller Algorithmus für den Einsatz der EDT bei moribunden Patienten stellt die Entscheidungsgrundlage für das Vorgehen im Schockraum dar (Abb. 1). Patienten in extremis ohne jegliche elektrische Herzaktion werden für tot erklärt.

Bei Nachweis elektrischer Herzaktivität erfolgen sofortige Intubation, Herzdruckmassage und Weiterbehandlung im Schockraum.

Bei Eintreffen im Schockraum wird dies seit Beginn der cardiopulmonalen Reanimation (CPR) dokumentiert. Verletzte mit stumpfen Traumen und einer präklinischen CRP-Dauer über 5 Minuten und fehlenden Vitalzeichen bei Eintreffen werden für tot erklärt, während bei Patienten mit Stichverletzungen unter vergleichbaren Bedingungen eine präklinische CRP-Dauer von über 15 Minuten die Grenze darstellt.

Tab. 3: Aktuelle Indikationen und Kontraindikationen für EDT

Indikationen:

Rettenswerter posttraumatischer Kreislaufstillstand:
- Patienten nach penetrierendem Trauma, die weniger als 15 Minuten prähospital reanimiert wurden
- Patienten nach stumpfem Trauma, die weniger als 5 Minuten prähospital reanimiert wurden

Persistierende schwerste posttraumatische Hypotension (RR systole. 60 mmHg) aufgrund:
- Herzbeuteltamponade
- Blutung – intrathorakal, intraabdominal, der Extremitäten, zervikal
- Luftembolie

Kontraindikationen:

Penetrierendes Trauma:	Reanimation > 15 Minuten und bei fehlenden Lebenszeichen (Pupillomotorik, Atembewegung, Motorische Aktivität)
Stumpfes Trauma:	Reanimation mehr als 5 Minuten bei fehlenden Lebenszeichen oder Asystolie

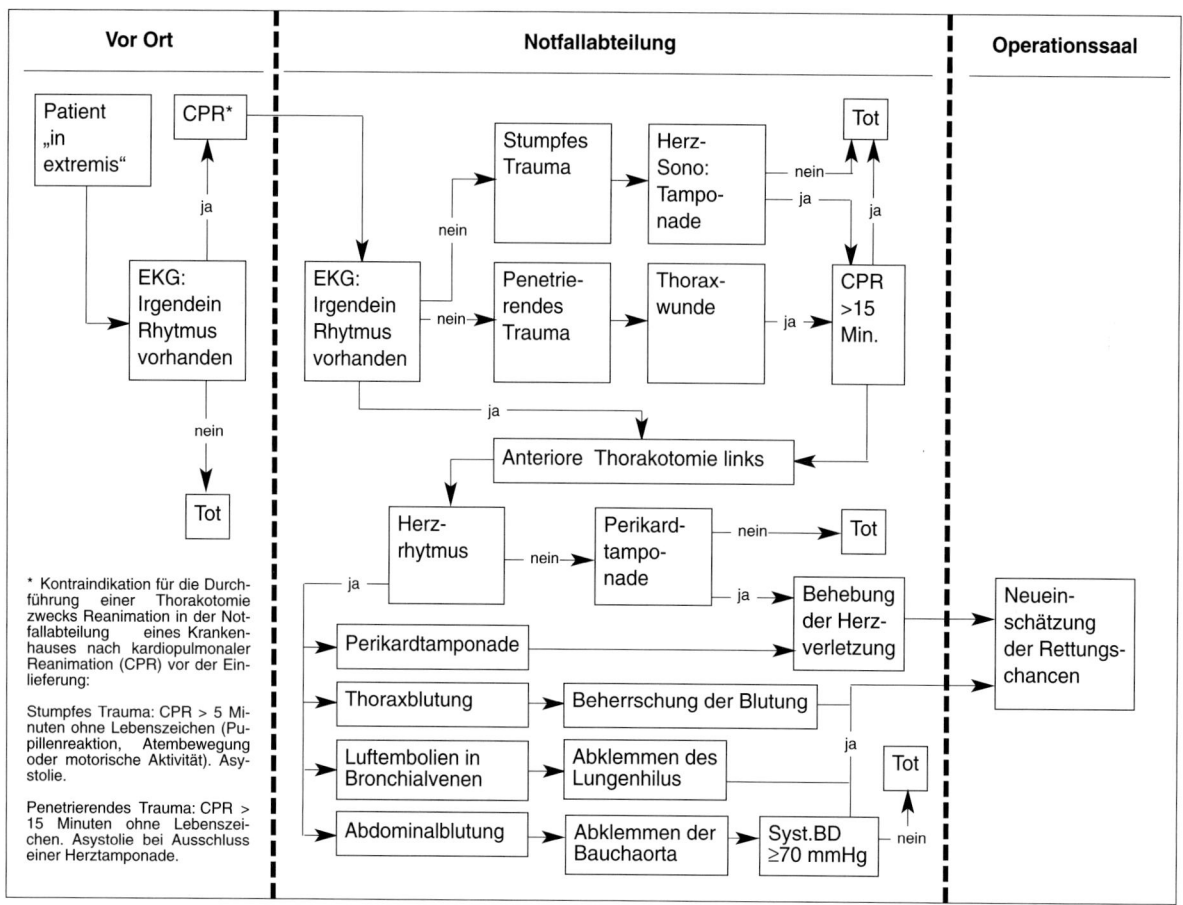

Vor Ort	Notfallabteilung	Operationssaal

Patient „in extremis" → CPR*

EKG: Irgendein Rhytmus vorhanden — ja → CPR*; nein → Tot

EKG: Irgendein Rhytmus vorhanden — nein → Stumpfes Trauma → Herz-Sono: Tamponade — nein → Tot; ja → CPR >15 Min.

Penetrierendes Trauma → Thoraxwunde — ja → CPR >15 Min.

ja → Anteriore Thorakotomie links

Herzrhytmus — nein → Perikardtamponade — nein → Tot; ja → Behebung der Herzverletzung; ja →

Perikardtamponade → Behebung der Herzverletzung

Thoraxblutung → Beherrschung der Blutung

Luftembolien in Bronchialvenen → Abklemmen des Lungenhilus

Abdominalblutung → Abklemmen der Bauchaorta → Syst.BD ≥70 mmHg — nein → Tot; ja →

Neueinschätzung der Rettungschancen

* Kontraindikation für die Durchführung einer Thorakotomie zwecks Reanimation in der Notfallabteilung eines Krankenhauses nach kardiopulmonaler Reanimation (CPR) vor der Einlieferung:

Stumpfes Trauma: CPR > 5 Minuten ohne Lebenszeichen (Pupillenreaktion, Atembewegung oder motorische Aktivität). Asystolie.

Penetrierendes Trauma: CPR > 15 Minuten ohne Lebenszeichen. Asystolie bei Ausschluss einer Herztamponade.

Abb. 1: *Aktueller Algorithmus für den Einsatz der EDT bei moribunden Patienten als Entscheidungsgrundlage im Schockraum. Anwendung der Thorakotomie im Rahmen der Reanimation.*

Bei Patienten innerhalb dieser Zeitfenster oder bei Nachweis von Lebenszeichen erfolgt unter laufender Reanimation die sofortige Notfallthorakotomie im Schockraum:

Nach linksseitiger vorderer Thorakotomie und Perikardiotomie wird die kardiale Aktivität des Patienten evaluiert. Bei Patienten mit Asystolie ohne begleitende Herzverletzung wird der Eingriff abgebrochen. Patienten mit einer Herzverletzung, Herzbeuteltamponade und begleitender Asystolie hingegen werden aggressiv weiterversorgt: Naht der Herzwunde, dann manuelle Herzmassage und intrakardiale Injektion von Epinephrin. Einige Minuten nach diesen Maßnahmen wird die potenzielle Rettbarkeit des Patienten neu abgeschätzt. Wir definieren dies mit der Fähigkeit des Patienten, zu diesem Zeitpunkt einen systolischen Blutdruck von >70 mmHg aufzubauen.

Patienten mit Eigenrhythmus im Anschluss an diese Behandlung werden in Abhängigkeit von jeweiligen Verletzungspathologien weiterbehandelt. Bei Tamponade erfolgt die definitive Versorgung der Herzverletzung. Intrathorakale Blutungen können ein Abklemmen des Hilus, eine digitale Okklusion der Gefäßverletzung oder ein apikales Packing bei Subclaviablutungen erforderlich machen. Die Behandlung einer bronchovenösen Luftembolie beinhaltet das Abklemmen des Hilus, Lagerung des Patienten in TRENDELENBURG-Position, Aspiration von Luft aus Aortenwurzel und linkem Ventrikel und die Massage der Koronararterien. Schließlich wird die Aorta abgeklemmt, um das erfor-

198

derliche effektiv zirkulierende Kreislaufvolumen zu reduzieren (bei thorakalen oder abdominalen Blutungsquellen), um die Reanimation zu erleichtern. In all diesen Szenarien wird der Patient nach den jeweiligen Maßnahmen erneut evaluiert, wobei stets ein systolischer Blutdruck von 70 mmHG die Grenze potenzieller Rettbarkeit definiert.

Physiologischer Hintergrund

Primäre Zielsetzungen der EDT sind (a) Entlastung einer Perikardtamponade, (b) Beherrschung einer kardialen Blutung/Verletzung, (c) Kontrolle einer intrathorakalen Massivblutung, (d) Entlastung einer massiven Luftembolie, (e) Durchführung einer offenen Herzdruckmassage und (f) temporäres Abklemmen der thorakalen Aorta descendens. Zusammen zielen diese Maßnahmen auf die Behandlung eines völligen cardiovasculären Zusammenbruchs durch mechanische Faktoren oder extreme Hypovolämie.

Entlastung einer Perikardtamponade und Beherrschung einer kardialen Blutungsquelle

Die höchsten Überlebensraten nach EDT zeigen Patienten mit penetrierenden Herzwunden, insbesondere, wenn diese mit einer Herzbeuteltamponade einhergehen (7, 17). Frühzeitige Erkennung der Tamponade, prompte perikardiale Dekompression und Beherrschung der kardialen Blutung sind die Schlüsselkomponenten für eine erfolgreiche EDT und das Überleben des Patienten nach Stichverletzungen des Herzens (24).

Blutung aus einer Herzverletzung, egal welcher Ursache, resultiert in einer Tamponadesymptomatik. Die klassischen Befunde der Tamponade (BECK´sche Trias: leise Herztöne, ZVD > 15 mm HG, RR systolisch < 80 mm Hg) werden nur selten in dieser Form unter Schockraumbedingungen beobachtet, daher ist es entscheidend, Risikopatienten mit penetrierenden Rumpfverletzungen aggressiv herauszufiltern und einer sofortigen Therapie zuzuführen.

Die ersten zwei Phasen der Herzbeuteltamponade – reduzierte diastolische Ventrikelfüllung, insuffizientes Schlagvolumen und beeinträchtigte kardiale Perfusion und resultierend reduzierter Cardiac Output – lassen sich mit aggressivem Beatmungs- und Kreislaufmanagement zur Erhöhung der Preload sowie Perikardiozentese kontrollieren. Patienten in der dritten Phase der Tamponade (wenn sich der intraperikardiale Druck an den ventrikulären Füllungsdruck annähert mit resultierendem systolischen Blutdruck unter 60 mmHg) sollten statt Perikardiozentese besser unmittelbar notfallthorakotomiert werden, um das Perikard zu entlasten (25, 26). Im Anschluss an die Entlastung der Tamponade können dann unmittelbar Maßnahmen zur Versorgung der zugrundeliegenden Verletzungen ergriffen werden.

Kontrolle intrathorakaler Blutungen und Durchführung einer offenen Herzdruckmassage

Lebensbedrohliche intrathorakale Blutungen treten in weniger als 5 % aller Schockraum-Patienten mit penetrierenden Verletzungen auf und in einem noch geringeren Prozentsatz bei Patienten mit stumpfen Verletzungen (27).

Die häufigsten Verletzungen betreffen penetrierende Wunden des Hilus und der großen Gefäße. Weniger häufig finden sich Rupturen der Aorta descendens oder penetrierende Herzverletzungen, die durch einen traumatischen Perikarddefekt in den Thorax verbluten. Die hohe Mortalitätsrate bei Verletzungen der großen Gefäße und der Pulmonalgefäße ergibt sich aus dem Fehlen spontaner Blutungsbegrenzung durch Gefäßspasmen oder Tamponadeeffekte benachbarter Gewebe. Jeder Hemithorax kann rasch mehr als 50 % des gesamten Blutvolumens aufnehmen, bevor augenfällige Zeichen eines hämorrhagischen Schocks auftreten. Patienten mit massiv blutenden Verletzungen bedürfen einer EDT zur raschen Blutstillung, um eine Überlebenschance zu haben.

Bei Patienten mit Herzkreislaufstillstand sichert externe Herzdruckmassage etwa 20 - 25 % des Basis-Cardiac-Output mit einer resultierenden zerebralen Perfusion von 10 - 20 % der Norm (28 - 30). Während dieser Grad der Perfusion lebenswichtiger Organe für etwa 15 Minuten annehmbare Rettungsraten ermöglicht, überleben nur die wenigsten normothermen Patienten 30 Minuten geschlossene Herzdruckmassage. Darüber hinaus zeigt sich die externe Herzmassage in Modellen mit inadäquatem Kreislaufvolumen (Volumenmangelschock) oder bei unzureichender ventrikulärer Füllung (Herztamponade) ungeeignet, den arteriellen Druck zu verbessern oder eine ausreichende systemische Perfusion zu bewirken. Begleitender niedriger diastolischer Druck und unzureichendes diastolisches Volumen resultieren in einer inadäquate Koronarperfusion (31). Aus diesen Gründen ist die externe Herzmassage bei posttraumatischem Herzkreislaufstillstand unwirksam. Die einzige potenziell adäquate Möglichkeit für diese Patienten ist die sofortige EDT.

Temporäre thorakale Aortenokklusion

Das Konzept der temporären Abklemmung der thorakalen Aorta bei Patienten mit massiven Blutungen verfolgt ein zweifaches Ziel. Zum einen bewirkt die Okklusion der Aorta eine Umverteilung des begrenzten Blutvolumens zugunsten von Myokard und Gehirn (9). Zum anderen können Patienten mit intraabdominellen Verletzungen durch verminderten subdiaphragmalen Blutverlust während der Abklemmphase profitieren (8).

Die temporäre thorakale Aortenokklusion erhöht den diastolischen Aortendruck sowie den systolischen Druck in den Carotiden und verbessert somit sowohl die koronare als auch die cerebrale Perfusion (32, 33). Experimentelle Untersuchungen lassen den Schluss zu, dass die temporäre Aortenokklusion bei Patienten sowohl mit Schockzuständen infolge nicht-thorakaler Verletzungen als auch bei prolongiertem Schock nach Versorgung einer Herzwunde oder anderer Verletzungen mit massiven Blutverlusten positive Effekte bewirken kann (34, 35).

Die Okklusion der Aorta descendens scheint die Wiederherstellung einer spontanen Blutzirkulation nach Reanimation zu verbessern (36, 37). Es existieren Arbeiten über erfolgreiche Wiederbelebung nach hämorrhagischem Schock und auch Herzkreislaufstillstand nach Extremitäten- und Halswirbelsäulenverletzun-

gen (38). In diesen Fällen stellt die Okklusion eine temporäre Maßnahme bis zur Kreislaufauffüllung mit Volumen dar. In ausgesuchten Fällen lässt sich durch die Okklusion das verbliebene Blutvolumen sinnvoll umverteilen, bis externer Volumenersatz und Blutstillung greifen. Allerdings sollte die Aortenklemme nach Wiederherstellung des Blutvolumens unverzüglich wieder gelöst werden wegen der erheblichen metabolischen Risiken und der Gefahr einer resultierenden Paraplegie (39, 41). Typischerweise sollte die thorakale Aortenklemme innerhalb von 30 Minuten entfernt oder durch eine infrarenale Klemme ersetzt werden.

Entlastung einer bronchovenösen Luftembolie

Bronchovenöse Luftembolien können problematische Erscheinungen nach Thoraxtrauma sein, wahrscheinlich sind sie wesentlich häufiger als sie diagnostiziert werden (42, 43). Das typische klinische Szenario betrifft einen Patienten nach penetrierender Thoraxverletzung, der nach Intubation und Überdruckbeatmung urplötzlich einen massiven Kreislaufabfall oder Herzkreislaufstillstand entwickelt. Über traumatisch alveovenöse Shunts gelangen Luftemboli in die Koronargefäße, wo jede Behinderung der Blutströmung zu myokardialer Ischämie und kardialem Schock führen.

Die Produktion von Luftemboli wird durch die zugrundeliegende Physiologie gefördert, nämlich ein niedriger pulmonalvenöser Druck infolge intrathorakalen Blutverlustes und einem hohen bronchoalveolärem Druck in Folge der assistierten Beatmung. Diese Konstellation erhöht den Gradienten für Transfer von Luft über bronchoalveolärer Shunts (45). Obwohl sehr viel häufiger bei penetrierenden Verletzungen, kann ein ähnlicher Prozess auch bei stumpfen Verletzungen des Lungenparenchyms auftreten.

Sofortige Thorakotomie mit Abklemmen des Pulmonalhilus verhindert weitere Luftembolisierung. Die Thorakotomie mit Eröffnung des Perikards ermöglicht auch den Zugang zu den Ventrikeln. In TRENDELENBURG-Position (um Luft in der Ventrikelapex zu fangen) erfolgt durch Nadelaspiration die Entfernung der Luft aus dem Herzen. Zusätzliche kräftige Herzmassage kann das Auflösen bereits in den Koronarien befindlicher Luftblasen bewirken (44). Zusätzliche Nadelaspirationen aus der Aortenwurzel und der rechten Koronararterie können lebensrettend sein.

Technische Tipps und Tricks

Ein optimales Ergebnis durch EDT erfordert sicherlich einen Chirurgen mit großer Erfahrung in der Versorgung intrathorakaler Verletzungen. Gleichwohl sollte kein Notfallmediziner zögern, eine EDT durchzuführen, wenn dies die letzte Möglichkeit darstellt, einen moribunden Patienten möglicherweise noch zu retten. Essentiell sind technische Kenntnisse in der raschen anterolateralen Thorakotomie, der Perikardiotomie, der Herznaht und der Aortenokklusion. Vorteilhaft sind zusätzliche Erfahrungen mit gefäßchirurgischen Nahttechniken und der Okklusion des Pulmonalhilus. Da die Operationstechniken anderweitig detailliert beschrieben sind (Kapitel H. HERTZ: Notfalleingriffe. Anmerkung des Übersetzers), sollen hier nur einige technische Details beschrieben werden, die das Vorgehen erleichtern.

Thorakotomie

Mit Eintreffen des Patienten und Entscheidung zur EDT wird der linke Arm über den Kopf platziert, um uneingeschränkten Zugang zum gesamten linken Hemithorax zu haben. Die Inzision zur linksseitigen Thorakotomie beginnt am rechten Rand des Sternums, um Zeit zu sparen, falls eine Sternumspaltung erforderlich wird (Abb. 2). Der Schnitt verläuft quer unterhalb der linken Mamille in Richtung auf die Axilla. Die Inzision folgt hierbei dem natürlichen Verlauf der Rippenkurvatur. Ein initial bilateraler Zugang sollte bei Verdacht auf Luftembolie erwogen werden, um direkten Zugang zu den Herzkammern zur Aspiration, zu den Koronargefäßen zur Massage und zu beiden Lungen zur Okklusion der Verletzung zu haben. Sobald der Pleuraraum eröffnet ist, wird ein Rippenretraktor nahezu mittig eingebracht, um eine maximale Aufspreizung des knöchernen Thorax zu erreichen. Ist eine Darstellung des Aortenbogens oder der großen Gefäße erforderlich, wird zusätzlich eine obere mediale Sternotomie durchgeführt. Bei Querosteotomie des Sternums müssen nach Wiederherstellung der Perfusion die internen Mammaria-Gefäße ligiert werden (Umstechung oder Ligatur mit 2.0 Seide).

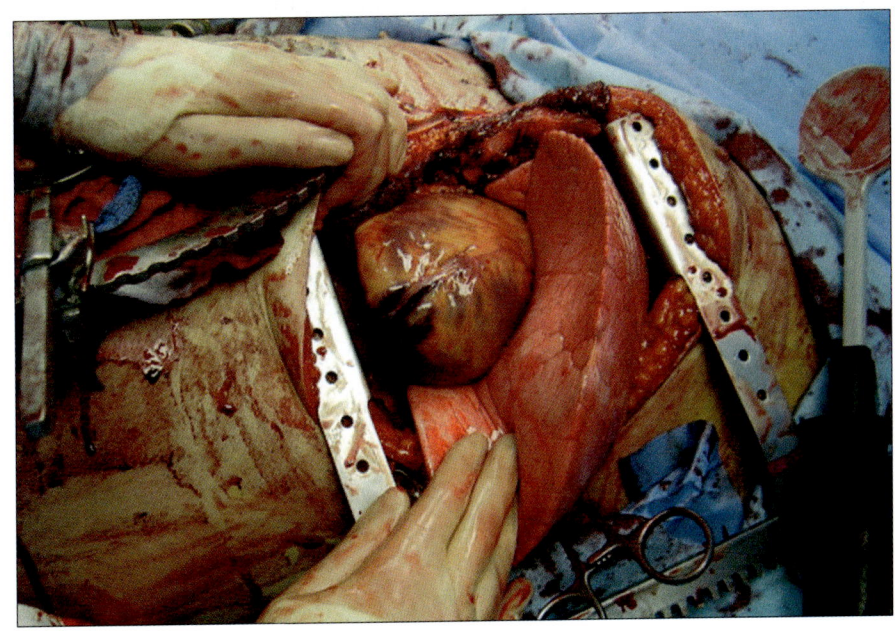

Abb. 2: Eine großzügige Thorakotomie des vierten und fünften Interkostalraums; die Inzision sollte rechts des Sternums beginnen und auf Höhe der linken Mamille in Richtung der Axilla zielen.

Perikardiotomie und kardiale Blutstillung

Ist das Perikard nicht prall mit Blut gefüllt, so lässt es sich im Apexbereich mit einer Pinzette anheben und mit einer Schere inzidieren.

Bei prall gefüllter Perikardtamponade erfolgt eine Stichizision mit der Messerspitze oder einer Schere. Entscheidend ist jetzt eine sofortige Kontrolle der Blutungsquelle.

Bei schlagendem Herzen wird der Ventrikel sofort digital komprimiert und teilweise okkludierende Gefäßklemmen auf den Vorhof oder die großen Gefäße gesetzt. Definitive Myokardnähte haben Zeit, bis die initialen Reanimationsmaßnahmen abgeschlossen sind.

Bei Herzstillstand erfolgt hingegen die Myokardversorgung vor Defibrillation und weiterer Herzmassage. Verletzungen des kräftigen linken Ventrikels werden am besten mit fortlaufenden nichtresorbierbaren 3.0 Nähten oder horizontalen Matratzennähten versorgt. Im Bereich des dünneren rechten Ventrikels sollten Nähte besser mit Teflon unterlegt werden. Unbedingt ist darauf zu achten, bei Versorgung einer Ventrikelverletzung die Koronargefäße nicht mit den Nähten zu fassen und zu kom-

promittieren. In solchen Situationen sollten vertikale Matratzennähte gelegt werden, um die Koronargefäße zu umgehen (Abb. 3). Im Bereich des muskelkräftigeren linken Ventrikels lässt sich insbesondere bei glatten Stichwunden eine temporäre Kontrolle der Blutung durch Verwendung eines Klammernahtgerätes (Skin Stapler) erreichen und so Zeit gewinnen. Niedrigdruckverletzungen (venös, Vorhofbereich, Herzohren) lassen sich mit einfacher fortlaufender Naht oder einer Tabakbeutelnaht versorgen. Die Verwendung eines FOLEY-Katheters zur temporären Okklusion einer Myokardwunde wird von manchen Autoren empfohlen. Aus eigener Erfahrung kann es hierbei allerdings durch Zug zu einem weiteren Ausriss der Wunde kommen.

Advanced cardiac life support (ACLS) Maßnahmen einschließlich Herzdruckmassage

Die Wiederherstellung der Organ- und Geweberperfusion lässt sich durch eine Reihe von Maßnahmen erleichtern. Herzrhythmusstörungen werden entsprechend der gängigen Richtlinien behandelt (46), und die interne Defibrilla-

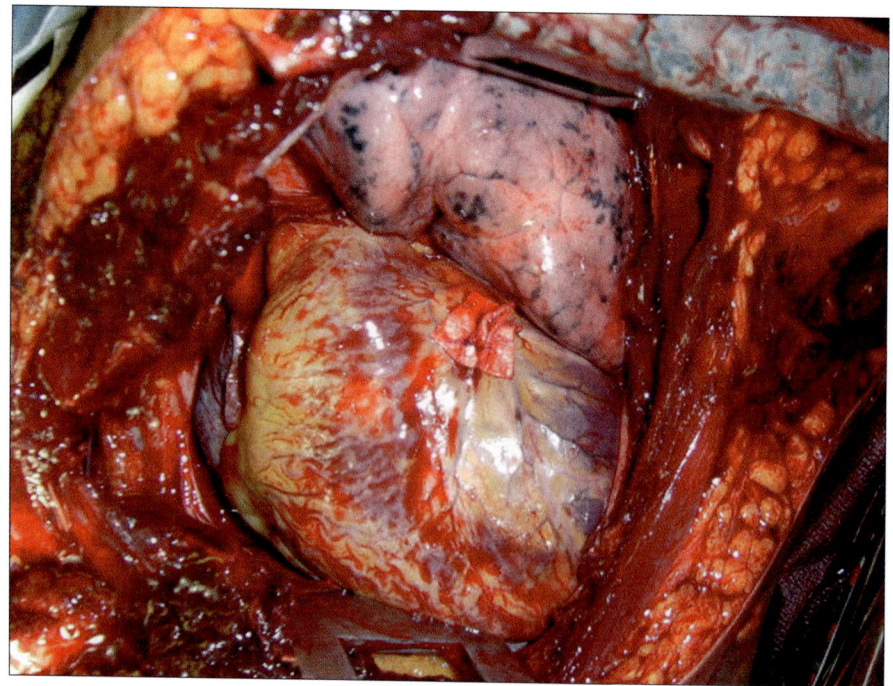

Abb. 3: Perikardiotomie des rechten Ventrikels (Naht mit Pads unterlegt); die Ligatur der rechten Koronararterie kann durch vertikale Matratzennähte verhindert werden.

tion hat vergleichbare Indikationen wie bei der geschlossenen Reanimation. Kenntnisse im Umgang mit den intern verwendeten Defibrillations-Paddles und den erforderlichen Energiedosis in Joule (Abb. 4). Bei Herzstillstand wird augenblicklich mit der internen bimanuellen Herzmassage begonnen. Wir bevorzugen hier eine Technik, bei der die Hände an den Handgelenken wie bei einem Scharnier aneinandergelegt werden und von den Handflächen zu den Fingern hin gegeneinander geführt werden. Die Ventrikelkompression erfolgt hierbei immer von der Apexregion zur Herzbasis. Die bimanuelle Technik ist unbedingt zu empfehlen, da es bei der einhändigen Technik zur Myokardperforation durch den Daumen kommen kann. Maßnahmen zur medikamentösen Steigerung der Koronar- und Zerebraldurchblutung sind häufig notwendig. Das Medikament der ersten Wahl ist hier intrakardial

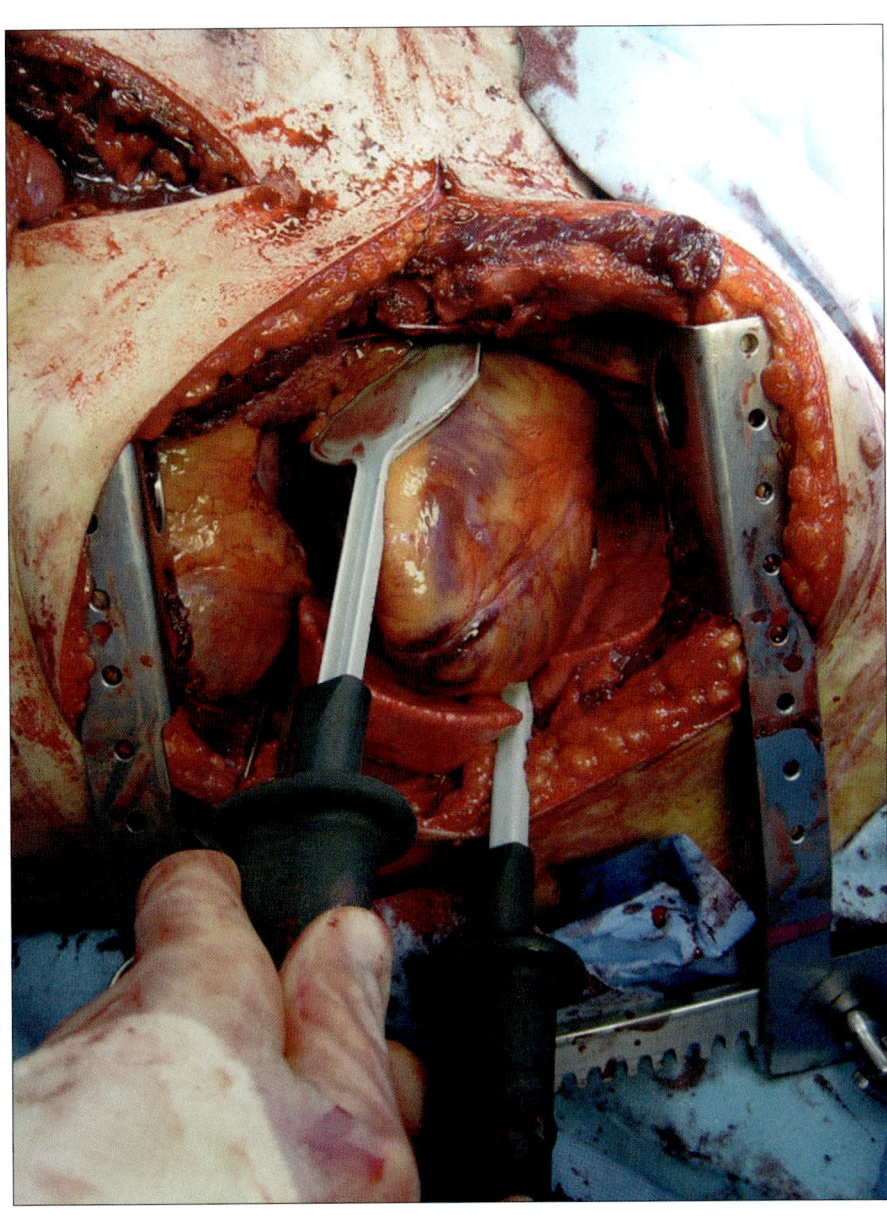

Abb. 4: Paddles zur Defibrillation werden anterior und posterior des Herzens platziert.

203

appliziertes Epinephrin. Die Injektion erfolgt über eine Spezialkanüle direkt in den linken Ventrikel. Typischerweise wird hierzu das Herz etwas angehoben, um den weiter posterior gelegenen linken Ventrikel besser darzustellen. Eine Verletzung der A. coronaria circumflexa bei der Injektion ist zu vermeiden.

Abklemmen der thorakalen Aorta

Bei Fortbestehen der Hypotonie (systolischer Blutdruck < 70 mm Hg) nach Thorakotomie und Perikardiotomie muss die thorakale Aorta abgeklemmt werden, um die Koronarperfusion zu maximieren. Wir bevorzugen das Abklemmen der thorakalen Aorta unterhalb des linken Pulmonalhilus (Abb. 5). Obwohl manche die Durchtrennung des Lig. pulmonale inferius zur besseren Mobilisation der Lunge empfehlen, erscheint dies unnötig und stellt ein zusätzliches Risiko dar, die Vena pulmonalis inferior zu verletzen. Die Präparation der thorakalen Aorta erfolgt am besten unter direkter Sicht durch Inzision der Pleura mediastinalis und stumpfes Abschieben der Aorta ventral vom

Oesophagus und dorsal von der prävertebralen Faszie. Erschweren starke Blutungen die direkte Sicht (was realistisch ist), so kann die stumpfe Präparation der Aorta descendens vorsichtig zwischen Daumen und Fingerspitzen erfolgen. Lässt sich die Aorta nicht leicht isolieren, so wird sie digital gegen die Wirbelsäule gedrückt und okkludiert. Obwohl die Aortenokklusion normalerweise nach der Perikardiotomie erfolgt, kann sie bei extrathorakalen Verletzungen und begleitenden Massivblutungen auch unmittelbar nach Eröffnung des Brustraumes durchgeführt werden.

Physiologische Konsequenzen und Optimierung des Sauerstofftransportes

Sobald lebensbedrohliche Verletzungen kontrolliert sind und etwas Zeit gewonnen ist, besteht die Hauptaufgabe in der Wiederherstellung der hämodynamischen Integrität und der Minimierung eines Reperfusionsschadens lebenswichtiger Organe. Die Aortenokklusion ist zwar in der akuten Reanimationsphase lebensrettend, hat allerdings auch erhebliche Nachtei-

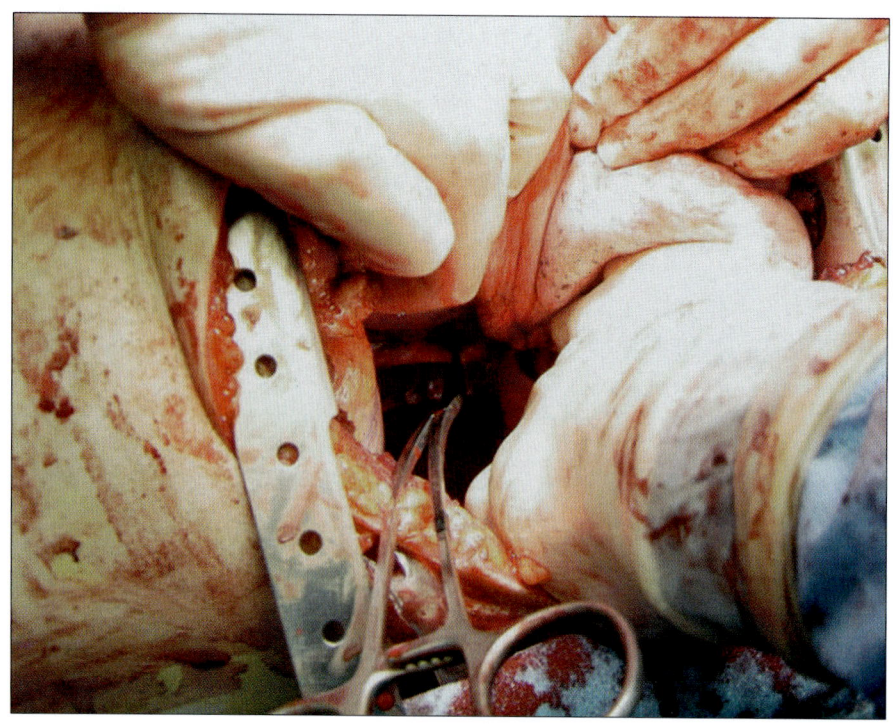

Abb. 5: Abklemmen der Aorta, wobei die linke Lungenarterie nach cranial gehalten wird, darunter liegend das inferiore pulmonale Ligament, unmittelbar oberhalb des Zwerchfells.

le für den Patienten. Der abdominale viszerale Blutstrom wird auf 2 - 8 % der Norm gedrosselt (41, 42). Dies vergrößert die metabolischen Auswirkungen des Schocks, resultiert in Gewebeazidose und zunehmender Sauerstoffschuld und kann letztlich zu einem postischämischen Multiorganversagen beitragen (42). Zusätzlich resultiert die Wiederherstellung der Aortendurchblutung nicht zwangsläufig in einer Normalisierung der Perfusion lebenswichtiger Organe. Im Tierversuch blieb z.B. die Perfusion der Nieren trotz normalem Cardiac Output bei nur 50% der unteren Norm (42). Die metabolischen „Strafen" für eine temporäre Aortenokklusion potenzieren sich bei Abklemmzeiten über 30 Minuten unter normothermen Bedingungen (47 - 49). Hypoxie peripherer Organe induziert Entstehung, Ausschüttung und Aktivierung von Entzündungszellen-Adhäsionsmolekülen und inflammatorischen Mediatoren mit resultierender systemischer Reaktion (systemic inflammatory response syndrome [SIRS]) und resultiert in Zusammenbruch der Lungenfunktion und Multiorganversagen (50). Folgerichtig muss die Aortenklemme entfernt werden, sobald eine wirksame Herzfunktion und ein adäquater systemischer arterieller Druck erreicht sind.

Die Entfernung der Aortenokklusion kann noch weitere hämodynamische Konsequenzen nach sich ziehen (51). Neben der abrupten Reperfusion der unteren Körperhälfte und der Ausschwemmung metabolischer Produkte und Entzündungsmediatoren, die mit dem Abklemmen der Aorta verbunden sind, gibt es auch direkte Auswirkungen auf das kardiopulmonale System. Thorakale Okklusion bei normovolämischen Patienten kann sich fatal auswirken durch den gesteigerten myokardialen Sauerstoffbedarf infolge des erhöhten systemischen Gefäßwiderstandes (51). Der Rückstrom großer Blutvolumina aus den ischämischen Extremitäten mit niedrigem pH, erhöhtem Laktat und anderen Mediatoren kann sich kardiodepressiv auf die Myokardkontraktilität auswirken (52). Übertriebene Volumengabe während der Okklusion führt darüber hinaus zu Linksherzbelastung, akuter Vorhof- und Ventrikeldilatation

und letztlich akuten Herzversagen (42). Nach Lösen der Aortenokklusion kommt es in der Postreanimationsphase zur Einschränkung der Linksherzfunktion, der systemischen Sauerstoffutilisation und des koronaren Perfusionsdruckes (51, 53). Der vorübergehende Abfall der koronaren Perfusion mag bei effizienter koronarer Autoregulation klinisch unerheblich sein, kann jedoch bei Patienten mit vorbestehender koronarer Herzkrankheit oder Myokardhypertrophie durch Anstieg der kardialen Arbeit eine kritische Ischämie auslösen (53).

Nach EDT befinden sich die Patienten stets in einem instabilen physiologischen Zustand. Die Kombination von direkter Herzverletzung, myokardialer Ischämie, myokarddepressiven Substanzen und pulmonalem Hochdruck induzieren eine anaerobe Stoffwechselsituation, sekundäre Laktazidose und die Freisetzung reperfusionsinduzierter Mediatoren. Konsequenterweise verschieben sich mit der Rückkehr von Vitalzeichen die Prioritäten der Behandlung zu einer Optimierung der Herzfunktion und einer Maximierung der Sauerstoffabgabe an die Gewebe. Endziel der Reanimation ist eine adäquate Sauerstoffversorgung der Gewebe und ein geregelter zellulärer Sauerstoffverbrauch. Das zirkulierende Blutvolumen sollte auf dem Level einer optimalen ventrikulären Füllung stabilisiert werden, um die Kontraktilität des Herzens zu optimieren. Die Sauerstoffbindungskapazität des zirkulierenden Blutes wird durch Stabilisierung der Hämoglobinwerte oberhalb von 7 - 10g/dl optimiert. Lassen sich durch die genannten Maßnahmen bestimmte Zielgrößen der Reanimation nicht erreichen (z.B. oxygen delivery $\geq$ 500 mL/min/ 2, Auflösung des Basendefizites oder des Serumlaktates), so werden zusätzliche inotrope Medikamente gegeben (54).

Komplikationen der EDT
Technische Komplikationen im Rahmen einer EDT betreffen praktisch alle intrathorakalen Strukturen (iatrogene Verletzungen des Herzens, der Koronarien, der Aorta, des N. phrenicus, des Oesophagus, der Lungen ebenso wie Abriss von Aortenäste). Postoperative Kompli-

kationen bei den überlebenden Patienten nach EDT sind wiederkehrende intrathorakale Blutungen, Infektionen des Perikards, der Pleuraräume, des Sternums oder der Brustwand und das Postperikardiotomiesyndrom. Frühere Thoraxeingriffe (z.B. koronare Bypassoperationen) hinterlassen typischerweise häufig ausgedehnte Pleuraadhäsionen, sodass sie eine relative Kontraindikation für die EDT darstellen. Schließlich besteht auch ein nicht unerhebliches Risiko für das Operationsteam im Rahmen einer EDT (55). Der Einsatz der EDT bedingt in sich den Einsatz scharfer Instrumente und den unmittelbaren Kontakt zum Blut der (unbekannten, nicht getesteten, Anmerkung des Übersetzers) Patienten. Selbst bei elektiver Chirurgie finden sich Expositionsraten mit Patientenblut bis zu 50 % für OP-Teams und bis 60 % für das übrige medizinische Personal. Die Rate HIV-positiver Patienten in einer Notaufnahme (in den USA, Anmerkung des Übersetzers) beträgt etwa 4 %, ist allerdings wesentlich höher in der Untergruppe der Patienten, die einer EDT bedürfen, z.B. 14 % bei Opfern von Stichverletzungen und fast 30% bei Drogenabhängigen. CAPLAN und Mitarbeiter (56) fanden bei 26 % aller akut verletzten Patienten Hinweise auf HIV (4 %), Hepatitis B (20 %) oder Hepatitis C (14 %). Es gab keine Unterschiede zwischen stumpfen und penetrierenden Traumen. Das Expositionsrisiko für Schockraumpersonal im Rahmen von EDT ist somit erheblich.

Fazit

Da Kliniker vermehrt einer kritischen Kostennutzenanalyse ausgesetzt sind, erscheint es wesentlich, klar zu definieren, welche Patientengruppe von einer EDT profitiert. Reanimationsmaßnahmen sollten nicht voreilig aufgegeben werden bei potenziell rettbaren Patienten, aber das bisher publizierte Datenmaterial ist unklar. Der vorgeschlagene Algorithmus definiert die aktuellen Indikationen zur EDT. Unser Vorgehen hat das Ziel, heute aktuell verfügbare Ressourcen zu optimieren, aber Ergebnisse müssen kontinuierlich evaluiert werden, um zukünftig exaktere Indikatoren für das neurologische Er-

gebnis zu erhalten. Der Gebrauch eines weiterentwickelten Monitorings im Schockraum erlaubt möglicherweise zukünftig „physiologischere" Abschätzungen der individuellen Prognose dieser schwerstverletzten Patienten.

Literatur

(1) HEMRECK, A.S.: "The history of cardiopulmonary resuscitation". Am J. Surg., 156, 430 (1988)

(2) BECK, C.S.: "Wounds of the heart". Arch. Surg., 13, 205 (1926)

(3) BLATCHFORD, J.W. III: "Ludwig Rehn – The first successful cardiorrhaphy". Ann. Thorac Surg., 39, 492 (1985)

(4) KOUWENHOVEN, W.B., JUDE, J.R., KNICKERBOCKER, G.G.: "Closed-chest cardiac massage". JAMA, 173, 1064 (1960)

(5) ZOLL, P.M., LINENTHAL, A.J., NORMAN, L.R., et al.: "Treatment of unexpected cardiac arrest by external electric stimulation of the heart". NEJM, 254, 541 (1956)

(6) BLALOCK, A., RAVITCH, M.M.: "A consideration of the nonoperative treatment of cardiac tamponade resulting from wounds of the heart"., Surgery, 14, 157 (1943)

(7) BEALL, A.C. JR, DIETHRICH, E.B., CRAWFORD, H.W., et al.: "Surgical management of penetrating cardiac injuries". Am. J. Surg., 112, 686 (1966)

(8) LEDGERWOOD, A.M., KAZMERS, M., LUCA, C.E.: "The role of thoracic aortic occlusion for massive hemoperitoneum". J. Trauma, 16, 610 (1976)

(9) MILLIKAN, J.S., MOORE, E.E.: "Outcome of resuscitative thoracotomy and descending aortic occlusion performed in the operating room". J. Trauma, 24, 387 (1984)

(10) BAXTER, B.T., MOORE, E.E., MOORE, J.B., et al.: "Emergency department thoracotomy following injury: Critical determinants for patient salvage". World J. Surg., 12, 671 (1988)

(11) COGBILL, T.H., MOORE, E.E., MILLIKAN, J.S., et al.: "Rationale for selective application of emergency department thoracotomy in trauma". J. Trauma, 23, 453 (1983)

(12) MOORE, E.E., MOORE, J.B., GALLOWAY, A.C., et al.: "Postinjury thoracotomy in the emergency department: A critical evaluation". Surgery, 86, 590 (1979)

(13) POWELL, D.W., MOORE, E.E., COTHREN, C.C., et al.: "Is emergency department resuscitative thoracotomy futile care for the critically injured patient requiring prehospital cardiopulmonary resuscitation?". JACS, 199, 211 (2004)

(14) ACS-COT Subcommittee on Outcomes: "Practice

management guidelines for emergency department thoracotomy". JACS, 193, 303 (2001)

(15) BRANNEY, S.W., MOORE, E.E., FELDHAUS, K.M., et al.: "Critical analysis of two decades of experience with postinjury emergency department thoracotomy in a regional trauma center". J. Trauma, 45, 87 (1998)

(16) PICKENS, J.J., COPASS, M.K., BULGER, E.M.: "Trauma patients receiving CPR: Predictors of survival". J. Trauma, 58, 951 (2005)

(17) RHEE, P.M., ACOSTA, J., BRIDGEMAN, A., WANG, D., JORDAN, M., RICH, N.: "Survival after emergency department thoracotomy: Review of published data from the past 25 years". JACS, 190, 288 (2000)

(18) BEAVER, B.L., COLOMBANI, P.M., BUCK, J.R.: "Efficacy of emergency room thoracotomy in pediatric trauma". J. Pediatr. Surg., 22, 19 (1987)

(19) ROTHENBERG, S.S., MOORE, E.E., MOORE, F.A., et al.: "Emergency department thoracotomy in children: A critical analysis". J. Trauma, 29: 1322 (1989)

(20) Sheikh AA, Culbertson CB: "Emergency department thoracotomy in children: Rationale for selective application". J Trauma, 34, 323 (1993)

(21) POWELL, R.W., GILL, E.A., JURKOVICH, G.J., et al.: "Resuscitative thoracotomy in children and adolescents". Am. Surg., 54, 188 (1988)

(22) LI, G., TANG, N., DISCALA, C, NEISEL, Z., LEVICK, N., KELEN, G.D.: "Cardiopulmonary resuscitation in pediatric trauma patients: Survival and functional outcome". J. Trauma, 47, 1 (1999)

(23) STOCKINGER, Z.T., MCSWAIN, N.E.: "Additional evidence in support of withholding or terminating cardiopulmonary resuscitation for trauma patients in the field". JACS, 198, 227 (2004)

(24) BREAUX, E.P., DUPONT, J.B. JR., ALBERT, H.M. et al.: "Cardiac tamponade following penetrating mediastinal injuries: Improved survival with early pericardiocentesis". J. Trauma, 19, 461 (1979)

(25) MATTOX, K.L., BEALL, A.C. JR., JORDON, G.L. JR. et al.: "Cardiorrhaphy in the emergency center". J. Thorac Cardiovasc. Surg., 68, 886 (1974)

(26) WALL, M.J. JR., MATTOX, K.L., CHEN, C.D. et al.: "Acute management of complex cardiac injuries". J. Trauma, 42, 905 (1997)

(27) GRAHAM, J.M., MATTOX, K.L., BEALL, A.C. JR.: "Penetrating trauma of the lung". J. Trauma, 19, 665 (1979)

(28) ARAI, T., DOTE, K., TSUKAHARA, I. et al.: "Cerebral blood flow during conventional, new, and open-chest cardio-pulmonary resuscitation in dogs". Resuscitation, 12, 147 (1984)

(29) BARTLETT, R.L., STEWART, N.J. JR., RAYMOND, J. et al.: "Comparative study of three methods of resuscitation: Closed-chest, open-chest manual, and direct mechanical ventricular assistance". Ann. Emerg. Med., 13: 773 (1984)

(30) JACKSON, R.E., FREEMAN, S.B.: "Hemodynamics of cardiac massage". Emerg. Med. Clin. North Am., 1, 501 (1983)

(31) LUNA, G.K., PAVLIN, E.G., KIRKMAN, T. et al.: "Hemodynamic effects of external cardiac massage in trauma shock". J. Trauma, 29, 1430 (1989)

(32) SPENCE, P.A., LUST, R.M., CHITWOOD, W.R. JR. et al.: "Transfemoral balloon aortic occlusion during open cardiopulmonary resuscitation improves myocardial and cerebral blood flow". J. Surg. Res., 49, 217 (1990)

(33) WESLEY, R.C. JR, MORGAN, D.B.: "Effect of continuous intra-aortic balloon inflation in canine open chest cardiopulmonary resuscitation". Crit. Care Med., 18: 630 (1990)

(34) DUNN, E.L., MOORE, E.E., MOORE, J.B.: "Hemodynamic effects of aortic occlusion during hemorrhagic shock". Ann. Emerg. Med., 11, 238 (1982)

(35) MICHEL, J.B., BARDOU, A., TEDGUI, A. et al.: "Effect of descending thoracic aortic clamping and unclamping on phasic coronary blood flow". J. Surg. Res., 36, 17 (1984)

(36) GEDEBORG, R., RUBERTSSON, S., WIKLUND, L.: "Improved hemodynamics and restoration of spontaneous circulation with constant aortic occlusion during experimental cardiopulmonary resuscitation". Resuscitation, 40, 171 (1999)

(37) RUBERTSSON, S., BIRCHER, N.G., ALEXANDER, H.: "Effects of intra-aortic balloon occlusion on hemodynamics during, and survival after cardiopulmonary resuscitation in dogs". Crit. Care Med., 25, 1003 (1997)

(38) SHEPPARD, F.R., COTHREN, C.C., MOORE, E.E., ORFANAKIS, A., CIESLA, D.J., JOHNSON, J.L., BURCH, J.M.: "Emergency department resuscitative thoracotomy for non-torso injuries". Surgery, in press (Nov. 2006)

(39) CONNERY, C., GELLER, E., DULCHAVSKY, S. et al.: "Paraparesis following emergency room thoracotomy: Case report". J. Trauma, 30, 362 (1990)

(40) MITTELDORF, C., POGGETTI, R.S., ZANOTO, A. et al.: "Is aortic occlusion advisable in the management of massive hemorrhage? Experimental study in dogs". Shock, 10, 141 (1998)

(41) OYAMA, M., MCNAMARA, J.J., SUEHIRO, G.T. et al.: "The effects of thoracic aortic cross-clamping and declamping on visceral organ blood flow". Ann. Surg., 197, 459 (1983)

(42) KING, M.W., AITCHISON, J.M., NEL, J.P.: "Fatal air embolism following penetrating lung trauma: An autopsy study". J. Trauma 1984, 24, 753 (1984)

(43) THOMAS, A.N., STEPHENS, B.G.: "Air embolism: A cause of morbidity and death after penetrating chest trauma". J. Trauma, 14, 633 (1974)

(44) YEE, E.S., VERRIER, E.D., THOMAS, A.N.: "Management of air embolism in blunt and penetrating

thoracic trauma". J. Thorac Cardiovasc Surg., 85, 661 (1983)

(45) GRAHAM, J.M., BEALL, A.C. JR., MATTOX, K.L. et al.: "Systemic air embolism following penetrating trauma to the lung". Chest 1977, 72: 449

(46) American Heart Association: "Guidelines 2000 for cardiopulmonary resuscitation and emergency cardiovascular care". Circulation, 102 (suppl) (2000)

(47) FABIAN, T.C., RICHARDSON, J.D., CROCE, M.A., et al.: "Prospective study of blunt aortic injury: Multicenter trial of the American Association for the Surgery of Trauma". J. Trauma, 42, 374 (1997)

(48) GHARAGOZLOO, F., LARSON, J., DAUSMANN, M.J. et al.: "Spinal cord protection during surgical procedures on the descending thoracic and thoracoabdominal aorta". Chest., 109, 799 (1996)

(49) KATZ, N.M., BLACKSTONE, E.H., KIRKLIN, J.W. et al.: "Incremental risk factors for spinal cord injury following operation for acute traumatic aortic transection". J. Thorac Cardiovasc. Surg., 81, 669 (1981)

(50) ADEMBRI, C., KASTAMONITI, E., BERTOLOZZI, I. et al.: "Pulmonary injury follows systemic inflammatory reaction in infrarenal aortic surgery". Crit. Care Med., 32, 1170 (2004)

(51) KRALOVICH, K.A., MORRIS, D.C., DERECZYK, B.E. et al.: "Hemodynamic effects of aortic occlusion during hemorrhagic shock and cardiac arrest". J. Trauma, 42, 1023 (1997)

(52) PERRY, M.O.: "The hemodynamics of temporary abdominal aortic occlusion". Ann. Surg., 168, 193 (1968)

(53) MICHEL, J.B., BARDOU, A., TEDGUI, A., LEVY, B.: "Effect of descending thoracic aorta clamping and unclamping on phasic coronary blood flow". J. Surg Research, 36, 17 (1984)

(54) MCKINLEY, B.A., KOZAR, R.A., COCANOUR, C.S. et al.: "Normal versus supranormal oxygen delivery goals in shock resuscitation: the response is the same". J. Trauma, 53, 825 (2002)

(55) SIKKA, R., MILLHAM, F.H., FELDMAN, J.A.: "Analysis of occupational exposures associated with emergency department thoracotomy". J. Trauma, 56, 867 (2004)

(56) CAPLAN, E.S., PREAS, M.A., KERNS, T. et al.: "Seroprevalence of human immunodeficiency virus, hepatitis B virus, hepatitis C virus, and rapid plasma reagin in a trauma population". J. Trauma, 39, 533 (1995)

(57) MORENO, C., MOORE, E.E., MAJURE, J.A. et al.: "Pericardial tamponade: A critical determinant for survival following penetrating cardiac wounds". J. Trauma, 26, 821 (1986)

(58) TYBURSKI, J.G., ASTRA, L., WILSON, R.F. et al.: "Factors affecting prognosis with penetrating wounds of the heart". J. Trauma, 48, 587 (2000)

(59) VELHAMOS, G.C., DEGIANNIS, E., SOUTER, I. et al.: "Outcome of a strict policy on emergency department thoracotomies". Arch. Surg., 130, 774 (1995)

(60) Asensio JA, Berne JD, Demetriades D, et al.: "One hundred five penetrating cardiac injuries: A 2-year prospective evaluation". J. Trauma, 44, 1073 (1998)

(61) ROHMAN, M., IVATURY, R.R., STEICHEN, F.M. et al.: "Emergency room thoracotomy for penetrating cardiac injuries". J. Trauma, 23, 570 (1983)

(62) BAKER C.C., THOMAS A.N., TRUNKEY D.D.: "The role of emergency room thoracotomy in trauma". J. Trauma, 20, 848 (1980)

(63) RHEE, P.M., FOY, H., KAUFMANN, C. et al.: "Penetrating cardiac injuries: A population-based study". J. Trauma, 45, 366 (1998)

(64) DURHAM, L.A., RICHARDSON, R.J., WALL, M.J. et al.: "Emergency center thoracotomy: Impact of prehospital resuscitation". J. Trauma, 32, 775 (1992)

(65) BROWN, S.E., GOMEZ, G.A., JACOBSON, L.E. et al.: "Penetrating chest trauma: Should indications for emergency room thoracotomy be limited?". Am. Surg., 62, 530 (1996)

(66) IVATURY, R.R., KAZIGO, J., ROHMAN, M., et al.: "Directed" emergency room thoracotomy: A prognostic prerequisite for survival". J. Trauma, 31, 1076 (1991)

(67) MAZZORANA V., SMITH R.S., MORABITO D.J. et al.: "Limited utility of emergency department thoracotomy". Am. Surg., 60, 516 (1994)

(68) Danne PD, Finelli F, Champion HR: "Emergency bay thoracotomy". J. Trauma, 24, 796 (1984)

Tracheale Intubation – Anästhesieführung – Monitoring

Walter Schaffartzik · Jörg Beneker

Einleitung

In den letzten 20 Jahren konnte in der Bundesrepublik Deutschland die Überlebensrate Thoraxtraumatisierter zwar verbessert werden – auch durch Verbesserungen der Versorgung derartiger Patienten im präklinischen Bereich -, dennoch ist der Anteil der Menschen, die ihre Verletzungen nicht überleben, relativ hoch. Beispielsweise wird die Letalität bei isolierten schweren Thoraxtraumata mit 25 bis 35 %, bei begleitenden schweren Schädel-Hirn-Traumata mit 50 bis 70 % angegeben (1, 2). Der Anteil thorakaler Verletzungen Polytraumatisierter beträgt etwa 80 % (3, 4).

Unmittelbare Todesursachen beim Thoraxtrauma vor Ort sind vor allem Verletzungen großer Gefäße und des Herzens, die auch trotz sofortiger ärztlicher Hilfe nicht überleben könnten. Todesursachen, die bei rechtzeitig einsetzender Behandlung potentiell vermieden werden könnten, stellen die Herzbeuteltamponade, der Spannungspneumothorax und die Verlegung der Atemwege dar (1).

Geriatrische Patienten machen derzeit bereits über 20 % aller Trauma-Patienten aus. Es wird für die Bundesrepublik Deutschland erwartet, dass dieser Anteil in den nächsten Dekaden auf Grund der zunehmenden Überalterung der Bevölkerung erheblich steigen wird. Insofern werden sich die behandelnden Ärzte zunehmend auf komplexe Komorbiditäten Traumatisierter einstellen müssen.

Vor diesem Hintergrund stellt die erfolgreiche Behandlung Thoraxverletzter eine besondere Herausforderung dar, die nur in der Zusammenarbeit verschiedener Fachdisziplinen erfolgreich bewältigt werden kann (5). Erstversorgung und Transport eines Patienten mit Thoraxtrauma stellen notärztliche Aufgaben dar. Stumpfe Verletzungen, insbesondere Verletzungen des Thorax, sind jedoch häufig in der ersten Phase nach dem Unfall nicht sofort erkennbar und werden unterschätzt, bis hin zur Versorgung allein durch den Rettungswagen. Transportziel muss eine für die Behandlung geeignete Klinik sein, vorzugsweise ein Traumazentrum. Der Transport kann in einer Großstadt in der Regel bodengebunden erfolgen. Bei Unfällen auf Autobahnen und in ländlichen Bereichen ist der Einsatz eines Hubschraubers dringend erforderlich, da bodengestützt mit relativ langen Transportzeiten zu rechnen ist. Der Einsatz eines Hubschraubers zum Transport ist vor allem dann unverzichtbar, wenn es nicht gelingt, den Traumatisierten vor Ort ausreichend zu stabilisieren.

Die Hauptaufgabe des Notarztes stellt bei der Erstversorgung vor Ort die Sicherung der suffizienten Oxygenierung des Patienten dar. Dazu gehört u. a. eine ausreichend hohe Sauerstoffkonzentration in der Inspirationsluft. Entscheidend ist aber die Sauerstoffkonzentration, die in den Alveolen für die Diffusion des Sauerstoffes in das Blut bis zu seiner Bindung an das Hämoglobin zur Verfügung steht. Um dieses primäre Ziel zu erreichen, umfasst die Behandlung – abhängig von der Indikation – u. a. Volumengabe, Katecholamine, Thoraxdrainagen, tracheale Intubation und Beatmung.

Untersuchung vor Ort

Der Arzt hat vor Ort mit Verletzungen von Thoraxwand, Lungen, Atemwegen, Zwerchfell, Ösophagus, Mediastinum mit Herz und großen Gefäßen, Wirbelsäule, Ductus thoracicus und Nervus phrenicus zu rechnen und dies bei der körperlichen Untersuchung des Patienten zu berücksichtigen. Ein unversehrt erscheinender Thorax beweist nicht, dass die thorakalen Organe nicht verletzt sind. Bei Jüngeren kann die Elastizität ihres Brustkorbes zum Beispiel Rippenbrüche verhindern. Bei Älteren sind eher Frakturen im Bereich des Brustkorbes anzutreffen, da ihr Skelett der einwirkenden Energie nicht standhält (6).

Der Notarzt ist vor Ort in der Regel auf die klassischen Untersuchungsmethoden, Inspektion, Palpation und Auskultation, und die Kenntnis des Unfallherganges angewiesen. Neben den allgemeinen orientierenden Untersuchungen eines Traumatisierten ist hinsichtlich des Vorliegens einer Thoraxbeteiligung das Vorliegen u. a. folgender Symptome zu prüfen: asymmetrische Atem- beziehungsweise Beatmungsexkursionen, Herzrhythmusstörungen, arterieller Hypotonus, obere Einflussstauung, Hautemphysem, Emphysem im Mund- und Rachenbereich, Blut im Rachen beziehungsweise in der Trachea.

Das paradoxe Zurückbleiben der Thoraxwand bei der Inspiration weist auf Rippen- und Sternumfrakturen beziehungsweise einen Pneumothorax hin. Die Verdachtsdiagnose wird durch ein abgeschwächtes beziehungsweise fehlendes Atem- beziehungsweise Beatmungsgeräusch erhärtet. Nach einer trachealen Intubation können ungewöhnlich hohe Beatmungsdrücke die Diagnose eines Pneumothorax zusätzlich unterstützen. Hier muss differentialdiagnostisch aber auch an eine Verlegung der Atemwege gedacht werden. Herzrhythmusstörungen, insbesondere bei jüngeren Patienten, können für eine Herzbeteiligung (7) sprechen. Ein arterieller Hypotonus weist in dieselbe Richtung, ist aber häufiger auf einen Volumenmangel zurückzuführen. Darüber hinaus führt ein Pneumo- beziehungsweise vor allen Dingen ein Spannungspneumothorax zu einer Erniedrigung des arteriellen Blutdruckes. Blut in den Atemwegen kann aspiriert worden sein, kann aber auch auf eine Verletzung der Atemwege hinweisen. Bei Verletzungen von Blutgefäßen, beispielsweise der A. pulmonalis, sind massive Blutungen in die Atemwege hinein zu erwarten. Ein Hautemphysem spricht für eine Verletzung der Pleura visceralis. Ist das Hautemphysem im Halsbereich lokalisiert, kann eine Verletzung des Mediastinums im Bereich größerer Atemwege, zum Beispiel der Hauptbifurkation, vorliegen.

Trotz teilweise gegenteilig geübter Praxis duldet die indizierte Anlage einer Thoraxdrainage bei Vorliegen eines Hämato- beziehungsweise Spannungsthorax keinen Aufschub bis zum Erreichen der weiterbehandelnden Klinik. Dabei ist zu berücksichtigen, dass sich die Diagnose eines Pneumo- beziehungsweise Hämatothorax vor Ort als extrem schwierig erweisen kann. Die in jedem Lehrbuch aufgeführten auskultatorischen und perkussorischen Schallphänomene sind am Unfallort wegen der erheblichen Lärmimmission trotz Vorliegen eines Pneumo- beziehungsweise Hämatothorax in der Regel nicht ableitbar. Bei Vorliegen eines klinisch relevanten Spannungspneumothorax sind dagegen regelhaft auffällige Atem- beziehungsweise Beatmungsexkursionen zu beobachten.

Auch ein ipsilaterales HORNER-Syndrom (Miosis, Ptosis, Enophthalmus) kann auf einen Pneumothorax weisen. Die relative Mydriasis des Auges der nicht vom Pneumothorax betroffenen Körperseite lässt eher an das Vorliegen einer cerebralen Verletzung beziehungsweise peripheren Schädigung des N. opticus denken als an einen Pneumothorax (8). Hämatothoraces, insbesondere wenn sie nur gering ausgebildet sind, können der körperlichen Untersuchung entgehen und nur durch bildgebende Verfahren erkannt werden (9). Das führende Symptom eines Spannungspneumothorax kann wiederum die arterielle Hypotonie sein, die im Zusammenhang mit einem Trauma auch auf andere Ursachen zurückzuführen ist. Die Diagnose Spannungspneumothorax wird vom „Advanced Trauma Life Support" zu den sogenannten „Lethal Six"-Diagnosen gerechnet (10). Bei einer arteriellen Hypotonie ist solange vom Vorliegen eines Spannungspneumothorax auszugehen, bis das Gegenteil bewiesen ist.

Es soll an dieser Stelle daran erinnert werden, dass Symptome innerhalb der geordneten Situation eines Krankenhauses leichter erfasst werden können und zur Diagnose führen als unter den ungünstigen Bedingungen – zum

Beispiel Unruhe, Lärm, schlechte Ausleuchtung – am Unfallort.

Tab. 1: Symptome Thoraxtraumatisierter vor Ort (nach 11)

- Zyanose
- paradoxe Atmung
- abgeschwächtes bzw. fehlendes Atem- bzw. Beatmungsgeräusch
- Hautemphysem
- Emphysem im Mund- und Rachenbereich
- obere Einflussstauung
- Herzrhythmusstörung
- arterielle Hypotonie

Tab. 2: Die Lebensbedrohung beim Thoraxtrauma: die „Lethal Six"-Diagnosen des „Advanced Trauma Life Support" (10)

- Verlegung der Atemwege
- größerer offener Pneumothorax
- instabiler Thorax
- massiver Hämatothorax
- Spannungspneumothorax
- Herzbeuteltamponade

Intubation

Bei Thoraxverletzten sollte die Indikation zur trachealen Intubation großzügig gestellt werden. Ein Thoraxtrauma geht in der Regel mit Störungen des pulmonalen Gasaustausches einher, die unterschiedlich stark ausgeprägt sein können und in kürzester Zeit lebensbedrohlich werden können. Darüber hinaus kann die Analgosedierung zu einer respiratorischen Insuffizienz führen beziehungsweise eine bereits bestehende respiratorische Insuffizienz verstärken. Eine tracheale Intubation ist bei Thoraxverletzten und gleichzeitiger Bewusstseinsstörung auch indiziert, um die Atemwege vor dem Übertritt von Magen- und Mund- und Racheninhalt zu schützen.

Der Arzt vor Ort hat sich auf eine schwierige Intubation einzustellen. Traumatisierte gelten als nicht nüchtern. Dieser Umstand muss bei der Vorbereitung der trachealen Intubation be-

rücksichtigt werden. Maßnahmen, die das Risiko des Erbrechens beziehungsweise der Regurgitation erhöhen, sollten unterlassen werden. Laryngoskope und Spatel sollten vor Ort wie bei einer vorhersehbaren schwierigen Intubation in der Klinik benutzt werden: Instrumente, mit denen der Arzt in der Situation einer schwierigen Intubation am besten vertraut ist.

Bei einem Trauma-Patienten stellt die tracheale Intubation den „Gold-Standard" dar (12). AD-NET et al. konnten zeigen, dass nahezu jeder Patient tracheal intubiert werden konnte, 99 % von 691 konsekutiven trachealen Intubationen verliefen erfolgreich. Ist die Sorge, einen Trauma-Patienten nicht tracheal intubieren zu können, unbegründet? Etwa 2 bis 10 % der Patienten können in Notfallsituationen nicht tracheal intubiert werden (13). TIMMERMANN et al. zeigten, dass in der präklinischen Versorgung die Situation einer schwierigen Intubation häufiger auftritt als beispielsweise im Operationsbereich einer Klinik (14). Notärzte sollten regelmäßig die Situation einer schwierigen Intubation trainieren. Besonders geeignet hierfür ist das Training an einem Simulator, mit dem nahezu jede Situation nachgestellt werden kann. Nicht nur die tracheale Intubation sollte am Simulator trainiert werden, auch andere Techniken, wie beispielsweise die Intubation mit einer Larynxmaske beziehungsweise mit einem Combi-Tubus, muss der Notarzt beherrschen.

Tab. 3: Geräte für die tracheale Intubation

- Spatel, verschiedene Größen und Formen
- suffiziente Absaugung
- Magill-Zange
- Führungsstab
- Skalpell
- Nasenspekulum

Vor der trachealen Intubation wird der Patient – vorausgesetzt, er atmet spontan – über eine Gesichtsmaske präoxygeniert. Anders als in der Klinik ist vor Ort nicht davon auszugehen, dass der Austausch von Stickstoff gegen Sauerstoff in dem Maße gelingt, wie wir es bei der Einleitung einer Allgemein-Anästhesie bei einem elektiv zu operierenden Patienten in der Klinik erwarten dürfen. Nichtsdestotrotz sollte auf die Präoxygenierung nicht verzichtet werden, da sie die intrapulmonalen Sauerstoffspeicher vergrößert. Dies kann angesichts der zu erwartenden schwierigen Intubation von allergrößtem Wert sein. Wegen seiner Nicht-Nüchternheit sollte ein Trauma-Patient ohne vorherige Zwischenbeatmung über eine Gesichtsmaske tracheal intubiert werden (Blitzeinleitung, rapid sequence induction).

Auf die Kontrolle der Lage der Tubusspitze muss allergrößte Sorgfalt verwandt werden. Das vom Arzt beobachtete Durchtreten des Tubus zwischen die Stimmbänder in die Trachea stellt das sicherste Zeichen der korrekten Tubuslage dar. Die Auskultation des Thorax kann gerade bei Thoraxverletzten Unterschiede in den Beatmungsgeräuschen zeigen. Hier ist zu beachten, dass bei Patienten Pneumo- beziehungsweise Hämatothoraces vorliegen können, die die Lautstärke der Beatmungsgeräusche auf der betroffenen Seite vermindern.

Neben der direkten visuellen Kontrolle des Tubus bei der trachealen Intubation stellt auch die Kapnometrie ein bestens geeignetes Hilfsmittel dar, insbesondere in unübersichtlichen Situationen. Sie sollte im präklinischen Bereich als Standardverfahren immer eingesetzt werden. Kohlensäure kann mit einem entsprechenden Analysator erfasst werden – vorausgesetzt, der Kreislauf des Patienten ist erhalten und Ausatemluft strömt durch den Tubus. Die Registrierung von Kohlensäure in der Ausatemluft beweist allerdings nicht die korrekte tracheale Lage eines Tubus. Auch bei der Beatmung über eine Gesichtsmaske beziehungsweise Larynxmaske erfassen wir Kohlensäure in der Ausatemluft. Exspiratorisch gemessene Kohlensäure beweist aber, dass der Tubus auf jeden Fall mit gasaustauschendem Lungengewebe in Verbindung steht. In unübersichtlichen Situationen muss auch geprüft werden, ob der Abstand von der Tubusspitze bis zur Zahnreihe – erkennbar an den Markierungen auf dem Tubus – plausibel erscheint.

Bei korrekter Lage muss der Tubus sicher mit Klebestreifen beziehungsweise mit Gewebebändern fixiert und gegen Verrutschen geschützt werden. Trotz der Fixierung muss, auch bei initial korrekter Tubuslage, die Lage des Tubus während des Transportes in die Klinik wiederholt kontrolliert werden.

Bei intrapulmonalen Blutungen beziehungsweise ausgedehntem broncho-pleuralem Fistelvolumen kann eine einseitige Intubation – Spitze des Tubus distal der Hauptbifurkation – erforderlich sein. Die Verwendung eines Doppellumentubus sollte in der Klinik erfolgen.

Was ist zu unternehmen, wenn die tracheale Intubation nicht unmittelbar oder gar nicht gelingt? Oberstes Ziel ist es, den Patienten unter allen Umständen mit einer ausreichenden Menge Sauerstoff zu versorgen. Dazu existieren verschiedene Möglichkeiten.

Die Larynxmaske stellt eine gute Alternative dar. Dabei ist zu berücksichtigen, dass, den Ergebnissen einer fiberoptischen Kontrollstudie folgend, Fehllagen der Larynxmaske vorkommen können. Eine derartige Fehllage könnte das Risiko des Übertritts von Magen-, Mund- und Racheninhalt in die Atemwege von Trauma-Patienten erhöhen (15).

Neben der Larynxmaske stellt die Intubation mit einem Combi-Tubus eine weitere Alternative dar, wenn die tracheale Intubation nicht gelingt. Der Combi-Tubus ist ein Doppellumentubus und weist zwei Blockermanschetten auf. Zwischen den beiden Blockermanschetten finden sich seitliche Öffnungen. Der Combi-Tubus wird oral eingeführt – ein Laryngoskop erleichtert das Vorgehen – und vorgeschoben. Beide Blockermanschetten werden für die Abdichtung gegen das umgebende Gewebe mit Luft gefüllt. Die proximale Blockermanschette liegt im Oropharynx, die distale entweder in der Trachea oder im Ösophagus. In nahezu allen Fällen erreicht die Spitze des Combi-Tubus den Ösophagus (16). Bei einer trachealen Lage der Tubusspitze wird die Beamtung problemlos möglich sein. Bei einer ösophagealen Lage der distalen Blockermanschette und der Tubusspitze strömt über die seitlichen Öffnungen zwischen der proximalen (im Oropharynx) und distalen Blockermanschette (im Ösophagus) Beatmungsluft in die Trachea. Zu den Komplikationen bei der Verwendung eines Combi-Tubus sind ein Hautemphysem, Pneumomediastinum, Pneumoperitoneum und Verletzungen des Ösophagus zu zählen (17).

Der Zugang zur Trachea – bei Fehlschlag oder auf Grund von Verletzungen unmöglicher Anwendung der anderen Methoden – kann auch über eine Koniotomie hergestellt werden. Hierfür steht ein spezielles Koniotomiebesteck zur Verfügung. Dieses Besteck erleichtert das Vorgehen, ist aber nicht unbedingt erforderlich. Der Kopf des Patienten soll üblicherweise maximal rekliniert werden. Dieses Vorgehen ist bei einem Trauma-Patienten nicht indiziert: Mit dem Vorliegen von Verletzungen der Halswirbelsäule muss gerechnet werden. Eine Überstreckung des Kopfes könnte fatale Folgen für das Rückenmark nach sich ziehen. Mit einem Skalpell wird zunächst die Haut über der Membrana cricothyroidea zwischen Ringknorpel und Unterrand des Schildknorpels längs eröffnet und anschließend die Membrana cricothyroidea quer durchtrennt. Über ein in die Öffnung eingeführtes Nasenspekulum wird der Tubus in die Trachea vorgeschoben. Die Koniotomie bei nicht überstrecktem Kopf sollte von Notärzten ebenso wie andere Intubationstechniken regelmäßig am Simulator trainiert werden.

Schlagen die genannten Vorgehensweisen, die Trachea zu erreichen, fehl, muss versucht werden, den Patienten über eine Gesichtsmaske zu beatmen. Zuvor müssen Fremdinhalte aus Mund- und Rachenraum entfernt werden (manuelle Ausräumung, Absaugung). Ob es unter der Beatmung mit einer Gesichtsmaske zu einem Erbrechen beziehungsweise zu einer Regurgitation kommt, kann ex ante nicht gewusst werden. Das Risiko ist auf jeden Fall bei nicht-nüchternen Trauma-Patienten gegenüber nüchternen Patienten erhöht. Auf der anderen Seite wäre es fatal, wenn der Patient bei nicht gelingender trachealer Intubation und nach frustranen Versuchen, alternative Methoden erfolgreich einzusetzen – mit dieser Situation kann ein Notarzt konfrontiert werden –,

nicht den benötigten Sauerstoff erhält und einen hypoxischen Hirnschaden erleidet. Insofern kann der Versuch der Beatmung über eine Gesichtsmaske als ultima ratio indiziert sein.

Tab. 4: Zugangsmöglichkeiten zu den Atemwegen

- trachealer Tubus
- Larynxmaske
- Combi-Tubus
- Koniotomie

Beatmung

Das Ausmaß der Lungenschädigung ist dem vor Ort tätigen Notarzt in der Regel nicht bekannt. Es gilt daher, die Beatmung – sowohl prä- als auch innerklinisch – hinsichtlich des Lungenparenchyms so schonend wie möglich durchzuführen. Beatmungsdrücke sollten so niedrig wie möglich gewählt werden und 25 - 30 cm H_2O nicht überschreiten. Sie sollten eher – vorausgesetzt, die Beatmung ist suffizient – niedriger gewählt werden.

Eine Möglichkeit, die Oxygenierung zu verbessern, stellt die Anwendung positiv-endexspiratorischen Druckes (PEEP) dar. Allerdings ist bei der Anwendung von PEEP zu berücksichtigen, dass die Durchblutung der Lunge auf Grund des durch PEEP herabgesetzten Rückstromes des Blutes zum Herzen vermindert wird und wegen der ungleichen Verteilung von Ventilation zu Perfusion zueinander (Ventilations-Perfusions-Verhältnis) die Oxygenierung verschlechtert wird.

Üblicherweise in einem Notarztwagen vorhandene Beatmungsgeräte gestatten keine Anwendung eines differenzierten Beatmungsmusters. Hinsichtlich der Einstellung der Höhe der inspiratorischen Sauerstofffraktion (FiO_2) kann entweder 0,5 oder 1,00 gewählt werden. Die potentiellen Risiken einer Beatmung mit einer FiO_2 von 1,00, beispielsweise die Bildung von Atelektasen, wiegen angesichts kurzer Transportzeiten in Ballungszentren weniger schwer als das Risiko einer Hypoxämie unter einer FiO_2 von 0,5 im Hinblick auf die Unversehrtheit von Organfunktionen. Sind längere Transportzeiten anzusetzen, sollte der Patient von der Unfallstelle mit einem Hubschrauber in die Klinik verlegt werden, der in der Regel über ein Intensiv-Beatmungsgerät verfügt, das die Wahl differenzierter Beatmungsmuster und der Höhe der FiO_2 durch den Notarzt gestattet.

In der Regel sollen Patienten unter kontinuierlicher Kontrolle des exspiratorischen Kohlendioxyds normoventiliert werden. Insbesondere bei Patienten mit einem begleitenden Schädel-Hirn-Trauma ist konsequent jede Phase der Hypoventilation zu vermeiden.

Die indizierte Anlage einer Thoraxdrainage sollte vor Ort und, wenn möglich, vor Beginn der Beatmung erfolgen. Die Entlastung des Thorax kann auch mit einer großlumigen Verweilkanüle erfolgen. Der Anlage einer Thoraxdrainage, die eine Dauersogbehandlung ermöglicht, sollte der Vorzug gegeben werden. Liegt eine broncho-pleurale Fistel vor, kann durch den kontinuierlichen Sog ein Teil des Inspirationsvolumens über die Drainage verloren gehen. Bedauerlicherweise sieht die Industrie sich derzeit nicht in der Lage, Ventile anzubieten, die während der Inspiration den Sog unterbrechen. Mit einem derartig gesteuerten Ventil könnte das Fistelvolumen verkleinert werden. Als Alternative bleibt eine seitengetrennte Beatmung über einen Doppellumentubus mit zwei Respiratoren, die allerdings erst in der Klinik durchgeführt werden kann.

Die nicht-invasive Beatmung, d. h. der Verzicht auf die Anlage eines „künstlichen Atemweges", kann eine sichere und effektive Maßnahme in der Behandlung einer respiratorischen Insuffizienz darstellen. Angewandt wird die nicht-invasive Beatmung vor allem in der Behandlung chronisch obstruktiver Erkrankungen der Lunge (18). Diese Methode ist für Patienten, die auf Grund eines Thoraxtraumas in eine respiratorische Insuffizienz geraten, nicht prinzipiell auszuschließen. Sie sollte aber der weiteren Behandlung des Thoraxtraumatisierten in der Klinik vorbehalten bleiben. Keineswegs ersetzt die nicht-invasive Beatmung eine indizierte tracheale Intubation (19).

Anästhesieführung
Analgosedierung
Opioide und Ketamin stellen für die Behandlung von Schmerzzuständen bei Trauma-Patienten geeignete Substanzen dar. Zu berücksichtigen ist, dass ein zuvor suffizient atmender Patient nach der Gabe von Anästhetika respiratorisch insuffizient werden kann. Dieses Wissen sollte nicht dazu führen, dem Patienten die Schmerzen zu lassen, sondern vielmehr bei durch Analgosedierung verursachter respiratorischer Insuffizienz eine tracheale Intubation und Beatmung zeitnah durchzuführen. Dem Trauma-Patienten die Schmerzen zu nehmen, sollte in der Liste der ärztlichen Behandlungsschritte an oberster Stelle stehen. Unruhe- und Verwirrtseinszustände eines Patienten können auch durch einen Sauerstoffmangel hervorgerufen werden und erfordern die rasche Wiederherstellung einer suffizienten Oxygenierung.

Narkose
Patienten mit einem akuten Trauma gelten als nicht-nüchtern. Die tracheale Intubation sollte daher, wie bereits beschrieben, in einer Blitzeinleitung erfolgen. Die Narkose sollte als intravenöse Anästhesie geführt werden. Zur kontinuierlichen Zufuhr eignen sich Opioide, Benzodiazepine und Propofol.

Als Hypnotika stehen Etomidate, Propofol und Thiopental zur Verfügung. Etomidate ist in der Akutphase zu bevorzugen, da Senkungen des Blutdruckes – verglichen mit Propofol und Thiopental – geringer ausgeprägt sind. Ketamin stellt das Hypnotikum der Wahl bei eingeklemmten Verletzten und besonders schwierigen Intubationsverhältnissen, zum Beispiel Gesichtsverletzungen, dar.

Inhalativ zugeführte Anästhetika sollten in der akuten Behandlungsphase eines Thoraxtraumatisierten nicht verwendet werden. Grund hierfür ist, dass sich Anästhetika mit einem Blut-Gas-Verteilungskoeffizienten unter 1 in luftgefüllten Räumen anreichern. Ein nicht drainierter Pneumothorax kann sich durch die Aufnahme gasförmiger Anästhetika erheblich ausdehnen. Als Anästhetika sind in diesem Zusammenhang Desfluran, Lachgas und Sevofluran mit einem Blut-Gas-Verteilungskoeffizienten von jeweils 0,42, 0,47 und 0,69 zu nennen (20).

Besonderes Augenmerk sollte bei der Versorgung traumatisierter Patienten auf eine mögliche Drogenzufuhr vor dem Unfall gerichtet werden. Die Zahl der Alkoholabhängigen wird in der Bundesrepublik Deutschland auf 1,6 Mio. Menschen geschätzt. Knapp 5 Mio. Menschen weisen ein riskantes Missbrauchsmuster auf (21). Etwa 3 Mio. Menschen konsumieren Substanzen wie Cannabis, Kokain beziehungsweise Ecstasy (Bundesministerium für Gesundheit, Drogen- und Suchtbericht 2005; Deutsche Hauptstelle für Suchtfragen, 2006). Hinzuzufügen ist, dass mit einer hohen Dunkelziffer zu rechnen ist. Dies gilt insbesondere für leicht beschaffbare Drogen wie Alkohol und Cannabis. Suchtkranke sind auf Grund ihrer komplexen körperlichen und psychischen Komorbidität im Traumabereich zu den Hochrisikopatienten zu zählen.

Cannabis führt zu einer Entspannung und Euphorie, in Kombination mit Alkohol kann es stark sedierend wirken. Wird es mit Kokain kombiniert, überwiegen stimulierende Effekte (22, 23). Darüber hinaus kann Cannabis in moderaten Dosierungen zu sympathikomimetischen Effekten (Tachykardie, Erhöhung des Herzminutenvolumens) führen. Außerdem wird die Aktivität des Parasympathikus gemindert. Hohe Dosen können dagegen zu einem Überwiegen des Parasympathikus führen und die Wirkungen der Anästhetika verstärken (24). Kokain führt zu einer zahlenmäßigen Verminderung der Thrombozyten und interferiert mit der präsynaptischen Aufnahme sympathomimetischer Neurotransmitter (25). Die Einnahme von Ecstasy führt zu Euphorie und Energie. Der Effekt kann bis zu Tagen anhalten. Ecstasy kann eine maligne Hyperthermie auslösen. Außerdem kann es zu einer Zerstörung von Muskelgewebe kommen, in deren Folge Nieren- und Herzinsuffizienz auftreten können (26). Darüber hinaus sind nach der Einnahme von Ecstasy cerebrale Krampfanfälle und stark ausgeprägte Hyponatriämien mit einem begleitenden cerebralen Ödem beobachtet worden (27).

Kreislauftherapie

Ziel der Kreislauftherapie ist die Etablierung eines ausreichenden Blutflusses zu den Organen, insbesondere zum zentralen Nervensystem und Herz. Der in der Regel oszillometrisch festgestellte Blutdruck – auch wenn er normal erscheint – beweist nicht, dass die Perfusion der Organe suffizient ist. Es ist bestens bekannt, dass der Mensch bei einem Blutverlust lange Zeit in der Lage ist, einen Blutdruck in nahezu normaler Höhe aufrechtzuerhalten. Es ist einem Trauma-Patienten zu unterstellen, dass sein Blutfluss nicht adäquat ist, und eine entsprechende Volumentherapie ist durchzuführen. Der Blutdruck muss nicht auf eine Höhe gehoben werden, die unter normalen Umständen als adäquat angesehen wird: Ein systolischer Blutdruck von etwa 90 mmHg wird als günstig angesehen, Blutverluste zu verringern (28). Dieser Vorstellung steht entgegen, dass insbesondere bei der Kombination eines Thoraxtraumas mit einem Schädel-Hirn-Trauma höhere Blutdrücke mit dem Ziel einer suffizienten cerebralen Perfusion etabliert werden sollten (29).

Eine therapierefraktäre arterielle Hypotension kann neben einem Spannungspneumothorax auch durch eine Perikardtamponade und die damit verbundene Einschränkung der Herzleistung verursacht sein. Es ist nicht davon auszugehen, dass die Perikardtamponade lehrbuchgerecht vor Ort an einer Niedervoltage im EKG zuverlässig erkannt werden kann.

Für die Zufuhr von Flüssigkeit und Medikamenten sollte der Traumatisierte vor Ort mindestens zwei großlumige venöse Verweilkanülen erhalten. Ein zentralvenöser Katheter sollte nur als ultima ratio gelegt werden, da seine Flussraten zu gering und der Zeitaufwand für die Anlage zu hoch sind (30).

Als Flüssigkeiten werden Elektrolyt-, Stärke- und Gelatinelösungen bis hin zur hypertonen Kochsalzlösung infundiert. Der wissenschaftliche Beweis der Überlegenheit des einen beziehungsweise anderen Flüssigkeitsregimes, d.h. Kristalloide versus Kolloide, im Hinblick auf das Überleben der Patienten konnte bisher nicht geführt werden.

Bei Schwerverletzten lässt sich in der ersten Versorgungsphase allein durch die Volumentherapie in der Regel kein ausreichend hoher arterieller Blutdruck erzielen. Bis zum Ausgleich des Flüssigkeitsdefizits sollten in dieser Situation Vasopressoren, beispielsweise Noradrenalin, eingesetzt werden. Möglicherweise stellt Vasopressin zukünftig das Medikament der Wahl für diese Indikation dar.

Körpertemperatur
Einem Wärmeverlust ist u. a. im Hinblick auf die Beeinflussung der Blutgerinnung bei Traumatisierten vorzubeugen. Bei in vitro-Studien wurde festgestellt, dass mit sinkender Körpertemperatur die Thrombozytenaggregation abnimmt. Ab etwa 33 Grad Celsius wird zusätzlich zu der bereits eingetretenen Thrombozytenaggregationshemmung die plasmatische Gerinnung vermindert (31-33).

Tab. 5: Auswirkung der Hypothermie bei Trauma-Patienten (34)

- erhöhte Mortalität
- gestörte Herzfunktion
- Störung der Blutgerinnung
- gestörte Leberfunktion
- gestörte Immunfunktion
- erhöhtes Risiko von Wundinfektionen

Differenzierte Analysen der Gerinnungsparameter bleiben der Klinik vorbehalten. Zwar sind Geräte im Point-of-Care-Bereich erhältlich, die beispielsweise in kurzer Zeit die PTT messen können. Das Ergebnis eines globalen Gerinnungstests wird aber den komplexen Veränderungen der Blutgerinnung eines Trauma-Patienten im Hinblick auf die Notwendigkeit einer differenzierten Therapie nicht gerecht. Eine Thrombelastografie (ROTEG) ermöglicht eine detaillierte Analyse der Gerinnungssituation und eine gezielte Behandlung mit Gerinnungsfaktoren und Thrombozyten.

Lagerung
Ein Thoraxverletzter sollte unter Beachtung von Kontraindikationen mit erhöhtem Oberkörper gelagert werden. Kontraindikationen können sich vor allem aus Verletzungen der Wirbelsäule und des Rückenmarkes ergeben. Im Zweifel ist der Patient flach auf dem Rücken zu lagern.

Monitoring
Wie soll der Thoraxtraumatisierte überwacht werden? Zunächst unterscheidet es sich nicht von der Überwachung anderer kritisch Kranker. EKG, direkt gemessener Blutdruck, Sättigung des roten Blutfarbstoffes mit Sauerstoff, endexspiratorische Konzentration der Kohlensäure, Feststellung der Diurese.
Bei Rauchexposition und einer „normalhohen" Sättigung ist dem Patienten solange eine Kohlenmonoxidintoxikation zu unterstellen, bis das Gegenteil durch eine CO-Oxymetrie bewiesen ist. Die Pulsoxymetrie ist nicht in der Lage, vorhandenes CO-Hämoglobin zu messen und würde im Fall des Vorliegens von CO-Hämoglobin eine falsch hohe Sättigung des Hämoglobins mit Sauerstoff anzeigen. Eine arterielle Blutgasanalyse und CO-Oxymetrie müssen unmittelbar nach Eintreffen in der Klinik durchgeführt werden. Mitunter halten Hubschrauber Messmöglichkeiten des Blutgase und des pH vor.
Ein erniedrigter endexspiratorischer Partialdruck der Kohlensäure kann u. a. auf eine Hyperventilation, aber auch auf ein erniedrigtes Herzminutenvolumen hinweisen. Insbesondere bei Problemen mit der Kreislaufstabilisierung eines Thoraxtraumatisierten muss das hämodynamische Monitoring über die direkte arterielle Blutdruckmessung und den zentralvenösen Druck beziehungsweise die zentralvenöse Sättigung ausgeweitet werden. Für das erweiterte hämodynamische Monitoring bietet sich der PiCCO®-Monitor, der u.a. Bestimmungen nach der arteriellen Pulskonturanalyse und transkardiopulmonalen Thermodilution durchführt, an. Mit ihm können u. a. das Herzminutenvolumen und das extravaskuläre Lungenwasser bestimmt werden (35).

Literatur

(1) GOETTLER, C.E., FALLON, W.F.: Blunt thoraco-abdominal injury. Curr. Opin. Anaesth. 14, 237-243 (2001)

(2) CHAMPION, H.R., COPES, W.S., SACCO, W.J., LAWNICK, M.M, KEAST, S.L., BAIN, L.W., FLANAGAN, M.E., FREY, C.F.: The major trauma outcome study: establishing national norms for trauma care. J. Trauma 30, 1356-1365 (1990)

(3) BARDENHEUER, M., OBERTACKE, U., WAYDHAS, C., NAST-KOLB, D.: Epidemiologie des Schwerstverletzten: eine prospektive Erfassung der präklinischen und klinischen Versorgung. Unfallchirurg 103, 355-363 (2000)

(4) OTTE, D., POHLEMANN, T., WIESE, B., KRETTEK, C.: Änderungen des Verletzungsmusters polytraumatisierter Patienten in den zurückliegenden 30 Jahren. Unfallchirurg 106, 448-455 (2003)

(5) MARTENS, D., SANFT, C., KUHLY, P., SCHAFFARTZIK, W.: Stumpfes Thoraxtrauma – Diagnose und Therapie. Trauma Berufskrankh., 3, 18-26 (2001)

(6) PATEL, V.I., THADEPALLI, H., PATEL, P.V., MANDAL, A.K.: Thoracoabdominal injuries in the elderly: 25 years of experience. J. Natl. Med. Assoc. 96, 1553-1557 (2004)

(7) FEGHALI, N.T., PRISANT, L.M.: Blunt myocardial injury. Chest 108, 1673-1677 (1995)

(8) MUTALIB, M., VANDERVELDE, C., VARGHESE, A., SALLOMI, D.F., DE SILVA, P., HICKMAN CASEY, J.M., HOWLETT, D.C.: Horner's syndrome secondary to asymptomatic pneumothorax in an adolescent. Eur. J. Pediatr. Sep 19 (2006)

(9) ABBOUD, P.A., KENDALL, J.: Emergency department ultrasound for hematothorax after blunt traumatic injury. J. Emerg. Med. 25, 181-184 (2003)

(10) Advanced Trauma Life Support (ATLS) for Doctors. American College of Surgeons Committee on Trauma, 7th edn. Chicago, Illinois (2004)

(11) KLEIN, U., LAUBINGER, R., MALICH, A., HAPICH, A., GUNKEL, W.: Erstversorgung bei Thoraxtrauma. Anaesthesist (2006)

(12) ADNET, F., JOURILES, N., LE TOUMELIN, P., HENNEQUIN, B., TAILLANDIER, C., RAYEH, F., COUVREUR, J., NOUGIERE, B., NADIRAS, P., LADKA, A., FLEURY, M.: Survey of out of hospital emergency intubations in the French hospital medical system: a multicenter study. Ann. Emerg. Med. 32, 454-460 (1998)

(13) KRAFFT, P., SCHEBESTA, K.: Alternative management techniques for the difficult airway: esophageal-tracheal Combitube. Curr. Opin. Anaesthesiol. 17, 499-504 (2004)

(14) TIMMERMANN, A., EICH, C., RUSSO, S.G., NATGE, U., BRÄUER, A., ROSENBLATT, W.H., BRAUN, U.: Prehospital airway management: A prospective evaluation of anaesthesia trained emergency physicians. Resuscitation 70, 179-186 (2006)

(15) LATORRE, F., EBERLE, B., WEILER, N., MIENERT, R., STANEK, A., GOEDECKE, R., HEINRICHS, W.: Laryngeal mask airway position and the risk of gastric insufflation. Anesth Analg 86, 867-871 (1998)

(16) SMITH, C.E., DEJOY, S.J.: New equipment and techniques for airway management in trauma. Curr. Opin. Anaesthesiol. 14, 197-209 (2001)

(17) VEZINA, D., LESSARD, M., BASSIERES, J., TOPPING, C., TREPANIEZ, C.: Complications associated with use of the esophageal tracheal combitube. Can. J. Anesth. 45, 76-80 (1998)

(18) ANTONELLI, M., PENNISI, M.A., MONTINI, L.: Clinical review: noninvasive ventilation in the clinical setting – experience from the past 10 years. Crit. Care 9, 98-103 (2005)

(20) CAPLES, S.M., GAY, P.C.: Noninvasive positive pressure ventilation in the intensive care unit: a concise review. Crit. Care 33, 2651-2658 (2005)

(21) LARSEN, R.: Anästhesie. 3.: Inhalationsanästhetika. Urban & Fischer, München, 8. Auflage, 19-56 (2006)

(21) JAGE, J., HEID, F.: Anästhesie und Analgesie bei Suchtpatienten. Grundlagen zur Erstellung einer „standard operating procedure". Anaesthesist 55, 611-628 (2006)

(22) GREYDANUS, D.E., PATEL, D.R.: Substance abuse in adolescents: a complex conundrum for the clinician. Pediatr. Clin. North Am. 50, 11790-1223 (2003)

(23) HERNANDEZ, M., BIRNBACH, D.J., VAN ZUNDERT, A.A.J.: Anesthetic management of the illicit-substance-using patient. Curr. Opin. Anaesthesiol. 18, 315-324 (2005)

(24) KUCZKOWSKI, K.M.: Marijuana in pregnancy. Ann. Acad. Med. Singapoere 33, 336-339 (2004)

(25) CARRERA, M.R., MEIJLER ,M.M., JANDA, K.D.: Cocaine pharmacology and curre3nt pharmacotherapies for its abuse. Biorg. Med. Chem. 12, 5019-5030 (2004)

(26) FIEGE, M., WAPPLER, F., WEISSHORN, R., GERBERSHAGEN, M.U., MENGE, M., SCHULTE AM ESCH, J.: Induction of malignant hyperthermia in susceptible swine by 3,4-methylenedioxymethamphetamine ("ecstasy"). Anesthesiology 99, 1132-1136 (2003)

(27) KLEIN, M., KRAMER, F.: Rave drugs: pharmaceutical considerations. Am. Assoc. Nurses Anesthetists 72, 61-676 (2004)

(28) KREIMEIER, U., PETER, K., MESSMER, K.: Small volume resuscitation bei Trauma und Schock. Notfall. Rettungsmed. 4, 608-618 (2001)

(30) CHESNUT, R.M.: Avoidance of hypotension: conditio sine qua non of successful severe head-injury management. J. Trauma. 42, 4-9 (1997)

(31) BICKELL, W.H., WALL, M.J.JR., PEPE, P.E., MARTIN, R.R., GINGER, V.F., ALLEN, M.K., MATTOX, K.L.: Im-

mediate versus delayed fluid resuscitation for hypotensive patients with penetration torso injuries. N. Engl. J. Med. 331, 1105-1109 (1994)

(32) VALERI, C., FEINGOLD, H., CASSIDY, G., RAGNO, G., KUHRI, S., ALTSCHULE, M.: Hypothermia induced platelet dysfunction. Ann. Surg. 205, 175-181 (1987)

(33) JOHNSTON, T., CHEN, Y., REED, R.: Functional equivalence of hypothermia to specific clotting factor. J. Trauma 37, 413-417 (1994)

(34) WOLBERG, A., MENG, Z.H., MONROE, D.M., HOFFMAN, M.: A systemic evaluation of the effect of temperature on coagulation enzyme activity and platelet function. J. Trauma 56, 1221-1228 (2004)

(34) SMITH, C.E., PATEL, N.: Hypothermia in adult trauma patients: anesthetic considerations. Part I. Etiology and pathophysiology. Am. J. Anesthesiol. 23, 283-290 (1996)

(35) REUTER, D.A:, GOETZ, A.E.: Messung des Herzzeitvolumens. Anaesthesist 54, 1135-1153 (2005)

Diagnostik und Therapie der schweren Lungenkontusion

Dierk Schreiter · Andreas Reske · Christoph Josten

Zusammenfassung

Trotz der zunehmenden Inzidenz der Lungenkontusion konnte in den letzten Jahren Dank moderner Therapiekonzepte und besserer Logistik die Letalität schwerverletzter Patienten gesenkt werden. Dennoch erhöht das Vorliegen einer schweren Lungenkontusion die Morbidität und Komplikationsraten und damit auch die Behandlungsdauer auf der ITS und im Krankenhaus. Es ist daher notwendig, eine Lungenverletzung frühzeitig und aggressiv zu therapieren. Da Lungenkontusionen initial klinisch okkult sein können, bedarf es der gezielten Suche durch subtile Erhebung der Unfallanamnese und durch moderne bildgebende Diagnostik. Die initiale Durchführung einer CT-Untersuchung im Rahmen der Schockraumdiagnostik hat daher einen hohen Stellenwert. Die Diagnose einer schweren Lungenkontusion beeinflusst nicht nur die Therapie der respiratorischen Funktion, sondern das gesamte traumatologische und intensivmedizinische Gesamtkonzept.

Bedeutung der Lungenkontusion im Gesamtkontext

Stumpfe Verletzungen des Thorax sind in 80-90 % mit einer Polytraumatisierung assoziiert und führen in 30-75 % zu Lungenkontusionen unterschiedlichen Schweregrades.

Die Inzidenz der Lungenkontusion hat in den letzten Jahrzehnten zugenommen. Dies lässt sich u.a. darauf zurückführen, dass durch verbesserte prähospitale Rettungssysteme immer mehr schwerverletzte Patienten lebend die Klinik erreichen. Weiterhin werden Lungenverletzungen durch bessere diagnostische Möglichkeiten wie die Computertomographie (CT) mit höherer Sensitivität erfasst. Während Kasuistiken über schwere Lungenverletzungen aus der ersten Hälfte des 20. Jahrhunderts

regelhaft über tödliche Verläufe berichteten, hat sich die Prognose insbesondere seit der Einführung der künstlichen Beatmung deutlich verbessert. Dennoch gilt die Lungenkontusion auch heute noch als ein unabhängiger Risikofaktor für die Entwicklung des posttraumatischen Lungenversagens, und die Schwere der Lungenkontusion wurde als Prädiktor für die Notwendigkeit der mechanischen Beatmung beschrieben. Neben der gesteigerten Inzidenz des posttraumatischen Lungenversagens geht das Vorliegen von Lungenkontusionen auch mit einer erhöhten Frequenz pulmonaler Infektionen einher.

Zusammenfassend hat die Lungenkontusion eine erhebliche Bedeutung für die Morbidität der betroffenen Patienten, dies wurde in aktuellen Untersuchungen wiederholt bestätigt. Ein Einfluss der Lungenkontusion auf die Mortalität wird jedoch zunehmend bezweifelt.

Pathophysiologie und therapeutische Ansatzpunkte

Eine umfassende Darstellung der komplexen Pathophysiologie ist bereits in den einleitenden Kapiteln erfolgt. Um das Verständnis der therapeutischen Ansätze zu erleichtern, soll nochmals auf die multifaktorielle Entstehung der respiratorischen Funktionsstörung beim polytraumatisierten Patienten mit schwerer Lungenkontusion eingegangen werden.

Die Lungenkontusion als direkte Lungenschädigung führt durch Parenchymeinblutungen und im weiteren Verlauf durch eine Entzündungsreaktion mit resultierendem interstitiellem und alveolärem Ödem zum Ausfall von alveolären Funktionseinheiten. Durch das Fluten von Alveolen mit eiweißreichem Ödem sowie durch den aus der Schädigung des Surfactant-Systems resultierenden Alveolarkollaps kommt es zu regionalen Einschränkungen der alveolären Ventilation. Das diese Alveolarabschnitte perfundierende pulmonalarterielle Blut kann nicht oxygeniert werden und wird mit weiterhin venösem Gasgehalt dem pulmonalvenösen Blut beigemischt. Dieses Ventilations-Perfusions-Missverhältnis führt zur Oxygenierungsstörung. Neben den primär durch die Lungenkontusion geschädigten Arealen finden sich häufig auch Atelektasen in den dorsobasalen, zwerchfellnahen Lungenbereichen (Abb. 1). Auch in diesen Lungenregionen besteht ein Ventilations-Perfusions-Missverhältnis, dass die bei vielen Patienten ohnehin schon kritische Oxygenierung zusätzlich kompromittieren kann. Für die Entstehung der dorsobasalen Atelektasen kommen zwei Hauptmechanismen in Betracht: die Kompression der dorsalen Lunge durch die Zunahme des Lungeneigengewichtes und die Kranialverlagerung des Zwerchfells mit Druck auf die basalen Lungenabschnitte bei Tonusverlust des Zwerchfelles oder intraabdominellem Druckanstieg, z.B. bei abdomineller Blutung. Der Tonusverlust des Zwerchfells ist meist Begleiterscheinung der

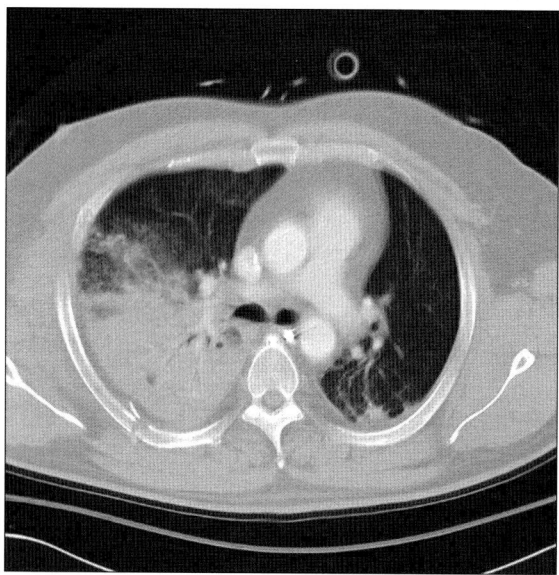

Abb. 1: Typisches CT-Bild eines thoraxtraumatisierten Patienten mit schwerer rechts ventraler Lungenkontusion und erheblichen dorsobasalen Atelektasen.

Beatmungstherapie, so z.B. bei Relaxierung oder tiefer Analgosedierung der Patienten. Andererseits können durch Bewusstseinsstörungen infolge eines Schädelhirntraumas oder eines schweren Schockes der Atemantrieb des Patienten und durch Verletzungen der Thoraxwand und/oder der Pleura mit Ausbildung eines Hämato- oder Pneumothorax sowie schmerzbedingt die Atemmechanik beeinträchtigt sein. Die Folge ist eine globale Hypoventilation, die über eine unzureichende CO_2-Abatmung zur Hyperkapnie führt. Die Hyperkapnie wiederum kann über eine intrakranielle Vasodilatation zur Hirndrucksteigerung führen und einen Circulus vitiosus auslösen.

Letztlich wird sich die Störung des Gasaustausches bei gleichzeitigem Vorliegen eines hämorrhagischen Schockes durch die eingeschränkte Transportkapazität des Herzkreislaufsystems potenzieren.

Die daraus resultierenden therapeutischen Ansätze bestehen in der Wiederherstellung suffizienter Kreislaufverhältnisse und der Aufrechterhaltung bzw. Wiederherstellung einer suffizienten Atemmechanik durch adäquate Schmerztherapie und Atemunterstützung bis hin zur assistierten oder mandatorischen Ventilation unter Analgosedierung sowie Anlage von Thoraxdrainagen bei Vorliegen eines Hämato- oder Pneumothorax. Mit der frühzeitigen Anwendung eines positiven end-exspiratorischen Atemwegdruckes können alveoläre Belüftungsstörungen reduziert und teilweise verhindert werden. Zur Wiederbelüftung (Rekrutierung) nichtbelüfteter Lungenabschnitte wurden spezielle Beatmungs- und Lagerungstechniken beschrieben. Zum therapeutischen Gesamtkonzept gehört bei notwendiger chirurgischer Versorgung von Begleitverletzungen die Minimierung des Operationstraumas (damage control), um eine weitere Potenzierung der systemischen Inflammation zu minimieren.

Initiale Behandlung und Diagnostik
Bei der Initialbehandlung steht die Einschätzung der Verletzungsschwere und der abgeleiteten Notwendigkeit der Aufrechterhaltung

oder Wiederherstellung der Vitalfunktionen im Vordergrund. Die Verdachtsdiagnose Polytrauma oder schweres Thoraxtrauma werden inital durch die Unfallanamnese und die erste klinische Untersuchung gestellt. Sehr wahrscheinlich sind diese komplexen Verletzungen beispielsweise bei Hochgeschwindigkeitstraumen über 30 km/h ungeschützt (Fußgänger, Fahrrad- oder Motorradfahrer) oder über 60 km/h als Fahrzeuginsasse sowie infolge eines Sturzes aus mehr als 3 Meter Höhe. Bei der körperlichen Untersuchung werden gestörte Vitalparameter und entsprechende anatomische Verletzungsmuster zur erneuten Diagnosestellung und Schweregradeinschätzung sowie dringenden Notfallmaßnahmen führen. Diese prinzipielle Vorgehensweise ist sowohl prähospital als auch im Schockraum anzuwenden. Im Anschluss an die Rettungs- und Transportphase steht im Schockraum ein Expertenteam bereit, dem moderne diagnostische und therapeutische Methoden zur Verfügung stehen. Um diesen Anspruch zu erfüllen, sollte ein schwerverletzter Patient in ein Klinikum der Maximalversorgung eingewiesen werden. Auch deshalb ist die präklinische Diagnosestellung einer Polytraumatisierung oder schweren Thoraxtraumatisierung extrem wichtig. Diese Verdachtsdiagnose wird solange beibehalten, bis sie bestätigt oder sicher ausgeschlossen werden konnte. Die Versorgung im Schockraum sollte standardisiert nach einem festen Algorithmus ablaufen. Weltweit haben sich Schockraumprotokolle nach dem „Advanced Trauma Life Support® (ATLS®)" etabliert. Auch im eigenen Klinikum erfolgt das Vorgehen auf der Basis dieses Algorithmus in modifizierter und um eine initiale CT-Diagnostik erweiterter Form. Nach Erfragen des Unfallmechanismus, der klinischen Verdachtsdiagnosen und der bisher erfolgten Therapie dient ein erster Untersuchungsgang (Primary Survey) analog den ABC-Regeln der Erfassung lebensbedrohlicher Verletzungen oder Funktionsstörungen, die sofort therapiert werden müssen. Dies umfasst die Sicherung des Atemweges unter Protektion der Halswirbelsäule, Atemunterstützung und, wenn erforderlich, Platzierung von Thoraxdrainagen.

Weiterhin erfolgt die Anlage arterieller und zentralvenöser Katheter, Fortführung der Schocktherapie und die obligate Durchführung der Sonographie der Pleura, des Perikards und des Abdomen („Focused Assessment with Sonography for Trauma (FAST)"). Das Vorliegen oder das Ausmaß einer schweren Lungenkontusion kann in dieser Phase nur aus dem Unfallmechanismus, äußeren sichtbaren Verletzungen und vorliegenden pulmonalen Funktionsstörungen abgeschätzt werden. Dabei schließt die Abwesenheit von Rippenfrakturen keinesfalls eine Lungenverletzung aus. Wenn auch die Wahrscheinlichkeit des Vorliegens von Lungenkontusionen mit der Gesamtverletzungsschwere zunimmt, so bleibt es dennoch unumstößlicher Fakt, dass Lungenkontusionen sehr häufig auch ohne Verletzung des knöchernen Thorax vorliegen. Darüber hinaus kann die Energieabsorption im Rahmen der Frakturierung von knöchernen Strukturen zur Protektion visceraler Strukturen beitragen. Das Wissen über solche Zusammenhänge ist in spezialisierte Scoring-Systeme eingeflossen. Diese können im Falle der Nichtverfügbarkeit spezialisierter Diagnostik, insbesondere der CT, zur Präzisierung der Diagnostik thorakaler Verletzungen und damit zur Vermeidung von Komplikationen beitragen. Ein solches Scoring System ist der von Pape und Mitarbeitern entwickelte *„Thoracic Trauma Severity Score".*

In unserer Klinik schließt sich bei polytraumatisierten Patienten nach der primären Stabilisierung der zweite diagnostische Block (Secondary Survey) in Form einer Ganzkörper-Spiral-CT-Untersuchung mit Kontrastmittel an. Auch wenn die Vor- und Nachteile einer solchen „Schockraum-CT" nach wie vor kontrovers diskutiert werden, gehört zu den unumstrittenen Vorteilen dieses Vorgehens die hochpräzise Diagnostik gegebenenfalls vorhandener Lungenkontusionen. Die CT zeichnet sich hierbei durch eine signifikant bessere Sensitivität und Spezifität als die Röntgenaufnahme des Thorax aus, auch wenn letztere in vielen Zentren nach wie vor als obligatorisch angesehen und durchgeführt wird. Neben den zahlreichen diagnostischen Vorteilen der CT lässt sich aus den CT-

Bilddaten das nicht belüftete Lungenvolumen bestimmen, mit Hilfe dieses Parameters kann die Wahrscheinlichkeit der Entwicklung des posttraumatischen Lungenversagens abgeschätzt werden. Entsprechende Untersuchungen wurden von MILLER et al. und im eigenen Patientengut durchgeführt, sind aber momentan wegen des noch erheblichen Zeitbedarfs für die volumetrische Analyse der CT-Bilddaten noch nicht in die klinische Routine eingeführt. Die zukünftige Bedeutung solcher CT-basierter, prognostisch bedeutsamer Parameter könnte in der Identifizierung von Risiko-Patienten bestehen, welche dann wiederum gezielt ausgewählten Therapieoptionen zugeführt werden könnten.

Nach Abschluss der Schockraumphase müssen die lebensbedrohlichen Verletzungen diagnostiziert, bereits therapiert oder wenn notwendig der sofortige Transfer in den OP-Saal veranlasst worden sein. Darüber hinaus sollte die Einschätzung der Gesamtverletzungsschwere einschließlich des CT-morphologischen Lungenschadens und der resultierenden respiratorischen Funktionsstörung erfolgt sein, da sich daraus das weitere intensivmedizinische Konzept, aber auch die Strategie der operativen Versorgung („damage control") ableitet.

Therapie von Patienten mit Lungenkontusion
Sicherung des Atemweges und Initiierung der mechanischen Beatmung:
Bei der schweren Lungenkontusion, die im Regelfall kombiniert mit Verletzungen anderer Organsysteme im Sinne einer Polytraumatisierung auftritt, wird in der absoluten Mehrzahl der Patienten eine mehr oder weniger schwere Beeinträchtigung der respiratorischen Funktion mit der Notwendigkeit einer adäquaten Therapie resultieren. Während über die Indikationen einer notwendigen Intubation und Einleitung einer Respiratortherapie zwischen den Fachgesellschaften Konsens besteht, wurden teilweise widersprüchliche Daten in Hinblick auf den Zeitpunkt von Intubation und Beatmung publiziert.
Selbstverständlich ist bei Apnoe oder dekompensierter respiratorischer Insuffizienz mit

akuter Hypoxie-Gefahr sofortiges Handeln angezeigt. Ansonsten sollte bei Vorliegen einer Intubationsindikation die Intubation zum frühesten aber auch sichersten Zeitpunkt erfolgen. Im angloamerikanischen Schrifttum wurde von höheren Komplikationsraten sowie höherer Morbidität und Letalität nach prähospitaler Intubation berichtet. Deren Ursache war aber hauptsächlich ein unzureichender Kenntnis- und Trainingsstand der durchführenden Paramedics und Ärzte. Bei entsprechender Ausbildung und standardisiertem Vorgehen lassen sich die Komplikationsraten der präklinischen Intubation bis auf das Klinikniveau senken. Dennoch musste bei präklinischer Intubation selbst im hochqualifizierten deutschen Notarztsystem zumindest eine signifikante Verlängerung der Rettungszeiten und ein erhöhter Infusions- und Transfusionsbedarf registriert werden. Bei polytraumatisierten Patienten ohne manifeste respiratorische Insuffizienz sollte, auch wenn der Verdacht auf ein schwereres Thoraxtrauma besteht, der Zeitpunkt der Intubation unter den Aspekten der Patientensicherheit und der Länge der Rettungszeit abgewogen werden.

Auf der Basis eigener klinischer Erfahrungen und Analyse der vorliegenden Literatur wurde ein Algorithmus über das Atemwegsmanagement entwickelt (Abb. 2).

Die prähospitale Indikationsstellung zur Intubation basiert auf dem Grad der Bewusstseinsstörung (GCS ≤8), einer Beeinträchtigung des Atemweges, dem Vorliegen einer manifesten

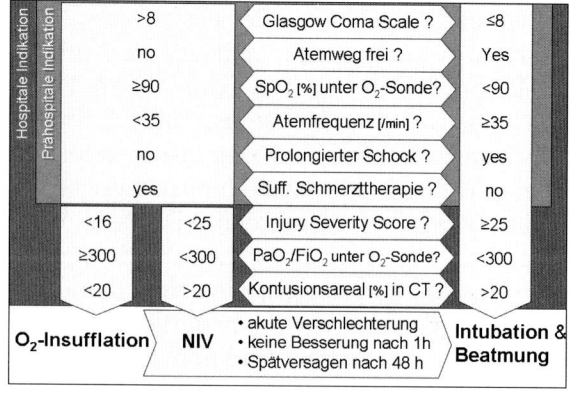

Abb. 2: Atemwegsmanagement bei Traumapatienten.

respiratorischen Insuffizienz, oder Zeichen einer drohenden Dekompensation. Intubation und mechanische Beatmung können auch im Rahmen der Schock- oder Schmerztherapie notwendig werden. Wird bei Patienten mit schweren Lungenkontusionen initial auf die Intubation verzichtet, so ist eine O_2-Insufflation und die ständige Reevaluierung der Indikationen unter Aufrechterhaltung der Intubationsbereitschaft obligat. Die notwendigen Fähigkeiten und Fertigkeiten des Rettungspersonals, instrumentelle Voraussetzungen und standardisierte Techniken sowie die rationale Abwägung in Bezug auf die zu kalkulierende Rettungszeit werden vorausgesetzt.

Mit Eintreffen des Patienten im Schockraum erfolgt ebenfalls eine Evaluierung der o.g. Intubationskriterien im Rahmen der ABC-Regeln (primery survey) und ggf. die Durchführung der Intubation, gefolgt von den notwendigen Folgemaßnahmen (Beatmung, Thoraxdrainagen, Schocktherapie), unter jetzt hospitalen und somit sichereren Bedingungen. Nach Aufnahme im Schockraum stehen erweiterte Möglichkeiten der Respiratortherapie zur Verfügung, so kann nun z.B. zwischen notwendiger Intubation und assistierter bzw. kontrollierter oder aber Anwendung einer nichtinvasiven Beatmung entschieden werden. Hinweise auf die Notwendigkeit einer Beatmung ergeben sich aus dem Ausmaß der Oxygenierungsstörung (Oxygenierungsquotient $paO_2/FIO_2 < 300$ mm Hg) und dem Ausmaß an CT-morphologischen Lungenschaden (> 20% belüftungsgestörtes Lungengewebe). Bei einer Gesamtverletzungsschwere < 25 Punkte im Injury Severity Score oder einem isoliertem Thoraxtrauma ist eine nichtinvasive Beatmung anzustreben. Patienten mit isoliertem Thoraxtrauma mit nur geringer Lungenkontusionsschwere (< 20% belüftungsgestörtes Lungenvolumen) ohne Oxygenierungsstörung können weiterhin unter Überwachung mit einer O_2-Insufflation unterstützt werden. Bei diesem Vorgehen sowie bei Anwendung der nichtinvasiven Beatmung muss bei Verschlechterung oder ausbleibender Besserung innerhalb einer Stunde die unverzügliche Intubation erfolgen.

Supportive Therapie

Eine Vielzahl supportiver Therapieoptionen wie beispielsweise die Restriktion der Flüssigkeitszufuhr, die Applikation von Glukokortikoiden oder Diuretika wurde in der Vergangenheit bei Patienten mit Lungenkontusionen eingesetzt, jedoch konnte für keine dieser Therapieoptionen ein statistisch signifikanter Vorteil bewiesen werden. In einer aktuellen kontrollierten randomisierten Studie konnte für Patienten mit akutem Lungenversagen gezeigt werden, dass die Kombination aus restriktiver Flüssigkeitszufuhr und der Gabe von Diuretika Vorteile in Hinblick auf Lungenfunktion und Dauer von mechanischer Beatmung und Intensivbehandlung hatte, jedoch war kein Unterschied bezüglich der Mortalität der Patienten zu verzeichnen. Wie in vielen anderen Studien waren Patienten mit posttraumatischen Lungenversagen erneut deutlich unterrepräsentiert.

Beatmung

Das wiederholte Scheitern von Versuchen, statistisch robuste Daten zu Vorteilen bestimmter supportiver Therapieoptionen zu generieren, hat dazu geführt, dass die Optimierung der mechanischen Beatmung in den Fokus der therapeutischen Bemühungen bei Patienten mit schweren Lungenkontusionen gerückt ist.

Mit der klinischen Einführung der künstlichen Beatmung vor mehr als 50 Jahren hatte sich die Prognose aller Erkrankungen, die zu einer akuten respiratorischen Insuffizienz führen, wie auch die der schweren Lungenkontusion, sprunghaft verbessert. Seit gleicher Zeit mehren sich aber auch Berichte über Lungenschäden unter künstlicher Beatmung. Nach systematischen Analysen wurde der Begriff der „ventilator-induzierten Lungenschädigung" (Ventilator-Induced Lung Injury/VILI) geprägt. Aufgrund der erwähnten Entstehung von dorsobasalen Atelektasen kann es insbesondere unter Anwendung großer Tidalvolumina zu Überblähungen der meist gesunden ventralen Lungenabschnitte (Volutrauma) mit Gefahr der zusätzlichen Lungenschädigung kommen. In den Übergangsbereichen zwischen belüfteten und nichtbelüfteten Lungenabschnitten entwickeln sich Scherkräfte, die zu einer weiteren Mediatorfreisetzung und -aktivierung sowie letztendlich zur Inflammationsreaktion führen können (Biotrauma). Das repetitive Öffnen und Kollabieren von instabilen alveolären Einheiten zu Beginn und Ende eines jeden Atemzuges wird als Ursache des so genannten Atelekttrauma angesehen. Um solche sekundären ventilatorinduzierten Lungenschäden zu minimieren, bedarf es entsprechender Beatmungsstrategien (Abb. 3).

Es besteht Konsens darüber, Patienten mit solchen pathologisch inhomogenen Lungenstrukturen und reduzierten ventilierbaren Lungenvolumina (baby lung Konzept) mit reduzierten Tidalvolumina zu ventilieren (Low Tidal Volumne Ventilation/LTV). Dieses Vorgehen zielt auf die Vermeidung dauerhaft hoher inspiratorischer Spitzendrücke und stellt die einzige evidenzbasierte Strategie zur Beatmung von Patienten mit akutem Lungenversagen dar. Diese Daten wurden aber wiederum für Patientengruppen beschrieben, in welchen Patienten mit posttraumatischem Lungenversagen unterrepräsentiert waren. Die Anwendung kleiner Tidalvolumina kann zur Hypoventilation mit konsekutiver Hyperkapnie führen. So wurden wiederholt Bedenken hinsichtlich der Praktikabilität der LTV bei Traumapatienten geäußert. So kann beispielsweise bei polytraumatisierten

Patienten mit Schädel-Hirn-Verletzungen die Hyperkapnie die Reduktion der Tidalvolumina limitieren oder sogar ausschließen.

Ein weiterer therapeutischer Ansatzpunkt zur Verhinderung der Progredienz des akuten Lungenversagens, insbesondere auch der posttraumatischen Form, ist die Anwendung von positiv end-exspiratorischem Druck (positive end-expiratory pressure/PEEP). Bereits ASHBAUGH und PETTY erkannten bei ihrer Erstbeschreibung des akuten Lungenversagens im Jahre 1967 die besondere Bedeutung der mechanischen Beatmung mit PEEP. Diese Ergebnisse lassen sich interessanterweise gut auf Patienten mit posttraumatischem Lungenversagen übertragen, denn aus solchen bestand die beschriebene Patientengruppe zu 60 %. Mit der routinemäßigen Einführung der PEEP-Beatmung auch bei Patienten mit Thoraxtraumatisierung konnte ein signifikanter Rückgang der respiratorischen Insuffizienz und Letalität nachgewiesen werden. Diese Prognoseverbesserung unter PEEP-Anwendung resultiert aus der Stabilisierung der Alveolen und der Minimierung eines fortschreitenden Alveolarkollapses mit beschriebener Oxygenierungsstörung und potenzieller Pneumoniegefahr. Dieser therapeutische Ansatzpunkt lässt sich auch auf thoraxverletzte Patienten übertragen, bei denen inital keine Indikation zur Intubation und invasiven Beatmung bestand, und stellt die Rationale für die

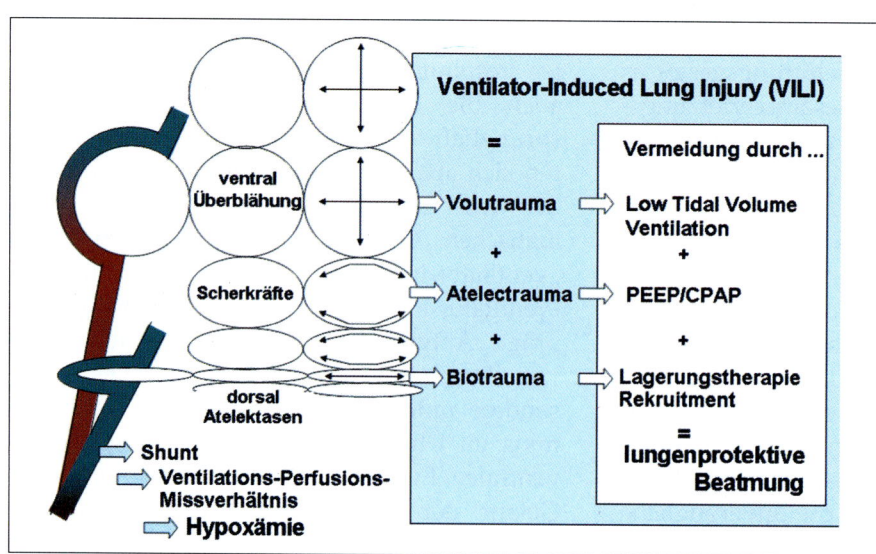

Abb. 3: Pathophysiologie und Therapieansätze des primären und sekundären Lungenschadens beim ALI/ARDS.

Anwendung einer nichtinvasiven Beatmung dar.

Viele Patienten mit niedriger peripherer Sauerstoffsättigung als Resultat einer gestörten alveolären Ventilation können während der ersten posttraumatischen Tage mittels Sauerstoffinsufflation akzeptabel oxygeniert werden. Doch führen die reduzierte Thoraxexkursion (z.B. bei Rippenfrakturen und unzureichender Analgesie) und/oder erhöhter intraabdomineller Druck sowie die hohe inspiratorische Sauerstoffkonzentration häufig zur progressiven Entstehung von Atelektasen. CT-Untersuchungen am eigenen Patientengut zeigten, dass bei Patienten, die mit Sauerstoffinsufflation scheinbar adäquat therapiert werden konnten, bis zu 15 % des Lungenvolumens kollabiert waren. So kann es am zweiten oder dritten posttraumatischen Tag bei einer relevanten Anzahl von Patienten zur plötzlichen Verschlechterung kommen. Die oft hochgradige Atemnot und Hypoxie lassen sich dann meist nur durch Intubation und mechanische Beatmung beherrschen und wären bei frühzeitiger NIV-Anwendung möglicherweise vermeidbar gewesen.

Eine solche respiratorische Dekompensation entspricht offensichtlich dem von einigen Autoren beschriebenen „later-onset ALI in Trauma Patients", dem verzögert auftretendem posttraumatischen Lungenversagen und veranschaulicht, wie die Koexistenz verschiedener (Risiko-) Faktoren letztendlich in ein akutes Lungenversagen münden kann, welches dann typischerweise am zweiten oder dritten posttraumatischen Tag auftritt.

Unter Verhinderung eines progredienten Alveolarkollapses und Überblähungen der gesunden Lunge wird bei erfolgreicher Behandlung der Verletzungen eine schrittweise Wiederbelüftung der atelektatischen Lungenabschnitte erfolgen. Bei ausgeprägten Atelektasen mit schweren Oxygenierungsstörungen und einem hohen Pneumonierisiko empfehlen wir in Übereinstimmung mit anderen Autoren, die Wiederbelüftung (Rekrutierung) therapeutisch zu forcieren. Eine solche Rekrutierung der dorsobasalen kollabierten Alveolarkompartimente kann schrittweise durch intermittierende Bauchlage (Schwerkraftumkehr), kontinuierliche kinetische Lagerungstherapie im Rotationsbett oder, bei ausgewählten Patienten, durch eine kurzzeitige Anwendung erhöhter Atemwegsdrücke mit nachfolgender Titration des PEEP erfolgen. Eine erfolgreiche alveoläre Rekrutierung führt zur Wiederbelüftung zuvor nichtbelüfteter Lungenareale und zeigt sich klinisch in einer Verbesserung der Oxygenierung und Compliance. Um diesen Rekrutierungserfolg zu sichern, bedarf es allerdings häufig entsprechend hoher PEEP-Level. Einen plausiblen therapeutischen Ansatz zur Rekrutierung und Vermeidung dorsobasaler Atelektasen stellt auch die schnellstmögliche Überführung der Patienten in einen assistierten Beatmungsmodus unter Erhaltung der Spontanatmung und damit des Zwerchfelltonus dar.

Das grundsätzliche Bemühen, die intubationspflichtigen respiratorischen Funktionsstörungen so schnell als möglich zu behandeln, ist auch in der Zielsetzung den Patienten so schnell als möglich von der künstlichen Beatmung zu trennen begründet. Grund dafür ist nicht zuletzt die mit jedem Beatmungstag steigende Inzidenz der ventilator-assoziierten Pneumonie (VAP). Ursache sind vor allem Miniaspirationen von pathogenen Erregern aus dem kolonisierten Oropharynx.

In Anbetracht der Vielzahl von teilweise einzigartigen Problemen der Beatmungstherapie traumatisierter und speziell thoraxverletzter Patienten ist es praktisch unmöglich, universelle Empfehlungen zu geben. Im Gegensatz zu Patienten mit nicht-traumatisch bedingtem akuten Lungenversagen, deren Behandlung hauptsächlich supportiv ist, existiert bei Patienten mit posttraumatischem Lungenversagen eine Vielzahl spezieller beatmungstherapeutischer Probleme. Diese Patienten haben per se ein hohes Risiko, ein posttraumatisches Lungenversagen und beatmungsassoziierte Komplikationen zu entwickeln. So sind oft notfallmäßige operative Interventionen wie beispielsweise Kranio- oder Laparotomien erforderlich und ein scheinbar stabiles systemisches Sauerstoffangebot kann sich plötzlich durch starke Blutungen kritisch verschlechtern. Weiterhin kann der Einsatz etablierter Beatmungskonzepte (z.B. Beatmung mit kleinen Tidalvolumina und permissiver Hyperkapnie) sowie der Einsatz adjuvanter Maßnahmen (Bauchlagerung) durch bestimmte Verletzungsmuster limitiert oder gänzlich ausgeschlossen werden. Trotz dieser Erschwernisse müssen posttraumatische respiratorische Störungen konsequent und zeitgerecht therapiert werden, ob es sich nun um eine vermeintlich gering bedeutsame Hypoventilation oder ein voll ausgeprägtes Lungenversagen handelt.

Literatur

(1) Acute Respiratory Distress Syndrome Network. Ventilation with lower tidal volumes as compared with traditional tidal volumes for acute lung injury and the acute respiratory distress syndrome. N. Engl. J. Med. 342, 1301-1308 (2000)

(2) AMATO, M.B.P., BARBAS, C.S., MEDEIROS, D.M., MAGALDI, R.B., SCHETTINO, G.P., LORENZI-FILHO, G. et al.: Effect of a protective-ventilation strategy on mortality in the acute respiratory distress syndrome. N. Engl. J. Med. 338, 347-354 (1998)

(3) American College of Surgery. Advanced trauma life support for doctors. 7th Edition (2004)

(4) ASHBAUGH, D.G., BIGELOW, D.B, PETTY, T.L., LEVINE, B.E.: Acute respiratory distress in adults. Lancet 2, 319-323 (1967)

(5) COHN, S.M.: Pulmonary contusion: review of a clinical entity. J. Trauma 42(5), 973–979 (1997)

(6) GATTINONI, L., CAIRONI, P., PELOSI, P., GOODMAN, L.R.: What Has Computed Tomography Taught Us about the Acute Respiratory Distress Syndrome? Am. J. Respir. Crit. Care Med., 164, 1701-1711 (2001)

(7) GENTILELLO, L.M., ANARDI, D., MOCK, C., ARREOLA-RISA, C., MAIER, R.V.: Permissive hypercapnia in trauma patients. J. Trauma 39(5), 846-852; discussion 852-853 (1995)

(8) KLÖPPEL, R., SCHREITER, D., DIETRICH, J., JOSTEN, C., KAHN, T.: Early clinical management after polytrauma with 1 and 4 slice spiral CT. Radiologe, 42, 541-546 (2002)

(9) KÜHNE, C.A., RUCHHOLTZ, S., SAUERLAND, S., WAYDHAS, C., NAST-KOLB, D.: Personelle und strukturelle Voraussetzungen der Schockraumbehandlung Polytraumatisierter., Unfallchirurg 107 (10), 851-861 (2004)

(10) MICHAELS, A.J.: Management of post traumatic respiratory failure. Crit. Care. Clin. 20, 83-99 (2004)

(11) MILLER, P.R., CROCE, M.A., BEE, T.K., et al.: ARDS after pulmonary contusion: accurate measurement of contusion volume identifies high-risk patients. J. Trauma 51, 223-228; discussion 229-230 (2001)

(12) PAPE, H.C., REMMERS, D., RICE, J., et al.: Appraisal of early evaluation of blunt chest trauma: Development of a standardized scoring system of initial clinical decision making. J. Trauma 24, 496-504 (2000)

(13) PELOSI, P., SEVERGNINI, P., CHIARANDA, M.: An integrated approach to prevent and treat respiratory failure in brain-injured patients. Curr. Opin. Crit. Care 11, 37-42 (2005)

(14) PINHU, L., WHITEHEAD, T., EVANS, T., GRIFFITHS, M.: Ventilator-associated lung injury. Lancet 361, 332-340 (2003)

(15) REGEL, G., SEEKAMP, A., POHLEMANN, T., SCHMIDT, U., BAUER, H., TSCHERNE, H.: Muss der verunfallte Patient vor dem Notarzt geschützt werden? Unfallchirurg 101(3), 160-175, Review (1998)

(16) RESKE, A., SCHREITER, D.: Special Situations for Ventilatory Support in Blunt Thoracic Trauma. In "Mechanical Ventilation: Clinical applications and pathophysiology", Elsevier Science in press (2006)

(17) RUCHHOLTZ, S., WAYDHAS, C., OSE, C., LEWAN, U., NAST-KOLB, D., et al.: Prehospital intubation in severe thoracic trauma without respiratory insufficiency: a matched-pair analysis based on the Trauma Registry of the German Trauma Society. J. Trauma 52, 879-886 (2002)

(18) SCHREITER, D., RESKE, A., SCHEIBNER, L., GLIEN, C., KATSCHER, S., JOSTEN, C: The Open Lung Concept. A clinical trial in severe chest trauma. Der Chirurg 73, 353-359 (2002)

(19) SCHREITER, D., RESKE, A., STICHERT, B., SEIWERTS, M., BOHM, S.H., KLOEPPEL, R., JOSTEN, C.: Alveolar recruitment in combination with sufficient positive end-expiratory pressure increases oxygenation and lung aeration in patients with severe chest trauma. Crit. Care Med. 32(4), 968-975 (2004)

(20) WARE, L.B., MATTHAY, M.A.: The acute respiratory distress syndrome. N. Engl. J. Med. 342, 1334-1349 (2000)

Management des Lungenversagens bei Patienten mit Thoraxtrauma

Armin Sablotzki · Marius G. Dehne

Einleitung

Verletzungen des Thorax und seiner Organe lassen sich bei etwa 60-70 % aller polytraumatisierten Patienten nachweisen. Dabei sind 80-90 % aller Thoraxverletzungen Teil einer Polytraumatisierung, das isolierte Thoraxtrauma ist eher selten anzutreffen (1). In Europa wird die überwiegende Zahl der Thoraxverletzungen durch stumpfe Unfallmechanismen hervorgerufen, penetrierende und perforierende Verletzungen werden deutlich seltener beobachtet. Das begleitende Thoraxtrauma ist bei polytraumatisierten Patienten mit einer deutlich höheren Letalität assoziiert, als hauptverantwortlich wird die Lungenkontusion angesehen, der mittlerweile eine wesentliche Bedeutung für Verlauf und Prognose des Polytraumas zugeschrieben wird (2, 3). Daten von TRUPKA und Mitarbeiter zeigen, dass Thoraxverletzungen mit einer Letalität von bis zu 40 % behaftet sind und für etwa 20-25 % der mit einem Trauma assoziierten Todesfälle verantwortlich zeichnen (1).

Neben den primären Verletzungsfolgen gehört das akute Lungenversagen (ARDS, adult respiratory distress syndrome) bei polytraumatisierten Patienten zu den führenden Todesursachen (4). Dabei können sowohl stumpfe als auch penetrierende Verletzungen gleichgerichtete pathophysiologische Mechanismen induzieren, wie sie auch im Rahmen sekundärer Prozesse (z.B. Sepsis, Pneumonie, Reizgasinhalation) auftreten können. Als gemeinsames Korrelat dieser verschiedenen Auslöser entsteht das ARDS, das durch eine schwere Hypoxämie zusammen mit charakteristischen radiologischen Befunden gekennzeichnet ist und 1994 durch die gemeinsame amerikanisch-europäische Consensus-Konferenz definiert wurde (Tabelle 1, Abb. 1) (5).

Tab. 1: Kriterien des ARDS (nach (4))

- akuter Beginn
- bilaterale Infiltrate in der Thorax-Übersichtsaufnahme
- links-atrialer Druck (PCWP) < 18 mmHg
- PaO_2/FiO_2-Ratio < 200 mmHg (< 26,7 kPa)

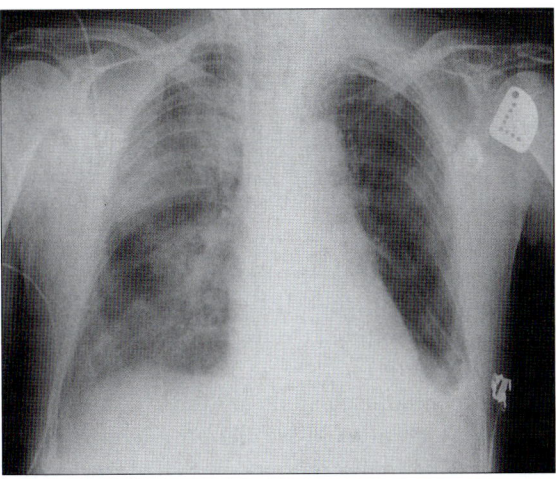

Abb. 1: Bilaterale Infiltrate nach Lungenkontusion.

Das ARDS stellt häufig den entscheidenden Schritt auf dem Weg zum fatalen Multiorganversagen dar, insofern kommt dem Wissen um die pathophysiologischen Mechanismen und die aktuellen therapeutischen Konzepte ein hoher Stellenwert zu. Dabei ist es unter prognostischen und auch ökonomischen Gesichtspunkten von entscheidender Bedeutung, die Initialphase des Geschehens wahrzunehmen und eine geeignete, zeitgerechte und aggressive Therapie einzuleiten.

Tab. 2: ARDS – direkte und indirekte auslösende Mechanismen (nach (6))

Primäre (direkte) Ursachen	Sekundäre (indirekte) Ursachen
Aspiration	Pneumonie / Sepsis
Stumpfes Thoraxtrauma	Massivtransfusion
Penetrierendes Thoraxtrauma	Ischämie/Reperfusion
Inhalation von Gasen/Rauch	Embolien (Fett, Fruchtwasser, etc.)
	Pankreatitis
	Intoxikationen (z.B. Paraquat)

Ätiologie und Pathophysiologie des ARDS

Das ARDS ist eine typische restriktive Ventilationsstörung, dabei ist das ventilierte Lungenvolumen und die gasaustauschende Alveolaroberfläche drastisch reduziert. Zu den primären, direkten Auslösern des ARDS gehören Aspiration, Inhalation und die Verletzungen von Thorax und Lunge, indirekte Auslöser sind Sepsis und Pneumonie, Massivtransfusionen, Ischämie/Reperfusion und embolische Ereignisse (6) (Tabelle 2). Unabhängig von den unterschiedlichen Ursachen folgen die pathophysiologischen Veränderungen der Lungenfunktion einem weitgehend einheitlichen Muster. Die klinischen Zeichen des ARDS (Hypoxämie, Infiltrate im Röntgenbild) folgen dabei dem auslösenden Ereignis in einem Zeitintervall von 24-48 Stunden (7).

Pathophysiologisch stellt das ARDS eine lokale Antwort der alveolo-kapillären Membran auf die verschiedenen möglichen Schädigungsmechanismen dar und ist durch eine ausgeprägte Beeinträchtigung des pulmonalen Gasaustausches, einen Abfall der pulmonalen Compliance, Vasokonstriktion und der Entwicklung eines interstitiellen und alveolären Lungenödems gekennzeichnet (5). Eine wesentliche Rolle spielt dabei die Störung des endogenen Surfactant-Systems: Der Übertritt proteinreicher Ödemflüssigkeit in Kombination mit einem hohen Anteil an Entzündungszellen führt zur Inaktivierung des alveolären Surfactant, darüber hinaus kommt es zum Verlust von Surfactant aus den Alveolen in die kleinen Atemwege und zur Aufteilung größerer Surfactant-Aggregate in kleine, inaktive Aggregate (8, 9). Konsequenz aus dem Verlust und der Fehlfunktion des Sur-

factant ist letztendlich der end-expiratorische alveoläre Kollaps, disseminierte Atelektasenbildung, intrapulmonaler Rechts-Links-Shunt und eine zunehmende Hypoxämie (10).

Darüber hinaus ist die Funktion der alveolo-kapillären Membran als immunologische Barriere erheblich gestört (11). In der Folge der Sequestration von polymorphkernigen neutrophilen Granulozyten (PMN) in die Alveolen kommt es auch zu einer gesteigerten lokalen Produktion von Proteasen, Sauerstoff-Radikalen und pro-inflammatorischen Zytokinen, die zur weiteren Schädigung der Alveole und ihrer unmittelbaren Umgebung auf zellulärer Ebene führen (12). Die Interaktion zwischen Inflammation und Gerinnung kann zusätzlich zur Thrombosierung kleiner Blutgefäße führen, so zur Entwicklung einer pulmonalen Hypertonie beitragen und die Gasaustauschstörungen weiter verschlechtern (13).

Das Lungenparenchym ist von diesen Veränderungen allerdings nicht homogen betroffen, sondern gliedert sich in drei funktionelle Kompartimente: 1) Alveolarbezirke, die komplett kollabiert sind und nur durch hohe Drücke wiedereröffnet werden können, 2) Alveolarbezirke, die nur endexspiratorisch kollabieren und inspiratorisch wiedereröffnet werden, und 3) Alveolarbezirke, die nicht von den Veränderungen betroffen sind (14).

Die Hauptursache für die Oxygenierungsstörung bei ARDS liegt in dem je nach Ausmaß des ARDS variierenden intrapulmonalen Shunt, der dadurch entsteht, dass an kollabierten oder ödemgefüllten Alveolen die Perfusion erhalten bleibt und das Blut nicht mehr aufgesättigt wird. Die zusätzlich bestehende Diffusionsstörung trägt nur in geringerem Maße zur mangelhaften Oxygenierung bei (6).

An der Entstehung des posttraumatischen ARDS sind gleich mehrere Faktoren beteiligt. Einerseits führt die Verletzung des knöchernen Thorax zusammen mit Schmerz oder Einschränkungen des Bewusstseins zu einer erheblichen Beeinträchtigung der Atemmechanik, die durch abdominelle Verletzungen mit Zwerchfellbeteiligung noch verstärkt werden kann; als weiterer wesentlicher Pathomechanismus können Verletzungen des pulmonalen Parenchyms sowohl nach stumpfen als auch nach penetrierenden Verletzungen zur Entwicklung eines mediatorvermittelten interstitiellen und alveolären Ödems entsprechend der oben beschriebenen Abläufe führen. Die Gefahr, ein ARDS zu entwickeln, wird darüber hinaus durch großen Blutverlust mit Massivtransfusion und längeren hypotonen Phasen noch weiter verstärkt. So unterliegt der polytraumatisierte Patient mit begleitendem Thoraxtrauma einer ganz besonderen Gefährdung im Hinblick auf die Entwicklung eines ARDS.

Behandlungsstrategien bei posttraumatischem ARDS

Die Behandlung von Patienten mit schwerem ARDS erfordert immer einen multifaktoriellen Ansatz, der den verschiedenen pathophysiologischen Komponenten der Erkrankung gerecht wird. Dazu gehören neben den primär auf die Verbesserung der pulmonalen Funktion ausgerichteten Maßnahmen auch die konsequente Therapie von Grund- und Begleiterkrankungen, die adäquate hämodynamische Stabilisierung, Ernährung, Physiotherapie und die Behandlung von Infektionen (15). Ziel aller Bemühungen muss es sein, die Sauerstoffversorgung aller Organgebiete aufrechtzuerhalten, um so dem Multiorganversagen vorbeugen zu können.

Allgemeine Maßnahmen

In der Pathophysiologie des ARDS spielt die inflammatorische Komponente eine bedeutende Rolle, daher sollten alle pulmonalen und extrapulmonalen Ursachen eskalierender Entzün-

dungsreaktionen aggressiv therapiert werden. Bei polytraumatisierten Patienten beinhaltet dieses in erster Linie die chirurgische Kontrolle von Wundflächen und Nekrosen sowie die adäquate antimikrobielle Therapie von Infektionen. Dazu gehört ebenso ein ausgedehntes mikrobiologisches Monitoring zur Keimidentifikation (16, 17). Medikamentöse Ansätze zur Immunmodulation sind in diesem Zusammenhang noch nicht etabliert; ob sich möglicherweise die intensivierte Insulintherapie zur Optimierung der Homöostase als sinnvoller Ansatz eignet, kann den bisher vorliegenden Daten nicht entnommen werden und bleibt dem Ergebnis weiterer Untersuchungen vorbehalten (18).

Das Flüssigkeits-Management ist ebenso ein wichtiger Bestandteil der ARDS-Therapie. Zu berücksichtigen ist dabei, dass es sich bei dieser Art des nicht-kardialen Lungenödems um eine Störung der Kapillarfunktion handelt, die zu einem Flüssigkeitsverlust in den Alveolarraum führt; die Anwendung von Diuretika selbst in hohen Dosierungen führt dabei immer nur eingeschränkt zum Erfolg und sollte Situationen mit erheblicher Flüssigkeitsüberladung vorbehalten bleiben (15). Trotzdem ist es oftmals sehr schwierig, eine Balance zwischen dem zur Gewebs- und Organperfusion notwendigem Flüssigkeitsbedarf und der zur Reduktion des extravaskulären Lungenwassers angestrebten Negativ-Bilanzierung zu erreichen. Besonders kompliziert wird es dann, wenn zur Optimierung der Oxygenierung extrem hohe PEEP-Level verwendet werden, die den venösen Rückstrom in hämodynamisch relevantem Ausmaß beeinträchtigen. Hierbei sollten in jeder Hinsicht extreme Vorgehensweisen möglichst vermieden werden.

Die adäquate Ernährung gehört zu den essentiellen Therapiekonzepten für jeden intensivpflichtigen Patienten, hier bildet der Patient mit ARDS keine Ausnahme. Besonders unter der Berücksichtigung Katheter-assoziierter Infektionen und der Reduktion bakterieller Translokationen aus dem Darm sollte auch hier die enterale der parenteralen Ernährung möglichst vorgezogen werden (19, 20).

229

Intubationszeitpunkt

In einer Untersuchung an 1031 polytraumatisierten Patienten konnten HUF und Mitarbeiter zeigen, dass die Frühintubation von Patienten mit Lungenkontusion noch am Unfallort gegenüber erst später intubierten Patienten zwar keine Auswirkungen auf die Letalität hat, jedoch Krankenhausverweildauer (34,5 d vs. 39,4 d), Intensivliegezeit (19,9 d vs. 23,7 d), Pneumonierate (13,2 % vs. 23,7 %) und das Auftreten des ARDS (9,2 % vs. 16,7 %) reduziert (21). Die Autoren leiten aus den Ergebnissen ihrer Untersuchung die Empfehlung ab, die Frühintubation als Therapiestandard bei Patienten mit Lungenkontusion anzusehen. In einer jüngeren Untersuchung hingegen finden RUCHHOLTZ und die ,Working Group on Multiple Trauma of the German Trauma Society' keine Auswirkungen auf die Prognose, die Liegedauer und die Komplikationsrate bei Polytraumatisierten, bei denen aufgrund einer fehlenden respiratorischen Insuffizienz oder einem anderen zwingenden Grund für eine Beatmung auf die Intubation am Unfallort verzichtet wurde (22).

Beatmungstherapie

„Ventilator-induced Lung-Injury (VILI)"

Die invasive Beatmung dient der Überbrückung lebensbedrohlicher hypoxämischer Zustände und ist in ihrem Stellenwert unbestritten. Wir wissen mittlerweile aber auch, dass die Beatmung selbst einen nicht zu unterschätzenden Risikofaktor darstellt, eine Schädigung der Lunge zu induzieren. In einer Studie der Mayo-Klinik an 447 beatmeten Intensivpatienten konnte dargestellt werden, dass 24 % der Patienten, die zu Beatmungsbeginn noch keine Lungenschädigung aufwiesen (80/332), im Laufe der Therapie (im Mittel nach 3 Tagen) die Kriterien des ,adult lung injury' ($PaO_2/FiO_2 < 300$, bilaterale Infiltrate, PCWP < 18 mmHg) erfüllten und knapp 10 % (34/332) eine beatmungs-assoziierte Pneumonie entwickelten (23). Entscheidende Risikofaktoren waren dabei die Beatmung mit hohen Tidalvolumina und die Gabe von Blutprodukten.

PEEP und lungenprotektive Beatmung

Die Anwendung von PEEP führt zu einer Rekrutierung minderbelüfteter Bereiche der Lunge und damit zu einer Zunahme der funktionellen Residualkapazität (24). Damit kann die Oxygenierung und in Verbindung mit einer protektiven Beatmung auch das Outcome verbessert werden (25). Der PEEP sollte dabei oberhalb der lower-inflection-point (LIP), Zugvolumen und Spitzendruck unterhalb des upper-inflection-point (UIP) eingestellt werden, um eine optimale Compliance der Atemzüge zu erreichen (26). Im Allgemeinen wird dies durch eine Einstellung des Tidalvolumens zwischen 6 und 8 ml/kgKG erreicht.

Erstmals konnte AMATO an 53 Patienten zeigen, dass die Beatmung mit niedrigen Tidalvolumina zu einer Reduktion der Mortalität führt (25). In der ARDS-Network-Studie an 861 Patienten

Tab. 3: Protokoll zur Beatmung mit niedrigen Tidalvolumina (nach (27))

Variable	Protokoll
Tidalvolumen	$\leqslant$ 6 ml/kgKG
Plateaudruck	$\leqslant$ 30 cm H2O
Frequenz	6-35 /min
Zielwert: pH	7,3 – 7,45; ggf. permissive Hyperkapnie
I : E	1 : 1 – 1 : 3
Zielwert: Oxygenierung	PaO_2 55 $\leqslant$ 80 mmHg, oder SpO_2 88 $\leqslant$ 95 %
FiO_2/PEEP-Kombinationen	0,3/5, 0,4/5, 0,5/8, 0,5/10, 0,6/10, 0,7/10, 0,7/12, 0,7/14, 0,8/14, 0,9/14, 0,9/16, 0,9/18, 1,0/18, 1,0/22, 1,0/24
Weaning	Beginn, wenn FiO_2/PEEP $\leqslant$ 0,4/8

konnte dann auch im Rahmen einer prospektiven Untersuchung gezeigt werden, dass die Beatmung mit niedrigen Tidalvolumina (6 vs. 12 ml/kgKG) zu einer signifikanten Reduktion der Mortalität von 39,8 auf 31 % führt (Behandlungsprotokoll: Tabelle 3). Zusätzlich konnten die Patienten der Behandlungsgruppe signifikant eher von der Beatmung entwöhnt werden und hatten signifikant weniger nicht-pulmonale Organversagen (27).

Die Arbeitsgruppe von TREMBLAY konnte bereits 1997 in einem tierexperimentellen Modell zeigen, dass die Expression inflammatorischer Mediatoren bei den Versuchstieren am höchsten war, die mit hohen Tidalvolumina und niedrigem PEEP beatmet wurden (28). Bei Patienten mit protektiver Beatmung waren dann auch signifikant geringere Spiegel pro-inflammatorischer Zytokine (IL-6, TNF-α) in Blut und Bronchiallavage nachweisbar, was darauf hindeutet, dass diese Form der Beatmung auch beim Menschen die pulmonale Entzündungsreaktion und damit möglicherweise auch die inflammatorische Aktivität des ARDS reduzieren kann (29).

Die lungenprotektive Beatmung mit einem Tidalvolumen ≤ 6 ml/kgKG sollte nach dem gegenwärtigen Stand des Wissens das Standardverfahren für Patienten mit ARDS darstellen.

Rekrutierungsmanöver und „Open-lung-Konzept"
Das von LACHMANN 1992 beschriebene „Open-lung-Konzept" führt durch kurzzeitige Erhöhung des intrapulmonalen Druckes zu einer Wiedereröffnung (recruitment) atelektatischer Lungenbezirke, um sie anschließend mit einem hohen PEEP offenzuhalten (30). Mehrere nachfolgende Studien, in denen dieses Verfahren zur Anwendung kam, zeigten jedoch widersprüchliche Ergebnisse hinsichtlich der Wirksamkeit: Während GROSS und KNOTHE die Wirksamkeit des Konzeptes propagierten, fanden VILLAGRA und Mitarbeiter in einer prospektiven Untersuchung keine Verbesserung der Oxygenierung (31-33).
SCHREITER und Kollegen berichten über die Anwendung des „Open-lung-Konzeptes" in Verbindung mit einer Beatmung mit niedrigen Tidalvolumina bei insgesamt 32 polytraumatisierten Patienten mit schwerem Thoraxtrauma (34). Für das Öffnungsmanöver wurden dabei Spitzendrücke bis teilweise 80 mbar angewendet (Standardeinstellung: PCV; FiO_2 1,0; AF 80/min; I/E 60 %, PIP 35 mbar; PEEP 10 mbar; wurde so der Ziel-PaO_2 von ≥ 400 mmHg nicht erreicht, wurde der PIP auf 50 mbar gesteigert, danach in Schritten von jeweils 5 mbar; der PEEP wurde 2 mbar oberhalb des bestimmten Verschlussdruckes eingestellt). Die in dieser Untersuchung verwendeten Tidalvolumina lagen im Mittel bei 3,5 ml/kgKG, trotz dieser sehr niedrigen Volumina gelang sowohl die Aufrechterhaltung einer Normokapnie als auch der Oxygenierung. Die Mortalität der so behandelten Patienten war mit 6,25% sehr niedrig. Eine generelle Empfehlung für den Einsatz des Open-lung-Konzeptes lässt sich aus den Ergebnissen dieser Untersuchung jedoch nicht ableiten, da es keine Kontrollgruppe gab und noch keine genügenden Daten aus prospektiven klinischen Studien vorliegen, die langfristige Effekte auf die Lungenfunktion und das Outcome untersuchen.

Seitengetrennte Beatmung
Bei einseitig betonten Lungenerkrankungen kann eine seitengetrennte Beatmung in ausgewählten Fällen von Vorteil sein, beschrieben ist dieses Vorgehen bei schwerer einseitiger Lungenverletzungen oder Peumothoraces mit großer bronchopleuraler Fistel (35, 36).
Voraussetzung für diese Beatmungsform ist die vollständige Trennung der beiden Lungen über einen Doppellumen-Tubus (CARLENS-, WHITE- oder ROBERTSHAW-Tubus). Bei der synchronen Form dieser Beatmung werden zwei Respiratoren elektronisch synchronisiert, sodass der Inspirationsimpuls des einen Respirators den anderen steuert, bei der asynchronen Form können Atemfrequenz und Atem-Zeit-Verhältnisse getrennt eingestellt werden. Es können darüber hinaus auch alternierende Verfahren angewendet werden, bei denen beide Respiratoren in einer fixierten asynchronen Form zeitlich abwechselnd arbeiten.

Partielle Flüssigkeitsbeatmung

Perfluorcarbone sind fluorierte Kohlenwasserstoffe, farblos, hydrophob und besitzen eine geringe Viskosität sowie eine doppelt so hohe Dichte wie Wasser (37). Sie eignen sich als flüssiges Atemmedium, da sie neben einer sehr geringen Oberflächenspannung ein hohes Lösungsvermögen für Sauerstoff und Kohlendioxid aufweisen.

Bei der partial-liquid-ventilation (PLV) werden Perfluorocarbone über die Trachea in die Lunge appliziert und sollen so die funktionelle Residualkapazität durch Rekrutierung kollabierter Lungenbereiche vergrößern, die Oxygenierung verbessern und die pulmonale Inflammation vermindern (38-40). In einer ersten prospektiv randomisierten Studie bei 90 Patienten konnte durch die PLV jedoch weder die Oxygenierung noch das Outcome verbessert werden (41). Auch in Kombination mit einer lungenprotektiven Beatmung bei Patienten mit ARDS konnte bisher kein verbesserter Effekt gezeigt werden (42).

So stellt die PLV zurzeit noch ein experimentelles Verfahren dar, das von der klinischen Routineanwendung noch weit entfernt ist.

Hochfrequenzventilation

Unter dem Oberbegriff „Hochfrequenzbeatmung (HFV)" wird eine ganze Gruppe von Beatmungsverfahren zusammengefasst, deren Hauptmerkmal eine mindestens 4-mal höhere Atemfrequenz ist, als sie bei ‚normaler' Spontanatmung vorliegt (Tabelle 4). Bei diesen Techniken sind die verwendeten Tidalvolumina häufig kleiner als der anatomische Totraum,

das Produkt aus Hubvolumen und Atemfrequenz ist jedoch um ein Vielfaches höher als unter konventioneller Beatmung (42). Die resultierenden Spitzendrücke können durch dieses Verfahren ganz erheblich reduziert werden.

Erste Studien mit der high-frequency-jet-ventilation bei erwachsenen Patienten in den 80er Jahren brachten keine überzeugenden Ergebnisse und führten daraufhin außerhalb der Neonatologie zu einer Ablehnung dieser Beatmungstechnik (43). Erst mit der Einführung der überzeugenden lungenprotektiven Beatmungskonzepte erlebte auch die Hochfrequenz-Beatmung wieder einer „Renaissance".

Bei der HFOV wird ein „Super-CPAP" in Form eines bis zu 60 l/min betragenden kontinuierlichen Gasflusses (‚Biasflow') verwendet, dieser Flow erzeugt einen kontinuierlichen Distensionsdruck, der das Lungenvolumen reguliert und stufenlos einen Druckbereich von 0 bis ca. 55 cmH_2O ermöglicht. Durch eine Kolbenpumpe wird der Gasfluss in Schwingungen gesetzt und erzeugt so eine Inspiration; die Rückbewegung des Kolbens erzeugt dabei eine aktive Exspiration (42). FORT und Mitarbeiter berichten über gute Erfolge bei Patienten mit fortgeschrittenem ARDS, die unter konventioneller Beatmung nicht mehr zu oxygenieren waren und der Hochfrequenz-Oszillationsventilation (HFOV) mit sorgfältigem Recruitment als ‚rescue therapy' unterzogen wurden (44). In einer größeren Studie an 148 ARDS-Patienten führte die HFOV zu einer Verbesserung der Oxygenierung; die Letalität konnte aber nur tendenziell gesenkt werden (45).

Tab. 4: Hochfrequenz-Beatmungsverfahren
(HFJV = High-Frequency-Jet-Ventilation; HFOV = High-Frequency-Oscillatory-Ventilation;
HFPPV = High-Frequency-Positive-Pressure-Ventilation)

	HFJV	HFOV	HFPPV
Frequenz / min	100-400	200-2400	60-100
Respirator-Typ	Jet-Injektor	Kolbenpumpe	Volumenrespirator
Air-Entrainment	ja	nein	nein
Inspiration	aktiv	aktiv	aktiv
Exspiration	passiv	aktiv	passiv

So kann der genaue Stellenwert der HFOV für die Therapie des ARDS immer noch nicht abschließend angegeben werden.

Lagerungstherapie
Erste Berichte über einen positiven Einfluss von Lagerungsmaßnahmen auf den Gasaustausch stammen bereits aus dem Jahr 1976 (46). Seither sind eine Vielzahl von positiven Erfahrungen mit der Bauchlagerung bei Patienten mit ARDS publiziert worden (47, 48). In einer prospektiv randomisierten Studie an 304 Patienten mit ALI und ARDS konnte dann aber nur die Oxygenierung, nicht aber die Letalität der Gesamtgruppe signifikant verbessert werden (49). In einer Subgruppen-Analyse der Patienten mit der schwersten Ausprägung des ARDS führte die Bauchlagerung doch zu einer signifikanten Reduktion der Letalität (20,5 % vs. 40 %), sodass die Anwendung der Bauchlagerung für die Therapie des schweren ARDS durchweg empfohlen wird (26). Für die Anwendung bei traumatologischen Patienten wurde an der Klinik für Unfallchirurgie der Universität Marburg eigens ein modulares Bauchlagerungssystem (MBS) entwickelt (50).

In diesem Zusammenhang sollte auch auf die kinetische Therapie in Form einer kontinuierlichen Rotation (bis zu 60°) um die Längsachse des Patienten in Spezialbetten Erwähnung finden. Bisher konnten mehrere unkontrollierte Studien zeigen, dass die Lagerungstherapie in Schwenkbetten ähnlich den Effekten der Bauchlagerung zu einer deutlichen Verbesserung des Gasaustausches führt (51,52). Auch liegen mehrere Studien bei traumatologischen Patienten mit ARDS vor, die einhellig von positiven Ergebnissen mit dem Einsatz der Schwenkbetten berichten (53,54). STILETTO und Mitarbeiter fanden darüber hinaus auch Hinweise, dass der prophylaktische Einsatz der kinetischen Therapie möglicherweise die Inzidenz von ALI und ARDS verringern kann (54).

Die Lagerungstherapie stellt somit insbesondere bei Trauma-Patienten eine sinnvolle Ergänzung der lungenprotektiven Beatmungsstrategien dar. Durch den Lagewechsel wird die Position der Lungen in Bezug zur Gravitationsachse immer wieder verändert, was sich anscheinend positiv auf das Ventilations-Perfusions-Verhältnis auswirkt.

Medikamentöse Therapieansätze bei ARDS
Die Inhalation von Vasodilatatoren kann durch die selektive pulmonale Vasodilatation in den ventilierten Lungenarealen eine Reduktion des pulmonalen Shunts und eine Verbesserung der Oxygenierung herbeiführen. Darüber hinaus erscheint die Vasodilatation gerade bei den Patienten sinnvoll, die eine das ARDS begleitende pulmonale Hypertonie entwickeln. Dies konnten ROSSAINT und Mitarbeiter bereits 1993 mit inhaliertem Stickstoff-Monoxyd bei Patienten mit ARDS zeigen (55). In prospektiven, randomisierten Studien an größeren Patientenkollektiven konnte jedoch kein signifikanter Effekt im Hinblick auf eine Reduktion der Letalität gefunden werden (56). Auch mit anderen inhalierbaren Vasodilatatoren (Prostacyclin, Iloprost) liegen mittlerweile erste Erfahrungen bei Patienten mit ARDS vor (57, 58), ohne dass es jedoch eine ausreichende Datenlage gibt, anhand derer mögliche Vor- oder Nachteile der einen oder anderen Substanz abschätzbar wären. Für den unkritischen Einsatz inhalierbarer Vasodilalatoren kann somit zurzeit noch keine Empfehlung gegeben werden.

Ähnliches gilt für den Einsatz von Surfactant bei erwachsenen Patienten mit ARDS. Obwohl die Störungen des Surfactantsystems eine zentrale Rolle in der Pathophysiologie des ARDS spielt, konnte in großen randomisierten Studien eine signifikante Reduktion der Letalität durch bronchoskopisch appliziertes (4x100mg/kgKG/d) oder vernebeltes Surfactant nicht nachgewiesen werden (59, 60). Für den spezifischen Einsatz bei Patienten mit Poly- oder Thoraxtraumatisierung liegen bisher keine verwertbaren Ergebnisse vor.

Auch die hochdosierte Gabe von Glukokortikoiden ist beim ARDS nicht zu empfehlen, eine Studie mit insgesamt 304 Patienten zeigte sogar eine signifikant erhöhte Letalität der mit Kortison behandelten Patienten. Für den Einsatz niedrig dosierter Kortikoide sehen die Daten nur unwesentlich besser aus: Die Gabe von

2 mg/kgKG/d Methylprednisolon konnte die Krankenhaussterblichkeit der so behandelten Patienten senken (61); es wurden jedoch nur 24 (!) Patienten untersucht, eine Gruppengröße, deren statistische Power eigentlich keine Aussagen zur Mortalität erlaubt. Ob die Ergebnisse der Untersuchung von ANNANE et al., die durch die kombinierte Gabe von Hydrokortison (4x 50 mg/d) und Fludrokortison (1x50 µg/d) die Letalität des septischen Schocks bei Patienten mit relativer Nebennieren-Insuffizienz senken konnten, auf Patienten mit ARDS so einfach übertragbar sind, erscheint zumindest fraglich (62).

Das ARDS-Network hat in zwei großen Studien den Einsatz von nicht-steroidalen anti-inflammatorischen Substanzen bei Patienten mit ARDS untersucht, beide Medikamente konnten keine Therapieverbesserung herbeiführen (63, 64).

Ob der Einsatz von Inhibitoren des Gerinnungssystems analog der Wirkung bei Sepsis und septischem Multiorganversagen auch bei Patienten mit ARDS zu einer Verbesserung des Behandlungserfolges führen kann, bleibt den Ergebnissen klinischer Studien vorbehalten, die uns zurzeit noch nicht vorliegen (65). So gibt es im Moment leider noch keinen nachhaltig erfolgversprechenden medikamentösen Ansatz für die Therapie des ARDS.

Schlussfolgerungen

Zusammenfassend kann festgestellt werden, dass die Therapie des schweren ARDS durch die Einführung lungenprotektiver Beatmungsstrategien einen entscheidenden Fortschritt erfahren hat, der bei traumatisierten Patienten durch Lagerungstherapien möglicherweise noch weiter verbessert werden kann. Die additive medikamentöse Therapie hingegen hat zurzeit keinen bedeutenden Stellenwert in der Therapie des ARDS.

Literatur:
(1) TRUPKA, A., NAST-KOLB D., SCHWEIBERER L.: Das Thoraxtrauma. Unfallchirurg 101, 244-258 (1998)
(2) GAILLARD, M., HERVE, C., MANDIN, L., RAYNAUD, P.: Mortality prognostic factors in chest injury. J. Trauma 30, 93-96 (1990)
(3) WAYDHAS, C., NAST-KOLB, D., TRUPKA, A., JOCHUM, M., SCHWEIBERER, M.: Die Bedeutung des traumatisch-hämorrhagischen Schocks und der Thoraxverletzung für die Prognose nach Polytrauma. Hefte Unfallheilkd. 212, 104-105 (1990)
(4) ARTIGAS, A., BERNARD, G.R., CARLET, J., et al.: The American European Consensus Conference on ARDS, Part 2. Intensive Care Med. 24, 378-398 (1998)
(5) BERNARD, G.R., ARTIGAS, A., BRIGHAM, K.L., CARLET, J., FALKE, K., HUDSON, L., et al.: The American – European Consensus Conference on ARDS. Definitions, mechanisms, relevant outcomes, and clinical trial coordination. Am. J. Respir. Crit. Care Med. 149, 818-824 (1994)
(6) BURCHARDI, H., SYDOW, M.: Die akute respiratorische Insuffizienz im Rahmen des multiplen Organdysfunktionssyndroms. In: Intensivtherapie bei Sepsis und Multiorganversagen. (H.P. Schuster, K. Werdan; Hrsg). Springer Verlag berlin, heidelberg, New York, S. 397 ff. (2000)
(7) HUDSON, L.D., MILBERG, J.A., ANARDI, D., MAUNDER, R.J.: Clinical risks fort he development of the acute respiratory distress syndrome. Am. J. Respir. Crit. Care Med. 151, 293-301 (1995)
(8) WEBER-CARSTENS, S., LOHBRUNNER, H., KAISERS, U.: Lungenprotektive Strategien zur Therapie des ARDS. Intensivmed. 36, 677-693 (1999)
(9) LEWIS, J., JOBE, A.: Surfactant and the adult respiratory distress syndrome. Am. Rev. Respir. Dis. 147, 218-233 (1993)
(10) BERNARD, G.R., ARTIGAS, A., BRIGHAM, K.L., CARLET, J., FALKE, K., HUDSON, L., et al.: Report of the American-European Consensus Conference on Acute Respiratory Distress Syndrome: definitions, mechanisms, relevant outcomes, and clinical trial coordination. Consensus Committee. J. Crit. Care 9, 72-81 (1994)
(11) BOTHA, A.J., MOORE, F.A., MOORE, E.E., SAUAIA, A., BANERJEE, A., PETERSON, V.M.: Early neutrophil sequestration after injury: a pathogenic mechanism for multiple organ failure. J. Trauma 39, 411-417 (1995)
(12) CRIMI, E., SLUTSKY, A.S.: Inflammation and the acute respiratory distress syndrome. Best. Pract. Res. Clin. Anesthesiol 18, 477-492 (2004)
(13) IDELL, S.: Adult respiratory distress syndrome: do selective anticoagulants help? Am. J. Respir. Med. 1, 383-391 (2002)

(14) GRIMMINGER, F., WALMRATH, D.: Lungenprotektive Beatmung verringert ARDS-Mortalität. Intensivmed. 37, 671-673 (2000)

(15) MICHAELS, A.J.: Management of posttraumatic respiratory failure. Crit. Care Clin. 20, 83-99 (2004)

(16) SUTHERLAND, K.R., STEINBERG, K.P., MAUNDER, R.J., MILBERG, J.A., ALLEN, D.L., HUDSON, L.D.: Pulmonary infection during the acute respiratory distress syndrome. Am. J. Respir. Crit. Care Med. 152, 550-556 (1995)

(17) FAGON, J.Y., CHASTRE, J., WOLFF, M., GERVAIS, C., PARAR-AUBAS, F., STEPHAN, F., et al.: Invasive and non-invasive strategies for management of suspected ventilator-associated pneumonia. A randomized trial. Ann. Intern. Med. 132, 621-630 (2000)

(18) VAN DEN BERGHE, G., WOUTERS, P., WEEKERS, F., VERWAEST, C., BRUYNINCKX, F., SCHETZ, M., et al.: Intensive insulin therapy in critically ill patients. N. Engl. J. Med. 345, 1359-1367 (2001)

(19) CERRA, F.B., BENITEZ, M.R., BLACKBURN, G.L., IRWIN, R.S., JEEJEEBHOY, K., KATZ, D.P., et al.: Applied nutrition in ICU patients. A consensus statement of the American College of Chest Physicians. Chest 111, 769-778 (1997)

(20) HEYLAND, D.K., MACDONALD, S., KEEFE, L., DROWER, J.W.: Total parenteral nutrition in the critically ill patient: a meta-analysis. JAMA 280, 2013-2019 (1998)

(21) HUF, R., KRAFT, S., SCHILDBERG, F.W.: Der Einfluss des Intubationszeitpunktes auf den klinischen Verlauf polytraumatisierter Patienten mit Lungenkontusion. Zentralbl. Chir. 121, 21-23 (1996)

(22) RUCHHOLTZ, S., WAYDHAS, C., OSE, C., LEWAN, U., NAST-KOLB, D.: Working Group on Multiple Trauma of the German Trauma Society. Prehospital intubation in severe thoracic trauma without respiratory insufficiency: a matched-pair analysis based on the Trauma Registry of the German Trauma Society. J. Trauma 52, 879-886 (2002)

(23) GAJIC, O., SAQIB, I.D., MENDEZ, J.L., ADESANYA, A.O., FESTIC, E., CAPLES, S.M., et al.: Ventilator-associated lung injury in patients without acute lung injury at the onset of mechanical ventilation. Crit. Care Med. 32, 1817-1824 (2004)

(24) GATTINONI, L., PELOSI, P., CROTTI, S., VALENZA, F.: Effects of positive end-expiratory pressure on regional distribution of tidal volume and recruitment in adult respiratory distress syndrome. Am. J. Respir. Crit. Care Med. 151, 1807-1814 (1995)

(25) AMATO, M.B., BARBAS, C.S., MEDEIROS, D.M., MAGALDI, R.B., SCHETTINO, G.P., LORENZI-FILHO, G., et al.: Effect of a protective-ventilation strategy on mortality in the acute respiratory distress syndrome. N. Engl. J. Med. 338, 347-354 (1998)

(26) KOPP, R., KUHLEN, R., MAX, M., ROSSAINT, R.: Evidenzbasierte Medizin des akuten Lungenversagens. Anaesthesist 52, 195-203 (2003)

(27) Acute Respiratory Distress Syndrome Network. Ventilation with lower tidal volumes as compared with traditional tidal volumes for acute lung injury and the acute respiratory distress syndrome. N. Engl. J. Med. 342, 1301-1308 (2000)

(28) TREMBLAY, L., VALENZA, F., RIBEIRO, S.P., LI, J., SLUTSKY, A.S.: Injurious ventilatory strategies increase cytokines and c-fos mRNA expression in an isolated rat lung model. J. Clin. Invest., 282, 54-61 (19979

(29) RANIERI, V.M., SUTER, P.M., TORTORELLA, C., et al.: Effect of mechanical ventilation on inflammatory mediators in patients with acute respiratory distress syndrome: a randomized controlled trial. JAMA 282, 54-61 (1999)

(30) LACHMANN, B.: Open up the lung and keep the lung open. Intensive Care Med. 18, 319-321 (1992)

(31) GROSS, M., LEHRBACH, G.: Effektivität pulmonaler Rekrutierungsmanöver in der Therapie des akuten Lungenversagens. Intensivmed. 39, 144-147 (2002)

(32) KNOTHE, C., HUBER, T., HILTL, P., REGEL, G., BAYEFF-FILLOFF, M.: Beatmung nach dem "Open-lung-Konzept" bei polytraumatisierten Patienten. AINS 35, 306-315 (2000)

(33) VILLAGRA, A., OCHAGAVIA, A., VATUA, S., et al.: Recruitment maneuvers during lung protective ventilation in acute respiratory distress syndrome. Am. J. Respir. Crit. Care Med. 165, 165-170 (2002)

(34) SCHREITER, D., RESKE, A., SCHEIBNER, L., GLIEN, C., KATSCHER, S., JOSTEN, C.: Das Open Lung Concept. Klinische Anwendung beim schweren Thoraxtrauma. Chirurg 73, 353-359 (2002)

(35) JOHANNIGMAN, J.A., CAMPBELL, R.S., DAVIS, K., HURST, J.M.: Combined differential lung ventilation and inhaled nitric oxide therapy in the management of unilateral pulmonary contusion. J. Trauma 42, 108-111 (1997)

(36) PARISH, J.M., GRACEY, D.R., SOUTHORN, P.A., PAIROLERO, P.A., WHEELER, J.T.: Differential mechanical ventilation in respiratory failure due to severe unilateral lung disease. Mayo Clin. Proc. 59, 822-828 (1984)

(37) LOWE K.C.: Perfluorocarbons as oxygen-transport fluids. Comp Biochem Physiol A 1987; 87: 825-838.

(38) FUHRMAN, B.P., PACZAN, P.R., et al.: Perfluorocarbon-associated gas-exchange. Crit. Care Med. 19, 712-722 (1991)

(39) HIRSCHL, R.B., PRANIKOFF, T., et al.: Liquid ventilation in adults, children, and full-term neonates. Lancet 346, 1201-1202 (1995)

(40) HIRSCHL, R.B., PRANIKOFF, T., et al.: Initial experience with partial liquid ventilation in adult patients with the acute respiratory distress syndrome. JAMA 275, 383-389 (1996)

(41) HIRSCHL, R.B., CROCE, M., GORE, D., WIEDEMANN, H., DAVIS, K., ZWISCHENBERGER, J., et al.: Prospective, randomized, controlled pilot study of partial liquid ventilation in adult acute respiratory distress syndrome. Am. J. Respir. Crit. Care Med. 176, 781-787 (2002)

(42) LUECKE, T., HERRMANN, P., QUINTEL, M.: Hochfrequenzoszillationsventilation (HFOV) bei acuter Lungenschädigung und ARDS. Anaesthesist 49, 972-980 (2000)

(43) KOLLEF, M.H., SCHUSTER ,D.P.: The acute respiratory distress syndrome. N. Engl. J. Med. 332, 27-37 (1995)

(44) FORT, P., FARRMER, C., WESTERMAN, J., JOHANNIGMAN, J., BENINATI, W., DOLAN, S., et al.: High frequency oscillatory ventilation for adult respiratory distress syndrome – A pilot study. Crit. Care Med. 25, 937-947 (1997)

(45) DERDAK, S., MEHTA, S., STEWART, T.E., et al.: High-frequency oscillatory ventilation for acute respiratory distress syndrome in adults: a randomized, controlled trial. Am. J. Respir. Crit. Care Med. 166, 801-808 (2002)

(46) PIEHL, M.A., BROWN, R.S.: Use of extreme position changes in acute respiratory failure. Crit. Care Med. 4, 13-14 (1976)

(47) PAPPERT, D., ROSSAINT, R., SLAMA, K., GRUNING, T., FALKE, K.J.: Influence of positioning on ventilation-perfusion relationships in severe adult respiratory distress syndrome. Chest 106, 1511-1516 (1994)

(48) JOLLIET, P., BULPA, P., CHEVROLET, J.C.: Effects of prone position on gas exchange and hemodynamics in severe adult respiratory distress syndrome. Crit. Care Med. 26, 1977-1985 (1998)

(49) GATTINONI, L., TOGNONI, G., PESENTI, A., et al.: Effect of prone positioning on the survival of patients with acute respiratory failure. N. Engl. J. Med. 345, 568-573 (2001)

(50) STILETTO, R., BITTNER G.: Modulares Marburger Bauchlagerungssystem (MBS) für die dorsoventrale Wechsellagerung. Unfallchirurg 102, 805-807 (1999)

(51) BEIN, T., REBER, A., METZ, C., JAUCH, K.W., HEDENSTIERNA, G.: Acute effects of continuous rotational therapy on ventilation-perfusion inequality in lung injury. Intensive Care Med. 24, 132-137 (1998)

(52) STAUDINGER, T., KOFLER, J., MULLNER, M., et al.: Comparison of prone positioning and continuous rotation of patients with adult respiratory distress syndrome: results of a pilot study. Crit. Care Med. 29, 51-56 (2001)

(53) PAPE, H.C., REGEL, G., BORGMANN, W., STURM, J.A., TSCHERNE, H.: The effect of kinetic positioning on lung function and pulmonary haemodynamics in posttraumatic ARDS: a clinical study. Injury 25, 51-57 (1994)

(54) STILETTO, R., GOTZEN, L., GOUBEAUD, S.: Kinetische Therapie zur Therapie und Prophylaxe der posttraumatischen Lungeninsuffizienz. Unfallchirurg 103, 1057-1064 (2000)

(55) ROSSAINT, R., FALKE, K.J., LOPEZ, F., SLAMA, K., PISON, U., ZAPOL, W.M.: Inhaled nitric oxide for the adult respiratory distress syndrome. N. Engl. J. Med. 328, 399-405 (1993)

(56) DELLINGER, R.P., ZIMMERMAN, J.L., TAYLOR, R.W., et al.: Effects of inhaled nitric oxide in patients with acute respiratory distress syndrome: results of a randomized phase II trial. Inhaled Nitric Oxide in ARDS Study Group. Crit. Care Med. 26, 15-23 (1998)

(57) ZWISSLER, B., KEMMING, G., HABLER, O., ET AL.: Inhaled prostacyclin (PGI2) versus inhaled nitraic oxide (NO) in adult respiratory distress syndrome (ARDS). Am. J. Respir. Crit. Care Med. 154, 1671-1677 (1996)

(58) DOMENIGHETTI, G., STRICKER, H., WALDISPUEHL, B.: Nebulized prostacyclin (PGI-2) in acute respiratory distress syndrome: impact of primary (pulmonary injury) and secondary (extrapulmonary injury) disease on gas exchange response. Crit. Care Med. 2, 57-62 (2001)

(59) GREGORY, T.J., STEINBERG, K.P., SPRAGG, R., et al.: Bovine surfactant therapy for patients with acute respiratory distress syndrome. Am. J. Respir. Crit. Care Med. 155, 1309-1315 (1997)

(60) ANZUETO, A., BAUGHMAN, R.P., GUNTUPALLI, K.K., et al.: Aerosolized surfactant in adults with sepsis-induced acute respiratory distress syndrome. Exosurf Acute Respiratory Distress Syndrome Sepsis Study Group. N. Engl. J. Med. 334, 1417-1421 (1996)

(61) MEDURI, G.U., HEADLEY, A.S., GOLDEN, E., et al.: Effect of prolonged methylprednisolone therapy in unresolving acute respiratory distress syndrome: a randomized controlled trial. JAMA 280,: 159-165 (1998)

(62) ANNANE, D., SEBILLE, V., CHARPENTIER, C., et al.: Effect of treatment with low doses of hydrocortisone and fludrocortisone in mortality in patients with septic shock. JAMA 288, 347-354 (2002)

(63) Acute Respiratory Distress Syndrome Network. Ketoconazole for early treatment of acute lung injury and acute respiratory distress syndrome: a randomized controlled trial. The ARDS Network. JAMA 283, 1995-2002 (2000)

(64) Acute Respiratory Distress Syndrome Network. Randomized, placebo-controlled trial od lisofylline for early treatment of acute lung injury and acute respiratory distress syndrome. Crit. Care Med. 30, 1-6 (2002)

(65) LATERRE, P.F., WITTEBOLE, X., DHAINAUT, J.F.: Anticoagulant therapy in acute lung injury. Crit. Care Med. 31, 329-336 (2003)

Akutes Lungenversagen nach Polytrauma: Neue Konzepte zur Prävention und Therapie des ARDS

Oliver I. Schmidt · Philip F. Stahel · Christoph E. Heyde

„ALI" und „ARDS": Definitionen

Die erstmalige Beschreibung des Adult Respiratory Distress Syndrome (ARDS) geht auf das Jahr 1967 zurück, in dem Ashbaugh et al. ein klinisches Syndrom mit Tachypnoe, Sauerstoffrefraktärer Hypoxämie, diffusen alveolären Infiltraten und reduzierter pulmonaler Compliance vorstellen (1). Die von Petty und Ashbaugh 1971 (2) sowie von Murray 1988 (3) etablierten Definitionen des ARDS wurden 1994 durch eine Definition der North American-European Consensus Conference on ARDS (NAECC) abgelöst (Tab. 1), die eine Differenzierung von ARDS und akuter Lungenschädigung (Acute Lung Injury/ALI) über das Verhältnis von Sauerstoffsättigung der pulmonalen Strombahn PaO_2 zum Sauerstoffpartialdruck der verwendeten Beatmungsluft FiO_2 ermöglicht (4). Ein fließender Übergang von ALI zu ARDS ist offensichtlich, da mehr als 2/3 der Patienten, die im Rahmen eines ALI intensivpflichtig werden im Verlauf ein ARDS entwickeln, wie von Brun-Buisson et al. erst kürzlich in einer europäischen Multizenterstudie nachgewiesen. Die Mortalität des ALI und ARDS betrug hierbei 33, respektive 55 % (5). Trotz der im klinischen Alltag aufgrund Ihrer Einfachheit bewährten Definition, sind Nachteile vorhanden (6): Weder die Ursache der Lungenschädigung, noch die Art der mechanischen Ventilation bei Diagnosestellung sind als Definitionskriterien ausgeführt. Die radiologischen Kriterien sind jedoch nicht präzise formuliert (Tab. 1) (7).

Epidemiologie

Die Inzidenz des ARDS liegt je nach Publikation bei 5 (8) bis 88 (9)/100.000 Einwohner (8 - 11). Die Sterblichkeit des ARDS wird mit einer breiten Streuung zwischen 31 % bis 74 % beschrieben, wobei als häufigste Todesursache das Multiorganversagen angeführt wird. Das respiratorische Versagen erscheint mit einer Rate von 9 bis 16 % als Todesursache weniger bedeutend (6, 11, 12).

Tab. 1: Definition des Acute Respiratory Injury (ALI) und des Acute Respiratory Distress Syndrome (ARDS) gemäß der Konsensus Konferenz 1994 (4)

	ALI	ARDS
Temporärer Verlauf	Akut und persistierend	
Ausschlusskriterium: kardiogenes Lungenödem	Pulmonaler Gefäßverschluss Druck (PAOP) ≥ 18mm Hg oder: Klinischer Nachweis eines links-atrialen Hypertonus	
Radiologische Kriterien	Bilaterale Verschattungen entsprechend einem Lungenödem	
Oxygenierung	$PaO_2/FiO_2 \leqslant 300$	$PaO_2/FiO_2 \leqslant 200$

Auslösende Faktoren eines ARDS werden gemäß der NAECC (4) in direkte und indirekte Noxen unterteilt. Zu den vorwiegenden direkten Auslösern zählen die Pneumonie, Aspiration und die Lungenkontusion. Bei den indirekten Risikofaktoren sind die Sepsis, das schwere Trauma mit multiplen Frakturen und der Schock führend (Tab. 2).

Eine prospektive Datenerhebung an 7192 Patienten über einen Zeitraum von 8 Jahren mit den Einschlusskriterien Trauma-bedingte stationäre Behandlung, Alter über 13 Jahre, > 72 h stationärer Aufenthalt und Ausschlusskriterium Hüftfraktur berichtet von einer Häufigkeit des ARDS in 0.5 % des Gesamtkollektivs (13). Eine signifikante Zunahme der Prävalenz des ARDS in dieser Kohorte war bei jüngeren Patienten, erhöhtem Schweregrad des Traumas und Kombinationsverletzung mehrerer anatomischer Regionen zu beobachten. In 83 % der Fälle war ein Hoch-Energie-Trauma auslösendes Ereignis. Eine retrospektive Analyse über einen Zeitraum von 3 Jahren an 59 Patienten mit ARDS bestätigt das gehäufte Auftreten beim jungen Patienten (Durchschnittsalter von 43 Jahren) (8). In diesem Kollektiv zeigte sich eine erhöhte Mortalität (67 %) für diejenigen Patienten im Vergleich zur durchschnittlichen Rate (37 %), die an einem ARDS im Zusammenhang mit einem Unfallgeschehen litten.

Jedoch sind die pathophysiologischen Vorgänge, die zur Entstehung des ARDS nach Polytrauma führen noch nicht ausreichend geklärt (14, 15), und das Patientenkollektiv welches infolge eines Traumas ein ARDS entwickelt, stellt sich äußerst heterogen dar, was wiederum die Interpretation wissenschaftlicher Ergebnisse erschwert (16). Exemplarisch für diese Heterogenität ist die Beschreibung einer frühen (innerhalb 48 Stunden) und spät (nach 48 Stunden) auftretenden Form des ARDS nach CROCE (17) und DICKER (16), die sich in einer signifikanten Differenz von systemischer Inflammationsreaktion und Inzidenz des Auftretens von Sepsis und Multiorganversagen widerspiegelt. Unabhängig vom auslösenden Ereignis ist der poststationäre Verlauf bei Patienten nach ARDS mit einer reduzierten Lebensqualität bei pulmonaler und neuro-muskulärer Leistungsbeeinträchtigung vergesellschaftet (18 - 20) (Tab. 3).

Pathophysiologie des akuten Lungenversagens
Die Forschungsergebnisse der letzten 10 Jahre auf dem Gebiet der Entzündungsantwort beim polytraumatisierten Patienten weisen der Reaktion des Immunsystems auf das Trauma eine entscheidende Rolle für den klinischen Verlauf und das Outcome zu (21 - 23). Zu den häufigsten Todesursachen im Verlauf nach Polytrauma zählt das Multiorgandysfunktionssyndrom

Tab. 2: Direkte und indirekte Auslöser bzw. Risikofaktoren eines ARDS gemäß der Konsensus Konferenz 1994 (4)

Direkte Noxe (Pulmonale Ätiologie)	Indirekte Noxe (Extrapulmonale Ätiologie)
Pneumonie	Sepsis
Aspiration	Schweres Trauma mit multiplen Frakturen
Lungenkontusion	Schock
Inhalationstrauma	Akute Pankreatitis
Fettembolie	Kardiopulmonarer Bypass
Beinahe-Ertrinken	Disseminierte Intravaskuläre Gerinnung (DIC)
Ischämie-Reperfusionsschaden	Verbrennungen
	Schädel-Hirn-Trauma
	Transfusion

Tab. 3: Epidemiologie und Acute Respiratory Distress Syndrome (ARDS)

FRUTOS-VIVAR et al.	2004, (6)	Übersichtsartikel zur Epidemiologie des ARDS	Die Inzidenz des ARDS beträgt zwischen 15 und 34 Fällen / 100.000 Einwohnern
VALTA et al.	1999, (8)	Retrospektive Analyse von Patienten mit ARDS über 3 Jahre	Die Inzidenz beträgt 4,9 Fälle / 100.000. Das Durchschnittsalter ist 43 Jahre. Führender Auslöser des ARDS ist die Pneumonie
WHITE et al.	2004 (13)	Prospektive Datenerhebung an 7192 trauma-bedingt hospitalisierten Patienten	In 0,5% der trauma-bedingt hospitalisierten Patienten entwickelt sich ein ARDS, wovon 83 % der ARDS-Fälle mit einem Hochrasanztrauma assoziiert sind.
CROCE et al.	1999, (17)	Definition eines frühen und späten ARDS	Das frühe ARDS (< 48 h) ist v.a assoziiert mit Trauma. Hingegen ist das späte Auftreten von ARDS (> 48 h) insbesondere durch Pneumonien charakterisiert.
DICKER et al.	2004, (16)	Prospektive klinische Studie an Patienten mit trauma-assoziiertem ARDS	Heterogenität der klinischen Verläufe des ARDS beim Trauma-Patienten bezogen auf temporäre Kinetik, systemische Inflammation, Inzidenz von Sepsis und MOF
HERRIDGE et al.	2003, (20)	Klinische Studie an 109 Patienten zur Lebensqualität ein Jahr nach ARDS	Ein Jahr nach Entlassung leiden Patienten v.a. an extrapulmonalen Beschwerden („Critical Illness"), wie Muskelatrophie und Leistungsschwäche.

(MODS) mit konsekutivem Multiorganversagen (MOF) (23). Jeder Dritte Schwerstverletzte leidet an einer Dysfunktion mindestens eines Organsystems und jeder Achte entwickelt ein MODS (21, 24), in dessen Verlauf die Hälfte der Patienten an einem MOF verstirbt.

Als zugrunde liegende Ursache hierfür wird die systemische Entzündungsreaktion („systemic inflammatory response syndrome", SIRS) aufgeführt, die als eine Art prädisponierender Faktor für die Entwicklung septischer Krankheitsverläufe mit MODS sowie MOF angesehen werden kann (21, 25, 26). Das Immunsystem befindet sich hierbei in einer frühen Phase der Hyperinflammation. Diese ist u.a. gekennzeichnet durch die Freisetzung von Zytokinen (z.B. TNF, IL-1, IL-6), Chemokinen (z.B. IL-8/CXCL8) und der Aktivierung von Komplement (27). Konsekutiv aktivierte Neutrophile geben Proteasen und Sauerstoffradikale frei, welches zur inflammatorisch-bedingten Organdysfunktion in primär nicht verletzten Systemen führen kann (22). So konnte u.a. gezeigt werden, dass das Chemokin IL-8/CXCL8 eine Schlüsselrolle in der Pathogenese des Ischämie-

Reperfusionsschadens und des ARDS einnimmt (28). Dies ist u.a. auf die Chemoattraktion von neutrophilen Granulozyten und deren IL-8-induzierte verringerte Apoptose im vormals ungeschädigten Lungengewebe zurückzuführen. Untersuchungen von WARD et al. zur Rolle des Komplementsystems weisen auf eine hohe Bedeutung der komplement-vermittelten unspezifischen Immunabwehr hin in der Entwicklung der akuten inflammatorische Lungenschädigung (29, 30, 31, 32). So konnte gezeigt werden, dass dem Anaphylatoxin genannten Komplementfragment C5a eine neutrophilen-mediierte Lungenschädigung im experimentellen Modell zuzuschreiben ist (33, 34). Als ursächlich für die Einwanderung der Neutrophilen und konsekutive Freisetzung von Zytokinen (TNF-·) wurde die C5a vermittelte Aktivierung der Leukozyten-Endothel-Interaktion (u.a. über ICAM-1 und P-Selectin) ermittelt (34, 35). Insbesondere Alveolarzellen reagieren frühzeitig mit der Expression weiterer pro-inflammatorischer Zytokine in vitro durch die Aktivierung und simultane Hochregulation des Rezeptors für C5a (C5aR) (36).

Das komplexe Zusammenspiel der pro-inflammatorischen Mechanismen in der frühen Phase nach Polytrauma ist somit potentiell an der Entstehung des ARDS in der vormals nicht verletzten Lunge beteiligt (37 - 39).

Das SIRS unterliegt einer temporären Kinetik, die durch ein Umschwingen des Pendels von Hyperinflammation zu Immunparalyse („compensatory anti-inflammatory response syndrome", CARS) charakterisiert ist. Die Phase der Immunsuppression ist gekennzeichnet durch die vermehrte Freisetzung des zentralen anti-inflammatorischen Zytokines IL-10 (23), welches u.a. die Freisetzung von IL-1, IL-6, IL-8 und TNF hemmt und die Expression der Antagonisten (z.B. IL-1Ra) fördert (22). Erhöhte Plasmaspiegel von IL-10 korrelieren mit der Verletzungsschwere des Polytraumatisierten und der Entwicklung posttraumatischer Komplikationen, wie ARDS und Sepsis (40). Die vermehrte Freisetzung des IL-10 wird von einem signifikanten Abfall pro-inflammatorischer Mediatoren (u.a. Zytokine, Chemokine) und der verminderten monozytären Antigenpräsentation begleitet. Für den polytraumatisierten Patienten entwickelt sich somit eine Prädisposition für die Entstehung einer signifikanten bakteriellen Besiedelung der Lunge mit anschließender Pneumonie-assoziierter Entstehung eines ARDS (17). In diesem Zusammenhang ist insbesondere die signifikante Korrelation von hohen IL-10-Plasmaspiegeln und letalem Verlauf von Infektionen im Rahmen stationärer Behandlungen zu erwähnen (41).

Im Gegensatz zur systemisch vermittelten Pathogenese des ARDS im Rahmen des SIRS/CARS ist die Lungenkontusion, wie sie beim stumpfen Thoraxtrauma zu finden ist, der bedeutendste Auslöser eines Trauma-assoziierten ARDS (42). Lokale Kontusionen mit konsekutiver Gewebeschädigung und Hämorrhagie sind hierbei die Basis für die lokal entstehende inflammatorische Reaktion mit dem primären Ziel der Wiederherstellung der Parenchymstruktur. Es ist nicht von der Hand zu weisen, dass eine systemische Immundysfunktion im Sinne des beschriebenen SIRS und CARS hierbei zu einer Exazerbation des lokalen Geschehens führen kann (23, 43, 44, 37-39, 45). Insbesondere aktivierte Thrombozyten und Leukozyten sind an der sich entwickelnden Störung der Mikrozirkulation im Lungengefäßsystem beteiligt (46, 47). Aggregate aus Leukozyten und Thrombozyten führen zu einer Exazerbation der pulmonalen Mikrozirkulationsstörung beim ARDS-Patienten, wie dies für die pulmonale Hypertension nachgewiesen ist (48, 49).

Moderne Konzepte der Ventilation bei Polytrauma-Patienten

Obwohl die mechanische Ventilation beim manifesten ARDS unersetzlich ist, so ist der Beatmung selbst eine lungenschädigende Wirkung zuzuschreiben, die im angloamerikanischen Raum als „ventilator-induced lung injury" (VILI) bezeichnet wird (50 - 52). Tierexperimentelle Untersuchungen bestätigen, dass hohe O_2–Konzentrationen in der Beatmungsluft sowie hohe Beatmungsdrücke die Lunge schädigen, insbesondere wenn diese über einen längeren Zeitraum einwirken und auf einen vorbestehenden Lungenschaden treffen (53, 54). Zu den diversen Mechanismen des VILI zählen insbesondere das Barotrauma, das wiederholte Öffnen und Kollabieren (Atelektrauma) und die Überdehnung der Alveolen bei zu hohen Atemzugvolumina (55), die selbst eine inflammatorische Reaktion der Lunge induzieren, bzw. in einem pro-inflammatorischen Status nach Polytrauma zur Exazerbation des Entzündungsgeschehens beitragen (52).

Der Einsatz der Beatmungstechnik mit positiv end-expiratorischem Druck (PEEP) und kleinen Atemzugvolumina kann hierbei signifikant zu einer Begrenzung der ventilator-bedingten Lungenschäden beitragen (56 - 58) (Tab. 4). In einer randomisierten Multizenter-Studie konnte gezeigt werden, dass eine lungenprotektive Beatmung mit PEEP bei 6 ml/kg vs. 12 ml/kg Atemzugvolumen eine signifikante Reduktion der Mortalität um 22 % bei verringerter Beatmungsdauer erzielt (59). Ein Ventilationsregime mit niedrigsten Volumina und hoher Frequenz (sog. „high-frequency oscillatory ventilation", HFOV) erscheint somit als das ideale

Tab. 4: Moderne Konzepte der Ventilation bei Polytrauma-Patienten

Artigas et al.	1998, (53)	Übersichtsartikel der American-European Consensus Conference on ARDS	Bewertung der Therapieansätze von Ventilation, pharmakologischer Intervention und Studiendesign.
The Acute Respiratory Distress Syndrome Network	2000, (59)	Randomisierte-kontrollierte Studie zum Einsatz von Beatmungsstrategien mit geringem Atemzugvolumen	Signifikante Reduktion der Mortalität in der Behandlungsgruppe mit geringem Atemzugvolumen vs. konventionellem Regime.
Gajic et al.	2005, (57)	Retrospektive Datenerhebung von 3261 mechanisch ventilierten Patienten ohne ARDS	Nachweis der Assoziation von hohem Atemzugvolumen (>700 ml), hohem Beatmungsdruck (>30 cm H_2O) und hohem PEEP (> 5 cm H_2O) mit der Entstehung eines ARDS.
Imai et al.	2005, (52)	Übersichtsartikel zu ventilationsbedingter Lungenschädigung und Lungenprotektion	Hochfrequente Oszillationsventilation (HFOV) ist das ideale lungenprotektive Beatmungsregime beim Patienten mit ARDS.

lungenprotektive Ventilationsverfahren, wie dies auch von tierexperimentellen und klinischen Studien bestätigt wurde (60 - 63) und in der Neonatologie erfolgreich eingesetzt wird (64 - 68).

Die Frage, ob eine Ventilation mit HFOV auch positive Effekte in der Behandlung von ARDS-Patienten erzielen kann, ist hingegen noch nicht ausreichend geklärt (69). Fort et al. berichten, dass eine möglichst frühzeitige Anwendung von HFOV innerhalb der ersten 7 Tage der Behandlung des ARDS am effektivsten zu einer Verbesserung der Oxygenisation beitragen kann (70). Ein möglichst frühzeitiger Einsatz wird auch von Mehta et al. propagiert, deren prospektive klinische Untersuchung an 24 Patienten eine Verbesserung von Oxygenierung und Ventilationsparametern unter Einsatz von HFOV vs. konventioneller Beatmung erzielte (71). Wie die einzige prospektive, randomisierte Multizenter-Studie, die 148 Patienten umfasste, zeigt, konnte der Einsatz von HFOV bei Patienten mit ARDS zu einer nicht signifikanten Verbesserung der 30-Tage-Mortalität von 52 % auf 37 % beitragen (72). Hingegen zeigt die umfangreichste Studie zum Einsatz von HFOV an 156 Patienten mit schwerem ARDS (durchschnittliche PaO_2/FiO_2 91 mmHg) trotz verbesserter PaO_2/FiO_2 keinen Einfluss

auf die Mortalität nach 30 Tagen (61,7 %) (73). Kao et al. bestätigen die benefiziellen Effekte von HFOV auch an 16 ARDS-Patienten nach Trauma und umfangreichen chirurgischen Eingriffen (74). Zusätzlich bewahrt die Beatmung mit HFOV das belüftete Lungenvolumen und verhindert dessen Reduktion, wie dies beim therapeutischen Lagerungswechsel aus Bauchlage in Rückenlage normalerweise zu verzeichnen ist (75). Es ist des Weiteren davon auszugehen, dass eine durch HFOV induzierte vermehrte Belüftung der Alveolen auch den Effekt von inhalativem Stickstoffmonoxid in der Behandlung von ARDS-Patienten günstig beeinflusst (76). Dies wird ebenso von Fan et al. diskutiert, die neben dem gemeinsamen Einsatz von HFOV mit inhalativem Stickstoffmonoxid, die Kombination mit Lagerungswechsel als Ersatzverfahren bei therapieresistentem ARDS empfehlen (77).

Stickstoffmonoxid (NO)-Inhalation als „golden bullet"?

Ein Charakteristikum des ARDS ist die pulmonale Hypertonie, basierend auf einer Störung der pulmonalen Perfusion mit konsekutivem Rechts-Links-Shunt (78). Folglich erscheint eine medikamentös induzierte Vasodilatation der Lungenstrombahn zur Verbesserung des Gasaustausches als eine sinnvolle therapeutische Intervention. Inhaliertes Stickstoffmonoxid bietet sich hierbei als selektiver Vasodilatator der Pulmonalgefäße an, dessen Verwendung ohne nachteilige systemische Nebenwirkungen ist (79, 80). Diverse Studien kleiner Fallzahl belegen die Wirksamkeit von Stickstoffmonoxid in der Behandlung des ARDS und zeigen u.a. die Redistribution des Blutflusses in vormals nicht-perfundierten Arealen nach Gabe von Stickstoffmonoxid (81) (Tab. 5). Die Kombination von Stickstoffmonoxid mit PEEP zeigte einen Anstieg des arteriellen pO_2 (82) und die Lagerung des Patienten in Bauchlage führte in Kombination mit Stickstoffmonoxid in diversen Studien zum verbesserten Gasaustausch (83-85). Im Gegensatz hierzu konnten randomisiert-kontrollierte Studien, die ein konventionelles Regime der Behandlung des ARDS mit der Gabe von Stickstoffmonoxid verglichen, nur temporäre Effekte ohne Verbesserung der Mortalität in der Behandlungsgruppe aufweisen (78, 86 - 88).

Neben der Senkung des pulmonalen Gefäßdruckes und Gefäßwiderstandes beeinflusst Stickstoffmonoxid die Leukozyten-Endothel-Interaktion durch Hemmung der Aggregation, der Expression von P-Selectin und der Fibrinogen-Bindung von Thrombozyten (89, 90). Eine Stickstoffmonoxid-induzierte Migrationshemmung von polymorphnuklearen Leukozyten wurde beschrieben (91, 92). Erst kürzlich konnte der anti-inflammatorische Charakter von Stickstoffmonoxid in einer Studie an ARDS-Patienten gefestigt werden: GRIES et al. zeigten, dass der Einsatz von Stickstoffmonoxid in der Behandlung von ARDS-Patienten zu einer signifikanten Abnahme der Aggregation von Leukozyten und Thrombozyten sowie zu einer Hemmung der Expression des Integrins CD11a im Vergleich zur Kontrollgruppe führt (93).

Jedoch zeigen die bisherigen randomisiert-kontrollierten Studien keine signifikante Reduktion der Mortalität des ARDS unter Behandlung mit Stickstoffmonoxid (78). Hingegen induziert die Vasodilatation der Lungenstrombahn durch den Einsatz von Stickstoffmonoxid eine Verbesserung des PaO_2 und ermöglicht damit ein defensiveres Ventilationsregime, analog den Leitlinien der Konsensus-Konferenz (53, 54). Uner-

Tab. 5: Stickstoffmonoxid (NO)-Inhalation als „golden bullet"?

ROSSAINT et al.	1993, (81)	Prospektive klinische Studie zur Verwendung von Stickstoffmonoxid an ARDS-Patienten	Der Einsatz von Stickstoffmonoxid reduziert den pulmonalen Gefäßwiderstand und erhöht die arterielle Oxygenisation durch eine Redistribution von Perfusion und Ventilation ohne systemische Nebenwirkung.
KAISERS et al.	2003, (78)	Übersichtsartikel zum Einsatz der selektiven pulmonalen Vasodilatation beim ARDS	Der Einsatz von Stickstoffmonoxid wird bei refraktärer Hypoxämie und pulmonaler Hypertension des ARDS empfohlen. Weitere selektive Vasodilatatoren sind in der experimentellen und klinischen Erprobung.
GRIES et al.	2003, (93)	Prospektive klinische Studie zur Untersuchung der anti-inflammatorischen Wirkung von Stickstoffmonoxid an 16 ARDS-Patienten	Der Einsatz von Stickstoffmonoxid beim ARDS-Patienten führt zu einer systemischen anti-inflammatorischen Wirkung durch Hemmung der Expression von Integrinen und der Bildung von Thrombozyten-Leukozyten-Aggregaten.
PUYBASSET et al.	1998, (82)	Prospektive klinische Studie zur Verwendung von Stickstoffmonoxid und PEEP an ARDS-Patienten	PEEP-Non-Responder erreichen durch Stickstoffmonoxid eine verbesserte Oxygenisation. Die Kombination von PEEP mit Stickstoffmonoxid bei PEEP-Respondern erreicht die höchsten Steigerungsraten der Oxygenisation.

wünschte Nebenwirkungen von Stickstoffmonoxid lassen sich bei den verwendeten Dosierungen von < 10 ppm nicht darstellen. Die Verwendung von Stickstoffmonoxid in der Behandlung von Patienten mit ARDS ist z.Zt. nur für Neugeborene und nicht für Erwachsene lizenziert, empfiehlt sich jedoch für den Einsatz beim ARDS-Patienten mit refraktärer Hypoxämie.

Lagerungswechsel:
Ein moderner Gesinnungswechsel?

Das zunehmende Verständnis der Pathophysiologie des ARDS stellt den alveolären Kollaps und den daraus resultierenden alveolären Ventilations- und Perfusionsausfall als zentrales Element des Lungenversagens beim ARDS-Patienten in den Mittelpunkt (94). Der Einsatz von PEEP ermöglicht hierbei über die gezielte Ventilation die Prävention und Behandlung des alveolären Kollapses (95). Eine grundlegende Voraussetzung für den effektiven Einsatz inhalativ zu verabreichender Medikamente wie z.B. Stickstoffmonoxid. Jedoch sind der Verwendung von PEEP Grenzen gesetzt, wie in den vorigen Kapiteln erwähnt. Ein alternativer Ansatz zur Verbesserung der alveolären Ventilation ist der Lagerungswechsel in Bauchlage, der in diversen Studien untersucht und erfolgreich eingesetzt wurde (Tab. 6). So konnten MURE et al. (96) an 13 Patienten zeigen, dass die Bauchlage mit einer signifikanten Verbesserung des Gasaustausches bei ARDS-Patienten einhergeht, die sich vorwiegend in einer Verbesserung des Verhältnisses von PaO_2 zu FiO_2 von 15 % (97) bis 20 % (98) in Bauchlage vs. Rückenlage darstellt. GATTINONI zeigte in einer randomisierten Multizenterstudie an 304 Patienten, dass mehr als 70 % der Patienten in der erste Stunde nach Lagerungswechsel eine signifikant verbesserte arterielle Oxygenisation aufwiesen. Jedoch äußerte sich dies nicht in einer statistisch belegbaren Reduktion der Mortalität über den Beobachtungszeitraum von 6 Monaten (99). In einer weiterführenden retrospektiven Studie an 225 Patienten konnte gezeigt werden, dass diejenigen Patienten, die während des Lagerungswechsels eine Reduktion des $PaCO_2$ aufwiesen, im Verlauf von 28 Tagen eine signifikant verringerte Mortalität gegenüber den Patienten erreichten, die keine Änderung des $PaCO_2$ aufwiesen (Nonresponder) (100).

Tab. 6: Lagerungswechsel: ein moderner Gesinnungswechsel?

JOHANNIG-MANN et al.	2001, (103)	Prospektive nicht-randomisierte klinische Studie; Untersuchung der Wirkung von Stickstoffmonoxid und Bauchlage an 16 ARDS Patienten	Der Einsatz von Stickstoffmonoxid und Bauchlage trägt zu einer verbesserten Oxygenation von Patienten mit ARDS bei. Ein synergistischer Effekt beim Einsatz beider Therapien ist nachweisbar.
ALBERT et al.	2000, (107)	Prospektive klinische Studie zur Untersuchung der Bauchlage auf die Lungenventilation mittels CT an 7 gesunden Probanden	Die Bauchlage eliminiert die Kompressionswirkung des Herzens auf die dorsale Lunge. Folglich wird ein geringerer inspiratorischer und end-exspiratorischer Druck zur Aufrechterhaltung des Ventilationsvolumens benötigt.
GATTINONI et al.	2001, (99)	Prospektive randomisierte Multizenterstudie an 304 Patienten. Bauchlage vs. Rückenlage	Die Bauchlage verbessert die arterielle Oxygenierung bei > 70 % der Patienten ohne eine verringerte Mortalität über 6 Monate.
GATTINONI et al.	2003, (100)	Retrospektive Studie an 225 Patienten in Bauchlage	Diejenigen Patienten, die in Bauchlage eine verringerte $PaCO_2$ aufwiesen, erreichten eine signifikante Reduktion der Mortalität.
VIEILLARD-BARON et al.	2005, (111)	Prospektive klinische Studie zur Untersuchung von PEEP und Bauchlage an 11 Patienten mit ARDS	Die Bauchlage führt zu einer Verminderung der Totraumventilation und damit zu einer besseren Oxygenierung.

Diese viel versprechenden Ergebnisse führten zur nahe liegenden Kombination von Bauchlage und Stickstoffmonoxid-Therapie. Erste Untersuchungen bestätigen den additiven Effekt durch Verbesserung des pulmonalen Sauerstoffaustausches (PaO_2/FiO_2) und Senkung des Rechts-Links-Shunts (101, 102). Eine dezidierte Studie zum Einfluss des Lagerungszustandes und der Behandlung mit Stickstoffmonoxid zeigte, dass die alleinige Bauchlage bzw. Stickstoffmonoxid-Therapie jeweils zu einer um $> 20\%$ Veränderung des PaO_2/FiO_2 beitragen (103). Interessanterweise war hier die Bauchlage der Stickstoffmonoxid-Therapie bezüglich einer gesteigerten Oxygenierung überlegen, wie auch anderenorts aufgezeigt (104). Die Kombination von Stickstoffmonoxid und Bauchlage führt hierbei zu synergistischen Effekten auf den pulmonalen Gasaustausch. Die genauen Mechanismen, die zur Verbesserung der Oxygenierung in Bauchlage beitragen, sind nicht abschließend geklärt, deuten aber auf eine homogenere Belüftung der dorsalen Lungenareale hin (105, 106), welche wiederum konsekutiv die Wirkung von Stickstoffmonoxid steigert (103). Die Gewichtsverlagerung der mediastinalen Organe (106, 107), ein veränderter Blutfluss und verminderte Ödembildung sowie eine reduzierte Verlagerung des Diaphragma nach intrathorakal (108) scheinen hierbei die Grundlage für die beobachteten Effekte in Bauchlage zu sein. Voggenreiter et al. konnten dies an 22 Patienten durch eine CT-ermittelte signifikante Verringerung der Lungendichte in Bauchlage von 31 % auf 4 % wiedergeben (109). Von entscheidender Bedeutung ist in diesem Zusammenhang die homogenere Belüftung der Alveolen und die Verringerung des ventilatorischen Totraumes unter mechanischer Beatmung in Bauchlage, die eine Reduktion des PEEP ermöglicht und damit das Risiko eines VILI reduziert (110, 111).

Aktuelle Empfehlungen zur Beatmung von Patienten mit (drohendem) Lungenversagen
Gemäß der aufgeführten aktuellen Datenlage und in Anlehnung an die Empfehlungen der NAECC (53, 54) und des ARDS-Networks (112,

113) formulieren wir das Ziel der Behandlung des ARDS-Patienten folgendermaßen:
- Das Beatmungsregime ist derart zu optimieren, dass eine suffiziente Sauerstoffversorgung der Organe, bei entsprechender CO_2-Abgabe sichergestellt ist. Dabei ist auf eine möglichst lungenschonende Beatmungstechnik zurückzugreifen, um einem ventilatorbedingten Lungenschaden (VILI) vorzubeugen.
- Die Sauerstoffkonzentration der Beatmungsluft ist unter Einbehaltung einer suffizienten Oxygenisation zu reduzieren, um einer O_2-Toxizität vorzubeugen.
- Ein möglichst hoher Grad der Belüftung der Alveolen ist sicherzustellen, mit dem Ziel einer gleichmäßigen Ventilation und der Vermeidung des alveolären Kollapses. Hierbei ist ein periodischer Wechsel von lungenprotektiver Beatmung und kurzzeitiger Erhöhung des Atemzugvolumens, der Inspirationszeit oder des Beatmungsdruckes als sinnvoll zu erachten.
- Die Beatmungsdrücke müssen reduziert werden, um einer ventilationsbedingten Lungenschädigung (VILI) vorzubeugen.
- Der Sauerstoffverbrauch des Patienten ist zu minimieren, welches sich durch eine frühzeitige Sedierung und Relaxation (nicht-depolarisierende Relaxantien) des Patienten sicherstellen lässt.

„Damage Control" –
kann der posttraumatische Lungenschaden kontrolliert werden?
Die so genannte „Early Total Care" (ETC), als definitive, unmittelbare operative Versorgung orthopädisch-traumatologischer Verletzungen, ist nachweislich mit einem günstigen Outcome bei Patienten mit multiplen Verletzungen vergesellschaftet (114 - 118) (Tab. 7).
Jedoch zeigt sich, dass das Prinzip der ETC nicht generell auf alle polytraumatisierten Patienten zu übertragen ist und insbesondere Patienten mit Schädel-Hirn-Trauma oder Lungenverletzung durch ausgedehnte operative Interventionen einem erhöhten Risiko posttraumatischer Komplikationen ausgesetzt sind (119, 120). So konnte in diversen Publikationen ein

Tab. 7: „Damage Control" – kann der posttraumatische Lungenschaden kontrolliert werden?

JOHNSON et al.	1985 (116)	Prospektive klinische Studie zur Untersuchung der frühen (< 24 h) vs. verzögerten Stabilisierung von Frakturen in 132 Patienten	Eine frühzeitige Stabilisierung senkt signifikant die Inzidenz des ARDS von 75 % auf 17 %.
BONE et al.	1989 (115)	Prospektive randomisierte klinische Studie an 178 Patienten mit Femurfrakturen	Die frühzeitige Stabilisierung geht mit einer geringeren pulmonalen Komplikationsrate einher.
PAPE et al.	1993 (118)	Retrospektive Datenanalyse an 766 Patienten mit/ohne Thoraxtrauma und Femurmarknagelung	Höhere Inzidenz von ARDS (33% vs. 7%) und erhöhte Mortalität (21% vs. 4%) bei begleitendem Thoraxtrauma.
PAPE et al.	2002 (119)	Retrospektive Kohortenstudie über 20 Jahre an Patienten mit Femurfrakturen	Signifikante Reduktion systemischer Komplikationen bei Patienten mit DCO, unabhängig von Art der Femurstabilisierung. Verringerte Inzidenz von ARDS bei DCO.
PAPE et al.	2003 (129)	Prospektive randomisierte Multizenterstudie zu DCO vs. ETC (Marknagelung)	ETC und intramedulläre Marknagelung induzieren eine Entzündungsantwort durch Freisetzung von Zytokinen, die bei externer Fixation und sekundärer Marknagelung nicht beobachtet wird.
HILDEBRAND et al.	2005 (44)	Tierexperimentelle Untersuchung zu Marknagelung und Lungenphysiologie bei Lungenkontusion	Exazerbation der Lungenschädigung bei Marknagelung vs. externe Fixation durch Zunahme der Leukozytenakkumulation, des Lungenödems und der Gefäßpermeabilität.
HARWOOD et al.	2005 (124)	Retrospektive Untersuchung der Entzündungsantwort polytraumatisierter Patienten unter ETC und DCO	Verringerte posttraumatische systemische Entzündungsantwort (SIRS) bei Patienten mit DCO.
NAST-KOLB et al.	2005 (131)	Übersichtsartikel	Literaturreview und Indikation für DCO.
PAPE et al.	2005 (132)	Übersichtsartikel	Literaturreview, Einteilung der Patienten in 4 Gruppen mit konsekutiver Indikation für ETC und DCO.

Zusammenhang von operativer Frakturversorgung und Entstehung des ARDS postuliert werden (115, 118, 119, 121, 122). Die operative Intervention führt hierbei im Sinne eines „Second Hit" zu einer iatrogenen, nachteiligen Beeinflussung des Immunsystems, die als zusätzliche Belastung zum initialen Trauma zu addieren ist (44, 123 - 125). Die Fraktur eines langen Röhrenknochens prädisponiert zusätzlich für eine pulmonale Dysfunktion, sei es durch Fettembolisation oder die inflammatorische Reaktion (126, 127).
Folglich kam es zur Etablierung eines neuen Konzeptes, der initialen temporären Stabilisierung (z.B. Fixateur Externe) mit sekundärer definitiver Versorgung (z.B. Offene Osteosynthese und interne Fixation), die unter der Bezeichnung „Damage Control Orthopedics" (DCO) firmierte (128). SCALEA et al. verwendeten erstmals den Begriff im Rahmen einer Studie zur Untersuchung der primären externen Fixation von Femurfrakturen im Vergleich zur primären Marknagelung beim polytraumatisierten Patienten und bezeichneten die DCO als eine sichere und wertvolle Alternative zur ETC beim Patienten mit mehreren Verletzungen (128). In einer retrospektiven Studie bestätigen PAPE et al. die Reduktion der Inzidenz von systemi-

schen Komplikationen in der Behandlung von Femurfrakturen polytraumatisierter Patienten und weisen auf eine erhöhte Inzidenz von ARDS bei primärer Marknagelung vs. externer Fixation hin (119). Die niedrigste Inzidenz für ARDS wurde in der Gruppe der frühen Stabilisierung mittels Fixateur und sekundären Marknagelung beobachtet. Eine prospektive randomisierte Studie der Autoren bestätigt die proinflammatorischen Effekte durch Zytokinfreisetzung bei frühzeitiger Marknagelung vs. externe Fixation (129).

Aktuelle Übersichtsartikel definieren Patienten mit erhöhtem Risiko für systemische Komplikationen, aufgrund dessen Empfehlungen für ETC bzw. DCO ausgesprochen werden (120, 130 - 132). PAPE et al. teilen entsprechend der Parameter für Kreislauf, Gerinnungssituation, Temperatur und Weichteilschädigung die Patienten in Grad I bis IV (stabil bis in extremis) ein und empfehlen DCO ab Grad II (z.B. Thoraxtrauma mit AIS $\geq$ 2) bzw. generell bei Unsicherheit der Verletzungsschwere. Eine vereinfachte, praxisnahe Einteilung wird durch Kombination von Gesamtverletzungsschwere (Injury Severity Score, ISS) und Begleitverletzung nach NAST-KOLB et al. vorgestellt (131) (Tab. 8).

In Anlehnung an die bestehenden Empfehlungen führen wir beim polytraumatisierten Patienten mit einem hohen Komplikationsrisiko eine frühest mögliche Stabilisierung von Frakturen mit der am wenigsten invasiven und schnellstmöglich durchzuführenden OP-Technik im Sinne der DCO durch (120, 130 - 132). Dies gilt im Besonde-

ren für Patienten mit Thoraxtrauma (Lungenkontusion) (133), die einem hohen Risiko posttraumatischer Komplikationen (ARDS, MOV, Sepsis) ausgesetzt sind. Hierdurch kann eine Limitierung der zusätzlichen Schädigung (2nd Hit) durch Blutverlust, Aktivierung des Immunsystems etc., wie sie bei ausgedehnten operativen Interventionen auftreten, erreicht werden.

Folglich verzichten wir z.B. bei Patienten mit CT-diagnostisch gesicherter Lungenkontusion auf die Verwendung von Marknagelosteosynthesen in der Frühphase nach Trauma und setzen überwiegend den externen Fixateur ein. Nach Stabilisierung der Vitalparameter, insbesondere der pulmonalen Funktion und nach Abklingen der systemischen Phase der Hyperinflammation (SIRS) führen wir frühestens nach 7 Tagen eine definitive Frakturversorgung mit z.B. dem Marknagel am Femurschaft durch.

Fazit für die Praxis

Der polytraumatisierte Patient erfährt eine traumabedingte signifikante Störung des Immunsystems mit initialer Phase der Hyperregabilität der Entzündungsreaktion (SIRS) und später Lähmung der Immunantwort (CARS). Eine operative Intervention stellt in jedem Falle eine zusätzliche Belastung im Sinne eines „second hit" dar, der zu einer zusätzlichen nachteiligen Beeinflussung des Immunsystems – in Korrelation mit Art und Größe des Eingriffs – führt. Aktuelle Richtlinien ermöglichen die Identifikation von Patienten mit erhöhtem Risiko für systemische Komplikationen, anhand deren Empfehlungen für die Durchführung der operativen Stabilisierung (ETC vs. DCO) ausgesprochen werden können.

Die zunehmenden Kenntnisse zur Pathophysiologie der posttraumatischen systemischen Entzündungsantwort belegen die außerordentlich hohe Bedeutung des Immunsystems für den Verlauf und das Outcome nach einem Polytrauma. Für den behandelnden Chirurgen und Intensivmediziner wird das umfassende Verständnis der Immunantwort auf das Trauma in Zukunft unerlässlich, um in einem interdisziplinären Umfeld das optimale Therapieregime für den Patienten wählen zu können.

Tab. 8: Patienten mit hohem Komplikationsrisiko. Indikationen für Damage Control Orthopedics. (ISS: Injury Severity Score; AIS: Abbreviated Injury Scale) (131)

ISS $\geq$ 16 und/oder:
- Schweres Schädel-Hirn-Trauma (AIS $\geq$ 3)
- Schweres Thoraxtrauma (AIS $\geq$ 3)
- Instabile Beckenfraktur
- Multiple Frakturen langer Röhrenknochen
- Persistierender instabiler Kreislauf (systol. RR <90 mmHg)

Literatur

(1) ASHBAUGH, D.G., et al.: Acute respiratory distress in adults. Lancet, 2 (7511), p. 319-23 (1967)

(2) PETTY, T.L., ASHBAUGH, D.G.: The adult respiratory distress syndrome. Clinical features, factors influencing prognosis and principles of management. Chest., 60 (3), p. 233-9 (1971)

(3) MURRAY, J.F., et al.: An expanded definition of the adult respiratory distress syndrome. Am. Rev. Respir. Dis., 138 (3), p. 720-3 (1988)

(4) BERNARD, G.R., et al.: The American-European Consensus Conference on ARDS. Definitions, mechanisms, relevant outcomes, and clinical trial coordination. Am. J. Respir. Crit. Care Med., 149 (3 Pt 1), p. 818-24 (1994)

(5) BRUN-BUISSON, C., et al.: Epidemiology and outcome of acute lung injury in European intensive care units. Results from the ALIVE study. Intensive Care Med., 30 (1), p. 51-61 (2004)

(6) FRUTOS-VIVAR, F., NIN, N., ESTEBAN, A.: Epidemiology of acute lung injury and acute respiratory distress syndrome. Curr. Opin. Crit. Care, 10 (1), p. 1-6 (2004)

(7) Atabai, K., Matthay, M.A.: The pulmonary physician in critical care. 5, Acute lung injury and the acute respiratory distress syndrome: definitions and epidemiology. Thorax, 57 (5), p. 452-8 (2002)

(8) VALTA, P., et al.: Acute respiratory distress syndrome: frequency, clinical course, and costs of care. Crit. Care Med., 27 (11), p. 2367-74 (1999)

(9) LEWANDOWSKI, K., et al.: Incidence, severity, and mortality of acute respiratory failure in Berlin, Germany. Am. J. Respir. Crit. Care Med., 151 (4), p. 1121-5 (1995)

(10) ARROLIGA, A.C., et al.: Incidence of ARDS in an adult population of northeast Ohio. Chest., 121 (6), p. 1972-6 (2002)

(11) BERSTEN, A.D., et al.: Incidence and mortality of acute lung injury and the acute respiratory distress syndrome in three Australian States. Am. J. Respir. Crit. Care Med., 165 (4), p. 443-8 (2002)

(12) FERRING, M., VINCENT, J.L.: Is outcome from ARDS related to the severity of respiratory failure? Eur. Respir. J., 10 (6), p. 1297-300 (1997)

(13) WHITE, T.O., et al.: The epidemiology of posttraumatic adult respiratory distress syndrome. J. Bone Joint Surg. Am., 86-A (11), p. 2366-76 (2004)

(14) GATTINONI, L., et al.: Acute respiratory distress syndrome, the critical care paradigm: what we learned and what we forgot. Curr. Opin. Crit. Care, 10 (4), p. 272-8 (2004)

(15) BELLINGAN, G.J.: The pulmonary physician in critical care 6, The pathogenesis of ALI/ARDS. Thorax, 57 (6), p. 540-6 (2002)

(16) DICKER, R.A., et al.: Acute respiratory distress syndrome criteria in trauma patients: why the definitions do not work. J. Trauma, 57 (3), p. 522-6, discussion 526-8 (2004)

(17) CROCE, M.A., et al.: Early and late acute respiratory distress syndrome: two distinct clinical entities. J. Trauma, 46 (3), p. 361-6, discussion 366-8 (1999)

(18) DAVIDSON, T.A., et al.: Reduced quality of life in survivors of acute respiratory distress syndrome compared with critically ill control patients. Jama, 281 (4), p. 354-60 (1999)

(19) ANGUS, D.C., et al.: Quality-adjusted survival in the first year after the acute respiratory distress syndrome. Am. J. Respir. Crit. Care Med., 163 (6), p. 1389-94 (2001)

(20) HERRIDGE, M.S., et al.: One-year outcomes in survivors of the acute respiratory distress syndrome. N. Engl. J. Med., 348 (8), p. 683-93 (2003)

(21) ERTEL, W., et al.: (Significance of systemic inflammation in 1, 278 trauma patients). Unfallchirurg., 101 (7), p. 520-6 (1998)

(22) KEEL, M., TRENTZ, O.: Pathophysiology of polytrauma. Injury, 36 (6), p. 691-709 (2005)

(23) HILDEBRAND, F., PAPE, H.C., KRETTEK, C.: (The importance of cytokines in the posttraumatic inflammatory reaction.) Unfallchirurg., 108 (10), p. 793-803 (2005)

(24) NAST-KOLB, D., et al.: Multiple organ failure still a major cause of morbidity but not mortality in blunt multiple trauma. J. Trauma, 51 (5), p. 835-41; discussion 841-2 (2001)

(25) YAO, Y.M., et al.: The inflammatory basis of trauma/shock-associated multiple organ failure. Inflamm Res, 47 (5), p. 201-10 (1998)

(26) FAIST, E., WICHMANN, M.W.: (Immunology in the severely injured). Chirurg, 68 (11), p. 1066-70 (1997)

(27) PAPE, H.C., et al.: Major secondary surgery in blunt trauma patients and perioperative cytokine liberation: determination of the clinical relevance of biochemical markers. J. Trauma, 50 (6), p. 998-1000 (2001)

(28) MUKAIDA, N.: Pathophysiological Roles of interleukin-8/CXCL8 in pulmonary diseases. Am. J. Physiol. Lung. Cell. Mol. Physiol., 284, p. 566-77 (2003)

(29) WARD, P.A.: Oxygen radicals, cytokines, adhesion molecules, and lung injury. Environ Health Perspect, 102 Suppl 10, p. 13-6 (1994)

(30) WARD, P.A.: Rous-Whipple Award Lecture. Role of complement in lung inflammatory injury. Am. J. Pathol, 149 (4), p. 1081-6 (1996)

(31) YOUNGER, J.G., et al.: Systemic and lung physiological changes in rats after intravascular activation of complement. J. Appl. Physiol., 90 (6), p. 2289-95 (2001)

(32) YOUNGER, J.G., et al.: Lung inflammation and function in a model of complement-mediated acute injury. Acad. Emerg. Med., 7(10), p. 1171 (2000)

(33) TILL, G.O., et al.: Activation of C5 by cobra venom factor is required in neutrophil-mediated lung injury in the rat. Am. J. Pathol., 129 (1), p. 44-53 (1987)

(34) MULLIGAN, M.S., et al.: Requirement and role of C5a in acute lung inflammatory injury in rats. J. Clin. Invest, 98 (2), p. 503-12 (1996)

(35) MULLIGAN, M.S., et al.: C5a-dependent up-regulation in vivo of lung vascular P-selectin. J. Immunol, 158 (4), p. 1857-61 (1997)

(36) RIEDEMANN, N.C., et al.: Expression and function of the C5a receptor in rat alveolar epithelial cells. J. Immunol, 168 (4), p. 1919-25 (2002)

(37) MULLIGAN, M.S., et al.: Cytokine and adhesion molecule requirements for lung injury induced by anti-

glomerular basement membrane antibody. Inflammation, 22 (4), p. 403-17 (1998)

(38) WARD, P.A.: Role of complement, chemokines, and regulatory cytokines in acute lung injury. Ann N Y Acad Sci, 796, p. 104-12 (1996)

(39) WARD, P.A.: Recruitment of inflammatory cells into lung: roles of cytokines, adhesion molecules, and complement. J. Lab. Clin. Med., 129 (4), p. 400-4 (1997)

(40) NEIDHARDT, R., et al.: Relationship of interleukin-10 plasma levels to severity of injury and clinical outcome in injured patients. J. Trauma, 42 (5), p. 863-70; discussion 870-1 (1997)

(41) VAN DISSEL, J.T., et al.: Anti-inflammatory cytokine profile and mortality in febrile patients. Lancet, 351 (9107), p. 950-3 (1998)

(42) CHARASH, W.E., FABIAN, T.C., CROCE, M.A.: Delayed surgical fixation of femur fractures is a risk factor for pulmonary failure independent of thoracic trauma. J. Trauma, 37 (4), p. 667-72 (1994)

(43) COHN, S.M.: Pulmonary contusion: review of the clinical entity. J. Trauma, 42 (5), p. 973-9 (1997)

(44) HILDEBRAND, F., et al., Secondary effects of femoral instrumentation on pulmonary physiology in a standardised sheep model: what is the effect of lung contusion and reaming? Injury, 36 (4), p. 544-55 (2005)

(45) BHATIA, M., MOOCHHALA, S.: Role of inflammatory mediators in the pathophysiology of acute respiratory distress syndrome. J. Pathol., 202 (2), p. 145-56 (2004)

(46) CELI, A., et al.: Platelet-leukocyte-endothelial cell interaction on the blood vessel wall. Semin Hematol, 34 (4), p. 327-35 (1997)

(47) CHOLLET-MARTIN, S., et al., Alveolar neutrophil functions and cytokine levels in patients with the adult respiratory distress syndrome during nitric oxide inhalation. Am. J. Respir. Crit. Care Med., 153 (3), p. 985-90 (1996)

(48) HASLETON, P.S., ROBERTS, T.E.: Adult respiratory distress syndrome – an update. Histopathology, 34 (4), p. 285-94 (1999)

(49) LOPES, A.A., et al., Circulating platelet aggregates indicative of in vivo platelet activation in pulmonary hypertension. Angiology, 44 (9), p. 701-6 (1993)

(50) GATTINONI, L., et al., Physical and biological triggers of ventilator-induced lung injury and its prevention. Eur. Respir. J. Suppl., 47, p. 15s-25s (2003)

(51) DREYFUSS, D., RICARD, J.D., SAUMON, G.: On the physiologic and clinical relevance of lung-borne cytokines during ventilator-induced lung injury. Am. J. Respir. Crit. Care Med., 167 (11), p. 1467-71 (2003)

(52) IMAI, Y., SLUTSKY, A.S.: High-frequency oscillatory ventilation and ventilator-induced lung injury. Crit. Care Med., 33 (3 Suppl), p. S129-34 (2005)

(53) ARTIGAS, A., et al.: The American-European Consensus Conference on ARDS, part 2. Ventilatory, pharmacologic, supportive therapy, study design strategies and issues related to recovery and remodeling. Intensive Care Med., 24 (4), p. 378-98 (1998)

(54.) ARTIGAS, A., et al.: The American-European Consensus Conference on ARDS, part 2: Ventilatory, pharmacologic, supportive therapy, study design strategies, and issues related to recovery and remodeling.

Acute respiratory distress syndrome. Am. J. Respir. Crit. Care Med., 157 (4 Pt 1), p. 1332-47 (1998)

(55) International consensus conferences in intensive care medicine: Ventilator-associated Lung Injury in ARDS. This official conference report was cosponsored by the American Thoracic Society, The European Society of Intensive Care Medicine, and The Societe de Reanimation de Langue Francaise, and was approved by the ATS Board of Directors, July 1999. Am. J. Respir. Crit. Care Med. 160 (6), p. 2118-24 (1999)

(56) RANIERI, V.M., et al., Effect of mechanical ventilation on inflammatory mediators in patients with acute respiratory distress syndrome: a randomized controlled trial. Jama, 282 (1), p. 54-61 (1999)

(57) GAJIC, O., et al.: Ventilator settings as a risk factor for acute respiratory distress syndrome in mechanically ventilated patients. Intensive Care Med., 31 (7), p. 922-6 (2005)

(58) GAJIC, O., et al.: Ventilator-induced cell wounding and repair in the intact lung. Am. J. Respir Crit. Care Med., 167 (8), p. 1057-63 (2003)

(59) Ventilation with lower tidal volumes as compared with traditional tidal volumes for acute lung injury and the acute respiratory distress syndrome. The Acute Respiratory Distress Syndrome Network. N Engl. J. Med., 342(18), p. 1301-8 (2000)

(60) KOLTON, M., et al.: Oxygenation during high-frequency ventilation compared with conventional mechanical ventilation in two models of lung injury. Anesth. Analg., 61 (4), p. 323-32 (1982)

(61) HAMILTON, P.P., et al.: Comparison of conventional and high-frequency ventilation: oxygenation and lung pathology. J. Appl Physiol., 55 (1 Pt 1), p. 131-8 (1983)

(62) Matsuoka, T., Kawano, T., Miyasaka, K.: Role of high-frequency ventilation in surfactant-depleted lung injury as measured by granulocytes. J. Appl Physiol., 76(2), p. 539-44 (1994)

(63) VON DER HARDT, K., et al., High frequency oscillatory ventilation suppresses inflammatory response in lung tissue and microdissected alveolar macrophages in surfactant depleted piglets. Pediatr. Res., 55 (2), p. 339-46 (2004)

(64) ARNOLD, J.H.: High frequency oscillatory ventilation: theory and practice in paediatric patients. Paediatr Anaesth, 6 (6), p. 437-41 (1996)

(65) ARNOLD, J.H., et al.: Prospective, randomized comparison of high-frequency oscillatory ventilation and conventional mechanical ventilation in pediatric respiratory failure. Crit. Care Med., 22 (10), p. 1530-9 (1994)

(66) GERSTMANN, D.R., et al.: The Provo multicenter early high-frequency oscillatory ventilation trial: improved pulmonary and clinical outcome in respiratory distress syndrome. Pediatrics, 1996. 98(6 Pt 1): p. 1044-57.

(67) PLAVKA, R., et al.: High-frequency jet ventilation improves gas exchange in extremely immature infants with evolving chronic lung disease. Am. J. Perinatol, 23 (8), p. 467-72 (2006)

(68) PLAVKA, R., et al.: A prospective randomized comparison of conventional mechanical ventilation and

very early high frequency oscillatory ventilation in extremely premature newborns with respiratory distress syndrome. Intensive Care Med., 25 (1), p. 68-75 (1999)

(69) CHAN, K.P., STEWART, T.E.: Clinical use of high-frequency oscillatory ventilation in adult patients with acute respiratory distress syndrome. Crit. Care Med., 33 (3 Suppl), p. S170-4 (2005)

(70) FORT, P., et al.: High-frequency oscillatory ventilation for adult respiratory distress syndrome – a pilot study. Crit. Care Med., 25 (6), p. 937-47 (1997)

(71) MEHTA, S., et al.: Prospective trial of high-frequency oscillation in adults with acute respiratory distress syndrome. Crit. Care Med., 29 (7), p. 1360-9 (2001)

(72) DERDAK, S., et al.: High-frequency oscillatory ventilation for acute respiratory distress syndrome in adults: a randomized, controlled trial. Am J Respir Crit Care Med, 2002. 166(6): p. 801-8.

(73) MEHTA, S., et al.: High-frequency oscillatory ventilation in adults: the Toronto experience. Chest., 126 (2), p. 518-27 (2004)

(74) KAO, K.C., et al.: High frequency oscillatory ventilation for surgical patients with acute respiratory distress syndrome. J. Trauma, 61(4), p. 837-43 (2006)

(75) DEMORY, D., et al.: High-frequency oscillatory ventilation following prone positioning prevents a further impairment in oxygenation. Crit. Care Med., (2006)

(76) HOEHN, T., BUHRER, C.: High-frequency ventilation and the prevention of ventilator-associated lung injury. Chest., 119 (6), p. 1978-9 (2001)

(77) FAN, E., MEHTA, S.: High-frequency oscillatory ventilation and adjunctive therapies: inhaled nitric oxide and prone positioning. Crit. Care Med., 33 (3 Suppl), p. S182-7 (2005)

(78) KAISERS, U., et al.: Selective pulmonary vasodilation in acute respiratory distress syndrome. Crit. Care Med., 31 (4 Suppl), p. S337-42 (2003)

(79) PEPKE-ZABA, J., et al.: Inhaled nitric oxide as a cause of selective pulmonary vasodilatation in pulmonary hypertension. Lancet, 338 (8776), p. 1173-4 (1991)

(80) FROSTELL, C., et al.: Inhaled nitric oxide. A selective pulmonary vasodilator reversing hypoxic pulmonary vasoconstriction. Circulation, 83 (6), p. 2038-47 (1991)

(81) ROSSAINT, R., et al.: Inhaled nitric oxide for the adult respiratory distress syndrome. N. Engl. J. Med., 328 (6), p. 399-405 (1993)

(82) PUYBASSET, L., et al.: Factors influencing cardiopulmonary effects of inhaled nitric oxide in acute respiratory failure. Am. J. Respir. Crit. Care Med., 152 (1), p. 318-28 (1995)

(83) PAPAZIAN, L., et al.: Respective and combined effects of prone position and inhaled nitric oxide in patients with acute respiratory distress syndrome. Am. J. Respir. Crit. Care Med., 157(2): p. 580-5 (1998)

(84) JOLLIET, P., et al.: Additive beneficial effects of the prone position, nitric oxide, and almitrine bismesylate on gas exchange and oxygen transport in acute respiratory distress syndrome. Crit. Care Med., 25 (5), p. 786-94 (1997)

(85) GERMANN, P., et al.: Additive effect of nitric oxide inhalation on the oxygenation benefit of the prone position in the adult respiratory distress syndrome. Anesthesiology, 89 (6), p. 1401-6 (1998)

(86) MICHAEL, J.R., et al.: Inhaled nitric oxide versus conventional therapy: effect on oxygenation in ARDS. Am. J. Respir. Crit. Care Med., 157 (5 Pt 1), p. 1372-80 (1998)

(87) TRONCY, E., et al.: Inhaled nitric oxide in acute respiratory distress syndrome: a pilot randomized controlled study. Am. J. Respir. Crit. Care Med., 157 (5 Pt 1), p. 1483-8 (1998)

(88) DELLINGER, R.P., et al.: Effects of inhaled nitric oxide in patients with acute respiratory distress syndrome: results of a randomized phase II trial. Inhaled Nitric Oxide in ARDS Study Group. Crit. Care Med., 26 (1), p. 15-23 (1998)

(89) GRIES, A., et al.: Inhaled nitric oxide inhibits human platelet aggregation, P-selectin expression, and fibrinogen binding in vitro and in vivo. Circulation, 97 (15), p. 1481-7 (1998)

(90) SAMAMA, C.M., et al.: Inhibition of platelet aggregation by inhaled nitric oxide in patients with acute respiratory distress syndrome. Anesthesiology, 83 (1), p. 56-65 (1995)

(91) KANWAR, S., KUBES, P.: Nitric oxide is an antiadhesive molecule for leukocytes. New Horiz, 3 (1), p. 93-104 (1995)

(92) OKABAYASHI, K., et al.: Inhaled nitric oxide improves lung allograft function after prolonged storage. J. Thorac Cardiovasc. Surg., 112 (2), p. 293-9 (1996)

(93) GRIES, A., et al.: Inhaled nitric oxide inhibits platelet-leukocyte interactions in patients with acute respiratory distress syndrome. Crit. Care Med., 31 (6), p. 1697-704 (2003)

(94) LAPINSKY, S.E., Mehta, S.: Bench-to-bedside review: Recruitment and recruiting maneuvers. Crit. Care, 9 (1), p. 60-5 (2005)

(95) BARBAS, C.S., et al.: Mechanical ventilation in acute respiratory failure: recruitment and high positive end-expiratory pressure are necessary. Curr. Opin. Crit. Care, 11 (1), p. 18-28 (2005)

(96) MURE, M., Martling, C.R., Lindahl, S.G.: Dramatic effect on oxygenation in patients with severe acute lung insufficiency treated in the prone position. Crit. Care Med., 25 (9), p. 1539-44 (1997)

(97) BLANCH, L., et al.: Short-term effects of prone position in critically ill patients with acute respiratory distress syndrome. Intensive Care Med., 23 (10), p. 1033-9 (1997)

(98) JOHANNIGMAN, J.A., et al.: Prone positioning for acute respiratory distress syndrome in the surgical intensive care unit: who, when, and how long? Surgery, 128 (4), p. 708-16 (2000)

(99) GATTINONI, L., et al.: Effect of prone positioning on the survival of patients with acute respiratory failure. N. Engl. J. Med., 345 (8), p. 568-73 (2001)

(100) GATTINONI, L., et al.: Decrease in PaCO2 with prone position is predictive of improved outcome in acute respiratory distress syndrome. Crit. Care Med., 31 (12), p. 2727-33 (2003)

(101) MARTINEZ, M., et al.: Improvement in oxygenation by prone position and nitric oxide in patients with

acute respiratory distress syndrome. Intensive Care Med., 25 (1), p. 29-36 (1999)

(102) LEGRAS, A., et al.: Right-to-left interatrial shunt in ARDS: dramatic improvement in prone position. Intensive Care Med., 25 (4), p. 412-4 (1999)

(103) JOHANNIGMAN, J.A., et al.: Prone positioning and inhaled nitric oxide: synergistic therapies for acute respiratory distress syndrome. J. Trauma, 50 (4), p. 589-95; discussion 595-6 (2001)

(104) DUPONT, H., et al.: Short-term effect of inhaled nitric oxide and prone positioning on gas exchange in patients with severe acute respiratory distress syndrome. Crit. Care Med., 28 (2), p. 304-8 (2000)

(105) LAMM, W.J., GRAHAM, M.M., ALBERT, R.K.: Mechanism by which the prone position improves oxygenation in acute lung injury. Am. J. Respir. Crit. Care Med., 150 (1), p. 184-93 (1994)

(106) ALBERT, R.K.: Prone position in ARDS: what do we know, and what do we need to know? Crit. Care Med., 27 (11). p. 2574-5 (1999)

(107) ALBERT, R.K., HUBMAYR, R.D.: The prone position eliminates compression of the lungs by the heart. Am. J. Respir. Crit. Care Med., 161 (5), p. 1660-5 (2000)

(108) FROESE, A.B., BRYAN, A.C.: Effects of anesthesia and paralysis on diaphragmatic mechanics in man. Anesthesiology, 41 (3), p. 242-55 (1974)

(109) VOGGENREITER, G., et al.: Intermittent prone positioning in the treatment of severe and moderate posttraumatic lung injury. Crit. Care Med., 27 (11), p. 2375-82 (1999)

(110) KOUTSOUKOU, A.: Turn the ARDS patient prone to improve oxygenation and decrease risk of lung injury. Intensive Care Med, 2005. 31(2): p. 174-6.

(111) VIEILLARD-BARON, A., et al.: Prone position improves mechanics and alveolar ventilation in acute respiratory distress syndrome. Intensive Care Med., 31 (2), p. 220-6 (2005)

(112) The NHLBI Acute Respiratory Distress Syndrome Network (2006)

(113) ARDS Support Center: Education, care, support, and communication for patients, survivors, families, friends, medical personnel, and others affected by and/or interested in ARDS (2006)

(114) GORIS, R.J., et al.: Early osteosynthesis and prophylactic mechanical ventilation in the multitrauma patient. J. Trauma, 22 (11), p. 895-903 (1982)

(115) BONE, L.B., et al., Early versus delayed stabilization of femoral fractures. A prospective randomized study. J. Bone Joint Surg. Am., 71 (3), p. 336-40 (1989)

(116) JOHNSON, K.D., CADAMBI, A., SEIBERT, G.B.: Incidence of adult respiratory distress syndrome in patients with multiple musculoskeletal injuries: effect of early operative stabilization of fractures. J. Trauma, 25 (5), p. 375-84 (1985)

(117) SEIBEL, R., et al.: Blunt multiple trauma (ISS 36), femur traction, and the pulmonary failure-septic state. Ann. Surg., 202 (3), p. 283-95 (1985)

(118) PAPE, H.C., et al.: Primary intramedullary femur fixation in multiple trauma patients with associated lung contusion – a cause of posttraumatic ARDS? J.

Trauma, 34 (4), p. 540-7, discussion 547-8 (1993)

(119) PAPE, H.C., et al.: Changes in the management of femoral shaft fractures in polytrauma patients: from early total care to damage control orthopedic surgery. J. Trauma, 53(3), p. 452-61, discussion 461-2 (2002)

(120) PAPE, H.C., KRETTEK, C.: (Management of fractures in the severely injured – influence of the principle of "damage control orthopaedic surgery"). Unfallchirurg., 106 (2), p. 87-96 (2003)

(121) PAPE, H.C., et al.: Influence of thoracic trauma and primary femoral intramedullary nailing on the incidence of ARDS in multiple trauma patients. Injury, 24 Suppl 3, p. S82-103 (1993)

(122) BEHRMAN, S.W., et al.: Improved outcome with femur fractures: early vs. delayed fixation. J. Trauma, 30 (7), p. 792-7, discussion 797-8 (1990)

(123) MOORE, F.A., MOORE, E.E.: Evolving concepts in the pathogenesis of postinjury multiple organ failure. Surg. Clin. North Am., 75 (2), p. 257-77 (1995)

(124) HARWOOD, P.J., et al.: Alterations in the systemic inflammatory response after early total care and damage control procedures for femoral shaft fracture in severely injured patients. J. Trauma, 58 (3), p. 446-52; discussion 452-4 (2005)

(125) PAPE, H.C., et al.: Biochemical changes after trauma and skeletal surgery of the lower extremity: quantification of the operative burden. Crit. Care Med., 28 (10), p. 3441-8 (2000)

(126) GIANNOUDIS, P.V., et al.: Stimulation of the inflammatory system by reamed and unreamed nailing of femoral fractures. An analysis of the second hit. J. Bone Joint Surg. Br., 81 (2), p. 356-61 (1999)

(127) PELIAS, M.E., TOWNSEND, M.C., FLANCBAUM, L.: Long bone fractures predispose to pulmonary dysfunction in blunt chest trauma despite early operative fixation. Surgery, 111 (5), p. 576-9 (1992)

(128) SCALEA, T.M., et al.: External fixation as a bridge to intramedullary nailing for patients with multiple injuries and with femur fractures: damage control orthopedics. J. Trauma, 48 (4), p. 613-21; discussion 621-3 (2000)

(129) PAPE, H.C., et al., Impact of intramedullary instrumentation versus damage control for femoral fractures on immunoinflammatory parameters: prospective randomized analysis by the EPOFF Study Group. J. Trauma, 55 (1), p. 7-13 (2003)

(130) PAPE, H.C., GIANNOUDIS, P., KRETTEK, C.: The timing of fracture treatment in polytrauma patients: relevance of damage control orthopedic surgery. Am. J. Surg., 183 (6), p. 622-9 (2002)

(131) NAST-KOLB, D., et al.: (Damage Control Orthopedics.). Unfallchirurg., 108 (10), p. 804-811 (2005)

(132) PAPE, H.C., et al., Timing of fixation of major fractures in blunt polytrauma: role of conventional indicators in clinical decision making. J. Orthop. Trauma, 19 (8), p. 551-62 (2005)

(133) PAPE, H.C., et al., Appraisal of early evaluation of blunt chest trauma: development of a standardized scoring system for initial clinical decision making. J. Trauma, 49 (3), p. 496-504 (2000)

Traumatischer Pneumothorax, thorakale Gasansammlungen

Göran Wild · Norman Bubnick

Der Pneumothorax

1. Allgemeiner Überblick

1.1 Einleitung

Jeder Lungenflügel ist von zwei sehr dünnen, elastischen Membranen umschlossen, die gemeinsam das Brustfell (Pleura) bilden. Eine der Membranen, Pleura visceralis, überzieht die Lunge und geht an der Lungenwurzel in die Pleura parietalis über, welche den Brustkorb von innen auskleidet. Die Membranen liegen über einem dünnen Flüssigkeitsfilm direkt aneinander und bilden den Pleuraraum. Auf Grund eines in diesem Raum herrschenden Unterdruckes werden alle Bewegungen der Thoraxwand direkt auf die Lunge übertragen.

Bei einem Pneumothorax kommt es zum Eindringen von Luft in den Raum zwischen Pleura parietalis und Pleura visceralis (Pleuraraum). Als Folge dieser Erkrankung dehnt sich der betroffene Lungenflügel nicht mehr aus und fällt partiell oder vollständig zusammen. Die eingedrungene Luft kann entweder von außen oder von innen in den Pleuraraum gelangen.

Abhängig von den Entstehungsmechanismen oder den vorliegenden Grunderkrankungen werden verschiedene Ursachen des Pneumothorax unterschieden. In dessen Folge kommen je nach Ausmaß und Ursache somit unterschiedliche Behandlungskonzepte zum Einsatz.

1.2 Entstehung und Einteilung

Spontanpneumothorax

Normalerweise sorgt der Unterdruck im Pleuraraum dafür, dass die elastische Lunge ausgedehnt bleibt. Gerät Luft zwischen Pleura parietalis und visceralis, geht der Unterdruck verloren und der Sog kann nicht aufrecht erhalten werden. Da die Lunge aber durch diesen Unterdruck gleichsam aufgespannt wird, fällt sie beim Ausfall dieser Kraft in sich zusammen. Das Lungenparenchym schrumpft zusätzlich auf Grund seiner Eigenelastizität.

Da die beiden Lungenflügel in jeweils abgeschlossenen Seiten des Thorax liegen, ist üblicherweise nur ein Lungenflügel betroffen – mit Ausnahme von schweren Verletzungen.

Beim so genannten Spontanpneumothorax kommt es zu einem Einriss der Pleura visceralis und somit zu einem Eintritt von Luft in den Pleuraspalt. Liegt keine erkennbare Ursache vor, spricht man von einem idiopathischen Pneumothorax (Spontanpneumothorax oder primärer Spontanpneumothorax). Begünstigen andere Erkrankungen dessen Entstehung, wird die Bezeichnung symptomatischer Pneumothorax (Sekundärer Spontanpneumothorax) gewählt. Bei beiden Formen kann es ohne äußeren Anlass oder bei geringfügiger Anstrengung zur Ausbildung des Pneumothorax kommen. Die Inzidenz des primären Spontanpneumothorax liegt bei bis zu 18 von 100.000 Einwohnern jährlich. Die des sekundären Spontanpneumothorax beträgt ungefähr 6 Fälle auf 100.000 Einwohner pro Jahr. Die höchste Inzidenz ist im Alter von 60 Jahren zu verzeichnen und geht damit parallel zur Prävalenz der COPD in der gesamten Bevölkerung. Heute liegen Erkenntnisse vor, dass der idiopathische Pneumothorax in der Mehrzahl der Fälle durch Läsionen kleinerer Lungenbläschen entsteht, welche direkt an der Lungenoberfläche liegen. Am häufigsten tritt ein idiopathischer Pneumothorax aus völliger Ruhe heraus auf. Verschiedene Risikofaktoren erhöhen jedoch die Auftretenswahrscheinlichkeit. So begünstigt Zigarettenrauchen die Bildung dieser kleinen Bläschen besonders in der Lungenspitze. Bei 1 - 12 Zigaretten pro Tag ist das Risiko eines Pneumothorax bei Männern bereits siebenfach erhöht, bei mehr als 22 Zigaretten sogar hundertfach. Bei Nichtrauchern liegt dieses Risiko vergleichsweise bei nur 0,1 %. Weitere Risikofaktoren sind männliches Geschlecht, große, schlanke (leptosome) Menschen, Menschen mit großen Lungenvolumina und bereits aufgetretenen Pneumothoraces in der engeren Verwandtschaft.

Prinzipiell kann ein Spontanpneumothorax als Symptom nahezu aller Lungenerkrankungen in Erscheinung treten. Aber mehr als 50 Prozent der Fälle betreffen Patienten mit chronischer Verengung der Bronchien (COPD, Asthma bronchiale, Bulla, Zysten). Weitere Ursachen für einen symptomatischen Pneumothorax sind entzündliche Prozesse (Tuberkulose, Mukoviszidose, Histiozytosis X, Echinokokkuszysten), opportunistische Lungenerkrankungen bei AIDS, Sarkoidose oder Sklerodermie sowie bei chronischen Umbauvorgängen (Narbenbildungen, Lungenfibrose, Strahlenfibrose), Stoffwechselerkrankungen (Alpha-1-Antitrypsin-Mangel) und lokalisierten Lungenerkrankungen (Abszesse, Kavernen, eingeschmolzener Lungeninfarkt, Bronchialkarzinom, Metastasen). Auch in Verbindung mit höheren mechanischen Beanspruchungen bei anderweitigen Lungenerkrankungen sowie bestehender Zusammenhänge mit atmosphärisch-barometrischen Schwankungen können das Auftreten eines Pneumothorax nach sich ziehen.

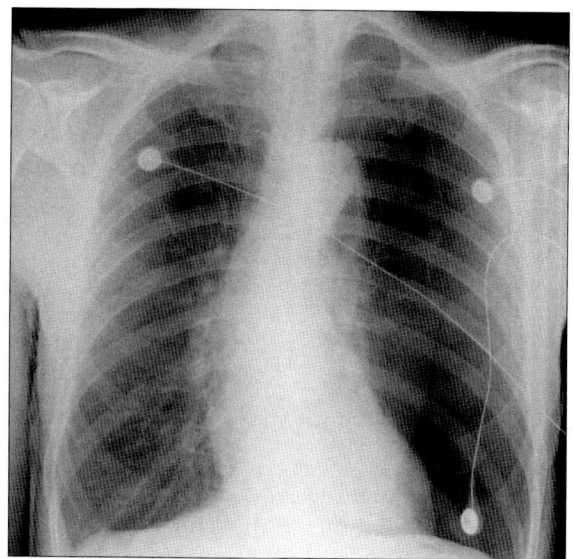

Abb. 1: Pneumothorax links.

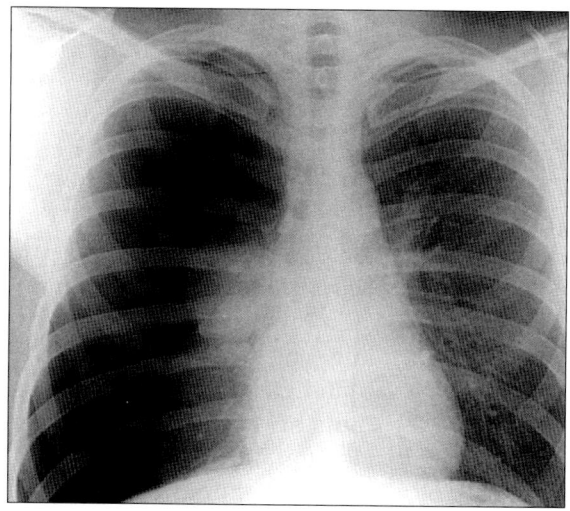

Abb. 2: Rippenfrakturen mit Pneumothorax.

Pneumothorax infolge einer Verletzung
Eine andere Ursache eines Pneumothorax stellen Verletzungen dar, bei denen Luft von außen in den Pleuraspalt eindringen kann. Zum Beispiel bei Rippenfrakturen (Sonderform „failchest") oder seltenen Sternumfrakturen können entsprechend spitze Fragmente sowohl nach innen die Lunge verletzen, als auch nach außen die Brustwand durchstoßen. Begleitend sollte bei Sternumfrakturen immer eine Myokardkontusion ausgeschlossen werden. Wird ein Messer oder ein anderer spitzer Gegenstand in den Brustkorb gestochen, kann ebenfalls ein Pneumothorax resultieren.

Pneumothorax durch ärztliche Maßnahmen
Bei ärztlichen Maßnahmen kann ein Pneumothorax infolge direkter Verletzungen der Pleura entstehen. Er ist bei entsprechendem methodenabhängigem Risiko häufig Folge des Eingriffs, stellt jedoch selten einen ärztlichen Behandlungsfehler dar.
Entsprechend risikobehaftete Interventionen sind Punktionen von Flüssigkeitsansammlun-

gen im Pleuraraum (Ergüsse), Anlagen zentral venöser Katheter sowie transthorakaler oder endoskopischer Probeentnahmen aus Krankheitsherden.

Gefährdet sind auch analgosedierte beatmete, lungengesunde Patienten, da die maschinelle Beatmung entsprechende barotraumatische Auswirkungen (Druck- und Volumenspitzen) haben kann. Patienten nach cardiopulmonaler Reanimation zeigen nicht selten Rippenfrakturen mit der Folge eines Pneumothorax.

Spannungspneumothorax
Diese besondere und zugleich lebensbedrohliche Form kann bei allen oben genannten Ursachen des Pneumothorax vorkommen. Infolge eines Ventilmechanismus kommt es bei Inspiration im Bereich der verletzten oder eingerissenen Stelle der Pleura zum Eintreten von Luft in den Pleuraspalt, bei Exspiration verschließt sich jedoch der Defekt und verhindert das Ausströmen der Luft. Als Folge vergrößert sich der Pneumothorax mit jedem Atemzug und führt zum Druckanstieg im Pleuraraum. Der betroffene Lungenflügel fällt vollständig in sich zusammen, andere Organe werden verdrängt und der venöse Rückstrom zum Herzen reduziert mit resultierender Einschränkung der cardialen Pumpfunktion.

1.3 Symptomatik

Erstes Zeichen eines Pneumothorax ist meist ein stechender Schmerz in der betroffenen Brustseite, der oft von einem Hustenreiz begleitet ist. Abhängig davon, wie sehr der Lungenflügel in sich zusammenfällt, tritt mehr oder weniger deutlich Atemnot auf. Bei der ärztlichen Untersuchung fällt neben der Dyspnoe ein veränderter Klopfschall (hypersonor) der betroffenen Lungenseite auf. Die Auskultation zeigt ein vermindertes oder aufgehobenes Atemgeräusch der erkrankten Seite. Der Beschwerdegrad kann bei jungen Patienten ohne erkennbare Ursache gering, bei Patienten mit vorbestehender Lungenerkrankung sehr stark und beim Spannungspneumothorax auch lebensbedrohlich (Blutdruckabfall, Tachykardie, Schock) sein.

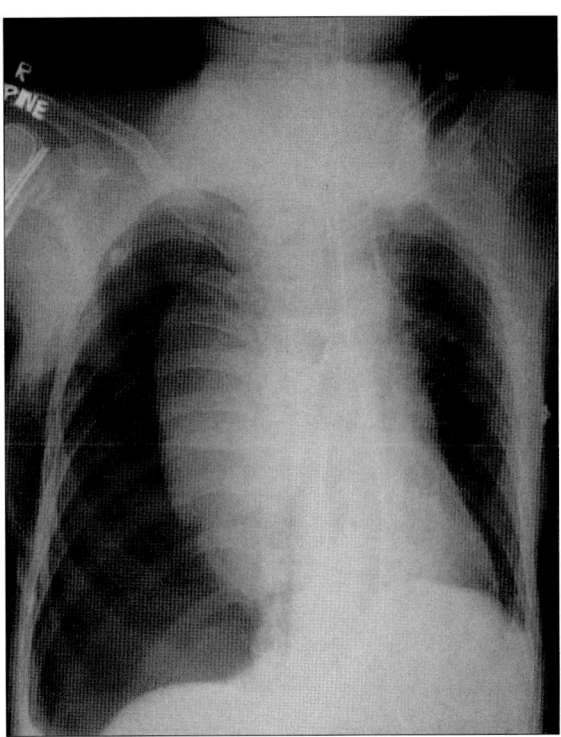

Abb. 3: Spannungspneumothorax rechts.

1.4 Diagnostik

Um die Diagnose zu sichern, wird eine Röntgenuntersuchung (Rö-Thorax pa, seitlich), möglichst im Stehen und in Exspiration durchgeführt. Zum Nachweis der erwähnten Emphysemblasen eignet sich die Computertomografie (Thorax-CT). Außerdem können mit der CT andere zugrunde liegende krankhafte Prozesse verifiziert und genauer zugeordnet werden. Um weitere Verletzungen und Folgen des Pneumothorax auszuschließen, sollten in der Regel nach einem solchen Ereignis fortführende Untersuchungen folgen (EKG, Labordiagnostik).

1.5 Therapie

Bei nur geringgradigen Beschwerden und minimaler Ausprägung des Pneumothorax kann eine Beobachtung durchgeführt und mit weiteren Maßnahmen zugewartet werden, da geringe Luftansammlungen vom Körper gut resorbiert werden können.

253

Bei stärkeren Beschwerden ist das Ziel der Behandlung, die Luft aus dem Pleuraspalt zu entfernen. Hierfür erfolgt die Einlage einer Thoraxdrainage unter Lokalanästhesie. Üblicherweise entfaltet sich die Lunge binnen weniger Minuten, der Sog muss jedoch mindestens 24 Stunden aufrechterhalten werden. In den meisten Fällen verschließt sich dann die ursprüngliche Verletzung der Lungenoberfläche.

Ein Pneumothoraxrezidiv ist seltener, wenn die beiden Pleurablätter miteinander verkleben. Sollte dies nicht ausreichend spontan erfolgen, kann eine Pleurodese durchgeführt werden. Dabei werden bei liegender Drainage oder während einer Thorakoskopie Substanzen in den Pleuraraum eingebracht, welche ein Verkleben der Pleurablätter unterstützen. Eine schnelle Behandlung erfordert der Spannungspneumothorax, da es sich hier um eine lebensbedrohliche Situation handelt. Die sofortige Entlastung des Überdruckes im Pleuraspalt durch eine Punktion oder Drainageeinlage ist erforderlich.

Manchmal ist das Drainageverfahren nicht geeignet, um die normalen Verhältnisse dauerhaft wiederherzustellen. Vor allem bei wiederholtem Auftreten eines Pneumothorax ohne erkennbare Ursache sowie bei fehlender Rückbildung trotz Saugdrainage innerhalb einer Woche, sollte eine operative Versorgung in Betracht gezogen werden. Ein derartiger operativer Eingriff kann entweder in minimal invasiver Technik oder durch Thorakotomie erfolgen. Der Krankenhausaufenthalt nach einer offenen Operation (Thorakotomie) beträgt etwa 8 - 10 Tage, nach minimal invasiver Technik in der Regel kürzer (ca. 5 - 6 Tage). Die Entscheidung über die Operationstechnik hängt von der Art und Ausdehnung der vermuteten Verletzung ab.

1.6 Komplikationen

Im Rahmen der Entstehung und der Behandlung des Pneumothorax (operativer Versorgung, Anlage einer Thoraxdrainage) kann es zu verschiedenartigen Komplikationen kommen: Neben Lungenparenchymverletzungen, Gefäß- und Nervenverletzungen (Ausbildung eines Hämatothorax) oder Infektionen (Ausbildung eines Pyothorax), welche weiterer Behandlungen bedürfen. Neben der Entwicklung eines Haut- oder Mediastinalemphysems kann der Pneumothorax persistieren oder rezidivierend auftreten. Selten zeigt sich ein bilateraler Pneumothorax. Im weiteren Verlauf ist insbesondere auf Ergussbildungen und das Entstehen von Dys- bzw. Atelektasen zu achten. Systemische Komplikationen mit respiratorischer Insuffizienz und Einschränkung der cardialen Pumpfunktion sind besonders beim Vorliegen eines Spannungspneumothorax zu verzeichnen.

In der Literatur werden in seltenen Fällen ein sich an die Behandlung des Pneumothorax anschließendes Reexpansionslungenödem sowie eine Reexpansionshypotonie beschrieben.

1.7. Erfolgsaussichten

Die Erfolgsaussichten und das Rezidivrisiko hängen von der Art der zugrunde liegenden Erkrankung und von der Form der Therapie ab. Das höchste Risiko besteht in den ersten drei Monaten und nimmt mit zunehmendem zeitlichen Intervall ab. Beste Aussicht auf eine unkomplizierte Heilung hat der Spontanpneumothorax, dem keine andere Lungenerkrankung zugrunde liegt. Allerdings ist auch hier die Rückfallrate mit bis zu 50 % hoch. Auch nach Drainagetherapie kommt es in 30 - 40 % zu einem Rezidiv. Die Erfolgsquote nach operativer Versorgung ist sehr gut und liegt bei über 90 %. Nach einem Pneumothorax sollte man sich über ca. 4 - 6 Monate schonen und nach Möglichkeit auf Tauchen und Fliegen verzichten, da dies durch die Druckbelastung der Lunge die Gefahr eines erneuten Pneumothorax erhöht.

2. Spezielle Formen
2.1 Traumatischer Pneumothorax

Bei ca. 10 % aller Unfallverletzungen findet eine Traumatisierung des Thorax mit einer Letalität von 5 - 10 % statt. Bei polytraumatisierten Patienten ist sogar in über 50 % der Fälle mit einer Verletzung des Thorax zu rechnen. Ursachen des schweren Thoraxtraumas sind in den meisten Fällen stumpfe Gewalteinwirkungen, Anpralltraumen an Gurt oder Lenkrad beim Verkehrsunfall, Stürze aus großer Höhe sowie Tritte und Schläge vor den Brustkorb.

Sonderform: „fail-chest"
Anteriore, laterale oder posteriore Doppel- oder Stückfrakturen von 3 oder mehr beteiligten Rippen. Der „lose" bzw. instabile Thoraxbereich bewegt sich bei Inspiration nach innen und bei Exspiration nach außen (Dreschflegelbewegung).
Ein traumatischer Pneumothorax ist meist durch eine Lazeration der Lunge verursacht, kann aber auch durch Läsionen am Tracheobronchialbaum oder nach außen offene Verletzungen hervorgerufen werden. Das Hauptrisiko stellt die potentielle Progredienz zu einem Spannungspneumothorax dar. Ein Pneumothorax entwickelt sich unter Überdruckbeatmung häufiger und schneller zu einem Spannungspneumothorax als bei spontan atmenden Patienten. Weiterhin kann es durch den partiellen Kollaps der Lunge zu einem Verlust an Gasaustauschfläche mit konsekutiver Dyspnoe bis hin zur Hypoxämie kommen.

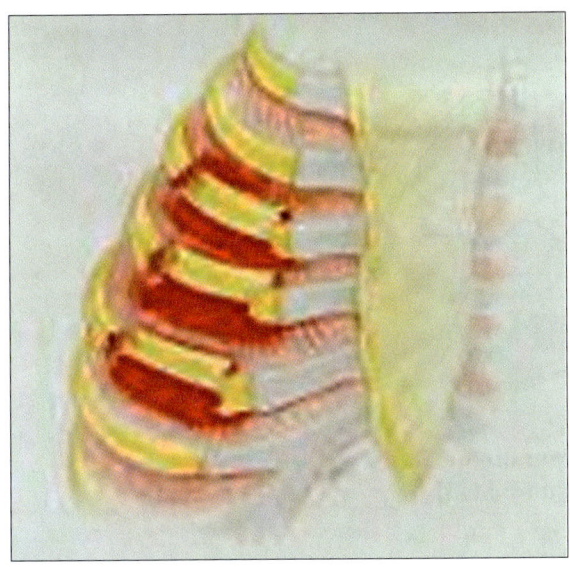

Abb. 4: fail-chest.

Klinische Zeichen eines Pneumothorax sind das einseitig abgeschwächte oder fehlende Atemgeräusch (*Cave*: *Tubuskontrolle*) und der hypertympanitische Klopfschall.
Zu beachten ist, dass eine unauffällige Auskultation einen Pneumothorax nicht ausschließt. Die Sensitivität beträgt nur ca. 60 - 84 % und Pneumothoraces mit einem Volumen von 10 - 28 % des Hemithorax können klinisch nicht diagnostizierbar sein.
Umgekehrt liegt beim traumatisierten Patienten mit einseitig abgeschwächtem Atemgeräusch in fast allen Fällen ein Pneumohämatothorax vor (Spezifität und positiv prädiktiver Wert von 97 %). Zum Ausschluss eines Pneumothorax ist grundsätzlich die Durchführung der Standardradiographie des Thorax notwendig.

2.1.1 Geschlossener Pneumothorax
Bei dieser Form schließt sich die Brustwand (Verletzung) nach Perforation oder in Folge Rippenfraktur mit Lungenverletzung (s.o.).

2.1.2 Offener Pneumothorax
Ein offener Pneumothorax ist dann lebensbedrohlich, wenn die Verbindung zwischen Pleuraraum und Thoraxoberfläche eine Öffnung von mindestens 2/3 des Tracheaquerschnitts aufweist. Dann strömt die Luft bei jedem Atemzug entsprechend dem geringeren Widerstand durch die offene Wunde und eine effektive Ventilation ist nicht mehr möglich, mit der Gefahr der Hypoxie.
Wenn eine Intubation nicht notwendig ist, sollte die Wunde mit einem luftundurchlässigen Verband, der nur auf 3 Seiten geklebt wird (Ventil zum Entweichen von Luft), versorgt und der offene in einen geschlossenen Pneumothorax überführt werden.
Eine komplette Abdichtung könnte zum Spannungspneumothorax führen und ist kontraindiziert. Die endgültige Versorgung erfolgt durch eine Thoraxdrainage über einen gesonderten Zugang.
Obwohl der Nutzen einer prophylaktischen Antibiotikatherapie nicht bestätigt ist, wird in der Praxis selten darauf verzichtet.

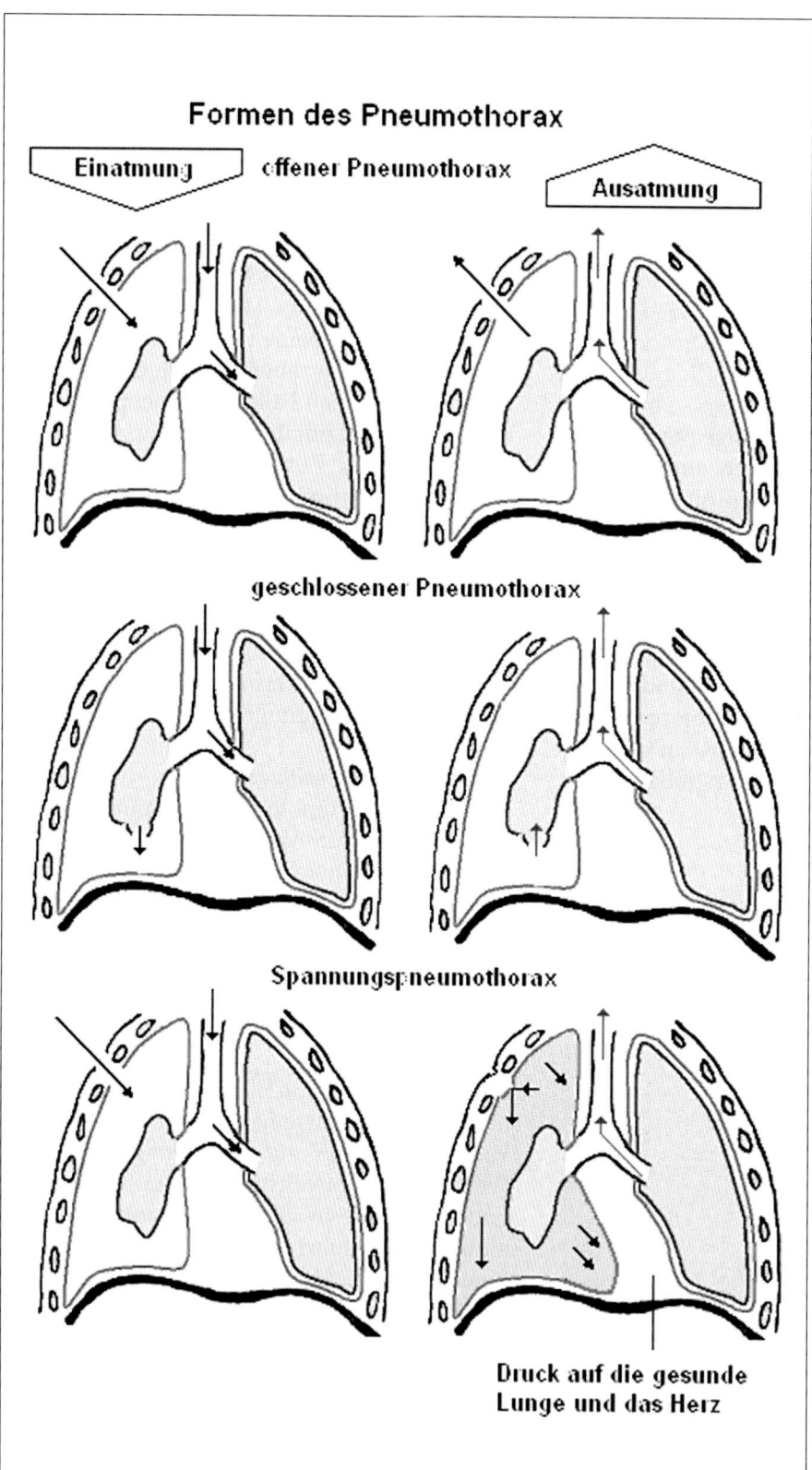

Abb. 5: Formen des Pneu-
mothorax.

2.2 Spannungspneumothorax

Der Spannungspneumothorax ist eine akut lebensbedrohliche Störung, die unbehandelt innerhalb von Minuten zum Tode führen kann. Durch einen Ventilmechanismus kommt es zum Einstrom von Luft über eine Verletzung der Lunge oder der großen Atemwege (als direkte Traumafolge oder nach Punktionsversuch der V. subclavia) oder von außen in den Pleuraspalt, ohne dass ein Abstrom möglich ist.

Dies führt zunächst zu einem totalen Kollaps der Lunge und im weiteren Verlauf, durch Druckzunahme, zur Verlagerung des Mediastinums zur Gegenseite. Neben dem Verlust an Gasaustauschfläche mit konsekutivem hypoxischem Herzstillstand kommt es im Rahmen der intrathorakalen Druckerhöhung zu einer Verminderung des venösen Rückstroms zum Herzen mit konsekutivem Abfall des Herz-Zeit-Volumens und schließlich des Blutdruckes.

Der Spannungspneumothorax ist eher eine klinische als eine radiologische Diagnose und die Röntgenuntersuchung darf bei positiven klinischen Zeichen nicht abgewartet werden. Die Dekompression ist unverzüglich vorzunehmen.

Klinische Zeichen des Spannungspneumothorax sind ein einseitig fehlendes Atemgeräusch (Tubuskorrektur!!), Stauung der Halsvenen, eine fehlende Atemexkursion und die unterschiedlich stark ausgeprägte Vorwölbung der erkrankten Thoraxseite. Röntgenologisch zeigt sich eine Trachealdeviation zur Gegenseite. Die Patienten klagen über eine teilweise akut zunehmende Atemnot. Weitere Symptome sind Zyanose, Abfall der Sauerstoffsättigung, Blutdruckabfall und bei beatmeten Patienten evtl. zusätzlich stark erhöhter oder steigender Beatmungsdruck.

Die notfallmäßige Dekompression ist angezeigt. Auch wenn durch Nadeldekompression grundsätzlich eine Entlastung möglich ist, sollte im Krankenhaus bei der hier gegebenen Präsenz eines Chirurgen grundsätzlich die Dekompression mittels Minithorakotomie (s. unten) erfolgen. Dies ist die schnellste und sicherste Methode zur Entlastung des erhöhten intrathorakalen Druckes. Ziel ist die möglichst rasche Öffnung des Pleuraspalts nach außen. Dabei wird die gleiche Technik angewendet wie zur Vorbereitung der Thoraxdrainage (s. unten). Die anschließend durchgeführte Einlage einer Thoraxsaugdrainage dient dann der endgültigen Versorgung des Pneumothorax, ist jedoch für akute Dekompression ohne Bedeutung.

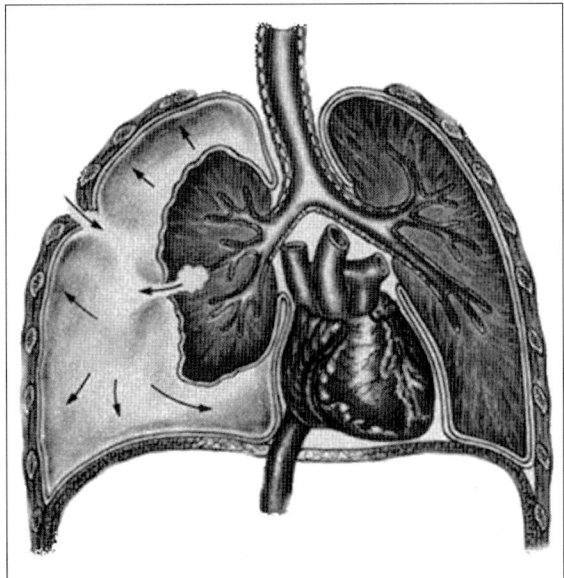

Abb. 6: Spannungspneumothorax.

- Fehlendes oder deutlich abgeschwächtes Atemgeräusch, hypersonorer Klopfschall

plus
- Zyanose, Abfall der arteriellen Sauerstoffsättigung
- Halsvenenstauung
- Ansteigender Beatmungsdruck (nach Kontrolle von Beatmungsdruck und Tubuslage
- Systolischer Blutdruck < 80 mmHg trotz adäquater Volumensubstitution
- Dyspnoe (Atemfrequenz < 10 oder < 29/min) beim spontanatmenden Patienten

Abb. 7: Checkliste Spannungspneumothorax.

2.3 Okkulter Pneumothorax

Ein okkulter Pneumothorax stellt eine pleurale Luftansammlung dar, die auf der Standardradiographie des Thorax nicht erkennbar ist, jedoch in der thorakalen CT nachgewiesen wurde.

Bis zu 39 % aller Pneumothoraces bei traumatisierten Patienten können nur im CT nachgewiesen werden. Dabei kann es sich um einen kleinen, schon initial bestehenden Pneumothorax handeln oder um eine progrediente Läsion, die in der Zeitspanne zwischen Röntgenthorax und der CT an Größe zugenommen hat oder beispielsweise als Komplikation einer zwischenzeitlich durchgeführten Punktion einer zentralen Vene anzunehmen ist. Liegt eindeutig eine der beiden letzteren Situationen vor oder wenn der Pneumothorax im CT ausreichend groß ist, dann besteht die Indikation zum Legen einer Thoraxdrainage. Ziel ist die möglichst rasche Öffnung des Pleuraspalts nach außen.

Eine komplette Abdichtung könnte zum Spannungspneumothorax führen und ist kontraindiziert.

Bei allen anderen Patienten mit okkultem Pneumothorax ist die Frage der Indikation zur Thoraxdrainage in der Diskussion. Während für Patienten, die nicht beatmet werden, in aller Regel die konservative Therapie mit engmaschiger klinischer und radiologischer Verlaufskontrolle die Methode der Wahl ist, bestehen für beatmete Patienten unterschiedliche Ansichten.

Befürchtet wird die Progredienz des Pneumothorax unter Überdruckbeatmung bis hin zum Spannungspneumothorax mit akuter Lebensbedrohung auch auf der Intensivstation.

Zwei prospektiv randomisierte Studien kommen hier zu unterschiedlichen Ergebnissen, sodass zum jetzigen Zeitpunkt keine endgültige Aussage möglich ist.

Beim beatmeten Patienten wird die Einlage einer Thoraxdrainage favorisiert.

Für Patienten, die nicht beatmet werden, ist in aller Regel die konservative Therapie mit engmaschiger klinischer und radiologischer Verlaufskontrolle die Methode der Wahl.

2.4 Pneumothorax beim Kind

Kinder mit einem Pneumothorax können asymptomatisch sein oder eine schwere Ateminsuffizienz aufweisen. Ein subcutanes Emphysem oder ein hypersonorer Klopfschall bei der Perkussion lassen die Diagnose vermuten. Zusätzliche klinische Befunde sind ein abgeschwächtes Atemgeräusch auf der betroffen Seite und eine Verlagerung der Trachea auf die kontralaterale Seite. Bei einem asymptomatischen Kind mit einem Pneumothorax von weniger als 15 % ist lediglich eine engmaschige Beobachtung ohne Pleuradrainage notwendig, da die Luft spontan resorbiert wird.

Spannungspneumothorax

Die größte Gefahr ist auch hier das Auftreten eines Spannungspneumothorax. Ein abgeschwächtes Atemgeräusch, tympanitischer Klopfschall und eine Hypotonie müssen den Verdacht auf einen Spannungspneumothorax hin lenken. Die mit einem Spannungspneumothorax einhergehende Hypoxie ist bedingt durch eine Zunahme der intrapulmonalen Rechts-Links-Shunts. Aufgrund der ausgeprägten Mobilität des Mediastinums kann die V. cava abgeknickt werden, was wegen des verminderten venösen Rückflusses zu einem hypovolämen Schock führen kann. Bei Verdacht auf Spannungspneumothorax sollte eine Pleurapunktion in der Medioaxillarlinie im vierten ICR vorgenommen werden, um die komprimierte Luft abzulassen und die Diagnose zu erhärten. Falls Luft oder Blut aus dem Pleuraspalt abgesaugt werden kann, soll ein Thoraxdrain (CHARRIÈRE 12 für Säuglinge und CHARRIÈRE 20 - 24 für Kleinkinder und ältere Kinder) in der mittleren Axillarlinie eingelegt werden.

3. Mediastinalflattern

Bei penetrierenden Verletzungen mit einer Wundfläche, die größer ist als der Durchmesser der Trachea, kommt es zu einem dauernden Ein- und Austritt von Luft durch die Wunde. Durch den negativen Druck im intakten Pleuraraum wird das mobile Mediastinum bei jeder Inspiration zur gesunden Seite hingezogen. Während der Ausatmung ist die Bewegung ge-

gensinnig, d.h. es kommt zum sog. Mediastinalflattern (Mediastinalshift).

Die Notfalltherapie besteht aus Intubation und Beatmung. Falls dies nicht möglich ist, muss ein luftdichter Verschluss der Thoraxwunde mit einer Vaselin imprägnierten Kompresse vorgenommen werden. Dadurch wird der offene Pneumothorax in einen geschlossenen übergeführt. Aus diesem Grunde ist beim Verschluss eines offenen Pneumothorax immer eine Thoraxdrainage einzulegen.

4. Pneumomediastinum

Ein Pneumomediastinum nach stumpfem Thoraxtrauma geht in der Regel mit einem Pneumothorax einher. Die Luft folgt dem geringsten Widerstand. Bei Kindern sieht man oft eine Luftansammlung um den Thymus herum. Die Luft diffundiert nach cranial in die präcervikalen Weichteile und die Weichteile des Schultergürtels und des Halses mit entsprechendem subcutanem Emphysem oder nach caudal durch den Hiatus der Aorta oder des Oesophagus ins Abdomen.

Ursachen können eine Verletzung des Tracheobronchialsystems, eine Oesophagusruptur oder rupturierte Alveoli mit Luftaustritt entlang der bronchovaskulären Schicht ins Mediastinum sein.

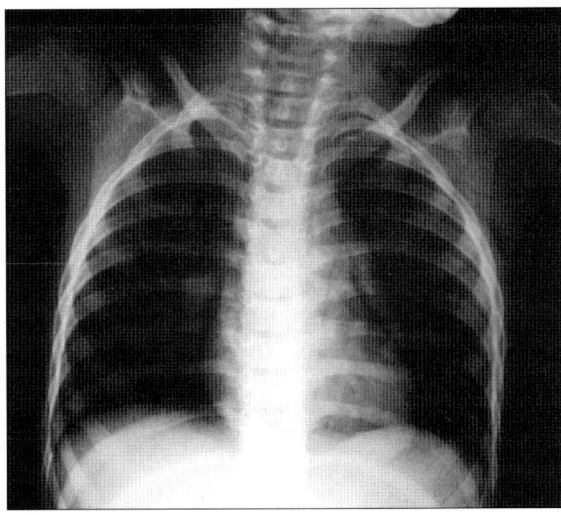

Abb. 8: Pneumomediastineum.

5. Therapeutische Verfahren

Bei Pneumothoraces vom mehr als 2-4 cm Dicke sowie bei beatmeten Patienten, vor einem Lufttransport oder vor Vollnarkose ist die Einlage einer Thoraxdrainage notwendig (Technik der Drainage s. unten). Bei einem einfachen Pneumothorax ist eine dünnlumige 8-G-Drainage ausreichend. Bei zusätzlichen Hämatothorax, Mehrfachtrauma, Beatmung oder langen Operationsphasen sollte eine Drainage mit einem Lumen von 24-32 G zur Anwendung kommen. Die Drainage sollte unter einem Dauersog von 10-15 cm H_2O angeschlossen werden. Die Entfernung kann erfolgen, sobald über einen Zeitraum von mehr als 24-48 h keine Luft bzw. < 100 ml Erguss/Tag mehr gefördert wurde. Die Überlegenheit bestimmter Protokolle zur Entfernung der Drainage (wie Zwischenschaltung einer Phase ohne Sog, Abklemmung der Drainage für mehrere Stunden und Kontrolle, sofortiges Entfernen etc.) ist nicht belegt und es kann kein Verfahren speziell herausgehoben werden.

Die Komplikationsrate von Thoraxdrainagen liegt bei 9-30 %, wobei es sich meist um rezidivierende Pneumothoraces, unvollständig drainierte Hämato- oder Pneumothoraces und nur selten um Empyeme (1-2 %) handelt. Seltene Komplikationen bei der Einlage der Drainage sind Verletzungen von Organen im Thorax (Lunge, große Gefäße, linke Herzkammer) oder des Abdomens (Leber, Milz). Rezidivpneumothoraces sind in der Mehrzahl klein (nur apikal, < 1-2 cm dick) und können konservativ behandelt werden.

Fehllagen treten in bis zu 26 % auf. Extrathorakale Lagen sind relativ selten (< 3 %), wogegen intrathorakale Fehllagen den Hauptanteil ausmachen. Entscheidend ist hierbei die Klärung, ob eine Drainage intraparenchymatös oder in Pleurafissuren liegt. Dies ist häufig schwierig zu entscheiden und es besteht eine hohe Rate an Fehleinschätzungen, auch und insbesondere bei CT-Untersuchungen.

Hinweise auf eine intraparenchymatöse Fehllage sind Hämatome im Parenchym um die Drainage herum und die nicht im Pleuraspalt liegende Drainagenspitze.

Bei der überwiegenden Mehrzahl der Fehllagen handelt es sich um Pseudofehllagen wie z.B. intrafissurale Positionen, die bei bis zu 58 % aller Thoraxdrainagen vorliegen können. Drainagen in Pseudofehllage sind in aller Regel voll funktionstüchtig und bedürfen keiner Korrektur. Die Rate an wirklich intraparenchymatösen Lagen liegt bei unter 5 %. Wesentlichster Einflussfaktor auf die Fehlpositionierung ist die Technik der Drainageeinbringung. Die höchsten Komplikationsraten sind bei der Verwendung eines Troikars zu verzeichnen, insbesondere auch bei Patienten mit hoch stehenden Zwerchfellen oder mit Zwerchfellrupturen. Die Verwendung eines Trokars ist nicht mehr angezeigt.

5.1 Drainagen

Bei der Anlage einer Thoraxsaugdrainage beim Pneumothorax richtet sich die Wahl nach dem Röntgenbild.

Zugang nach MONALDI:
2. - 3. ICR in der Medioclavikularlinie (MCL)

Zugang nach BÜLAU:
4. - 5. ICR in der vorderen/mittleren Axillarlinie

Standardtechnik ist heutzutage die Durchführung einer Minithorakotomie.
* Lokalanästhesie bis einschließlich der Pleura parietalis,
* Hautdesinfektion,
* quere Hautinzision (2. bis 3. Interkostalraum [ICR] in der Medioclavikularlinie oder 4. bis 5. ICR vor der vord./mittl. Axillarlinie, bei Frauen bevorzugt in der Falte des Ansatzes der Mamma),
* stumpfe Präparation bis an den Oberrand der Rippe,
* Durchtrennung der Interkostalmuskulatur (stumpf, ggf. scharf),

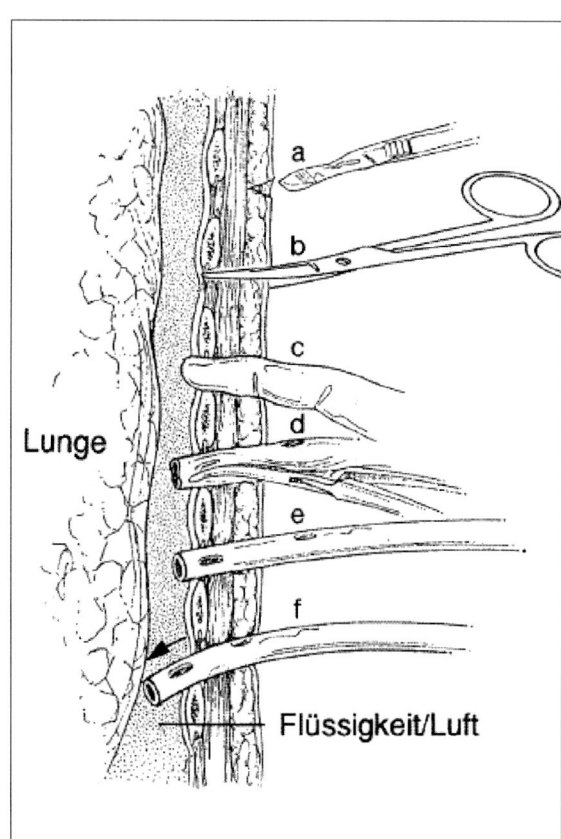

Abb. 10: Drainageanlage.

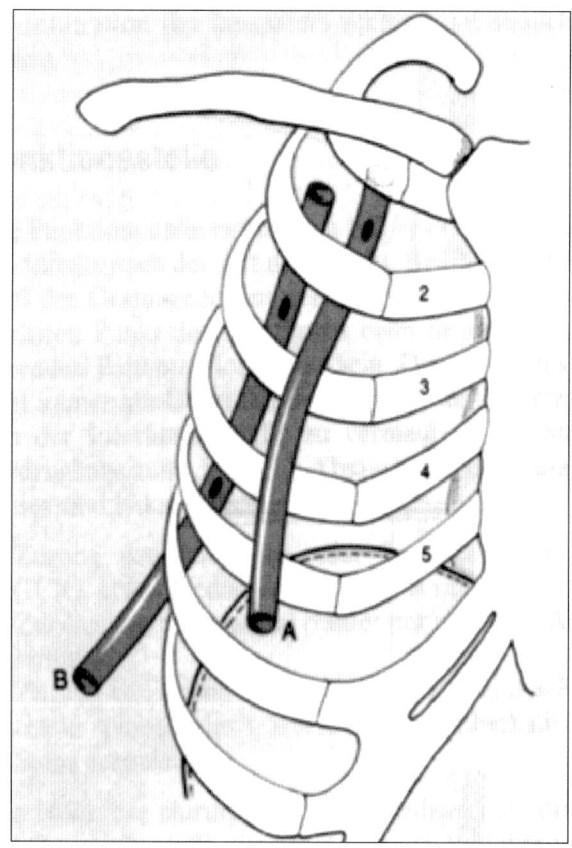

Abb. 11: Drainagelagen.

- Durchtrennung der Pleura parietalis (in der Regel scharf),
- Austasten des Pleuraspalts mit dem Finger,
- Einführen der Drainage (hier kann zur Positionierung ein Führungsstab verwendet werden, um die Drainagenspitze besser an die gewünschte Stelle dirigieren zu können. Die Spitze des Führungsstabs darf jedoch keineswegs die Drainagenspitze erreichen und nicht für die Einführung verwendet werden!),
- Anschluss der Drainage an ein 3-Kammer-System,
- Fixierung und Verbinden der Drainage.

Gesicherte Daten, ob der Zugang in der Medioclavikularlinie oder der mittleren bzw. vorderen Axillarlinie günstiger ist, liegen nicht vor. Kosmetisch günstiger erscheint der laterale Zugang, der außerdem eine bessere Drainage von Blut erlaubt.

Unter den besseren hygienischen Bedingungen in der Klinik im Vergleich zur Präklinik ist deshalb der Zugang über den 4. bis 5. ICR in der vorderen oder mittleren Axillarlinie zu bevorzugen.

Eine Drainagengröße von CH 28 ist in aller Regel auch für Hämatothoraces vollkommen ausreichend. Nach Anlage der Drainage ist eine radiologische Kontrolle zur Lage und zur Vollständigkeit der Entleerung von Luft oder Flüssigkeit anzufertigen.

5.2 Operative Verfahren

5.2.1 Videoassistierte Thorakoskopie (VATS)

Die videoassistierte thorakoskopische Chirurgie ist ein minimal-invasiver Zugang zur Diagnostik und Therapie thorakaler Erkrankungen und wurde bereits 1990 klinisch eingeführt. Dieses Verfahren hat die offene Thorakotomie zu rein diagnostischen und teilweise therapeutischen Zwecken bereits weitgehend abgelöst.

Bedeutsame Vorteile dieser neuen Technik sind in erster Linie der wenig traumatisierende Zugang in den Thorax mit Reduktion der Operationszeit und postoperativ deutlich reduzierter Schmerzsymptomatik sowie durch die verwendete Optik eine bessere Visualisation (Übersicht) des Operationsfeldes mit verbesserter Präzision und Sicherheit. Aufgrund einer objektivierbaren Reduktion der postoperativ nachweislichen lungenfunktionellen Restriktion resultiert eine frühere postoperative Mobilisation und kürzere stationäre Verweildauer.

Die Nachteile dieses Verfahrens betreffen in erster Linie die fehlende manuelle Palpation bei der Exploration der Lunge und das zur Zeit noch in der klinischen Routine verwendete zweidimensionale Monitorbild.

Respektive einer in letzter Zeit deutlichen Erweiterung des Indikationsspektrums für dieses Verfahren muss aufgrund der Vielfalt der operativen Eingriffe grundsätzlich zwischen der diagnostischen und therapeutischen Thorakoskopie differenziert werden.

Die technische Perfektion der VATS ist heutzutage so weit entwickelt, dass sie mit sämtlichen Lungeneingriffen inklusive Bullaablation, Elektrokauterisierung, Laserablation und Parenchymresektion voll kompatibel ist.

Damit hat sich die VATS möglicherweise zum führenden Ansatz für alle chirurgischen Optionen im Management des Pneumothorax entwickelt.

5.2.2 Thorakotomie

Die Notfallthorakotomie muss vom Unfallchirurgen oder Chirurgen begonnen und ggf. durchgeführt werden können, da oft nicht genug Zeit ist, bis ein Herz- und Thoraxchirurg zur Verfügung steht.

Sie ist in Deutschland aufgrund der relativ geringen Zahl an Gewaltverbrechen nur sehr selten notwendig. Trotzdem oder gerade deshalb müssen mögliche Indikationen im Voraus klargestellt werden.

Eine absolute Indikation besteht bei penetrierenden Thoraxverletzungen mit Pulslosigkeit, Zustand nach Herzstillstand, akuter Verschlechterung der Kreislaufsituation oder mit unkontrollierbarer Blutung aus der Thoraxwunde oder der Thoraxdrainage.

Bei Verdacht auf Verletzung der Subklaviagefäße mit intrapleuraler Verblutung und der Notwendigkeit zur offenen Herzdruckmassage oder zur Klemmung der Aorta descendens vor

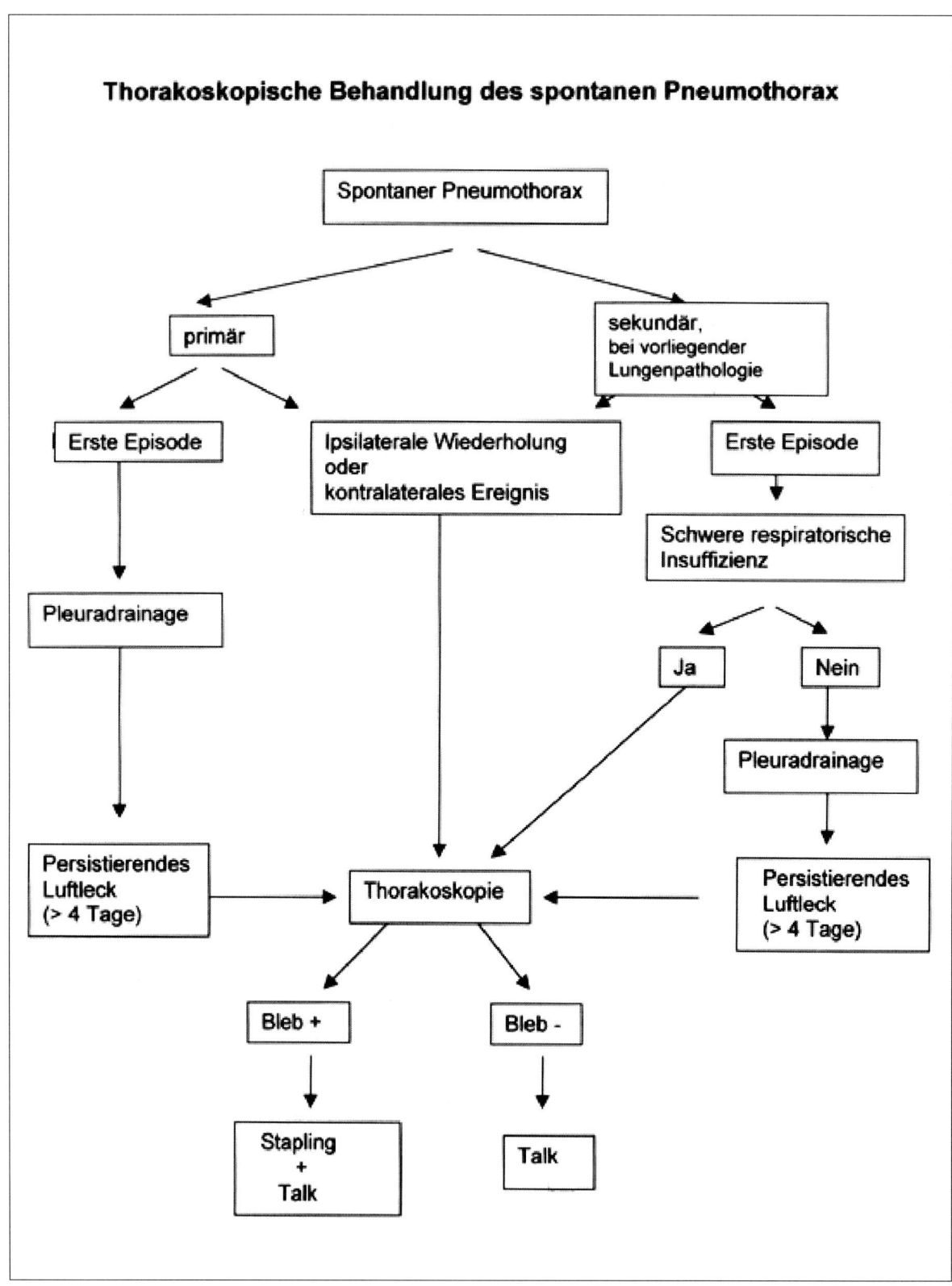

Abb. 13: Thorakoskopische Behandlungsverfahren.

Laparotomie im Operationssaal sollte ebenfalls unbedingt eine Notfallthorakotomie durchgeführt werden. Eine relative Indikation besteht bei einem Herzkreislaufstillstand oder einer unkontrollierbaren hämodynamischen Verschlechterung im Schockraum bei Patienten mit stumpfem Thoraxtrauma.

Nicht sinnvoll ist die Notfallthorakotomie bei Patienten, die am Unfallort oder bei Aufnahme im Schockraum ohne Lebenszeichen sind. Der Standardzugang im Notfall bei linksseitigen Verletzungen ist die anterolaterale Thorakotomie links in Höhe des 5. ICR bzw. knapp unterhalb der Mamille beim Mann. Bei penetrierenden rechtsseitigen Wunden und einem agonalen Zustand kann die beidseitige anterolaterale Thorakotomie notwendig sein. Bei Verdacht auf massive Ausblutung über die Verletzung der Subklavia ist der Zugang über einen höheren Interkostalraum hilfreich.

Die Abklemmung der Aorta deszendens wird erreicht, indem zunächst der posterolaterale Rand der linken Lunge aus dem Hemithorax gehoben wird. Dann wird die mediastinale Pleura über der Aorta und den Wirbelkörpern eröffnet, die Aorta mit dem Finger umfahren und dann die Klemme gesetzt.

Weitere Maßnahmen zur Versorgung einer Herzverletzung umfassen die longitudinale Eröffnung des Perikards oberhalb des linken N. phrenicus und temporäre Abdichtung der Wunde mit dem Finger, bis die Versorgung mit Staplern oder Naht erfolgt.

In weniger zeitkritischen Situationen erlaubt der Zugang über eine mediane Sternotomie die bessere Übersicht. Eine Indikation zur Thorakotomie, die in aller Regel vom Herz- und Thoraxchirurgen durchgeführt werden sollte, besteht u. a. bei einem persistierend blutendem Hämatothorax, bei einer Aortenruptur, bei der Verletzung anderer großer intrathorakaler Gefäße, bei einer Perikardtamponade ebenso wie bei intrathorakalen Verletzungen des Tracheobronchialsystems und des Ösophagus.

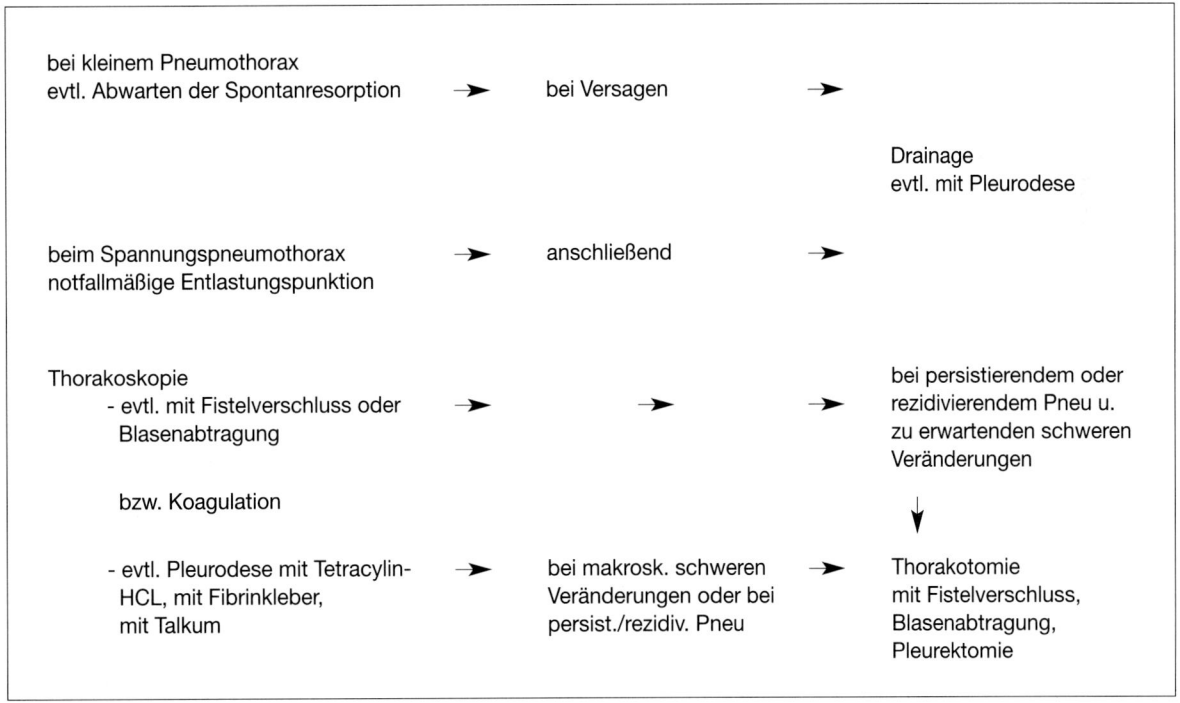

Abb. 14: Behandlungsübersicht.

6. Zusammenfassung

1. Ein primärer, asymptomatischer Spontanpneumothorax sowie ein Pneumothorax geringer Ausdehnung benötigt keine interventionelle Behandlung.

2. Beim Ersterereignis des interventionspflichtigen primären Spontanpneumothorax kann eine einfache Aspiration in ca. zwei Drittel der Fälle mit Erfolg durchgeführt werden.

3. Im Falle eines Misserfolges der Aspiration kann ein kleinkalibriger Drain mit oder ohne Dauersog erwogen werden. Optimal ist eine weitlumige, in Verbindung mit der Thorakoskopie anzulegende Drainage mit gleichzeitiger Evaluierung prädisponierender Lungen- oder Pleuraveränderungen.

4. Die Durchführung einer Pleurodese sollte in Absprache mit dem Patienten bereits beim Ersterereignis eines primären Spontanpneumothorax in Betracht gezogen werden.

5. Die gegenwärtige Datenlage liefert erfolgsbezogen keine eindeutigen Präferenzkriterien im Entscheid zwischen internistischer Thorakoskopie und einem chirurgischen Vorgehen. Hierzu bedarf es weiterer randomisierter und kontrollierter Studien. Unter Gewichtung anästhesiologischer Kriterien und praktischer Durchführbarkeit erscheinen derzeit VATS-gestützte Verfahren (Talkpleurodese, partielle Pleurektomie) als Technik der Wahl.

6. In der Prävention eines Rezidives des primären Spontanpneumothorax kann die Pleurodese oder die partielle Pleurektomie das Rückfallrisiko wesentlich verringern. Die einfache Talkpleurodese ohne Bullektomie bzw. Parenchymresektion scheint genauso wirksam wie die Pleurodese in Kombination mit Lungenresektion.

7. Die Versorgung des komplikationsreichen sekundären Spontanpneumothorax kann komplexe internistische und chirurgische Strategien erfordern mit oder ohne Parenchymresektion und multiplen Drains, in jedem Falle aber Durchführung der Pleurodese.

Pneumothorax

Ursache:
Lufteintritt in Pleurahöhle durch Thoraxwand-, Lungen-, Atemwegs- oder Oesophagus-Verletzungen.

Symptome:
- Nicht selten symptomlos,
- Dyspnoe, Tachypnoe,
- abgeschwächte Atemgeräusche, hypersonorer Klopfschall, verminderte Thoraxbeweglichkeit,
- ziehende Schmerzen.

Abklärungen:
Thoraxröntgen, in Exspiration, wenn möglich stehend.

Therapie:
1. Der kleine, stabile Pneumothorax (kleiner als 2 - 3 cm) benötigt evtl. keine Drainage, allerdings unter Röntgenkontrolle. Ein konservatives Verfahren ist nicht zu verantworten bei geplanter Beatmung oder bei Flugtransport wegen der Gefahr eines Spannungspneumothorax.

2. Jeder signifikante Pneumothorax benötigt eine Thoraxdrainage (4. - 5. ICR auf Höhe der Mamille, vor der mittleren Axillarlinie). Sofortige Atemphysiotherapie ist wichtig. Bei klinischem Verdacht auf Pneumothorax lieber drainieren (oft Pneumothorax nicht sichtbar wegen Hämatothorax, Lungenkontusion oder Haut-Emphysem).

Hämatothorax

Ursache:
Lungen-, Thoraxwand- oder Herz-Gefäßblutung bei offener Pleura visceralis oder parietalis.

Symptome:
- oft asymptomatisch,
- Dyspnoe, Tachypnoe, Hypovolämie,
- abgeschwächte Atemgeräusche, gedämpfter Klopfschall, verminderte Thoraxbewegung auf der betroffenen Seite.

Abklärungen:
Thoraxröntgen in Exspiration, wenn möglich stehend, in ausgewählten Fällen Thoraxröntgen in Seitenlage.

Therapie:
1. Bei kleinem Hämatothorax: evtl. Beobachtung (Rücksprache mit Thoraxchirurgie).
2. Bei größerem Hämatothorax (Blut oberhalb des Herz/Zwerchfellwinkels): Drainage 4.-5. ICR midaxillär, sofortige Physiotherapie.
3. Bei lebensbedrohlicher Blutung (persistierendem Schock, Blutverlust initial > 1500 ml oder > 200 ml/h): Thorakotomie (sehr schlechte Prognose). Entscheidend hierbei ist allerdings die Klinik.
4. Bei residuellem Hämatothorax: CT-Abklärung oder sonographisch gesteuerte Punktion und Drainage, evtl. frühthorakoskopisch oder durch Thorakotomie evakuieren (möglichst innert 2 Tagen).
5. Bei infiziertem Hämatothorax: Thorakoskopie oder -tomie mit Dekortikation.

Hämopneumothorax
Therapie:
Thoraxdrainage wie beschrieben.

Spannungspneumothorax
Ursachen:
Lufteintritt in Pleurahöhle z.B. bei Lungenverletzung ohne Luftaustrittsmöglichkeit (Ventilmechanismus) bei geschlossenem Thorax.

Symptome:
Je nach intrathorakalem Überdruck evtl. äußerst dramatische Situation, da neben der schweren Störung der Atmung (Kompression auch der gegenseitigen Lunge) ein zirkulatorischer Schockzustand resultiert infolge Rückflussbehinderung des venösen Blutes durch Mediastinalverlagerung und -kompression.
- Patienten in Panik mit Dyspnoe, Zyanose, Tachypnoe, Schock und gestauten Halsvenen.
- Tracheaverlagerung auf die Gegenseite.
- Fehlendes Atemgeräusch und hypersonorer Klopfschall auf der betroffenen Seite.
- Vorgewölbter Hemithorax ohne sichtbare Atemexkursion.

Abklärungen:
Keine weiteren! Die Diagnose muss klinisch gestellt werden. Das Thoraxröntgen bedeutet Zeitverlust!

Therapie:
1. Entlastung des Überdruckes durch Punktion vorrangig im 4. ICR vordere Axillarlinie mit dicker Kanüle (z.B. brauner Venflon).
2. Einlegen eines Thoraxdrains.

Technik der Thoraxdrainage und der weiteren Behandlung:
1. Wo: Vordere oder anterior der mittleren Axillarlinie, auf Höhe der Mammille (4.-5. ICR), um eine Verletzung des Zwerchfells oder der intraabdominalen Organe zu vermeiden. Inzision der Pleura direkt oberhalb der Rippe wegen Verletzungsgefahr der Interkostalgefäße. Lokalisiere den Pleuralraum mit dem Finger (Zwerchfell, Verwachsungen, Leber etc.).
2. Womit: Thoraxdrain-No: 32-36 beim Erwachsenen.
3. Wie: Einführen des Drains 8-10 cm in Thoraxhöhle nach hinten oben. Anschluss an Unterwasserdrainagesystem (15-20 cm H_2O).
4. Nach Drainage Applikation von Sog oder Aufforderung zum kräftigen Husten in Rücken- und Seitenlage sowie sitzend (falls möglich) zur raschen Reexpansion der Lunge.
5. Bei Parenchymfistel (Air Leak): Anwendung von Dauersog. Bei persistierendem massivem Luftverlust und Mediastinalemphysem: Lage der Drainage kontrollieren und Ausschluss eines Bronchialrisses mit Bronchoskopie.
6. Entfernung der Thoraxdrainage, sobald die Lunge vollständig expandiert ist, und keine Luft oder Erguss (< 100 ml/Tag) mehr drainiert werden, normalerweise nach 2-3 Tagen.

Merke: Einen Schlauch nie abklemmen: Risiko von Spannungspneumothorax (zum Prüfen ob die Lungen entfaltet bleibt, wird empfohlen, Patient ohne Sog anzuschließen).

Literatur

(1) Waydhas, C.: Thoraxtrauma: Unfallchirurg 103. Springer, 871 - 890 (2000)

(2) Trupka, A., Nast-Kolb, D., Schweiberer, L.: Das Thoraxtrauma: Unfallchirurg. 101. Springer, 244 - 258 (1998)

(3) Leigh-Smith, S., Harris, T.: Tension pneumothora-time for a rethink?, Emerg. Med. J. 22, 8 - 16 (2005)

(4) Luchette, F.A., Barrie, P.S., Oswanski, M.F. et al.: Practice management guidelines for prophylactic antibiotic use in tube thoracostomy for traumatic hemopneumothorax: the EAST Practice Management Guidelines Work Group. Eastern Association for Trauma. J. Trauma 48, 753 - 757 (2000)

(5) Maxwell, R.A., Campbell, D.J., Fabian, T.C. et al.: Use of presumptive antibiotics following tube thoracostomy for traumatic hemopneumothorax in the prevention of empyema and pneumonia – a multi-center trial. J. Trauma 57, 742 - 748; discussion 748 - 749 (2004)

(6) Hill, S.L., Edmisten, T., Holtzman, G., Wright, A.: The occult pneumothorax: an increasing diagnostic entity in trauma. Am. Surg. 65, 254 - 258 (1999)

(7) Enderson, B., Abdalla, R., Frame, S. et al.: Tube thoracostomy for occult pneumothorax: a prospective randomized study of its use. J. Trauma 35, 726 - 29 (1993)

(8) Wolfman, N.T., Myers, W.S., Glause, S.J. et al.: Validity of CT classification on management of occult pneumothorax: a prospective study. AJR Am. J. Roentgenol. 171, 1317 - 1320 (1998)

(9) Frank, W., Schega, O.: Das Management des Spontanpneumothorax – ein integrales internistisch-chirurgisches Konzept: Brandenburgisches Ärzteblatt 9, 14. Jahrgang, S. 282 - 287 (2004)

(10) Bericht der 12. Jahrestagung der Deutschen Gesellschaft für Thoraxchirurgie 19. bis 21. Juni Wissenschaftliche Sitzung II, http://www.ukl.uni-freiburg.de/deutschegesellschaftthoraxchirurgie/TH2003/sitzung2 (2003)

(11) Dienemann, H., Hoffmann, H.: Chancen der endoskopischen Thoraxchirurgie und ihre Grenzen: Der Chirurg, Volume 74, Nr. 4, S. 324. 332 (April 2003)

(12) Seitz, S., Kanz, K.-G., Huber-Wagner, S.M., Schieker, M., Kay, M.V., Mutschler, W.: Der präklinische Pneumothorax-Indikation und Technik für die Dekompression: Der Notarzt, 21, S. 1 - 5, Georg-Thieme-Verlag, Stuttgart (2005)

(13) von Wichert, P.: Pneumothorax: Der Internist, Volume 45, S. 549 - 554 (2004)

(14) Leitlinien der Arbeitsgemeinschaft der Wissenschaftlich Medizinischen Fachgesellschaften (AWMF); Deutsche Gesellschaft für Thoraxchirurgie: Pneumothorax

(15) Waydhas, C., Nast-Kolb, D.: Thoraxtrauma , Management von spezifischen Verletzungen: Der Unfallchirurg. Springer Verlag (2006)

Thorakale Flüssigkeitsansammlungen

Axel Skuballa

Isolierte Thoraxtraumen repräsentieren 15-20 % aller sich ereigneten Traumen. Bei 80 % aller Polytraumen findet sich eine thorakale Beteiligung, die in der Regel die Gesamtprognose dominiert. Stumpfe Thoraxverletzungen zählen in Deutschland beim Polytrauma zur häufigsten relevanten Verletzung und werden bei der Primärversorgung vom Notarzt am häufigsten unterschätzt (BARDENHEUER et al. 2000). Penetrierende Traumen sind mit 5-10 % eher selten.

Thorakale Flüssigkeitsansammlungen können im Rahmen eines Traumas akut oder subakut als Folge sekundärer posttraumatischer Veränderungen auftreten. Da die meisten Traumen mit thorakaler Beteiligung mit einer Lungenkontusion einhergehen, ist das SIRS-Syndrom von erheblicher pathogenetischer Bedeutung für die Gesamtprognose (TRUPKA et al. 1998). Die mediatorvermittelte Permeabilitätserhöhung der kapillären Grenzmembran in der Lunge induziert eine verstärkte Ödembildung. Traumamodulierte Zell- und Gewebereaktionen überschreiten die Organgrenze und wirken systemisch im Sinne einer nicht kontrollierbaren zellulären Dysfunktion mit dem Ergebnis einer deutlich erhöhten Morbidität und Letalität (ROSE et al. 1998). Im Rahmen des Traumamanagements beeinflussen akute Flüssigkeitsansammlungen des Thorax den weiteren Verlauf und die Prognose entscheidend und müssen deshalb prioritätsorientiert abgeklärt und therapiert werden.

Lebensbedrohliche Situationen, verursacht durch thorakale Flüssigkeitsansammlungen im Thorax (massiver Hämatothorax, Herzbeuteltamponade), dulden in der Regel keinen Aufschub und erfordern eine situationsgerechte klinische und gegebenenfalls nachrangige Abklärung durch bildgebende Diagnostik. Entscheidend für das Vorgehen ist die vitale Situation. Bei klinisch stabilem Patienten erfolgt im Rahmen des Schockraumalgorithmus die weitere spezifische Diagnostik mittels bildgebender Verfahren. Die Überwachung der Vitalparameter muss kontinuierlich erfolgen, da plötzliche Zustandsverschlechterungen jederzeit auftreten können.

Mit Hilfe der erweiterten Diagnostik (CT, MRT, Echosonographie) können zusätzliche Informationen über die Schwere des Traumas gewonnen werden. Bei stabilem Zustand des Patienten stellt die VATS eine weitere diagnostische Ergänzung mit therapeutischer Option dar.

Akuter Hämatothorax

Im Gesamtkonzept der Atemmechanik muss die Lunge den Bewegungen von Brustwand und Zwerchfell folgen. Dies wird unter anderem dadurch erreicht, dass sich zwischen der Pleura parietalis und viszeralis immer ein dünner Flüssigkeitsfilm befindet.

Normalerweise liegt die Flüssigkeitsmenge in der Pleurahöhle zwischen 12 und 18 ml. Bei pathologischen Veränderungen respektive Trauma nimmt diese Menge rasch zu.

So finden sich bei jedem Thoraxtrauma, das die Klinik erreicht, im Thoraxröntgen oder sensitiver in der Sonographie sofort, spätestens jedoch nach Tagen intrathorakale Flüssigkeitsansammlungen unterschiedlicher Ausprägung und Ätiologie. Während im Thoraxröntgen Flüssigkeitsmengen erst ab 200 ml erkennbar sind, können sonographisch bereits 30-50 ml nachgewiesen werden. Vergleichende Untersuchungen haben gezeigt, dass dem CT in der Primärdiagnostik eine immer höhere Priorität zukommt. Mit Hilfe des Thorax-CT verdoppelt sich die detektierte Rate an Hämatothoraces im Vergleich zur konventionellen Röntgenuntersuchung (TRUPKA et al. 1997). Ein kombinierter Hämatopneumothorax findet sich bei 30-60 % aller Thoraxtraumen.

Der Hemithorax kann aufgrund seiner Flexibilität (Zwerchfell-Mediastinum-Lunge) das gesamte Blutvolumen des Kreislaufs aufnehmen. Praktisch kann ein schwer traumatisierter Patient ohne vorgeschädigtem Herz über den Pleuraraum komplett ausbluten! Voraussetzung ist dabei immer eine direkte Beteiligung des Herzens oder die Verletzung großer thorakaler bzw. mediastinaler Gefäße.

Die klinische Dynamik hängt wesentlich von der Ursache des Traumas (stumpf-penetrierend) ab. Penetrierende Verletzungen mit direkter Beteiligung von Herz und großen Gefäßen führen rasch zu einem hämorrhagischen Schockzustand. Bei Nichterkennen dieser Situation und unverzüglicher Einleitung geeigneter therapeutischer Maßnahmen resultiert immer ein letaler Ausgang. Wegen der hohen prähospitalen Letalität haben derartige Patienten nur eine Chance, wenn nach Stabilisierung der Vitalfunktionen ein rascher Transport in eine geeignete vorinformierte Klinik (scoope and run) erfolgt. Bei Patienten mit penetrierenden offenen Thoraxverletzungen konnte gezeigt werden, dass eine verzögerte Volumengabe (in kurzem Abstand zur OP) zu einer signifikanten Senkung der Letalität und des Risikos eines Multiorganversagens führte (GELDNER et al. 2003).

Diagnostik

Die Schockraumdiagnostik erfolgt zunächst unter klinischen Aspekten und bei stabiler Situation schließen sich je nach Ausstattungsgrad Röntgenuntersuchung oder CT zur weiteren Abklärung an (Tabelle 1). Ideal ist das Vorhandensein eines Multislice-CT im Schockraum oder in Schockraumnähe, mit dem in einer Ganzkörperspirale alle Modalitäten (Schädel, Wirbelsäule, Thorax, Abdomen) zeitnah erfasst und diagnostiziert werden können (PROKOP et al. 2006). Es konnte gezeigt werden, dass mit dieser Technik die Detektionsrate zusätzlicher Diagnosen nach vorangegangenem konventionellem Röntgen um 2/3 steigt (DORENBECK et al. 2002) und bei ca. 1/3 der Patienten eine weitere Therapieoption bestand (GRIESER et al. 2001). Aufgrund des Verletzungsmechanismus durch penetrierende Verletzung aber auch bei stumpfem Thoraxtrauma (Rippeneinspießung in Brustwand und Lunge) kommt der Hämatothorax häufig kombiniert als Hämatopneumothorax vor. Eine massive subpleurale Einblutung kann jedoch einen Hämatothorax vortäuschen (Abb. 1, 2). Verletzungen großer intrathorakaler Gefäße mit massivem Hämatothorax und entsprechender Klinik oder typischen röntgenologischen Zeichen (Komplettverschattung des Hemithorax, Mediastinalverlagerung, Mediastinalverbreiterung) bedürfen einer umgehenden chirurgischen Therapie, wobei primär die Kontrolle der Blutung im Vordergrund steht (HALTER et al. 2005, TEEBKEN et al. 2005).

Therapie

Die Anlage der Thoraxdrainage erfolgt immer in Thorakozentesetechnik wegen der Gefahr einer nicht bekannten Zwerchfellruptur bzw. be-

Tab. 1: Notfalldiagnostik Hämatothorax

Ursachen	Diagnostik
Verletzung Intercostalgefäß	Hypovolämie
Verletzung A. mammaria (Sternumfraktur)	Temperaturdifferenz
Lungenlazeration	Blutdruckdifferenz
Verletzung intrathorakaler Venen	Periphere Pulse
Verletzung von Lungenarterien	Dyspnoe
Herzverletzung	Hautkolorit
Verletzung thorakale Aorta	abgeschwächtes Atemgeräusch Röntgenverschattung Mediastinum, Hemithorax!

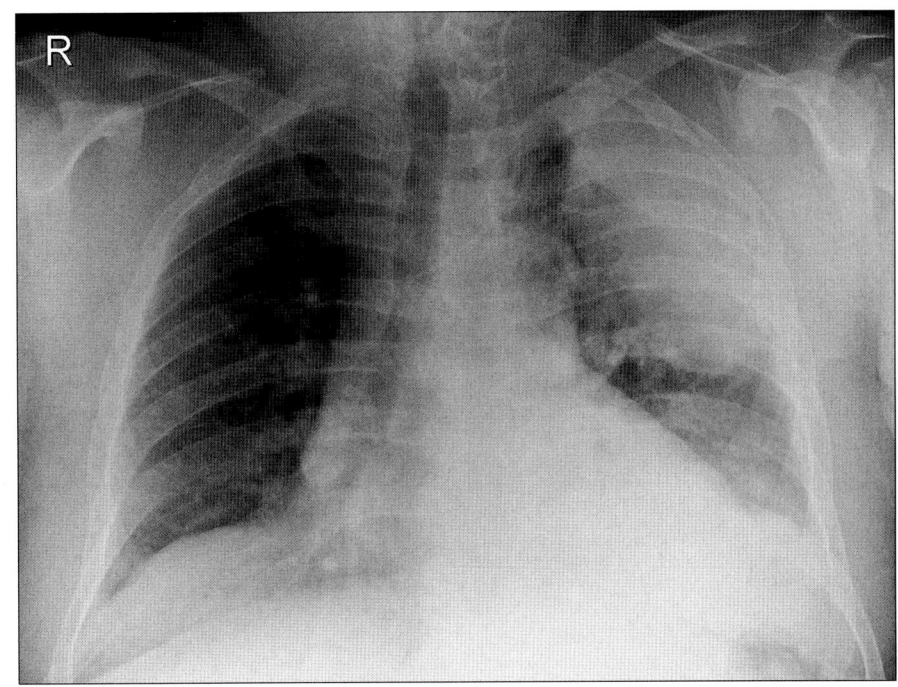

Abb. 1: Subpleurale Ein-
blutung nach stumpfem
Trauma (konvent. Rönt-
gen).

stehender thorakaler Vorerkrankungen (*Cave: Adhäsion der Lunge!*). Drainagestelle der Wahl ist der 5. ICR in der mittleren Axillarlinie. Der häufig in der Literatur favorisierte loco typico im 2-3. ICR parasternal ist wegen der Gefahr der Verletzung der A. mammaria interna aufgrund ihrer großen Lagevariabilität sowie der ungünstigen Position der Drainage an der Konvexität der Lunge bzw. im Interlobium abzulehnen. Die Frage, wann bei weitgehend stabilen Patienten der optimale Zeitpunkt für die chirurgische Therapieoption in Abhängigkeit von initialer Drainagemenge bzw. Verlaufsbeobachtung bei persistierender Blutung erreicht ist, wird ebenfalls kontrovers diskutiert (Tabelle 2). Entscheidend ist immer die klinische Dynamik. Insbesondere dann, wenn eine Hypovolämie besteht und trotz adäquater Substitution keine Stabilisierung zu erzielen ist, muss die chirurgische Intervention in Erwägung gezogen werden. Bei penetrierenden Thoraxtrau-

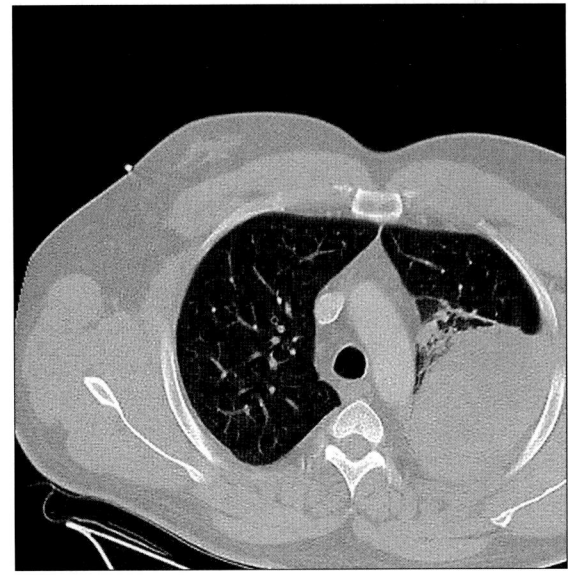

Abb. 2: subpleurale Einblutung nach stumpfem Trauma (Thorax-CT).

men mit einem undrainierten Hämatothorax, der mit einem massiven Blutverlust einhergeht, kann sich eine akute Spannungssituation ähnlich dem Spannungspneumothorax (Abb. 3) entwickeln (WAYDHAS 2000), die umgehend mit einer Drainage entlastet werden muss.

Tab. 2: Thorakotomieoption bei Hämatothorax

Autor	initialer Blutverlust ml	Blutverlust/h
VON OPPEL et al.1999	1500-2000	**200-300**
TRUPKA et al. 1998	1500-2000	**> 200**
MERKLE et al. 1991	> 1000	**200**
BATTISTELLA et al. 2000	> 1500	**> 200**
TEEBKEN et al. 2005	1000-1500	**> 150**

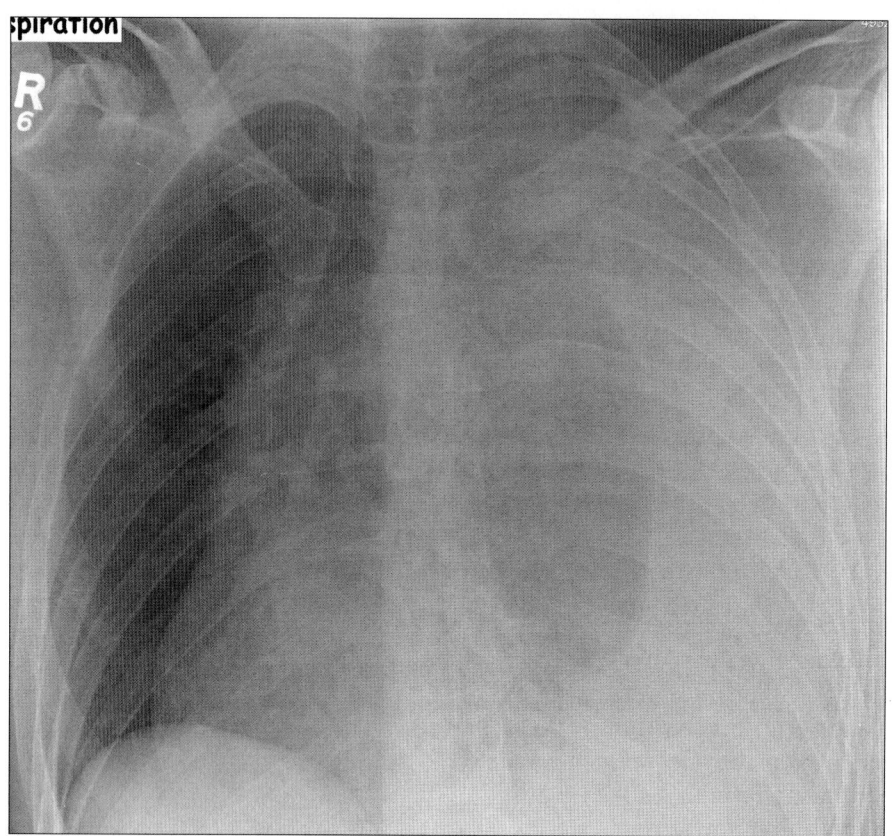

Abb. 3: Spannungshämatothorax links mit deutlicher Mediastinalverlagerung.

Posttraumatischer Hämatothorax – organisierter Hämatothorax

Ein posttraumatischer Hämatothorax findet sich in ca.1-20% aller Thoraxtraumen nach Drainagebehandlung (NAVSARIA et al. 2004). Ursachen für einen Späthämatothorax sind die Folgen einer konservativen Therapie des akuten Hämathothorax oder konsekutiv nach chirurgischer Therapie. Eine weitere Ursache stellt der chronische Hämatothorax nach Bagatell-Trauma dar. Häufig sind es stumpfe Thoraxtraumen mit oder ohne Rippenserienfraktur, wobei die Patienten nach kurzer unauffälliger Hospitalphase relativ schnell entlassen werden. Der chronische Hämatothorax entwickelt sich über 2-3 Wochen und wird aufgrund des chronischen Charakters vom Patienten auch so lange ohne wesentliche Klinik toleriert. Prädisponierende Faktoren sind Patienten mit gestörter Immunkompetenz (Alkohol- oder Medikamentenabusus, Z. n. Radiatio oder Chemotherapie) mit Vorschädigung der Leber und mit Defizi-

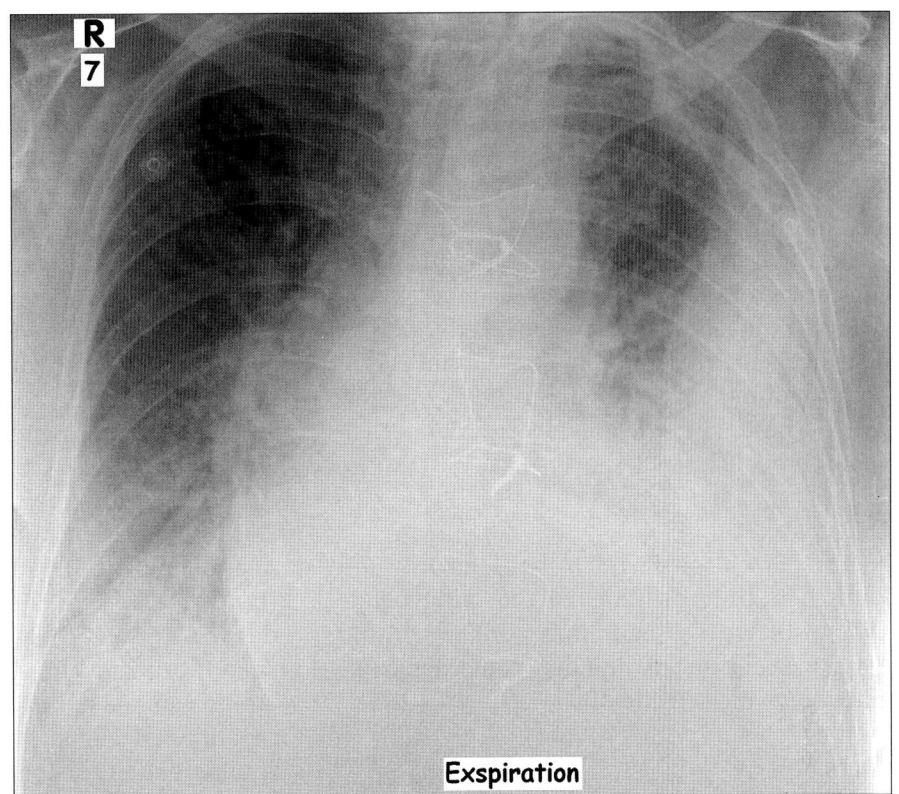

Abb. 4: Traumatischer Hä-
matothorax bei Marcumar-
therapie.

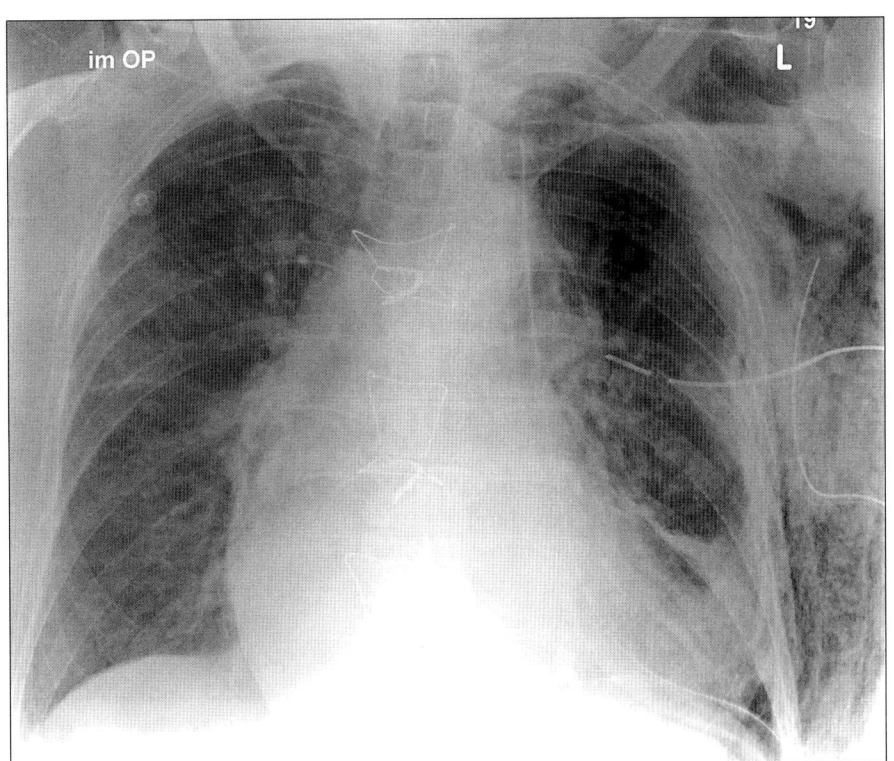

Abb. 5: Derselbe Patient
nach VATS-Hämatomeva-
kuierung.

ten bei der Synthese der Gerinnungsfaktoren in der Leber selbst. Die Blutungstoleranz ist erhöht bei primär normalen Gerinnungsparametern. Patienten, die unter Medikation von Marcumar oder Thrombozytenaggregationshemmern stehen oder ähnliche, das Gerinnungssystem beeinflussende Medikamente einnehmen, weisen ein erheblich höheres Risiko für einen chronischen Hämatothorax auf. Die therapeutische Wirkung der Medikamente verhindert in der Regel eine Koagulation, und die stets liquide Hämatommenge kann aufgrund der gestörten Gerinnung (verletzte Gefäße der Brustwand) erheblich sein (Abb. 4, 5).

Diagnostik
Neben der entsprechenden Symptomatik und klinischen Untersuchung ist die bildgebende Diagnostik wegweisend. Probepunktionen sind aufgrund der selten liquiden Konsistenz des Hämatoms meist ineffektiv.

Therapie
Primär und in Abhängigkeit vom Ergebnis der Probepunktion (dicklumige Kanüle, entsprechende Punktionssets) sollte die Platzierung einer gezielten Drainage (sonographie- oder ct-gestützt, Thorakozentese-Technik) mit einem dicklumigen Drain (mindestens 28 Charr.!) versucht werden. Die Verflüssigung geronnener Hämatomanteile beim veralteten Hämatothorax kann durch Instillation von Streptokinase (250000 IE bis 500000 IE in 50-100 ml 0,9 % Kochsalzlösung) und einer Abklemmphase der Drainage von min. 2 h erreicht und zum Ablauf gebracht werden. Alternativ kann auch Urokinase (100000 IE in 50-100 ml 0,9 % Kochsalzlösung) verwendet werden. Über typische lokale und systemische Nebenwirkungen (Fieber, Übelkeit/Erbrechen, Druckgefühl im Thorax, Luftnot) muss der Patient vor der Therapie informiert werden. Bei ausgeprägter Luftnot ist das Drainagesystem sofort zu öffnen.
Es sollten maximal zwei konservative Therapieversuche unternommen werden. Bei Versagen der konservativen Therapie ist die operative Sanierung zur Vermeidung eines Früh-Empyems respektive einer beginnenden

Schwartenbildung (Fibrothorax) mit zu favorisieren. Dabei stellt die VATS als minimal invasives Verfahren nicht nur eine alternative Therapieoption zur konventionellen Thorakotomie dar, sondern ist auch der Lysetherapie hinsichtlich Empyeminzidenz und Gesamttherapiedauer deutlich überlegen (OQUZKAYA et al. 2005). Die Therapieeffektivität der VATS bei der Behandlung des persistierenden Hämatothorax lag in einer Metaanalyse bei 90 % und zeigte damit klare Vorteile bezogen auf die Invasivität der Therapie (VILLAVICENCIO et al. 1999). Selbst bei penetrierenden Thoraxverletzungen war die VATS noch in 80 % der behandelten Fälle erfolgreich (NAVSARIA et al. 2004). Die Konversationsrate zur offenen Thorakotomie ist mit ca. 10 % vergleichsweise moderat (LOWDERMILK et al. 2000). Wenn man bedenkt, dass ca. 15 % der platzierten Thoraxdrainagen nach Trauma nicht suffizient lokalisiert sind, erklärt sich die hohe Rate organisierter posttherapeutischer Hämatothoraces und eine daraus resultierende Frühempyemrate von 3-4 % (BATTISTELLA et al. 2000). Das therapeutische Fenster der VATS ist relativ klein, und effektiv können nur der organisierte Hämatothorax und das frühe Empyem (fibropurulentes Stadium) behandelt werden (Abb. 6, 7). Eindeutige Vorteile der VATS sind neben der Möglichkeit der kompletten Exploration des entsprechenden Hemithorax das vollständige Débridement der Thoraxhöhle mit Entfernung aller Koagel und gegebenenfalls von Fibrinplaques oder -septen und die gezielte Positionierung einer dicklumigen Drainage (36 Charr.!). Das Risiko der Konversion zur konventionellen Thorakotomie ist wegen der problematischen Stadieneinschätzung immer einzukalkulieren und muss mit dem Patienten vor dem Eingriff besprochen werden.

Frühempyem
Diagnostik
Wegweisend ist die bildgebende Diagnostik bei meist nicht effektiv fördernder Drainage oder zu früh entfernter Drainage mit meist lokalisierter Verschattung des Hemithorax. Fieber und erhöhte Werte der Entzündungsparameter geben weitere Hinweise. Bei liegender Draina-

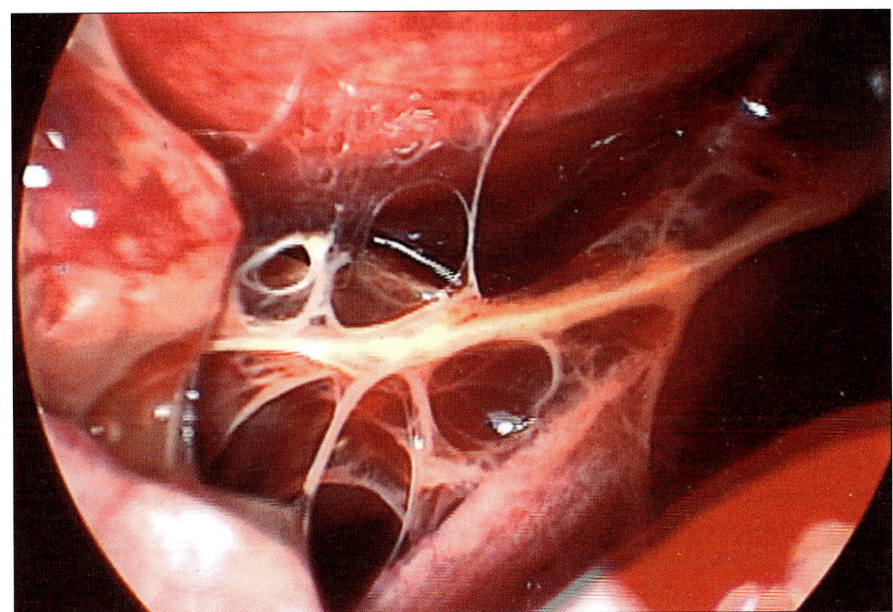

Abb. 6: Partiell organisiertes Hämatom.

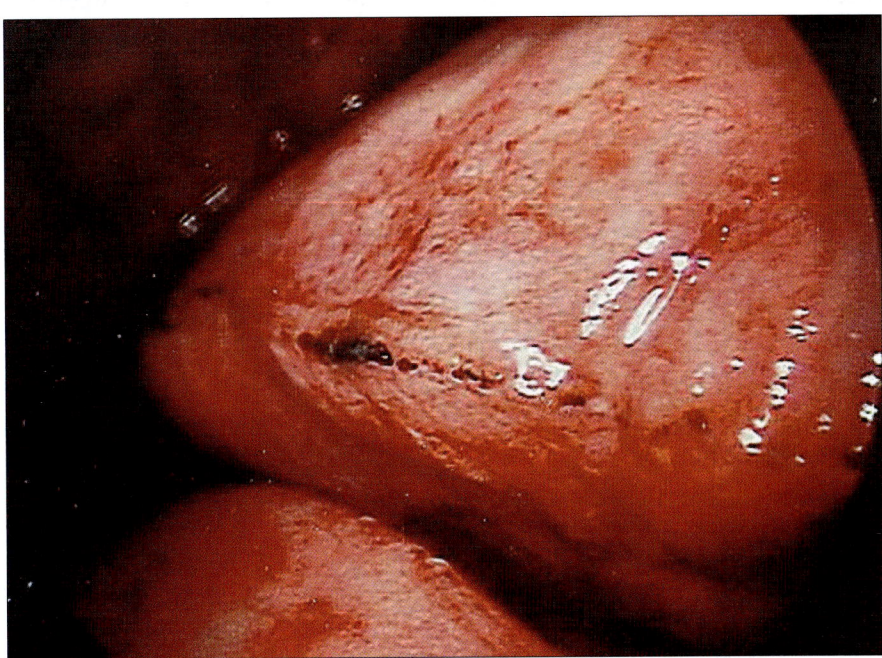

Abb. 7: Derselbe Patient nach Hämatomevakuation.

ge ist häufig eine Änderung von Konsistenz und Farbe der Drainageflüssigkeit zu beobachten. Die Inzidenz der Frühempyeme nach Hämatothorax nimmt nach 2 Wochen deutlich zu. Eindeutige prädisponierende Faktoren sind perforierende Verletzungen, persistierende Parenchymlecks, lange Drainagezeiten, Mitverletzungen von Zwerchfell und Ösophagus.

Therapie

Wegen der zu erwartenden Einschränkung der Lungenbeweglichkeit mit resultierender restriktiver Lungenfunktionsstörung besteht eine absolute Therapieindikation.

Nach einem konservativen Therapieversuch (Varidase-Instillation bei liegender Drainage, Versuch der Re-Drainage und Instillation von

273

Varidase) sollte die chirurgische Therapieoption folgen. Je nach Erfahrung des Operateurs ist primär die VATS anzustreben. Im fibropurulenten Stadium stellt die VATS die Therapie der Wahl dar (STRIFFELER et al. 1998). Bei kleinem therapeutischem Fenster ist die Konversionsrate hoch, aufgrund des deutlich minimierten Traumas sollte das Verfahren dem Patienten nicht vorenthalten werden. Eine videoassistiert gestützte Frühdekortikation ist möglich, sollte aber dem erfahrenen Operateur an thoraxchirurgischen Zentren vorbehalten bleiben. Spät diagnostizierte Empyeme traumatischer Genese sind die Ausnahme und gehen immer mit einer fortgeschrittenen Verschwartung einher. Die Empyemektomie und Dekortikation der Lunge ist bei fortgeschrittenem Befund (intrapulmonale Abszedierung) mit der Notwendigkeit der Resektion von untergegangenem Lungengewebe nur über eine konventionelle Thorakotomie möglich.

Hydrothorax

Ein Pleuraerguss kann nach stumpfen Thoraxtraumen im Rahmen der Entzündungsreaktion (Mediatorfreisetzung, kontusionierte Thoraxwand), bei Vorhandensein einer Lungenkontusion auftreten. Er ist in der Akutphase selten klinisch relevant. Die Diagnostik erfolgt mittels Sonographie oder mittels CT insbesondere bei Kontrolluntersuchungen oder Überprüfungen nach konventionellen Röntgenuntersuchungen (DORENBECK et al. 2002). Traumaassoziierte Lungenatelektasen können ebenfalls Ursache eines Ergusses sein (GRIESER et al. 2001).

Traumatische Ösophagusperforation

Die Ösophagusperforation mit traumatischer und iatrogener Genese (Instrumentenverletzung – Inzidenz 0,4 %) führt zur Ausbildung eines linksseitigen Hydropneumothorax (Abb. 8, 9). Aufgrund des ösophagealen Keimreservoirs kann sich schnell ein Pleuraempyem ent-

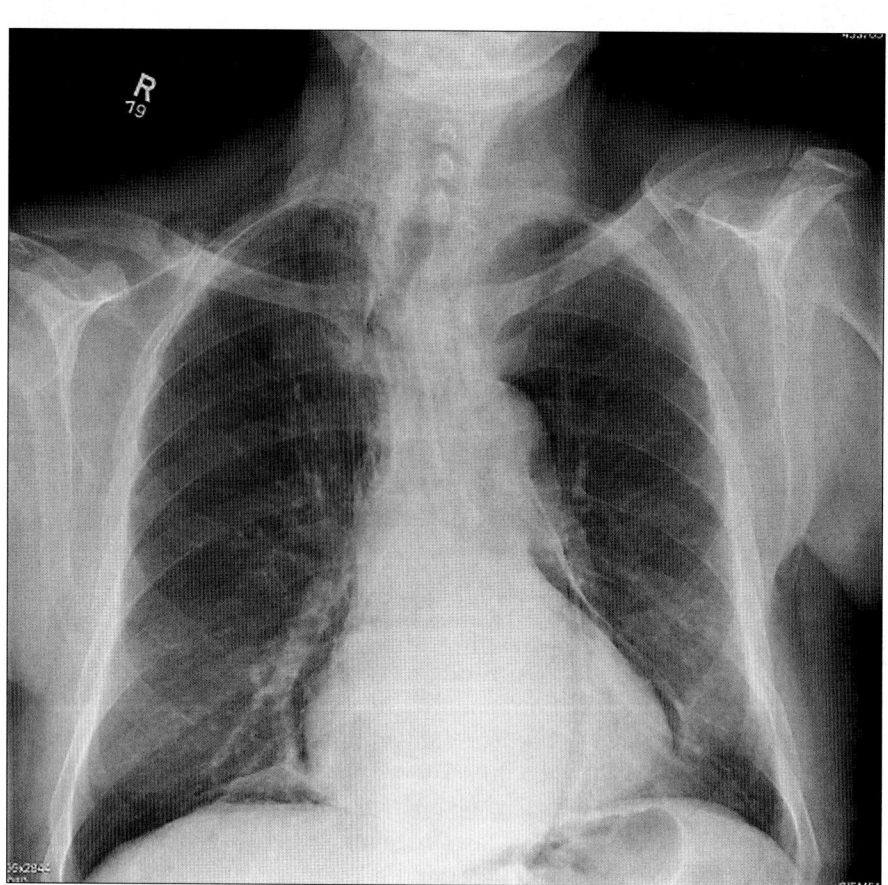

Abb. 8: Pneumopericard, Hydrothorax aufgrund der Bettaufnahme nicht sichtbar.

274

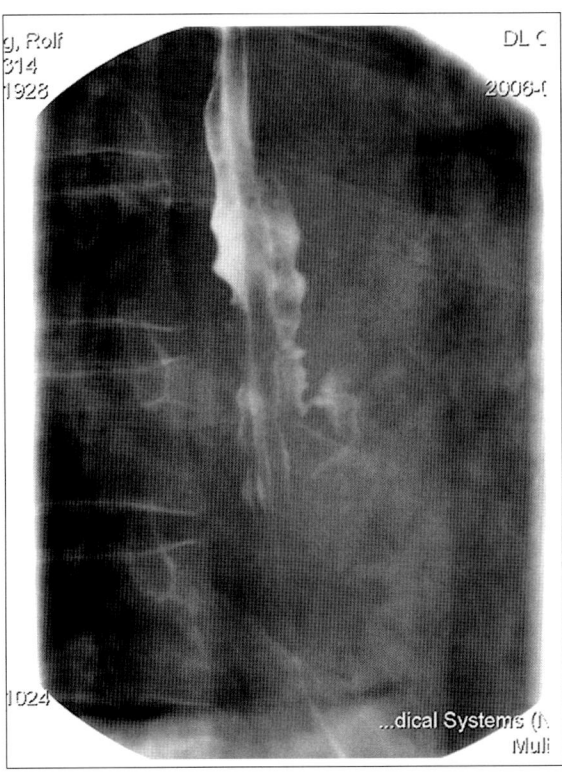

Abb. 9: Positive Gastrographinpassage mit Leck in den linken Hemithorax.

wickeln. Häufig findet sich ein Mediastinalemphysem sowie ein Pneumoperikard.

Diagnostik
Leitdiagnostik ist eine konventionelle Röntgenuntersuchung des Ösophagus mit Gastographinpassage mit genauer Lokalisation des Lecks. Nur in Zweifelsfällen sollte die Endoskopie wegen der Gefahr der weiteren Traumatisierung der Läsion zum Einsatz kommen.

Therapie
Die unverzügliche Sanierung der Verletzung hat Priorität, da mit zunehmender Zeitverzögerung (Diagnostik, abwartende Haltung) Letalität und Komplikationsrate steigen. Über eine linksseitige Thorakotomie kann bei frühzeitiger Detektion die primäre Naht der Verletzung (zweireihig) erfolgen. Die zusätzliche Deckung der Naht mit Perikard, präperikardialem Fettgewebe oder gestieltem Muskellappen (Intercostalmuskulatur, Latissimus) bietet zusätzli-

che Sicherheit vor einer Nahtinsuffizienz. Bei bereits vorhandenem Empyem stellt die von abdominal durchgeführte Fundoplikatio eine Alternative dar. Große Defekte und eine fortgeschrittene Infektion der Thoraxhöhle erfordern eine Ösophagusausschaltung mit cervikaler Lippenfistel, Blindverschluss des distalen Anteils sowie die Anlage einer enteralen Ernährungsfistel (PEG, Katheterjejunostomie). Nach Beherrschung der akuten Infektion erfolgt die Rekonstruktion (Magenhochzug) im zweiten Schritt.

Instrumentelle Verletzung Ösophaguseingang – Hypopharynx (Recessus piriformis)
Diese seltene Verletzung kommt durch blinde Katheterisierungsversuche des Ösophagus auch mit relativ flexiblen Ernährungssonden zustande.

Diagnostik
Im Vordergrund stehen klinische Symptome wie Dysphagie, Rachenschwellung, Halsschmerzen und Haut- und Mediastinalemphysem. Bei Fortführung der enteralen Ernährung und unerkannter Fehllage der Sonde kommt es, resultierend aus der Thoraxröntgenuntersuchung neben einer Mediastinalverbreiterung respektive Mediastinalverlagerung (intrathorakale Sondenlage vorausgesetzt), zu einer erheblichen Transparenzminderung des betroffenen Hemithorax (meist links) und gegebenenfalls einem Spannungshydrothorax. Bei Nichterkennen entwickelt sich ein Pleuraempyem mit entsprechender septischer Komponente. Die Letalität ist hoch.

Therapie
Nach Lokalisation der Verletzung und unverzüglicher Umstellung auf parenterale Ernährung muss die dringliche Sanierung des Hydrothorax über eine linksseitige Thorakotomie vorgenommen werden. Notwendig ist in der Regel ein gründliches Débridement (Dekortikation). In Abhängigkeit von der Karenzzeit nach Parainfusion kann die meist primär initialisierte Fremdkörperreaktion zur kompletten Lungenzerstörung bei begleitendem schwe-

275

rem Empyem führen. In derartigen Fällen ist in der Regel eine komplexe Sanierung mit Entfernung funktionsloser Lungenanteile (Pneumonektomie, Thorakoplastik) bei gleichzeitiger Behandlung der Infektion der Thoraxhöhle möglich.

Kasuistik

Bei einem 51-jährigen Patienten erfolgt am 20.03.02 in einer neurologischen Rehabilitationseinrichtung wegen einer Schluckstörung bei Z. n. Mediainfarkt die Platzierung einer nasogastralen Ernährungssonde. Wegen psychomotorischer Unruhe musste diese mehrfach neu gelegt werden. Die Lagekontrolle erfolgte mittels Luftinsufflation. Ab dem 29.03.02 trat eine Zustandsverschlechterung des Patienten mit Tachycardien, Fieber und Sauerstoffsättigungsabfall auf. Bei abgeschwächtem Atemgeräusch der linken Lunge erfolgte nach einem Tag die Verlegung in ein Kreiskrankenhaus. Im Röntgenbild des Thorax (Abb. 10) fand sich eine Verschattung der linken Lunge mit deutlicher Mediastinalverlagerung nach rechts. Ein linksseitiger Spannungshydrothorax infolge in-

trapleuraler Fehllage der Magensonde wurde mit einer Thoraxdrainage entlastet, wobei sich 3000 ml Sondennahrung entleerten (Abb. 11). Bei der Bronchoskopie fand sich eine fragliche Perforationsstelle an der Rachenschleimhaut links supralaryngeal (Recessus piriformis). Trotz Anlage einer weiteren Thoraxdrainage und Antibiotikatherapie gelang es bei einer ausgeprägten Pneumonie und beginnendem Pleuraempyem nicht, die linke Lunge ausreichend zu entfalten (Abb. 12). Daher erfolgte am 10.04.2002 die Verlegung in eine thoraxchirurgische Einrichtung. Wegen des ausgeprägten Pleuraempyems mit persistierender Atelektase der linken Lunge (Abb. 13, 14) musste am 16.04.2002 eine Empyemektomie und Pneumonektomie links durchgeführt werden.

Nach zunächst unauffälligem Verlauf wurde am 26.04.2002 eine Rethorakotomie wegen einer Bonchusstumpffrühinsuffizienz (Abb. 15) notwendig. Diese konnten wir durch eine Bronchusstumpfnachresektion beheben. Der weitere Verlauf gestaltete sich zunächst komplikationslos. Nach Anlage einer PEG wurde der Patient dann in eine Rehabilitationseinrichtung verlegt.

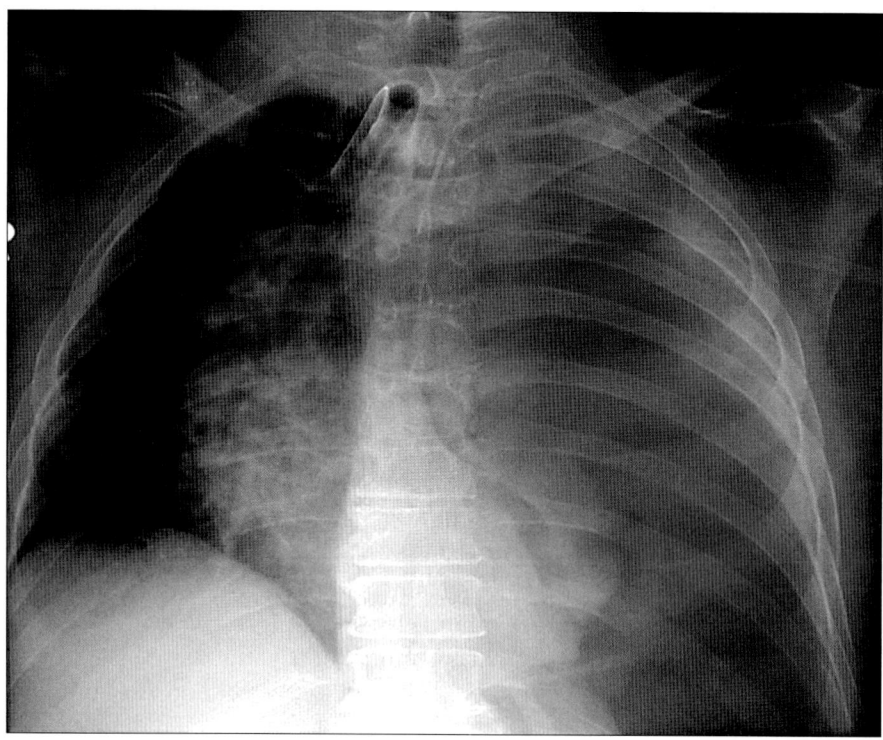

Abb. 10: Spannungshydrothorax.

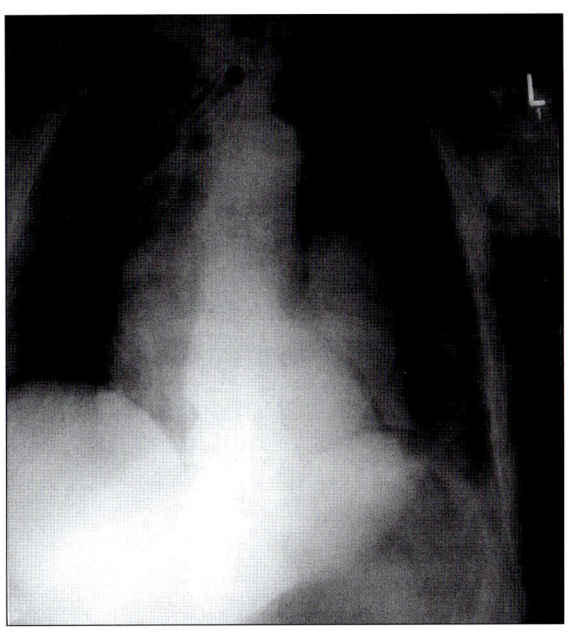

Abb. 11: Entlastung durch Thoraxdrainage.

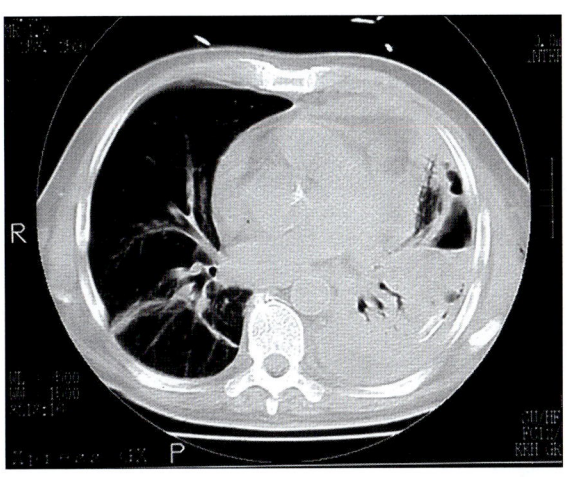

Abb. 12: Im CT weiter bestehende Atelektase der linken Lunge.

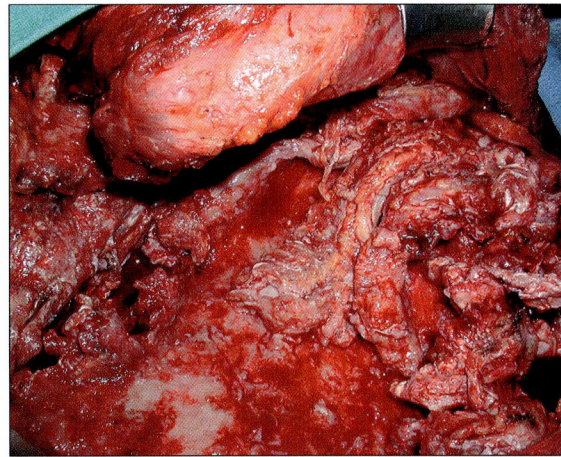

Abb. 13: Intraoperativer Situs – ausgeprägtes Empyem.

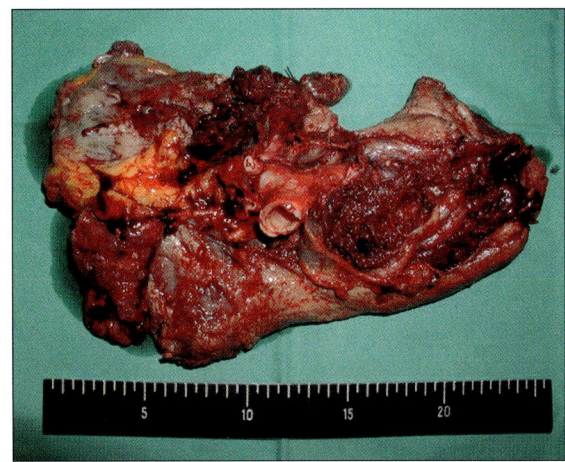

Abb. 14: Pneumonektomiepräparat links.

Am 17.08.2002 wurde der Patient wegen einer erneuten akuten Zustandsverschlechterung unter dem Verdacht auf eine rechtsseitige Pneumonie bei erneuter Bronchusstumpfinsuffizienz links mit Pyothorax auf die chirurgische Intensivstation des Universitätsklinikums Leipzig eingewiesen. Da sich der Verdacht bestätigte, erfolgte die erneute Verlegung in die vorbehandelnde thoraxchirurgische Klinik.

Bei ausgeprägter respiratorischer Insuffizienz erfolgte zunächst die Sanierung des Pyothorax durch die Anlage eines Thorakostomas (Abb. 16) am 19.08.2002.

Nach Säuberung der linken Thoraxhöhle führten wir am 26.08.2002 zur Ausheilung der Stumpfinsuffizienz eine HELLER'sche Jalousienplastik durch. Der weitere Verlauf gestaltete sich nunmehr komplikationslos. Bei der letzten bronchoskopischen Stumpfkontrolle am 16.09. 2002 zeigte sich ein sauberer, gut durchbluteter Bronchusstumpf mit gesundem Granulationsgewebe (Abb. 17). Die schwere Komplikation nach nasogastraler Sondenernährung unterstreicht die Notwendigkeit einer kritischen Indikationsstellung. Besonders bei schwieriger Platzierung darf auf eine zuverlässige Lagekontrolle z.B. durch Ultraschall oder Röntgen nicht verzichtet werden. Die Anlage einer PEG sollte möglichst frühzeitig in Erwägung gezogen werden.

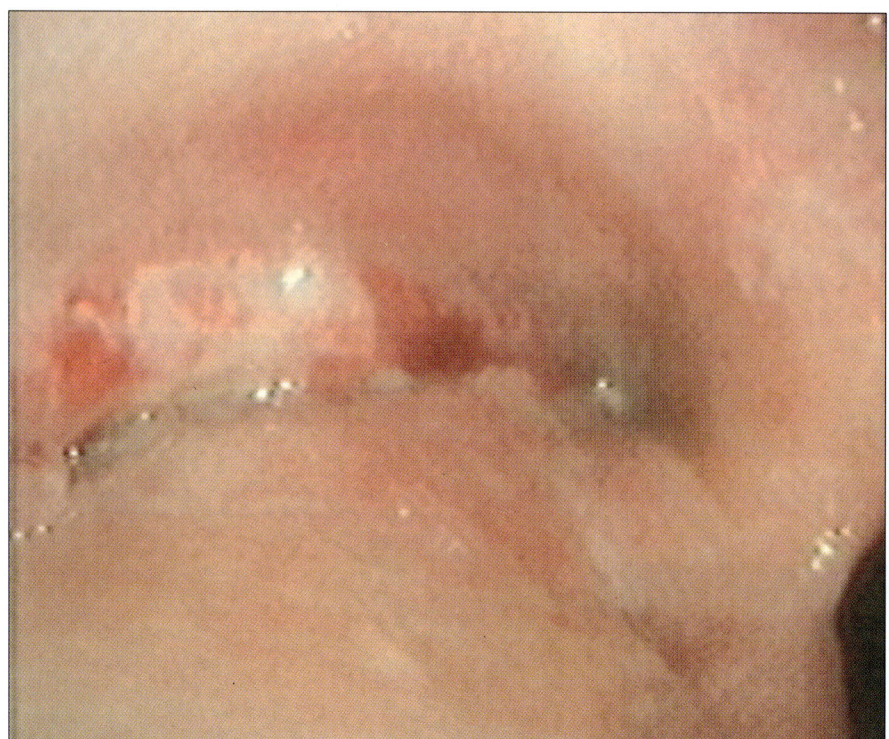

Abb. 15: Bronchoskopischer Befund bei Bronchusstumpfinsuffizienz links.

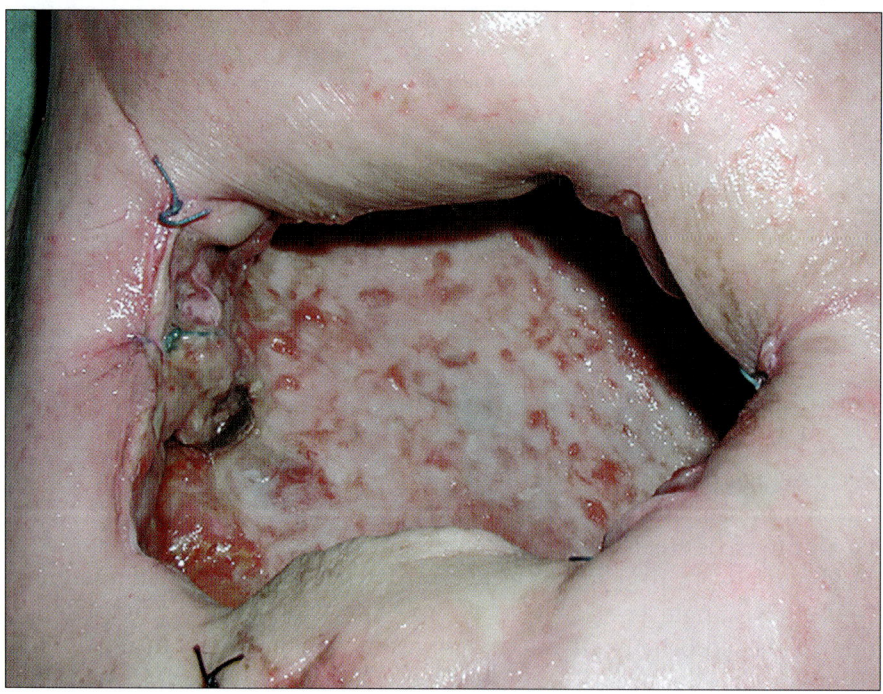

Abb. 16: Thorakostomaanlage links.

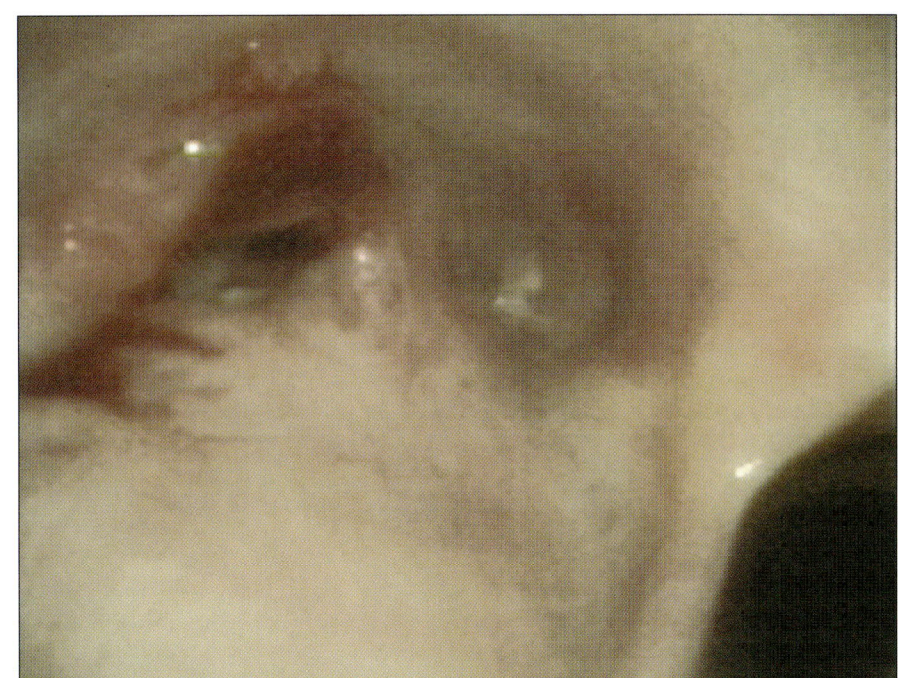

Abb. 17: Bronchoskopi-sche Stumpfkontrolle nach Thorakoplastik.

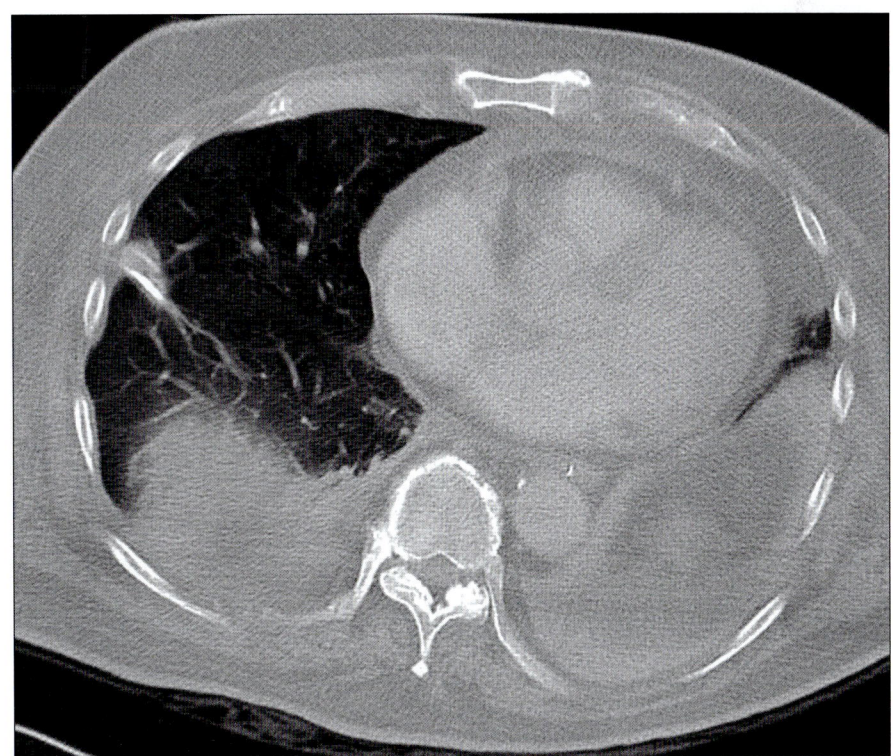

Abb. 18: Infusothorax nach linksseitiger Fehlkatheteri-sierung der V. subclavia.

Infusothorax – Transfusothorax

Der seltene Infusothorax ist durch die Fehllage eines zentralvenösen Katheters bedingt. Häufigste Ursache sind technische Schwierigkeiten bei der zentralvenösen Katheterisierung oder anatomische Anomalien des Gefäßverlaufs (Voroperationen im Thorax, Venenthrombosen, Chemotherapie, Strahlentherapie). Die Kathe-

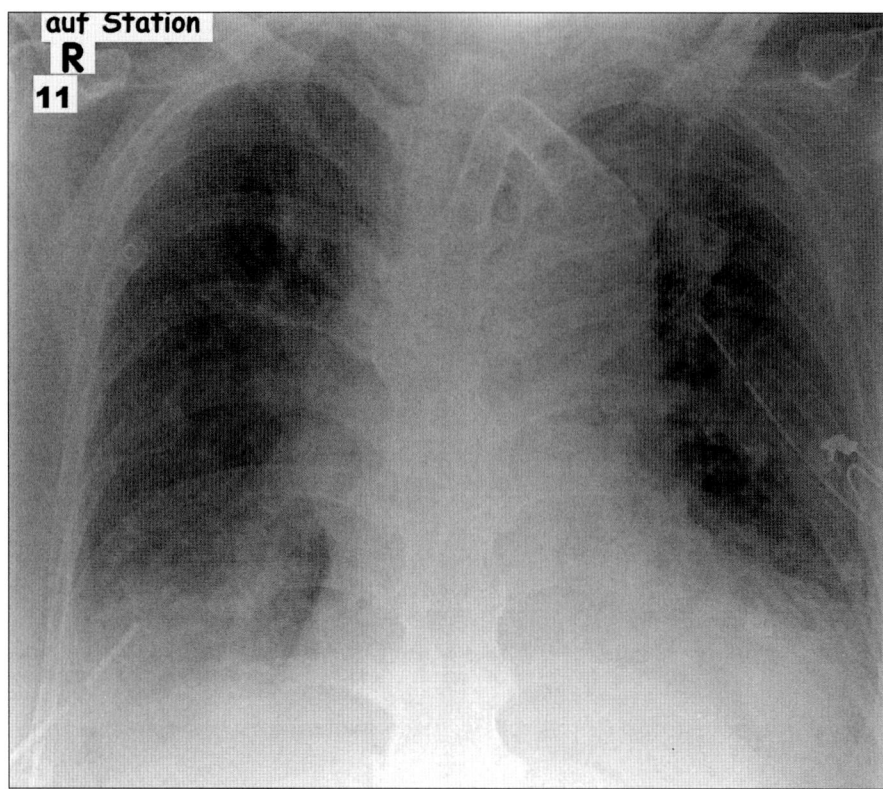

Abb. 19: Z. nach Flüssig-keitsevakuation mittels Drainage.

terisierung unter Notfallbedingungen kann bei entsprechender Stresssituation und mangelnder Sorgfalt ebenfalls zu paravasalen Lokationen führen. Neben iatrogener intrathorakaler Infusion ist auch die intrathorakale Fehltransfusion möglich (Abb. 18, 19). Die kann bei liegender Thoraxdrainage relativ schnell erkannt und beeendet werden.

Diagnostik

Die Kontrastmitteldarstellung über das katheterisierte Gefäß führt in der Regel zur Diagnose. Als klinisches Zeichen kann eine zunehmende Ruhedyspnoe mit verstärktem intrathorakalem Druckgefühl (Rückenschmerz) bei laufender Infusion auftreten. Röntgenmorphologisch findet sich eine zunehmende Transparenzminderung der Lunge mit Verlagerung des Mediastinums zur Gegenseite. Je nach verwendeter Infusionslösung kann es zu Gewebereaktionen mit entsprechender Reaktion (Schmerzsymptomatik, Entzündungsreaktion, Fieber) kommen.

Therapie

Die Entlastung durch Evakuierung der iatrogen eingebrachten Flüssigkeit besonders bei Spannungssymptomatik durch Anlage einer Thoraxdrainage hat Vorrang. Im Anschluss sollte eine Spülung der Thoraxhöhle zunächst mit physiologischer Kochsalzlösung und anschließend mit einer aseptischen Spüllösung erfolgen. Engmaschige Röntgenkontrollen (Empyem!) sind anfangs erforderlich.

Hämoperikard

In der Akutsituation ist eine intrapericardiale Blutmenge von 80-120 ml ausreichend, um einen schweren kardiogenen Schock respektive einen konsekutiven Herzstillstand auszulösen. Ohne die umgehende Einleitung entsprechender therapeutischer Maßnahmen (Sonographiegestützte Punktion oder Drainage, Perikardiotomie-Sternotomie) ist ein solches Ereignis mit einer hohen Letalität behaftet. Differenzialdiagnostisch ist ein vorbestehender Perikarderguss (kardiogen, inflammatorisch, karzinogen) von

Tab. 3: Abhängigkeit der Mortalität von der klinischen Symptomatik – penetrierende Herzverletzung (nach VON OPPEL)

Klinischer Status	Symptome	Mortalität (%)
moribund	keine oder minimale Vitalzeichen	52
Hypovolämie	äußere Blutung, Hämatothorax	20
instabile Tamponade	Herztamponade, klinischer Schock	5
stabile Tamponade	Herztamponade, erniedrigter oder normaler Blutdruck	2

einem traumatischen Hämoperikard unbedingt abzugrenzen, da die therapeutischen Konsequenzen ganz andere sind. Bei ersterem sind Flüssigkeitsvolumina von 500-1000 ml keine Seltenheit und klinische Symptome im Gegensatz zur akuten Tamponade vergleichsweise moderat. Andererseits kann eine aktive intrapericardiale Blutung zunächst klinisch stumm bleiben, die Gefahr einer akuten Zustandsverschlechterung ist jedoch immer gegeben. Sonografische Kontrollen sind bei Verdacht auf Herzverletzungen unerlässlich. Wegweisend ist auch die Art des Traumas (stumpf-penetrierend). Bei penetrierenden Traumen ist oft der Zeitfaktor entscheidend.

Diagnostik

Nach stumpfem Trauma ist bei Nachweis einer Mediastinalverbreiterung im Röntgen eine Aortenruptur, ein Frakturhämatom sowie Verletzungen der A. mammaria interna oder der Intercostalgefäße differenzialdiagnostisch auszuschließen. Bei penetrierenden Verletzungen präkordial muss in 84 % aller Fälle eine kardiale Verletzung ausgeschlossen werden (VON OPPEL 2000). Die Notfalldiagnostik stützt sich in erster Linie auf das klinische Bild. Das Monitoring des ZVD liefert wertvolle Zusatzinformationen. Dagegen ist diagnostische Perikardpunktion wegen ihrer Ungenauigkeit (10-80 falsch negative und 10 % falsch positive Ergebnisse) ebenso wie das Echokardiogramm (Zeitverlust, Transport, Aussagekraft) aus der Notfalldiagnostik zu verbannen (VON OPPEL 2000, BOWLEY et al. 2001). Der klinische Status des Patienten korreliert direkt mit der Mortalität (Tab. 3). Bei stummer Perikardtamponade und klinisch stabilen Patienten ist auch die Morta-

lität deutlich reduziert. In diesen Fällen kann eine differenzierte Diagnostik erfolgen.

Therapie

Bei Verdacht auf Vorliegen einer kardialen Verletzung auch bei Abwesenheit sicherer klinischer Zeichen ist die Perikardiotomie mit ihrer Erweiterungsmöglichkeit zur Sternotomie mit Thorakotomie unter optimalen Op.-Saal-Bedingungen der therapeutischen Perikardpunktion eindeutig vorzuziehen. Die Notfallthorakotomie im Schockraum unter Reanimationsbedingungen weist dagegen eine Letalität von 40-90 % auf (VON OPPEL 2000).

Literatur

(1) BARDENHEUER, M., OBERTACKE, U., WAYDHAS, C., NAST-KOLB, D.: Epidemiologie des Schwerverletzten – Eine prospektive Erfassung der präklinischen und klinischen Versorgung. Unfallchirurg 103, 355-363 (2000)

(2) BATTISTELLA, F.D., BENFIELD, J.R.: Blunt and penetrating injuries of the chest wall, pleura, and lung. Chapter 70, p. 815-831 in: SHIELDS, T.W., LO-CICERO III, J., PONN, R.B.(EDS.): General thoracic surgery. Lippincott Williams & Wilkins, Philadelphia (2000)

(3) BOWLEY, D.M.G., BOFFARD, K.D.: Das penetrierende Trauma des Körperstammes. Unfallchirurg 104, 1032-1042 (2001)

(4) DORENBECK, U., BEIN, T., STROTZER, M., GEISSLER, A., FEUERBACH, S., TRAEGER, K.: Thorax Bildgebung bei Intensivpatienten – Lohnt der logistische Aufwand der Computertomographie? Anästhesiol. Intensivmed. Notfallmed. Schmerzther. 37, 273-279 (2002)

(5) GELDNER, G., SCHWARZ, U.: Präklinische Polytraumaversorgung: Eilen oder Verweilen? Anästhesiol. Intensivmed. Notfallmed. Schmerzther. 38, 196-197 (2003)

(6) Grieser, T., Bühne, K.-H., Häuser, H., Bohndorf, K.: Relevanz der Befunde von Thoraxröntgen und Thorax-CT im routinemäßigen Schockraumeinsatz bei 102 poytraumatisierten Patienten. Eine prospektive Studie. Fortschr. Röntgenstr. 173, 44-51 (2001)

(7) Halter, G., Orend, K.-H.: Gefäßverletzungen im Thorax, Abdomen und Becken. Chirurg 76, 411-426

(8) Merkle, N.M., Vogt-Moykopf, I., Baumeister, R.G.H., Bubb, C.F.: Erkrankungen der Brustwand und der Pleura. S. 485-537 in: Heberer, G., Schildberg, F.W., Sunder-Plassmann, L., Vogt-Moykopf, I. (Hrsg.): Lunge und Mediastinum – Anatomie-Diagnostik-Indikationen-Technik-Ergebnisse. Springer Berlin (1991)

(9) Müller, C., Hatz, R.: Strategien in Diagnostik und Therapie des Thoraxtraumas. Visceralchirurgie 40, 368-373 (2005)

(10) Navsaria, P.N., Vogel, R.J., Nicol, A.J.: Thoracoscopic evacuation of retained posttraumatic hemothorax. Ann. Thorac. Surg. 78, 282-285 (2004)

(11) Oquzkaya, F., Akculi, Y., Bilquin, M.: Videothoracoscopy versus intrapleural streptokinase for management of post traumatic retained haemothorax: a retrospective study of 65 cases. Injury 36, 525-529 (2005)

(12) Prokop, A., Hötte, H., Krüger, K., Rehm, K.E., Isenberg, J., Schiffer, G.: Multislice-Spiral-CT zur Diagnostik beim Polytrauma. Unfallchirurg. 109, 545-550 (2006)

(13) Rose, St., Marzi, I.: Mediators in polytrauma – pathophysiological significance and clinical relevance. Langenbeck's Arch. Surg. 383, 199-208 (1998)

(14) Striffeler, H., Gugger, M., Im Hof, V., Cerny, A., Furrer, M., Ris, H.B.: Video-assisted thoracoscopic surgery for fibrinopurulent pleural empyema in 67 patients. Ann. Thorac. Surg. 65, 319-329 (1998)

(15) Teebken, O.E., Haverich, A.: Diagnostik und Therapie thorakaler Gefäßverletzungen. Zentralbl. Chir. 130, W1-W11 (2005)

(16) Trupka, A., Nast-Kolb, D., Schweiberer, L.: Das Thoraxtrauma. Unfallchirurg 101, 244-258 (1998)

(17) Villavicencio, et al.: Surg.Endoscop. 13, 3-9 (1999) Villavicencio, R.T., Aucar, J.A., Wall, M.J. Jr.: Analysis of thoracoscopy in trauma. Surg. Endosc. 13(1), 3- 9 (1999)

(18) Von Oppel, U.O., Bautz, P., De Groot, M.: Penetrating thoracic injuries: What we have learnt. Thorac. Cardiov. Surg. 48, 55-61 (2000)

(19) Waydhas, C.: Thoraxtrauma. Unfallchirurg 103, 871-890 (2000)

Chylothorax

Mathias Richter · Frank Michael Hasse

Anatomie

Die gesamte Lymphflüssigkeit des Körpers wird dem Einzugsbereich der Vena cava superior zugeführt. In dem beidseits vorkommenden Venenwinkel (Angulus venosus), Einmündung der Vena jugularis interna in die Vena subclavia, ist der Übergang der beiden Hauptlymphstämme in das Venensystem zu verzeichnen.

In den Bereich des linken Venenwinkels mündet der Ductus thoracicus und rechtsseitig der Ductus lymphaticus dexter.

Der Ductus thoracicus ist der Hauptlymphgang für alle Organe und Körperregionen caudal des Zwerchfells sowie der rechten Körperseite cranial des Diaphragmas. Der Ductus thoracicus bildet sich durch Zuflüsse im Retroperitonealraum vor dem 12. Brustwirbelkörper und dorsal der Aorta. Der Ductus thoracicus entspringt von der Cysterna chyli. Diese liegt über der vorderen Oberfläche des 1. und 2. Lendenwirbelkörpers, hinter und rechts der Aorta. Die Cysterna chyli geht nach cranial in den Ductus thoracicus über. Der Ductus steigt dann bis zum Hiatus oesophageus auf und liegt auf der anterioren Fläche der Wirbelkörper zwischen Aorta und der Vena azygos. Üblicherweise liegt er vor den rechten interkostalen Ästen der Aorta. Zwischen den Brustwirbelkörpern 7. - 5. kreuzt der Ductus thoracicus nach links und steigt hinter dem Aortenbogen und der Arteria subclavia in den Eingang des Halses, wo er nahe der Vereinigung der linken Vena subclavia und der linken Vena jugularis interna einmündet.

Verletzungen des Ductus thoracicus über dem 5. BWK verursachen meistens einen linksseitigen Chylothorax (POLLOCK). Der Ductus thoracicus hat in seinem gesamten Verlauf Zuflüsse (abdominelle, thorakale und cervicale Zuflüsse).

Die häufigsten Verletzungen wie ein geschlossenes Trauma nach Sturz aus großer Höhe mit Kompression und/oder Hyperextensionstrauma der Wirbelsäule oder nach stumpfen abdominellen Verletzungen können eine Ruptur eine Fistelbildung des Ductus thoracicus verursachen.

Diese Art der Verletzung betrifft in der Regel die Höhe des 9. und 10. BWK. Dies führt entweder zu einem chylösen Aszites oder einem rechten Chylothorax.

Eine plötzliche Hyperextension der Wirbelsäule kann eine Ruptur des Ductus thoracicus gerade über dem Diaphragma verursachen (POLLOCK).

Der Ductus lymphaticus dexter ist meistens nur 1 - 2 cm lang und mündet in den rechten Venenwinkel. Die Zuflüsse zum Ductus lymphaticus dexter (Truncus jugularis, Truncus subclavius und Truncus bronchomediastinalis) können auch einzeln im Bereich des rechten Venenwinkels einmünden.

Der Wandaufbau der Hauptlymphstämme gleicht dem einer Arterie und ist dreischichtig: Intima, Media und Adventitia.

Lymphe und Chylos

Lymphe (lat. lympha = klares Wasser) ist interstitielle Flüssigkeit und besteht aus Zellen, vorwiegend Lymphozyten sowie Lymphplasma. Der pH-Wert beträgt 7,41. Im Lymphplasma sind enthalten: Kreatinin, Harnstoff, Glucose, Natrium- und Kaliumionen. Weiterhin Enzyme (Katalase, Lipase) und Fibrinogen, weshalb die Lymphflüssigkeit eine gerinnungsaktive Potenz hat. Der Proteingehaltbeträgt 2 g/l.

Als Chylos (gr. chylos = Milchsaft) bezeichnet man die Lymphflüssigkeit des Darmes. Wegen des hohen Anteils feinemulgierter Fette hat der Milchsaft ein milchig trübes Aussehen. Chylos hat einen pH von 7,4 - 7,8 und ist eher alkalisch.

Folgende Konzentrationen finden sich in Chylosflüssigkeit:

Protein	21 - 59 g/l,
Fibrinogen	0,16 - 0,24 g/l,
Triglyceride	0,84 - 2 mmol/l,
Cholesterin	4,4 - 6,5 mmol/l.

Elektrophorese Lipoproteine – Nachweis von Chylomikronen

Chylomikrone sind 75 bis 1200 Nanometer große Partikel mit einer amphipilen Hülle und einem hydrophoben Kern.

Dieser besteht aus Triglyceriden und Cholesterin und wird durch eine Proteinhülle ummantelt. So werden die Fette in einer wasserlöslichen Hülle transportiert und später durch Lipoproteinlipasen.

Die täglich produzierte Gesamtlymphmenge variiert zwischen 1,8 und 4 Liter.

Definition

Unter einem Chylothorax versteht man die Ansammlung von Chylosflüssigkeit im Pleuraraum aufgrund einer Leckage des Ductus thoracicus oder einer seiner großen Zuflüsse.

Erstbeschreibung eines Chylothorax war 1663 durch LONGOLET bei einem Patienten nach einer Schussverletzung.

Ätiologie

Die Ätiologie des Chylothorax ist vielfältig. Am häufigsten ist ein Chylothorax bedingt durch traumatische Einwirkungen (OP, Radiatio, Unfall) und durch maligne Erkrankungen, Tuberkulose und venöse Thrombosen.

DE MEESTER hat 1983 die Ätiologie wie folgt klassifiziert:

Angeboren:
    Atresie des Ductus thoracisus, Ductus-pleurale-Fistel, Geburtstrauma.

Trauma:
    Stumpfes Thoraxtrauma, penetrierendes Thoraxtrauma.

Chirurgie cervical:
    LK-Exstirpation, Neck dissektion.

Chirurgie thorakal:
    Ligatur Ductus arteriosus, Aortendissektion, Aortenaneurysma, Ösophagusresektion, Mediastinaltumor, Lungenresektion, OP der linken Subclaviagefäße, Sympathektomie.

Chirurgie abdomial:
    Sympathektomie, radicale LK-Dissektion.

Diagnostik:
    Subclaviapunktion.

Neoplasien:
    Maligne und benigne Tumoren.

Infektionen:
    Tuberculöse Lymphadenitis, nichtspezifische Mediastinitis, ascendierende Lymphangitis.

Venenthrombose:
    Vena subclavia Thrombose links.

Pankreatitis

Spontan

Diagnostik

Das klinische Bild eines Chylothorax mit zunehmender Atemnot, Tachykardie und Hypotension ist an eine große Chylosmenge im Hemithorax gebunden. Bei intakter Pleura sammelt sich der aus dem Ductus thoracicus austretende Chylos zunächst im Mediastinum. Dieses Chylom ist zumeist klinisch stumm. Erst nach Durchbruch in den Pleuraraum spricht man von einem Chylothorax.

Ein postoperativ auftretender Chylothorax ist an einem zunehmenden Verlust von Flüssigkeitsmengen über die liegenden Thoraxdrainagen zu erkennen. Die typisch milchige Sekretion tritt nach 2 - 4 Tagen auf.

Es gibt keine sichere radiologische Methode zum Nachweis einer Leckage im Ductus thoracicus. Lymphangiographien mit Injektion von ölhaltigem Kontrastmittel in Lymphgefäße des Fußes zeigen 1 - 2 Stunden später die Lokalisation der Leckage im Röntgenbild. Komplikationen wie Lungenödem, Lymphangitis und cerebrale Embolien sind zu befürchten.

Nuklearmedizinische und computertomographische Prozeduren zeigen nur begrenzte Erfolge in der Lokalisation des Defektes.

Beweisend für das Vorliegen eines Chylothorax ist der Nachweis von Chylomikronen in der Elektrophorese sowie ein Triglyceridgehalt von mehr als 1,24 mmol/l und eine Verhältnis von Cholesterin zu Triglycerid von unter 1.

Management

Als Folge des Verlustes an Chylosflüssigkeit bis zu 2-4 Liter pro Tag besteht die Gefahr der Dehydratation, Mangelernährung und einer Immunschwäche. Dies begründet auch eine Mortalität von 15 - 50 %.

Ein Chylothorax muss mit großlumigen Thoraxdrainagen versorgt werden, die Lunge sollte vollständig entfaltet sein.

Bei kleineren Chylosfisteln mit Flüssigkeitsmengen von 250 - 500 ml/die ist eine enterale Ernährung mit sogenannter Chyloskost (eiweißreich, fettarm, möglich mittelkettige Triglyceride) zu empfehlen.

Bei Chylosmengen über 500 ml/die muss eine hochkalorische parenterale Ernährung über einen zentralvenösen Zugang erfolgen. Diese Ernährung wird begleitet von einer strengen Überwachung der Laborparameter (Elektrolyte). Diese konservative Therapie ist 2 Wochen durchzuführen. Nach 2 Wochen erfolgt eine orale Ernährung. Falls nun die Drainagemenge weiter zunimmt, sollte eine operative Therapie erfolgen.

Sistiert die Flüssigkeitsmenge auch unter oraler Ernährung, kann die liegende Thoraxdrainage entfernt werden.

Die operative Therapie umfasst verschiedene Methoden. Neben der konventionellen Thorakotomie ist eine videoassistierte Thorakoskopie möglich. Es kann eine direkte Ligatur des Ductus erfolgen. Hierbei ist es wichtig, die Leckage intraoperativ darzustellen. Wir verabreichen 2 Stunden vor OP-Beginn 100 - 200 ml Olivenöl über die Magensonde. Die Leckage stellt sich dann intraoperativ durch eine weißmilchige Sekretion dar.

Weiterhin kann operativ eine Massenligatur im Verlauf des Ductus thoracicus erfolgen. Beide Methoden sollten durch eine Pleurektomie ergänzt werden.

Das Anlegen eines pleuroperitonealen Shunts sowie ein Leckageverschluss mittels Fibrinkleber sind möglich.

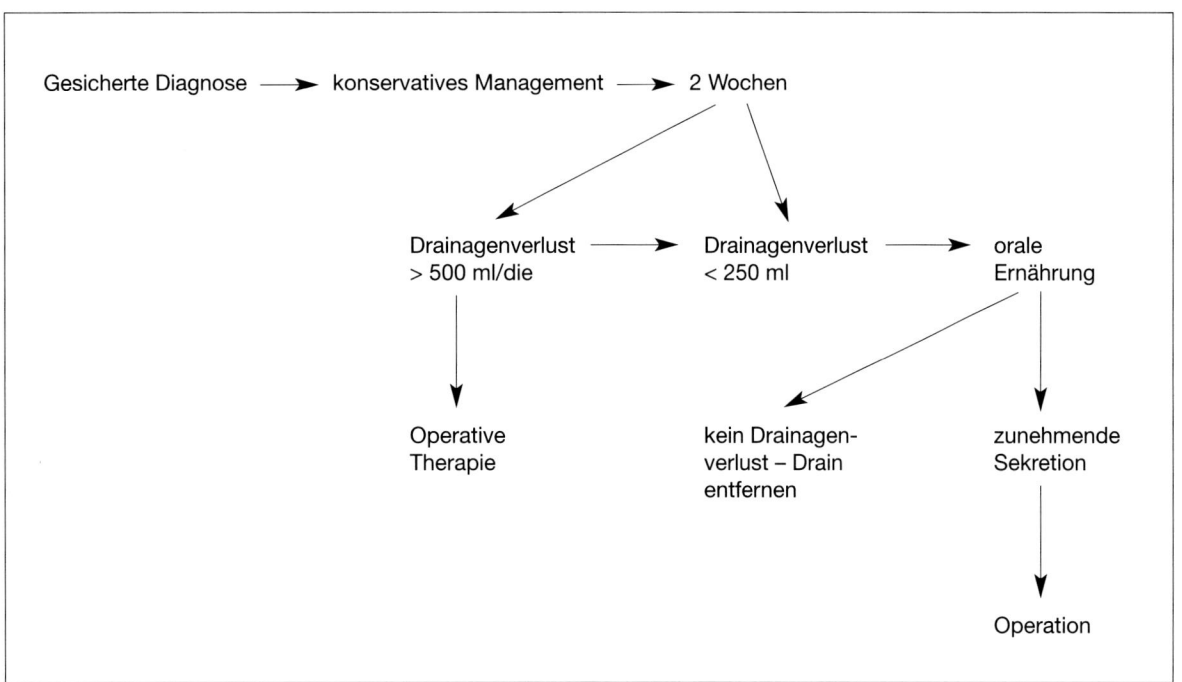

Abb. 1: Managementschema zum Chylothorax.

Literatur

(1) KUMAR, S., KUMAR, A., PAWAR, DK.: Thoracoscopic management of thoracic duct injury: Is there an place for conservatism? J. Postgrad. Med., 50, 57, (2004)

(2) PEARSON, COOPER: Thoracic Surgery, Churchill Livingstone, New York (2002)

(3) POLLOCK, M.: Thoracic duct injury, In Cardiothoracic Trauma, BLAISDELL, W., TRUNKEY, D.: Thieme Verlag, Stuttgart, New York (1994)

Thorakale Schussverletzungen

Frank Kolbus · Jürgen Schwarze · Fanny Grundmann · Jürgen Hasheider

1. Einleitung

Suizide stellen in der Altersgruppe bis 40 Jahre nach dem Herzinfarkt die zweithäufigste Todesursache dar. Nach Angaben des statistischen Bundesamtes ereignen sich in Deutschland pro Jahr ungefähr 11000 Todesfälle infolge von Selbsttötung. Männer sind häufiger betroffen als Frauen. Die Tendenz ist in den letzten 30 Jahren leicht fallend. Die Anzahl der versuchten Selbsttötungen ist auf ein bis zu 20-Faches höher einzuschätzen (45).

In Deutschland wird die Mehrzahl der Bauchverletzungen durch stumpfe Gewalt verursacht. Der Anteil von penetrierenden Verletzungen liegt bei 10 % aller Abdominaltraumata und ist damit wesentlich geringer als in anderen Teilen der Welt. Schusswunden sind dabei eher die Ausnahme. In amerikanischen städtischen Krankenhäusern machen Penetrationstraumata von Brust und Abdomen 50-90 % aller Verletzungen aus. Schussverletzungen haben einen Anteil zwischen 15-30 % (4, 33, 40). Wir schildern den Fall eines 32-jährigen Sportschützen, der sich in suizidaler Absicht mit seiner Sportpistole lebensbedrohliche thorakoabdominelle und spinale Verletzungen beigebracht hat. Wir haben daher unsere Kasuistik zum Anlass genommen, vor allem über die ballistischen Grundlagen zu recherchieren.

2. Wirkung

Die Wirkungen eines Geschosses auf den menschlichen Körper sind von mehreren Einflussgrößen abhängig:
- vom Waffentyp,
- von der Wirksamkeit der benutzten Munition (Art und Kaliber),
- von der Auftreffenergie,
- dem physischen und psychischen Zustand des Getroffen und
- der Trefferlage und Schusskanalverlauf.

Objektiv beurteilbar und beeinflussbar durch geeignete Geschosskonstruktion ist nur die Wirksamkeit, da diese sich rein physikalisch durch die Energieabgabe in geeignete Simulanzien (Gelatine, Seife) messen lässt.

2.1 Waffentyp

Schusswaffen werden nach ihrer Auslegung und nach ihrem Gebrauch benannt und eingeteilt. Einhändig schießbare Waffen werden allgemein als Faustfeuerwaffen, aber auch als Kurzwaffen bezeichnet. Benötigt man für die Handhabung beide Hände, nennt man sie Handfeuerwaffen oder Langwaffen.

Faustfeuerwaffen lassen sich in zwei typische Konstruktionsarten einteilen. Sind Lauf und Patronenlager aus einem Teil, nennt man sie Pistolen. Sind mehrere Patronenlager in einer Trommel drehbar hinter dem Lauf angeordnet, werden sie als Revolver bezeichnet. Pistolen sind in der Regel mehrschüssige Selbstlader, bei denen die Patronen in einem Magazin hinter dem Patronenlager bereitgestellt sind. Übliche Pistolenkonstruktionen enthalten etwa 8 bis 16 Patronen im Magazin. Revolver sind grundsätzlich Einzelfeuerwaffen. Mit dem Spannen des Hahns wird gleichzeitig die Trommel um ein Patronenlager weitergedreht, sodass die neben dem Lauf liegende Patrone zur Zündung kommt.

Pistolenpatronen sind – von einigen Ausnahmen abgesehen – als schulterlose, leicht konische Hülsen ohne Rand ausgeführt. Die üblichste Geschossart ist das Vollmantel-Rundkopfgeschoss. Revolverpatronen unterscheiden sich in einigen Punkten grundsätzlich von den Pistolenpatronen. So besitzen sie durchweg Hülsen mit Rand, die zudem deutlich länger sind als Pistolenhülsen. Randhülsen lassen sich in der Trommel besser abstützen und nach dem Schießen leichter auswerfen. Ein weiterer Unterschied besteht beim Geschoss. Werden bei den Pistolen in den meisten Fällen Vollmantelgeschosse verwendet, so werden mit Revolvern überwiegend Bleigeschosse verschossen.

Die Mündungsgeschwindigkeit der Faustfeuerwaffen liegt munitionsabhängig zwischen 250 - 450 m/s, kann in Einzelfällen sogar über 560 m/s liegen (z.B. .45 Win. Mag.).

Handfeuerwaffen werden zusätzlich nach der Laufart unterschieden. Waffen mit glatten Läufen heißen Flinten und Waffen, deren Lauf gezogen ist, werden Büchsen genannt (59).

Glatte Läufe werden für kugelförmige oder pfeilartige Geschosse verwendet. Gezogene Läufe weisen schraubenförmig angeordnete Vertiefungen – die so genannten Züge, – auf. Die Erhöhungen zwischen den Zügen werden Felder genannt. Der über den Feldern gemessene Durchmesser heißt Kaliber. Die Züge dienen dazu, dem Geschoss eine schnelle Drehbewegung um seine Längsachse (Drall) zu erteilen. Diese ist bei den meisten gebräuchlichen Geschossen erforderlich, um eine stabile Fluglage zu garantieren. Die Strecke, die ein mit Drall verschossenes Geschoss zurücklegt und eine volle Drehung ausgeführt hat, heißt Dralllänge und ist ein typisches Merkmal eines gezogenen Laufes. Die Drehzahl des Geschosses an der Mündung ist durch die Dralllänge und die Mündungsgeschwindigkeit bestimmt (59).

Die Mündungsgeschwindigkeit (Vo) der Projektile liegt bei den Handfeuerwaffen in Abhängigkeit von der verwendeten Munition zwischen 800 - 1000 m/s. Moderne Infanteriewaffen mit kleineren Kalibern (5,45 - 5,56 mm) zählen zu den Hochgeschwindigkeitswaffen und erreichen Abschussgeschwindigkeiten von ca. 930 m/s.

2.2 Munition

Eine Patrone setzt sich aus der Hülse und dem Projektil zusammen. Das Projektil wird mittels des sich in der Hülse befindenden Treibsatzes durch die expandierenden Explosionsgase aus der Hülse getrieben. Der Treibsatz selbst wird durch den sog. Zündsatz und den Schlaghammer der Waffe entzündet. Die Angabe des Kalibers erfolgt bei den Fabrikaten aus dem anglo-amerikanischen Raum in „Inch" (Zoll), bei den meisten europäischen Fabrikaten dagegen in Millimetern (35).

Kleinkalibermunition hat einen Durchmesser bis .32 Zoll, mittlere Munition bis .38 Zoll und großes Kaliber einen Durchmesser von mehr als .38 Zoll. Eine weitere Unterscheidung kann, ohne den Anspruch auf Vollständigkeit erheben zu wollen, entsprechend der Bauart (Tab. 1) und Geschosskopfform (Tab. 2) vorgenommen werden (56).

Vollmantelgeschosse (Abb. 3) besitzen um den Bleikern einen Mantel aus Tombak oder Nickel, der dazu führt, dass das Projektil bei Ein- und Durchtritt durch das Zielgewebe nicht deformiert wird. In Abhängigkeit von der Auftreffgeschwindigkeit besitzen Vollmantelgeschosse

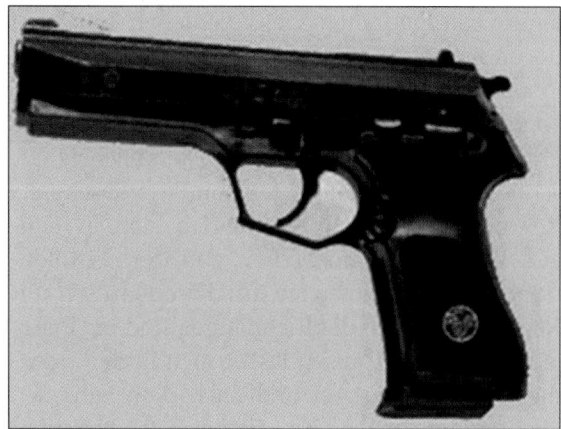

Abb. 1: Vector SP 1-Pistole.

Tab. 1: Einteilung der Geschosse nach ihrer Bauart

- Vollmantelgeschosse (VM oder FMJ)
- Teilmantelgeschosse (TM oder JSP)
- Teilmantelhohlspitzgeschosse (TMHS oder JHP)
- Vollbleigeschosse

Tab. 2: Einteilung der Geschosse nach ihrer Kopfform

- Rundkopf
- Flachkopf (JFP)
- Wadcutter (Zylinder)
- Semi-Wadcutter (Zylinder mit aufgesetztem Kegelstumpf)

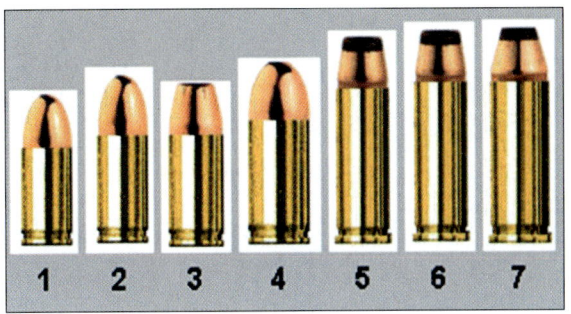

Abb. 2: Gebräuchliche Kurzwaffenmunition.
1 - 9 x 17 mm (9 mm Browning, 9 mm Short/Kurz, .380 ACP), FMJ,
2 - 9x19mm (9mm Para, 9mm Luger, 9mm NATO), FMJ,
3 - .40SW (.40 Smith & Wesson), JFP,
4 - .45ACP (.45 Automatic Colt Pistole), FMJ,
5 - .38 Special (.38 Smith & Wesson Special), JHP,
6 - .357 Magnum, JHP,
7 - .44 Magnum (.44 Remington Magnum), JHP.

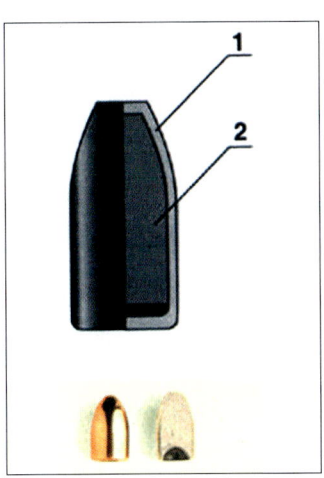

Abb. 3: Vollmantelgeschoss mit Mantel (1) und Bleikern (2).

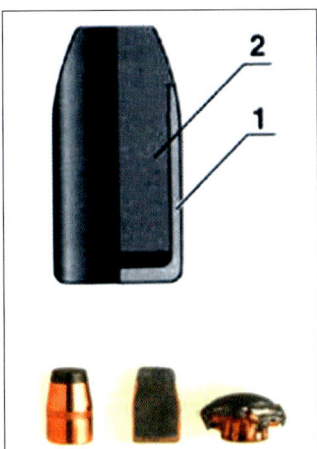

Abb. 4: Teilmantelgeschoss mit partieller Ummantelung (1) und freiliegendem Kern an der Spitze (2).

im Vergleich zu Deformationsgeschossen eine höhere Durchschlagskraft. Anders verhalten sich teilummantelte Projektile (Abb. 4). Der an der Spitze freiliegende weiche Kern kann beim Eindringen in das Zielgewebe bis zum Doppelten des Geschossdurchmessers aufpilzen. Zerlegungsgeschosse deformieren sich nicht nur, sondern zerfallen nach Eintritt in das Zielgewebe, wobei die einzelnen Splitter den Körper in alle Richtungen durchdringen und ein Geflecht von Schusskanälen hinterlassen (8).

2.3 Schussentfernung

Die Abschätzung der Schussentfernung hat nicht nur aus rechtsmedizinischer Sicht für die Rekonstruktion einer Schussverletzung Bedeutung, sondern auch bei der Abschätzung der zu erwartenden Gewebsdestruktion (52).

2.3.1 Der absolute Nahschuss

Ein absoluter Nahschuss liegt vor, wenn die Waffenmündung auf den Körper aufgesetzt oder zumindest hochgradig angenähert wird. Es zeigt sich im Unterhautgewebe eine sog. Schmauchhöhle mit Pulverniederschlägen. Das Gewebe wird durch den Explosionsgasdruck vorübergehend über der Waffenmündung balloniert und zerreißt insbesondere dann, wenn die Expansion der Haut und des Unterhautgewebes durch darunter liegenden Knochen wie zum Beispiel beim Schädel verhindert wird (56). Es finden sich in nächster Umgebung der Schusswunde keine Pulvereinsprengungen in der Haut (35).

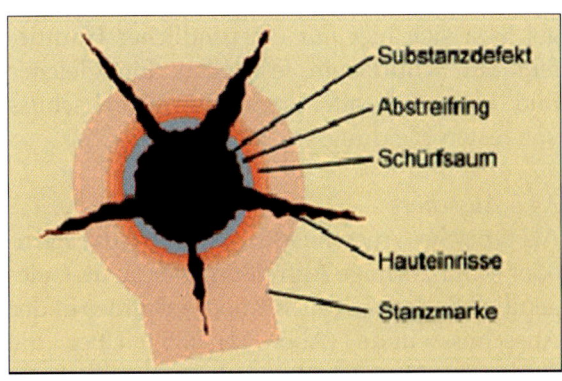

Abb. 5: Typische Merkmale eines absoluten Nahschusses.

289

Radiär um den zentralen Stanzdefekt zeigt sich der Abstreifring. Dieser entsteht durch Abstreifen von Verunreinigungen auf der Projektiloberfläche durch Pulverrückstände und Öl im Lauf der Feuerwaffe an der Haut. Der Durchmesser des Ringes liegt gering unter dem Geschosskaliber (56).

Als Folge der durch Eintritt der Munition in die Haut verursachten Druckwelle werden Gewebsteilchen nach außen zum Geschossrand nahezu tangential beschleunigt und verletzen dort die Oberfläche, was als zirkulärer Schürfsaum imponiert. Die WERKGARTNERsche Stanzmarke ist eine mehr oder minder deutliche Vertrocknung der Haut unmittelbar um den Einschuss herum, die in ihrer Form dem Mündungsflächenabdruck der benutzten Waffe entspricht. Sie ist nicht regelmäßig vorhanden und entsteht dadurch, dass die ballonierte Haut gleichsam der Laufmündung entgegenplatzt und auf ihr abgeklatscht wird (52).

2.3.2 Relativer Nahschuss
Pulverschmauch und -einsprengungen in und auf der Haut sind Zeichen des relativen Nahschusses. Es fehlen die Stanzmarke und die Schmauchhöhle. Für die Abschätzung der zu erwartenden Gewebedestruktion ist es wichtig zu wissen, dass sich Projektile, abgefeuert aus einer Entfernung von weniger als 6 m, wie „high-velocity" Geschosse mit einer Vo von mehr als 340 m/s verhalten.

2.3.4 Fernschuss
Als Fernschuss gilt ein Einschuss, der keine Zeichen eines Nahschusses aufweist. In der Regel lässt sich hier nur ein rundlicher Hautdefekt mit Schürfsaum feststellen. Ein gleiches Bild kann sich allerdings beim Durchschuss von festen Kleidungsstücken ergeben (35).

2.4.5 Ausschuss
Als typisches Ausschusskriterium gilt die stern- oder schlitzförmige Aufreißung der Haut. Gelegentlich finden sich auch Knochensplitter in der Ausschusswunde (Abb. 11) (35). Über die Größe des Ausschusses wird im Anschluss an den Abschnitt zur Wundballistik berichtet.

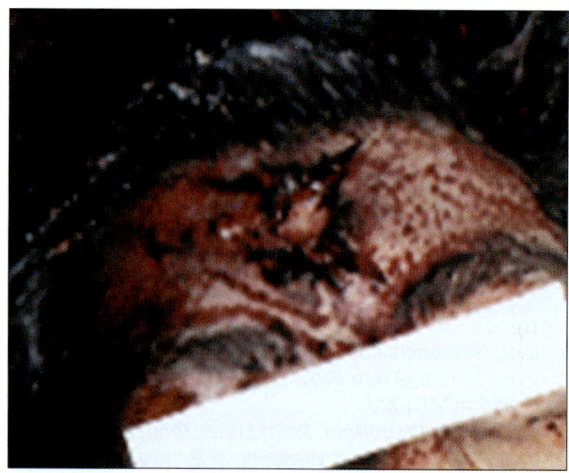

Abb. 6: Ballonierung und Schmauchhöhle nach absolutem Nahschuss des Schädels. Radiäre Hautzerreißung.

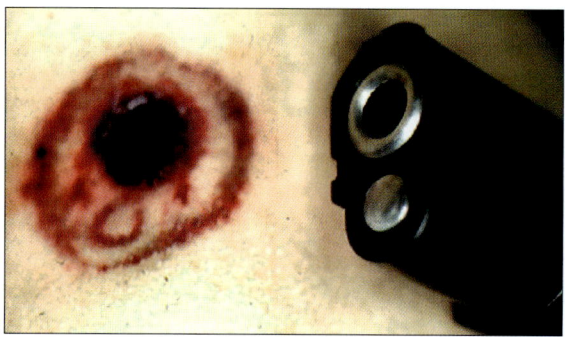

Abb. 7: WERKGARTNERsche Stanzmarke beim absoluten Nahschuss.

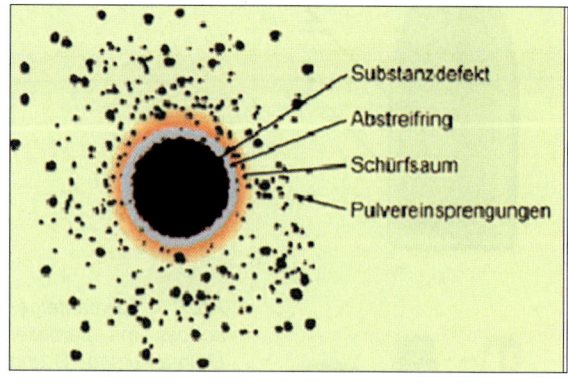

Abb. 8: Kennzeichen des relativen Nahschusses.

2.4 Schusskanal und -wirkung

2.4.1 Kontamination von Schusswunden

Generell gelten alle Schusswunden als kontaminiert. Die Vorstellung, dass aufgrund der hohen Hitzeentwicklung in Schusswunden annähernd sterile Wundverhältnisse vorzufinden sind, kann nicht aufrecht erhalten werden. Das Einsprengen von kontaminierten Oberflächenpartikeln in den Schusskanal im Zusammenhang mit nachfolgenden Gewebedestruktionen begünstigt die Entstehung von Infektionen.

2.4.2 Die hydrodynamische Wirkung

Die hydrodynamische Wirkung tritt auf, wenn ein Projektil ein flüssigkeitshaltiges Gewebe durchdringt. Mit Eintreten des Geschosses wird das Gewebe verdrängt und erhält eine radiale Beschleunigung. Aufgrund der Gewebeträgheit erfolgt die Massenverschiebung erst nach einiger Zeit, während das Geschoss sich bereits weiter ins Gewebe fortbewegt. Es entsteht eine Wundhöhle mit konischer Form. Die zentrifugale Wirkung hält so lange an, bis die kinetische Energie in elastische Energie des Gewebes umgesetzt ist. Nun beginnt eine rückläufige Bewegung. Das zentripetal beschleunigte Gewebe prallt im Wundkanal aufeinander (56). Der entstehende Überdruck verursacht eine weitere zentrifugale Beschleunigung. Die Anzahl der sich in Folge weiter abschwächenden Pulsationen hängt von den Gewebeeigenschaften ab (14). Sie führen zu einer „temporären Wundhöhle", deren Volumen von

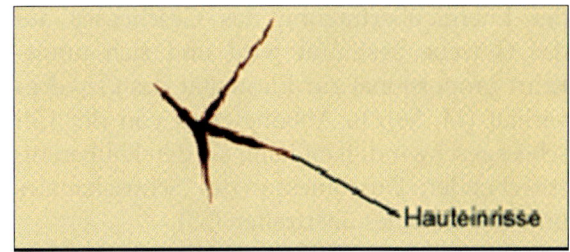

Abb. 10: Typische Hauteinrisse beim Ausschuss.

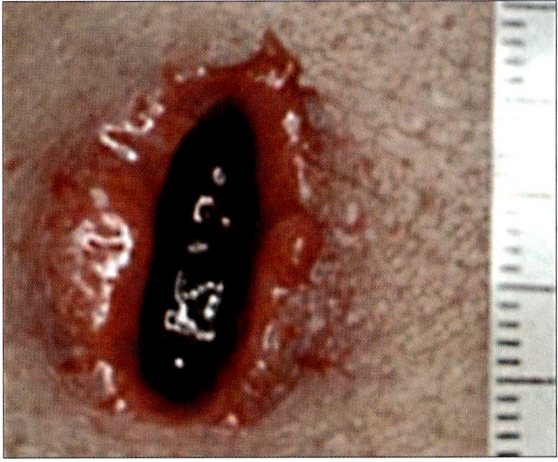

Abb. 11: Ausschuss eines Karabiners mit feinen radiären Hauteinrissen.

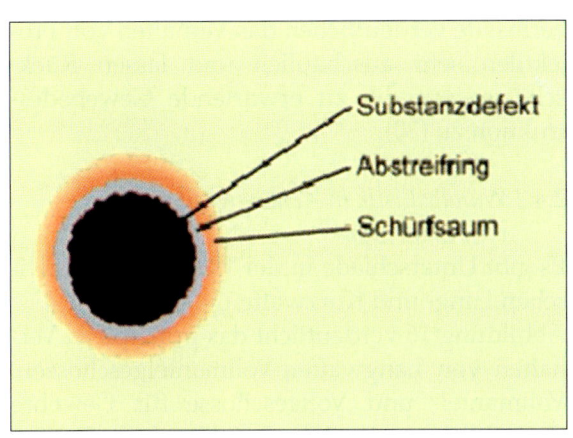

Abb. 9: Fernschuss.

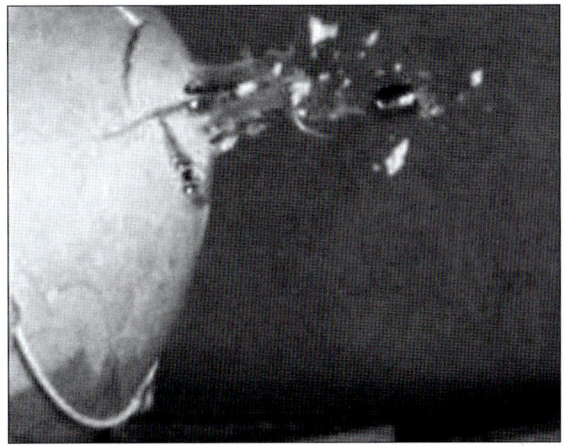

Abb. 12: Simulation eines Schädeldurchschusses mit Knochensplitterung im Ausschussbereich.

der Energieübertragung des Geschosses auf das Gewebe bestimmt wird und sich umgekehrt proportional zur Elastizität des Gewebes verhält (14, 56). In Abhängigkeit von der Geschossgeschwindigkeit kann sie den kaliberentsprechenden Durchmesser des Schusskanales um ein Vielfaches übertreffen (35).

Bei den üblichen Pistolen und Revolverprojektilen mit einem Vollmantel ist die temporäre Wundhöhle aufgrund der Geschossform und der niedrigeren Geschwindigkeit nur wenig größer als der geometrische Schusskanal (56).

In der Zone der temporären Wundhöhle kommt es infolge von Überdehnung und Zerreißung zu Wundnekrosen. Die Schwere einer Schussverletzung wird in erster Linie durch die Energiemenge bestimmt, die das Projektil beim Durchgang durch den Körper verliert (29, 30). Eine andere Theorie berücksichtigt dabei nicht nur die Gesamtenergie, sondern auch die Zeit, in der die Energie abgegeben wird (33, 55).

2.4.3 Präzession und Auswirkung auf die Wundballistik

Die Energieabgabe an das Gewebe ist unter anderem abhängig vom Gewebe selbst, von der Form des Geschosskopfes und vom Anstellwinkel des Projektils (48). Durch Züge im Lauf einer Feuerwaffe erhält das Geschoss eine schnelle Rotation um die Längsachse. Das Geschoss wird nach und nach zu einem Kreisel. Kreisel haben die Eigenschaft, dass sie bei angreifenden Kräften (Luftwiderstand) nicht in Kraftrichtung ausweichen, sondern senkrecht dazu. Sie bewegen sich deshalb mit ihrer Längsachse entlang einer Kegelfläche um die Bewegungsrichtung (Präzession). Überlagert dieser Präzessionsbewegung ist die Nutationsbewegung, eine Pendelung um eine sich ständig ändernde Querachse (59). Der Winkel zwischen Flugrichtung und Geschossachse wird Anstellwinkel genannt.

Beim Eindringen eines Geschosses in ein Medium höherer Dichte bleibt das Projektil zunächst eine kleine Wegstrecke stabil, ehe der Anstellwinkel sich ändert und die Geschossachse von der Flugrichtung abweicht. Eine geringfügige Vergrößerung des Anstellwinkels bewirkt eine Vergrößerung des Kippmomentes, wodurch als

Folge der Anstellwinkel und somit auch die Energieabgabe an das Gewebe weiter zunimmt. Diese Art der Rückkopplung zwischen Anstellwinkel und Kippmoment kann bei langen Vollmantel- und Vollgeschossen üblicher Formgebung (Ogivalgeschosse) rasch zur

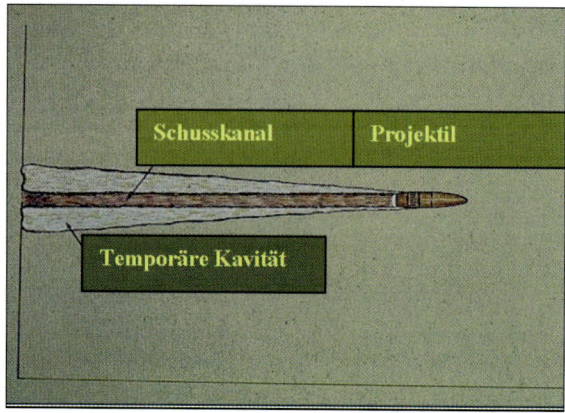

Abb. 13: Temporäre Kavität nach Projektileintritt.

Querstellung des Geschosses führen. Das Geschoss wird dann stärker verzögert und überträgt dadurch wesentlich mehr Energie an das Gewebe. Die temporäre Wundhöhle gewinnt dabei an Volumen und erreicht ihr Maximum. Der Kanal bis zum Beginn der Querstellung wird „narrow channel" genannt. Er ist abhängig von der Schussentfernung, von der Munition und vom Waffentyp (14).

Beschusssimulationen von Gelatine oder Glyzerinseife verdeutlichen das Verhalten von Projektilen sehr anschaulich und lassen Rückschlüsse auf die zu erwartende Gewebedestruktion zu (30).

2.4.4 Wundballistik in Abhängigkeit vom Waffentyp

Es gibt Unterschiede in der Wundballistik zwischen Lang- und Kurzwaffen.

Abbildung 16 verdeutlicht das prinzipielle Verhalten von Langwaffen-Vollmantelgeschossen. Vollmantel- und Vollgeschosse für Gewehre sind üblicherweise 3 bis 5 Kaliber lang. Treffen sie in stabiler Fluglage auf ein weiches Medium, erzeugen sie einen Schusskanal, der 3 typische, unterschiedliche Teilstücke aufweist.

Das Geschoss wird beim Eintritt nicht deformiert und bleibt unmittelbar nach Eintritt auf der Flugbahn stabil. Die Destruktion ist zu Beginn auf den Schusskanal begrenzt (narrow channel). Mit Beginn der Kippbewegung stellt sich das Geschoss quer zur Flugbahn und es wird mehr Energie auf das umliegende Gewebe abgegeben. Das Volumen der temporären Kavität übersteigt den Schusskanal um ein Vielfaches. Im Anschluss daran dreht sich das Projektil zurück und steht ein weiteres Mal quer zur Schussrichtung. Das Ausmaß des zweiten Kavitationseffektes ist aufgrund der vorangegangenen Energieabgabe und der verminderten Projektilgeschwindigkeit geringer als das vorangegangene.

Vollmantelgeschosse aus Kurzwaffen erreichen wesentlich weniger Energie als Langwaffengeschosse, sind wesentlich kürzer (in der Regel < 2 Kaliber) und weisen eine eher stumpfe

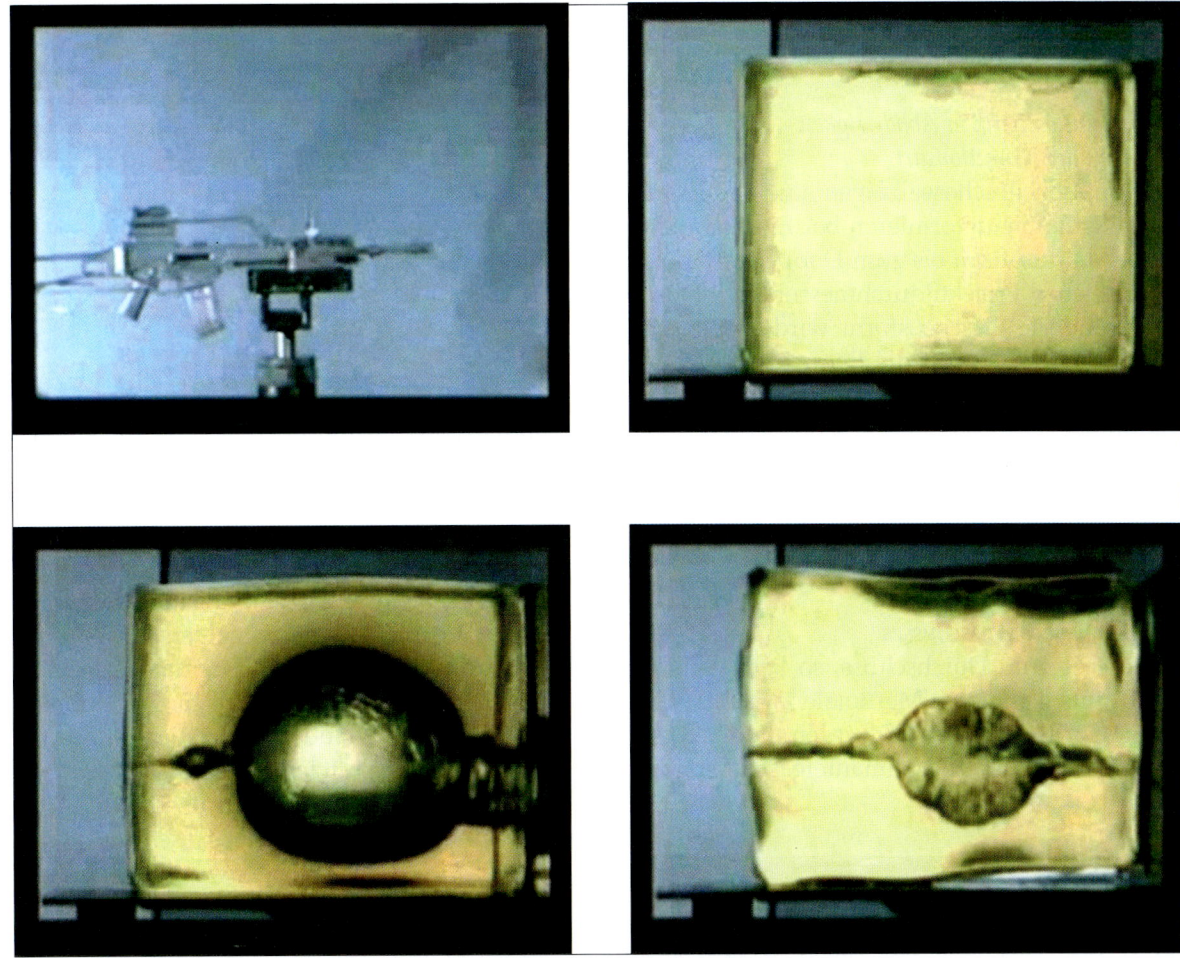

Abb. 14: Gelatinebeschuss mit Hochgeschwindigkeitsgewehr G36, 5,45 x 41-mm-Vollmantelgeschoss, aufgenommen mit einer Hochgeschwindigkeitskamera in der WTD der Bw in Meppen.
- *Oben rechts:*
  Gelatineblock unmittelbar vor Eindringen des Projektils (das Projektil ist links neben dem Block zu erkennen);
- *Unten links:*
  Radiäre Beschleunigung der Gelatine mit maximaler Ausdehnung der temporären Kavität im Bereich der Geschosskippung;
- *Unten rechts:*
  Nach Abklingen der Pulsationen nachweisbare Strukturveränderung in der Gelatine nach Durchtritt des Projektils.

293

Kopfform (Rundkopf, Kegelspitz) auf. Aufgrund dieser Besonderheiten ändert sich der Anstellwinkel entlang des Schusskanals nur geringfügig, die Energieabgabe ist deshalb keinen großen Schwankungen unterworfen. Die Projektile kippen zweimalig an, ohne sich vollständig zu drehen. Sie deformieren bei Eintritt nicht. Die Kavitationseffekte im Bereich der Projektilkippungen sind geringer als bei Langwaffen. Dadurch ergeben sich recht große Eindringtiefen, die 70 cm erreichen können. Bei Geschossgeschwindigkeiten unter 450 m/s bleibt die Destruktion im Wesentlichen auf den Schusskanaldefekt begrenzt (low-velocity) (33).

2.4.5 Wundballistik in Abhängigkeit von der Munitionsart

Deformationsgeschosse zeigen eine andersartige Ballistik. Sie deformieren bei Eintritt in das Gewebe und pilzen bis zum Doppelten des ursprünglichen Projektildurchmessers auf. Durch die geänderte Geschossform wird bereits unmittelbar nach Eintritt die Energie auf das Gewebe übertragen. Zu Beginn des Schusskanals kommt es somit zu einer erheblichen Ausdehnung der Kavität und Destruktion. Im weiteren Verlauf bleibt das Projektil in seiner Schussbahn stabil. Deformationsgeschosse aus Kurzwaffen führen oft zum Steckschuss.

2.4.6 Größe des Ausschusses

Kommt es zum Durchschuss, so kann anhand der bereits genannten Merkmale zwischen Ein- und Austritt differenziert werden. In der Regel ist der Ausschuss bei Vollmantelgeschossen zu-

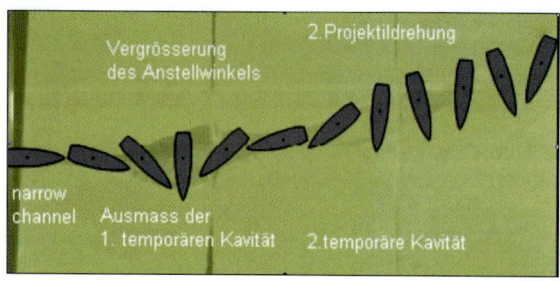

Abb. 15: Prozessionsbewegung eines Vollmantelgeschosses, abgefeuert aus einer Langwaffe, Beschusssimulation mit Glyzerinseife (30).

mindest geringgradig im Durchmesser größer. Das Verhältnis von Ein- zu Austritt wird auch durch die Präzessionsbewegung des Projektils bestimmt. Verlässt das Geschoss vor Beginn oder zwischen den Anstellwinkeländerungen den Körper, werden beide Öffnungen nicht wesentlich differieren. Erfolgt der Austritt mit quer gestelltem Projektil, resultieren erhebliche Defekte.

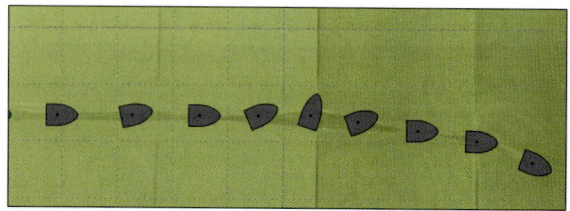

Abb. 16: Prozessionsbewegung eines Vollmantelgeschosses, abgefeuert aus einer Kurzwaffe, Beschusssimulation mit Glyzerinseife (30).

3. Ballistische Grundlagen unserer Kasuistik

Ein 32-jähriger Hobbysportschütze hat versucht, sich durch einen gezielten Nahschuss durch das Herz mit seiner Sportwaffe das Leben zu nehmen. Bei der Waffe handelt es sich um eine halbautomatische Pistole vom Typ Vector SP 1 mit Schwenkriegelverschluss, einer Gesamtlänge von 210 mm, Standardvisier und Polygonlauf (Abb. 1). Das Magazin beinhaltet im geladenen Zustand elf Patronen .38 Spezial (Abb. 21). Sportschützen benutzen in der Regel keine Vollmantelmunition. In unserem Fall ist zur Tat ein 9-mm-Wadcutter-Geschoss (Flachkopfbleizylinder) verwendet worden.

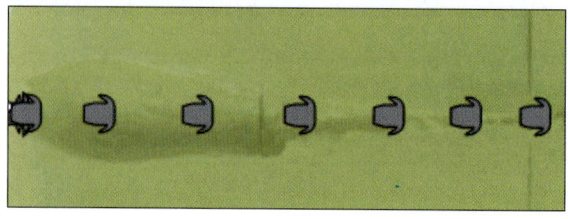

Abb. 17: Deformationsgeschoss, abgefeuert aus einer Langwaffe (30).

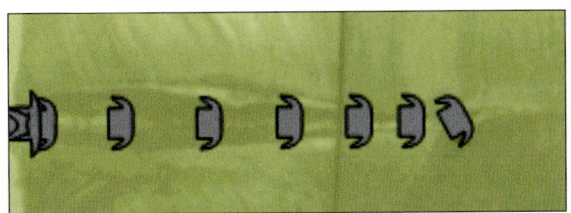

Abb. 18: Deformationsgeschoss, abgefeuert aus einer Kurzwaffe (30).

Über das wundballistische Verhalten dieser Geschosse ist nicht viel bekannt. Aus diesem Grunde haben wir uns zusammen mit der Wehrtechnischen Dienststelle der Bundeswehr in Meppen entschlossen, exemplarisch einen Gelatinebeschuss mit dieser Spezialmunition (.38 Spezial-Wadcutter) im Vergleich zu einem Vollmantelgeschoss (9 x 19 mm DM 51) aus 5 m Entfernung mit einem Revolver Typ Colt .357 Magnum durchzuführen. Die Auswertung des Gelatinebeschusses zur Bestimmung der Energieabgabe im Verhältnis zur Eindringtiefe erfolgt nach dem Risslängenverfahren (48).

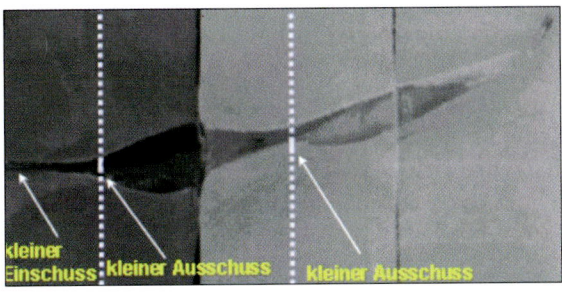

Abb. 19: Größe der Projektilaustrittsöffnung in Abhängigkeit von der Prozessionsbewegung bei Vollmantelgeschossen (30).

Die Flugbahn des Wadcutter-Geschosses bleibt nach Eindringen in die Gelatine stabil. Es kommt zu keiner Vergrößerung des Anstellwinkels. Die Risslinien sind nur in unmittelbarer Umgebung des Schusskanals zu finden. Das Geschoss zerlegt sich nicht. Der Zylinder weist lediglich nach Eindringen in die Gelatine eine

geringe Deformierung mit Kröpfung der vorangestellten Zylinderbodenfläche um ungefähr 1 mm auf. Die Charakteristik der Energieabgabe im Verhältnis zur Eindringtiefe ähnelt der eines Deformationsgeschosses. Auf den ersten 15 cm nach Eindringen gibt das Geschoss mehr als die Hälfte seiner Energie an die Gelatine ab.

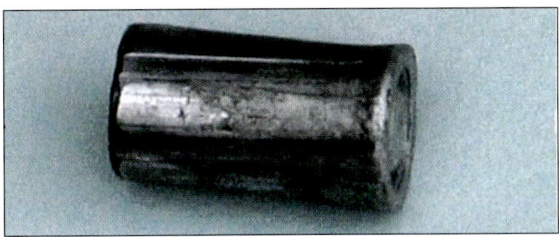

Abb. 20: Links Wadcutter: Der im hinteren Teil des Geschosses geformte Kegel dient beim Abschuss zur besseren Aufnahme des Gasdruckes, rechts Wadcutter (.38 Spezial-Wadcutter).

Aufgrund der niedrigen Auftreffgeschwindigkeit von 215 m/s liegt die Gesamtenergie des Wadcutter deutlich unter der des Vollmantelgeschosses. Für unseren Fall ist demnach anzunehmen, dass die Gewebe zerstörende Wirkung des Geschosses auf den Schusskanal begrenzt bleibt.

4. Kasuistik
4.1 Initialer Befund und Diagnostik
In die Rettungsstelle unseres Krankenhauses wird eine halbe Stunde nach der Tat der 32-jährige Patient von seinen Angehörigen gebracht. Zum Zeitpunkt der Aufnahme zeigt

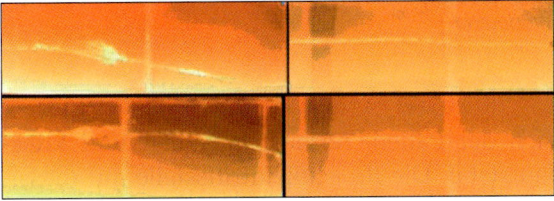

Abb. 21: Gelatineblock nach Beschuss: links Vollmantelmunition (9 x 19 DM 51): von oben (oben) und von der Seite (unten), rechts .38 Spezial-Wadcutter: von oben (oben) und von der Seite (unten).

295

Tab. 3: Protokoll zur Risslängenauswertung Spezial-Wadcutter im Zielmedium Gelatine

E = 5 m / Gelatine unbedeckt				
Waffe:	Revolver Colt .357 Magnum			
Munition:	Patrone:	. 38 Spezial		
	Modell / Los:	Wad Cutter / Los Dynamit Nobel		
	Geschoss:	Flachkopfgeschoss aus Blei		
	Geschossmasse:	9,60	G	
Gelatine:	Blocklänge:	60	Cm	
	Eindringtiefe:	49	Cm	
	Schusskanal:	Gerader Schusskanal, kein „narrow channel"		
	Geschossdrehung:	nein	Beginn (NC):	
			Max. Ausdehnung:	
			Gesamtlänge:	
	Geschosszerlegung:	nein		
	Geschossrest:		g /	%
Messwerte:	V_1	m/s	îV/m:	
	V_2	m/s	V_{Ziel}:	215,8 m/s
			E_{Ziel}:	**223,5 J**

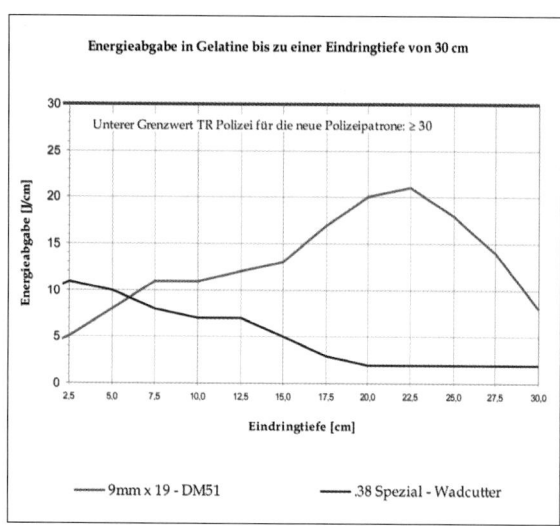

Abb. 22: Vergleich der Energieabgabe pro cm Eindringtiefe zwischen einem Vollmantelgeschoss und einem Wadcutter.

sich der Patient noch ansprechbar und kreislaufstabil. Die Projektileintrittsstelle mit massiver spritzender Blutung befindet sich 2 Querfinger unterhalb der linken Mamille. Der Austritt liegt in Höhe des 11. Brustwirbelkörpers paravertebral rechts. Auskultatorisch ist die linke Lunge nicht belüftet. Es findet sich ein zunehmendes Hautemphysem thorakal links. Das Abdomen ist nicht abwehrgespannt oder druckschmerzhaft. Die Beine zeigen eine schlaffe Parese.

In der konventionellen Röntgendiagnostik findet sich eine Totalverschattung der linken Lunge als Folge eines Hämatopneumothorax mit Verlagerung des Mediastinums nach rechts ohne Projektilnachweis.

Es wird die Indikation zur notfallmäßigen Thorakotomie gestellt und mit der Operation 30 Min. später begonnen.

4.2 Befund und operative Maßnahmen

Nach der Thorakotomie im 5. Intercostalraum links findet sich ein ausgeprägter Hämatothorax mit Durchschuss durch den linken Lungenober- und unterlappen. Das Zwerchfell ist penetriert, sodass sich die Indikation zur Laparotomie ergibt. Abdominell zeigt sich ein Durchschuss des Magens an Vorder- und Hinterwand mit Verletzung der Leber im zweiten Segment als Ursache der massiven Blutung. Der Ausschuss aus der Bauchhöhle verliert sich im Retroperitoneum. Die Gewebezerstörung ist im Wesentlichen auf den Schusskanal begrenzt.

Gewebedestruktionen infolge eines Kavitationseffektes lassen sich nicht nachweisen.

Als operative Maßnahmen werden die atypische Lungenteilresektion des Ober- und Unterlappens unter Mitnahme des Schusskanals, die Exzision und Übernähung der Vorder- und

Tab. 4: Laborparameter bei der Aufnahme des Patienten

Blutbild:	WBC 7.1, RBC 3.5
	Gpt/l, Hb 7.0 mmol/l,
	Hk 0.32, Thrombos 246 000

Hinterwandverletzung des Magens, eine Zwerchfellplastik und die atypische Teilresektion des zweiten Segmentes der Leber durchgeführt. Die Einlage einer Thoraxdrainage und die Durchführung der 4-Quadranten-Lavage abdominell beenden den Eingriff nach knapp 120 Minuten. Intraoperativ sind insgesamt 5 Blutkonserven substituiert worden. Während der intensivmedizinischen Betreuung werden nochmals 2 Konserven gegeben. Eine Antibiose wird mit Zienam eingeleitet. Intermittierend wird der Patient katecholaminpflichtig. Am 2. postoperativen Tag kann der Patient extubiert werden.

4.3 Weiterführende Diagnostik

Im weiteren Verlauf stabilisiert sich die Kreislaufsituation. Am Folgetag kann das CT zur Beurteilung der Verletzung im Ausschussbereich durchgeführt werden. Hier zeigt sich ein kompletter Durchschuss durch den 11. Brustwirbelkörper unter Beteiligung des Spinalkanals.

Es erfolgt die Verlegung in eine Wirbelsäulenspezialklinik, in der eine notfallmäßige Spinalkanalrevision mit anschließender Stabilisierung der Brustwirbelkörper 10 bis 12 mit einem internen Fixateur erfolgt. Die Parese hat sich nicht zurückgebildet. Mittlerweile ist der Patient aus der Rehabilitation für Querschnittsgelähmte entlassen worden.

5. Diskussion

5.1 Thoraxverletzungen

Das Lungengewebe ist aufgrund seiner hohen Elastizität und der niedrigen Dichte weniger anfällig für projektilbedingte Destruktion als andere Gewebe (36). Pneumo- und Hämatothorax infolge projektilbedingter Lungengewebeverletzung sind mit einer Thoraxdrainage in der Regel suffizient versorgt. Lediglich in 15-20 % der Fälle ist eine Thorakotomie erforderlich (33). Diese wird für Thoraxtraumata generell befürwortet, wenn die initiale Blutmenge

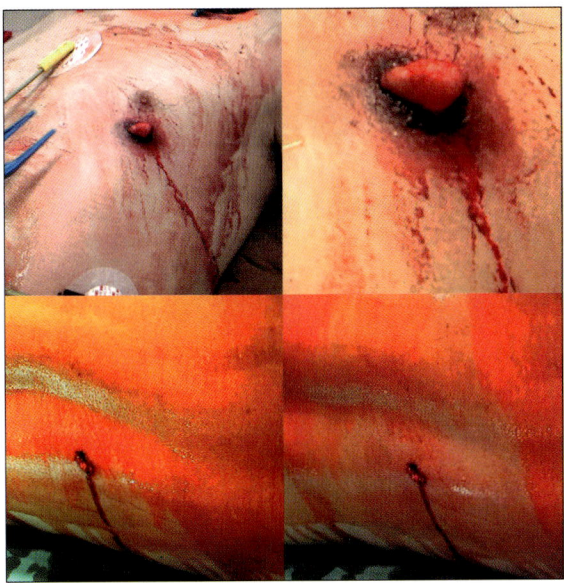

Abb. 23: oben: Projektileintrittsstelle, unten Austritt.

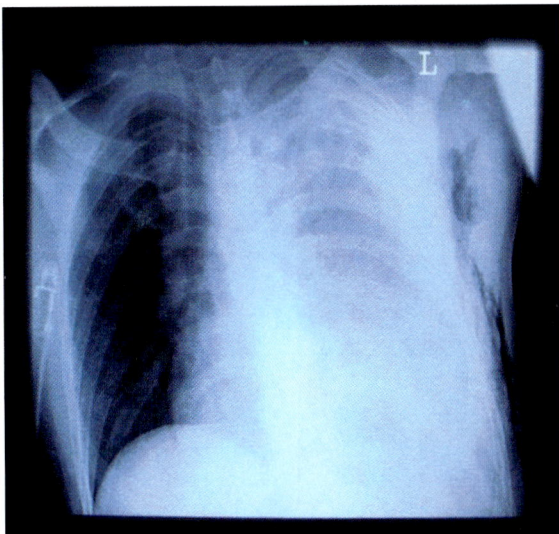

Abb. 24: Totalverschattung des linkes Thorax mit Verlagerung des Mediastinums.

297

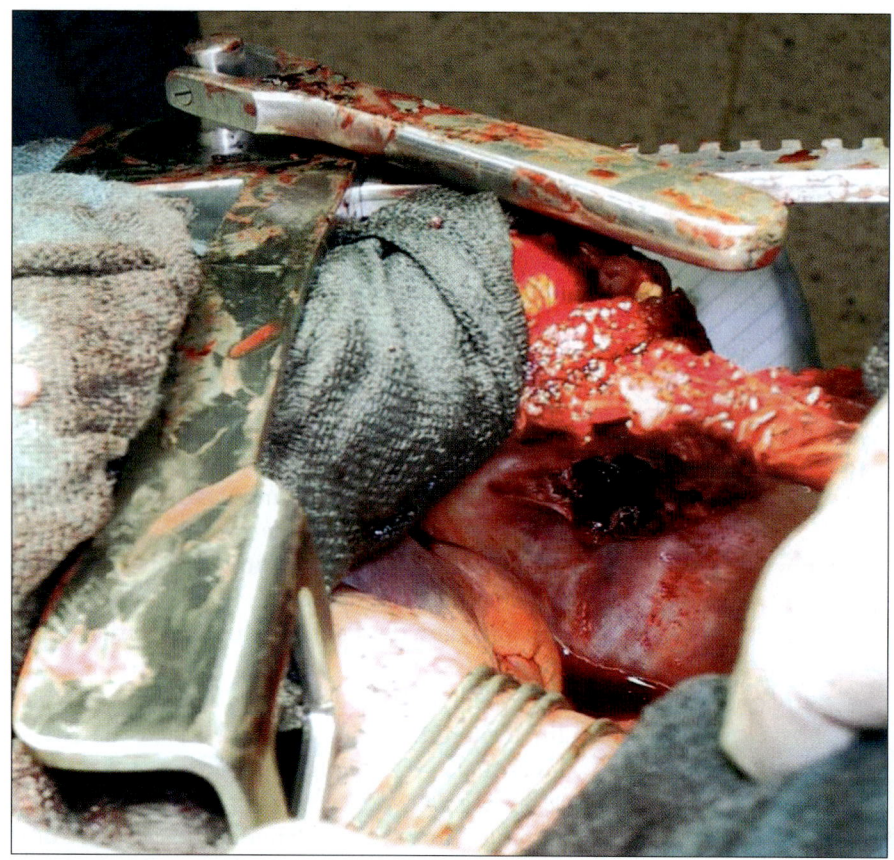

Abb. 25a: Intraoperativer Befund, Penetration des Zwerchfells.

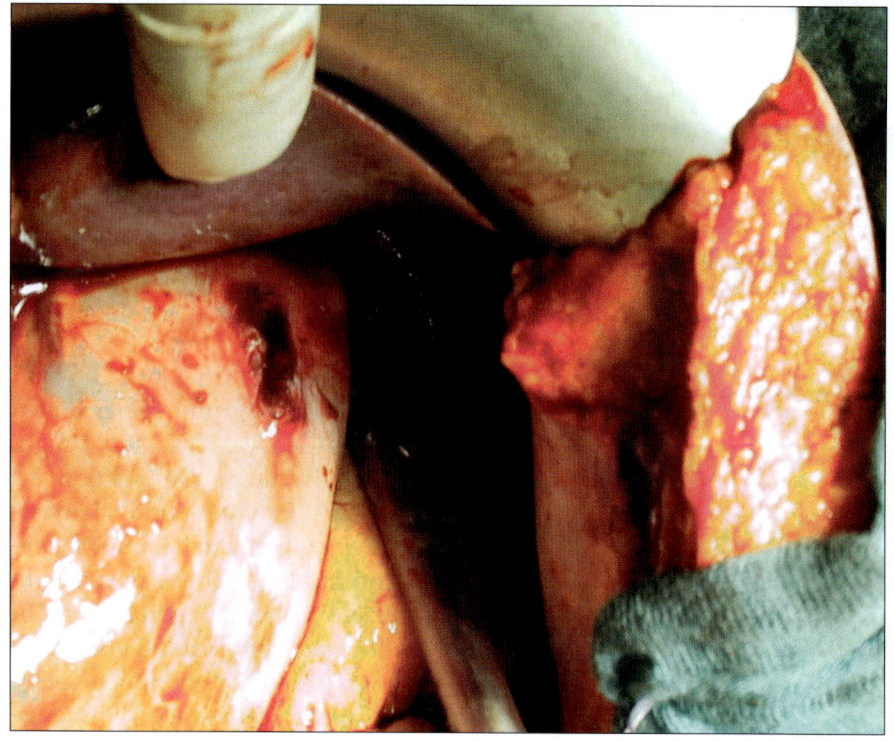

Abb. 25b: Intraoperativer Befund, Verletzung der Magenvorderwand.

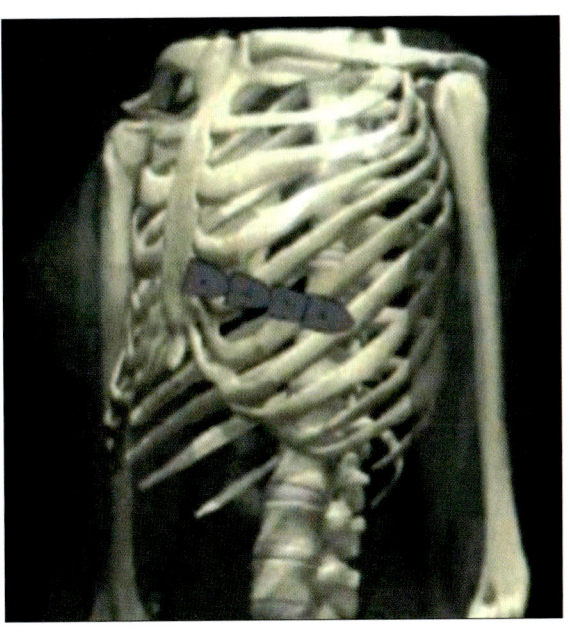

Abb. 26: Verlauf des Schusskanales.

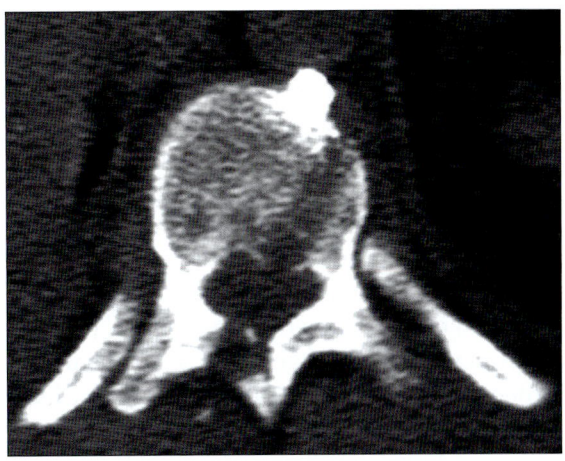

Abb. 27: 11. Brustwirbelkörper mit Schusskanalverlauf von links ventral nach rechts dorsal durch den Spinalkanal.

über die Drainage 1500 ml oder der kontinuierliche Verlust mehr als 300 ml/h beträgt (33). Aber auch bei geringeren Fördermengen sollte die hämodynamische Situation des Patienten für die Indikation nicht außer Acht gelassen werden (9). Auch unter Kriegsbedingungen ist die Drainage das Mittel der Wahl. So führten amerikanische Chirurgen während der Kampfhandlungen in Vietnam an 87,8 % der Verletzten diese Maßnahme mit gutem Erfolg durch, während nur 12,2 % der Patienten mit penetrierenden Brustkorbverletzungen zum Zwecke der Blutstillung oder Lungengewebeteilresektion bei massiver Zerstörung des Gewebes umfassend thorakotomiert wurden (20). Seine retrospektiven Auswertungen für den Zweiten Weltkrieg verdeutlichen, dass mehr als die Hälfte der Brustwandverletzungen unnötig operiert wurden (20). Auch neuere Studien bestätigen diesen Trend. Eine Auswertung des „National Hospital Discharge Register" von 1990 - 1994 in Finnland zeigt, dass thorakale Schussverletzungen zu 86 % ausreichend mit Drainagen versorgt werden können (51). Allerdings liegt der Anteil der „high-velocity-Geschosse" in dieser

Serie bei nur 8 % (51). PATE et al. sehen die Indikation zur Thorakotomie bei penetrierenden Brustwandverletzungen durch Geschosse aus Kurzwaffen bei Zerreißung der A. mammaria interna oder von Intercostalarterien (42).

Im Gegensatz dazu führen Hochgeschwindigkeitsprojektile aufgrund ihrer Ballistik zu ausgedehnten Lungenkontusionen, die unter Kriegsbedingungen häufig letal enden (16, 33, 36). Hierzu gehören vor allem hochexplosive Bomben, deren Splitter eine Anfangsgeschwindigkeit von mehr als 2800 m/s erreichen können. In Südvietnam betrug die Mortalität für eine kleine Anzahl von 10 Patienten mit schweren Lungenkontusionen infolge der Einwirkung von Hochgeschwindigkeitsgeschossen innerhalb von 10 Tagen 100 % durch respiratorische Insuffizienz und/oder nachfolgende Lungensepsis. In einer Gruppe von 9 Patienten mit vergleichbaren Verletzungen konnte die Letalität durch frühzeitige Lungenresektion auf 12 % gesenkt werden (16). In nichtkriegerischen Auseinandersetzungen liegt die Letalität von Lungenverletzungen durch Hochgeschwindigkeitsgeschosse bei 50 % (33).

Durch die Fortschritte der Intensivmedizin und neue Beatmungskonzepte wie der Lungenprotektion nach dem „open lung concept" ist aber anzunehmen, dass zukünftig die Prognose für solche Patienten verbessert werden kann (47).

Auch wenn eine Drainagebehandlung in der Mehrzahl der Fälle ausreichend erscheint, so sollte bei Steckschüssen immer versucht werden, das Projektil zu entfernen, um vor allem Langzeitkomplikationen zu vermeiden (15, 44). Nach den Beobachtungen von SCHMIDT an 161 Patienten mit Steckschussverletzungen der Lunge mussten 81 im Abstand von 15 bis 27 Jahren nach der Verwundung wegen Komplikationen wie destruktiven Lungengewebsveränderungen oder Eiterungen operiert werden (44). Über gleiche Ergebnisse berichten CHUVAKOV et al. und BERG. Sie kommen zu dem Schluss, dass rechtzeitige chirurgische Eingriffe die Komplikationsrate niedrig und aufmerksame klinische und röntgenologische Überwachung Morbidität und Mortalität auf einem Minimum halten (6, 12, 15). Dabei kommt heute der videoassistierten Thorakoskopie (VAT) besondere Bedeutung zu. Dieses minimalinvasive Verfahren steht nicht nur zur Diagnostik von Verletzungsfolgen, sondern auch zur Intervention beim Thoraxtrauma zur Verfügung, mit dem die häufig belastende offene Thorakotomie vermieden werden kann. Die VAT wird unter anderem zur Beurteilung von Diaphragmaverletzungen, zur Kontrolle von Brustwandblutungen, zur frühzeitigen Entlastung und Spülung eines Hämatothorax, bei persistierendem Pneumothorax und zur Entfernung von Fremdkörpern wie Projektilen und Knochenfragmenten empfohlen (3, 17, 31). Auch unter militärischen Einsatzbedingungen hat sich die VAT bewährt. Sie ist hilfreich bei der frühzeitigen Definition des Verletzungsmusters und erleichtert die verletzungsgerechte Indikationsstellung zur offenen Thorakotomie (10). Voraussetzung für die Nutzung dieser Technik ist aber ein hämodynamisch stabiler Patient ohne Verletzung großer thorakaler Gefäße oder des Herzens (31). Die Letalität von Thoraxschusswunden liegt im Frieden zwischen 1,5 und 4 % (33, 51). In der Mehrzahl handelt es sich dabei um „low-velocity-Geschosse".

5.2 Thorakoabdominale Verletzungen

Liegen zusätzlich abdominale Verletzungen vor, steigt die Letalität auf 10-31 % an (2, 33, 38). Die häufigste Todesursache ist der protahierte hämorrhagische Schock (33, 54). Der durchschnittliche Blutverlust beträgt nach Untersuchungen von ASENSIO, ermittelt an 254 Patienten mit penetrierenden thorakoabdominellen Schussverletzungen, 3000 ml (2).

Damit ist der Umfang der präoperativen Diagnostik limitiert durch die hämodynamische Stabilität des Patienten (54). Bei Kreislaufinstabilität entscheidet die klinische Untersuchung über das weitere chirurgische Vorgehen, welche Körperhöhle zunächst eröffnet wird (28, 54). Dabei stimmt die intraoperative Diagnose nicht immer mit der Verdachtsdiagnose überein. In manchen Studien finden sich bei unauffälliger initialer abdomineller Untersuchung in der nachfolgenden Laparotomie bei bis zu 41 % der Patienten Verletzungen (34). Auskultierbare Atemgeräusche lassen in bis zu 42 % die Diagnose Hämato- oder Pneumothorax verpassen (11).

Informationen über den Waffentyp, das Kaliber und die Art der Munition, die Schussentfernung sowie die Schusskanalermittlung durch Bestimmen von Ein- und Austritt können zusätzliche Informationen über das zu erwartende Ausmaß der Organverletzungen liefern (29, 30).

Bei Verdacht auf eine abdominelle Beteiligung bei Kombinationsverletzungen wird empfohlen, mit der Laparotomie zu beginnen, sofern nicht der Verdacht auf eine kardiale oder mediastinale Gefäßverletzung vorliegt (20, 26).

Das fehlerhafte Vorgehen bei der Wahl der Reihenfolge bei der Operation führt zur verspäteten endgültigen Stillung einer intensiven Blutung aus einem parenchymatösen Organ des Abdomens oder den Gefäßen des Mesenteriums sowie zur verzögerten Beseitigung der Folgen einer Magen-Darm-Verletzung. Unilaterale Durchschüsse der Lunge ohne mediastinale Beteiligung sind häufig mit nur einer geringen Blutung vergesellschaftet (20, 33).

Dabei ist zu beachten, dass penetrierende Thoraxtraumata infolge Projektileinwirkung mit Eintrittsöffnungen unterhalb der Mamillen eine höhere Prävalenz abdomineller Begleitverletzungen aufweisen als zum Beispiel Messerstichverwundungen. Schusswunden des unteren Brustkorbes weisen in 46 % der Fälle eine abdominale Beteiligung auf (38). Aus diesem Grunde erhebt LEWIS die Forderung, Einschüsse des unteren Thorax immer zunächst als thorakoabdominale Verletzung zu betrachten (33).

Die Schwierigkeit der richtigen Entscheidung in der Wahl der Reihenfolge auch an Zentren mit entsprechender Erfahrung zeigt die Studie von ASENSIO, der 254 Patienten mit penetrierenden thorakoabdominellen Traumata mit einem Anteil von 75 % Schussverwundungen auswertete (2). Insgesamt haben sich 73 Patienten einem Zweihöhleneingriff unterziehen müssen. In 44 % (n = 32) entsprach die Reihenfolge der chirurgischen Intervention nicht der Versorgungsdringlichkeit des Verletzungsmusters. In 53 % (n = 18 von 34) wurde die Laparoskopie zugunsten der Thorakotomie unterbrochen. In 14 Fällen (36 %) erwies sich der vorangestellte Brusteingriff als nicht adäquat (2).

Ist das Peritoneum durch ein Projektil perforiert, liegt die Prävalenz abdomineller Organverletzung mit 95-98 % deutlich höher als bei Messerstichverwundungen (33, 41). Thorakoabdominale Kominationsverletzungen durch Projektileintritt im Bereich des Rückens und der Flanken in Höhe des unteren Thorax sind nach Untersuchungen von HENAO zu 100 % mit abdominellen Organverletzungen verbunden (24). Aus diesen Gründen ergibt sich die Forderung nach der prinzipiellen Exploration von Schussverletzungen des Abdomens (21, 25, 33). In Studien mit großen Fallzahlen wird berichtet, dass Schussverletzungen des Körpers im Frieden in 20-34 % der Fälle das Peritoneum nicht tangieren (33, 51) und in diesen Fällen eine Laparotomie unnötigerweise durchgeführt wird. Ziel der Diagnostik sollte die Klärung der abdominellen Beteiligung von Organverletzungen sein.

5.3 Diagnostik abdomineller Verletzungen

Die klinischen Zeichen alleine reichen nicht aus, um abdominelle Schussverletzungen sicher beurteilen zu können. Bei Verletzten mit den Anzeichen von Schock und Peritonitis finden sich bei der Exploration zwar in 97 % Organbeteiligung, aber die Irrtumswahrscheinlichkeit bei Patienten ohne klinische Symptomatik liegt zwischen 40-50 % (33, 37).

Radiographische Untersuchungen können bei der Operationsplanung hilfreich sein, führen aber weder zu einer Änderung des klinischen „Assessments", noch tragen sie wesentlich zur Bestimmung des Kanals bei Schussverletzung des Leibes gegenüber der klinischen Untersuchung bei (28). Dennoch gehört die Röntgendiagnostik des Thorax und des Abdomens zur Basisdiagnostik bei Schussverletzungen (21, 25).

Die Peritoneallavage konnte, im Gegensatz zu den Erfahrungen bei abdominellen Stichwunden, bei Schussverletzungen nicht in allen Studien die Zahl der unnötigen Laparotomien senken (33). Für diese Methode wird eine falsch negative Rate zwischen 5-8 % angegeben, die dadurch bedingt ist, dass insbesondere Verletzungen des Dünn- und Dickdarmes und des Retroperitoneums nicht erkannt werden (5, 33). Dennoch existiert eine Anzahl von Autoren, die der Peritoneallavage eine hohe Treffsicherheit in der Diagnostik abdomineller Organverletzungen bescheinigen. So ermitteln NAGY et al. eine Sensitivität und Spezifität von 99 % resp. 98 % (41). Dabei liegt der Grenzwert bei 10 000 Erythrozyten pro mm^3 in der Spülflüssigkeit.

Die Computertomographie mit oraler und rektaler Kontrastmittelapplikation weist bei Schussverletzungen mit 7 % falsch negativen Befunden eine der Peritoneallavage vergleichbare Fehlerrate auf (33).

Die Laparoskopie muss differenziert betrachtet werden. IVATURY untersuchte 100 hämodynamisch stabile Patienten mit penetrierenden Abdominalverletzungen mittels Laparoskopie, von denen 54 im Anschluss laparotomiert wurden. Die Treffsicherheit für das Hämoperitoneum, für die solide Organverletzung und retroperitoneale Hämatome war exzellent (27). In Studien von MURRAY an 109 Patienten mit Stab- und Schussverletzungen der thorakoabdominalen Region lag die Inzidenz von Zwerchfellverletzungen bei 42 %, von denen 31 % klinisch inapparent waren und 40 % unauffällige Röntgenaufnahmen des Thorax aufwiesen. In 26 % dieser Fälle wurde die Zwerchfellverletzung laparoskopisch gesichert (39). Dagegen erweist sich die Laparoskopie mit einer Sensitivität von 18 % bei der Diagnose von Hohlorganverletzungen als vollkommen unzuverlässig (27).

Wir halten aufgrund der nicht ausreichenden Genauigkeit der angeführten diagnostischen Methoden eine explorative Laparotomie immer dann für indiziert, wenn eine Schussverletzung die Bauchdecke penetriert hat, auch wenn zunächst keine klinischen Anzeichen für eine Eingeweideverletzung bestehen. Für isolierte Bauchdeckenverletzungen kommt ein konservatives Vorgehen in Betracht (25).

In der Frage der Penetration kann nach den Untersuchungen von FRY et al. die Ultraschalluntersuchung hilfreich sein. Nach den Ergebnissen der Pilotstudie ist es möglich, durch Untersuchung des Schusskanals mit einem 7-Mhz-Schallkopf mit einer Sensitivität und Spezifität von je 100 % die Penetration von Pleura oder Peritoneum nachzuweisen (18). Die Ultraschalluntersuchung gehört zur Basisdiagnostik bei Schussverletzungen des Stammes, auch wenn zum Beispiel Hohlorganverletzungen nicht sicher festgestellt werden können (21).

Voraussetzung für eine zeitaufwendige Diagnostik ist aber in allen Fällen ein hämodynamisch stabiler Patient.

Prinzipien der Laparotomie

Bei der Laparotomie sollte die mediane Schnittführung zur Exploration unter obligater Antibiotikaprophylaxe gewählt werden (25). Vorrangiges Ziel ist die Beherrschung der Blutung. Dies kann provisorisch durch subdiaphragmale Aortenabklemmung oder manuelle Kompression erfolgen. Nach Versorgung der augenfälligen Verletzungen ist eine sorgfältige Suche nach weiteren Organbeteiligungen, insbesondere an der Magen- und Duodenalhinterwand und den retroperitonealen Kolonabschnitten wichtig (21). Da alle Schusswunden als kontaminiert gelten, ist eine ausgiebige Spülung der Bauchhöhle mit anschließender Drainageneinlage durchzuführen (21). Der primäre Bauchdeckenverschluss sollte angestrebt werden.

Schussverletzungen des Magens

Die Inzidenz von Magenschussverletzungen liegt in kriegerischen Auseinandersetzungen zwischen 10 - 15 %. Die Letalität lag im Vietnamkrieg bei 7 - 8 %. Isolierte Verletzungen des Magens sind mit einer Häufigkeit von 16 % eher die Ausnahme. Wichtig ist die Eröffnung der Bursa omentalis, damit Vorder- und Rückwand des Magens sorgfältig exploriert werden können. Einfache Wanddefekte, aber auch ausgedehntere Verletzungen der Magenwand werden durch Ausschneidung und direkte Naht versorgt. Ist dabei eine Stenosierung der Passage nicht sicher auszuschließen, kommen resezierende Verfahren zur Anwendung (25).

Schussverletzungen der Leber

30 % aller Bauchschüsse gehen mit Leberverletzungen einher. In 30 % der Leberverletzungen liegen thorakoabdominale Kombinationsverletzungen vor. Bei rechtsseitigen Leberverletzungen liegt der Anteil noch höher. Während im zweiten Weltkrieg isolierte Leberverletzungen eine Letalität zwischen 30 - 52 % aufwiesen, starben an Kombinationsverletzungen mit Leberbeteiligung zwischen 70 und 100 % der Soldaten. Mit einer verbesserten sanitätsdienstlichen Versorgung und einer frühzeitigen Verletztenevakuierung lag die Letalität der Leberschussverletzungen im Vietnamkrieg bei 10 % und erreicht damit das Niveau der Friedensversorgung (25).

Die anatomischen Besonderheiten der Leber mit ihrer schwer zugänglichen Lage im thorakoabdominalen Grenzbereich, den begrenzten Möglichkeiten der Mobilisierung und der Existenz von zwei Gefäßhili stellen an den erstversorgenden Operateur hohe Anforderungen. Die Maßnahmen reichen bei begrenzten Leberparenchymschäden von einem einfachen Débridement mit Umstechung von Gefäßen und Gallenwegen bis zur Kapselparenchymnaht mit Drainage, ggf. unter temporärer Okklusion des Lig. hepatoduodenale bis zu 20 Min. (21). Tiefe Parenchymverletzungen können mit einer Omentum majus-Plombe versehen werden (21, 25). Als ultima ratio bleibt bei nicht beherrschbarer Blutung das „Leberpacking" (25). Zerklüftete Parenchymverletzungen können auch reseziert werden. Besondere Bedeutung kommt der Dekompression der Gallenwege durch Einlage einer T-Drainage zu (20, 43).

Spinale Schussverletzungen
In Amerika sind 2-4 % aller Schusswunden mit Verletzungen des Rückenmarks assoziiert. Unter den Spinalverletzungen sind zwischen 10 und 14 % durch Schusswaffen verursacht. Die Häufigkeiten spinaler Schussverletzungen im Rahmen kriegerischer Auseinandersetzungen sind entsprechend. Die Wirkung des Geschosses auf das Rückenmark hängt von seiner Geschwindigkeit ab. In Schussversuchen auf den ersten Lendenwirbel von narkotisierten Schweinen führen „high-velocity-Geschosse" in 94 % zur kompletten Transektion des Rückenmarks. Bei „low-velocity-Geschossen" liegt die Rate bei 50 %. Komplette Querschnitte werden zu 84 % auch durch solche Hochgeschwindigkeitsprojektile verursacht, die das Rückenmark nicht durchqueren, sondern nur die knöcherne Wirbelsäule schädigen. Low-velocity-Geschosse verursachen in entsprechenden Fällen in einem Drittel inkomplette Querschnitte (57). Die Remission von neurologischen Defiziten infolge von Schussverletzungen wird eher pessimistisch beurteilt. Die Erfahrungen aus dem Vietnamkrieg zeigen, dass die Entfernung spinaler Projektile zu einer signifikanten Erhöhung der Komplikationsrate führt.

So neigen viele Chirurgen zu einer nicht operativen Therapie, da sich in vielen Fällen keine unterschiedliche Prognose zwischen konservativem und chirurgischem Vorgehen zeigt (23, 49, 50, 53, 22). Spinale Schusswunden, die den Darm oder das Colon penetriert haben, erweisen sich als Risikofaktor für eine spätere postoperative Infektion.

Während beim stumpfen spinalen Trauma die Gabe von hochdosiertem Methylprednisolon empfohlen wird, zeigen Studien von Levy et al. und Heary et al. bei Schussverletzungen keinen Vorteil (32, 22). Es ergaben sich sogar Hinweise, dass die Steroidgabe die Komplikationsrate erhöht.

Diesen Berichten stehen mittlerweile die Erfahrungen mehrerer neurochirurgischer Zentren gegenüber, die über eine Verbesserung der neurologischen Funktion und Verminderung der Komplikationsrate nach frühzeitiger spinaler Dekompression berichten. So zeigt Cybulski et al. auf, dass eine frühzeitige Dekompression (< 72 Stunden) die neurologische Funktion verbessert und zu einer Minderung des Schmerzes bei 50 % der Patienten führt, während die verzögerte Operation (> 2 Wochen) bei einem höheren Prozentsatz zu arachnoiden Verwachsungen (15 %) und okkulten Abszessen (17 %) führt (13). Besonders inkomplette Läsionen und Läsionen der Cauda equina scheinen von einem frühzeitigen chirurgischen Handeln zu profitieren (58, 46). Eine aggressive frühzeitige Intervention wird mittlerweile von einer zunehmenden Zahl neurochirurgischer Zentren propagiert.

Schlussfolgerungen
In Kenntnis der ballistischen Grundlagen kann im Falle unserer Kasuistik ebenfalls angenommen werden, dass die Versorgung der Thoraxschusswunde mit einer Drainage in der Akutphase ausreichend gewesen wäre. Low-velocity Geschosse führen im Bereich des Lungenparenchyms aufgrund der hohen Elastizität und der niedrigen Dichte des Gewebes zu geringeren Destruktionen im Vergleich zu anderen Organsystemen. Auch wir haben mit der vorangestellten Thorakotomie eine dem Verletzungsmuster nicht angepasste Reihenfolge des chirurgischen Vorgehens gewählt. Bei der korrekten Bewertung der Schussverletzung unterhalb des 5. Intercostalraumes als thorakoabdominelle Kombinationsverletzung hätte eine vorrangige Laparotomie zu einer früheren Versorgung der lebensbedrohlichen Blutung durch die Leberverletzung geführt. Die Dekompression des Spinalkanals und Stabilisierung der Wirbelsäule wurde zeitlich verzögert nach mehr als 72 Stunden durchgeführt. Es ist fraglich, ob eine frühzeitigere Revision zu einer Verbesserung der neurologischen Funktion geführt hätte. Das CT verdeutlicht, dass die komplette Querschnittssymptomatik auf die direkte Geschosseinwirkung auf das Rückenmark zurückgeht. Der Wirbelkörper

ist nicht gesplittert und es liegen keine Fragmente im Spinalkanal. Eine frühere Verlegung in das Zentrum für Wirbelsäulenchirurgie erlaubte der Zustand des Patienten nicht.

Fazit

Durch diese Kasuistik wird deutlich, dass Kenntnisse im Bereich der Wundballistik besonders in den Situationen, in denen wenig Zeit für eine umfassende bildgebende Diagnostik zur Verfügung steht, bei der Einschätzung des Verletzungsmusters und der adäquaten Operationsplanung hilfreich sein können.

Danksagung:

Unseren ganz herzlichen Dank möchten wir Herrn Dr. sc. forens., Dipl.-Math. Beat P. KNEUBUEHL, Konsiliarius für Biomechanik und Ballistik des Instituts für Rechtsmedizin der Universität Bern, für die Überlassung der Bilder 13, 16-20 aussprechen. Desgleichen möchten wir Herrn Prof. Dr. BÄR und Herrn Dr. MACJEN der Rechtsmedizin der Universität Zürich für die Überlassung der Bilder 7 und 12 unseren Dank aussprechen.

Literatur

(1) ADESANYA, A.A., AFOLABI, I.R., DA ROCHA-AFODU, J.T.: General surgery section: Civilian abdominal gunshot wounds in Lagos. Royal Surgery, 43. Jg., H. 8, 230 (1998)

(2) ASENSIO, J.A., ARROYO, H., VELOZ, W., FORNO, W., GAMBARO, E., ROLDAN, G.A., MURRAY, J., VELMAHOS, G., DEMETRIADES, D.: Penetrating thoracoabdominal injuries: ongoing dilemma – which cavity and when? World J. Surg., 26. Jg., H. 5, 539-543 (2002)

(3) BARTEK, GRASCH, HAZELRIGG: Thoracoscopic Retrieval of Foreign Bodies After Penetrating Chest Trauma. Ann. Thorac. Surg., 63. Jg., H. 6, 1783-1757 (1997)

(4) BAUER, J., WISCHHÖFER, E., KRUEGER, P., SCHWEIBERER: Die Indikation zur Laparotomie bei Patienten mit Messerstich- und Schussverletzungen des Abdomens. Unfallchirurg, 89. Jg., 220-222 (1986)

(5) BELGERDEN, S., KURTOGLU, M., USER, Y., DEMIRKOL, K., DINCCAG, A.: Negative Laparotomien bei Schuss- und Stichverletzungen des Bauches. Zentrbl. Chir., 111. Jg., H. 1, 25-29 (1986)

(6) BERG, R.A.: Roentgenological manifestations of complications of penetrating missil wounds of the chest. Mil. Med, 136. Jg., 790-795 (1971)

(7) BERG, G.: Schusswaffen, Ballistik und Verhalten am Tatort Tages- und Bildungsstätte. (Hrsg.): Mühltal-Trautheim (2001). Internet.

(8) BONATH, K.H., VANNINI, R., KOCH, H., SCHNETTLER, R.: Schußverletzungen Ballistik, Pathophysiologie, chirurgisches Behandlungsprinzip. Tierärztliche Praxis, H. 24, 304-315 (1996)

(9) BOWLEY, D.M.G., BOFFARD, K.D.: Das penetrierende Trauma des Körperstamms. Unfallchirurg, 104. Jg., H. 11, 1032 (2001)

(10) BRUSOV, P.G., KURITSYN, A.N., URAZOVSKY, N.Y., TARIVERDIEV, M.L.: Operative videothoracoscopy in the surgical treatment of penetrating firearms wounds of the chest. Mil. Med., 163. Jg., H. 9, 603-607 (1998)

(11) CHEN, S., MARKMANN, J., KAUDER, D., SCHWAB, C.: Hemopneumothorax missed by auscultation in penetrating chest injury. J. Trauma, 42. Jg., S. 86-89 (1997)

(12) CHUVAKOV, K.C.H., BABASCHEV, B.S., KAPLAN, A.J.: Behandlung von Steckschussverletzungen der Lungen. Khirurgiia (Mosk), 3. Jg., S. 66-69 (1972)

(13) CYBULSKI, G.R., STONE, J.L., KANT, R.: Outcome of laminectomy for civilian gunshot injuries of the terminal spinal cord and cauda equina: review of 88 cases. Neurosurgery, 24. Jg., H. 3, 392-397 (1989)

(14) VON DIEMER, B.: Einführung in die Endballistik Wundballistik. Seminarvortrag, Hochschule der Bundeswehr Hamburg, Fachbereich Maschinenbau, 1979 (= Seminarvortrag). Als Manuskript gedruckt.

(15) FISCHER, R.P., GEIGER, J.P., GUERNSEY, J.M.: Pulmonary resection for severe pulmonary contusions secondary to high-velocity missil wounds. J. Trauma, 14. Jg., 293-233 (1974)

(16) FISCHER, H.: Schußverletzungen durch Militärwaffen. Fortschr. Med., H. 7, 284-288 (1979)

(17) FREEMAN, AL-DOSSARI, HUTCHESON, HUBER, JESSEN, MEYER, WAIT, DIMAIO: Indications for using video-assisted thoracoscopic surgery to diagnose diaphragmatic injuries after penetrating chest trauma. Ann. Thorac. Surg., 72. Jg., H. 2, 342-357 (2001)

(18) FRY, SMITH, SCHNEIDER, ORGAN: Ultrasonographic examination of wound tracts. Arch. Surg. 130, H. 6, 605- (1995)

(19) GRINEV, M.V., MARIEV, A.I.: Die Rolle der Dekompression der Gallenwege bei der chirurgischen Behandlung von Schußverletzungen. Voenno-medicinskij zurnal, H. 9, 67-69 (1977)

(20) GRINEV, M.V.: Fehler in der Therapie von Schussverletzungen. Voenno-medicinskij zurnal, H. 10, 29-33 (1978)

(21) HARTEL, W., RADOMSKY, J., ALTWEIN, J.F.: Management der Schuss- und Stichverletzungen des Abdomens. Chirurg, 57. Jg., 657-667 (1986)

(22) HEARY, R.F., VACCARO, A.R., MESA, J.J., NORTHRUP, B.E., ALBERT, T.J., BALDERSTON, R.A., COTLER, J.M.: Steroids and gunshot wounds to the spine. Neurosurgery, 41. Jg., H. 3, 576-583 (1997)

(23) HEIDEN, J.S., WEISS, M.H., ROSENBERG, A.W., KURZE, T., APUZZO, M.L.: Penetrating gunshot wounds of the cervical spine in civilians. Review of 38 cases. J. Neurosurg., 42. Jg., H. 5, 575-579 (1975)

(24) HENAO, F., JIMENEZ, H., TAWIL, M.: Penetrating wounds of the back and flank: analysis of 77 cases. South Med. J., 80. Jg., H. 1, 21-25 (1987)

(25) HERFARTH, C., HEIL, T.: Die kriegschirurgische Behandlung von Schuss- und Splitterverletzungen des Abdomens. Forschungsbericht aus der Wehrmedizin, Bundesministerium der Verteidigung, Gutachten, InSAn I1, 1982. Als Manuskript gedruckt.

(26) IVANOV, B.A.: Die Therapie von thorakoabdominalen Verletzungen. Voenno-medicinskij zurnal, H. 9, 61-62 (1980)

(27) IVATURY, R.R., SIMON, R.J., STAHL, W.M.: A critical evaluation of laparoscopy in penetrating abdominal trauma. J. Trauma, 34. Jg., H. 6, 822-827; discussion 827-828 (1993)

(28) KENNEDY, F., SULLIVAN, J., ARELLANO, D., ROULIER, R.: Evaluating the Role of Physical and Radiographic Examinations in Assessing Bullet Tract Termination for Gunshot Victims. The American Surgeon, 66. Jg., H. 3, 296 (2000)

(29) KNEUBÜHL, B.P.: Die Munitionswirkung und die Grundsätze der Verhältnismässigkeit. AMSZ, H. 10, 24-25 (1995)

(30) KNEUBÜHL, B.P.: Wundballistik, Grundlagen und Anwendung. Möglichkeiten neuer Formulierungen für künftige Konventionen. Vortrag beim WTD 91, Meppen (2002)

(31) LANG-LAZDUNSKI, MOUROUX, PONS, GROSDIDIER, MARTINOD, ELKAIM, AZORIN, JANCOVICI: Role of Videothoracoscopy in Chest Trauma. Ann. Thorac. Surg., 63. Jg., H. 2, 327-357 (1997)

(32) LEVY, M.L., GANS, W., WIJESINGHE, H.S., SooHoo, W.E., ADKINS, R.H., STILLERMAN, C.B.: Use of methylprednisolone as an adjunct in the management of patients with penetrating spinal cord injury: outcome analysis. Neurosurgery, 39. Jg., H. 6, 1141-1148 (1996)

(33) LEWIS, F.R.: Gunshot wounds of the chest and abdomen. Unfallchirurg, 89. Jg., S. 499-507 (1986)

(34) LOWE, R., SALETTA, J., READ, D.: Should laparotomy be mandatory or selective in gunshot wounds of the abdomen? J. Trauma, 17. Jg., 903-907 (1977)

(35) MAJCEN, R., HAURI-BIONDA, R.: Schussverletzungen. Zürich 1999. Internet.

(36) MARRACCINI, J.V., LENTZ, K., MCKENNEY, M.C.: Blood Pressure Effects of Thoracic Gunshot Wounds: The Role of Bullet Image Diameter. The American Surgeon, 67. Jg., H. 4, 354 (2001)

(37) MERLOTTI, G.J., MARCET, E., SHEAFF, C.M., DUNN, R., BARRETT, J.A.: Use of peritoneal lavage to evaluate abdominal penetration. J. Trauma, 25. Jg., H. 3, 228-231 (1985)

(38) MOORE, J.B., MOORE, E.E., THOMPSON, J.S.: Abdominal injuries associated with penetrating trauma in the lower chest. Am. J. Surg., 140. Jg., H. 6, 724-730 (1980)

(39) MURRAY, J.A., DEMETRIADES, D., CORNWELL, E.E., ASENSIO, J.A,. VELMAHOS, G., BELZBERG, H., BERNE, T.V.: Penetrating left thoracoabdominal trauma: the incidence and clinical presentation of diaphragm injuries. J. Trauma, 43. Jg., H. 4, 624-626 (1997)

(40) NAGEL, M., KOPP, H., SAEGER, H.D.: Schuß- und Stichverletzungen des Abdomens. Zentrbl. Chir., 117. Jg., 453-459 (1992)

(41) NAGY, K.K., KROSNER, S.M., JOSEPH, K.T., ROBERTS, R.R., SMITH, R.F,. BARRETT, J.: A method of determining peritoneal penetration in gunshot wounds to the abdomen. J. Trauma, 43. Jg., H. 2, 242-245; discussion 245-246 (1997)

(42) PATE, J.W.: Chest wall injuries. Surg. Clin. North Am., 69. Jg., S. 59-70 (1989)

(43) POREMSKIJ, O.B., CALGANOV, A.I.: Die Bedeutung der chirurgischen Versorgung von Schußverletzungen der Leber für die Verhütung von äußeren Gallenfisteln. Voenno-medicinskij zurnal, H. 1, 38-41 (1977)

(44) SCHMIDT, R.: Behandlung von Brust- und Lungenschussverletzungen unter feldmäßigen Bedingungen. Zeitschrift für Militärmedizin, 13. Jg., 142-149 (1972)

(45) SCHMIDTKE, A., WEINACKER, B., FRICKE, S.: Epidemiologie von Suiziden und Suizidversuchen in Deutschland. S. Roderer-Verlag, Regensburg (1999)

(46) SCHRADER, S.C., SLOAN, T.B., TOLEIKIS, J.R.: Detection of sacral sparing in acute spinal cord injury. Spine, 12. Jg., H. 6, 533-535 (1987)

(47) SCHREITER, D., RESKE, A., SCHEIBNER, L., GLIEN, C., KATSCHER, S., JOSTEN, C.: Das Open Lung Concept: Klinische Anwendung beim schweren Thoraxtrauma. Chirurg, 73. Jg., H. 4, 353-359 (2002)

(48) SELLIER, K., KNEUBUEHL, B.P.: Wundballistik und ihre ballistischen Grundlagen. Springer Verlag, Heidelberg (2001)

(49) SIMPSON, R.K. JR., VENGER, B.H., NARAYAN, R.K.: Treatment of acute penetrating injuries of the spine: a retrospective analysis. J. Trauma, 29. Jg., H. 1, 42-46 (1989)

(50) SIX, E., ALEXANDER, E. JR., KELLY, D.L. JR., DAVIS, C.H. JR., MCWHORTER, J.M.: Gunshot wounds to the spinal cord. South Med. J., 72. Jg., H. 6, 699-702 (1979)

(51) STRENG, M., TIKKA, S., LEPPANIEMI, A.: Assessing the severity of truncal gunshot wounds: a nation-

wide analysis from Finland. Ann. Chir. Gynae-col., 90. Jg., H. 4, 246-251 (2001)

(52) TETERIN, K.: Schussverletzungen Juristisch rechts-medizinisches Seminar für Studierende der Rechtswissenschaft, Seminarthema: Schussverlet-zungen, Hochschule Berlin, 2002. Als Manuskript gedruckt.

(53) VENGER, B.H., SIMPSON, R.K., NARAYAN, R.K.: Neu-rosurgical intervention in penetrating spinal trau-ma with associated visceral injury. J. Trauma, 70. Jg., H. 4, 514-518 (1989)

(54) VYHNANEK, F., FANTA, J., VOJTISEK, O., KOSTKA, R., JIRAVA, D., CAP, F.: Indications for emergency sur-gery in thoraco-abdominal injuries. Acta Chir. Or-thop. Traumatol. Cech., 68. Jg., H. 6, 374-379 (2001)

(55) WANG, Z.G., QUIAN, C.W,. ZHAN, D.C., SHI, T.Z., TANG, C.G.: Pathomorphological observations in gunshot wounds at various intervals of woun-ding. Acta Chir. Scan., 508. Jg., H. (Supplement), 185 (1982)

(56) XU, S.D.: Gunshot injury of the spinal cord. Zhon-ghua Wai Ke Za Zhi., 28. Jg., H. 19, 588-591 (1990)

(57) YOSHIDA, G.M., GARLAND, D., WATERS, R.L.: Gun-shot wounds to the spine. Orthop. Clin. North Am., 16. Jg., H. 1, 109-116 (1995)

(58) KNEUBUEHL, B.P.: Geschosse: Ballistik, Treffsicher-heit, Wirkungsweise. Verlag Stocker-Schmid AG, Dietikon-Zürich (1994)

Thorakale Stichverletzungen

Dietrich Doll · Horst Peter Becker

Zusammenfassung

89 % aller Patienten mit penetrierenden Verletzungen des Thorax sind ausreichend versorgt mit einer oder zwei Thoraxdrainage(n). Nur einer von zehn Patienten mit penetrierender Thoraxverletzung braucht mehr als eine Thoraxdrainage.

Bei den Patienten, die eine chirurgische Intervention benötigen, ist die Mortalität hoch, und hier besonders bei Schusswunden und thorakoabdominellen Verletzungen:

3 % der Patienten werden Op-pflichtig aufgrund von nicht-mediastinalen intrathorakalen Verletzungen – und deren begleitende Mortalität beträgt 28 %.

8 % der Patienten werden Op-pflichtig aufgrund einer Herzbeteiligung oder einer Läsion der großen intraperikardialen Gefäße – mit einer begleitenden Mortalität von 31 % (20 % bei Stichverletzungen, 81 % bei Schussverletzungen).

Bei 20 % der Patienten mit thorakoabdominellen Verletzungen wird intraoperativ ein Wechsel in die andere Körperhöhle notwendig, weil sich die vordringliche Verletzung auf der anderen Seite des Zwerchfells befindet. Bei thoraxdrainierten Patienten, die augenscheinlich noch keine Chirurgie benötigen, ist eine gute Überwachung sinnvoll; durch engmaschige Kontrollen lassen sich diejenigen Patienten identifizieren, die mit sofortiger chirurgischer Intervention gerettet werden können.

Thorakale Stichverletzungen

Thoraxstichverletzungen sind im Vormarsch. Während sie auf militärischen Kriegsschauplätzen seltener zu finden sind, nimmt die Anzahl der Stichverletzungen in der zivilen Welt zu (1). Penetrierende Verletzungen treten gehäuft am Wochenende, nachts, nach Fußballspielen, an warmen Tagen und bei öffentlichen Großveranstaltungen auf. Als Gegenstände, mit denen die Stichverletzungen ausgeführt werden, werden am häufigsten Messer und Stilette, jedoch auch Schraubenzieher und aufgeschlagene Flaschen, abgebrochene Autoantennen oder Fahrradspeichen als „Gelegenheitswaffen" verwendet.

Im Folgenden sollen die klinischen Aspekte und das Management der penetrierenden Thoraxverletzung im Notfallraum erläutert werden. Dazu lassen sich die Verletzungen in 5 Behandlungskategorien unterteilen (2).

- Die hämodynamisch stabile Stichverletzung des Thorax;
- die thorakoabdominelle Stichverletzung;
- die penetrierende Thoraxverletzung mit Perikardtamponade;
- der kritisch instabile Patient mit penetrierender Thoraxverletzung;
- der leblose Patient.

Die Patienten mit einer *hämodynamisch stabilen Stichverletzung* des Thorax haben nach Anlage einer Thoraxdrainage keine Atemnot und Unruhe mehr und sind damit für den Moment ausreichend behandelt. Unter ihnen können sich Patienten mit noch unerkannten thorakoabdominellen Verletzungen und Herzverletzungen befinden, und auch Blutungen können noch verzögert offenkundig werden. Thoraxdrainage, klinische Aspekte sowie hämodynamische Parameter geben Auskunft über das Befinden und die Entwicklung der Patienten. Diese Patienten werden, sofern sie kreislaufstabil bleiben, einer weiteren elektiven Diagnostik zugeführt.

Die *thorakoabdominelle Stichverletzung* kann bereits im Notfallraum anhand der Richtung des Stich-Kanals oder durch die Drainage von Darminhalt in der Thoraxdrainage offensichtlich werden. Während große Zwerchfell-Läsionen zu einer Herniation von Darm, Magen und Milz und konsekutiver Dyspnoe führen, werden kleinere Zwerchfell-Defekte erst bei Operation entdeckt. Eine diagnostische Thorakoskopie oder Laparoskopie nach Trauma in einem hämodynamisch stabilen Patienten kann mit Beweis der Zwerchfellverletzung den Hinweis auf eine thorakoabdominelle Verletzung geben (3 - 4). Thorakoabdominelle Verletzungen bedeuten Verletzungen in zwei Körperhöhlen und meist Blutungen aus beiden. Der kreislaufinstabile Patient mit zwerchfellnaher Stich- oder Schussverletzung ist bis zum Beweis des Gegenteils verdächtig, eine Zwei-Höhlen-Verletzung erlitten zu haben.

Der *Patient mit Stichverletzungen des Thorax und Herzbeuteltamponade* kann eine Hypotonie, begleitet von einem erhöhten ZVD und einer oberen Einfluss-Stauung zeigen. Das Herz ist tachykard, die Herzgeräusche sind leise. Die Lokalisation der Thoraxwunde, die klinischen Zeichen sowie ein geschärftes Maß der Aufmerksamkeit des Behandlers können zu der Verdachtsdiagnose einer penetrierenden Thoraxverletzung mit Herzbeteiligung führen. Klinisch kann der Patient mit Perikardtamponade eher agitiert sein, er will sich auf keinen Fall flach auf den Rücken hinlegen lassen (5). Die BECKsche Trias (Hypotonie, ZVD-Anstieg, leise Herzgeräusche) tritt nur in ca. 30 % der Patienten mit Perikardtamponade auf und ist deshalb kein klinisch zuverlässiges Zeichen. Differentialdiagnostisch ist sofort an einen Spannungspneumothorax zu denken, der jedoch mit einer Hyperresonanz des einen Hemithorax und (seltener) mit einer Deviation der Trachea zur gesunden Seite hin einhergeht. Der schnelle Trauma-Ultraschall (FAST: Focused Abdominal Sonography for Trauma) kann die Diagnose Perikardtamponade unmittelbar bestätigen oder ausschließen.

Der *kritisch hämodynamische instabile Patient* zeigt klinische Lebenszeichen, die von einer tiefen Hypotension begleitet sind. Bei fehlendem kardialem Auswurf droht Herzstillstand.

Der *leblose Patient* ist bei Eintreffen in den Notfallraum bewusstlos und zeigt keine klinischen Lebenszeichen. Das EKG kann vereinzelt QRS-Komplexe zeigen, die jedoch deformiert sein können. Die Notfallraum-Thorakotomie ist nicht indiziert bei diesen Patienten, wenn Vitalzeichen länger als 5 Minuten fehlen (respektive 10 Minuten beim bereits intubierten Patienten) (6 - 8).

1. Die hämodynamisch stabile Stichverletzung des Thorax

Die penetrierende Stichverletzung des Thorax ist in der Regel eine vergleichsweise harmlose Verletzung, die mit einer ein- oder beidseitigen Thoraxdrainage suffizient versorgt wird. Kleine Blutungen oder Luftfisteln sistieren von selbst, lediglich in 11 % ist eine operative Intervention notwendig. Diese 11 % unterteilen sich in 8 % kardiale Verletzungen (Herz und große intraperikardiale Gefäße) sowie weitere 3 % nicht-mediastinale Thoraxverletzungen. Die Operationspflichtigkeit bei Stichverletzungen des Thorax liegt im Vergleich dreifach niedriger als bei Schussverletzungen des Thorax.

Lungenparenchymverletzungen können mit nichtanatomischen Teilresektionen, Traktotomien, Lobektomien und Pneumonektomien versorgt werden (9). Die assoziierte Mortalität der Prozeduren beträgt bei der einfachen Naht oder Traktotomie 12 %, bei der Lobektomie 20% und bei der Pneumektomie 100 % (10-11). Bereits im Notfallraum ist eine von der Verletzungsart abhängige Mortalität zu beobachten. So versterben 0,9 % der Stichverletzungen des Thorax, die Notfallraum-Sterblichkeit nach Schussverletzungen des Thorax liegt bei 5,3 %. Stichverletzungen des Thorax führen in 39 % zu einer Thoraxdrainage rechts (Angreifer gleich Rechtshänder); bei Schussverletzungen gibt es eine annähernd seitengleiche Verteilung. Während in 2,9 % der Thorax-Stichverletzungen eine bilaterale Thoraxdrainage notwendig ist, ist dieses bei Schussverletzungen des Thorax bereits in 8,1 % der Fall.

Auch bei so genannten extrathorakalen Verletzungen ist die Lunge peinlich genau mit zu untersuchen. In einem Patientengut von 711 Stichverletzungen konnte gezeigt werden, dass nur 86,7 % der Thoraxdrainagen bei offensichtlichen Brustverletzungen verwendet wurden, weitere 3,2 % betrafen primäre Bauchverletzungen. 2,8 % der Thoraxdrainagen wurden bei Halsverletzungen, 1 % bei Schulterverletzungen und weitere 6,3 % bei Kombinationsverletzungen (multiple Stich- und Schussverletzungen mehrerer Körperregionen; Tab. 1) verwendet.

Tab. 1: Anlage von Thoraxdrainagen und Verletzungsort. Verteilung von 617 Thoraxdrainagen auf die verletzten Körperregionen (in %). 82/617 (13,3 %) aller Thoraxdrainagen werden bei thoraxnahen Verletzungen eingebracht (DOLL, unveröffentlicht)

	Thoraxdrainagen	%
Thorax	535	86,7
Abdomen	20	3,2
Hals	17	2,8
Schulter	6	1,0
Sonstige	39	6,3
	617	100,0

Bei Vorliegen einer penetrierenden Verletzung des Thorax ist eine Thoraxdrainage jedoch nicht grundsätzlich notwendig, da die Thoraxwand nicht bei jeder Verletzung vollständig penetriert und die Pleura parietalis zugleich verletzt wird (Abb. 1, 2). Nur so erklären sich die 25 % der Thorax-Stichverletzungen, bei denen keine Thoraxdrainage notwendig wurde. Hier liegen dorsale, tangentiale oder flache Stiche vor, die die Pleura nicht verletzt haben. Typische klinische Aspekte, die zur Indikation einer Thoraxdrainage beitragen, sind:

- *Verletzungsmechanismus,*
- *leise oder nicht vorhandene Atemgeräusche,*
- *Hyperresonanz bei Perkussion,*
- *Atemnot,*
- *Angst und Unruhe.*

Indikation zur Thoraxdrainage ist ebenfalls ein subkutanes Emphysem, ein atemsynchrones Saugen bzw. Aussprühen von Luft (Abb. 3). Das Abheben der Haut in forcierter Exspiration ist ebenso Zeichen einer pleuralen Verletzung und Indikation für eine Thoraxdrainage. Eine Hyperresonanz muss nicht immer zu perkutieren sein. Vor allem bei Vorliegen eines Hämatopneumothorax kann der perkutorische Unterschied zwischen betroffener und unverletzter Lungenseite geringer sein, was in einem geschäftigen Notfallraum nicht einfach zu identifizieren sein kann. Für die Indikation einer Thoraxdrainage ist nur im Zweifelsfalle ein Röntgenbild notwendig.

Die Thoraxdrainage wird in Minithorakotomie-Technik im 4. oder 5. ICR in der vorderen Axillarlinie gelegt. Der austastende Finger verhindert, dass die Thoraxdrainage direkt in ggf. vorhandene Adhäsionen, eine adhärente Lunge oder durch das Zwerchfell in das Abdomen gelegt wird. Auch können sich abdominelle Organe bei gleichzeitig vorhandener Zwerchfellruptur intrathorakal in Höhe des 4. ICR befinden (Abb. 4).

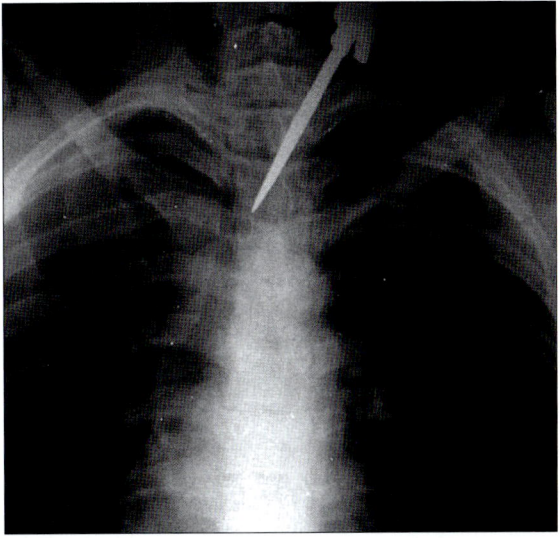

Abb. 2: Stichverletzung des Rückens (wie in Abb. 1). Die Klinge ist zwischen den Wirbeldornen hindurchgefahren und im Costovertebralgelenk stecken geblieben. Beidseits ist kein Pneumothorax nachweisbar (Bild Courtesy Dr. KAYSER).

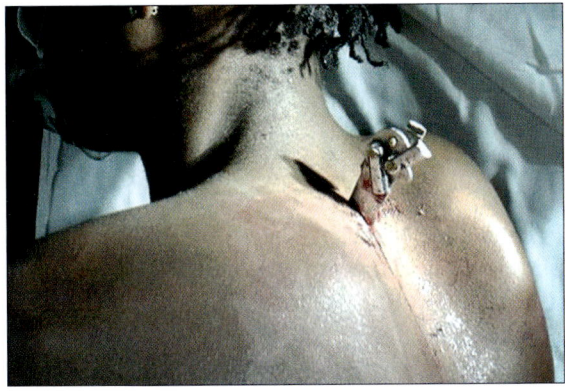

Abb. 1: Stichverletzung des Rückens. Der Messergriff ist von der Klinge abgebrochen, die paravertebral eingerammt ist (Bild Courtesy Dr. KAYSER).

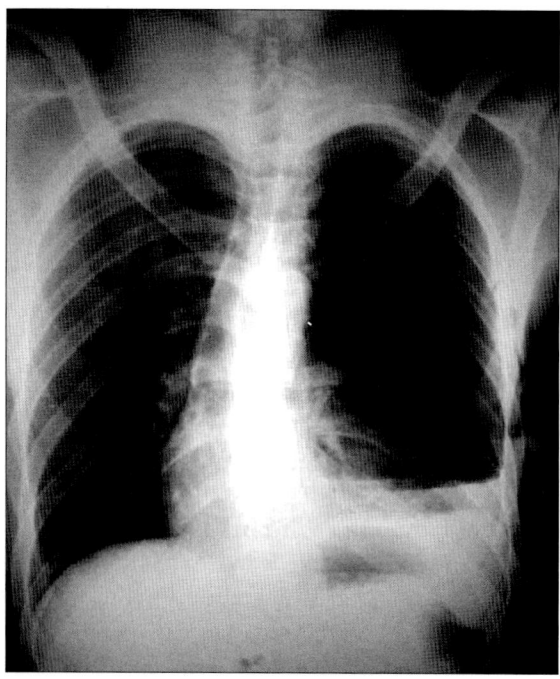

Abb. 3: Spannungs-Hämopneumothorax mit Spiegeln links und Luft in den Weichteilen.
Bei einem Patienten mit Spannungspneumothorax auf das Röntgenbild zu warten, kann zu klinisch eindrucksvollen Verläufen führen.

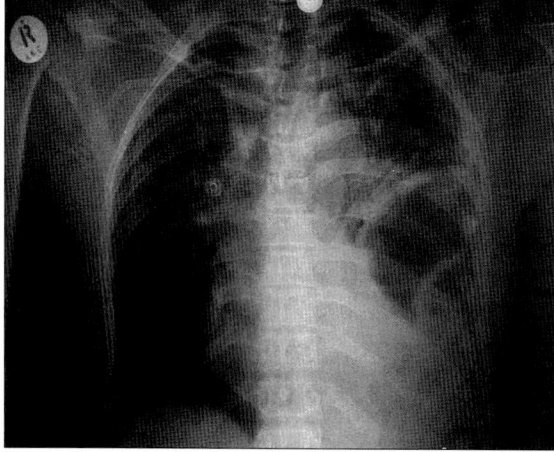

Abb. 4: Zwerchfellverletzung mit massivem Enterothorax links, der bis über Mamillenhöhe heraufgestiegen ist. Verdrängung des Mediastinums nach rechts. Nebenbefundlich Mantelpneumothorax nach Hi-Cap-ZVK rechts.

Indikation für eine operative Intervention sind eine Blutung oder ein persistierendes großes Luftleck (3). Folgende Drainagemengen aus der Thoraxdrainage werden als Operationsindikation angesehen:

- Initiale Drainagemenge > 1500 ml, sofern seit dem Zeitpunkt der Verletzung nicht mehr als 6 Stunden vergangen sind.
- Stündliche Drainagemenge > 300 ml pro Stunde über drei Stunden. Eine abnehmende Drainagemenge kann durchaus ein Zuwarten rechtfertigen.
- Mehr als 50 % aller Stichverletzungen des Körpers treffen den Thorax.
- 75 % aller Stichverletzungen des Thorax benötigen eine Thoraxdrainage.
- Eine Untersuchung der angeblich nicht-offensichtlich betroffenen Seite ist sinnvoll, da in 2,1 % eine bilaterale Thoraxdrainage notwendig ist. Dieses ist bei Schussverletzungen bereits in 8,1 % der Fall.
- War ein Patient mit penetrierender Verletzung des Thorax bisher nicht thoraxdrainagepflichtig und wird er aus anderem Grunde operiert, kann mit Beginn der Beatmung ein okkulter Pneumothorax offenkundig werden. In diesem Falle ist eine rasche Entlastung des Thorax notwendig, um einen Spannungspneumothorax zu verhindern.
- Wir meinen, dass jede penetrierende Thoraxverletzung vor einem Flugtransport drainiert werden sollte, da es nahezu unmöglich ist, im Fluglärm ein abgeschwächtes oder nicht mehr vorhandenes Atemgeräusch zuverlässig zu identifizieren, um entsprechend handeln zu können.

2. Thorakoabdominelle Stichverletzungen (TAI)

Penetrierende Verletzungen des Thorax durch Stichwaffen können zu Penetrationen des Zwerchfells führen, sobald sie sich in Höhe oder unterhalb der Brustwarze befinden. Diese singulären oder multiplen Verletzungen führen zu Verletzungen auf beiden Seiten des Zwerchfells (Abb. 4). Die präzise Diagnosestellung vor der OP kann schwierig sein. Oft wird erst intraoperativ ein Zwerchfelldefekt und gegebenenfalls eine weitere Verletzung in der angrenzenden Körperhöhle entdeckt und die Operation ausgeweitet. So kann eine massive intrathorakale Blutung eine zeitgleiche intraabdominelle Blutung maskieren. Die durch die Thoraxdrainage geförderte Blutmenge kann irreführend sein, da sie unter Umständen Blut aus dem Abdomen durch den Zwerchfelldefekt hindurch drainiert. Unter den notfallchirurgisch zu versorgenden penetrierenden Thoraxverletzungen finden DEGIANNIS et al. 4,8 % (n = 11/226) Patienten, die eine thorakoabdominelle Verletzung zeigen (12).

Thorakoabdominell Verletzte erreichen das Hospital mit einem signifikanten höheren Schockindex als solche mit singulären Thoraxverletzungen. Sie werden aus dem Schockraum ebenfalls mit einem noch höheren Schockindex im Vergleich zu singulären thorakalen Verletzungen zur operativen Versorgung weiterverlegt, da oft eine massive Blutung zum sofortigen Handeln zwingt.

Über 10 % aller Patienten mit TAI erhalten primär im Schockraum eine beidseitige Thoraxdrainage, während nur 4,3 % der singulär Thoraxverletzten eine beidseitige Thoraxdrainage erhalten.

Dieses geht einher mit der Beobachtung, dass Schussverletzungen ebenfalls häufiger (in 8,1 %) bilateral thoraxdrainiert werden müssen als Stichverletzungen (2,1 %).

Die Mortalität von Patienten mit thorakoabdominellen Verletzungen beträgt 71 %, wobei die Mortalität der Stichverletzungen 33 % und die der Schussverletzungen 82 % beträgt. 54 % der thorakoabdominellen Schussverletzten versterben nach einer Untersuchung von DEGIANNIS et al. bereits im Notfallraum oder im Operationssaal; weitere 17 % dieser Patienten innerhalb der sich anschließenden 9 Tage (13).

Am häufigsten sind folgende Organe (in absteigender Reihenfolge) mitverletzt: Zwerchfell und Leber, Intercostalgefäße und A. mammaria.

In mittlerer Häufigkeit werden Magen sowie Dick- bzw. Dünndarm mit verletzt.

Niere, Lebervenen und Aorta sind nur selten beteiligt.

Bei jeder thorakoabdominellen Stichverletzung werden im Durchschnitt 1,5 abdominelle Organe mit verletzt, bei Schusswunden sind dieses mehr als 2 intraabdominelle Organe pro Schuss. Bei thorakoabdominellen Verletzungen kann die Wahl der Körperhöhle, die zuerst operativ eröffnet werden soll, durchaus fehlgeleitet sein. DEGIANNIS et al. berichten über eine Serie von 14 thorakoabdominellen Operationen, bei denen in 10 von 14 der Patienten eine Laparotomie zuerst vorgenommen wurde. In 3 dieser Fälle befand sich die vital bedrohlichste Verletzung im Thorax (13). Keine der vorgenommenen Thorakotomien wurde intraoperativ abgebrochen und in eine Laparotomie umgewandelt. Er schließt daraus, dass jeder Chirurg, der thorakoabdominell schwerstverletzte Patienten behandelt, jederzeit darauf gefasst sein sollte, von einer Körperhöhle in die andere zu wechseln. Dieses wird von mehreren Autoren ebenso betont (14 - 15).

- Thorakoabdominelle Verletzungen sind nicht selten als intraoperativer Befund bei der chirurgischen Versorgung einer penetrierenden Thoraxverletzung zu finden. Sie finden sich häufiger bei Schuss- als bei Stichverletzungen. Ihre Mortalität ist mehr als doppelt so hoch im Vergleich zu isolierten Thoraxverletzungen.

- Die Mortalität mit thorakoabdominellen Schussverletzungen liegt zweifach höher als die Mortalität mit Stichverletzungen der gleichen Körperregion.

- Thorakoabdominelle Verletzungen sind multiviszerale Verletzungen; deshalb sollte der Chirurg in bis zu jedem 5. Patient darauf gefasst sein, dass die wesentliche Verletzung auf der anderen Seite des Zwerchfells liegt.

- Derzeit existiert noch kein spezifischer Behandlungsalgorithmus, der die Reihenfolge der zuerst operativ zu öffnenden Körperhöhle fehlerfrei festlegen könnte. Bei der Wahl der zuerst zu eröffnenden Körperhöhle kann die Überwachung der Thoraxdrainage helfen.

3. Penetrierende Thoraxverletzungen mit Perikardtamponade
Standardisiertes Vorgehen

→ Trauma-Ultraschall (FAST), wenn vorhanden; wenn kein FAST vorhanden: OP, Sternotomie.

→ Bei hämodynamisch stabilen Patienten mit Stichverletzungen und kleiner Perikardtamponade subxiphoidales Fenster möglich.

Penetrierende Thoraxverletzungen mit Herzbeteiligung sind eine dramatische und oft tödliche Form eines Traumas. Die Mehrzahl der Patienten stirbt, bevor sie medizinische Hilfe erreichen kann. Diejenigen, die den Notfallraum lebend erreichen, profitieren von präziser Diagnostik und schneller chirurgischer Intervention, was zu einem Überleben der meisten Patienten führen kann.

Aus Untersuchungen von CAMPBELL et al. ist bekannt, dass weniger als 10 % der Patienten mit penetrierenden Herzverletzungen lebend das Krankenhaus erreichen (16). Betrachtet man alle Verletzungen des Körperstammes, so findet sich ein Verhältnis von Stich- zu Schussverletzungen von 1:1. Bei den Notfallraumpatienten mit penetrierenden Verletzungen des Thorax und kardialer Beteiligung findet sich ein Verhältnis von 5:1 zu Gunsten der Stichverletzungen. Die Vermutung liegt nahe, dass die Mehrzahl der Patienten mit Schussverletzungen des Herzens bereits direkt vor Ort oder in der Prähospitalphase verstirbt.

Ein Drittel der Stichverletzungen des Herzens erreicht das Hospital im hämodynamisch instabilen Zustand. 52 % der Patienten mit Schussverletzungen des Thorax und Herzbeteiligung sind hämodynamisch instabil. Diese Ausprägung der hämodynamischen Instabilität spiegelt sich ebenfalls in der Mortalität wider: so beträgt die Mortalität kritisch hämodynamisch unstabiler Patienten mit Herzschuss 82 %, mit Herzstich 35,5 %.

Die Unterschiede in der hämodynamischen Instabilität und Mortalität werden auf den größeren Gewebedefekt bei Schussverletzungen, den konsekutiv größeren Blutverlust bis hin zur letalen Ausblutung und auf den unterschiedlichen Grad der myokardialen Kontusion zurückgeführt. So konnten DEGIANNIS et al. zei-

gen, dass die erhöhte Mortalität bei Schussverletzungen des Herzens nicht auf kombinierte Vorder- und Rückwandverletzungen des Herzens zurückzuführen sind (12). In seiner Klientel waren mehr Durchstichverletzungen des Herzens vorhanden als Durchschussverletzungen, dennoch war die Mortalität bei Schusswunden höher. Isolierte Herzstichverletzungen, die nicht von einer hämodynamischen Instabilität begleitet werden, besitzen eine Mortalität von lediglich 8 %, was bereits VELMAHOS et al. dazu führte, ihre Publikation mit „Penetrating Trauma to the Heart: A relatively innocent injury" zu benennen (17).

Die so genannte BECKsche Trias (leise Herzgeräusche, Hypotonie, Halsvenen-Einflussstauung) ist nur bei einem Drittel der Patienten mit Perikardtamponade evident, ihre Abwesenheit demnach kein zuverlässiges klinisches Zeichen zum Ausschluss einer Perikardtamponade.

DEGIANNIS et al. finden eine Mortalität für penetrierende Thoraxstichverletzungen mit Herzbeteiligung von 19,8 %; bei Verwendung von Schusswaffen in der zentralen Thoraxregion führt dieses zu einer Mortalität von 81 % (12). Die Mortalität bei präkordialen Einstichwunden mit Herzbeteiligung liegt bei 4 %, demgegenüber beträgt die Mortalität bei Eintrittsöffnungen des Stichs von extra-präkordial 25 %. Diese statistisch signifikanten Unterschiede in der Sterblichkeit werden auf die höhere Wachsamkeit des betreuenden Notraum-Arztes und die früh hergestellte Verdachtsdiagnose der Herzbeteiligung zurückgeführt (Abb. 5).

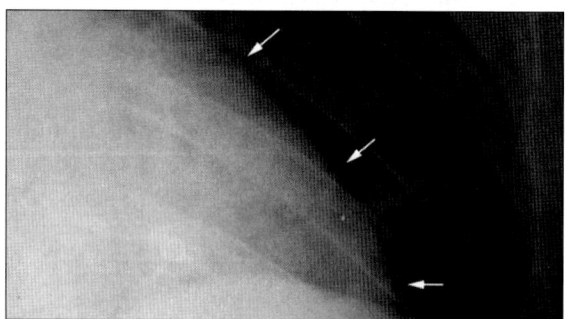

Abb. 5: Stichverletzung des Herzbeutels mit Pneumoperikard. Das Myokard kontrahierte im Moment des Stiches, bewegte sich von der Thoraxwand weg und sog Luft an; blieb aber unverletzt.

Operatives Vorgehen

Bei 94 % der Patienten mit Stichverletzungen und Herzbeuteltamponade wurden die Verletzungen über eine mediane Sternotomie versorgt; 4 % dieser Patienten starben. Bei 8 % der Patienten wurde die Versorgung des Myokards durch eine Thorakotomie vorgenommen; die Hälfte dieser Patienten starb (18). Bei den Herzschüssen fand sich ausschließlich eine Sternotomie (dieser Patient verstarb); Thorakotomien wurden nicht vorgenommen. Dieses geht mit Beobachtungen von RICHARDSON et al. einher, die bei Schussverletzungen des Thorax mit Herzbeteiligung nur selten eine Herzbeuteltamponade finden (19). Auch diese Autoren betonen, dass Patienten mit penetrierendem Thoraxtrauma, die plötzlich hämodynamisch instabil werden, bis zum Beweis des Gegenteils als verdächtig auf Herzbeuteltamponade angesehen werden sollten.

- Hämodynamisch stabile Patienten mit Herzbeuteltamponade nach penetrierender Thoraxverletzung haben eine hohe Überlebensrate, wenn die Ursache eine Stichverletzung des Herzens ist.
- Eine Stichverletzung des Herzens wird umso eher (vermutet und) erkannt, je näher die Einstichstelle dem Präkordium liegt.
- Eine hohe Wachsamkeit, ein früh geäußerter Verdacht auf Herzverletzungen sowie ein engmaschiges Monitoring können zu einer schnellen Versorgung des Patienten und damit einer geringen Mortalität bei penetrierender Thoraxverletzung mit Herzbeteiligung und Perikardtamponade führen.

4. Kritisch instabile Patienten nach Stichverletzungen des Thorax
Standardisiertes Vorgehen

→ Sofortige Intubation, aggressive Flüssigkeitstherapie.

→ WENN Besserung → sofortige operative Versorgung der Blutung.

→ WENN keine Besserung → Notfallraum-Thorakotomie (ERT) (siehe Kapitel 14: *„Notfallthorakotomie im Schockraum bei moribunden schwerstverletzten Patienten: Ziele, Indikationen, Ergebnisse"*, C. Clay Cothren · Ernest E. Moore).

Bei dem kritisch instabilen Patienten finden sich häufig Stichverletzungen des Herzens oder der großen Thoraxgefäße, der Pulmonalarterie oder Pulmonalvene. Patienten mit aortalen Stichverletzungen erreichen das Hospital meist nicht lebend. Ein ausgeprägter Hämatothorax bis zum völligen Kollaps der betroffenen Lungenseite und Mediastinalkompression zur Gegenseite kann durch Läsionen der aortennahen Abgänge von Arteria subclavia und A. carotis entstehen. Hier erwartet man hohe thorakale Messerstiche oder aber Einstiche an der Halsbasis (Zone 1 des Halses).

Bei dem kritisch instabilen und nahezu leblosen Patienten ist eine sofortige Intubation und aggressive Flüssigkeitstherapie des Volumenmangels notwendig. Mit hämodynamischer Besserung des Patienten wird dieser in den OP verbracht, um die Blutungsquelle im Thorax, Mediastinum oder Abdomen zu sanieren. Ist trotz aggressivster Flüssigkeitstherapie keine Verbesserung der hämodynamischen Situation zu erreichen, wird der Patient im Notfallraum thorakotomiert (20). Die Überlebensrate von kritisch instabilen Patienten mit thorakoabdominellen Verletzungen und Notfallraum-Thorakotomie liegt prognostisch unter 20 %. Dieses gilt ebenso für Patienten mit hämorrhagisch bedingtem Herzstillstand (13).

- Führt eine Verletzung zu einem therapiefraktären Schock, kann eine Notfallraum-Thorakotomie notwendig werden.
- Die Überlebensraten von Patienten mit stumpfen Thorax-Verletzungen sind so gering, dass von einer Notfallraum-Thorakotomie abgeraten werden muss.
- Thoraxstichverletzungen haben eine bessere Prognose als Schussverletzungen des Thorax.
- Eine frühzeitige Intubation sowie aggressivste Volumentherapie, nachfolgend ein schneller Entscheid zum Notfalleingriff im Op. oder zur Thorakotomie im Notfallraum können das Überleben dieser schwerstverletzten Patienten ermöglichen.

5. Der leblose Patient
Standardisiertes Vorgehen

→ Stichverletzung des Thorax; seit 5 min leblos, unter laufender Wiederbelebung (intubiert: 10 min) → **ERT.**

→ Stumpfes Trauma → keine ERT.

→ Abdominelles Trauma/Ausbluten → keine ERT.

→ Pulslose elektrische Aktivität; Asystolie → keine ERT.

→ Massives SHT → kein ERT.

Während leblose Patienten mit Notfallraum-Thorakotomie nach stumpfen Traumata eine Letalität von über 95 % haben, können selbst leblose Patienten nach Stichverletzungen des Thorax von sofortiger ERT profitieren (22). In einer Untersuchung von DEGIANNIS et al. wurden 11 leblose Patienten im Notfallraum thorakotomiert; bei Stichverletzungen ergab sich eine Überlebensrate von 43 %.

Die Ergebnisse haben dazu geführt, dass in den meisten Zentren leblose Patienten nach stumpfem Thoraxtrauma, Patienten mit massivem Schädel-Hirn-Trauma, Patienten mit pulsloser elektrischer Aktivität und ausgeblutete Patienten mit Trauma unterhalb des Zwerchfells nicht mehr thorakotomiert werden.

• Führt die Verletzung zu einem therapiere-fraktären Schock, kann eine Notfallraum-Thorakotomie notwendig werden. Stumpfe Verletzungen haben eine erheblich schlechtere Prognose als penetrierende Verletzungen.

• Bei penetrierenden Thoraxverletzungen haben Stichverletzungen eine bessere Prognose als Schussverletzungen (21).

• Eine ERT an gerade leblos gewordenen Personen mit Stichverletzungen des Thorax hat 43 % Überlebende; ERT bei gerade leblos gewordenen Personen und Schussverletzungen ist die Überlebensrate 0 %. Ähnlich entmutigende Zahlen liegen für die sog. Wiederbelebungs-ERT (Aortenokklusion zum Erlangen einer minimalen Hirn- und Herzperfusion) vor.

• Bei gerade leblos gewordenen Patienten nach stumpfem Trauma wird grundsätzlich von einer ERT abgeraten.

Danksagung: Herrn Dr. Matthias MAAK für Layout und Bildbearbeitung.

Literatur

(1) KRUG, E.G., MERCY, J.A., DAHLBERG, L.L., ZWI, A.B.: The world report on violence and health. Lancet 360 (9339), 1083-1088 (2002)

(2) SAADIA, R., LEVY, R.D., DEGIANNIS, E., VELMAHOS, G.C.: Penetrating cardiac injuries: clinical classification and management strategy. Br. J. Surg. Dev. 81, 1572-1575 (1994)

(3) LIEBER, A., PONS, F., DÜSEL, W., GLAPA, M., MACHEMEHL, T., RÖHM, B., DOLL, D.: Hat die Thorakoskopie beim Thoraxtrauma einen Platz? Chirurg (accepted) (2006)

(4) BECKER, H.P., WILLMS, A., SCHWAB, R.: Laparoskopie beim traumatisierten Abdomen. Chirurg (accepted) (2006)

(5) PORTER, J.M. AND IVATURY, R.R.: Unwillingness to lie supine? a sign of pericardial tamponade. Am. Surg. Dev. 63, 365-366 (1997)

(6) ROBERGE, R.J., IVATURY, R.R., STAHL, W., ROHMAN, M.: Emergency department thoracotomy for penetrating injuries: predictive value of patient classification. Am. J. Emerg. Med. Dev. 4, 129-135 (1986)

(7) VELMAHOS, G.C., DEGIANNIS, E., SOUTER, I., ALLWOOD, A.C., SAADIA R.: Outcome of a strict policy on emergency department thoracotomies. Arch. Surg. Dev. 130, 774-777 (1995)

(8) SCHWAB, C.W., ADCOCK, O.T., MAX, M.H.: Emergency department thoracotomy (EDT). A 26-month experience using an „agonal" protocol. Am. Surg. Dev. 52, 20-29 (1986)

(9) ASENSIO, J.A., DEMETRIADES, D., BERNE, J.D., VELMAHOS, G., CORNWELL, E.E., MURRAY, J., GOMEZ, H., FALABELLA, A., CHAHWAN, S., SHOEMAKER W., BERNE, T.V.: Stapled pulmonary tractotomy: a rapid way to control hemorrhage in penetrating pulmonary injuries. J. Am. Coll. Surg. Dev. 185, 486-487 (1997)

(10) VELMAHOS, G.C., BAKER, C., DEMETRIADES, D., GOODMAN, J., MURRAY, J.A., ASENSIO, J.A.: Lung-sparing surgery after penetrating trauma using tractotomy, partial lobectomy, and pneumonorrhaphy. Arch. Surg. Dev. 134, 186-189 (1999)

(11) BAUMGARTNER, F., OMARI, B., LEE, J., BLEIWEIS, M., SNYDER, R., ROBERTSON, J., SHEPPARD, B., MILLIKEN, J.: Survival after trauma pneumonectomy: the pathophysiologic balance of shock resuscitation with right heart failure. Am. Surg. Dev. 62, 967-972 (1996)

(12) DEGIANNIS, E., BENN, C.A., LEANDROS, E., GOOSEN, J., BOFFARD K., SAADIA, R.: Transmediastinal gunshot injuries. Surgery Dev. 128, 54-58 (2000)

(13) DEGIANNIS, E., LOOGNA, P., DOLL, D., BONANNO, F., BOWLEY, D.M., SMITH, M.D.: Penetrating mediastinal non cardiac injuries. ANZ J. Surg. (accepted) (2006)

(14) HIRSHBERG, A., WALL, M.J., ALLEN, M.K., MATTOX, K.L.: Double jeopardy: thoracoabdominal injuries requiring surgical intervention in both chest and abdomen. J. Trauma Dev. 39, 225-229 (1995)

(15) ASENSIO, J.A., ARROYO, H., VELOZ, W., FORNO, W., GAMBARO, E., ROLDAN, G.A., MURRAY, J., VELMAHOS G., DEMETRIADES, D.: Penetrating thoracoabdominal injuries: ongoing dilemma-which cavity and when? World J. Surg. Dev. 26, 539-543 (2002)

(16) CAMPBELL, N.C., THOMSON, S.R., MUCKART, D.J., MEUMANN, C.M., VAN, M., BOTHA, I. and J.B.: Review of 1198 cases of penetrating cardiac trauma. Br. J. Surg. Dev. 84, 1737-1740 (1997)

(17) VELMAHOS, G.C., DEGIANNIS, E., SOUTER, I., SAADIA R.: Penetrating trauma to the heart: a relatively innocent injury. Surgery Dev. 115, 694-697 (1994)

(18) DEGIANNIS, E., LOOGNA, P., DOLL, D., BONANNO, F., BOWLEY, D.M., SMITH, M.D.: Penetrating cardiac injuries: recent experience in South Africa. World J. Surg. Dev. 30, 1258-1264 (2006)

(19) RICHARDSON, J.E., DUNCAN, W.J., BHARADWAJ, B., McMEEKIN, J.D.: Traumatic wound of the heart: value of intraoperative colour Doppler flow imaging. Can. J. Cardiol. Dev. 4, 338-340 (1988)

(20) ASENSIO, J.A., McDUFFIE, L., PETRONE, P., ROLDAN, G., FORNO, W., GAMBARO, E., SALIM, A., DEMETRIADES, D., MURRAY, J., VELMAHOS, G., SHOEMAKER, W., BERNE, T.V., RAMICONE, E., CHAN, L.: Reliable variables in the exsanguinated patient which indicate damage control and predict outcome. Am. J. Surg. Dev. 182, 743-751 (2001)

(21) DOLL, D., BONANNO, F., SMITH, M.D., DEGIANNIS, E.: Emergency Department Thoracotomy. Trauma 7, 105-108 (2005)

(22) DEMETRIADES, D., RABINOWITZ, B., MARKIDES, N.: Indications for thoracotomy in stab injuries of the chest: a prospective study of 543 patients. Br. J. Surg. Dev. 73, 888-890 (1986)

Lungenparenchymverletzungen

Erich Hecker · Katrin Welcker

Zusammenfassung

Durch stumpfe Gewalteinwirkung auf den knöchernen Brustkorb werden direkte äußere Kräfte in indirekte Kraftvektoren innerhalb des Thorax umgewandelt und können zu Quetschungen oder Zerreißungen (Lazerationen) des Lungengewebes führen. Die Beeinträchtigung der Parenchymkontinuität kann zu Ansammlung von Blut und/oder Luft innerhalb des Lungengewebes (Hämatom, Pneumatozele) oder im Pleuraspalt (Pneumo-/Hämo-/Hämo-Pneumothorax/Hämo-Koagulo-Pneumothorax) führen. Im Falle einer direkten Kontinuitätsunterbrechung des Lungenmantels durch Penetrationsverletzung jeder Art ist die Folge ein Blut- und Luftaustritt aus der Lunge in den Pleuraspalt und die Ansammlung von Blut im Lungengewebe. Die technischen Untersuchungen zur Diagnostik und Abschätzung der Traumafolgen reichen von Thoraxsonographie, konventionelles Röntgen und Computertomographie über diagnostische Interventionen wie Punktion, Bronchoskopie und Video-assistierte Thorakoskopie (VATS). Die therapeutischen Maßnahmen können konservativ (Kontrolluntersuchungen), intensivmedizinisch (Beatmung), interventionell (Bronchoskopie, Bronchusblockade) und operativ (Drainageneinlage, VATS, Thorakotomie) sein. Entscheidend für die Wahl der Therapiestrategie ist das Ausmaß der Lungenparenchymverletzung und daraus folgend die diagnostischen/therapeutischen Maßnahmen in einem sinnvollen Konzept zum Gesamttrauma und dessen Folgen quod ad vitam durchzuführen.

I. Allgemeines

Die Störung der respiratorischen Funktion beim Polytrauma mit thorakaler Beteiligung ist multifaktoriell. Durch Verletzungen der Thoraxwand mit Rippenfrakturen und Läsionen der Pleurablätter sowie konsekutivem Hämatopneumothorax kommt es zu Störungen der Atemmechanik. Auch willkürmotorische Ventilationseinschränkungen durch Schmerz oder Bewusstseinsstörungen sowie mögliche Zwerchfellläsionen oder ein Zwerchfellhochstand durch abdominelle Verletzungen beeinflussen die respiratorische Funktion. Die Folge ist eine Verringerung der Lungenvolumina, insbesondere der funktionellen Residualkapazität. Die Ätiologie des Traumas, das zu einer Lungenparenchymverletzung geführt hat, ist für die Wahl des Therapieverfahrens nicht von entscheidender Bedeutung. Entscheidend für die Therapie sind allein das Ausmaß und die Art der Parenchymverletzung, da diese direkten Einfluss auf die cardio-pulmonale Leistungsfähigkeit haben.

II. Spezielles Management bei Lungenparenchymverletzungen

1. Indirekte Lungenparenchymverletzungen

1.1 Lungenkontusion – Definition: Quetschung der Lunge durch direkte Kompression des Thorax.

Durch die akute indirekte Krafteinwirkung kommt es zu einer Kompression des Lungenparenchyms innerhalb der Pleura visceralis. Je jünger ein Patient ist, umso elastischer ist der gesamte Thorax und auch das Lungenparenchym, d. h. der Dehnungskoeffizient der Lunge nimmt mit zunehmendem Alter deutlich ab, so dass die Kraft-Wirkungskurve des Traumas immer steiler wird. Je nach Größe der einwirkenden Kräfte zerreißen intrapulmonal Gefäße auf Kapillarebene bis hin zu den großen zentralen Gefäßen der Lungenstrombahn. Solange die zerstörten Gefäßwände komplett von Pleura visceralis umgeben sind, entsteht eine diffuse, in der Regel auf die Segment- oder Lappenebene begrenzte, intrapulmonale Einblutung. Je größer die verletzten Gefäße sind, desto höher wird die Wahrscheinlichkeit für ein lokalisiertes intrapulmonales Hämatom.

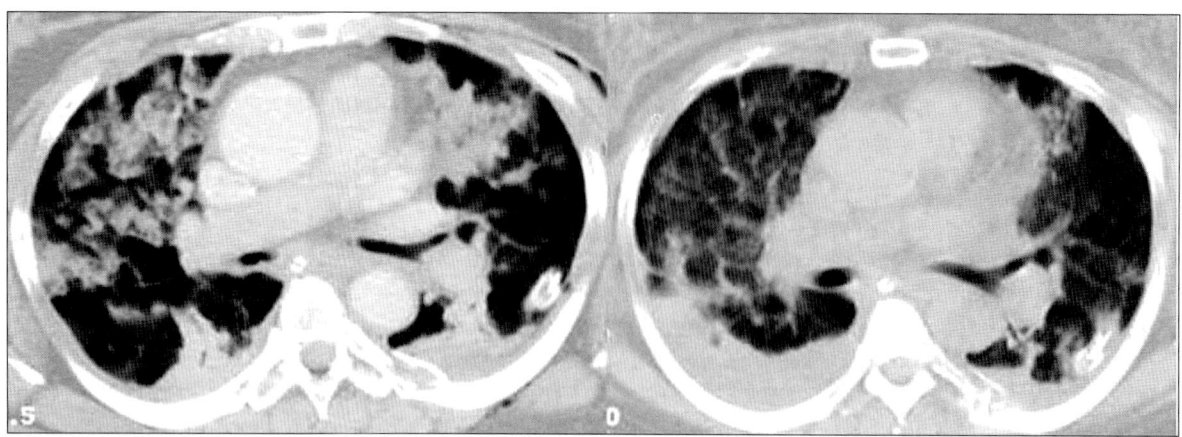

Abb. 1: Beidseitige Lungenkontusionsherde.

Dem pathomorphologischen Substrat der direkten Lungenschädigung, der initiale Parenchymeinblutungen, folgt nach 4 bis 6 Stunden ein progredientes mediatorvermitteltes interstitielles und alveoläres proteinreiches Ödem mit konsekutivem Surfactantschaden. So resultiert die entstehende Hypoxie nicht nur aus einer Störung der Atemmechanik bei Thoraxwand- und Pleuraverletzungen, sondern vor allem aus einer Ventilationsstörung dieser primär und sekundär geschädigten Lungenareale.

Einfache Kontusionen ohne begleitende therapiebedürftige respiratorische Insuffizienz füh-

ren zu intraparenchymatösen Blutungen, die im charakteristischen Fall innerhalb von 2 - 3 Tagen resorbiert werden und außer Physiotherapie keiner Therapie bedürfen (Abb. 1).

Komplikationen und somit therapiepflichtige Kontusionen der Lunge gehen zum einen mit einer respiratorischen Insuffizienz und/oder einem größeren intrapulmonalen Hämatom einher. Bei einer respiratorischen Insuffizienz ist das Verfahren der Wahl die bronchoskopische Diagnostik mit Bronchialtoilette und die Ventilatortherapie. Entgegen der früheren Meinung, diese Patienten kontrolliert mit hohem

Tab. 1: Übersicht über mandatorische Beatmungsstrategien

	Konventionell	Konsens
Therapieziel	Normoventilation	Lungenprotektion
Flow	konstanter Flow	dezelerierter Flow
Mode	VC	PC(-IRV)
Atemfrequenz (AF)	physiologische AF	physiologische AF
Tidalvolumen	12 ml/kg KG	< 6 ml/kg KG
Spitzendrücke	konsekutiv bei konstantem Volumen	< 40 mbar
PEEP	2-5 mbar	10–16 mbar (2 mbar > Pflex)
Ziel-O2	60 mmHg	60 mmHg
Ziel-CO2	Normokapnie	80 mmHg permissive Hyperkapnie

VC = volume controlled; PC = pressure controlled; IRV = inverse ratio ventilation;
PEEP = positive endexpiratory pressure (modifiziert nach SCHREITER et al. 2000)

PEEP (= positive endexspiratory pressure) zu beatmen, ist heute das Vorgehen den neueren Erkenntnissen zur Pathophysiologie der Atmung angepasst. Es ist mittlerweile bekannt, dass die „klassischen" Beatmungsformen eher selber ein endgültiges Lungenversagen initiieren können. Die Anwendung einer druckkonstanten Beatmung verhindert nicht nur hohe Spitzendrücke, sondern führt auch durch die dezelerierte Flow-Applikation zu einer schnelleren und gleichmäßigeren Alveolarfüllung. Die Anwendung nur geringer Tidalvolumina auf einem PEEP-Niveau oberhalb des unteren Umschlagpunktes der Druck-Volumen-Beziehung minimieren die intermittierenden Volutraumen (Überdehnen der Alveolen mit hohem Tidalvolumen) und die Scherkräfte. Aufgrund der konsekutiven Hypoventilation sind vor allem eine permissive Hyperkapnie und ihre Nebenwirkung zu tolerieren (Tab. 1).

Unabhängig vom eingeleiteten Beatmungskonzept ist die Lagerungstherapie und Bronchialtoilette sowie die passive oder beim wacheren Patienten die aktive Physiotherapie elementar zur Verhinderung von sekretbedingten Atelektasen und konsekutiven Bronchopneumonien. Die Notwendigkeit einer chirurgischen Maßnahme in der Akutphase der Lungenkontusion entsteht beim begleitenden Pneumothorax

(= initiale Drainagetherapie) oder beim intrapulmonalen Hämatom, das aufgrund seiner Größe eine Ventilation mechanisch unmöglich macht (Abb. 2).

Dazu existieren verschiedene operative Sanierungsmöglichkeiten.

1. **Video-assistierte Thorakoskopie (VATS):** Über eine 3-Punkt-VATS wird der betroffene Lungenabschnitt identifiziert, inzidiert, das Hämatom abgesaugt und anschließend per Naht im Sinne einer BARRETT-Prozedur in zwei bzw. drei Schichten mit resorbierbarem Nahtmaterial verschlossen (Abb. 3a, 3b).

2. **Video-assistierte „Mini"-Thorakotomie:** Anlage einer kleinen (5 - 8 cm) Incision im 5. Intercostalraum. Zusätzlich wird die Videokamera, die unter Sicht über einen basalen Zugang platziert wird, genutzt, um, identisch wie beim reinen VATS-Vorgehen, das Hämatom zu entlasten. Der Verschluss des Parenchyms erfolgt identisch dem minimalinvasiven Vorgehen (Abb. 4).

3. **Konventionell-offene Thorakotomie:** Bei Unerfahrenheit im minimal-invasiven Vorgehen sollte die Versorgung stets unter offenen Bedingungen erfolgen (Abb. 5).

Alle Operationstechniken erfolgen unter präoperativem Antibiotikaschutz (Einmalgabe) und enden mit der Einlage von zwei Thorax-

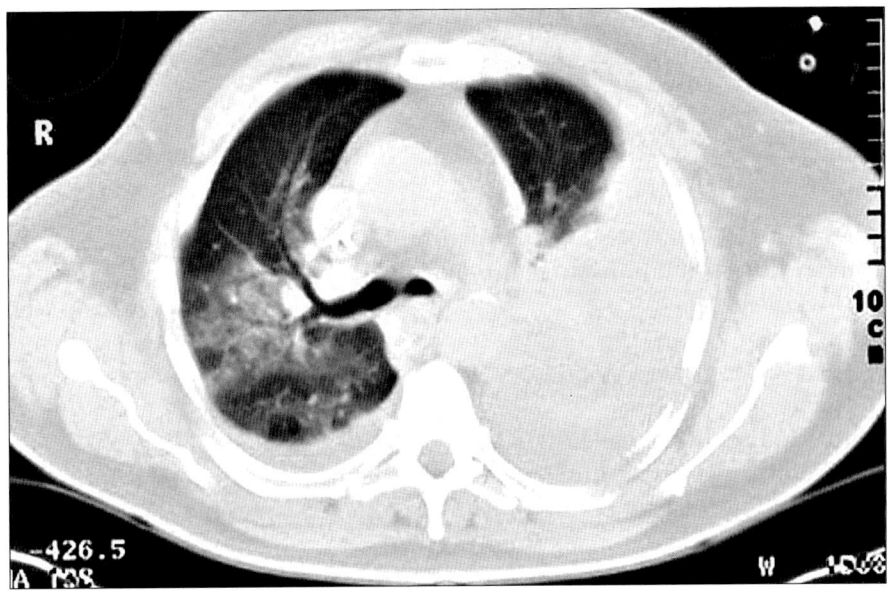

Abb. 2: Lungenkontusion rechts, großes intrapulmonales Hämatom im linken Unterlappen.

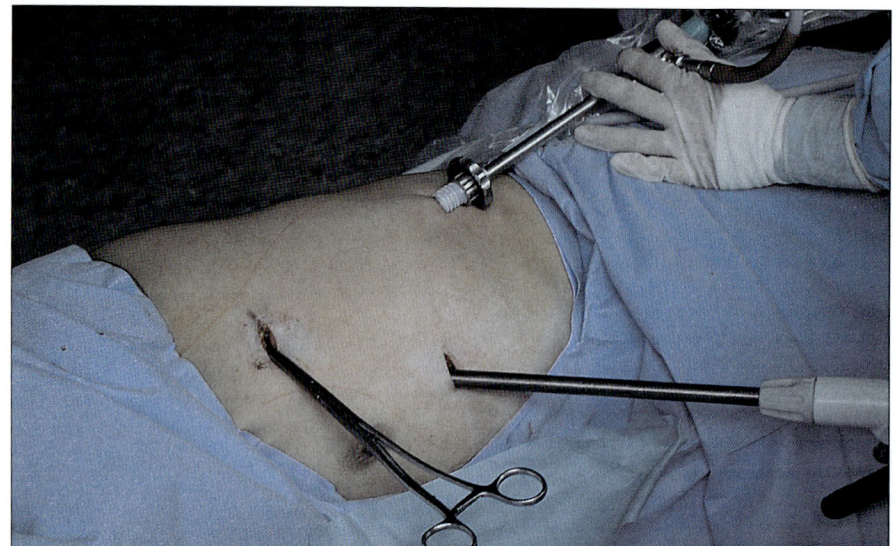

Abb. 3a: VATS in 3-Punkt-Technik.

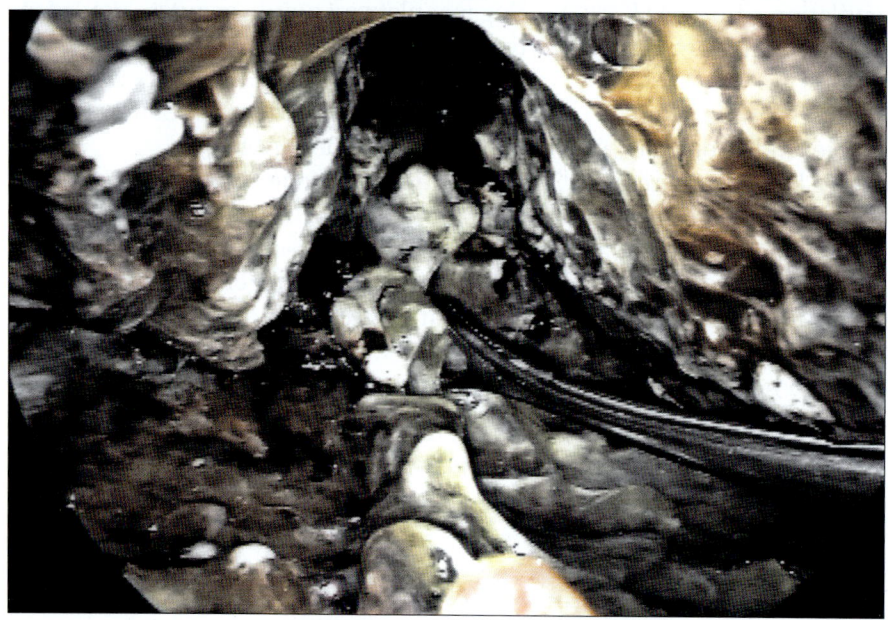

Abb. 3b: Thorakoskopische Entleerung eines intrapulmonalen Hämatoms.

drainagen (28 CHARRIÈRE), die in den hinteren unteren Rezessus und nach ventro-apikal platziert werden.

1.2 Lungenlazeration-Definition: Zerreißung des Lungengewebes

Durch indirekte Gewalteinwirkungen entstehen Verletzungen der Lungenoberfläche. Die Verletzungen können oberflächlich sein oder tief bis an die hilären Strukturen reichen. Sofern nicht durch Verklebungen der Lungen-

oberfläche mit der Pleura parietalis eine Abdeckung/-dichtung besteht, führt ein solches Verletzungsmuster immer zum Austritt von Blut und Luft in den Pleuraspalt mit konsekutivem Pneumo- oder Hämo-Pneumothorax (Abb. 6).

Die Diagnostik einer Lungenlazeration nach stumpfem Thoraxtrauma erfolgt durch Sonographie, Röntgen-Thorax und ggf. Computertomographie. Zum Ausschluss einer Bronchusverletzung sollte immer eine Bronchoskopie er-

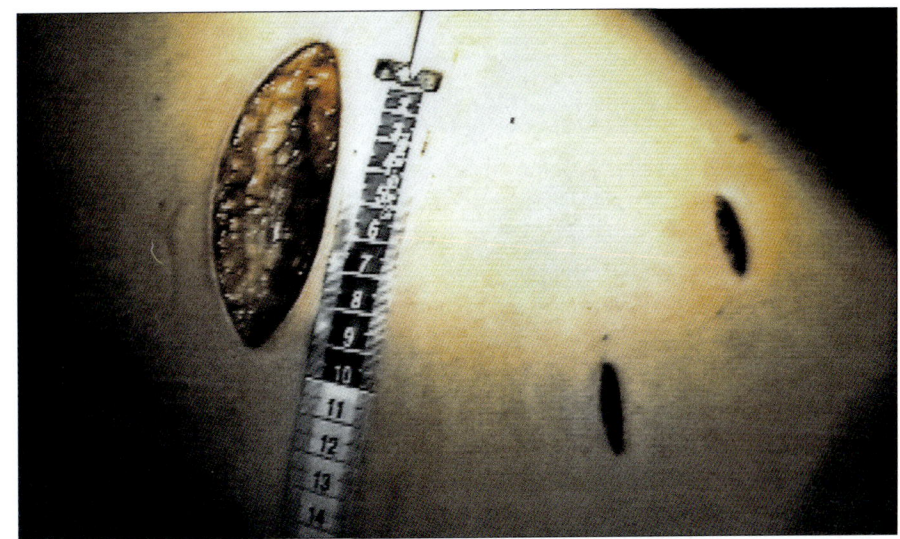

Abb. 4: Mini-Thorakotomie mit VATS-Port.

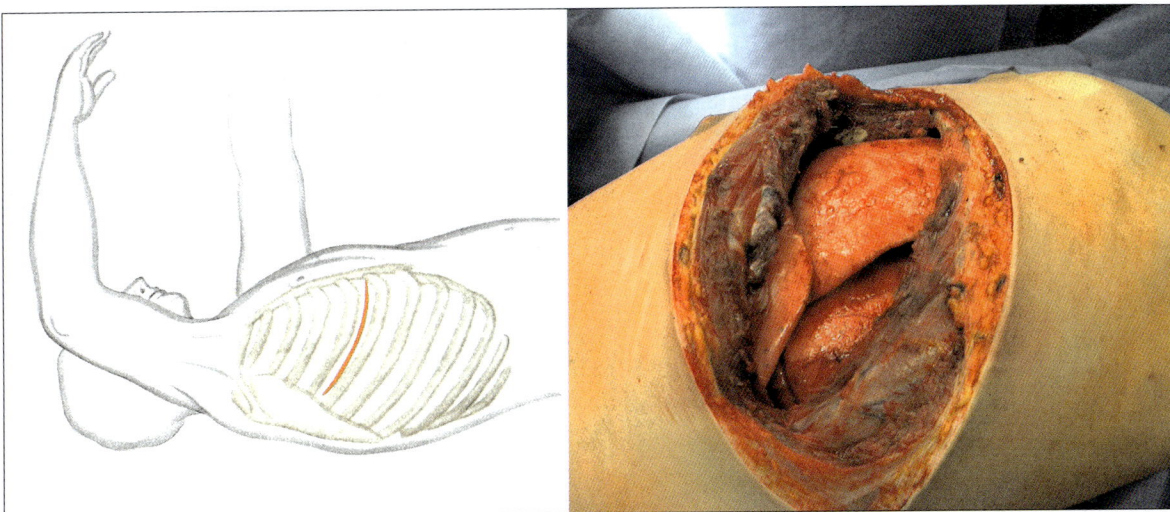

Abb. 5: Antero-laterale Thorakotomie.

folgen. Zur Aufrechterhaltung einer suffizienten Atemmechanik ist nach Diagnosestellung die Einlage einer großlumigen Thoraxdrainage (28 CHARRIÈRE) das Verfahren der ersten Wahl (Abb. 7).

Die Notwendigkeit einer weitergehenden operativen Therapie besteht bei:

a. persistierender Parenchymfistel,
b. mehr als 1000 ml Blutverlust unmittelbar nach Drainageneinlage,
c. kontinuierliche Blutung (150-200 ml/h über 2-4 Stunden),

d. Notwendigkeit der Bluttranfusion (hämodynamisch instabiler Patient),
e. Ausbildung eines Hämo-Koagulo-Thorax (> 500 ml in der Computertomographie oder der Thoraxsonographie oder Auffüllung der Pleurahöhle über 1/3 im konventionellen Röntgen-Thorax-Übersichtsbild).

Die operativen Verfahren, die zur Verfügung stehen, sind:

1. Video-assistierte Thorakoskopie (VATS),
2. Video-assistierte „Mini"-Thorakotomie,
3. konventionell-offene Thorakotomie.

321

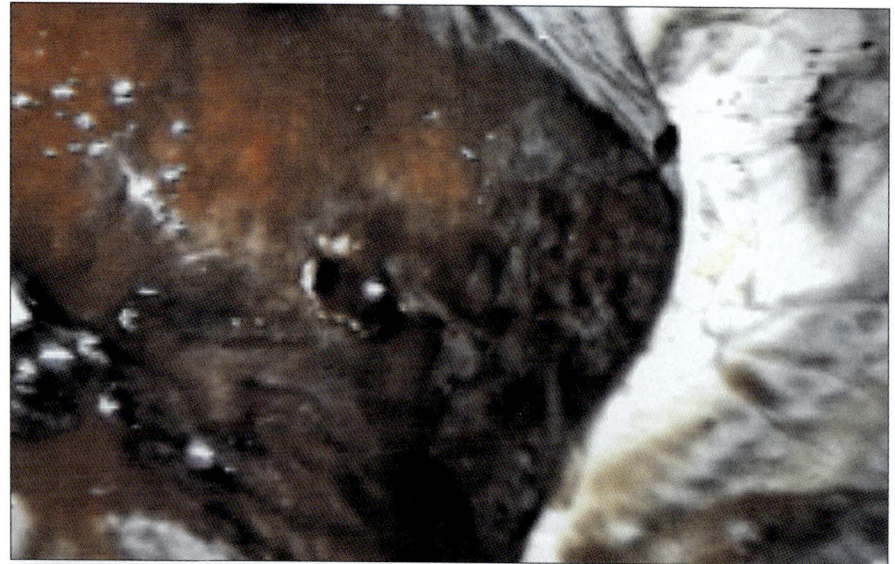

Abb. 6: Lazeration des linken Unterlappens.

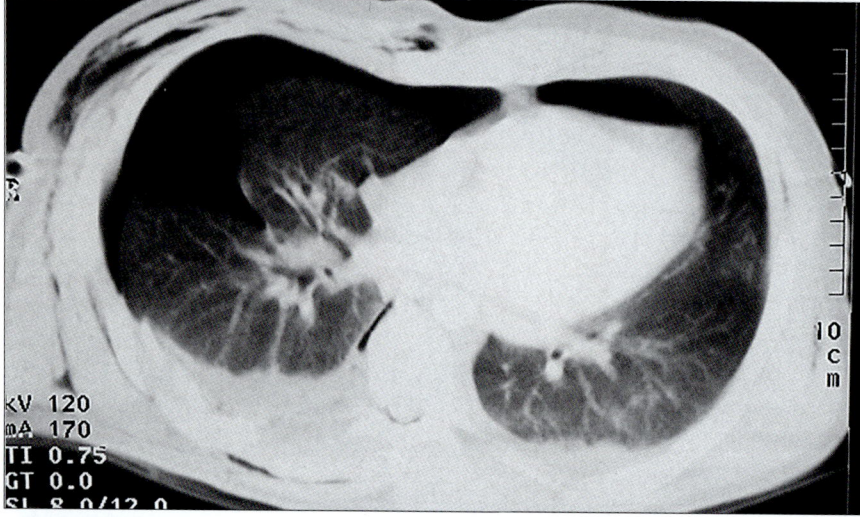

Abb. 7a: Lazeration des rechten Oberlappens mit Hämothorax und Spannungspneumothorax.

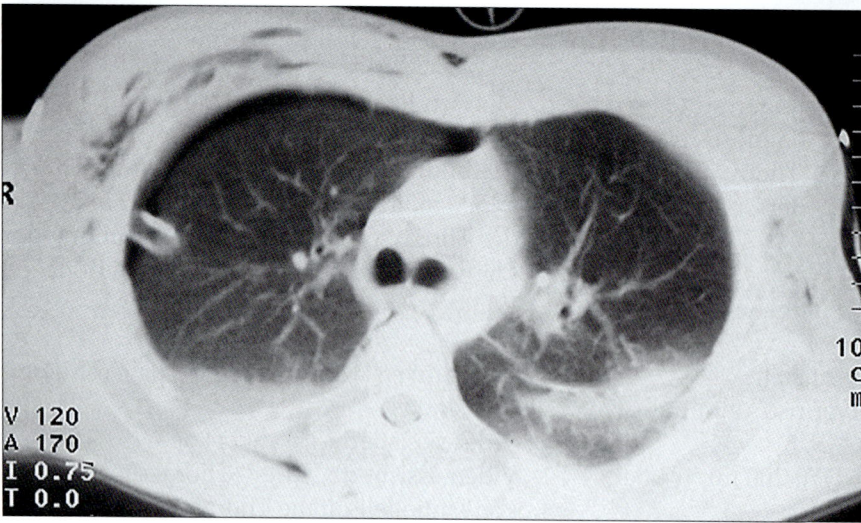

Abb. 7b: Subtotal ausgedehnte Lunge nach Einlage einer Thoraxdrainage.

Bei allen drei genannten Verfahren ist das Gemeinsame die Identifikation der Lazeration, der Verschluss der Lungenoberfläche zur Wiederherstellung der Oberflächenkontinuität mit dem Ziel der Blut- und Luftdichtigkeit.

Der Aufwand zur Rekonstruktion kann von einer einfachen Naht der Oberfläche, über eine atypische Resektion mit einem Stapler bis hin zur anatomischen Resektion reichen. Der Grad der Zerstörung der Lungenoberfläche, die Dauer der Rekonstruktion, der Zustand des Patienten und die potenzielle Lebensqualität nach der Art der Rekonstruktion *und* die Erfahrung des Operateurs spielen bei der Wahl des Verfahrens immer eine Rolle. Ob der Naht-Verschluss der Lazeration mit resorbierbarem oder nicht resorbierbarem, geflochtenem oder monofilem Nahtmaterial gewählt wird, ist nicht von Relevanz für den Erfolg der rekonstruktiven Operation.

1.3 Pneumatozele – Definition: Ausbildung eines luftgefüllten intrapulmonalen Hohlraumes

Es gibt zwei unterschiedliche Entstehungsmechanismen für die Ausbildung einer Pneumatozele.

a. Verflüssigung eines alten Hämatoms mit sekundärer Resorption und Ausbildung eines zystenartigen Hohlraumes. Diese Form der Pneumatozele muss nur bei einer Superinfektion operativ behandelt werden, wenn die Antibiotikatherapie versagt. In der Regel

wird der Hohlraum nach 6 - 8 Wochen resorbiert (Abb. 8).

b. Durch direkte Parenchymzerreißung unter einer intakten Pleura visceralis, wobei ein Bronchiolus terminalis Anschluss an den Defekt bekommt. Diese Ursache kann zu einer Spannungssymptomatik führen, die entlastet werden muss (Abb. 9).

Die Verfahren, die zur operativen Sanierung zur Verfügung stehen:

– Intrapulmonale Zieldrainage,
– Resektion des Pneumatozele durch eine atypische Lungenresektion,
– Eröffnung der Pneumatozele und Verschluss des Parenchymdefektes per Naht im Sinne einer BARRETT-Prozedur in zwei bzw. drei Schichten mit resorbierbarem Nahtmaterial.

Sowohl die Resektion als auch die Eröffnung der Pneumatozele können über die drei Verfahren

1. Video-assistierte Thorakoskopie (VATS)
2. Video-assistierte „Mini"-Thorakotomie
3. konventionell-offene Thorakotomie

durchgeführt werden.

2. Direkte Lungenparenchymverletzungen

Transthorakale Verletzungen, die mit einer scharfen Gewalteinwirkung den äußeren Brustkorb verletzen und dabei zusätzlich verschiedenste Formen der Lungenparenchymverletzungen auslösen, verursachen zumeist initial einen Hämo- oder Hämo-Pneumothorax, des-

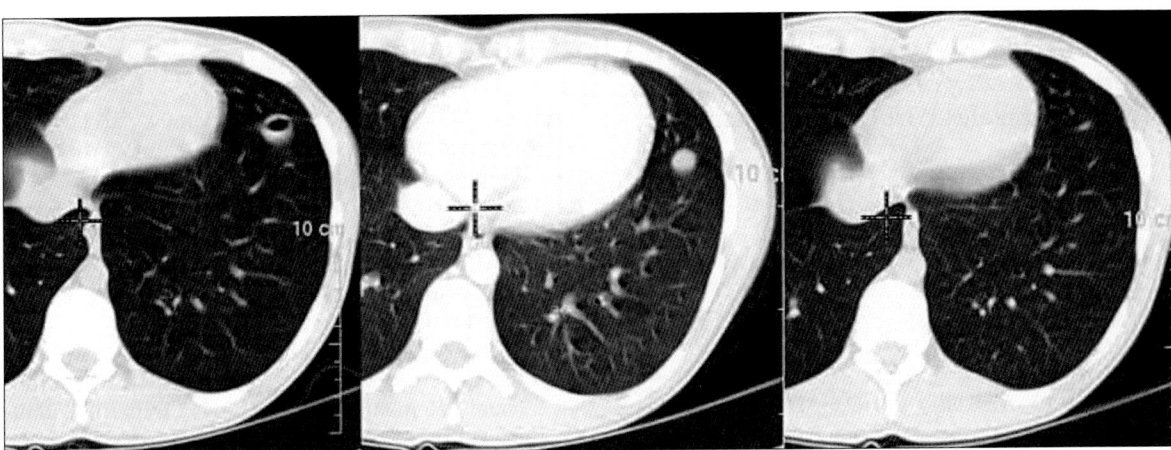

Abb. 8: Pneumatozele mit Resorption über 14 Tage.

323

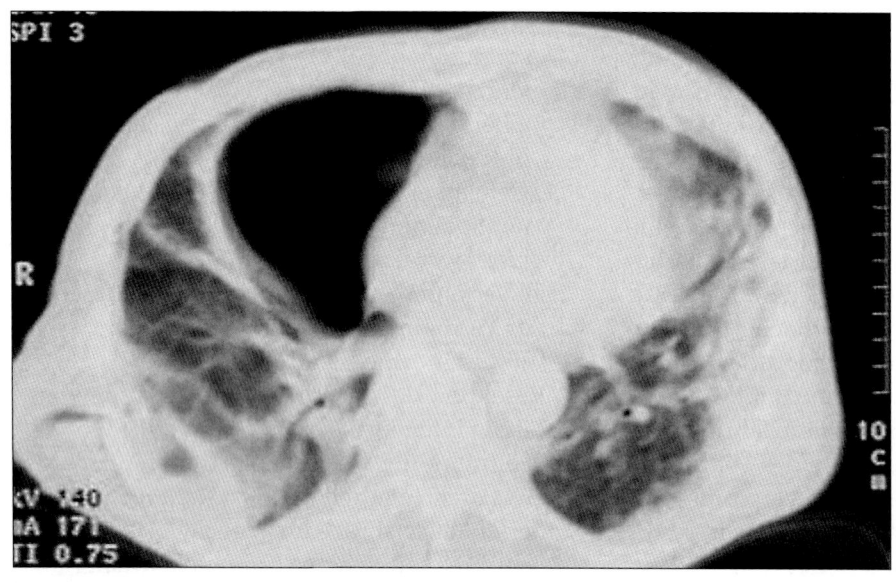

Abb. 9: Spannungspneu-matozele.

sen Erstversorgung die Einlage einer Thorax-drainage ist. Die definitive Versorgung von Kombinationsverletzungen der Brustwand und des Lungenparenchyms müssen nach den Prinzipien der septischen Chirurgie erfolgen und zusätzlich eine funktionelle Rekonstruktion des Lungenparenchyms erzielen.

Die operativen Verfahren zur Rekonstruktion oder Resektion des Lungenparenchyms entsprechen dabei denen beim stumpfen Thoraxtrauma.

2.1 Schussverletzungen – Details siehe S. 287 ff
Thorakale Schussverletzungen
F. KOLBUS, J. SCHWARZE, F. GRUNDMANN, J. HASHEIDER

2.2 Schussverletzungen – Details siehe S. 393 ff
Offenes thorakales Wirbelsäulentrauma
R. KNETSCHE

2.3 Stichverletzungen – Details siehe S. 307 ff
Thorakale Stichverletzungen
D. DOLL, H. P. BECKER

Literatur

(1) ABOLHODA, A., LIVINGSTON, D.H., DONAHOO, J.S., ALLEN, K.: Diagnostic and therapeutic video assisted thoracic surgery (VATS) following chest trauma. Eur. J. Cardiothorac. Surg. 12 (3), 356-60 (1997)

(2) HECKER, E.: Management des Hämothorax. Pneumologe 3, 197-208 (2006)

(3) HECKER, E., EBERHARDT, G., MULEY, T., DIENEMANN, H.: Video assisted thoracic surgery for the management of spontaneus and recurrent pneumothorax Chest. 126, 4, 800-1 (2004)

(4) http://www.uni-leipzig.de/~ch/chits/beatmung.htm; SCHREITER, D., SCHEIBNER, L., et al.: Diagnostik und Therapie der schweren Lungenkontusion (2000)

(5) LANG-LAZDUNSKI, L., MOUROUX, J., PONS, F., GROSDIDIER, G., MARTINOD, E., ELKAIM, D., AZORIN, J., JANCOVICI, R.: Role of videothoracoscopy in chest trauma. Ann. Thorac. Surg. 63(2), 327-33 (1997 Febr.)

(6) LESSER, T., BARTEL, M.: Value of thoracoscopy in thoracic trauma-initial experiences. Zentralbl. Chir. 122(8), 661-5 (1997)

(7) LIEBER, A., PONS, F., et al.: The value of thoracoscopy in thorax trauma. Chirurg. 18 (online puplished) (2006)

(8) LIU, D.W., LIU, H.P., LIN, P.J., CHANG, C.H.: Video assisted thoracic surgery in treatment of chest trauma. J. Trauma 42(4), 670-4 (1997 Apr.)

(9) MANLULU, A.V., LEE, T.W., THUNG, K.H., WONG, R., YIM, A.P.: Current indications and results of VATS in the evaluation and management of hemodynamically stable thoracic injuries. Eur. J. Cardiothorac. Surg. 25(6), 1048-53 (2004)

(10) PINTER, H., FRIEHS, G.B., SMOLLE-JÜNTER, F.M.: Verletzungen der Thoraxwand, des Tracheobronchialsystems und der Lunge. In: Tscherne Unfallchirurgie, Kopf und Körperhöhlen. Trentz O. (Hrsg), 242-249, Springer-Verlag, Berlin, Heidelberg (2000)

324

Tracheobronchiale Verletzungen

Frank Noack · Dirk Kaiser

1. Einleitung

Trachea- und Bronchusverletzungen sind selten (< 2 % aller Unfälle mit Thoraxverletzungen) und kommen überwiegend nur nach schweren Traumen vor. Isolierte Verletzungen können auftreten, meistens entstehen sie aber im Rahmen von Polytraumata mit intrathorakalen und abdominalen Begleitverletzungen. Traumaanamnese und klinische Symptome wie Dyspnoe, Hustenattacken, Dysphonie, Zyanose, Hämoptysen, mediastinales und/oder subcutanes Emphysem sowie ein Pneumothorax, der sich nach Drainage nicht aufheben lässt, müssen immer an die Möglichkeit einer tracheobronchialen Verletzung denken lassen. Dies erfordert eine dringliche diagnostische Abklärung, wobei parallel zur Notfallversorgung die Bronchoskopie sowohl in der Diagnostik als auch in der einzuschlagenden Therapie wegweisenden Charakter hat. Eine frühestmögliche chirurgische Versorgung ist Voraussetzung für eine gute Langzeitprognose. Dabei bestimmt die Lokalisation der tracheobronchialen Verletzung und das Muster der Begleitverletzungen den operativen Zugang als auch das Ausmaß der chirurgischen Therapie, welches von der Direktnaht über Sleeve-Resektionen bis zu ausgedehnten Lungenresektionen reicht. Bei initial erfolgreicher chirurgischer Wiederherstellung der Atemwege wird die Prognose überwiegend durch die Begleitverletzungen bestimmt und nicht durch die tracheobronchiale Verletzung selbst.

2. Historischer Überblick

Vor Einführung der Intubationsnarkose und moderner Resektionstechniken ist keine erfolgreiche chirurgische Versorgung einer traumatischen Tracheobronchialläsion dokumentiert. Erstberichte stammen von SANGER (1) 1945 und KINSELLA und JOHNSTRUD (2) 1947. 12 Jahre spä-ter präsentierten HOOD und SLOAN (3) eine Serie von 7 Patienten und ein Review über weitere 91 Fälle aus der Weltliteratur, die nach Frühversorgung der Ruptur gute funktionelle Langzeitergebnisse zeigten. 1961 berichteten SHAW et al. (4) über 13 Patienten mit Tracheobronchialrupturen. Übereinstimmend mit späteren Serien wird die Frühversorgung gegenüber einer verzögerten favorisiert und die Probleme einer sekundären Rekonstruktion beschrieben. Spätfolgen übersehener Läsionen mit kompletter Okklusion des betroffenen Bronchusabschnittes wurden bereits durch KRINITZKY 1927 (5) in einem Autopsiebericht einer 31-jährigen Patientin mit komplett narbig obliteriertem rechtem Hauptbronchus nach einem Trauma, was 20 Jahre zurücklag, festgehalten. GRIFFITH (6) beschrieb 1949 die erste erfolgreiche Sleeve-Resektion einer posttraumatischen Striktur, 7 Monate nach der Verletzung, mit Ausführung einer End-zu-End Anastomose des linken Hauptbronchus.

3. Häufigkeit tracheobronchialer Verletzungen

Genaue Zahlen zur Inzidenz tracheobronchialer Verletzungen sind nicht verfügbar, auch aufgrund der Tatsache, dass ca. 30 - 80 % dieser Patienten vor Erreichen des Krankenhauses an ihren Verletzungen versterben. In einem Autopsiebericht über 1.178 Fälle, die infolge eines stumpfen Traumas verstarben, erlitten 33 Patienten tracheobronchiale Verletzungen. Dies entspricht einer Rate von 2,8 %. 81 % dieser Patienten starben, bevor sie das Krankenhaus erreichten (7). Eine andere Autopsiestudie von 585 Patienten nach tödlichen Verkehrsunfällen über einen Zeitraum von 10 Jahren identifizierte nur 5 Patienten mit tracheobronchialen Verletzungen, was einem Prozentsatz von unter 1 % entspricht (8). Nach einer klinischen Retrospektive über 1663 Patienten mit stumpfem Thoraxtrauma hatten lediglich 11 Patienten (0,7 %) eine Tracheobronchialruptur. Unter 945 Patienten mit penetrierendem Trauma fanden sich in 5,3 % der Fälle tracheobronchiale Läsionen (9). Nach stumpfem Trauma sind Verletzungen der thorakalen Trachea etwa 3 Mal häufiger als im zervikalen Bereich (10, 11). Demgegenüber ist nach penetrierenden Verletzungen die zervikale Trachea mit 3 - 8 % gegenüber der thorakalen Trachea mit 2 % deutlich häufiger betroffen (12, 13).

4. Unfallmechanismus, Begleitverletzungen

Tracheobronchiale Verletzungen werden durch penetrierende oder stumpfe Gewalteinwirkung verursacht.

Penetrierende Verletzungen gehen auf Schuss- oder Stichverletzungen zurück und sind außerhalb von Kriegshandlungen meist kriminellen Ursprungs. Bei Verletzungen durch Stichwaffen ist in 75 % - 80 % die zervikale Trachea betroffen. Dabei können Perforationen, Lazerationen oder komplette Durchtrennungen entstehen (12). 50 - 80 % aller Patienten erleiden Begleitverletzungen benachbarter Halsorgane, die besonders häufig den Oesophagus und die Halsgefäße betreffen.

Stichverletzungen der thorakalen Trachea sind meist fatal wegen Verletzungen des Herzens und der großen Gefäße. Werden sie initial überlebt, ist mit Verletzungen des Oesophagus, Lungenlazerationen mit Hämatopneumothorax sowie intraabdominellen Verletzungen zu rechnen (Tab. 1).

Das Verletzungsmuster bei Schussverletzungen kann sehr komplex sein und ist abhängig von der kinetischen Energie und Richtung, der Projektilweg ist kaum vorhersagbar. Symbas et al. (14) berichteten über 18 erfolgreich operierte Patienten mit Schussverletzungen der Trachea, davon betrafen 13 die cervikale und 5 die thorakale Trachea, die alle im oberen Drittel lokalisiert waren. Auch in dieser Serie standen Begleitverletzungen des Oesophagus und der Gefäße der Halsregion im Vordergrund.

Stumpfe Verletzungen der zervikalen Trachea werden verursacht durch direkten Schlag in Verbindung mit Hyperextension, Scher- und

Tab 1: Häufige Begleitverletzungen, die beim penetrierenden Trauma mit Tracheobronchialverletzung auftreten können (14, 15, 16)

Zervikale Region	
Oesophagusverletzungen	28 %
Haematopneumothorax	24%
Verletzung der Halsgefässe	13%
Verletzungen des N. laryngeus recurrens	8%
Verletzungen des Plexus brachialis	3%
Thorakale Region	
Haematopneumothorax	32%
Verletzungen großer Gefäße	18%
Intraabdominelle Verletzungen	18%
Oesophagusverletzung	11%
Herzverletzung	5%

Traktionskräften. Dies ist typisch für sogenannte „Dashboard"-Unfälle, wie sie bei nicht angeschnallten Autofahrern durch Aufprall auf Lenksäule oder Armaturenbrett passieren (15). Frakturen des Larynx, Abrisse des lanyngotrachealen Überganges sowie komplette und inkomplette Rupturen im proximalen cervicalen Tracheabereich sind die häufigsten Verletzungsfolgen (16).

Stumpfe Gewalteinwirkungen üben auf die thorakale Trachea und Hauptbronchien Scher- und Traktionskräfte aus. 3 Verletzungsmechanismen werden angenommen. Der erste und häufigste wird hervorgerufen durch eine plötzliche, starke Kompression des Thorax in sagittaler Richtung mit entsprechender Verbreiterung des Querdurchmessers. Bedingt durch den negativen intrapleuralen Druck folgen die Lungen dieser Thoraxbewegung und üben Traktionskräfte auf das Bronchialsystem aus mit typischen Rupturen im Bereich der Carina und der Hauptbronchien. Die zweite Annahme geht von einer plötzlichen und rapiden Druckerhöhung im Tracheobronchialsystem aus infolge Kompression des Thorax bei geschlossener Glottis. Übersteigt dieser Druck die Elastizität der Trachea oder Hauptbronchien, resultieren quere Rupturen zwischen den Knorpelringen oder Längsrisse der Pars membranacea. Ein dritter Unfallmechanismus sind Dezelerationstraumen, wobei die Verletzung als Folge plötzlicher Unterbrechung einer schnellen Körperbewegung entsteht (z.B. Schleudertrauma in den Sicherheitsgurt oder Sturz aus großer Höhe). Die kinetische Energie dieser Schleuderbewegung überträgt sich als Scherkräfte auf das Tracheobronchialsystem mit typischen Verletzungen an den relativen Fixpunkten der Lunge, dem Cricoid oder der Carina (18).

Stumpfe Traumata im Halsbereich und im Thoraxbereich, die zur Ruptur des Tracheobronchialbaumes führen, sind häufig assoziiert mit schwersten Begleitverletzungen. Betreffen sie die zervikale Region, ist in 10 - 20 % mit einem Schädelhirntrauma und in 10 % mit Verletzungen der Halswirbelsäule zu rechnen (14). Darüber hinaus sind Verletzungen des Larynx häufig, die eine Abklärung durch HNO-Spezialisten erfordert. In einer Publikation wurden in 49 % Verletzungen der Nn. laryngei recurrentes (ohne direktes Trauma des Larynx) und in 21 % Oesophagusperforationen beschrieben (17).

Betreffen sie den thorakalen Bereich, sind sie in über 60 % assoziiert mit Rippen- oder Rippenserienfrakturen und schwersten Lungen- und Herzkontusionen, ebenso Oesophagusläsionen. Frakturen der Clavicula und der ersten 2 - 3 Rippen weisen auf ein schweres Thoraxtrauma hin mit potentieller Möglichkeit einer tracheobronchialen Verletzung. In mehr als 50 % liegen intraabdominale Verletzungen vor. Diese betreffen Zerreißungen parenychmatöser intraabdomineller Organe (Leber, Milz, Pankreas), darüber hinaus Zwerchfellrupturen und Verletzungen des Skelettssystems wie Beckenfrakturen, Frakturen der großen Röhrenknochen und der Wirbelsäule (18).

5. Verletzungsmuster

Das Verletzungsmuster durch *Stich- oder Schusswaffen* kann von Perforationen und Lazerationen bis zu kompletten Durchtrennungen oder Defekttraumata im Falle von Schusswunden reichen.

80 % der Tracheobronchialrupturen nach *stumpfer Gewalteinwirkung* sind innerhalb einer Ausdehnung von 2,5 cm von der Carina entfernt (19). In einem Review der Literatur von 1970 -

1990 (47 Artikel, 183 Patienten) identifizierten Symbas et al. folgende Verletzungsmuster: 136 (74 %) hatten Querrupturen: 7 (4 %) betrafen die cervikale, 22 (12 %) die thorakale Trachea, 47 (25 %) den rechten und 31 (17 %) den linken Hauptbronchus, 29 (16%) einen Lobärbronchus. Längsrisse fanden sich bei 33 Patienten (18 %): 12 oder 6,5 % in der cervikalen und 18 (10 %) in der thorakalen Trachea, 2 (1 %) im rechten und 1 (0, 5%) im linken Hauptbronchus. Bei 14 komplexen Rupturen (8 %) waren überwiegend Trachea und rechter Hauptbronchus zugleich betroffen, seltener Trachea und beide Hauptbronchien (10). Bilaterale Rupturen sind eine Rarität und treten mit einer Häufigkeit von ca. 3 % auf (20). Der kürzere und weniger gedeckte Hauptbronchus und das höhere Lungengewicht werden für die höhere Inzidenz der rechtsseitigen Bronchialrupturen diskutiert (22).

6. Symptomatik und Diagnostik

Die klinische Symptomatik von Trachea- und Bronchusrupturen ist außerordentlich variabel. Das Verletzungsbild kann sofort lebensbedrohlich sein oder schleichend langsam verlaufen. Die häufigsten Symptome, die dringend die Abklärung auf Bronchusruptur verlangen, sind ein mediastinales bzw. kollares Emphysem mit einer Häufigkeit von 35 - 85 %, ein Pneumothorax (20 - 50 %) und eine Haemoptoe (14 - 25 %). Dyspnoe, Tachypnoe bis zur Ateminsuffizienz (76 - 100 %) sowie Heiserkeit und Dysphonie (40 - 50 %) und Zyanose ergänzen das klinische Bild (14, 16, 19, 21). Bei Verletzung der zervikalen Trachea ist das Emphysem im Hals- und Gesichtsbereich lokalisiert. Bei Ruptur der thorakalen Trachea oder der Hauptbronchien ohne Mitverletzung der mediastinalen Pleura resultiert ein Mediastinalemphysem, welches sich relativ schnell in die Hals- und Gesichtsregion und die Brustwand ausbreiten kann. Die Stimme verändert sich und wird eigenartig nasal („Mickey-mouse-voice"). Ein isoliertes Mediastinalemphysem, welches erst durch das Röntgenbild oder CT aufgedeckt wird, muss bei entsprechender Traumaanamnese immer an die Möglichkeit einer Tracheobronchialverletzung denken lassen (22). Bei

Zerreißung der mediastinalen Pleura resultiert ein Pneumothorax, der sich – bedingt durch zumeist hohes Fistelvolumen – auch durch adäquate Drainage nicht aufheben lässt. Dieser kann uni- als auch bilateral sein, mit oder ohne Spannungskomponente. Bei penetrierenden Halsverletzungen ist der Luftaustritt aus der Halswunde und das typische Geräusch ein- und ausströmender Luft pathognomonisch und tritt im Falle penetrierender zervikaler Trachealverletzungen mit einer Häufigkeit von ca. 60 % auf (17). Einblutungen in das Bronchialsystem können geringfügig sein oder so massiv, dass sie zur Asphyxie führen. Bereits oberflächliche Schleimhautläsionen mit Ausbildung eines Glottisoedems können zu vital bedrohlicher Atemnot führen. Demgegenüber kann bei subtotalen Abrissen bei erhaltenem paratrachealen Fasziengewebe eine suffiziente Spontanatmung erhalten sein, bei kompletten Abrissen resultiert allerdings immer eine schwere Atemnotsituation (18).

Die initiale Diagnostik erfordert ein Röntgen-Thoraxbild und eine komplette Bronchoskopie mit Beurteilung des Larynx und des gesamten Bronchialsystems unter Rückzug des häufig bereits gelegten Tubus. Die Röntgen-Aufnahme kann in klassischen Fällen eine Trias aus mediastinalen u./o. kollaren Emphysem, Pneumothorax sowie Atelektase des der Ruptur nachgeschalteten Lungenabschnittes darstellen. Bei komplettem Hauptbronchusabriss kann die Lunge kollaptisch auf dem Zwerchfell zu liegen kommen (Zeichen „der am Boden liegenden Lunge"). Die flexible Bronchoskopie als wichtigste Untersuchungsmaßnahme erlaubt die präzise Lokalisation und Beurteilung der Verletzung. Damit wird zugleich der chirurgische Zugangsweg definiert. Außerdem ist eine simultane Desobliteration des Tracheobronchialbaumes von Blut und Fremdmaterial möglich. Sie ist darüber hinaus unverzichtbar für eine sichere Intubation des Patienten. Das Endoskop erweist sich intraoperativ als wertvolles Hilfsmittel bei unklarer Ausdehnung der Rupturen. Postoperative Kontrollen der Naht und immer wieder erforderliche Bronchialtoiletten sind bronchoskopisch möglich.

Insbesondere penetrierende Verletzungen der zervikalen Trachea erfordern obligat eine Oesophagoskopie oder eine radiologische Darstellung des Oesophagus mit wasserlöslichem Kontrastmittel und eine Angiographie. Die thorakale CT-Untersuchung gehört heute in das moderne Traumamanagement. Die CT kann die Trachealläsion entweder direkt darstellen oder indirekt anhand atypischer mediastinaler Luftansammlungen die Diagnose erhärten. Sie ist unverzichtbar zur Diagnostik von Begleitverletzungen.

7. Notfallmanagement

Die Wiederherstellung der Atemwege im Zentrum der initialen Notfallmaßnahmen. Ohne Etablierung eines sicheren Zugangs zu den Atemwegen bleiben Bemühungen der Beatmung und Stabilisierung des Kreislaufes erfolglos. Bei penetrierenden zervikalen Trachealverletzungen kann bei direktem Zugang zur Trachea eine transvulnäre Intubation erfolgen. Blutungen aus Halsgefäßen müssen komprimiert werden. Ein Pneumothorax erfordert eine unmittelbare Entlastung durch Drainage. Auch bei Abwesenheit eines Pneumothorax kann eine Drainageeinlage erwogen werden, sofern aus anderen Gründen die operative Intervention zurückgestellt werden muss (23). Angestrebt werden sollte immer eine orotracheale Intubation, unter Sicht und Führung durch das flexible Bronchoskop. Auch bei kompletter Ruptur der Trachea kann unter bronchoskopischer Kontrolle der distale Abschnitt unter Defektüberbrückung intubiert werden. Eine dringliche Intubation ist nach Literaturangaben in ca. 30 - 90 % der Fälle notwendig, eine orotracheale, bronchoskopisch gestützte Intubation ist dabei in mehr als 70 % möglich (14, 28). Frustrane zeitraubende Intubationsversuche oder schwere Verletzungen des Larynx oder der maxillofazialen Region erfordern eine Tracheotomie. Die Indikation muss sehr streng gestellt und sollte nur vom erfahrenen Operateur ausgeführt werden unter Beachtung möglicher Verletzungen der zervikalen Wirbelsäule. In der Literatur wird die Indikation zur Tracheotomie sehr zurückhaltend gestellt, da sie ein zusätzliches Trauma darstellt und für die spätere Rekonstruktion hinderlich sein kann. Sie wird entsprechend den unterschiedlichen Verletzungsmustern mit einer Häufigkeit von 5 - 40 % angegeben (14, 18). Bei kompletten Rupturen oder Durchtrennungen der zervikalen Trachea kann der distale Anteil in das Mediastinum retrahieren. Dann kann im Notfall eine KOCHER'sche Inzision notwendig werden, um den distalen Anteil mittels atraumatischer Klemmen in die zervikale Wunde hervorzuziehen und den Tubus einzuführen (25). Verletzungen der distalen thorakalen Trachea, der Carina und der Hauptbronchien stellen hohe Anforderungen an die Intubation. Doppellumentuben sollten wegen ihrer Größe und Rigidität und damit der Gefahr der Vergrößerung der Verletzung zur Notfallintubation vermieden werden. Besser geeignet sind lange endotracheale Tuben, die zur nicht verletzten Gegenseite, auch hier unter bronchoskopischer Führung, dirigiert werden und damit eine Ein-Lungen-Ventilation ermöglichen. Ist eine effektive Ventilation durch die beschriebenen Notfallmaßnahmen ermöglicht, müssen zunächst lebensbedrohliche Organverletzungen versorgt werden. Dabei muss die Abfolge der operativen Prozeduren dem Verletzungsmuster individuell angepasst werden. Subdurale Hämatome, intraabdominelle Blutungen oder kardiovaskuläre Verletzungen haben vor der definitiven Versorgung der tracheobronchialen Verletzung Priorität.

8. Chirurgische Therapie

Geringfügige Verletzungen der Trachea ohne wesentliche Gewebsdefekte können unter den Bedingungen einer temporären Intubation oder Tracheotomie folgenlos heilen (15). Voraussetzung ist, dass die Wundränder optimal adaptiert sind, der Tubuscuff distal der Verletzung platziert werden kann und eine suffiziente Beatmung möglich ist. Bleibt der Patient nach ca. 5 - 7 Tagen nach Deflation des Cuffs asymptomatisch, ist die Extubation unter sorgsamer bronchoskopischer Kontrolle der Rupturstelle möglich (15).

Das konservative Vorgehen ist nur in Ausnahmefällen möglich. Es betrifft allenfalls isolierte kleine Verletzungen der zervikalen oder oberen thorakalen Trachea, die weniger als ein Drittel der Zirkumferenz betreffen oder Einrisse der membranösen Hinterwand, die durch den Oesophagus gedeckt sind.

In allen anderen Fällen ist eine definitive chirurgische Versorgung zum frühestmöglichen Zeitpunkt anzustreben. Die Frühversorgung (am besten innerhalb der ersten 6 Stunden) hat in der gesamten Literatur eindeutig die bessere Prognose (10-29). Jede Verzögerung macht den Eingriff technisch schwieriger und erhöht das Risiko postoperativer infektiöser Komplikationen, einschließlich der Mortalität (26).

Intraoperativ ist eine enge Kooperation mit der Anästhesie notwendig. Insbesondere bei Eingriffen in der Carinaregion, die u.U. eine Beatmung über das Operationsfeld erfordern („crossfield intubation"). Es müssen daher jederzeit zusätzliche sterile Beatmungssysteme bereitgehalten werden. Eine Jet-Ventilation ist von Vorteil, da der schmalkalibrige Katheter die intraoperative Übersicht verbessert. Gefahren der Methode sind ein Barotrauma bei zu tiefer Positionierung des Katheters und das Einblasen von Blut und Detritus in das Bronchialsystem.

Die Lokalisation der Verletzung bestimmt den operativen Zugangsweg.

Die zervikale Trachea und das obere Drittel der thorakalen Trachea werden über eine zervikale Inzision im Sinne des KOCHER'schen Kragenschnittes erreicht. Dieser kann durch eine partielle oder komplette Sternotomie erweitert werden. Prinzipiell ist dadurch die Exposition der gesamten intrathorakalen Trachea bis zur Bifurkationsregion möglich. Die Bifurkationsregion wird erst nach Mobilisierung der Vena cava superior und der Aorta ascendens und Inzision des dorsalen Perikards oberhalb der rechten Pulmonalarterie erreicht. Eine Versorgung der dorsalen Trachealabschnitte oder zusätzlicher Verletzungen des Oesophagus sind über diesen Zugang allerdings schwierig oder unmöglich.

Die mittlere und distale Trachea, die Carinaregion sowie der rechte und der zentrale linke Hauptbronchus werden daher am besten über eine rechtsseitige posterolaterale Thorakotomie im 4. Intercostalraum (ICR) erreicht. Darüber hinaus gestattet dieser Zugang einen guten Überblick über die V. azygos, die V. cava superior und den Oesophagus. Nach Abdrängen der Lunge orientiert man sich am Pneumomediastinum und bleibt in ständigem Kontakt mit dem Anästhesisten, um die Platzierung des Tubus, die Beatmung und die endobronchiale intraoperative Absaugung zu koordinieren. Das paratracheobronchiale Gewebe ist bereits durch das Emphysem disseziert, die V. azygos wird zur besseren Übersicht zwischen Durchstechungsligaturen durchtrennt.

Bei distalen linken Hauptbronchusrupturen ist eine posterolaterale Thorakotomie linksseitig indiziert. Die Versorgung von Läsionen des zentralen Abschnittes des linken Hauptbronchus ist durch den darüber liegenden Aortenbogen erschwert und oft erst durch seine Mobilisierung nach kranial und Durchtrennung des Lig. arteriosum möglich.

Einrisse werden allschichtig durch Einzelknopfnähte mit resorbierbarem, monofilem Nahtmaterial (Vicryl oder PDS) der Stärke 3 - 4 x 0 direkt und luftdicht verschlossen. Läsionen der mebranösen Hinterwand können durch fortlaufende Naht versorgt werden. Bei Substanzverlusten oder devitalisierten Rändern sollte eine sparsame segmentale Sleeve-Resektion mit End-zu-End-Anastomose einer unsicheren Direktnaht der Vorzug gegeben werden. Dies gilt für Rupturen der Trachea und der Hauptbronchien gleichermaßen. Bei Einrissen im Carinabereich ist allerdings, wenn möglich, die Direktnaht vorzuziehen. Unter gleichzeitiger Beachtung einer guten Durchblutung der Bronchuswand muss so sparsam wie möglich reseziert werden. Durch präzise Platzierung der Einzelknopfnähte ist ein Ausgleich von Lumeninkongruenzen möglich. Wichtigster Grundsatz ist eine spannungfreie Naht. Ohne besondere Mobilisierungsmaßnahmen können etwa 3 cm der Trachea reseziert und durch End-zu-End-Anastomose spannungsfrei wiederhergestellt werden. Bei darüber hinausgehenden Resektionen sind in den allermeisten Fällen eine stumpfe Dissektion der Trachea an ihrer Vorder- und Rückfläche nach distal bis zur Bifurkation und nach proximal bis zum Ringknorpel ausreichend. Die seitlichen Bindegewebsblätter, über die die arteriellen Gefäße die Trachea erreichen, müssen dabei erhalten bleiben. Eine Anteflexion des Kopfes in der ersten postoperativen Woche kann zusätzlich zur Entlastung der Längsspannung in der Anastomose beitragen. Durch eine suprahyoidale Larynxmobilisierung kann weitere Mobilität erreicht werden. Nach Sleeve-Resektion der Carina und der Hauptbronchien lässt sich durch eine Mobilisierung der Lunge (Durchtrennung des Lig. pulmonale, zirkuläre Eröffnung des Herzbeutels um die Lungenvenen) eine spannungsfreie Naht erreichen.

Auch bei einfachen Rupturen der Lobärbronchien kann eine Direktnaht nach sparsamen Débridement versucht werden. Bestehen zusätzlich ausgedehnte Lungenparenchymverletzungen, ist im Regelfall eine Manschettenresektion des zugehörigen Lungenlappens notwendig. In Extremfällen sind die Lazeration insbesondere bei penetrierenden Verletzungen so ausgeprägt, dass Pneumonektomien notwendig werden.

Eine Deckung der Anastomose durch Pleura-, Perikard- oder Muskellappen sollte zur Verbesserung der Nahtheilung immer erfolgen, insbesondere aber bei verzögerter Versorgung oder lokalen Infektzeichen.

Assoziierte Oesophagusverletzungen werden in zweischichtiger Nahttechnik versorgt. Separation der Nahtreihen zwischen Trachea und Oesophagus durch Interposition eines Intercostalmuskels oder Pleura ist auch hier zur besseren Heilung und Vermeidung tracheoooesophagealer Fisteln angezeigt.

Übersehene oder verzögert operativ behandelte Bronchusrupturen führen im Laufe der Zeit zu Bronchusstenosen. In einem Review der Weltliteratur, die zwischen 1873 und 1996 zur Behandlung der Tracheobronchialverletzung durch stumpfe Thoraxtraumata erschienen ist, betrug die Rate initial übersehener Verletzungen 25 - 68 % (20). Als ein Grund wird in einer Publikation von TASKINEN (27) angegeben, dass trotz Bronchusruptur kräftiges peribronchiales Gewebe als Schienung dient und eine normale

Ventilation erlaubt und daher die initiale Symptomatik verschleiert wird. Dies scheint insbesondere bei linksseitigen Hauptbronchus-rupturen der Fall zu sein. Bereits innerhalb von 2 - 6 Wochen bilden sich Hypergranulationen und schließlich narbige Strikturen, die durch Sekretanschoppung zu poststenotischen Pneumonien, Abszessen und sekundären Bronchiektasen führen. Partielle Stenosen können durch segmentale Bronchusresektion mit End-zu-End-Anastomose erfolgreich operiert werden. Im Falle poststenotischer infektiöser Komplikationen bleibt nur die Lobektomie oder Pneumonektomie.

Der totale Bronchusabriss führt durch völlige Unterbrechung der Ventilation zur Atelektase. Interessanterweise kommt es in diesen atelektatischen Lungen nicht zur Infektion. Die Behandlung der Wahl ist die Resektion des verschlossenen Bronchusabschnittes und die End-zu-End-Anastomose unter Absaugung des retinierten Sekretes der atelektatischen Lunge. Dabei scheint es kein zeitliches Limit zu geben. Noch nach Jahren kann die atelektatische Lunge wieder zur Ausdehnung gebracht werden. Allerdings ist die Sauerstoffaufnahme in diesen Lungen postoperativ schlecht, sie bleiben minderdurchblutet und es kommt zu einem Rechts-Links-Shunt. Eine Funktionsverbesserung scheint aber im Laufe mehrerer Jahre möglich zu sein (28, 29, 26).

9. Fallbeispiel

Ein 36-jähriger männlicher Patient erlitt bei Tiefbauarbeiten infolge Verschüttung ein schweres Kompressionstrauma des Thorax. Initial bestanden bei suffizienter Spontanatmung Rippenserienfrakturen beidseits, Claviculafraktur links, Unterkieferfraktur, Hämatopneumothorax links, Lungenkontusionen links mehr als rechts. Auffällig war weiterhin eine Schwerhörigkeit und Tinnitus. Erstbehandlung: Anlage einer Thoraxsaugdrainage links, intermaxilläre Fixierung. 4 Tage später respiratorische Insuffizienz – Intubation und Beatmung. Die Röntgen-Thoraxaufnahme zeigt eine Totalatelektase der linken Lunge (Abb. 1), die Bronchoskopie eine Verlegung des linken Hauptbron-

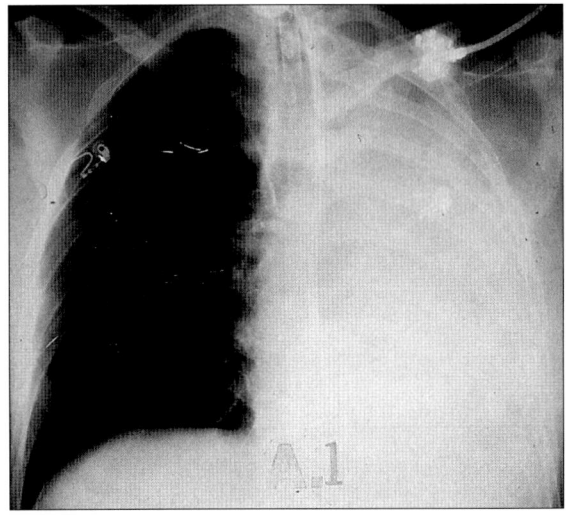

Abb. 1: Röntgen-Thorax 4 Tage nach Thoraxkompressionstrauma: Totalatelektase links.

chus, aspiriertes Fremdmaterial wird vermutet. Verlegung in Traumazentrum bei Vd. ARDS. Hier Tracheotomie, zwischenzeitliche relative Stabilisierung der Beatmung, radiologisch Verbesserung der Belüftung der linken Lunge, die Bronchoskopie zeigt weiterhin Verlegung des Hauptbronchus durch zähes, nur partiell mobilisierbares Sekret, die distalen Bronchialabschnitte sind nicht einsehbar. Pulsationen im Hauptbronchus veranlassen zur Angiographie mit Ausschluss einer Aortenläsion. Weitere 5 Tage später CT: wiederum Totalatelektase links, persistierender Pneumothorax, diskretes mediastinales Emphysem (Abb. 2). Erst 14 Tage nach Unfall bronchoskopische Verdachtsdiagnose einer Hauptbronchusruptur. Verlegung in die Thoraxchirurgie. Am 15. Tag posterolaterale Thorakotomie links im 4. ICR: Ruptur linker Hauptbronchus bis tief in den Oberlappenbronchus reichend. Oberlappenmanschettenresektion, bronchobronchiale Anastomose zwischen UL-Bronchus und Hauptbronchus nach kompletter Absaugung zäh-fibrinösen Sekretes aus dem Unterlappen (Abb. 3). Postoperative Beatmung (10 Tage), Antibiose, regelmäßige Bronchialtoilette und Kontrolle durch Bronchoskopie. Regelrechte Heilung der Anastomose. Postoperative Komplikationen: phlegmonöse inzi-

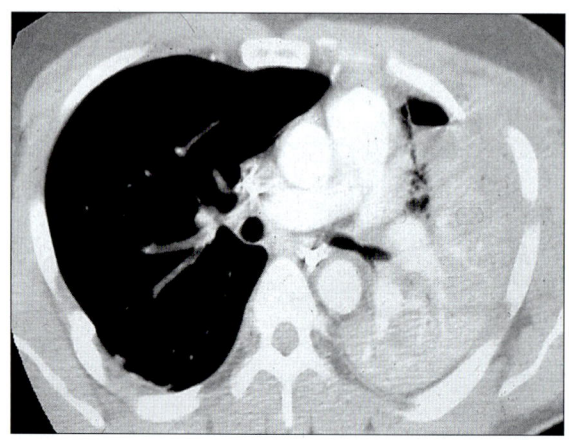

Abb. 2: CT-Thorax 9 Tage nach Trauma: Totalatelektase links, persistierender Pneumothorax.

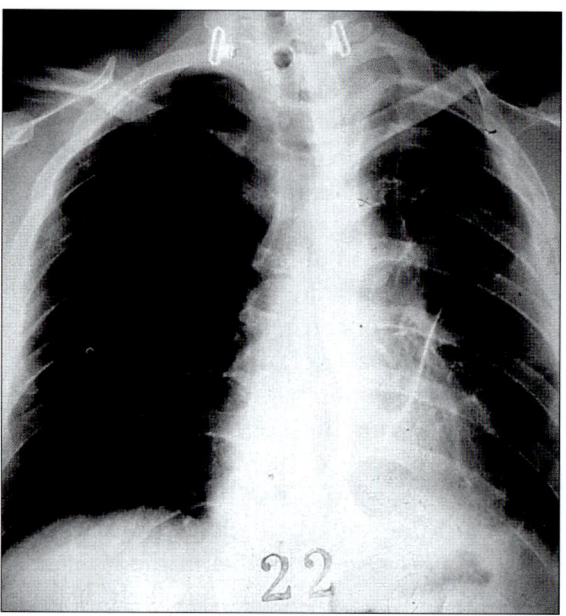

Abb. 3: Postoperatives Röntgen-Thoraxbild nach Oberlappenmanschettenresektion.

sionspflichtige Entzündung im Tracheostomabereich, Thrombose V. jugularis interna links (Heparinisierung). 4 Wochen postop. Entlassung zur AHB.

Kontrolluntersuchung 1 Jahr postoperativ. Bronchoskopie (Abb. 4): Anastomose partiell stenosiert, gut passierbar, UL-Ostien frei. Geringe Hypergranulation im ehemaligen Tracheostomabereich. Belastungsdyspnoe bei mäßiggradiger restriktiver und obstruktiver Ventilationsstörung, normaler Gastransfer, VO_2 max mäßig eingeschränkt. Schwerhörigkeit, Tinnitus vollständig zurückgebildet. Patient arbeitet wieder im Tiefbau.

10. Postoperatives Management

Die mucocilliäre Clearence ist nach tracheobronchialen Anastomosen beeinträchtigt und erfordert eine regelmäßige Bronchialtoilette durch flexible Bronchoskopie und physiotherapeutische Mobilisierung. Dies betrifft insbesondere auch Patienten mit zusätzlicher Schädigung des N. lanrygeus recurrens, die nur einen ungenügenden Hustenstoß haben. Außerdem können nach Tracheamobilisierung oder gleichzeitiger Versorgung einer Larynxverletzung temporär Koordinationsstörungen des Schluckaktes auftreten, die zur Aspiration führen können. Bei postoperativer Beatmung sollte der Tubuscuff distal der Nahtreihe platziert werden, um Druckschäden an der Anastomose

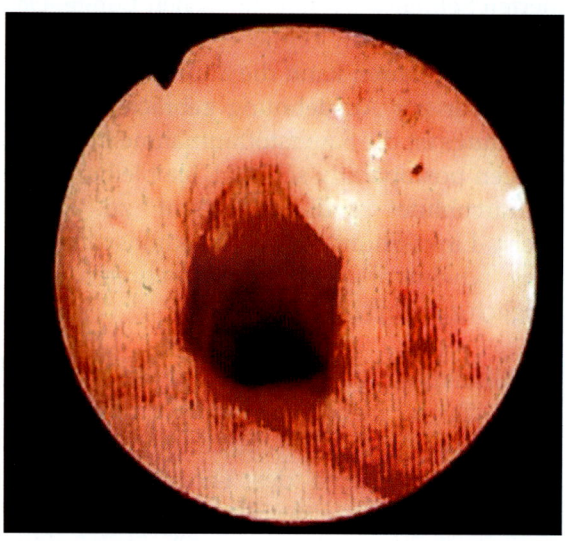

Abb. 4: Kontrollbronchoskopie 1 Jahr postoperativ: geringgradige narbige Stenose im Anastomosenbereich.

bzw. Naht zu vermeiden. Liegt er proximal der Naht, sollten die Beatmungsdrücke so gering wie vertretbar gehalten werden. Eine Extubation ist so früh wie möglich anzustreben. Bei prolongierter Beatmung ist zur besseren Bronchialtoilette eine Tracheotomie unumgänglich. Zur Beurteilung des Heilverlaufs an der Naht bzw. Anastomose sind regelmäßige broncho-skopische Kontrollen notwendig. Eine wichtige Maßnahme ist die Antibiotikabehandlung, um lokalen Infekten oder einer drohenden Mediastinitis vorzubeugen.

11. Ergebnisse

Die Mortalität nach operativer Versorgung tracheobronchialer Verletzungen wird zwischen 6 % und 30 % angegeben (14, 29) und ist vor allem durch Begleitverletzungen verursacht. Die Sterblichkeit nach Versorgung stumpfer Traumata mit 10 - 30 % (16, 27, 29) höher als nach penetrierenden Verletzungen, die mit 6 - 18 % (15, 17) angegeben wird. Nicht beherrschbare cardiovaskuläre Begleitverletzungen und irreversible Schockzustände bestimmen die intraoperative und frühe postoperative Mortalität, während im späteren Verlauf die Entwicklung eines ARDS oder septische pulmonale/abdominale Komplikationen bzw. Folgen schwerer Schädelhirnverletzungen im Vordergrund stehen. Eine erhöhte Mortalität ist nach Pneumonektomien (30), verzögerter Versorgung und prolongierter Beatmung zu verzeichnen (29).

Die postoperative Morbidität rangiert zwischen 19 und 35 % (14, 31). Spezifische Komplikationen betreffen die Anastomosenregion. Die Inzidenz von Anastomoseninsuffizienzen lag in einer Übersichtsarbeit von GRILLO et al. nach 279 Trachealrekonstruktionen nach Intubationsverletzung bei 1,4 % und wird auf spannungsreiche Naht infolge ungenügender Tracheamobilisierung und Störung der Durchblutung durch exzessive Dissektion zurückgeführt. Nahtgranulome traten in 10 % der Fälle auf, die sehr wahrscheinlich auf die Verwendung nichtresorbierbaren Nahtmaterials zurückzuführen sind (29, 32). Sie führen nach narbiger Ausheilung ebenso wie sekundär heilende Anastomosen zu partiellen oder kompletten Stenosen, die in 7,5 % auftraten (32). Sie treten nach Trachealrekonstruktion seltener auf, als nach Anastomosen der larnygotrachealen Region und des Hauptbronchus (30). Die Rate operationsbedingter Rekurrenzparesen liegt bei 1-2 % (14, 32). Nach Trachealrekonstruktion ist die Entwicklung Tracheo-arterieller Fisteln,

überwiegend zu A. brachiocephalica, eine Rarität. Diese lebensbedrohliche Komplikation erfordert eine sofortige Intervention mit Ligatur der Arterie oder Gefäßersatz. Noch seltener sind Tracheo-oesophageale Fisteln. Die Inzidenz wird mit 0,001 % unter allen stumpfen Thoraxtraumen angenommen (26). Der operative Verschluss ist unumgänglich, da Spontanheilungen nicht vorkommen. GRILLO (32) empfiehlt initial eine Tracheotomie mit Lage des Tubuscuffs distal der Fistel, Anlage einer Gastrostomie zur Vermeidung des Refluxes und Jejunostomie zur enteralen Ernährung und den definitiven Verschluss nach Extubation und Abklingen der entzündlichen Veränderungen.

In 88 - 93 % sind die Spätergebnisse nach tracheobronchialer Rekonstruktion gut, die Patienten asymptomatisch und ohne wesentliche Einschränkung der pulmonalen Funktion (14, 15, 17). Die Prognose ist umso besser, je schneller die Diagnose gestellt, die Ruptur endoskopisch lokalisiert und der operative Verschluss durchgeführt werden kann.

Literatur

(1) SANGER, P.W.: Evacuation hospital experience with war wounds and injurys of the chest. Ann. surg. 122, 147 (1945)

(2) KINSELLA, T.J., JOHNSTRUD ,L.W.: Traumatic rupture of the bronchus. J. Thorac. surg. 16, 571 (1947)

(3) HOOD, R.M., SLOAN, H.E.: Injurys of the trachea and major bronchi. J. Cardiovasc. Surg. 38, 458, (1959)

(4) SHAW, R.R., PAULSON, D.L., KEE, J.L. J.R.: Traumatic tracheal rupture. J. Thorac. Cardiaovasc. Surg. 42, 281 (1961)

(5) KRINITZKI, S.I.: Zur Kasuistik einer vollständigen Zerreißung des rechten Luftröhrenansatzes. Virch. Arch. Pathol, Anat. Histpathol. 266, 815, (1927)

(6) GRIFFITH, J.L.: Fracture of the bronchus. Thorax 4, 105 (1949)

(7) BERTELSEN, S., HOWITZ, P.: Injurys of the trachea and bronchi. Thorax 27, 188-194 (1972)

(8) KEMMERER, W.T.: Patterns of thoracic injurys in fatal traffic accidents. J. Trauma 1, 595-599 (1961)

(9) THOMPSON, D.A., ROWLANDS, B.J., SALKER, W.E.: Urgent thoracotomy for pulmonary and tracheobronchial injury. J. Trauma 28, 276-280 (1988)

(10) SYMBAS, P.N., JUSTICZ, A.G., RICKETTS, R.R.: rupture of the airways from blunt trauma: Treatment of complex injurys. Ann. Thora.c Surg. 54, 177-183 (1992)

(11) SHELLY, C.H., MATTOX, K.L., BEALL, A.C.: Management of acute cervical tracheal trauma. Am. J. Surg. 128, 805-808 (1974)

(12) LEE, R.B.: Traumatic injury of the cervico-thoracic trachea and major bronchi. Chest. Surg. Clin. North. Am. 7, 285-304 (1997)

(13) GRAHAM, J.M., MATTOX, K.L., BEALL, A.C.: Penetrating trauma of the lung. J. Trauma 19, 665 (1979)

(14) SYMBAS P.N., HATCHER C.R., VLASIS S.E.: Bullet wounds of the trachea. J. Thorac. Cardiovasc. Surg. 83, 235-238 (1982)

(15) KIRSH, M.M., ORRINGER, M.B., BEHRENDT, D.M., SLOAN, H.: Management of tracheobronchial disruption secondary to nonpenetrating trauma. Ann. Thorac. Surg. 22 (1), 93-101 (1976)

(16) GROVER, F.L., ELLESTAD, C., AROM, K.V. et al: Diagnosis and management of major tracheobronchial injuries. Ann. Thorac. Surg. 28, 384-391 (1979)

(17) REECE, G.P., SHATNEY, C.H.: Blunt injurys of the cervical trachea: Review of 51 patients. South med. J. 81, 1542-1548 (1988)

(18) RAMZY, A.I., RODRIGUEZ, A., TURNEY, S.Z.: management of major tracheobronchial ruptures in patients with multiple sytem trauma. J. Trauma. 28, 1353-1356 (1988)

(19) LYNN, R.B., IYENGAR, K.: Traumatic rupture of the bronchus. Chest. 61, 81-83 (1972)

(20) KISER, A.C., O'BRIEN, S.M., DETTERBECK, F.C.: Blunt tracheobronchial injurys: treatment and outcomes. Ann. Thorac. Surg. 71, 2059-2065 (2001)

(21) BAUMGARTNER, F., SHEPPARD, B., DEVIRGILIO, C. et al.: Tracheal and main bronchial disruptions after blunt chest trauma: presentation and management. Ann. Thorac. Surg. 50, 569-574 (1990)

(22) STARK, P.: Imaging of tracheobronchial injurys. J. Thorac. Imaging 10, 206-219 (1995)

(23) DIENEMANN, H., HOFFMANN, H.: Tracheobronchiale Verletzungen und Fisteln. Anaesthesist 51, 203-209 (2002)

(24) EDWARDS, W.H. JR., MORRIS, J.A. JR., DELOZIER, J.B., ADKINS, R.B. JR.: Airway injurys: The first priority in trauma. Am. surg. 53, 192-197 (1987)

(25) MATHISEN, D.J., GRILLO, H.C.: Laryngotracheal trauma. Ann. Thorac. Surg. 43, 254-261 (1987)

(26) BALCI, A.E., EREN, N., EREN, S., ÜLKÜ, R.: Surgical treatment of posttraumatic tracheobronchial injurys: 14-year experience. Eur. J. Cardio. Thorac. Surg. 22, 984-989 (2002)

(27) TASKINEN, S.O., SALO, J.A., HALTTUNEN, P.E.A, SOVIJÄRVI, A.R.A.: Tracheobronchial rupture due to blunt chest trauma: A follow up study. Ann. Thorac. Surg. 48, 846-849 (1989)

(28) KRAUSS, H., ZIMMERMANN, E.: Bronchusabriss. In: ENGEL, ST., HEILMEYER, L., HEIN, J., UEHLINGER, E. (Hrsg.): Ergebnisse der gesamten Lungen- und Tuberkuloseforschung. Bd. 15, 1-37. Stuttgart, Thieme (1957)

(29) MAHAFFAY, D.E., CREECH, O. JR., BOREN, H.G., DEBAKEY, M.E.: Traumatic rupture of the left main stem bronchus successfully repaired eleven years after injury. J. Thorac. Surg. 32, 312-331 (1956)

(30) RICHARDSON, J.D.: Outcome of tracheobronchial injurys: A long-term perspective. J. Trauma 56, 30-36 (2004)

(31) FLYNN, A.E., THOMAS, A.N., SCHECTER, W.P.: Acute tracheobronchial injury. J. Trauma 29, 1326-1330 (1989)

(32) GRILLO, H.C., ZANNINI, P., MICHELASSI, F.: Complications of tracheal reconstruction. J. Thorac. Cardiovasc. Surg. 91, 322-328 (1986)

Bronchiale Rupturen beim stumpfen Thoraxtrauma

Kalliopi Athanassiadi · Murat Avsar

Einleitung

Verletzungen des Trachealbronchialsystems stellen beim stumpfen Thoraxtrauma eher seltene, aber folgenschwere Ereignisse dar. Ihre Häufigkeit liegt zwischen 0,5-0,7 % mit einer Letalität von rund 30 %, wesentlich beeinflusst von Begleitverletzungen des Polytraumas. In über der Hälfte der Fälle wird die Diagnose initial nicht gestellt, und in 25 % wird die Bronchusruptur innerhalb der ersten Wochen diagnostiziert. Allerdings ist eine Ruptur von Hauptbronchien ohne eine zeitgleiche Gefäßverletzung sehr selten (1).

Beschreibung eines Falles mit kompletter Ruptur des linken Hauptbronchus

Ein 23-jähriger Patient wird nach einem Autounfall in ein peripheres Krankenhaus eingewiesen, wo er zunehmend eine respiratorische In-

suffizienz entwickelt, begleitend von einem Hautemphysem, bei noch hämodynamisch stabilen Verhältnissen.

Die Thorax-Röntgenaufnahme zeigt einen Spannungspneumothorax auf der linken Seite, woraufhin eine Thoraxdrainage gelegt wird. Bei gleich bleibendem Befund wird eine weitere Thoraxdrainage gesetzt, die ebenso keine Verbesserung bringt. Im Verlauf zeigt sich eine zunehmende Verschlechterung der klinischen Situation des Patienten.

Auf den daraufhin durchgeführten CT-Thorax-Aufnahmen zeigt sich eine kollabierte linke Lunge bei einer kompletten Ruptur des linken Hauptbronchus sowie multiple Rippenfrakturen, Pleuraerguss links und ein Pneumomediastinum (Abb. 1).

Rechtsseitige Intubation mit einem Einzellumentubus erfolgt und der Patient wird in unse-

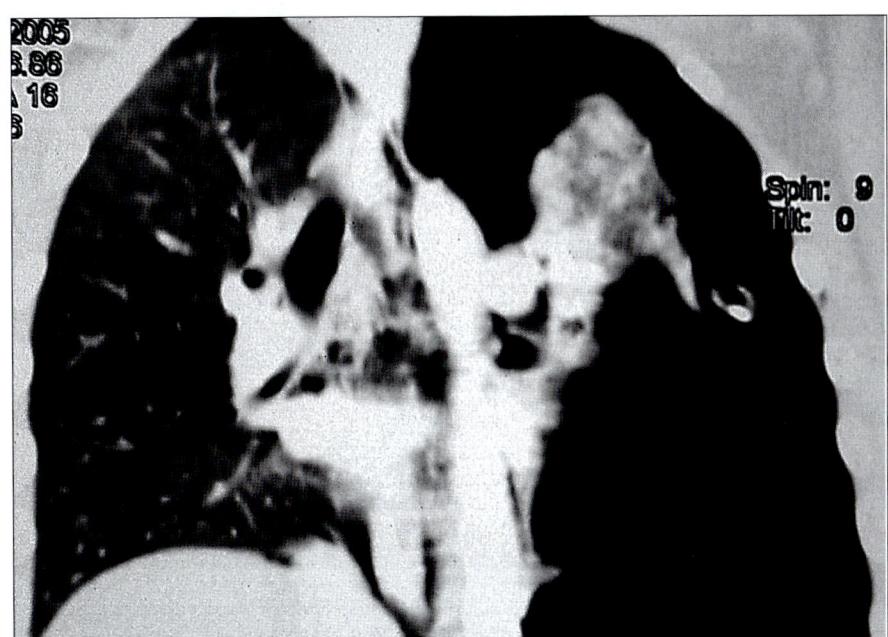

Abb. 1: CT einer traumatischen Läsion des linken Hauptbronchus.

335

re Klinik verlegt. Bei Ankunft ist der Patient noch hämodynamisch stabil.

Die im Rahmen einer Verlaufskontrolle durchgeführte Thorax-Röntgenaufnahme zeigt weiterhin einen Spannungspneumothorax links mit einer geringfügigen Abweichung des Mediastinums auf die kontralaterale Seite. Die obere Grenze der kollabierten linken Lunge befindet sich etwa in Höhe des linken Hauptbronchus. Die durchgeführte Bronchoskopie bestätigt die bronchiale Ruptur und zeigt zusätzlich Frakturen der Knorpelringe des linken Hauptbronchus 1,5 cm von der Carina.

Aufgrund der vorliegenden Befunde und der klinischen Situation des Patienten besteht die Indikation zur notfallmäßigen chirurgischen Intervention.

Chirurgische Intervention

Der Patient wird unter bronchoskopischer Kontrolle auf einen Doppellumentubus umintubiert. Durch eine posterolaterale Thorakotomie im Bereich des fünften Intercostalraumes erfolgt die Exposition des linken Hauptbronchus nach Mobilisation der linken Lunge, des Aortenbogens sowie der linken Pulmonalarterie (Abb. 2). Der proximale Bronchusstumpf befindet sich ca. 1,5 cm oberhalb der mediastinalen Pleura. Die restlichen hilären Strukturen sind nicht betroffen. Nach Entfernung der frakturierten Knorpelringe erfolgt die End-zu-End Anastomose des Bronchus mit einer 4/0 PDS Naht. Die Anastomose wird zusätzlich von außen mit Pleura sowie Fibrinkleber abgedichtet. Eine zusätzliche Lazeration der linken

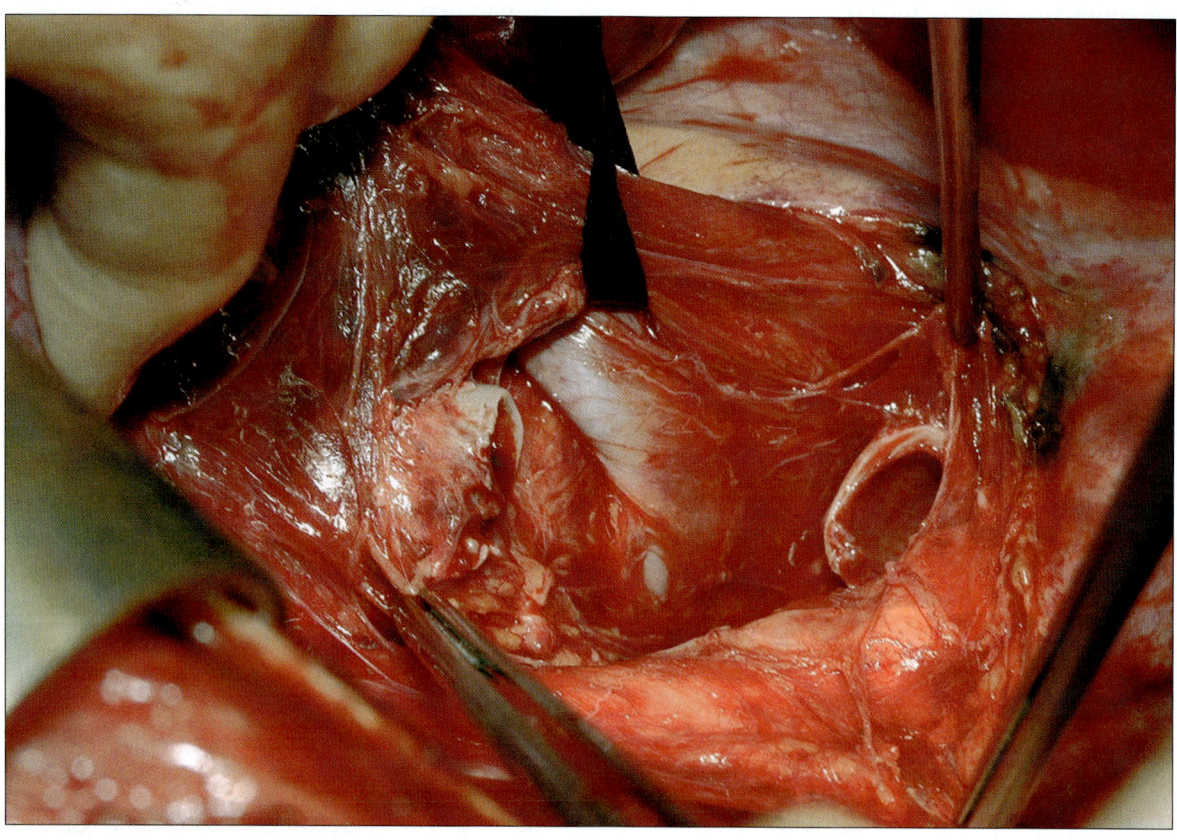

Abb. 2: Intraoperativ komplette traumatische Ruptur des linken Hauptbronchus mit Zertrümmerung von Knorpelringen. Versorgung mit Ringknorpelresektion und End-zu-End-Anastomose.

336

Lunge wird übernäht. Die Luftdichtigkeit der Anastomose wird standardmäßig überprüft und die Lunge entfaltet sich komplett. Anschließend erfolgt die Umintubation des Patienten mit einem normalen Trachealtubus.

Postoperativ wird der Patient mit Bronchoskopie untersucht und mit intensiver Physiotherapie während des stationären Aufenthaltes behandelt. Im Follow up befindet sich er in einem guten Allgemeinzustand.

Entstehungsmechanismen und Verletzungstypen

Die erste Bronchusruptur wurde 1848 beschrieben und die erste nicht letal verlaufende Bronchusruptur (rechter Hauptbronchus) wurde 1927 bei einer 30-jährigen Frau diagnostiziert, die 20 Jahre zuvor ein stumpfes Thoraxtrauma erlitten hatte (2). Die erste erfolgreiche Korrektur einer Bronchusruptur erfolgte jedoch im Jahre 1947 (3).

Verletzungen der Trachea oder der großen Bronchien, zumeist verursacht durch Verkehrsunfälle (4), können lebensbedrohlich sein und haben eine Inzidenz von 0,03 %, bewiesen durch eine Studie an 1178 Trauma-Verunglückten (5). Die wahre Inzidenz der tracheobronchialen Verletzungen ist eigentlich schwer einzuschätzen, da eine große Prozentzahl (30 – 80 %) versterben, bevor sie die Klinik erreichen (6). 87 % der Verletzungen betreffen den Hauptbronchus und nur 13 % die Lappenbronchien (7). Linksseitige sind seltener als rechtsseitige, am ehesten begründet durch die größere Länge des linken Hauptbronchus (8-16). (Bevorzugung der rechten Seite 52,6 %.) Im Review von KISER et al. (8) werden 21 linksseitige sowie 61 rechtsseitige Rupturen beschrieben.

Wegen der größeren Verformbarkeit sind jüngere Menschen häufiger betroffen. Außer bei Verkehrsunfällen können Bronchialrupturen bei Stürzen aus großer Höhe und bei Großtierunfällen beobachtet werden. Typisch sind diese intrathorakalen Verletzungen auch beim Überfahren (4).

Es gibt viele Theorien bezüglich des Mechanismus der Ruptur, wobei alle zustimmen, dass

Bronchialverletzungen beim stumpfen Thoraxtrauma kompressionsbedingt sind (1, 4, 6, 8, 9, 10, 11, 17).

a) Durch antero-posteriore Kompression wird der transverse Diameter des Thorax erhöht. Die Traktion der Lunge nach lateral führt im Bereiche der fixierten Carina zur transversen Ruptur.

b) Die longitudinale Ruptur entsteht bei geschlossener Glottis und plötzlicher Druckerhöhung in den Atemwegen und tritt Carina-nah auf.

c) Bei Dezelerationstrauma treten Scherkräfte zwischen fixierter Carina und beweglichen hilären Bronchi auf, mit Ruptur in den Übergängen, analog zur Aortenruptur.

Die Rupturgefahr scheint bei geschlossenem Kehlkopf besonders groß zu sein, da der Druck im Tracheobronchialbaum plötzlich ansteigt (Blow out trauma). Die Bronchien können in sagittaler, longitudinaler Ebene oder komplex rupturieren. Komplexe Rupturen sind eher selten und umfassen 8 % aller Rupturen (1).

Symptomatik und Diagnostik

Die klassischen Symptome einer Bronchialruptur nach stumpfem Thoraxtrauma sind Dyspnoe, Zyanose, Pneumothorax, subkutanes und/oder mediastinales Emphysem. Gelegentlich haben schwere tracheobronchiale Verletzungen wenige klinische Zeichen oder Symptome und werden manchmal übersehen (4, 10).

Bei intrathorakalen stumpfen Bronchialverletzungen lassen sich klinisch 2 Erscheinungsformen unterscheiden, je nachdem ob zwischen dem rupturierten Tracheobronchialbaum und der Pleurahöhle eine Verbindung besteht oder nicht. Wenn die mediastinale Pleura oder Faszie um die Hauptbronchien einreißt, kommt es zum Pneumothorax. Die Ausbildung eines Spannungspneumothorax ist möglich, kommt aber selten vor, da der Druck im Pleuraraum über das Mediastinum entlastet wird (4). Nach Legen einer Thoraxdrainage dehnt sich die betreffende Lunge bei großem Luftleck nicht aus. Diese Patienten haben oft eine respiratorische Insuffizienz wegen eines zunehmenden Emphysems und geringgradige Hämoptysen durch Einriss einer Bronchialarterie oder Mukosaverletzung. Bleibt die mediastinale Pleura intakt, ist die Symptomatik dagegen meist geringer.

Tiefe zervikale Emphyseme, Pneumomediastinum, Pneumopericardium, geringer Pneumothorax, peribronchiale Luft und ein tief getretener Hilus verstärken den Verdacht auf eine tracheobronchiale Ruptur und indizieren die bronchoskopische Abklärung mit einem flexiblen oder starren Gerät (1, 4).

Die Bronchoskopie ist die wichtigste Diagnostik zur Bestätigung bronchialer Verletzungen und sollte bei allen schweren Thoraxtraumen standardmäßig durchgeführt werden (1, 7, 8, 11, 13, 16, 18). Im Falle einer kompletten Ruptur sollte auch die Intubation, sei es mittels eines Einzel- oder Doppellumentubus, nur unter bronchoskopischer Kontrolle durchgeführt werden (7, 8, 16, 18). Nach der Meinung der Autoren besteht keine Indikation für ECMO oder transthorakale Bronchialintubation, wie in einigen Artikel erwähnt (14, 19).

Patienten mit traumatischen bronchialen Verletzungen sollten routinemäßig einem Screening unterzogen werden, um Begleitverletzungen der Aorta und des Ösophagus auszuschließen, ungeachtet der bestehenden Symptomatik, da alle durch denselben Mechanismus verursacht werden können (12, 13, 20). Die Untersuchung durch ein Thorax-CT kann leicht die Lungen, die großen Gefäße, das Herz und das Zwerchfell beurteilen, wobei MRT auch hilfreich bei der Lokalisation und Ausdehnung der Verletzung geeignet sein könnte.

Wird die Verletzung nicht sofort operativ versorgt, kann es durch Bildung eines Granulationsgewebes allmählich zu einem Verschluss des distalen und proximalen Bronchusendes kommen. Bei kompletten Rupturen besteht immer die Gefahr der Infektionen der atelektatischen Lunge. Bei inkompletten nicht versorgten Bronchialrupturen bildet sich durch das Granulationsgewebe eine Striktur mit partiellem Bronchusverschluss aus (4). Husten und Giemen werden oft als Asthma fehlgedeutet. Es können auch rezidivierende Lungenentzündungen vorkommen, die nicht auf eine antibiotische Therapie ansprechen. Die Abszess- oder Bronchektasenbildung ist das Endstadium (1, 4). Auch Frakturen von Knorpeln können ebenfalls zu narbigen Strukturen führen.

Operative Therapie

Mit Ausnahme oberflächlicher Mukosaläsionen erfordern traumatische Rupturen des Tracheobronchialbaums eine aktive operative Therapie, um Komplikationen wie Stenosen, Lungenabszesse und chronische Pneumonie zu vermeiden (10).

Die Sicherung der Atmung ist von größter Bedeutung. Auch bei kompletten Rupturen gelingt die Passage der Rupturstelle, wenn man den Tubus über ein flexibles Bronchoskop als Leitschiene in den distalen Stumpf schiebt (1, 4, 7). Wiederholte blinde Intubationsversuche sollten vermieden werden. Die Bronchoskopie sollte eigentlich nur unter Bereitschaft des Chirurgenteams erfolgen, um eine Notthorakotomie durchführen zu können, wenn sich der Patientenzustand bzw. die Beatmungssituation während der Endoskopie verschlechtert.

Die operative Versorgung soll so früh wie möglich erfolgen. Je eher die Operation erfolgt, desto günstiger sind die funktionellen Langzeitresultate, vorausgesetzt, durch intensive postoperative Physiotherapie können pulmonale Komplikationen abgewendet werden (1, 4, 10).

Bei Bronchusverletzungen erfolgt die Thorakotomie auf der betroffenen Seite im Bett der 5. Rippe. Im Fall von Verletzungen des linken Tracheobronchialwinkels soll nach linksseitiger Thorakotomie der Aortenbogen mobilisiert werden. Bei partiellen und kompletten Rupturen werden frakturierte oder kontusionierte Knorpel entfernt und der Defekt durch End-zu-End-Anastomose intakter Knorpelringe verschlossen. Die Naht erfolgt in Einzelknopftechnik mit resorbierbaren Fäden 3/0 oder 4/0. Eine Deckung der Anastomose mit Pleura, Perikard oder Muskel ist immer zu empfehlen. Einrisse der Pars membranacea werden durch direkte Einzelknopfnähte versorgt (4, 10). Bei älteren Bronchusfrakturen ist der Prozess gleich unter der Bedingung, dass die Lunge nicht bereits geschädigt ist. Bei der Rekonstruktion komplexer Läsionen der Carina oder beider Hauptbronchien wird von SYMBAS (1) der kardiopulmonale Bypass empfohlen. Andere Autoren erheben dagegen begründete Bedenken wegen der Heparinisierung (z.B. bei vorliegendem Schädelhirntrauma) bei Polytraumapatienten (4, 10, 18).

Bei spätdiagnostizierten Rupturen waren immerhin 60 % - 70 % der Anastomosen erfolgreich. Ob eine Lungenresektion durchgeführt werden soll, hängt von der Schwere der Infektion in den peripheren Lungenabschnitten und der intraoperativ geprüften Expansionsfähigkeit der Lunge ab (10).

Schlussfolgerungen

1. Die Möglichkeit bronchialer Läsionen muss in allen Fällen von schwerem stumpfem Thoraxtrauma in Betracht gezogen werden.
2. Frühzeitige Diagnostik und operative Versorgung sind essentiell für die besten anatomischen und funktionellen Langzeitresultate und führen zur Vermeidung von Komplikationen wie Stenosen an Luftwegen und Mediastinitis.
3. Primäre Rekonstruktion mit Erhalt des gesunden Lungenparenchyms ist die Therapie der Wahl.
4. Ein wichtiger Faktor fürs Outcome ist die enge Kooperation zwischen Anästhesisten und Chirurgen.
5. Die Prognose beim Polytrauma-Patienten ist ebenso abhängig von den bestehenden Begleitverletzungen (4, 10, 21, 22).

Literatur

(1) SYMBAS, P.N., JUSTICZ, A.G., RICKETTS, R.R.: Rupture of the airways from blunt trauma: treatment of complex injuries. Ann. Thorac Surg. 54, 177-83 (1992)
(2) MULDER, D.S., RATNANI, S.: Tracheobronchial trauma. Thorac Surg. 63, 1543-4 (1995)
(3) KINSELLA, T.J., JOHNSRUD, L.W.: Traumatic rupture of the bronchus. J. Thorac Cardiovasc. Surg. 64,. 259 (1947)
(4) SCHILDBERG, F.W., MEZER, G.: Erkrankungen der Trachea und Hauptbronchien. In: Lunge und Mediastinum, ed. Springer Verlag, pp. 225-385 (1991)
(5) BERTELSEN, S., HOWITZ, P:. Injuries of the trachea and bronchi. Thorax 27, 188 (1972)
(6) ROXBURGH, J.C.: Rupture of the tracheobronchial tree. Thorax 42, 681-8 (1987)
(7) MOUTON, W., LARDINOIS, D., NACHBUR, W.B., RIS, H.B.: Stumpfes Thoraxtrauma mit Bronchusruptur. Swiss Surg. 3, 177-180 (1997)
(8) KISER, A.C., O'BRIEN, S.M., DETTERBECK, F.C.: Blunt tracheobronchial injuries: treatment and outcomes. Ann. Thorac Surg. 71, 2059-65 (2001)
(9) BUHR, J., KELM, C., SCHAEFER, A., HENNEKING, K.: Die traumatische Bronchusruptur: Pathogenese, operatives und postoperatives Management. Chirurg. 67, 277-9 (1996)
(10) NEEF, H.: Tracheobronchiale Verletzungen beim stumpfen Thoraxtrauma. Zentralbl. Chir. 122, 674- 80 (1997)
(11) ROSSBACH, M.M., JOHNSON, S.B., GOMEZ, M.A., SAKO, E.Y., MILLER, L., CALHOON, J.H.: Management of major tracheobronchial injuries: a 28-year experience. Ann. Thorac Surg. 65, 182-6 (1998)
(12) PASIC, M., EWERT, R., ENGEL, M., FRANZ, N., BERGS, P., KUPPE, H., HETZER, R.: Aortic rupture and concomittant transection of the left bronchus after blunt chest trauma. Chest. 117, 1508-10 (2000)
(13) BARON, O., GALETTA, D., ROUSSEL, J.C., MICHAUD, J.L.: Left bronchial disruption and aortic rupture after blunt chest trauma. Thorac Cardiovasc. Surg. 49, 382-3 (2001)
(14) ROSENGARTEN, A.M., ROSALION, A., EPSTEIN, J., KELLY, A.M.: Management of a patient with a complete rupture of a main bronchus in a community hospital. MJA 172, 431-3 (2000)
(15) ROCCO, G., ALLEN, M.: Bronchial repair with Pulmonary preservation with severe blunt trauma. Thorac Cardiovasc. Surg. 49, 231-3 (2001)
(16) TCHERVENIAKOV, A., TCHALAKOV, P., TCHERVENIAKOV, P.: Traumatic and iatrogenic lesions of the trachea and bronchi. Eur. J. Cardiothorac Surg. 19, 19-24 (2001)
(17) RICHARDSON, J.D., MILLER, F.B., CARRILLO, E.H., SPAIN, D.A.: Complex thoracic injuries. Surg. Clinics North Am. 725-48. Muysoms, FE, van Swieten, HA. Primary repair of rupture of a main lobar bronchus. Thorac Cardiovasc. Surg. 113, 415-7 (1997)
(18) MUYSSOMS, F.E., VAN SWIETEN, H.A.: Primary repair of rupture of a main lobar bronchus. Thorac Cardiovasc. Surg. 113, 415-7 (1997)

(19) RUPPRECHT, H., RUEMENAPF, G., PETERMANN, H., GUENTHER, K.: Transthoracic bronchial intubation in a case of main bronchus disruption. J. Trauma 41 (5), 895-8 (1996)

(20) PORTE, H., LANGLOIS, M., MAQUETTE, CH.H., DUPONT, J., ANSELIN, J.M., WURTZ, A.: Successful esophageal tracheobronchoplasty for combined tracheal and bronchial traumatic rupture. J. Thorac Cardiovasc. Surg. 115, 1216-8 (1998)

(21) PETTERSON, C., DESLAURIERS, J., McCLISH, A.: A classic image of complete right main bronchus avulsion. Chest. 96(6), 1415-7 (1989)

(22) REDDY, S., DAVIERWALA, P., KUMAR, P, THAKUR, N., BABU, P., TENDOLKAR, A.: Bronchial tran.section resulting from trivial blunt trauma. Ann. Thorac Surg. 73, 1948-9 (2002)

Verletzung des Herzens und der großen Gefäße

Torsten Bossert · Jörg Onnasch · Friedrich Wilhelm Mohr

Zusammenfassung

Verletzung des Herzens und der großen Gefäße stellen in der interdisziplinären Versorgung eine große Herausforderung dar. Bedingt durch die Subspezialisierung in der Chirurgie wird der Unfallchirurg oder Thoraxchirurg mit Nähten am Herzen selten vertraut sein, dies jedoch in seltenen Fällen durchführen müssen.

Die Diagnose einer Aortenruptur wird mit dem frühzeitigen, oft primären Einsatz der Spiral-CT zunehmend frühzeitig gestellt werden, die Therapie ist durch die endovaskulare Stentimplantation der in der Regel polytraumatisierten Patienten revolutioniert worden.

Die Contusio cordis ist nach wie vor ein bedrohliches, unscharf definiertes und klinisch schwer fassbares Krankheitsbild insbesondere dann, wenn kombinierte Verletzungen des Herzens und der großen Gefäße vorliegen.

Einleitung

„Der Chirurg, der jemals versuchen würde, eine Wunde am Herzen zu nähen, kann sicher sein, dass er die Achtung seiner Kollegen für immer verlöre." (Theodor BILLROTH 1881). Bereits 1868 veröffentlichte FISCHER seine Monographie, in der er bereits der Ansicht entgegentrat, dass Herzverletzungen immer deletär sind (1).

Am 9. September 1896 nähte Ludwig REHN in Frankfurt/Main schließlich erstmals erfolgreich eine Stichverletzung des Herzens (2). Im Jahre 1907 resümierte er, dass von 124 Fällen in der Literatur mit Herzverwundungen bei 40 % eine erfolgreiche Herznaht durchgeführt werden konnte (2).

Die Herzchirurgie und die Chirurgie der großen Gefäße hat ihren Ausgang von Verletzungen dieser Organe genommen.

Verletzungen des Herzens und der großen Gefäße spielen in der klinischen Versorgung in Deutschland nur eine zahlenmäßig untergeordnete Rolle. Die Einführung des Sicherheitsgurtes sowie des Airbags und der daraus folgende Rückgang der Schwerverletzten im Straßenverkehr sind insbesondere dafür verantwortlich. Penetrierende Verletzungen, beispielsweise in den USA oder Südafrika (3, 4) tägliche Routine, werden in Deutschland nur in Einzelfällen gesehen. Gemeinsam mit schweren Schädel-Hirn-Verletzungen sind diese Verletzungen jedoch für die Prognose der Verunfallten verantwortlich.

Die Einteilung der Verletzungen erfolgt nach der Pathogenese in penetrierendes oder stumpfes Trauma. Während penetrierende Verletzungen durch Stich- und Schussverletzungen in der Regel isoliert sind, werden das Herz oder die großen Gefäße erst bei erheblichen stumpfen Traumen involviert. Die Patienten sind in diesem Fall regelhaft polytraumatisiert und benötigen eine interdisziplinäre Behandlung, in die der Herzchirurg konsiliarisch mit einbezogen wird, während die isolierten penetrierenden Verletzungen eher primär von Herzchirurgen versorgt werden.

1. Penetrierende Herzverletzungen

In der Regel handelt es sich um Schuss- oder Stichverletzungen, selten um Pfählungsverletzungen, gelegentlich in suizidaler Absicht.

Eigene Fälle

• *Fall 1: Ein 26-jähriger Patient schoss sich in suizidaler Absicht mit einer Pistole in den linken Brustkorb. Zunächst wurde in einer auswärtigen Klinik eine Teilresektion des linken Mittellappens durchgeführt. Nach 2 Tagen kam es zur Ausbildung ei-*

341

ner Perikardtamponade, und es erfolgte die Verlegung in unsere Klinik. Nach medianer Sternotomie wurde eine Übernaht des linken Ventrikels mit filzarmierten Prolenenähten durchgeführt. Der postoperative Verlauf war komplikationslos.

• Fall 2: Ein 32-jähriger Patient wurde aufgrund mehrerer Schussverletzungen in einer auswärtigen Klinik laparotomiert und eine Querkolonperforation übernäht, weiterhin wurden Schusswunden an Oberschenkel und Unterarm versorgt. Das Projektil des Bauchschusses steckte in Herznähe ohne Symptomatik und wurde über eine Sternotomie entfernt. Intraoperativ stellte sich das Projektil im Perikardsack dar, ohne mediastinale Strukturen verletzt zu haben (Abb. 1).

wird, in der die erstversorgende Klinik erreicht wird. Eine Versorgung in nicht spezialisierten Zentren wird jedoch in vielen Fällen erforderlich sein. In der Regel ist die Herz-Lungen-Maschine für diese Art der Verletzungen auch entbehrlich (7, 8, 9), wenn geübte Allgemein-, Unfall- oder Thoraxchirurgen die Prinzipien der Herznaht kennen. Nur die (selten betroffene) Hinterwand des Herzens erfordert in den meisten Fällen den Einsatz der Herz-Lungen-Maschine.

Das klinische Leitsymptom der penetrierenden Herzverletzung, oft schon vermutet durch Einstich- oder Einschussrichtung und eventuell Austrittsstelle einer Kugel, ist die Perikardtam-

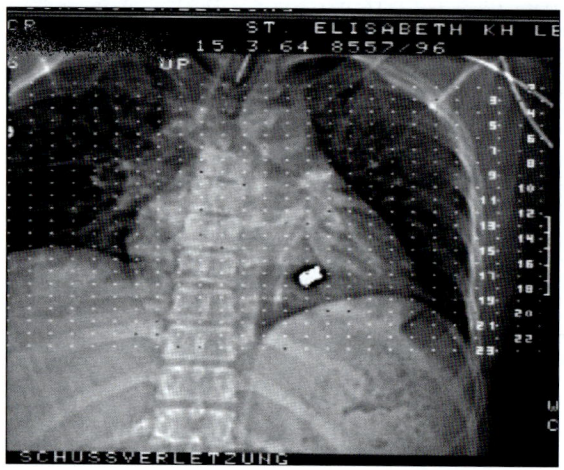

Abb. 1: Thoraxübersichtsaufnahme der Computertomographie. Die Kugel steckte nach Querkolonperforation im Perikardsack und wurde entfernt.

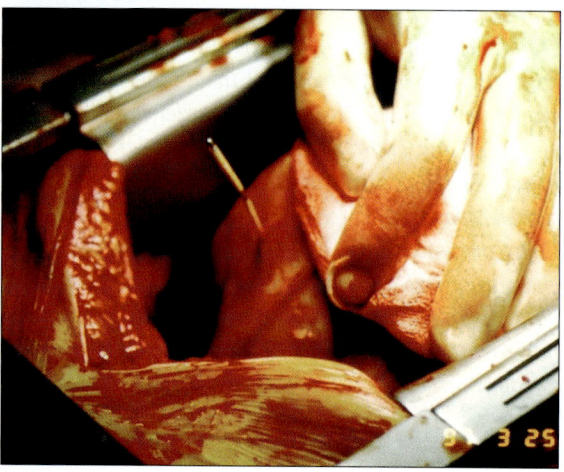

Abb. 2: Durch Katheterperforation verursachte Perikardtamponade.

Ist das Herz durch eine Penetration verletzt, erreichen nur 25 bis 40 % dieser Patienten lebend die Klinik, wobei die Prognose bei Messerstichverletzungen deutlich besser erscheint als nach Schussverletzungen (5, 6). Des Weiteren können frakturierte Rippen- oder Sternalfragmente das Perikard durchspießen. In unserer Klinik am häufigsten sind jedoch iatrogene Perforationen des Herzens oder der großen Gefäße, beispielsweise durch Herzschrittmacherelektroden oder Katheter (Abb. 2).

Die Daten in der Literatur zeigen eindeutig, dass die Prognose von der Zeit beeinflusst

ponade mit der klinischen Trias Schock, gestaute Halsvenen, leise Herztöne. Zur orientierenden Diagnostik wird eine Echokardiographie empfohlen (10). Die diagnostische Perikardpunktion ist nicht zu empfehlen, da das Blut bereits koaguliert und daher nicht zu aspirieren ist. Zudem ist eine Perikardpunktion in der Hand des Ungeübten nicht ungefährlich. In der Röntgenthorax-Übersichtsaufnahme zeigt sich typischerweise eine Mediastinalverbreiterung. Jedoch bietet diese nur selten neue Erkenntnisse und ist daher entbehrlich (11), und wenn durchgeführt, ist sie das radiologische Zeichen.

Bei nur fraglicher Herzbeteiligung ohne Klinik und ohne richtungsweisende Bildgebung sollte der Patient dennoch klinisch engmaschig überwacht werden, da auch im Verlauf noch das Auftreten eines Perikardergusses bzw. einer -tamponade beschrieben werden (12).

1.1 Therapie

Die Diskussion im Rahmen der Veranstaltung zeigte sehr deutlich die Unsicherheit und fehlende Erfahrung des Allgemein-, Thorax- und Unfallchirurgen mit Herzverletzungen, daher soll auch hier die Technik der Versorgung einer penetrierenden Herzverletzung nochmals ausführlich beschrieben werden. Dies ist umso wichtiger, als in der älteren Literatur (13) noch die Perikardpunktion als allererste Maßnahme bzw. eine linksseitige (sternal erweiterbare) Thorakotomie empfohlen werden.

In der Regel bietet sich eine inferiore Perikardiotomie an, deren Technik an dieser Stelle noch einmal näher erläutert werden soll: Es erfolgt ein 4 cm langer Schnitt median über und distal des Xyphoids. Gegebenenfalls kann dieses mit einer kräftigen Schere gespalten werden. Dann erfolgt die Darstellung des inferioren Perikards und dessen vorsichtige Inzision unter Sicht. Neben der Diagnostik kann nun eine großlumige Drainage eingebracht werden oder der Eingriff zur kompletten Sternotomie erweitert werden.

Standardzugang zur weiteren Exploration des Herzens, der Aorta ascendens und des Aortenbogens ist die mediane Sternotomie (14). Für den Zeitpunkt der Perikardiotomie sind gemeinsam mit dem Anästhesisten Vorbereitungen zu treffen, um der sich dann plötzlich ändernden Kreislaufsituation Rechnung zu tragen. Ebenfalls ist das Anbringen von Defibrillator-Patch-Elektroden zur Therapie eines möglichen Kammerflimmerns anzuraten. In dieser kritischen Phase kann es zu erheblichen Blutverlusten durch die nun fehlende Tamponade der Herzwunde kommen. Die Kontrolle der Blutung bis zur weiteren Versorgung ist durch Fingerkompression möglich. Eine gute Methode stellt die Wundversorgung am Herzen mittels Adenosin (Adrekar®) dar (15). Durch den kurzen Herzstillstand können Nähte sicherer platziert werden. Die endgültige Versorgung erfolgt mit filzpatcharmierten U-Prolenenähten der Stärke 2.0. Problematisch sind Verletzungen, die in unmittelbarer Nähe der großen Koronarterien lokalisiert sind. Ligaturen oder Stenosen der Koronarien sollten durch entsprechende Anlage der Nähte vermieden werden. Bei Verletzung eines Koronargefäßes ist die Anlage eines Bypasses zu erwägen. Kleine distale Äste können ligiert werden.

2. Stumpfes Thoraxtrauma

Die beiden „klassischen" Krankheitsbilder Aortenruptur und Contusio cordis haben ähnliche Unfallmechanismen, werden aber gelegentlich insbesondere im Rahmen eines Polytraumas übersehen, da andere chirurgische Sofortmaßnahmen Priorität haben. Sie sind jedoch häufig koinzident: KRAM et al. fanden eine Koinzidenz von 62 % (16). In der Mehrzahl der Fälle fehlen äußere Verletzungszeichen am Thorax und erschweren die Diagnose. Die Durchsicht unzähliger Fallberichte zeigt, dass letztlich jede Struktur des Herzens und der großen Gefäße verletzt werden kann. Auch ungewöhnliche Verletzungsmechanismen wie Pferdetritte oder zahlreiche Sportarten (Baseball, Eishockey, Fußball, Rugby, Karate, Boxen) können derartige Verletzungen verursachen (16 - 20). Ein schweres Trauma, bei dem der Kopf zuerst aufprallt, ein Herausschleudern aus einem Fahrzeug, der Tod einer anderen Person im Fahrzeug können auf ein schweres stumpfes Thoraxtrauma hinweisen (21).

Ein Teil der stumpfen Thoraxtraumen manifestiert sich erst im Verlauf, oft erst nach Monaten bis Jahren, durch Herzinsuffizienz, Rhythmusstörungen und thorakalen Schmerzen.

2.1 Aortenruptur

Die Aortenruptur ist die schwerste Verletzung im Rahmen eines stumpfen Thoraxtraumas. Nur 20 - 30 % der Patienten erreichen lebend eine Klinik, wie die große Metaanalyse von VON OPPELL zeigen konnte (22). Der Verletzungsmechanismus ist ein Kompressions-Dezelerationstrauma beim Verkehrsunfall (häufig der Lenkradaufprall in der Zeit ohne Sicherheitsgurt und Airbag) oder ein überlebter Sturz (oft auf den Rücken) aus großer Höhe. Die typische Rupturstelle befindet sich unterhalb des Abgangs der linken A. subclavia im Aortenisthmusbereich. Hier ist die Aorta descendens durch das Lig. arteriosum BOTALLI und die Interkostalgefäße fixiert. Es kommt zur akuten Transsektion oder zur Ausbildung eines Aneurysma spurium. Nur die gedeckte Transsektion kann bis in die Klinik überlebt werden.

Es findet sich in dieser Patientengruppe ein hoher Anteil polytraumatisierter Patienten. Diese Verletzungen stehen primär im Vordergrund und bestimmen die erstversorgende Klinik. Sekundär wird dann eine Aortenruptur als Ursache eines Hämatothorax links erkannt und eine Spezialklinik kontaktiert.

Die Anamneseerhebung ist selten möglich, und auch die klinischen Zeichen wie HORNER-Trias, linksseitige Recurrensparese, Dysphagie durch Ösophaguskompression, Blutdruckdifferenz zwischen oberer und unterer Extremität wie bei der Koarktation oder ein fehlender linksseitiger Radialispuls sind unspezifisch, uncharakteristisch und auch unzuverlässig.

Hinweise auf eine Aortenruptur gibt die Röntgenthoraxübersichtsaufnahme, die in 90 % der Fälle eine Verschattung des oberen Mediastinums oder einen linksseitigen Hämatothorax zeigt (Abb. 3 und 4).

Jeder linksseitige Hämatothorax ist bei adäquatem Trauma verdächtig auf eine Aortenruptur. Ein Spiral-CT ist richtungsweisend und daher empfehlenswert (Abb. 5).

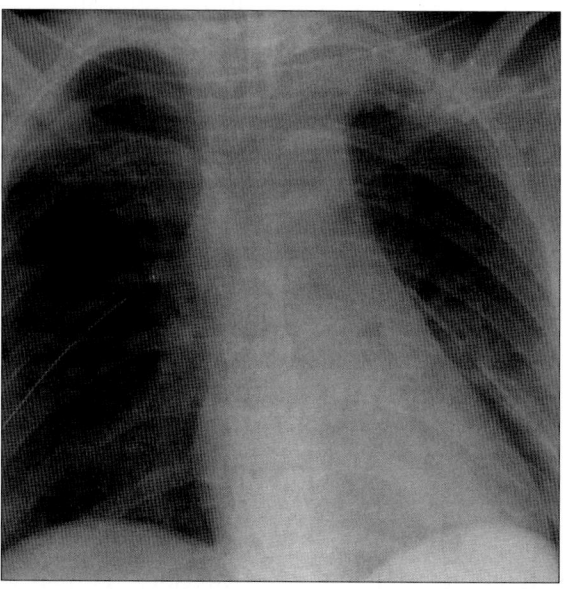

Abb. 4: Röntgenthorax a.-p. bei Aortenruptur mit bereits liegender Pleuradrainage links.

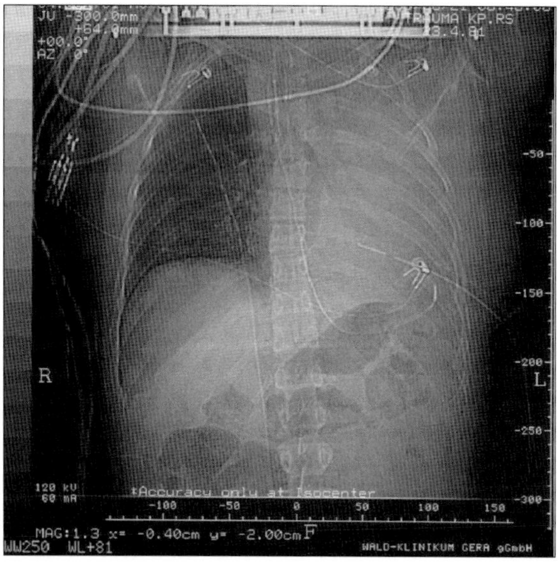

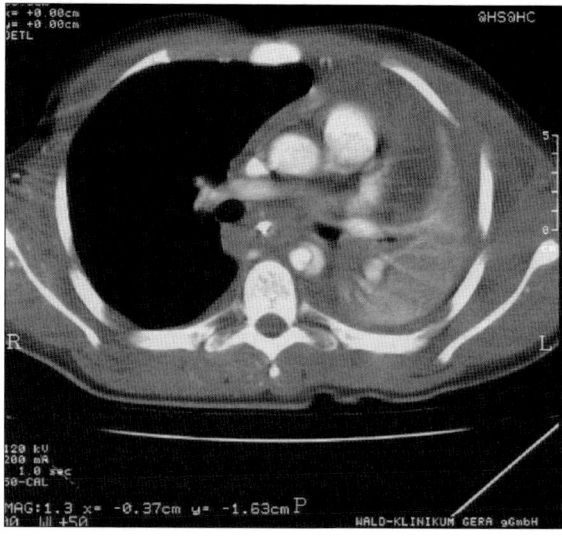

Abb. 3: Röntgenthoraxübersichtsaufnahme a.-p.: Linksseitiger Hämatothorax durch Aortenruptur.

Abb. 5: Aortenruptur im CT des Thorax mit komplettem Hämatothorax links und Zeichen des Kontrastmittelaustrittes paraaortal.

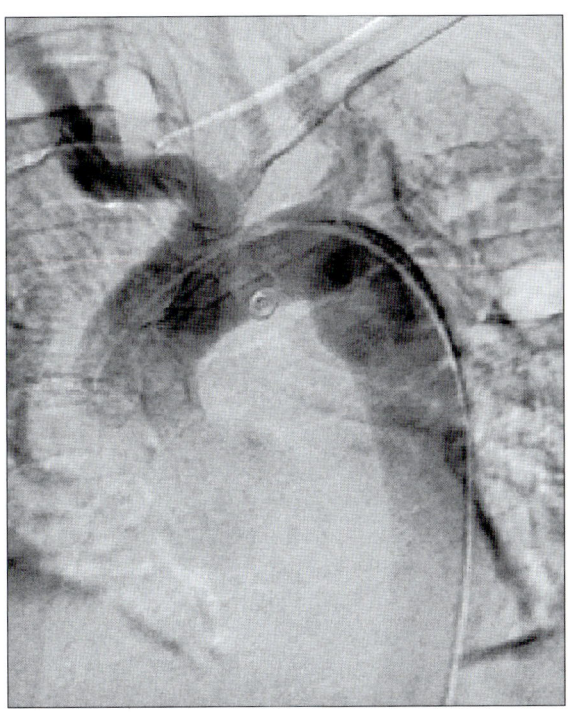

Abb. 6: Eine digitale Subtraktionsangiographie wird in der Mehrzahl der Fälle entbehrlich sein. Gut zu sehen die A. ascendens, der Bogen und direkt nach dem Abgang der linken A. subclavis ein rundes Gebilde, die Stelle der Aortenruptur.

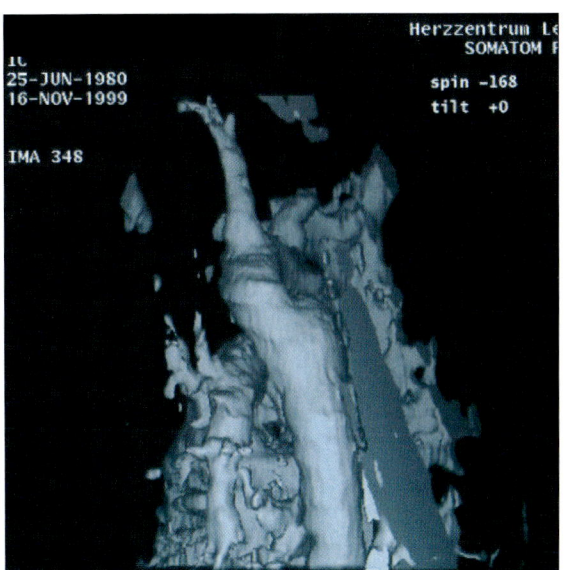

Abb. 8: 3D-CT-Rekonstruktion einer Aortenruptur.

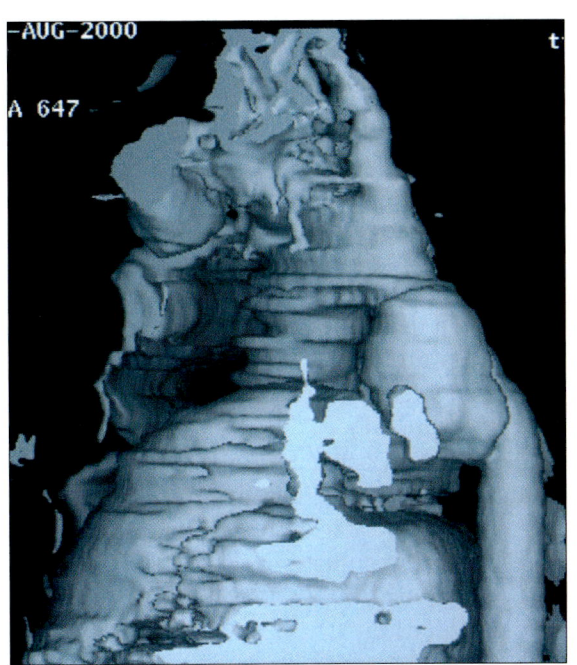

Abb. 7: 3D-CT-Rekonstruktion einer Aortenruptur.

Hilfreich kann auch die 3D-Rekonstruktion der CT zur Planung der endovaskulären Therapie sein (Abb. 7 und 8).

2.2 Das posttraumatische Aortenaneurysma

Einige Patienten überleben die akute Aortenruptur, und es bildet sich regelhaft ein posttraumatisches Aneurysma der Aorta descendens aus. Per definitionem spricht man ab der 6. Woche nach dem Trauma von einem posttraumatischen Aortenaneurysma. Nach längerem, überlebtem Verlauf finden sich regelhaft Verkalkungen im ehemaligen Rupturbereich. Die Wachstumstendenz mit Spätruptur ist eindeutig nachgewiesen mit einer 5-Jahres-Letalität von 30 %.

Eigene Fälle

• Fall 1: Im Lebensalter von 20 Jahren Motorradunfall mit Polytrauma, u.a. Hämatopneumothorax links, der mit einer Thoraxdrainage behandelt wurde. Ein CT wurde nicht durchgeführt. 8 Jahre später traten plötzlich heftige linksseitige Thoraxschmerzen mit hypertensiver Krise auf, die zur Diagnose eines gedeckt perforierten posttraumatischen Aneurysmas der A. descendens führten, welches mittels Interposition einer 18 mm Hemashield-Röhrenprothese versorgt wurde.

•*Fall 2: Im Lebensalter von 20 Jahren schwere Thoraxkontusion durch Verkehrsunfall. 19 Jahre später führten thorakale Schmerzen zur Diagnose eines 7 cm großen posttraumatischen Aneurysmas, welches mittels Interposition einer 22 mm Hemashield-Röhrenprothese versorgt wurde (Abb. 9).*

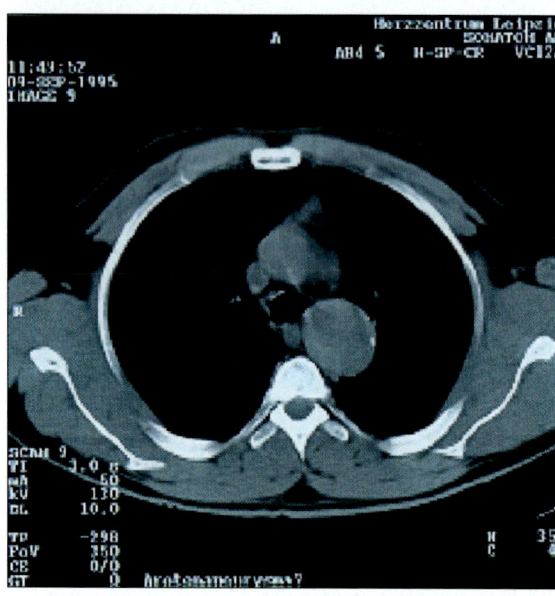

Abb. 9: CT eines posttraumatischen Aneurysmas der Aorta descendens mit Verkalkung in der Aortenwand.

2.3 Therapie der Aortenruptur und des posttraumatischen Aortenaneurysmas

Die Therapie dieser Verletzung hat sich innerhalb der letzten 4 Jahre vollständig verändert. Auch der früher oft diskutierte Zeitpunkt einer operativen Versorgung, akut oder verzögert im Verlauf, muss insbesondere im Hinblick auf die neuen Therapieoptionen wieder diskutiert werden (23, 24).

Die medikamentöse Therapie vor der definitiven Versorgung ist klar definiert: Neben dem invasiven arteriellen Blutdruck-Monitoring, einer adäquaten Analgosedierung ist die Blutdruckkontrolle und -reduktion mit systolischen Werten von max. 120 mmHg, besser 100 mmHg, durch kurzwirksame intravenöse β-Blocker indiziert.

Die chirurgische Versorgung bei polytraumatisierten Patienten stellte eine große Herausforderung dar, die Ergebnisse waren schlecht. Trotz ständiger Verbesserung der Operationstechnik war die Operation mit einer hohen Letalitäts- und Morbiditätsrate behaftet. Von den primär Überlebenden verstarben ca. 50 % intra- und perioperativ, wobei insbesondere bei älteren Patienten über 60 Jahre die Prognose besonders ungünstig erschien.

Der richtige Operationszeitpunkt war unklar, eine Vollheparinisierung (bei Einsatz der Herz-Lungen-Maschine oder eines Linksherzbypasses) oft erforderlich (25, 26). Die „clamp-and-sew technique" bedeutet die direkte Versorgung ohne distale Protektion und wurde von uns auch schon in auswärtigen Kliniken durchgeführt, des Weiteren kamen extrakorporale partielle Bypass-Systeme (femoro-femoral) zum Einsatz.

Heute besteht die Standardtherapie in einer endoluminalen Stentimplantation, die unter herzchirurgischem stand-by vorgenommen wird, wobei die A. femoralis zur Implantation durch den Herzchirurgen freigelegt wird. Gerade die kurze Ruptur- oder Transsektionsstelle erscheint für eine Stentversorgung noch besser geeignet als chronische Aneurysmen der thorakalen A. descendens (27 - 31). Im weiteren Verlauf sind jährliche Kontrollen durch bildgebende Verfahren, am besten mittels Spiral-CT, erforderlich.

2.4 Contusio cordis

Die Contusio cordis ist die häufigste Verletzung des Herzens durch ein stumpfes Trauma. Der Begriff stammt aus der Pathohistologie, sagt jedoch nichts über die Schwere des Krankheitsbildes aus. Die Klinik reicht von harmlosen reversiblen bis zu vital bedrohlichen kardialen Störungen.

Das Herz ist zwischen Sternum und Wirbelsäule an den großen Gefäßen fixiert und durch ein Akzelerations-/Dezelerationstrauma gefährdet. Das Verletzungsmuster reicht von kleineren epi- und myokardialen Einblutungen bis zum Myokardinfarkt.

Eine Contusio cordis kann ohne funktionelle Auswirkungen sein. Entsprechend schwierig

346

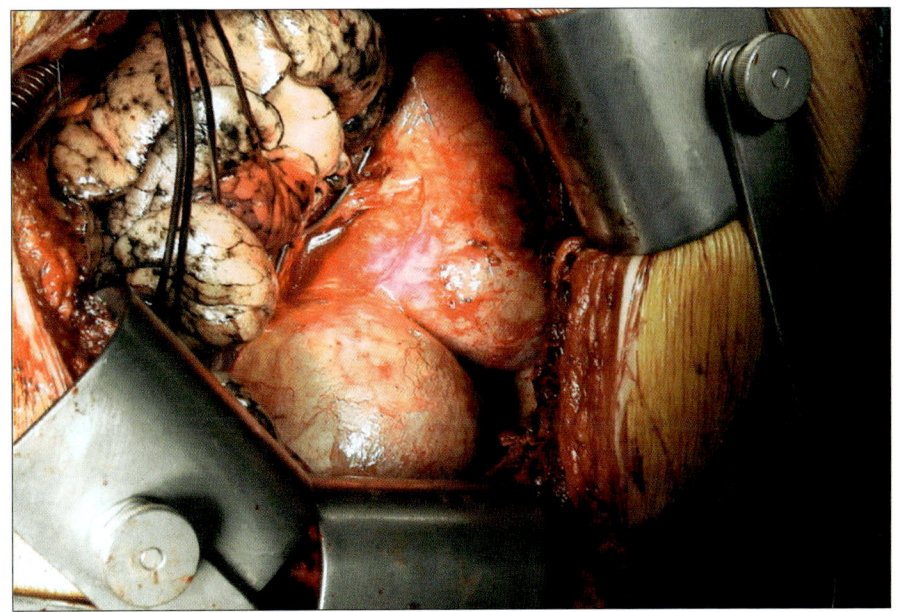

Abb. 10: Intraoperativer Situs mit Freilegung eines Aneurysmas der Aorta descendens thoracalis am Aortenisthmus.

zu quantifizieren ist die Inzidenz dieser Verletzung. EKG-Veränderungen können sehr unterschiedlich sein oder fehlen, unspezifische ST-Streckenveränderungen und Arrythmien sind am häufigsten. Ein einmaliges „normales" EKG schließt keine Contusio aus, ein verlängertes Monitoring bei bekanntem Auftreten von Spätarrhythmien zur Vermeidung von plötzlichen Todesfällen dringend anzuraten (32). In 60-70 % der stumpfen Thoraxtraumen finden sich jedoch sowohl EKG-Veränderungen als auch Arrythmien. Die klassische Labordiagnostik mit Erhöhung der Kreatinkinase (CK) mit einem entsprechend erhöhten MB-Anteil ist aufgrund der Pathogenese schwer zu bewerten, da der MB-Anteil in geringer Konzentration auch in anderen Geweben wie Zwerchfell, Skelettmuskel und Leber vorkommt. Vorteile bietet die Bestimmung der herzspezifischen Troponine (33, 34).

Bei diagnostizierter Contusio cordis mit Myokardinfarkt bleibt die Ursache jedoch unklar ohne Koronarangiographie, meist wird eine Myokardkontusion und eine Koronargefäßverletzung vorliegen.

Die transthorakale Echokardiographie gehört zum festen Bestandteil der Erstdiagnostik bereits im Schockraum und sollte auch im Verlauf wiederholt durchgeführt werden. Studien konnten den Nutzen der Echokardiographie als sensitivste und beste Methode in der Phase der Überwachungspflichtigkeit zeigen (35). Es können globale myokardiale Dysfunktionen, regionale Wandbewegungsstörungen, Hypokinesien, Dyskinesien und abnormale Wanddicken diagnostiziert werden. Erschwert sein kann eine standardisierte Echokardiographie durch die Thoraxverletzung und die Tatsache, dass der häufig verletzte rechte Ventrikel schwieriger einzusehen ist. Die transösophageale Echokardiographie bietet erhebliche Vorteile auch in der Diagnostik der Aortenruptur (36, 37, 38), wobei Kontraindikationen bei schweren Gesichts- und Halswirbelsäulenverletzungen zu berücksichtigen sind.

Die klinische Untersuchung ist unzuverlässig, richtungsweisend können pathologische Geräusche sein; zuverlässiger ist jede hämodynamische Instabilität, insbesondere mit hohen zentralvenösen Drücken.

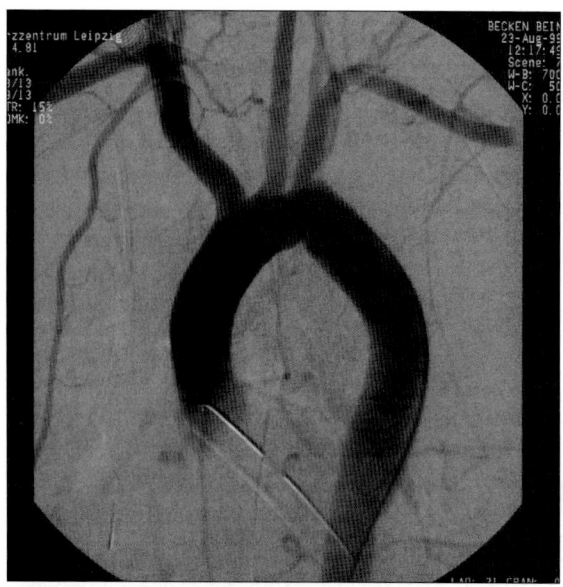

Abb. 11: Postoperatives angiographisches Ergebnis nach Protheseninterposition der proximalen Aorta descendens.

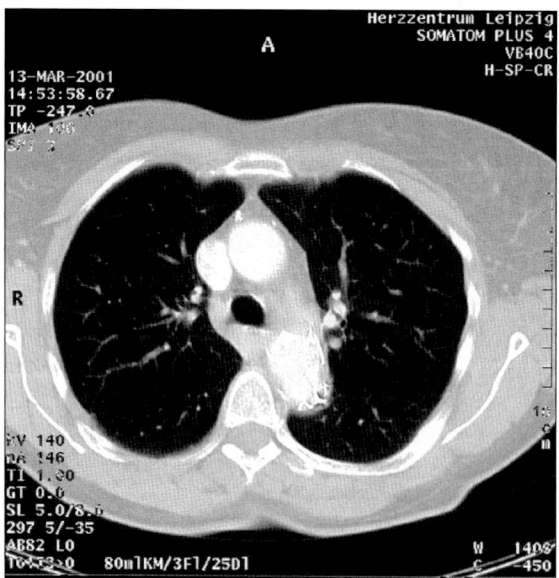

Abb. 12: Postinterventionelles Kontroll-CT mit endoluminalem Stent in der Aorta descendens.

Auch im Langzeitverlauf nach Polytrauma ist, beispielsweise vor der Entlassung, eine Echokardiographie sinnvoll, um äußerst selten auftretende Verletzungen der Herzklappen und des Klappenapparates sowie auch eine selten beschriebene Pericarditis constrictiva (21) zu erkennen.

Zusammenfassend ist die Diagnostik der Contusio cordis schwierig, ein „Goldstandard" existiert nicht (34). Die zunehmend schnelle Verfügbarkeit der Spiral-CT, die mittlerweile idealerweise neben Schockraumeinheiten und/ oder Intensivstationen sich befindet und zur Primärdiagnostik eingesetzt wird, lässt Vorteile erwarten (39).

Die Therapie folgt den kardiologischen Prinzipien, wobei eine Lysetherapie kontraindiziert ist. Eine intraaortale Ballongegenpulsationspumpe sollte erst dann eingesetzt werden, wenn eine Aortenruptur sicher ausgeschlossen ist.

2.5 Verletzungen der Herzklappen und der Klappenhalteapparate

Am häufigsten betroffen ist die Aortenklappe, am zweithäufigsten die Trikuspidalklappe und am dritthäufigsten die Mitralklappe.

Die Aortenklappe zerreißt entweder selbst oder ist im Rahmen einer Dissektion beteiligt (40, 41). Folge ist eine schwere, akute Aortenklappeninsuffizienz. Die Auskultation gibt wichtige Hinweise, die Echokardiographie liefert den Beweis. Die Tricuspidalklappe (42, 43) und die Mitralklappe oder gar beide Atrioventrikular-Klappen (44) werden durch Papillarmuskelabriss oder Chordaeabrisse insuffizient (45, 46). Neben einer Akutsymptomatik werden die AV-Klappenverletzungen oft erst im Verlauf, nach Monaten oder Jahren, durch eine progrediente Herzinsuffizienz symptomatisch. Solche Patienten werden in herzchirurgischen Zentren nicht ganz selten gesehen.

Es liegen Fallberichte über Dysfunktionen und Rupturen von implantierten Klappen (Aorten- und Mitralposition) nach stumpfem Trauma vor (47).

Eigener Fall

• *Beim Sturz vom Gerüst zog sich ein 36-jähriger Mann ein Polytrauma zu. 12 Jahre später ent-*

wickelten sich Zeichen der Rechtsherzinsuffizienz mit Halsvenenstauung, Hepatomegalie und Magenbeschwerden. In der transthorakalen Echokardiographie zeigte sich eine schwere Trikuspidalklappeninsuffizienz Grad 3 mit dringlicher Operationsindikation. Intraoperativ fand sich ein Chordaeabriss und es erfolgte die Rekonstruktion der Klappe mit einer Ringplastik.

2.6 Koronargefäßschädigung beim stumpfen Thoraxtrauma

Koronargefäße und vorhandene Bypassgefäße können thrombosieren, dissezieren, rupturieren, durch Ödem passager obliterieren, und es kann zur Fistelbildung in die Herzhöhlen kommen (48-53). Auch beim stumpfen Trauma sind der proximale RIVA nahe des Hauptstamms und die RCA am häufigsten betroffen, selten die RCX. Nicht selten liegt eine koronare Herzerkrankung und eine Plaqueruptur vor (48). Koronarangiographien und intravaskulärer Ultraschall (IVUS) zeigen regelhaft Intimadissektionen. Das Trauma ist nicht selten „nicht adäquat" (54, 55).

Die klinische Präsentation kann sehr unterschiedlich sein, vom Myokardinfarkt über das globale myokardiale Pumpversagen bis hin zur Perikardtamponade (56). Aufgrund der fehlenden Kollateralisierung wie bei der KHK kommt es bei diesen überwiegend jungen Patienten regelhaft zu großen Infarktarealen (57), wie auch folgender Fall zeigt:

Eigene Fälle

•*Fall 1: Ein 30-jähriger Patient stürzte vom Gerüst und erlitt ein Polytrauma mit fraglicher Herzbeteiligung. Die eine Woche nach Trauma durchgeführte Linksherzkatheteruntersuchung aufgrund einer in der transthorakalen Echokardiographie gesehenen Akinesie der Vorderwand zeigte eine proximale Dissektion und Verschluss des Ramus interventricularis anterior mit einer Akinesie der Vorderwand und einer schwer eingeschränkten linksventrikulären Funktion mit einer LVEF unter 2 %. Die Option einer chirurgischen Revaskularisation bestand nicht mehr. Herzinsuffizienz NYHA III. Der Patient wird in der Herzinsuffizienz- und Transplantationssprechstunde betreut*

und wird mittelfristig möglicherweise auf die Warteliste zur Herztransplantation kommen.

•*Fall 2: Ein 23-jähriger Mann wurde wegen retrosternaler Schmerzen in eine auswärtige Klinik aufgenommen, nachdem ihn ein Fußball am Rücken getroffen hatte. Zunächst Verdachtsdiagnose Perimyokarditis, da diskrete Zeichen eines respiratorischen Infektes bestanden. Nachdem sich im EKG Zeichen eines ausgedehnten Vorderwandmyokardinfarktes zeigten, Verlegung in unsere Klinik. Die Koronarangiographie zeigte eine Dissektion des proximalen Ramus interventricularis anterior mit ausgedehnter anterolateraler Akinesie und einer LVEF von 3 %. Die Behandlung erfolgte konservativ aufgrund des abgelaufenen Myokardinfarktes, die Kontrollangiographie am 10. Tag nach Trauma zeigte nur noch Wandunregelmäßigkeiten des RIVA, jedoch keine Dissektion mehr, die Pumpfunktion war gebessert mit einer LVEF von 4 % (49).*

Die Therapie wird unterschiedlich und individuell zu entscheiden sein, in einem ähnlichen Fall wie oben wurde notfallmäßig eine aortokoronare Bypassoperation durchgeführt (58).

2.7 Begleitverletzungen, seltene Verletzungen

Auf seltene Verletzungen, wie Herzherniationen (59), Verletzungen der Pulmonalarterien, des Aortenbogens, Ventrikelseptumrupturen (60), Ausbildung chronischer Ventrikelaneurysmen usw. soll nicht weiter eingegangen werden. Zu erwähnen sind die beim stumpfen Trauma, aber auch bei Schussverletzungen häufig zusätzlich vorliegenden Lungenkontusionen, die die Prognose und den Verlauf wesentlich mitbestimmen können (20, 61, 62). Eine Sternumfraktur kann den rechten Ventrikel und die Aorta ascendens verletzen.

Eigener Fall

•*56-jähriger Mann. Aus der Anamnese geht nicht hervor, ob der Sicherheitsgurt benutzt wurde. Nach Frontalunfall mit dem PKW wurde eine Sternumfraktur im Röntgenbild diagnostiziert, bei klinischer Verschlechterung wurde sofort eine CT durchgeführt und es zeigte sich eine beginnende Perikardtamponade. Es erfolgte die sofortige Verle-*

gung ins Herzzentrum. Nach medianer Sternoto-
mie fanden wir eine sickernde Blutung des rechten
Ventrikels, die mit filzarmierten Nähten versorgt
wurde. Problemloser postoperativer Verlauf.

Literatur

(1) FISCHER, G.: Die Wunden des Herzens und des Herzbeutels. Arch. Klin. Chir. 9, 571 (1868)

(2) REHN, L.: Zur Chirurgie des Herzens und des Herzbeutels. Arch. Klin Chir. 83, 723 (1907)

(3) CAMPBELL, N.C., THOMSON, S.R., MUCKART, D.J., MEUMANN, C.M., VAN MIDDELKOOP, I., BOTHA, J.B.: Review of 1198 cases of penetrating cardiac trauma. Br. J. Surg. 84, 1737-4170 (1997)

(4) FULTON, J.O., DE GROOT, K.M., BUCKELS, N.J., VON OPPELL, U.O.: Penetrating injuries involving the intrathoracic great vessels. S. Afr. J. Surg. 35, 82-86 (1997)

(5) TYBURSKI, J.G., ASTRA, L., WILSON, R.F., DENTE, C., STEFFES, C.: Factors affecting prognosis with penetrating wounds of the heart. J. Trauma. 48, 587-590 (2000)

(6) RADTKE, H.J., DE WET LUBBE, J.J., JANSON, P.M., BARNARD, P.M.: Penetrating wounds of the heart and pericardium. Thorac. Cardiovasc. Surg. 27, 18-23 (1979)

(7) BOLANOWSKI, P.J., SWAMINATHAN, A.P., NEVILLE, W.E.: Aggressive surgical management of penetrating cardiac injuries. J. Thorac. Cardiovasc. Surg. 66, 52-57 (1973)

(8) GOINS, W.A., FORD, D.H.: The lethality of penetrating cardiac wounds. Am. Surg. 62 987-993 (1996)

(9) MANDAL, A.K., OPARAH, S.S.: Unusually low mortality of penetrating wounds of the chest. Twelve years' experience. J. Thorac. Cardiovasc. Surg. 97, 119-125 (1989)

(10) PLUMMER, D., BRUNETTE, D., ASINGER, R., RUIZ, E.: Emergency department echocardiography improves outcome in penetrating cardiac injury. Ann. Emerg. Med. 21, 709-712 (1992)

(11) DEMETRIADES, D.: Cardiac penetrating injuries: personal experience of 45 cases. Br. J. Surg. 71, 95-97 (1984)

(12) HARRIS, D.G., JANSON, J.T., VAN WYK, J., PRETORIUS, J., ROSSOUW, G.J.: Delayed pericardial effusion following stab wounds to the chest. Eur. J. Cardiothorac. Surg. 23, 473-476 (2003)

(13) BURRI, C., BECK, H., ECKE, H., JUNGBLUTH, K.H., KUNER, E.H., PANNIKE, A., SCHMIT-NEUERBURG, K.P., SCHWEIBERER, L., SCHWEIKERT, C.H., SPIER, W., TSCHERNE, H.: Unfallchirurgie. 3. Auflage (1982)

(14) MITCHELL, M.E., MUAKKASSA, F.F., POOLE, G.V., RHODES, R.S., GRISWOLD, J.A.: Surgical approach of choice for penetrating cardiac wounds. J. Trauma. 34, 17-20 (1993)

(15) LIM, R., GILL, I.S., TEMES, R.T., SMITH, C.E.: The use of adenosine for repair of penetrating cardiac injuries: a novel method. Ann. Thorac. Surg. 71, 1714-1715 (2001)

(16) KRAM, H.B., APPEL, P.L., SHOEMAKER, W.C.: Increased incidence of cardiac contusion in patients with traumatic thoracic aortic rupture. Ann. Surg. 208, 615-618 (1988)

(17) ARIS, A., DELGADO, L.J., MONTIEL, J., SUBIRANA, M.T.: Multiple intracardiac lesions after blunt chest trauma. Ann. Thorac Surg. 70, 1692-1694 (2000)

(18) VINCENT, G.M., MCPEAK, H.: Commotio cordis. A Deadly Consequence of Chest Trauma. The Physician and Sportsmedicine 28, 433 (2000)

(19) MARON, B.J., POLIAC, L.C., KAPLAN, J.A,, MUELLER, F.O.: Blunt impact to the chest leading to sudden death from cardiac arrest during sports activities. N. Engl. J. Med. 333, 337-342 (1995)

(20) BRÜCK, E., STILETTO, R., BÖTEL, T., GOTZEN, L., MOOSDORF, R., LEPPEK, R.: Stumpfes Thoraxtrauma mit Aortenruptur und Lungenkontusion durch Hufschlag bei einem 15jährigen Mädchen. Unfallchirurg 99, 901-904 (1996)

(21) PRETRE, R., CHILCOTT, M.: Blunt trauma to the heart and great vessels. N. Engl. J. Med. 336, 626-632 (1997)

(22) VON OPPELL, U.O., DUNNE, T.T., DE GROOT, M.K., ZILLA, P.: Traumatic aortic rupture: twenty-year metaanalysis of mortality and risk of paraplegia. Ann. Thorac. Surg. 58, 585-593 (1994)

(23) SYMBAS, P.N., SHERMAN, A.J., SILVER, J.M., SYMBAS, J.D., LACKEY, J.J.: Traumatic rupture of the aorta: immediate or delayed repair? Ann. Surg. 235, 796-802 (2002)

(24) HOLMES, J.H. 4th, BLOCH, R.D., HALL, R.A., CARTER, Y.M., KARMY-JONES, R.C.: Natural history of traumatic rupture of the thoracic aorta managed nonoperatively: a longitudinal analysis. Ann. Thorac. Surg. 73, 1149-1154 (2002)

(25) FRAEDRICH, G., SPILLNER, G., SCHLOSSER, V., BEYERSDORF, F:: Chirurgische Therapie des chronischen traumatischen Aortenaneurysmas. Zentralbl. Chir. 121, 756-760 (1996)

(26) KALMÁR, P., PÜSCHEL, K., SUBBE, H.-M., GÜLTEKIN, E.: Verzögerte chirurgische Therapie der akuten Aortenrupturen. Zentralbl. Chir. 121, 750-755 (1996)

(27) MARTY-ANE, C.H., BERTHET, J.P., BRANCHEREAU, P., MARY, H., ALRIC, P.: Endovascular repair for acute traumatic rupture of the thoracic aorta. Ann. Thorac. Surg. 75, 1803-1807 (2003)

(28) DAENEN, G., MALEUX, G., DAENENS, K., FOURNEAU, I., NEVELSTEEN. A.: Thoracic aorta endoprosthesis: the final countdown for open surgery after traumatic aortic rupture? Ann. Vasc. Surg. 17, 185-191 (2003)

(29) FUJIKAWA, T., YUKIOKA, T., ISHIMARU, S., KANAI, M., MURAOKA, A., SASAKI, H., HONMA, H., KOIKE, S., KAWAGUCHI, S.: Endovascular stent grafting for the treatment of blunt thoracic aortic injury. J. Trauma 50, 223-229 (2001)

(30) GRABENWOGER, M., HUTSCHALA, D., EHRLICH, M.P., CARTES-ZUMELZU, F., THURNHER, S., LAMMER, J., WOLNER, E., HAVEL, M.: Thoracic aortic aneurysms: treatment with endovascular self-expandable stent grafts. Ann. Thorac. Surg 69, 441-445 (2000)

(31) ORFORD, V.P., ATKINSON, N.R., THOMSON, K., MILNE, P.Y., CAMPBELL, W.A., ROBERTS, A., GOLDBLATT, J., TATOULIS, J.: Blunt traumatic aortic transection: the endovascular experience. Ann. Thorac. Surg. 75, 106-11 (2003)

(32) SAKKA, S.G., HUETTEMANN, E., GIEBE, W., REINHART, K.: Late cardiac arrythmias after blunt chest trauma. Intensive Care Med. 26, 792-795 (2000)

(33) OGNIBENE, A., MORI, F., SANTONI, R., ZUPPIROLI, A., PERIS, A., TARGIONI, G., DOLARA A.: Cardiac troponin I in myocardial contusion. Clin. Chem. 44, 889-890 (1998)

(34) HELM, M., HAUKE, J., WEISS, A., LAMPL, L.: Troponin T als biochemischer Marker der Myokard-Kontusion in der Frühphse nach Trauma. Chirurg 70, 1347-1352 (1999)

(35) REIF, J., JUSTICE, J.L., OLSEN, W.R., PRAGER, R.L.: Selective monitoring of patients with suspected blunt cardiac injury. Ann. Thorac. Surg. 50, 530-532 (1990)

(36) WEISS, R.L., BRIER, J.A., O'CONNOR, W., ROSS, S., BRATHWAITE, C.M.: The usefulness of transesophageal echocardiography in diagnosing cardiac contusions. Chest 109, 73-77 (1996)

(37) HERPOLSHEIMER, F., SCHIESSLER, A., ANGRES, M., KRÜLLS-MÜNCH, J.: Traumatische Aortenruptur - Diagnosestellung mittels transösophagealer Echokardiographie. Z. Kardiol. 86, 722-726 (1997)

(38) SMITH, M.D., CASSIDY, J.M., SOUTHER, S., MORRIS, E.J., SAPIN, P.M., JOHNSON, S.B., KEARNEY, P.A.: Transesophageal echocardiography in the diagnosis of traumatic rupture of the aorta. N. Engl. J. Med. 332, 356-362 (1995)

(39) WICKY, S., WINTERMARK, M., SCHNYDER, P., CAPASSO, P., DENYS, A.: Imaging of blunt chest trauma. Eur. Radiol. 10, 1524-1538 (2000)

(40) EGOH, Y., OKOSHI, T., ANBE, J., AKASAKA, T.: Surgical treatment of traumatic rupture of the normal aortic valve. Eur. J. Cardiothorac. Surg. 11, 1180-1182 (1997)

(41) UNAL, M., DEMIRSOY, E., GOGUS, A., ARBATLI, H., HAMZAOGLU, A., SONMEZ, B.: Acute aortic valve regurgitation secondary to blunt chest trauma. Tex. Heart Inst. J. 28, 312-314 (2001)

(42) VAN SON, J.A., DANIELSON, G.K., SCHAFF, H.V., MILLER, F.A.: Traumatic tricuspid valve insufficiency. Experience in thirteen patients. J. Thorac. Cardiovasc. Surg. 108, 893-898 (1994)

(43) MAISANO, F., LORUSSO, R., SANDRELLI, L., TORRACCA, L., COLETTI, G., LA CANNA, G., ALFIERI, O.: Valve repair for traumatic tricuspid regurgitation. Eur. J. Cardiothorac. Surg. 10, 867-873 (1996)

(44) PELLEGRINI, R.V., COPELAND, C.E., DIMARCO, R.F., BEKOE, S., GRANT, K., MARRANGONI, A.G., CULIG, M.: Blunt rupture of both atrioventricular valves. Ann. Thorac. Surg. 42, 471-472 (1986)

(45) SIMMERS, T.A., MEIJBURG, H.W., DE LA RIVIERE, A.B.: Traumatic papillary muscle rupture. Ann. Thorac. Surg. 72, 257-259 (2001)

(46) BRUSCHI, G., AGATI, S., IORIO, F., VITALI, E.: Papillary muscle rupture and pericardial injuries after blunt chest trauma. Eur. J. Cardiothorac. Surg. 20, 200-202 (2001)

(47) RUMISEK, J.D., ROBINOWITZ, M., VIRMANI, R., BARRY, M.J., STEUDEL, W.T.: Bioprosthetic heart valve rupture associated with trauma. J. Trauma. 26, 276-279 (1986)

(48) SCHWAIBLMAIR, M., HOFLING, B.: Koronargefäßschädigung bei Thoraxtraumen. Dtsch. Med. Wochenschr. 122, 1043-1046 (1997)

(49) GUNKEL, O., WEIGL, C., LAUER, B., SCHULER, G.: Myokardinfarkt durch Dissektion des R. interventricularis anterior nach stumpfem Thoraxtrauma - ein Fallbericht. Z. Kardiol. 87, 300-307 (1998)

(50) MARTIN, R., MITCHELL, A., DHALLA, N.: Late pericardial tamponade and coronary arteriovenous fistula after trauma. Br. Heart J. 55, 216-218 (1986)

(51) NASEER, N., ARONOW, W.S., McCLUNG, J.A., SANAL, S., PETERSON, S.J., WEISS, M.B., FRISHMAN, W.H.: Circumflex coronary artery occlusion after blunt chest trauma. Heart Dis. 5, 184-186 (2003)

(52) DIMOPOULOS, K., ANGELINI, A., MENCARELLI, R., THIENE, G.: Multiple coronary rupture after blunt chest trauma. Heart. 89, 594 (2003)

(53) ESPLUGAS, E., BARTHE, J.E., SABATE, J., FONTANILLAS, C.: Obstruction of aortocoronary bypass due to blunt chest trauma. Int. J. Cardiol. 3, 311-314 (1983)

(54) GREENBERG, J., SALINGER, M., WESCHLER, F., EDELMAN, B., WILLIAMS, R.: Circumflex coronary artery dissection following waterskiing. Chest. 113, 1138-1140 (1998)

(55) WATT, A.H., STEPHENS, M.R.: Myocardial infarction after blunt chest trauma incurred during rugby football that later required cardiac transplantation. Br. Heart J. 55, 408-410 (1986)

(56) SUGIMOTO, S., YAMAUCHI, A., KUDOH, K., HAYAKAWA, M., IGARASHI, Y., TANAKA, T.: A successfully treated case of blunt traumatic right coronary ostium rupture. Ann. Thorac. Surg. 75, 1001-1003 (2003)

(57) CALVO ORBE, L., GARCIA GALLEGO, F., SOBRINO, N., SOTILLO, J., LOPEZ-SENDON, J.L., OLIVER, J., COMA, I., FRUTOS, A., SOBRINO, J.A., NAVARRO, J.M.: Acute myocardial infarction after blunt chest trauma in young people: need for prompt intervention. Cathet. Cardiovasc. Diagn. 24, 182-185 (1991)

(58) KLÜPPEL, D., BÖDEKER, K.: Traumatische Koronararteriendissektion nach stumpfem Thoraxtrauma - Fallbericht. Unfallchirurg 105, 387-391 (2002)

(59) JANSON, J.T., HARRIS, D.G., PRETORIUS, J., ROSSOUW, G.J.: Pericardial rupture and cardiac herniation after blunt chest trauma. Ann. Thorac. Surg. 75, 581-582 (2003)

(60) SCHAFFER, R.B., BERDAT, P.A., SEILER, C., CARREL, T.P.: Isolated fracture of the ventricular septum after blunt chest trauma. Ann. Thorac. Surg. 67, 843-844 (1999)

(61) SUHR, H., HAMBRECHT, S., MAUSER, M., FLEISCHMANN, D., FOESEL, T.: Blunt chest trauma with severe pulmonary contusion and traumatic myocardial infarction. Anasthesiol. Intensivmed. Notfallmed. Schmerzther. 35, 717-720 (2000)

(62) JOHNSON, J.A., COGBILL, T.H., WINGA, E.R.: Determinants of outcome after pulmonary contusion. J. Trauma. 26, 695-697 (1986)

Intrathorakale Venenverletzungen

Ronald Lützenberg · Claus Engelmann

Die Verletzungen der großen intrathorakalen Venen lassen sich in die traumatischen und iatrogenen Verletzungen differenzieren. Kaum eine Gefäßverletzung ist schwieriger zu managen als die der V. cava und ihrer großen Äste.

Traumatische Venenverletzungen entstehen durch stumpfes, penetrierendes und perforierendes Thoraxtrauma. Selten handelt es sich hierbei um isolierte Venenverletzungen, sondern um die Kombination mit Verletzungen der Arterien und der parenchymatösen Organe. Iatrogene Verletzungen sind mit der Weiterentwicklung invasiver endoluminaler Techniken und dem großzügigen Einsatz von Kathetern aus diagnostischer und therapeutischer Intention deutlich angestiegen.

Operative Begleitverletzungen bilden die andere Gruppe der iatrogenen Verletzungen. Entzündliche Veränderungen, Vernarbungen und invasives Tumorwachstum machen akzidentelle Venenverletzungen möglich. Die häufigste Läsion ist die Verletzung der V. brachiocephalica bei der medianen Sternotomie (13), aber auch der V. cava superior bei erweiterten Lungenresektionen.

Katheter können nach langer Liegedauer zur Arrosion der Venenwand führen. Insbesondere großlumige Dialysekatheter sind hierzu geeignet.

Eine weitere Ursache ist die Läsion der Vene bei der Anlage der Kathetersysteme.

Die Hälfte der Patienten, die eine Verletzung der großen intrathorakalen Venen erleiden, insbesondere die mit gleichzeitiger arterieller Verletzung, präsentieren sich im hämorrhagischen Schock. Die operative Versorgung ist integraler Bestandteil der Wiederbelebung bei hämorrhagischem Schockzustand.

Im Gegensatz zu den Arterien zeigen die Venen eine schlechte vasokonstiktorische Antwort auf die Läsion und können keine effektive Hämostase durch ihre eigenen physiologischen Eigenschaften erzeugen.

Da die zentralen Venen keine Klappen besitzen, erfolgt die Blutung nicht nur aus der Peripherie, sondern auch von zentral aus der Vorhofebene. Das Ausbleiben einer massiven Blutung schließt eine Verletzung der großen Gefäße nicht aus (30). Durch das umgebende Gewebe kann bei mediastinaler Lage der Läsion tamponiert werden und die Blutung sistieren. Eine Thrombenbildung führt zur Abdichtung.

Die schnelle Antwort des Kreislaufes auf massive Volumensubstitution lässt den Schluss auf diese Lokalisation zu. Wenn nicht, ist von einer freien, massiven Blutung in die Pleurahöhle auszugehen.

Es darf nicht erwartet oder angenommen werden, dass sich die Blutung, venös oder arteriell, in der Pleurahöhle tamponiert. Dies ist eine generelle Erkenntnis, die sowohl für das Trauma , aber auch für die iatrogene Verletzung gilt.

Beim klinischen Verdacht einer ausgedehnten Verletzung großer Gefäße ist die chirurgische Exploration sofort vorzunehmen. Die Wahl des Zugangs muss die proximale, aber auch distale Kontrolle des Gefäßes sicherstellen. Der falsche Zugang hat fatale Folgen.

Die großen thorakalen Venen sollten mit 4 - 0 oder besser mit 5 - 0 genäht werden.

Letzteres gilt auch für die V. brachicephalica nach Durchtrennung zur Exposition.

Die Versorgung der Venenverletzung kann sich extrem schwierig gestalten bei massiven Blutungen begleitender arterieller Läsionen, durch Verlegung der anatomischen Strukturen durch ausgedehnte Hämatome oder die massive Blutung aus der Vene selbst (44).

Die Blutungsquelle ist infolge der Zerfetzung des Gefäßes schwierig zu lokalisieren.

Die wesentliche Schwierigkeit in der Darstellung erklärt sich aus der Menge der Blutung aus einem vasalen Niederdruckgebiet mit sehr hohem Fluss (13, 38).

Die großen Venen besitzen keine Klappen. Dies ermöglicht die Flussumkehr und eine massive Blutung aus beiden Enden.

Vier Prozent der penetrierenden Thoraxverletzungen weisen eine Verletzung der großen Gefäße auf. Die Inzidenz nach Schussverletzungen ist höher (5 %) als bei Stichverletzungen (2 %).

Intravenöse Zugänge in der oberen Extremität sollten auf der Seite der vermuteten oder diagnostizierten Verletzung vermieden werden.

Als generelle Regel müssen Patienten mit Verletzung großer intrathorakaler Venen wenn möglich großlumige Zugänge in der unteren Extremität erhalten.

Die Behandlung des Schocks sollte die schnelle Infusion von Blut oder kristalloiden Lösungen vor der Operation vermeiden, da der deutliche Anstieg des Drucks zur Ausspülung eines weichen perivaskulären Koagels führt, und eine fatale Blutung auslösen kann. Ein peripherer Zugang an der betroffenen Seite provoziert diesen Vorgang direkt.

Bei einem venösen Verschluss oberhalb der V. azygos besteht eine Umgehung über die oberen Interkostalvenen, die das Blut über das Azygos- und Hemiazygossystem zum Herz leiten. Ist die V. azygos mit verschlossen, dilatieren die oberflächlichen Venen der Brustwand. Interne und externe vertebrale Plexus spielen eine bedeutende Rolle als Umgehung.

Diagnostik

Die Wahl der Diagnostik und deren Umfang sind abhängig vom Zustand des Patienten. Zumeist erlaubt die hämodynamische Instabilität keinen Zeitaufschub durch die Diagnostik und die unmittelbare operative Exploration wird vorgenommen.

Die Entleerung größerer Mengen dunklen Blutes kann Hinweis einer venösen Verletzung sein. Hierfür kommen jedoch auch Lungenparenchym- und Herzverletzungen, als auch Blutungen aus Wirbelkörperfrakturen sowie Blutungen aus dem Bauchraum bei simultaner Zwerchfellverletzung infrage.

Erlaubt der Zustand des Patienten eine Bildgebung, wird in der Regel ein CT des Thorax im Rahmen der Traumaspirale durchgeführt. Die Auswertung des Datensatzes der Traumaspirale im CT mit entsprechenden Rekonstruktionen ist schnell und effektiv. Die Bildgebung dient der Planung des optimalen Zugangs mit Erweiterungsmöglichkeit. Ein ungenügender Zugang kann in diesen Situationen fatal für den Patienten sein.

Eine Angiographie in der Diagnostik ist zu zeitaufwendig. Kommt sie zum Einsatz, verbessert sie die Genauigkeit der Untersuchung und reduziert die Inzidenz der übersehenen Gefäßverletzungen. Bei penetrierenden Verletzungen kann die Markierung aller Ein- und Austrittsstellen der Läsionen an der Körperoberfläche für die Beurteilung der Röntgenaufnahme einen Bezug zu den Gefäßen herstellen (34).

Prognose

Das Ergebnis der Behandlung der Verletzung großer intrathorakaler Venen wird durch die schnelle und suffiziente Beherrschung der Blutung bestimmt. Infolge der zumeist bestehenden Mehrfachverletzungen sind Fallbeschreibungen und retrospektive Analysen nur bedingt vergleichbar.

Etwa 50 % der Verletzten versterben vor Erreichen des Traumazentrums (5, 28).

Von den primär Überlebenden versterben 40 - 60 % im weiteren Verlauf (27).

Auch Verbesserungen in der Anästhesie und Intensivmedizin haben hieran wenig geändert. Iatrogene Venenverletzungen dagegen zeigen eine deutlich bessere Prognose. Intraoperative Läsionen sind direkt zu lokalisieren und ohne Zeitverzug zu versorgen. Es bestehen keine Begleitverletzungen über das operative Trauma hinaus.

OP-Indikation

Die Diagnose einer Venenverletzung kann in der Regel erst intraoperativ gestellt werden. Ein nichtpulsatiles Hämatom von schwarzem Blut identifiziert eine venöse Blutung.

Die Indikation zur Operation stellt sich daher bereits zwingend aus dem Schweregrad des erlittenen Traumas und dem Zustand des Patienten. Bei Verletzung großer Körpervenen liegt immer ein hypovolämischer Schockzustand vor (34).

Indikationen für die unmittelbare Operation sind (30):

- hämodynamische Instabilität,
- Hämoperikard,
- massive Blutung über die Thoraxdrainage,
- radiologischer Nachweis eines expandierenden Mediastinalhämatoms.

OP-Technik und Strategie

Ziel aller Operationsverfahren ist die Kontrolle der Blutung und sekundär die Rekonstruktion des Gefäßverlaufes.

Der Blutverlust bis zur Kompression oder Ausklemmung kann gewaltig sein.

Als schwerer Fehler ist das Bestreben, auch des mitunter unerfahrenen Assistenten, in dieser Situation zu werten, die Blutung absaugen zu wollen.

Das erste Manöver nach Herstellung des Zugangs bei einer venösen Verletzung ist die Absenkung des Kopfes des Patienten, um das Risiko der massiven Luftembolie zu minimieren. Danach sollte sofort komprimiert werden, vor der Aspiration des Blutes.

Hier hilft in der Regel nur Kompression, um Überblick zu erlangen. Wird die Kompression unterlassen und gesaugt, wird das Blutvolumen schnell deutlich vermindert. Dieser Volumenverlust ist kaum noch auszugleichen und bestimmt das Schicksal des Patienten. Es ist als operationstechnischer Fehler zu werten.

Anhand der Analyse des Verletzungsweges und der Lokalisation des Hämatoms ist die Blutungsquelle einzugrenzen und zu lokalisieren.

Die venöse Blutung breitet sich nicht mit einem Jet aus, sondern wie ein See. Die Läsion ist somit schwer einzustellen (8).

Ist die Blutung nicht zu lokalisieren, sollte eine Tamponade mit Bauchtüchern erfolgen. Auf diese Weise ist die Blutung zu vermindern oder gar zu kontrollieren.

Nach Stabilisierung der Hämodynamik kann die sukzessive Entfernung der Tamponade erfolgen und die Blutungsquelle eingegrenzt werden.

Ist die lokale Beherrschung der Blutung nicht machbar, kann in derart ausweglosen Situationen der Verblutungstod durch Tamponade und deren Belassen über Tage verhindert werden. Im Intervall von 3 - 4 Tagen wird die Tamponade entfernt, im Falle einer neuerlichen Blutung die Tamponierung wiederholt. Es ist die ultimo ratio vor der Exsanguination.

Eine direkte Naht ist mitunter unmöglich zu realisieren.

Die Frage, die sich hier stellt, ist die Rekonstruktion durch Interposition oder die einfache Ligatur.

Im Falle der Entscheidung zur Ligatur großer venöser Gefäße ist die Thrombektomie afferenter und efferenter Abschnitte zur Gewährleistung einer ausreichenden Kollateralisation anzustreben. Eine Ligatur ist so zu platzieren, dass keine perfundierten Gefäßstümpfe verbleiben, die ebenfalls Ausgangspunkt für Thromben und deren Abschwemmung sein können.

Zur Ausführung der direkten Naht ist die Kompression proximal und distal der Läsion mit dem Stieltupfer möglich. Bei kleineren Läsionen reicht das intermittierende Abdrücken mit dem Finger und dem Stechen der Naht. Stichverletzungen und intraoperative Läsionen lassen sich auf diese Weise schnell und sicher versorgen.

Die Verwendung von Metallclips ist für die temporäre oder definitive Versorgung kleinerer Lumina möglich. Eine Fehlplatzierung führt auch hier zur Vergrößerung der Läsion.

Der Einsatz eines Patches oder einer Gefäßprothese (Dacron oder ringverstärkte PTFE-Prothese) ist selten erforderlich.

Die Verwendung von autologem Material (V. jugularis und V. saphena) ist zu bevorzugen. Eine Einengung auf 50 % des Lumens kann toleriert werden.

Unterbleibt die Erweiterung, kann es zur Stase des Blutes kommen mit folgender Thromboembolie.

Der Reflux über die Kollateralzirkulation von V. azygos und Lumbalvenen ist zu beachten.

Ebenso die starke Vulnerabilität der Venenwand gegenüber der Verwendung von Klemmen. Diese sollten überzogen und atraumatisch sein. Nur die Platzierung unter Sicht und nicht das blinde Setzen garantiert den Erfolg.

Die Anwendung von Tourniquets ist im Bereich der zentralen Venen eine weitere Variante. Sie erfordert jedoch Zeit und Übersicht. Mit ihrer Hilfe können intraluminale Shunts zur Aufrechterhaltung der Perfusion fixiert werden.

Die Verwendung von FOGARTY-Kathetern und Blasenkathetern zur Blutungskontrolle ist zu überlegen. Ihre Platzierung führt jedoch fast immer zu einem größeren Blutverlust, auch wenn die Kontrolle danach erreicht ist.

SATINSKY-Klemmen ermöglichen den Erhalt der Perfusion und verhindern die venöse Hypertension. Gleichzeitig gestatten sie aber auch die weitere Verletzung der vulnerablen Venenwand (30).

Zugang und Lagerung

Der Zugang muss eine großzügige, übersichtliche und schnelle Exploration gewährleisten. Der zügigste Weg zur Blutungskontrolle ist anzustreben. Im Fall des Polytraumatisierten ist die Koordination mit den anderen Fachdisziplinen rechtzeitig sicherzustellen.

Die Sternotomie ist der übliche Zugang zur V. cava superior und zur V. brachiocephalica (34).

Über eine rechtsseitige Thorakotomie ist ebenfalls gute Kontrolle zur V. cava superior zu gewinnen, insbesondere dem dorsalen Anteil und bei einem Ausriss der V. azygos.

Der operative Zugang zur Blutstillung im Bereich des cervikothorakalen Übergangs der Zone I ist schwierig. Die partielle Sternotomie, Türflügelschnitt, Sternotomie, Thorakotomie, supraklavikuläre Incision oder eine Kombination von 2 Zugängen sind möglich (11). Die proximale Blutungskontrolle ist unbedingt erforderlich, da fast immer eine Kombination mit Verletzung der Arterien vorliegt.

Eine Erweiterungsmöglichkeit des Zugangs zu anderen Verletzungsregionen ist zu berücksichtigen.

Die Durchtrennung der V. brachiocephalica kann notwendig sein, um Zugang zu lebensbedrohlichen arteriellen Blutungen zu erlangen. Die Rekonstruktion der Vene ist anzustreben. Ist diese nicht möglich, kann die V. brachiocephalica, die V. jugularis oder die V. subclavia unterbunden werden.

Die Lagerung ist ebenfalls nach dem Muster der Begleitverletzungen auszurichten.

V. cava superior

Die überwiegende Zahl der Verletzungen der V. cava superior sind perforierende und penetrierende Verletzungen.

Die Mortalität liegt zwischen 50 - 60 % (14, 38, 41).

Es besteht eine hohe Inzidens assoziierter Verletzungen.

Überlebende nach Durchtrennung der Vene sind die Ausnahme (38).

Einrisse der Cava infolge stumpfer Traumen sind selten. Läsionen geringen Ausmaßes können durch das umliegende Gewebe tamponiert und für den klinischen Nachweis maskiert werden. Eine Zunahme der Mediastinalverbreiterung wird im Intervall beobachtet.

Die Verbindung zur Pleurahöhle führt zur profusen Blutung und hämorrhagischem Schock. Eine richtige Interpretation der austretenden Blutmenge und dessen Qualität über eine liegende Thoraxdrainage lässt die Indikation zur Thorakotomie unmittelbar stellen und die Situation beherrschen.

Der Verlauf der V. cava ist schnell zu mobilisieren. Die Schonung des N. phrenicus ist zu sichern und die Integrität des Nerven zu respektieren. Das dies selbst bei einer tangentialen Ausklemmung nicht immer möglich ist, ist einfach nachvollziehbar.

Verletzungen der V. cava superior oder der Vena brachiocephalica können meist durch laterale Naht mit oder ohne Patchplastik versorgt werden.

Eine vollständige Querklemmung der V. cava ist möglichst zu vermeiden, wird jedoch selbst bis auf die Ebene des rechten Vorhofes toleriert. Vorteilhaft ist die tangentiale Ausklemmung mit der SATINSKY-Klemme (15).

Die Qualität der Gefäßwand toleriert die Anwendung der Klemme in dieser Position wesentlich besser.

Alternativ ist die Einlage eines inneren Shunts eine technische Variante, jedoch von seltener praktischer Relevanz, da die Einlage mehr Zeitaufwand erfordert und eine kurzzeitige Beherrschung der Blutung hierfür ebenfalls nötig ist. Die Einlage eines großlumigen Fremdkörpers erfordert zusätzlich die Beeinflussung der Blutgerinnung, um eine lokale Thrombenbildung mit der Gefahr der Abschwemmung in die pulmonale Strombahn zu vermeiden. Dieses Vorgehen erfordert jedoch im Falle eines Polytraumas die Abstimmung mit den anderen beteiligten operativen Diziplinen. Eine Durchtrennung der V. vava superior ist sehr selten.

Der Ersatz der großflächig zerstörten Vene erfolgt mit V. jugularis Interponat oder wandverstärkter Kunststoffprothese. Die Abdeckung der möglichen Entnahmeregion für den autologen Gefäßersatz ist primär mit vorzubereiten.

In extremen Situationen kann die Vena cava superior auch ligiert werden (28, 37).

Iatrogene Perforationen, verursacht durch endoluminale Eingriffe, sind weniger schwer und genauso wie operative Begleitverletzungen mit direkter Naht zu versorgen.

Vena cava inferior

Bei der Betrachtung der intrathorakalen Verletzungen ist hier der juxtadiaphragmale und intraperikardiale Abschnitt zu berücksichtigen.

Ihre anatomische Lage kann bei penetrierenden und stumpfen Verletzungen Ursache einer massiven Blutung sein.

Beim Dezelerationstrauma wird das Herz nach vorn bewegt mit zusätzlicher Dehnung um die venöse Achse.

Diese führt zu einer Avulsion der Vena cava inferior an der Öffnung im Zwerchfell.

Die unmittelbare Herztamponade verursacht den schnellen Tod und erklärt, warum diese Verletzung so selten in der Praxis gesehen wird (7).

Der Zugang zur distalen V. cava inferior ist über die mediane Sternotomie gut zu erreichen. Eine Längseröffnung des Perikards entlang des rechten Vorhofes exponiert diese intraperikardial an ihrer cavo-atrialen Verbindung.

Eine vollständige Durchtrennung erfordert für den operativen Erfolg in der Regel die extrakorporale Zirkulation.

Im Gefolge einer zu langen Rekonstruktion der Vena cava inferior, aber auch der Superior, kann es zur Abknickung an Zwerchfell und Perikard kommen.

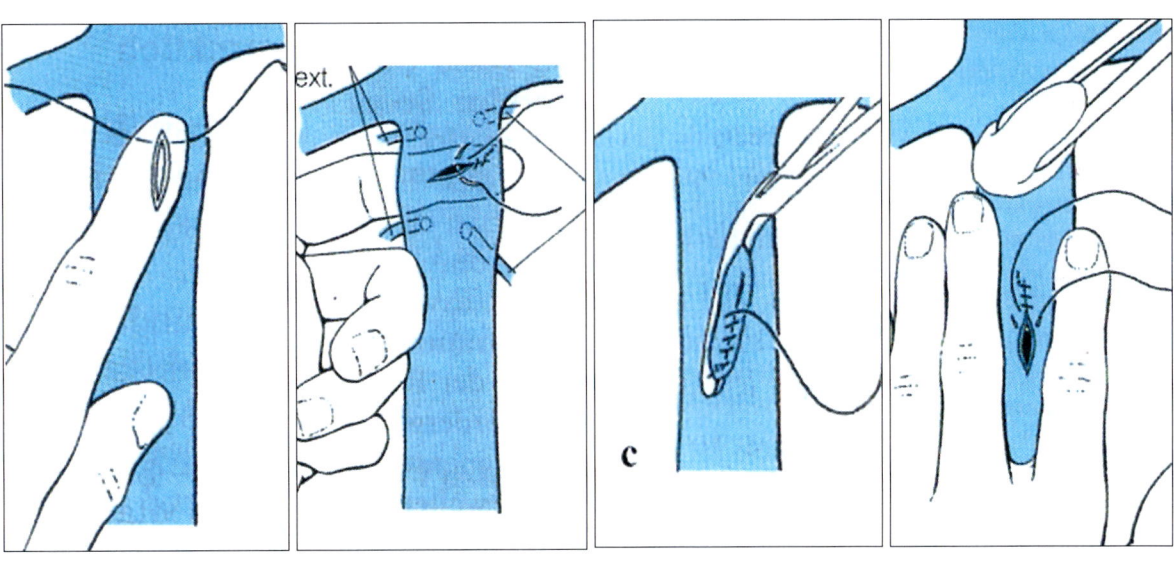

Abb. 1   Abb. 2   Abb. 3   Abb. 4
Abb. 1 - 4: Nahttechniken.

357

Verletzungen der Vena cava in ihrem intraperikardialem Abschnitt führen in der Regel zur Herztamponade. Eine präoperative Unterscheidung von Herzverletzungen ist nicht möglich. Sie ist daher eher die Domäne der Kardiochirurgie (15).

V. azygos

Die V. azygos wird üblicherweise nicht als großes Gefäß klassifiziert. Infolge des hohen Blutflusses müssen Verletzungen jedoch als potenziell fatal betrachtet werden. Eine Letalität bis zu 85 % wird beschrieben (25). Zumeist handelt es sich um penetrierende Verletzungen mit hämodynamischer Instabilität und Mediastinalverbreiterung (35). Initiales Zeichen sind die Hypotonie und der Hämothorax (10). 45 % der Verletzten sterben vor Aufnahme in die Klinik. Typisch pathognomonische Zeichen werden nicht beschrieben (31, 32).

Die Ursache der Verletzung der V. azygos beim stumpfen Trauma ist die Dezeleration und axiale Rotationskraft zwischen der mobilen Vena cava superior und der relativ fixen V. azygos (39). Der Verletzungsmechanismus ist ähnlich der Aortentranssektion.

In Höhe von T 4 bis T 11 ist die V. azygos nach hinten durch die Interkostalvenen fixiert, die in sie drainieren. In Höhe T 4 - 5 bildet sie den Azygosbogen und verläuft vor dem rechten Hilus nach vorn und tritt in die Hinterwand der V. cava superior oberhalb des rechten Vorhofes ein.

Als weitere Ursache wird eine Erhöhung des venösen Druckes durch Kompression der Mediastinalstrukturen zwischen Sternum und Wirbelsäule oder durch Druck auf das Abdomen benannt.

Rippen- und Wirbelkörperfrakturen sollen überwiegend nicht für eine Läsion verantwortlich sein (24, 33). Andererseits gibt eine Sektionsstudie den Nachweis, dass die Frakturdislokation der Wirbelkörper und Rippen der mittleren Brustwirbelsäule die V. azygos zerreißen kann (10).

Der Pathologe muss demnach die V. azygos-Verletzung als Ursache eines Hämothorax oder Hämomediastinums bei Opfern eines stumpfen Thoraxtraumas in Betracht ziehen, wenn keine Verletzungen an Herz, großen Gefäßen und Lungenparenchym sowie der Brustwand gefunden wurden. Gleiches gilt für die operative Exploration (26).

Diese Verletzung ist wahrscheinlich häufiger als sie in den wenigen Fällen in der Literatur beschrieben wird (10).

Insgesamt werden 21 Fälle einer stumpfen Verletzung benannt (35). Bei 90 % bestand ein Hämothorax mit Anlage einer Thoraxdrainage. Die persistierende Blutung veranlasste die Thorakotomie und ließ die Verletzung der V. azygos als Ursache erkennen.

Die direkte Versorgung wurde versucht, wenn die laterale Naht oder die End-zu-End-Anastomose schnell vorgenommen werden konnte. Bei ausgedehnter Läsion ist die Ligatur zu beiden Seiten die Therapie der Wahl (29). Umfangreiche Kollateralen verhindern die venöse Stauung (40).

Es findet sich nur eine Erwähnung einer Verletzung der V. hemiazygous (31).

Was den Berichten gemeinsam ist, ist die Tatsache, dass die Azygos-Verletzung meist immer zuletzt identifiziert wurde. Das lag auch daran, dass der Zugang zunächst von vorne gewählt wurde und die Möglichkeit dieser Blutungsquelle nicht immer in Betracht gezogen wurde. Die Schwierigkeit der Diagnose und Versorgung kann zur hohen Mortalität beigetragen haben.

Die Blutung aus der V. azygos kann sich im Moment der Rippenspreizung beim Zugang über die rechtsseitige Thorakotomie verstärken.

Penetrierende Verletzungen können eine Kombination von Läsionen der V. azygos, V. brachiocephalica, Trachea oder Bronchus und V. cava superior verursachen.

V. pulmonalis

Die isolierte oder kombinierte Lungenvenenverletzung ist sehr selten. Es wurden nur wenige Fälle in der Literatur beschrieben (6, 9, 16).

Perforierende Verletzungen stehen hier als Ursache im Vordergrund, jedoch sind auch stumpfe Traumen geeignet, einen Einriss der

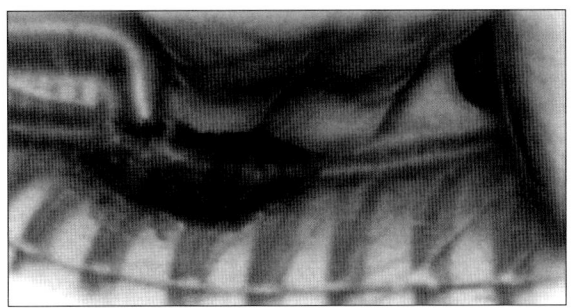
Abb. 5: Verletzung der V. azygos.

zentralen Lungenvene zu verursachen. Pulmonalvenen sind in 9 % betroffen. Diese Verletzungen sind mit einer Mortalität von 70 % verbunden.

Rupturierte Pulmonalvenen drainieren in die Pleurahöhle oder in das Pericard mit oder ohne Herzbeuteltamponade in Abhängigkeit eines Einrisses des Herzbeutels.

Der Einriss der Lungenvene kann bis in den linken Vorhof reichen. Zur operativen Klärung ist die Herz-Lungen-Maschine mitunter erforderlich (16).

Der akute Verschluss einer Lungenvene führt in jedem Fall zu Infarkt und Gangrän des entsprechenden Lungenabschnitts, was eine Sepsis auslöst.

Ist eine Rekonstruktion nicht möglich, muss eine Resektion des drainierten Lungenabschnitts erfolgen (18).

Verletzungen der Lungenvene sind oft mit denen von Oesophagus, Aorta, Herz und Lungenarterie als auch des Lungenparenchyms assoziiert.

Das klinische Bild ist gekennzeichnet durch den massiven Blutverlust in die Pleurahöhle. Die Ausbildung einer Perikardtamponade bei Entlastung in den Herzbeutel ist möglich.

Die Versorgung der Läsion richtet sich nach den Begleitverletzungen an Lungenparenchym und zentralen Atemwegen.

Eine zeitaufwendige Darstellung und Rekonstruktion ist gegen eine Lungenresektion abzuwägen. Diese muss bei den genannten Kombinationsverletzungen vorgezogen werden. Eine schnelle Sicherung der Blutung durch die Verwendung von Gefäßstaplern, auch intraperi-

kardial, führt zur schnellen Beherrschung der Blutung zentral und auch zur Verhinderung einer Luftembolie über die Venenläsion in den linken Vorhof und das arterielle System. Auch hier ist die unmittelbare Koordination mit dem Anästhesisten erforderlich.

Im Falle eines stumpfen Traumas ist vor der Resektion das Ausmaß einer Lungenkontusion auch der Gegenseite zu bedenken (15).

Intraperikardiale Läsionen der Vv. pulmonales zeigen das Bild einer Herzbeuteltamponade und werden daher unter dem Verdacht einer Herzverletzung via medianer Sternotomie angegangen. Die linke untere Lungenvene ist von ventral ohne Luxation des Herzens nicht zu erreichen. Intrapleurale Läsionen führen zu einem gleichseitigen Hämothorax, der unter dem Verdacht einer schweren pulmonalen Verletzung über eine entsprechende Thorakotomie in Seitenlagerung versorgt wird (13).

Verletzungen der mediastinalen Venen und der Venen des zerviko-thorakalen Übergangs

Verletzungen des zerviko-thorakalen Übergangs sind selten und treten mit massiver Blutung und Mortalität in Erscheinung (20). Durch die Verbesserungen der Rettungskette erreichen diese Verletzten vor der Verblutung die Klinik. 13 % der Verletzungen der großen Gefäße betreffen die V. subclavia. Penetrierende Verletzungen dieser Region machen nur 0,5 - 5 % der Gefäßläsionen aus (11). Der Anteil venöser Verletzungen ist etwa gleich groß wie der der arteriellen.

Verletzungen der V. subclavia haben eine höhere Letalität als die der A. subklavia (7).

Zone 1-Verletzungen, die von der Basis des Halses vom Jugulum bis zum unteren Rand des Krikoidknorpels reichen oder dem oberen Rand der Schlüsselbeine, sind besonders schwerwiegend (34). Penetrierende Verletzungen sind hier anzuschuldigen. Stumpfe Verletzungen des zervikothorakalen Übergangs sind extrem selten (29).

Die Röntgen-Aufnahme zeigt ein verbreitertes Mediastinum. Meist zeigten sich eine Klavikulafraktur sowie eine Fraktur der ersten und der zweiten Rippe.

Alle Blutungen, die das Platysma überschreiten, sollen exploriert werden (4).

Penetrierende Verletzungen der Vena subclavia können eine Verbindung zur Pleurahöhle aufweisen und so einen erheblichen venösen Blutverlust auslösen.

Bei einer Blutung aus der V. subclavia kann diese unterbunden werden (1).

Nur die schnelle Diagnose bringt Aussicht auf Erfolg. Es gilt die Regel, dass kein Patient mit einer äußeren Verletzung in diesem Bereich aus der Überwachung des Chirurgen entlassen werden darf, bevor nicht mit Sicherheit eine Gefäßverletzung ausgeschlossen ist oder diese sicher versorgt wurde.

Die Versorgung der Venenverletzung kann sich extrem schwierig gestalten bei massiven Blutungen begleitender arterieller Läsionen und durch Verlegung der anatomischen Strukturen durch ausgedehnte Hämatome.

Die Ligatur der V. brachiocephalica oder subclavia ist verbunden mit einem transienten postoperativen Ödem der oberen Extremität und Thrombophlebitis (4).

Die zunehmende Nutzung der V. subclavia als Zugangsweg resultiert in einer erhöhten Komplikationsrate (44).

Die Leitlinien zur Versorgung venöser Verletzungen im oberen Mediastinum sind nicht gut definiert.

Die Blutungen sind durch hohen Fluss bei niedrigem Druck gekennzeichnet.

Bei der Verwendung von Interponaten und nach Rekonstruktion sind die Offenheitsraten geringer im Vergleich zu arteriellen Verletzungen (44).

Die Verletzung der linken V. brachiocephalica ist drei Mal häufiger als die der rechten Seite. Der Einriss kann sich in die V. cava superior fortsetzen.

Der Zugang ist die mediane Sternotomie mit Verlängerung nach rechts oder links zervikal.

Penetrierende Verletzungen und Projektile können die Bildung eines Pseudoaneurysmas verursachen sowie AV-Fisteln induzieren (22).

Nach Ausbildung arteriovenöser Fisteln können diese auch durch endovaskuläre Techniken versorgt werden (2, 43).

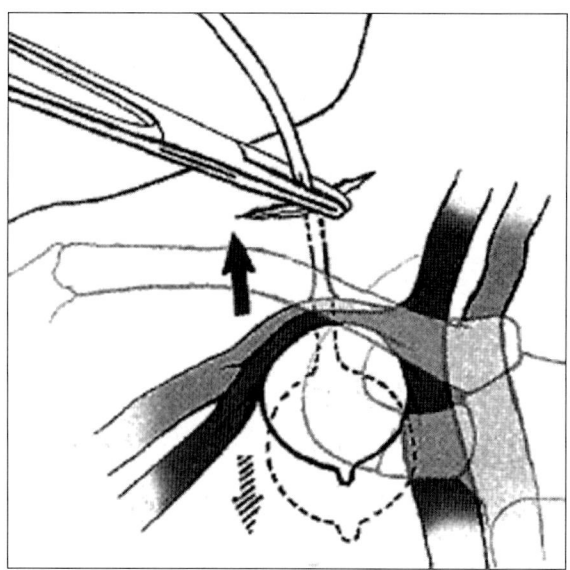

Abb. 6: Ballontamponade einer Verletzung der Vena und Arteria subclavia mit einem Blasenkatheter.

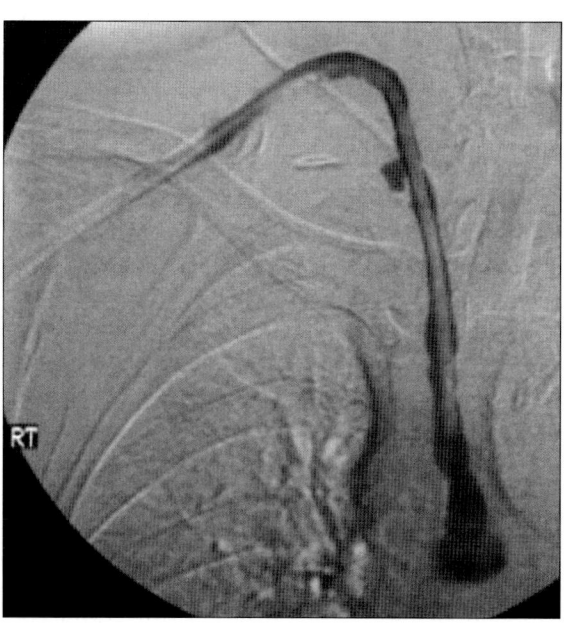

Abb. 7: Dislokation des ZVK mit Kontrastmittelextravasat.

Iatrogene Verletzungen

Venöse iatrogene Verletzungen, die einer operativen Revision bedürfen, sind selten.

Neben den Verletzungen durch Kathetersysteme (21, 36) ist die Verletzung der V. brachiocephalica durch die percutane Dilatationstracheotomie mit tödlichem Ausgang beschrieben (21). Zu beachten ist die gleichzeitige Verletzung benachbarter Strukturen.

Komplikationen

Das Komplikationsspektrum entspricht dem von thorax- und gefäßchirurgischen Eingriffen. Spezielle Komplikationen sind Infektionen der Pleurahöhle, Nachblutungen, Thrombosen, Nahtinsuffizienzen und Nahtinfektionen sowie Embolien mit ihren gravierenden systemischen Auswirkungen (13).

Literatur

(1) ABOULJOUD, M.S., OBEID, F.N., HORST, H.M.: Arterial injuries of the thoracic outlet: A ten-year experiance. Am. Surg. Vol. 59, 590 - 595 (1993)

(2) BATES, M.C., CAMPBELL, J.: Emergent stent graft isolation of a knife-related subclavian arterial venous fistula: Lessens learnes during long-term follow-up. Cath. Cardiovasc. Interv., Vol. 66, 483 - 486 (2001)

(3) BOWLES, B.J., TERUYA, T., BELZBERG, H.: Blunt traumatic azygos vein injury diagnosed by computed tomography: Case report and review of the literature. J. Trauma, Vol. 49, 776 - 779 (2000)

(4) BRICKER, D.L., NOON, G.P., BEALL, A.C., DEBAKEY, M.E.: Vascular injuries of the thoracic outlet. J. Trauma, Vol. 10, 1 - 15 (1970)

(5) BYRNE, D.E., PASS, H.J., CRAWFORD, F.A.: Traumatic vena caval injuries. Am. J. Surg., Vol. 140, 600 - 602 (1980)

(6) CLEMENS, R.H., FISCHER, P.J.: Blunt injury of the intrapericardial great vessels. J. Trauma, Vol. 50, 129 - 131 (2001)

(7) DEMETRIADES, D.: Subclavian vascular injuries. Br. J. Surg., Vol. 74, 1001 - 1003 (1987)

(8) FELICIANO, D.V.: Trauma to the aorta and major vessels. Chest. Surg. Clin. North Am.,Vol. 7, 305 - 323 (1997)

(9) FISHER, R.G., SANCHEZ-TORRES, M., THOMAS, J.W., WHIGHAM, C.J.: Subtle or atypical injuries of the thoracic aorta and brachiocephalic vessels in blunt thoracic trauma. Radiographics, Vol. 17, 835 - 849 (1997)

(10) FULTON, J.O., DE GROOT, K.M., BUCKELS, N.J., VON OPPELL, U.O.: Penetrating injuries involving the intrathoracic great vessels. S. Afr. J. Surg., Vol. 35, 82 - 86 (1997)

(11) GLINZ, W.: Thoraxverletzungen. Springer, Berlin, 234 - 236 (1984)

(12) HALTER, G., OREND, K.H.: Gefäßverletzungen im Thorax, Abdomen und Becken. Chirurg., Vol. 76, 411 - 426 (2005)

(13) HEBERER, G., VAN DONGEN, R.J.A.M.: Gefäßchirurgie. Springer, Berlin, 709 - 720 (2004)

(14) KUDSK, K.A., BONGARD, F., LIM, R.C.: Determinants of survival after vena cava injury. Analysis of a fourteen-year experience. Arch. Surg., Vol. 119, 1009 - 1012 (1984)

(15) LITTLE, A.G.: Complications in cardiothoracic surgery. Blackwell Futura, 150, (2005)

(16) LE GUYADER, A., BERTIN, F., LASKAR, M., CORNU, E.: Blunt chest trauma: a right pulmonary vein rupture. Eur. J. Cardiothoracic Surg., Vol. 20, 1054 - 1056 (2001)

(17) MALLOY, P.C., RICHARD, H.M.: Thoracic angiography and intervention in trauma. Radiol. Clin. N. Am., Vol. 44, 239 - 249 (2006)

(18) MATTOX, K.L.: Thoracic vascular trauma. J. Vasc. Surg., Vol. 7, 725 - 729 (1988)

(19) MATTOX, K.: Approaches to trauma involving the major vessels of the thorax. Surg. Clin. North Am., Vol. 69, 77 - 91 (1989)

(20) MATTOX, K.L., FELICIANO, D.V., BRUNCH, J., et al.: Five thousand seven hundred sixty cardiovascular injuries in 4459 patient. Ann. Surg., Vol. 209, 698 - 707 (1989)

(21) MC CORMICK, B., MANARA, A.R.: Mortality from percutaneous dilatational tracheostomy. A report of three cases. Anaesthesia, Vol. 60, 490 - 495 (2005)

(22) MC COY, D.W., WISEMANN, D.S., PATE, J.W., FABIAN, T.C., WALKER, W.A.: Subclavian artery injuries. Am. Surg., Vol. 63, 761-764 (1997)

(23) MC KEOWN, P.P., ROSEMURGY, A., CONANT, P.: Blunt traumatic rupture of pulmonary vein, left atrium and bronchus. Ann. Thorac Surg., Vol. 52, 1171 - 1172 (1991)

(24) MIRVIS, S.E.: Thoracic vascular injury. Radiol. Clin. N. Am., Vol. 44, 181 - 197 (2006)

(25) MURREY, B.H., COHLE, S.D. DAVIDSON, P.: Pericardial tamponade and death from Hickman catheter perforation. Am. Surg., Vol. 62, 1557 - 62 (1996)

(26) NGUYEN, L.L., GATES, J.D.: Simultaneus azygous vein and aortic injury from blunt chest trauma: case report and review of the literature. J. Trauma, Vol. 61: 444 - 446 (2006)

(27) OCHSNER, J.L., CRAWFORD, E.S.T., DEBAKEY, M.E.: Injuries of the vena cava caused by external trauma. Surgery, Vol. 49, 397 - 405 (1981)

(28) OREND, K.H.: Verletzungen der großen intrathorakalen und intraabdominellen Venen. Gefäßchir., Vol. 7, 224 - 228 (2002)

(29) ROBBS, J.V., REDDY, E.: Management options for penetrating injuries to the great veins of the neck and superior mediastinum. Surg. Gynecol. Obstet, Vol. 165, 323 - 326 (1987)

(30) SCOTT, A.L., LORI, D.C., MATTHEW, J.W.: Penetrating Thoracic Vascular Injury. In: RICH, N.M., MATTOX, K.L., HIRSHBERG, A.: Vascular Trauma, Elsevier, Saunders, 251 - 267 (2004)

(31) SHERANI, T.M., FITZPATRICK, G.J., PHELAN, D.M.: Ruptured azygos vein due to blunt chest trauma. Br. J. Surg., Vol. 73, 885 (1986)

(32) SHKRUM, M.J., GREEN, R.N., SHUM, D.T.: Azygos vein laceration due to blunt trauma. J. Forensic Sci., Vol. 36, 410 - 421 (1991)

(33) SNYDER, C.L., EYER, S.D.: Blunt chest trauma with transection of the azygous vein: case report. J. Trauma, Vol. 29, 889-890 (1989)

(34) STEPHEN, C., NICHOLLS, M.D.: Management of great vessel injury. In: KARMY-JONES, R.: Thoracic trauma and critical care. Kluwer Academic. Publishers, 303 - 313 (2002)

(35) THURMAN, R.T., ROETTGER, R.: Intrapleural rupture of the azygous vein. Ann. Thorac Surg., Vol. 53, 697 - 699 (2002)

(36) TONG, M.K.H., SIU, Y.P.: Misplacement of a right internal jugular vein haemodialysis catheter into the mediastinum. Hong Kong Med. J., Vol. 10, 135 - 139 (2004)

(37) TURPIN, J., STATE, D., SCHWARTZ, A.: Injuries to the vena cava and their management. Am. J. Surg., Vol. 134, 25 - 32 (1977)

(38) VAN DE WAL, H.J., DRAAISMA, J.M., VINCENT, J.G., GORIS, R.J.: Rupture of the supradiaphragmatic inferior vena cava by blunt decelerating trauma: case report. J. Trauma, Vol. 30, 111 - 113 (1990)

(39) VARGHESE, D., RATEL, J., CAMERON, E.W., ROBSON, M.: Repair of pulmonary vein rupture after deceleration injury. Ann. Thorac Surg., Vol. 70, 656 - 658 (2000)

(40) WALL, M.J., MATTOX, K.L., DE BAKEY: Injuries to the azygous venous system. J. Trauma, Vol. 60, 357 - 362 (2006)

(41) WALSH, A., SNYDER, H.S.: Azygos vein laceration following a vertical deceleration injury. J. Emerg. Med., Vol. 10, 35 - 37 (1992)

(42) WALZ, M., KOLBOW, B., AUERBACH, F., FERNANDES-LASER, C., EPPEN, R.: Ruptur der V. azygos beim stumpfen Thoraxtrauma. Unfallchirurg., Vol. 106, 764 - 767 (2003)

(43) WERRE, A., VAN DER VLIET, BIERT, J., BLANKENSTEIJN, J.D., KOOL, L.J.: Endovascular management of a gunshot wound injury to the innominate artery and brachiocephalic vein. Vascular, Vol. 13, 58-61 (2005)

(44) WESTABY, S.: Cardiothoracic Trauma. Arnold, 159 - 166 (1999)

Viszeralchirurgische Verletzungen beim thorakalen Trauma

Arved Weimann

„Die Gewährleistung einer stets und allseits bestmöglichen Behandlung beim traumatisierten Abdomen mit der Vielzahl seiner Ausprägungen, mit seinen nach wie vor bestehenden diagnostischen Unsicherheiten und der oft schwierigen operativen Technik ist für die Chirurgie weiterhin eine besonders wichtige Aufgabe."
Rudolf PICHLMAYR (1).

Beim Polytrauma findet sich in der Analyse eines großen Patientenguts folgende Häufigkeit der Verletzungen: 1. Extremitäten (86 %), 2. Schädel (69 %), 3. Thorax (62 %), 4. Abdomen (36 %), 5. Becken (28 %) und 6. Wirbelsäule (14 %). Kombinierte Verletzungen betreffen vor allem Extremitäten und Schädel, danach Extremitäten und Thorax sowie Thorax und Schädel, erst danach Thorax und Abdomen. Die Letalität des Mehrfachverletzten liegt bei 20-30 % und wird signifikant durch die Verletzungen von Schädel und Thorax bestimmt, weniger durch die des Abdomens (2). Die vitale Priorität des chirurgischen Vorgehens beim Polytrauma zielt primär auf die Blutstillung zur Beherrschung der Schocksituation. Bei kreislaufinstabilen Patienten mit kombiniert thorakaler und abdomineller Verletzung ist nur dann primär die Laparotomie durchzuführen, wenn eine intrathorakale Blutung ausgeschlossen erscheint. Dies gilt insbesondere dann, wenn beidseits gelegte Thoraxdrainagen kein Blut fördern. Bei instabilem Patienten ohne sonographischen oder computertomographischen Nachweis freier Flüssigkeit muss an eine Beckenfraktur als Ursache der Instabilität mit Indikation für die primäre Anlage einer Beckenzwinge gedacht werden. Empfohlen wird das Vorgehen nach dem Algorithmus in Abbildung 1 (3). Beim hämodynamisch stabilen Patienten ohne Transfusionsbedarf kann unter intensivmedizinischer Überwachung zunächst konservativ behandelt werden.

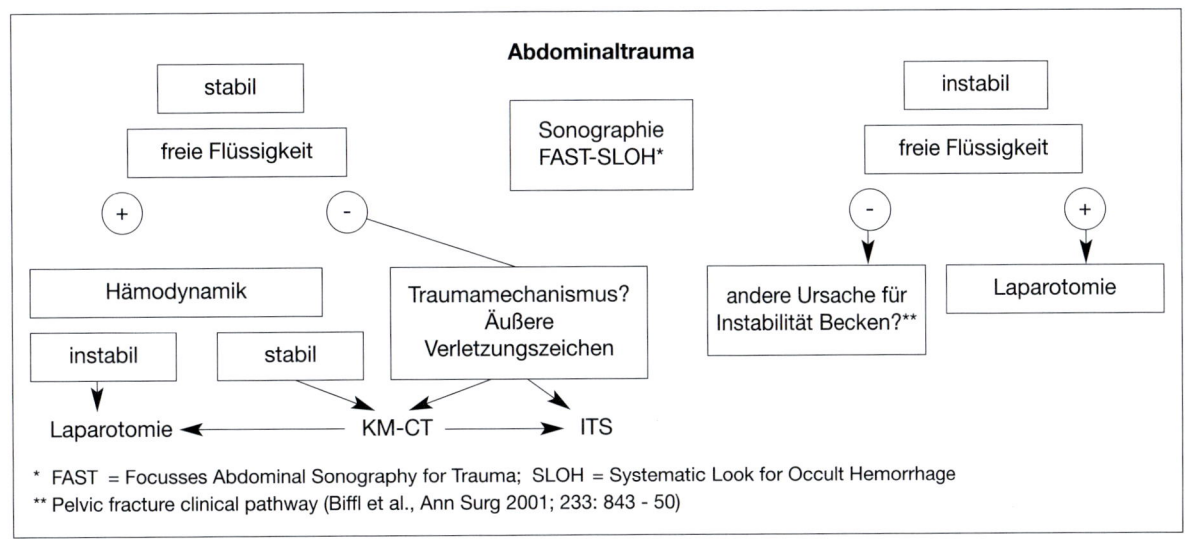

Abb. 1: Abdominaltrauma.

Logistik und Diagnostik

In der Diagnostik besitzt bei Verdacht auf komplexes Verletzungsmuster die zumeist verfügbare und heute häufig in der Nähe des Schockraums lokalisierte Computertomographie größten Stellenwert (4). Die Spiral-CT sollte bei großzügiger Indikation in unmittelbarem Anschluss an die Erstversorgung im Schockraum innerhalb der „Golden hour" als „Multislice-Ganzkörperscan" unter intravenöser Gabe von Kontrastmittel durchgeführt werden. Die Untersuchungszeit beträgt einschließlich Transport und Umlagern nur noch wenige Minuten. So sind aus der eigenen Erfahrung Situationen, in denen der Zustand des Patienten zur direkten Operation zwingt, sehr selten und prognostisch besonders ungünstig. Auch schwere Leber- und Milzrupturen bluten unter der Vasokonstriktion des Schocks nur wenig, sodass der Zeitverlust der CT durch den erheblichen Informationsgewinn zur Komplexität und den vitalen Prioritäten gerechtfertigt werden kann. Nach der ersten Befundung des Radiologen im Beisein der verantwortlichen Unfall-, Thorax- und Viszeralchirurgen bzw. anderer beteiligter Disziplinen wird die Reihenfolge des operativen Vorgehens festgelegt. Während des Transportes zum Operationssaal kann die subtilere und weitergehende Beurteilung der Bilder erfolgen. Gegebenenfalls muss das Vorgehen noch einmal geändert werden.

Für die Diagnostik des Abdomens ist die in der Notaufnahme bei Eintreffen des Patienten durchgeführte und nach zehn Minuten wiederholte Sonographie weiterhin als Standard anzusehen. In einer Metaanalyse zur Wertigkeit der Sonographie zeigte sich jedoch eine niedrige Sensitivität bei hoher Spezifität („missed injury"). Bei einer Prätest-Wahrscheinlichkeit von 50 % blieben bei negativem Ultraschallbefund noch fast 25 % Risiko für eine intraabdominelle Verletzung (5). Insbesondere auf das Fehlen oder eine nur minimale Menge freier Flüssigkeit ist auch von anderen Autoren hingewiesen worden (6-8). So besteht aktuell die Auffassung, dass die CT von Abdomen und Becken der fokussierten abdominellen Sonographie beim Trauma (FAST) überlegen ist (9). Noch fehlen Serien mit Ergebnissen zur kontrastmittelverstärkten Sonographie, welche zu einer erheblichen Verbesserung der Sensitivität führen wird. Dennoch dürfte im Hinblick auf die Diagnostik von Schädel, Thorax, Becken und Wirbelsäule auch hier die CT den Vorrang haben.

Operativer Zugang und Strategie

Allgemein wird als Zugang beim traumatisierten Abdomen die mediane Laparotomie, gegebenenfalls bei Leberruptur ergänzt durch eine quere Erweiterung, empfohlen (10). In Kombination mit einem Thoraxtrauma sind Milz- und Leberruptur die häufigsten Verletzungen. Sofern sich bildgebend Hinweise auf eine Leber-/Milzverletzung ergeben, wird deswegen im eigenen Vorgehen aufgrund des besseren Zugangs zum Oberbauch insbesondere zur Mobilisierung und Exposition des rechten Leberlappens primär die quere Oberbauchlaparotomie, ggf. mit Verlängerung nach kranial zum Xyphoid (Mercedesstern), bevorzugt. Auch das übrige Abdomen lässt sich sicher über diesen Zugang explorieren. Nur im Falle des Auftretens weniger wahrscheinlicher Verletzungen im Unterbauch, z. B. Sigmaperforation, muss die mediane Laparotomie nach caudal verlängert werden. Die vollständige Exploration umfasst das gesamte Abdomen einschließlich eines KOCHERschen Manövers zur Mobilisierung des Duodenums sowie die Eröffnung der Bursa omentalis über das Ligamentum gastrocolicum zur Beurteilung des Pankreas. Bei unübersichtlicher Blutung wird das Abdomen schrittweise passager zur Darstellung der Blutungsquelle tamponiert. Die Eröffnung eines retroperitonealen Hämatoms sollte möglichst vermieden werden. Sofern es doch zur Eröffnung des Retroperitoneums kommt, ist beim Patienten im hämorrhagischen Schock aufgrund der Verbrauchskoagulopathie eine Tamponade zur Blutstillung zumeist unvermeidlich.

Bei instabilen kritischen Patienten ist im hämorrhagischem Schock das Entstehen einer Verbrauchskoagulopathie zu erwarten, sofern diese nicht bereits zum Zeitpunkt der Operation besteht.

Ziel der Operation muss es sein, in kürzester Zeit das Verletzungsmuster im Abdomen eindeutig zu klären und eine „grobe" Blutstillung und Versorgung vorzunehmen.

Eine intensive Blutstillung mit dem Ziel eines definitiven Bauchdeckenverschlusses ist aufgrund der bestehenden Verbrauchskoagulopathie häufig frustran. Verlängerung der Operationszeit bedeutet in dieser Situation einen erhöhten Verbrauch an Blutkonserven, Fresh Frozen Plasma (FFP) und Gerinnungsfaktoren. Dies kann eine weitere Verschlechterung der Gesamtsituation bedeuten. Zudem ist das Risiko einer durch anhaltende Blutung erforderlichen Relaparotomie unter Umständen nur wenige Stunden später und unter den Bedingungen einer weiter verschlechterten Gerinnung extrem hoch. Diese Vorbehalte gelten auch für die definitive Versorgung komplexer Verletzungen, welche zudem unter Umständen durch den weniger erfahrenen Operateur und die Bedingungen eines eingebluteten unübersichtlichen Situs mit erheblicher Verlängerung der Operationszeit erfolgen müssen. Nach Abstimmung mit dem Anästhesisten wird deswegen im eigenen Vorgehen die Indikation zur passageren Tamponade mittels Bauchtüchern sehr großzügig gestellt. Die definitive Versorgung erfolgt dann im Rahmen einer „Second-Look"-Operation nach der ersten Stabilisierung unter günstigeren Ausgangsbedingungen. Nach der Tamponade wird das Abdomen hierbei über zwei flächenhaft ausgebreiteten Bauchtüchern mit dazwischen liegender Drainage nur grob adaptiert. Durch Belassen einer

Lücke zur Dekompression kann auch das Entstehen eines Kompartmentsyndroms (s. weiter) möglichst vermieden werden.

Die Bedeutung der Laparoskopie ist beim Abdominaltrauma sowohl für Diagnostik wie Therapie umstritten. Eine sichere und vollständige Exploration des gesamten Abdomens ist nicht möglich. Beim instabilen Mehrfachverletzten ist der Zeitaufwand bei hohem Umsteigerisiko kritisch zu sehen. So wird hier im eigenen Vorgehen das primär offene Vorgehen bevorzugt. Dies gilt nicht für den hämodynamisch stabilen Patienten. Geeignet ist die Laparoskopie auch zur Exploration nach penetrierendem Trauma, z. B. nach Messerstichverletzung. Jedoch ist auch hier die Indikation zum Umsteigen großzügig zu stellen.

Nur die häufigsten in Kombination mit einem Thoraxtrauma auftretenden abdominellen Verletzungen sollen hier behandelt werden.

Milzruptur

Die Klassifikation der Milzverletzungen erfolgt nach MOORE (11) (Tab. 1).

Mit dem Ziel eines Milzerhalts richtet sich das Vorgehen vor allem nach der Gesamtsituation, d. h. der Schwere des Thoraxtraumas und dem Bestehen weiterer intraabdomineller Verletzungen.

Bei hämodynamisch stabilen Patienten kann die Therapie einer Milzruptur (Grad 1 und 2 nach MOORE) konservativ unter intensivmedizinischer Überwachung (mindestens 3 Tage)

Tab. 1: Klassifikation der Milzverletzungen nach MOORE (11)

Grad	Verletzung	Ausmaß
1	Hämatom Lazeration	Subkapsulärumschrieben, < 10 % Oberfläche, Kapselriss, keine Blutung < 1cm Parenchymtiefe
2	Hämatom Lazeration	Subkapsulär umschrieben, 10-50 % Oberfläche, intraparenchymatös umschrieben, < 2cm Durchmesser Kapselriss, Blutung 1-3 cm Parenchmytiefe ohne Trabekel
3	Hämatom Lazeration	Subkapsulär > 50 % Oberfläche, Blutung intraparenchymatös > 2cm > 3 cm Parenchmytiefe mit Trabekelgefäßverletzung
4	Hämatom Lazeration	Rupturiertes intraparenchymatöses Hämatom mit Blutung Abriss segmentaler oder hilärer Gefäße (>25% der Milz)
5	Lazeration, Gefäße	Komplette Milzzerstörung, Hilusabriss

mit täglicher sonographischer Verlaufskontrolle erfolgen. Wegen der Gefahr einer zweizeitigen Milzruptur ist bei konservativer Therapie eine stationäre Überwachung für mindestens 10 Tage erforderlich.

Erste Symptome einer sekundären Milzruptur sind Tachykardie und akute abdominelle Schmerzen. Dann besteht die Indikation zur Laparotomie.

Auch bei primär instabilen Patienten mit Milzruptur Grad 3 – gegebenenfalls auch 4 – nach MOORE (11) sollte unbedingt ein Milzerhalt angestrebt werden. Sofern durch Volumensubstitution und Transfusion eine stabile Kreislaufsituation hergestellt werden kann, besteht ausreichend Zeit, um mittels Infrarotkoagulation, Argonbeamer und Aufbringen von hämostyptischem Vlies eine Blutstillung herbeizuführen. Hierzu ist eine besonders vorsichtige Mobilisierung der Milz erforderlich, da vor allem die Gefahr besteht, während dieses Manövers die Läsion weiter zu vergrößern und damit die Chance eines Milzerhalts zu vermindern. Zusätzlich kann die kontusionierte Milz mit einem Vicrylnetz umhüllt werden („Wrapping"). Ein speziell für diesen Fall verfügbares Vicrylnetz bietet die Möglichkeit, die Milz wie in einem Beutel durch Knoten der hierfür vorgesehenen Fäden zu komprimieren. Ist durch diese Maßnahmen keine befriedigende Blutstillung zu erreichen, sollte eine zusätzliche Tamponade durch 2-3 Bauchtücher hinter der Milz erfolgen. Wenn dann Bluttrockenheit besteht, ist unter Belassen der Tamponade eine „Second look"-Operation nach 24-48 Stunden anzuraten. Sofern auch während der Operation insbesondere bei Mehrfachverletzungen – z.B. paralleles Bestehen einer Leberruptur – Kreislaufinstabilität besteht, sind länger dauernde Maßnahmen zur Blutstillung aufgrund des zusätzlichen Blutverlustes nicht sinnvoll. Wenn eine Relaparotomie aufgrund der übrigen abdominellen Verletzungen – z.B. Leberruptur – in jedem Fall vorgesehen ist, empfiehlt sich hier die primäre Tamponade, ggf. nach „Wrapping". Hierdurch wird in der Regel eine Blutstillung erreicht. Wenn bei schwerem Polytrauma eine Relaparotomie ansonsten nicht erforderlich ist und eine ausreichende Stabilisierung des vital schwer bedrohten Patienten, z.B. durch das Thoraxtrauma oder weitere extraabdominelle Begleitverletzungen, innerhalb der ersten Tage sehr fraglich erscheint, sollte primär eine Splenektomie erfolgen, dies mit dem Ziel, das Abdomen rasch und vollständig zu sanieren. Bei weitgehender Zerstörung der Milz bzw. Hilusabriss (zumeist Grad 4 und vor allem 5 nach MOORE) ist die primäre Splenektomie ebenfalls erforderlich. Hierbei muss vor allem auf die Vermeidung einer Verletzung des Pankreasschwanzes mit nachfolgender Pankreatitis geachtet werden. Es wird empfohlen, die Milzloge mit dicklumigen Drainagen gut zu drainieren, um ggf. im weiteren Verlauf insbesondere bei Manifestation einer Pankreatitis auch eine Spülung der Milzloge durchführen zu können. Diese Strategie ist in dem Algorithmus in Abbildung 2 zusammengefasst.

Falls eine Splenektomie durchgeführt wurde, ist eine Impfung mit Pneumovax innerhalb von 3-4 Wochen zur Vermeidung eines OPSI-(Overwhelming Post-Splenectomy Infection) Syndroms obligat.

Leberruptur

Die Letalität nach Lebertrauma beträgt zwischen 10 und 25 % und tritt zumeist innerhalb der ersten 48 Stunden auf (10). Ursache sind vor allem Schock und Verbrauchskoagulopathie. Die Klassifikation der Leberverletzungen erfolgt nach MOORE (11) (Tab. 2).

Bei hämodynamisch stabilem Patienten ist unter intensivmedizinischer Überwachung und täglicher sonographischer Kontrolle, ggf. auch erneuter CT, eine konservative Therapie möglich.

Bei instabilen Patienten mit Indikation zur Laparotomie sollten während der Operationsvorbereitung, sofern verfügbar, Infrarotkoagulator und/oder Argonbeamer bereitgestellt werden, um nachfolgend nicht unnötige Zeit zu verlieren.

Nach Erreichen der ersten Übersicht wird vor der weitergehenden abdominellen Exploration zunächst das Omentum minus eröffnet, dann das Ligamentum hepatoduodenale umfahren und zur Vorbereitung für ein eventuell erforderliches PRINGLE-Manöver angeschlungen. Zu beachten ist, dass die Ischämietoleranz der Leber im hämorrhagischen Schock deutlich herabgesetzt ist. So sollte eine Hilusokklusion nur im Notfall und möglichst nur für wenige Minuten durchgeführt werden.

Sofern auch eine effektive Hilusokklusion nicht zur Bluttrockenheit führt, muss eine Blutung aus dem Abflussgebiet der Lebervenen angenommen werden (Verletzung Grad 5 nach MOORE). Diese Situation ist relativ selten, da die meisten Patienten mit diesen Verletzungen wohl nicht mehr die Klinik erreichen. Auch Verletzungen im Leberhilus und Leberabriss sind sehr selten (Verletzung Grad 6 nach MOORE).

Nur bei völliger Zerstörung von Leberanteilen sollten diese entfernt werden. Eine Débridementresektion sollte nach eigener Erfahrung erst im Rahmen einer „Second look"-Operation erfolgen. Zu diesem Zeitpunkt ist auch die Demarkierung nicht mehr durchbluteter Areale besser beurteilbar.

Bei flächenhafter Dekapsulierung ist der Argonbeamer mit nachfolgendem Aufbringen eines Kollagenvlies hervorragend zur Blutstillung geeignet. Durchgreifende Nähte der rupturierten Leber sind insbesondere in den zentralen Segmenten zu vermeiden. Hier besteht die Gefahr des Mitfassens von zentralen Gefäßen und Gallengängen mit nachfolgender Nekrose, Abszessbildung und septischen Komplikationen. Außerdem kann es durch Verschluss der Leberoberfläche und Nichterreichen der eigentlichen Blutung zur Ausbildung eines intrahepatischen Wühlhämatoms ebenfalls mit Nekrosebildung kommen. Auch hier wird die großzügige Tamponade, das sog. „Packing" empfohlen. Voraussetzung für eine effektive Tamponade ist die Mobilisierung der Leber.

Die Übersicht bei der Mobilisierung des rechten Leberlappens kann durch ein eingeblutetes Retroperitoneum erschwert sein, sodass auf die Vermeidung zusätzlicher iatrogener Läsionen zu achten ist. Ein Verzicht auf die rechtsseitige Mobilisierung ist jedoch aufgrund der dann ungenügend wirksamen Tamponade nicht sinnvoll. Die Tamponade erfolgt mittels Bauchtüchern sowohl von retroperitoneal als auch auf der Leberkonvexität. Unbedingt zu vermeiden ist eine Einengung im Bereich des Leberhilus, des Lebervenenkonfluens und der Vena cava.

Bei komplexer Verletzung mit multiplen Einrissen und Dekapsulierung kann die betroffene

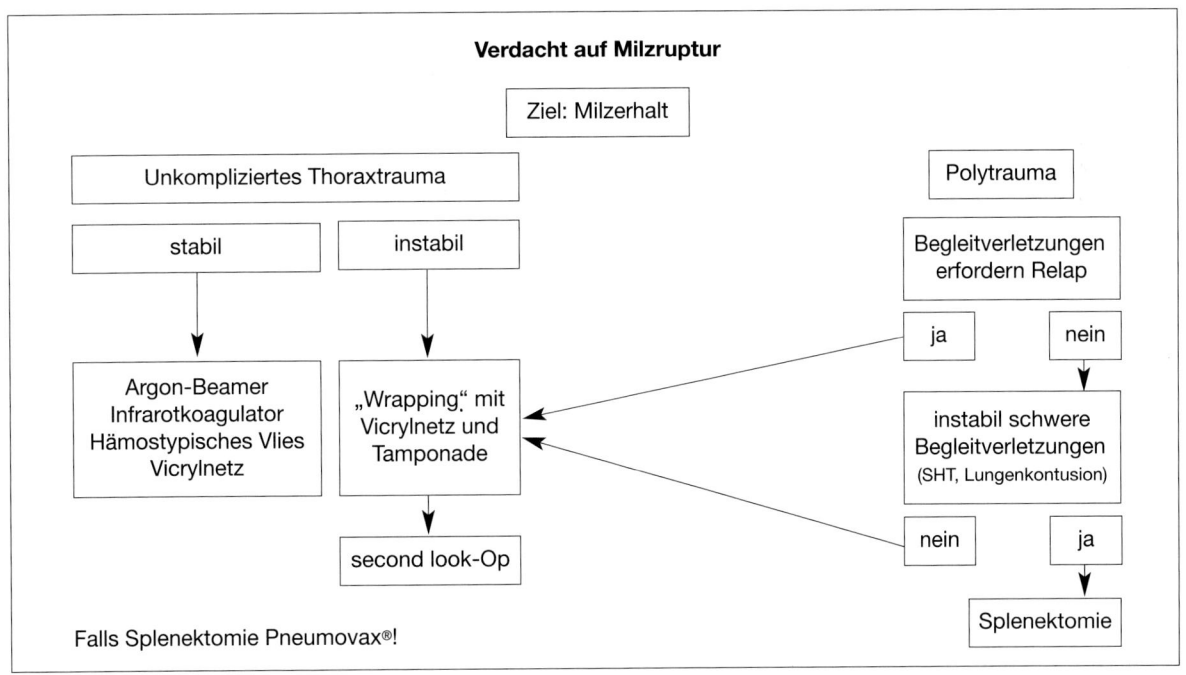

Abb. 2: Verdacht auf Milzruptur.

Tab. 2: Klassifikation der Leberverletzungen nach MOORE (11)

Grad	Verletzung	Ausmaß
1	Hämatom	Subkapsulär umschrieben, < 10 % Oberfläche
	Lazeration	Kapselriss, keine Blutung, < 1 cm Parenchymtiefe
2	Hämatom	Subkapsulär umschrieben, 10-50 %, intraparenchymatös umschrieben, < 2 cm Durchmesser
	Lazeration	Kapselriss, -blutung, 1-3 cm Parenchymtiefe, < 10 cm lang
3	Hämatom	Subkapsulär >50 % Oberfläche, Blutung intraparenchymatös > 2 cm
	Lazeration	> 3 cm Parenchymtiefe
4	Hämatom	Rupturiertes intraparenchymatöses Hämatom mit Blutung
	Lazeration	Parenchymzerstörung 25-50 % des Leberlappens
5	Lazeration	Parenchymzerstörung >50 % des Leberlappens
	Gefäße	Juxtahepatische Venenverletzung
6	Gefäße	Leberabriss

Leber zusätzlich mit einem Vicrylnetz als sog. „Wrapping" umhüllt werden. Zur Erhöhung der Kompression können zusätzlich am Netz angebrachte Haltefäden miteinander verknotet werden. Durch das Wrapping können neue Blutungen aus oberflächlichen Läsionen nach Dekapsulierung beim späteren Entfernen der Bauchtücher vermieden werden.

Die Revision sollte in Abhängigkeit von der Stabilisierung des Patienten und der Gerinnungssituation spätestens nach 72 Stunden erfolgen. Sofern auch zu diesem Zeitpunkt noch keine befriedigende Bluttrockenheit besteht, muss die Tamponade wiederholt werden. Ferner sollte innerhalb der ersten Tage eine computertomographische Verlaufskontrolle erfolgen.

Bei komplexen, insbesondere zentralen Verletzungen ist ggf. bereits während oder unmittelbar nach der Operation die Kontaktaufnahme mit einem hepatobiliären Zentrum zur Beratung des Vorgehens und zur Frage einer Verlegung vor Tamponadeentfernung anzuraten.

Abdominelles Kompartmentsyndrom

Das durch Erhöhung des intraabdominellen Drucks gekennzeichnete abdominelle Kompartmentsyndrom führt durch Beeinträchtigung der Beatmung und der Kreislaufsituation zu erheblichen Problemen für die Intensivtherapie. So erhöht sich das Risiko der Letalität durch ARDS

und Multiorganversagen. Das abdominelle Kompartmentsyndrom wird definiert durch:
- gespanntes Abdomen,
- respiratorische Probleme mit erhöhtem inspiratorischem Druck und vermindertem HORO-WITZ-Quotienten (pO_2/FiO_2),
- verminderte Urinausscheidung,
- hämodynamische Instabilität.

Zumeist ist das Kompartmentsyndrom eine Komplikation der im Rahmen der „Damage-Control" durchgeführten Laparotomie, insbesondere, wenn hier ein „Packing" erfolgt ist. So sollte bei einem „Packing" der passagere Faszienverschluss nicht erzwungen werden. Auch nach Tamponadenentfernung sollte in Abhängigkeit von der Gesamtsituation ggf. auf den Faszienverschluss verzichtet werden (12-14). Dies schließt das Risiko der Faszienretraktion mit nachfolgend kompliziertem Bauchdeckenverschluss bzw. sekundärer Wundheilung und späterer Bauchdeckeninsuffizienz zugunsten der Sicherstellung der vitalen Parameter ein. Sofern ein Bauchdeckenverschluss bereits erfolgt ist, ist die frühzeitige Dekompression anzustreben. Im eigenen Vorgehen erfolgt die Implantation eines Vicrylnetzes, welches bei nachlassendem Druck schrittweise zur Annäherung der Faszienränder gerafft wird, bei kritischer Situation auch zur sekundären Wundheilung belassen werden kann. Seltener ist beim Polytrauma das primäre Kompartmentsyndrom ohne vorausgegangene Laparotomie. Die Abwägung der vitalen Bedrohung und der durch die Dekompression zu erwartenden Vorteile für die Intensivtherapie gegenüber den möglichen langfristigen Versorgungsproblemen der Bauchdecke kann nur in kritischer Abstimmung zwischen Chirurgen und Intensivmedizinern geschehen.

Zwerchfellruptur

Eine Zwerchfellruptur ist nur bei 1-7 % der polytraumatisierten Patienten zu beobachten. Die klinischen Zeichen mit einseitiger Tympanie, auskultatorischem Nachweis von Darmgeräuschen über dem Thorax und kardiopulmonalen Insuffizienzzeichen bleiben unter Umständen in der Akutphase unbemerkt.

In manchen Fällen wird die Diagnose erst nach Jahren, z.B. als Zufallsbefund im Rahmen einer Röntgen-Thoraxaufnahme, gestellt. Auch beim beatmeten Polytrauma wird die Diagnose häufig erst radiologisch gestellt. Die typischen Zeichen in der konventionellen Röntgen-Thoraxaufnahme sind:
- scharf begrenzte Verschattung,
- scharf begrenzte luftgefüllte Aufhellungszonen,
- scheinbarer Zwerchfellhochstand mit nicht abgrenzbarer Zwerchfellkuppe und
- aufgehobener Zwerchfellbeweglichkeit.

Es besteht Übereinstimmung, dass Zwerchfellrupturen frühestmöglich operativ versorgt werden sollten. Bei der Exploration eines traumatisierten Abdomens ist das Abtasten der Zwerchfelle obligat. Sofern die Versorgung nicht bereits im Rahmen einer primären Laparotomie erfolgt, sollte zur Abstimmung des günstigsten Zeitpunkts gerade bei Kombination mit einem Thoraxtrauma die Stabilisierung des Patienten abgewartet werden. Die Versorgung erfolgt auch hier in der Regel von abdominal. Im eigenen Vorgehen erfolgt der Zwerchfellverschluss nach der Reposition des Intestinums mittels fortlaufender resorbierbarer Naht (1-0 PDS). Besonders zu achten ist auf die Schonung des Nervus phrenicus. Auch bei veralteter Ruptur ist die Opera-

tionsindikation anhand der Symptomatik bei kardiopulmonaler Funktionsstörung und/oder Beeinträchtigung der gastrointestinalen Passage gegeben.

Hier kann jedoch die Versorgung der Ruptur erheblich schwieriger sein, sodass bei fehlenden Symptomen die Indikation kritisch gestellt werden muss.

Besonderheiten des Management – Ernährung

Nach isoliertem Thoraxtrauma sollte der orale Kostaufbau so früh wie möglich erfolgen. Auch nach Abdominaltrauma und Laparotomie ist die frühzeitige enterale Ernährung wichtiger Bestandteil der Intensivtherapie. Selbst nach Darmübernähungen und -anastomosen ist ein oraler Kostaufbau innerhalb von 24-48 Stunden möglich (19). Sofern dies durch die Notwendigkeit zur längerfristigen kontrollierten Beatmung voraussichtlich nicht möglich ist, sollte während der Laparotomie die Implantation einer Feinnadelkatheterjejunostomie erwogen werden. Bei schwerem Schockzustand und zu erwartender Darmschwellung besteht hier Zurückhaltung. Alternativ sollte dann möglichst innerhalb der ersten 24 Stunden die endoskopische Platzierung einer Jejunalsonde erfolgen. Hier empfiehlt sich eine dreilumige Sonde mit zusätzlichem gastralem Schenkel zur Drainage des Magensekrets. Eine gastrale enterale Ernährung ist aufgrund der häufigen und länger anhaltenden Magenatonie mit erheblichem gastralem Reflux nicht durchführbar. Ziel ist gerade in der kritischen Phase eine zumindest minimale Substratzufuhr von 10-20 ml/h (20). Der Einsatz von immunmodulierenden Diäten, die Arginin, Omega-3-Fettsäuren und Ribonukleotide enthalten, ist für Traumapatienten mit einem Injury-Severity-Score >18 und einem Abdominaltrauma Score >20 unter Einbeziehung eigener Ergebnisse von einer US-Expertenkommission empfohlen worden (21-23). Bei Eintreten einer Sepsis sollte die Zufuhr von immunmodulierenden Substraten jedoch gestoppt werden, da ungünstige Effekte, möglicherweise durch die Argininanreicherung, nicht ausgeschlossen werden können (24).

Literatur

(1) PICHLMAYR, R.: Allgemeine Gesichtspunkte der Chirurgie intraabdomineller Verletzungen. In: Siewert, J.R., Pichlmayr, R. (Hrsg.): Das traumatisierte Abdomen. Springer, Berlin Heidelberg, New York, Tokyo, 193-194 (1986)

(2) REGEL, G., LOBENHOFFER, P., GROTZ, M., PAPE, H.C., LEHMANN, U., TSCHERNE, H.: Treatment results of patients with multiple trauma: an analysis of 3406 cases treated between 1972 and 1991 at a German level I trauma center. Trauma 38, 70-78 (1995)

(3) BIFFL, W.L., SMITH, W.R., MOORE, E.E., GONZALEZ, R.J., MORGAN, S.J., HENNESSEY, T., OFFNER, P.J., RAY, C.E., FRANCIOSE, R.J., BURCH, J.M.: Evolution of a multidisciplinary clinical pathway for the management of unstable patients with pelvic fractures. Ann. Surg. 233, 843-850 (2001)

(4) KLÖPPEL, R., SCHREITER, D., DIETRICH, J., JOSTEN, C.M., KAHN. T.: Early clinical management after polytrauma with 1 and 4 slice spiral CT. Radiologe 42, 541-546 (2002)

(5) STENGEL, D., BAUWENS, K., SEHOULI, J., PORZSOLT, F., RADEMACHER, G., MUTZE, S., ECKERNKAMPET, A.: Systematic review and meta-analysis of emergency ultrasonography for blunt abdominal trauma. Br. J. Surg. 88, 901-912 (2001)

(6) OCHSNER, M.G., KNUDSON, M.M., PACHTER, H.L., HOYT, D.B., COGBILL, T.H., MC AULEY, C.E., DAVIS, F.E., ROGERS, S., GUTH, A., GARCIA, J., LAMBERT, P., THOMSON, N., EVANS, S., BALTHAZAR, E.J., CASOLA, G., NIGOGOSYAN, M.A., BARR, R.: Significance of minimal or no intraperitoneal fluid visible on CT scan associated with blunt liver and splenic injuries: a multicentric analysis. J. Trauma 49, 505-510 (2000)

(7) EMERY, K.H., MCANENY, C.M., RACADIO, J.M., JOHNSON, N.D., EVORA, D.K., GARCIA, V.F.: Absent peritoneal fluid on screening trauma ultrasonography in children: a prospective comparison with computed tomography. J. Pediatr. Surg. 36, 565-569 (2001)

(8) MCGAHAN, J.P., RICHARDS, J., GILLEN, M.: The focused abdominal sonography for trauma scan: pearls and pitfalls. J. Ultrasound Med. 21, 789-800 (2002)

(9) MILLER, M.T., PASQUALE, M.D., BROMBERG, W.J., WASSER, T.E., COX, J.: Not so fast. J. Trauma 54, 52-60 (2003)

(10) STAIB, L., ASCHOFF, A.J., HENNE-BRUNS, D.: Abdominaltrauma - Verletzungsorientiertes Management. Chirurg 75, 447-467 (2004)

(11) MOORE, E.E., SHACKFORD, S.R., PACHTER, H.L., MCANINCH, J.W., BROWNER, B.D., CHAMPION, H.R., FLINT, L.M., GENNARELLI, T.A., MALANGONI, M.A., RAMENOWSKI, M.L. et al.: Organ injury scaling: spleen liver, and kidney. J. Trauma 29, 1664-1666 (1989)

(12) ERTEL, W., OBERHOLZER, A., PLATZ, A., STOCKER, R., TRENTZ, O.: Incidence and clinical pattern of the abdominal compartment syndrome after „damage control" laparotomy in 311 patients after severe abdominal and/or pelvic trauma. Crit. Care Med. 28, 1747-1753 (2000)

(13) OFFNER, P.J., DE SOUZA, A.L., MOORE, E.E., BIFFL, W.L., FRANCIOSE, R.J,. JOHNSON, J.L., BURCH, J.M.: Avoidance of abdominal compartment syndrome in damage-control laparotomy after trauma. Arch. Surg. 136, 576-681 (2001)

(14) BIFFL, W.L., MOORE, E.E., BURCH, J.M., OFFNER, P.J., FRANCIOSE, R.J., JOHNSON, J.L.: Secondary abdominal compartment syndrome is a highly lethal event. Am. J. Surg. 182, 645-648 (2001)

(15) BUFKIN, B.L., MILLER, J.I. JR., MANSOUR, K.A.: Esophageal perforation: emphasis on management. Ann. Thorac. Surg. 61, 1447-1452 (1996)

(16) KEMMERER, W.T., ECKERT, W.G., GATHRIGHT, J.B., REEMTSMA CREECH, O. JR.: Patterns of thoracic injuries in fatal traffic accidents. J. Trauma 1, 195-198 (1961)

(17) CUMBERBATCH, G.L.A., REICHL, M.: Oesophageal perforation: a rare complication of minor blunt-trauma. J. Accid Emerg. Med. 13, 295-296 (1996)

(18) SARTORELLI, K.H., MCBRIDE, W.J., VANE, D.W.: Perforation of the intrathoracic esophagus from blunt trauma in a child: case report and review of the literature. J. Pediatr. Surg. 34, 495-497 (1999)

(19) WEIMANN, A., JAUCH, K.W., KEMEN, M., HIESMAYR, J.M., HORBACH, T., KUSE, E.R., VESTWEBER, K.H.: Leitlinien Enterale Ernährung; Chirurgie und Transplantation. Aktuel. Ernaehrmed. 28 Suppl, 1, 51-60 (2003)

(20) WEIMANN, A., BASTIAN, L.: Warum frühzeitige enterale Ernährung? In: Eckart, Forst (eds.): Repetitorium Anästhesie. ecomed, Landsberg, XI-7, p1-7 (2003)

(21) WEIMANN, A., BASTIAN, L., BISCHOFF, W.E., GROTZ, M., HANSEL, M., LOTZ, J., TRAUTWEIN, C., TUSCH, G., SCHLITT, H.J., REGEL, G.: Influence of arginine, omega-3-fatty acids and nucleotide-supplemented enteral support on systemic inflammatory response syndrome and multiple organ failure in patients after severe trauma. Nutrition 14, 165-172 (1998)

(22) Consensus Recommendations From the U.S. Summit on Immune-Enhancing Enteral Therapy, JPEN 25, S61-S63 (2001)

(23) HEYLAND, D.K., NOVAK, F., DROVER, J.W., JAIN, M., SU, X., SUCHNER, U.: Should immunonutrition become routine in critically ill patients? A systematic review of the evidence. JAMA 286, 944-953 (2001)

(24) HEYLAND, D.K., DHALIWAL, R., DROVER, J.W., GRAMLICH, L., DODEK, P., and the Canadian Clinical Practice Guidelines for nutrition support in mechanically ventilated critically ill adult patients. J. Parent Enteral. Nutr. 27, 355-373 (2003)

Verletzungen des Oesophagus

Peter Lamesch · Arved Weimann

Die erste historische Beschreibung einer spontanen Oesophagusperforation nach forciertem Erbrechen geht zurück auf BOERHAAVE im Jahre 1724 (10). Auf 70 Seiten gab BOERHAAVE eine detaillierte Beschreibung seiner klinischen und pathologischen Beobachtungen bei dem damaligen Patienten Admiral Baron VON WESSENAER. MIKULICZ beschrieb 1886 die Deckung eines Defektes des cervicalen Oesophagus durch einen lokalen Hautlappen (38). Erst 1944 unternahm COLLINS den ersten Versuch einer chirurgischen Versorgung einer spontanen Oesophagusruptur. Die erste erfolgreiche Versorgung geht zurück auf BARRET sowie OLSEN und CLAGETT (7, 43). Die erste Beschreibung einer Oesophagusläsion als Folge eines Thoraxtraumas stammt von VINSON (63). In späteren Arbeiten wurden unter anderem von MICHEL ein Fall unter 85 sowie von TRIGIANI und BELSEY drei Fälle von 126 Oesophagusperforationen als Folge eines Thoraxtraumas beschrieben (37, 62).

In der Diskussion über Verletzungen des Oesophagus werden sehr heterogene Krankheitsbilder betrachtet. Dies unterstreicht die Notwendigkeit einer adäquaten Stratifizierung einerseits nach der Lokalisation der Läsion, d.h. cervical, thorakal oder abdominal und andererseits nach den Ursachen, d.h. iatrogen oder andere (64). Iatrogene Ursachen sind die häufigsten und werden in der Regel schneller erkannt. Bei den rein thorakalen Läsionen muss eine simultane Verletzung der parietalen Pleura berücksichtigt werden (61).

Traumatische Oesophagusläsionen haben im Laufe der Jahre zugenommen (8). Die Ursachen und die Häufigkeiten von Oesophagusverletzungen sind regional sehr unterschiedlich, die Therapie wird trotz aller Erfolge in der Behandlung von Thoraxverletzungen sehr kontrovers diskutiert (1, 2, 11-13, 29, 64).

1. Ätiologie

Die häufigsten Verletzungen sind iatrogene Oesophagusverletzungen im Rahmen von endoskopischen Maßnahmen, wobei wahrscheinlich aufgrund variabler Schwerpunkte in den Zentren die Rate sehr unterschiedlich zwischen 46 % und 73 % liegt (12, 64). Die Häufigkeit spontaner Rupturen liegt bei 11 % bis 42 % (13, 29). Oesophagusverletzungen im Rahmen eines Thoraxtraumas sind selten, die Raten liegen zwischen 3 % und 33 % (13, 21). Während die unterschiedlichen direkten und indirekten Traumen zu umschriebenen Verletzungen führen, verursachen Verätzungen durch Laugen und andere Lösungen Läsionen des gesamten Oesophagus. Diese unterschiedlichen Ursachen erfordern differenzierte Aspekte in der Diagnostik und in der Therapie. Die Gesamtletalitätsrate nach Oesophagusperforationen liegt bei 11-24 % (2, 11-13, 18). In einer rezenten Literaturzusammenstellung aus den Jahren 2000-2005 wurde eine Gesamtletalität von 19,7 % (101/521) ermittelt, mit Minimal- und Maximalwerten zwischen 3 % und 67 % (31).

Die Ätiologien von Oesophagusverletzungen sind in Tabelle 1 zusammengefasst, die relativen Häufigkeiten unterschiedlicher Ätiologien aus verschiedenen Arbeiten sind in Abbildung 1 abgebildet.

Penetrierende Verletzungen durch scharfe Gegenstände betreffen am häufigsten den cervicalen Oesophagus, deutlich seltener den thorakalen und den abdominellen Teil. Penetrierende Verletzungen des thorakalen Oesophagus sind meistens mit prognoselimitierenden Verletzungen des Herzens und/oder der großen intrathorakalen Gefäße assoziiert, d.h. die Frage nach der Versorgung einer intrathorakalen Verletzung des Oesophagus kommt seltener vor. Verletzungen des intraabdominellen Oesophagus sind aufgrund der Lokalisation und der geringen Größe im Vergleich zu den anderen Strukturen ebenfalls eine Ausnahme. Penetrierende Verletzungen des cervicalen Oesophagus gehen einher mit Verletzungen der Trachea und/oder des Larynx, zusätzliche Gefäßverletzungen kommen bei Stichverletzungen vor.

Schusswunden treten in sozial benachteiligten Milieus großer Ballungszentren und durch vermehrte Militäreinsätze zunehmend häufiger auf (48, 49). Auch hier gilt, dass thorakale Oesophagusverletzungen meist mit prognostisch ungünstigen Verletzungen der großen Gefäße assoziiert sind und somit deren Versorgung nur selten relevant wird. Anders die cervicalen Verletzungen, die mit den begleitenden Verletzungen im Halsbereich versorgt werden könnten.

Iatrogene Verletzungen des Oesophagus sind in der Regel Folge von endoskopischen Untersuchungen bzw. therapeutischen Dilatationen (28). Während bei den früher angewandten starren Endoskopien Perforationen häufiger waren, treten sie bei den flexiblen fiberoptischen Verfahren in ca. 0,5 - 1 % der Fälle auf (28). Für die Therapie und die Prognose entscheidend ist das frühzeitige Erkennen einer Läsion am Oesophagus. Klinische Hinweise sind z.B. wenige Tage nach einer Endoskopie auftretende subfebrile Temperaturen, ein laborchemischer Nachweis einer Leukozytose und das Auftreten von Schmerzen.

AJALAT et al. haben 9 Patienten nach einer endoskopisch verursachten Perforation ausschließlich antibiotisch erfolgreich behandelt. Perforationen im Rahmen einer ERCP sind mit 0,35 % sehr selten. Nach den Erfahrungen von ENNS et al. bei 33 Perforationen nach ERCP sollten Perforationen von Oesophagus, Magen und Duodenum einer operativen Versorgung unterzogen werden (17). Spät diagnostizierte Läsionen, insbesondere intrathorakal gelegene, sollten eher einer aggressiven chirurgischen Behandlung mit Débridement und Drainage zugeführt werden.

Eine weitere wichtige Ursache vor allem bei Kindern sind Oesophagusläsionen durch *Fremdkörper* (11, 13, 16, 18, 23, 25, 29, 35, 37, 46, 52, 60, 62). In der Literatur finden sich die unterschiedlichsten Angaben über versehentlich, in suizidaler Absicht oder auch als Folge bizarrer psychiatrischer Fehlaktionen verschluckter

Tab. 1: Ätiologien von Oesophagusverletzungen bzw. Perforationen

Penetrierendes Trauma	Scharfe Waffen Projektile Iatrogen Fremdkörper Andere	
Stumpfes Trauma	Direkt	Cervical Thorakal Peritoneal
	Iatrogen Reanimation HEIMLICH-Manöver	
Barotrauma	Nach Erbrechen (BOERHAAVE-Syndrom)	
	Explosionstrauma	
Verätzungen	Haushalt	Basen Säuren
	pH-neutrale Substanzen	
	Medikamente	Kapseln Tabletten Flüssigkeiten

Gegenstände (37). 80 % aller verschluckten Gegenstände werden nach einem unkomplizierten gastrointestinalen Transit auf natürlichem Wege wieder ausgeschieden. Scharfe, vor allem größere Gegenstände bleiben häufig im cervicalen Bereich hängen, seltener im thorakalen bzw. abdominellen Teil (60). Bei begründetem Verdacht auf einen verschluckten Gegenstand müssen mit den bildgebenden Untersuchungen Läsionen am Oesophagus ausgeschlossen werden. Als primäre Untersuchung kann eine Kontrastmitteluntersuchung empfohlen werden, in der Regel müssen diese Untersuchungen durch ein Schnittbildverfahren ergänzt werden (16). Für die Bergung von Gegenständen bietet sich in der Regel eine starre Endoskopie an, mit der sich im Gegensatz zur flexiblen Endoskopie Fremdkörper besser manipulieren lassen (28).

Verletzungen durch *Barotraumen* bzw. *Explosionstraumen* resultieren aus dem akuten Gefälle zwischen extrinsischem und intrinsischem Druck (30, 50, 66). Die am besten bekannte Ursache ist das BOERHAAVE-Syndrom (28). Das Erbrechen gegen eine verschlossene Glottis führt zu einem akuten Druckanstieg im Oesophagus.

Die Ruptur entsteht meistens auf der linken Seite im distalen Oesophagus, aber auch andere Lokalisationen wurden beschrieben (28). Akute Schmerzen und Luftnot sind wichtige Leitsymptome für die Differentialdiagnose einer Oesophagusruptur.

Explosionstraumen, wie sie in der Industrie oder bei militärischen Einsätzen vorkommen, können Oesophagusverletzungen auf verschiedene Weise verursachen (30, 50, 66). Grundsätzlich kommt es durch die Druckwelle zu einer Absorption von Energie. Diese Absorption ist vor allem an den Übergängen zwischen den verschiedenen Organen am stärksten. In Abhängigkeit von der Vehemenz des Traumas sind nicht selten sekundäre stumpfe Traumen assoziiert.

Intramurale Ruptur (IOR) und *intramurales Hämatom* (IOH) des Oesophagus stellen ein seltenes Syndrom dar, welches klinisch durch einen akuten retrosternalen Schmerz, Schluckstörungen sowie Hämatesis charakterisiert ist. Ursachen sind vorangegangenes Erbrechen, instrumentelle Eingriffe und eine hämorrhagische Diathese. In der Regel heilen diese Läsio-

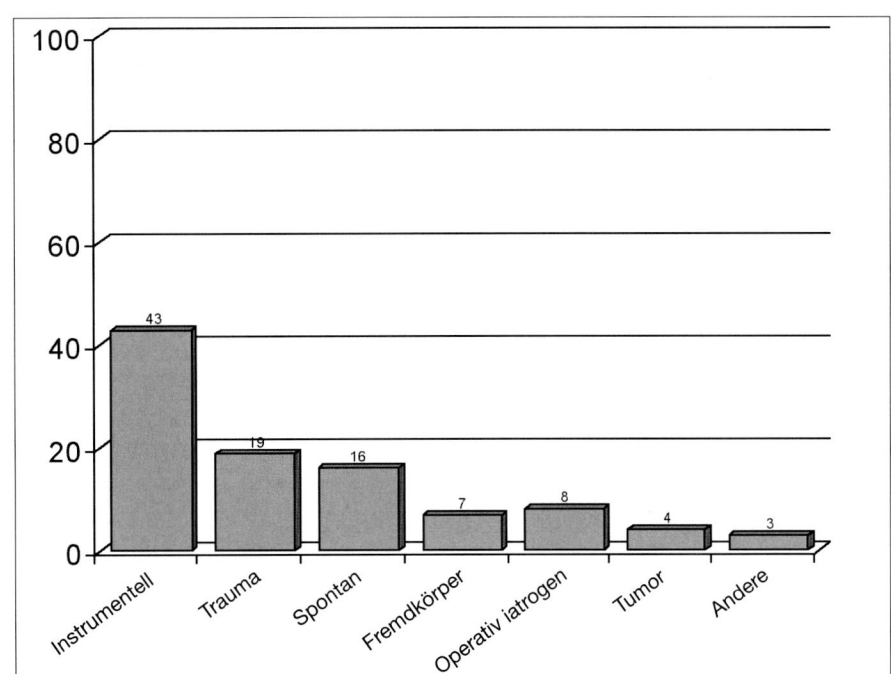

Abb. 1: Ursachen von 511 Oesophagusperforationen nach JONES *und* GINSBERG *(32) (5, 9, 21, 24, 26, 41).*

nen spontan, in Ausnahmenfällen ist eine operative Intervention aufgrund von narbigen Stenosierungen indiziert (15).

2. Diagnostik

Die Diagnostik erfordert primär eine detaillierte Anamneseerhebung. Bei der allgemeinen klinischen Untersuchung wird man besonders auf das Vorhandensein eines Hautemphysems vor allem im Hals- und Supraclavikularbereich achten. Rasch eintretende Schmerzen, eine relative Dyspnoe und eine Tachycardie müssen stets eine Oesophagusruptur vermuten lassen (4, 5, 18, 18, 22, 28, 44, 45, 48, 65, 65). Verätzungen durch Laugen manifestieren sich weniger durch richtungsweisende klinische Zeichen (53).

2.1 *Laborchemische Untersuchungen* (Blutbild, CRP) geben in der Regel unspezifische Hinweise auf ein entzündliches Geschehen. Die Blutgasanalyse weist durch einen sich meist schnell entwickelnden sympathischen Erguss auf eine früh beginnende respiratorische Insuffizienz hin (45). Bei einer Läsion des intrathorakalen Oesophagus kommt es durch retrocardiale Ansammlung von Sekret zu Veränderungen, die im EKG denen einer Pericarditis sehr ähnlich sind (27).

2.2 Eine Reihe von *radiologischen Untersuchungen* ist für die Abklärung einer Oesophagusläsion indiziert. Die klassische Röntgenkontrastdarstellung des Oesophagus hat einen begrenzten Stellenwert in der Primärdiagnostik, in 10-15 % der Fälle kann eine Oesophagusläsion nicht sicher dargestellt werden. Ein Grund für die schlechte Aussagekraft der Röntgenkontrastdarstellung liegt am wasserlöslichen Kontrastmittel, hierfür eignen sich die in der Computertomographie verwendeten visköseren Kontrastmittel besser (64). Die modernen hochauflösenden Schnittbildverfahren gewährleisten eine zuverlässigere Lokalisation und Beurteilung von Läsionen durch Fremdkörper (6, 16, 39, 58, 64, 67).

2.3 *Endoskopische Untersuchungen* spielen in der Primärdiagnostik von Oesophagusperforationen eine untergeordnete Rolle, bei unklaren bildmorphologischen Befunden und bei Läsionen durch Verätzung hat die Endoskopie einen Stellenwert zur frühzeitigen prognostischen Einschätzung der Läsion(en) und im späteren Verlauf zur Therapie von Folgeschäden (19, 40, 42, 47, 47, 53, 54).

3. Therapie

Die Wahl der Therapie richtet sich nach unterschiedlichen, prognostisch relevanten Faktoren:
3.1 Ätiologie,
3.2 Zeitintervall zwischen Läsion und Diagnose,
3.3 Höhenlokalisation im Oesophagus: cervical oder thorakal.

3.1 In Abhängigkeit von der jeweiligen *Ursache* ist ein primär konservatives oder ein primär operatives Vorgehen indiziert. Während eine sofort erkannte kleine Perforation in der Regel konservativ mit breitem antibiotischem Schutz behandelt werden kann, ist bei einer später diagnostizierten Läsion ein aggressives operatives Vorgehen mit Débridement und Drainage angezeigt. Die Strategie nach Verätzungen richtet sich nach einer endoskopischen Abschätzung der Prognose. Bei einem primären Nachweis von Nekrosen sollte als aggressive operative Option in der Regel eine Oesophagektomie durchgeführt werden, weniger ausgedehnte Läsionen erfordern eine engmaschige Kontrolle, spätere narbige Stenosen sind meist endoskopisch therapierbar.

3.2 Das *Zeitintervall* zwischen Läsion und Diagnose bzw. Einleiten einer Therapie stellt einen wesentlichen Faktor dar. Die allgemein akzeptierte und prognostisch relevante Grenze liegt bei 24 Stunden (18, 36, 40, 52, 53).
MATTOS et al. sind in einer tierexperimentellen Arbeit an Ratten der Frage nach dem Einfluss von Dauer und Konzentration einer Lauge für das Entstehen einer Oesophaguswandnekrose nachgegangen. Das Fazit dieser Arbeit war, dass bereits nach 10 Minuten bei einer 33,6 %-igen Laugenkonzentration eine oberflächliche Nekrose und nach 120 Minuten eine Perforation nachweisbar war (36).

SALO et al. haben die Ergebnisse von 90 Oesophagusperforationen untersucht. 36 dieser Perforationen wurden nach einem Zeitintervall von mehr als 24 Stunden diagnostiziert. 19 der 36 Patienten (44 %) haben überlebt, von den Patienten, bei denen eine Übernähung der Läsion versucht wurde, verstarben 68 %, von den primär oesophagusresezierten Patienten verstarben lediglich 13 % während des stationären Aufenthaltes. Aufgrund dieser Ergebnisse erscheint ein aggressives chirurgisches Vorgehen bei den verspätet diagnostizierten Fällen indiziert. NAGEL et al. haben die Oesophagektomie lediglich für tumorbedingte Perforationen empfohlen, wobei dieser Schlussfolgerung lediglich die Daten von zehn Patienten zugrunde lagen (40).

Nach Verätzungen sehen ANDREONI et al. die Indikation für eine Oesophagektomie bei endoskopisch nachgewiesenen Grad 3- und 4-Verletzungen und bei Grad 2 - 3 mit klinischer Symptomatik gegeben. Bei entsprechend akuten Fällen liegt die Letalitätsrate nach primärer operativer Therapie bei 20 - 30 %. Bei weniger ausgeprägten Läsionen ist eine primär konservative Therapie angezeigt, sekundäre Operationen aufgrund von Strikturen sind in 40 - 60 % der Fälle indiziert (3).

TILANUS et al. haben in einer multivariaten Analyse ihre therapeutischen Strategien analysiert. Die Autoren kommen zu dem Schluss, dass bei intrathorakalen Oesophagusläsionen ein konservatives, nicht-operatives Vorgehen lediglich in wenigen, früh diagnostizierten Fällen nach iatrogener Läsion gerechtfertigt sei. In Fällen mit begleitender Läsion der parietalen Pleura plädieren die Autoren für ein aggressives Vorgehen im Sinne einer Oesophagektomie. Im Falle einer Perforation des thorakalen Oesophagus ohne Läsion der Pleura empfehlen die Autoren eine lokale Drainage (61).

SUNG et al. überprüften die eigenen Ergebnisse an 25 Patienten. Ein Zeitintervall von mehr als 24 Stunden ging einher mit einer signifikant höheren Rate an septischen Komplikationen, keine septischen Komplikationen wurden nach einem Intervall unter 24 Stunden beobachtet, allerdings waren in der Gruppe der früh diag-

nostizierten überwiegend iatrogene Perforationen, in der Gruppe nach 24 Stunden waren signifikant mehr spontane Perforationen die Ursache (hier BOERHAAVE-Syndrom). Von den primär operativ versorgten Perforationen überlebten 19 von 20 Patienten, ein Patient verstarb unmittelbar perioperativ. In fünf Fällen war eine totale Oesophagektomie notwendig, wobei alle fünf Patienten überlebten. Die Autoren plädieren für ein aggressives chirurgisches Vorgehen bei allen thorakalen Oesophagusperforationen (59).

GUPTA et al. unterscheiden in ihrer Arbeit zwischen Oesophagusperforationen am gesunden Oesophagus und solchen mit einer benignen oder malignen Stenosierung. Bei Vorliegen einer Stenosierung empfehlen die Autoren ein aggressives chirurgisches Vorgehen durch eine Oesophagektomie, hingegen einen operativen Defektverschluss bei Perforationen ohne Stenosierung. Entgegen anderen empfehlen diese Autoren ein konservatives Vorgehen nach einem längeren Zeitintervall (29).

3.3 In Abhängigkeit von der *Höhenlokalisation* können cervicale Perforationen überwiegend konservativ therapiert werden, thorakale Perforationen sind in den meisten Fällen operativ zu versorgen. Hier muss jedoch zwischen den früh diagnostizierten, meist iatrogenen Ursachen und den später diagnostizierten, meist spontanen Ursachen unterschieden werden. In diesem Kontext sind auch die seltenen intramuralen Hämatome und die intramuralen Rupturen zu nennen, die wiederum in den meisten Fällen konservativ ausheilen (14).

Die *Möglichkeiten der operativen Versorgung* beinhalten eine einfache Drainage, eine lokale Defektdeckung und eine Oesophagektomie mit primärem bzw. sekundärem Ersatz (Magenhochzug, Coloninterponat). In Tabelle 2 ist eine Literaturauswahl der letzten 20 Jahre zusammengestellt.

Der Einsatz von *Metallstents* findet in neueren Untersuchungen zunehmend Beachtung (20). In Tabelle 3 sind die Ergebnisse einiger aktueller Arbeiten zusammengefasst. SIERSEMA et al. haben in 11 Fällen die Platzierung eines Metallstents vorgenommen. In 2 Fällen musste sekundär eine Oesophagusresektion vorgenommen werden, in 9 Fällen konnten die Patienten nach 7 bis 18 Tagen erneut vollständig oral ernährt werden. Interessant an dieser Arbeit war, dass die mittlere Dauer zwischen Perforation und Platzierung eines Stents 60 Stunden betrug, was deutlich über dem oben genannten kritischen Intervall von 24 Stunden lag (57). FISCHER et al. haben im Median 7 Patienten innerhalb von 45 Minuten und 8 Patienten innerhalb von 125 Stunden nach einer Oesophagusperforation mit einem Stent versorgt. Ein Patient ist an den Folgen einer Pneumonie verstorben, die übrigen Patienten haben alle überlebt und

konnten nach einer mittleren stationären Aufenthaltsdauer von 44 Tagen entlassen werden (20).

4. Fazit

Hauptursache von Oesophagusperforationen sind iatrogene Läsionen, gefolgt von Verätzungen, Fremdkörpern, spontanen und traumatischen Läsionen. Die Häufigkeiten sind regional sehr unterschiedlich. Zunehmende Zahlen werden in sozial benachteiligten Ballungsgebieten und durch die Zunahme militärischer Einsätze beobachtet.

Da es eher seltene Ereignisse sind, fehlt es den primär betreuenden Chirurgen meist an Erfah-

Tab. 2: Literaturübersicht: Oesophagusperforationen. In der Regel sind iatrogen bedingte Perforationen am häufigsten, in dieser Zusammenstellung wurde lediglich der traumatisch bedingte Anteil aufgelistet

Autor	Jahr	N	Trauma %	Cervical %	Thorakal %	Operation %	Letalität %
AJALAT (1)	1984	33	-			61	< 24 h: 0 > 24 h: 33
FLYNN (21)	1989	69	33			88	10
BRICHON (11)	1990	35	-	17	80	91	11
SALO[1] (52)	1993	90* 34	-	-	-	100* (34/34)	Oesophagekt.13 Übernähung 68
REEDER (51)	1995	33	12	-	-	94	< 24 h: 5 > 24 h: 14
SAWYER (55)	1995	31	-	-	-	77	6.4
BUFKIN (12)	1996	66	5	14	86	67	24
PLATEL (46)	1997	34	5.9	29	71	76	3.8
NAGEL (40)	1999	10	-	-	-	100	10
CHEYNEL (13)	2003	40	2.5	17.5	82.5	93	17
EROGLU[2] (18)	2004	36	13.9	33*	36*	72	13.9
AMIR (2)	2004	38	-	26	74	45	3
GUPTA (29)	2004	57	4	11	86	72	14
VOGEL (64)	2005	47	6.3	21	79	28	4.2
HUBER-LANG (31)	2006	17	-	47	53	88	17.6

[1] SALO: Die Autoren untersuchten von insgesamt 90 Patienten mit einer Oesophagusperforation 34 Patienten, bei denen die Diagnose und die Therapie erst 24 Stunden nach der Perforation eingeleitet wurde; alle Patienten wurden operiert. Bei n=15 wurde eine Oesophagektomie durchgeführt (Letalität 13 %), bei n=15 wurde eine Übernähung vorgenommen (Letalität 68%).
[2] EROGLU: Neben den 33 % cervicalen und den 36 % thorakalen Verletzungen fand sich bei 31% der Patienten eine Perforation des abdominellen Oesophagus

Tab. 3: Literaturzusammenstellung: Stentanwendungen zur Versorgung von Oesophagusperforationen. Das Zeitintervall lag in den meisten Studien über den kritischen 24 Stunden

Autor	Jahr	N	Zeitintervall Diagnose bis Stent	Letalität %	Komplikationen Anzahl, %
SEGALIN (56)	1996	4	19 d	0 %	kA
SIERSEMA* (57)	2003	11	60 h	9 %	kA
KOCH (33)	2005	3	k.A.	7 %	32% (Stentmigration)
FISCHER (20)	2006	15	< 24 h n=7 > 24 h n=8	0 % 12.5 %	Keine (0/7) Pneumonie (n=1/8)

* Bei sieben Patienten wurde der Stent im Median sieben Wochen nach Implantation wieder entfernt

rung zur Behandlung solcher Verletzungen (32). Im Hinblick auf die festgelegten Mindestmengen sind gerade derartig komplexe Erkrankungen in entsprechenden Zentren zu behandeln.

Die Behandlung von Oesophagusperforationen wird trotz aller erzielter Fortschritte in der Thoraxchirurgie kontrovers diskutiert (Tabelle 2). Dies spiegelt sich zum Teil auch in den sehr unterschiedlichen Letalitätsraten wider (1-3, 11-13, 18, 19, 31). Der Stellenwert von vereinzelt vorgeschlagenen Algorithmen kann bei den sehr seltenen, komplexen und heterogenen Krankheitsbildern nur als eine grobe Orientierung gewertet werden (3, 29, 60). An erster Stelle muss die individuelle klinische Einschätzung der Patienten unter Berücksichtigung anamnestischer Angaben zu Ursache und Begleiterkrankung stehen sowie die diagnostischen Befunde (1, 2, 13, 17, 18, 20, 31, 34, 35, 64, 66).

Das Ziel der Therapie basiert auf folgenden Aspekten:
1. Vermeidung einer fortschreitenden Kontamination („ongoing soilage").
2. Excision / Débridement von nekrotischem Gewebe.
3. Drainage bzw. Spüldrainage.

Im Gegensatz zum unteren Gastrointestinaltrakt kann beim Oesophagus eine weitere Kontamination mit dem Legen einer Magensonde bzw. Drainage vermieden werden. Des Weiteren heilen mit der Zeit annähernd alle Perforationen, vorausgesetzt der lokale Infektionsherd wird beherrscht.

Früh erkannte iatrogene Perforationen durch kleinere Instrumente können häufig konservativ behandelt werden (1).

Nach spontanen Perforationen sollte eine chirurgische Exploration und Drainage von Mediastinum und Pleura angestrebt werden (1, 2), je nach Ausmaß der Läsion muss auch eine Oesophagusresektion in Betracht gezogen werden.

Oesophagusläsionen durch Verätzungen müssen durch eine frühzeitige Endoskopie evaluiert werden; zeigen sich Nekrosen, ist eine totale Oesophagektomie indiziert.

Weniger aggressive Therapiestrategien, wie von VOGEL et al. vorgeschlagen, sind möglicherweise ein Hinweis auf sehr unterschiedliche Patientenkollektive (64).

Die interne Schienung einer umschriebenen Läsion mit selbstexpandierenden Metallstents hat sich in den letzten Jahren zunehmend als eine effektive therapeutische Alternative herauskristallisiert (Tabelle 3). SIERSEMA et al. konnten bei sieben von neun Patienten den Stent nach einem mittleren Intervall von 7 Monaten nach Einsetzen wieder entfernen. Diese Stents haben bei den ausgedehnteren Läsionen durch Verätzungen keinen Stellenwert in der Primärtherapie (20, 33, 56, 57). Eine definitive Empfehlung für den Einsatz von Stents bleibt weiteren Untersuchungen vorbehalten.

Literatur

(1) AJALAT, G.M., MULDER, D.G.: Esophageal perforations. The need for an individualized approach. Arch. Surg. 119(11), 1318-1320 (1984)

(2) AMIR, A.I., VAN DULLEMEN, H., PLUKKER J.T.: Selective approach in the treatment of esophageal perforations. Scand. J. Gastroenterol 39(5), 418-422 (2004)

(3) ANDREONI, B., MARINI, A., GAVINELLI, M. et al.: Emergency management of caustic ingestion in adults. Surg. Today 25(2), 119-124 (1995)

(4) ATTAR, S.: Esophageal perforation. Ann. Thorac. Surg. 54(4), 809 (1992)

(5) ATTAR, S., HANKINS, J.R., SUTER, C.M., COUGHLIN, T.R., SEQUEIRA, A., McLAUGHLIN, J.S.: Esophageal perforation: a therapeutic challenge. Ann. Thorac. Surg. 50(1), 45-49 (1990)

(6) BACKER, C.L., LoCICERO, J., III., HARTZ, R.S., DONALDSON, J.S., SHIELDS, T.: Computed tomography in patients with esophageal perforation. Chest 98(5), 1078-1080 (1990)

(7) BARRETT, N.R.: Report of a acase of spontaneous ruptur of the esophagus successfully treated by operation. B. J. Surg. 35, 216-217 (1947)

(8) BJERKE, H.S.: Penetrating and blunt injuries of the esophagus. Chest. Surg. Clin. N. Am. 4(4), 811-818 (1994)

(9) BLADERGROEN, M.R., LOWE, J.E., POSTLETHWAIT, R.W.: Diagnosis and recommended management of esophageal perforation and rupture. Ann. Thorac. Surg. 42(3), 235-239 (1986)

(10) BOERHAAVE, H.: Atrocis, nec descripti prius, morbi historia secundem artis leges conscripta, lugduni batavorum, bontes teniana. Medici 1724, 60 1724.

(11) BRICHON, P.Y., COURAUD, L., VELLY, J.F., MARTIGNE, C., CLERC, F.: (Perforation and rupture of the esophagus. Apropos of 35 cases.) Ann. Chir. 44(6), 464-470 (1990)

(12) BUFKIN, B.L., MILLER, J.I., JR., MANSOUR, K.A.: Esophageal perforation: emphasis on management. Ann. Thorac. Surg. 61(5), 1447-1451 (1996)

(13) CHEYNEL, N., ARNAL, E., PESCHAUD, F., RAT, P., BERNARD, A., FAVRE, J.P.: (Perforation and rupture of the oesophagus: treatment and prognosis). Ann. Chir. 128(3), 163-166 (2003)

(14) CRIBLEZ, D., FILIPPINI, L., SCHOCH, O., MEIER, U.R., KOELZ, H.R.: (Intramural rupture and intramural hematoma of the esophagus: 3 case reports and literature review). Schweiz. Med. Wochenschr. 122(12), 416-423 (1992)

(15) CRIBLEZ, D., FILIPPINI, L., SCHOCH, O., MEIER, U.R., KOELZ, H.R.: (Intramural rupture and intramural hematoma of the esophagus: 3 case reports and literature review). Schweiz. Med. Wochenschr. 122(12), 416-423 (1992)

(16) DE LUTIO, D.C., MEROLA, S., PINTO, A., RAISSAKI, M., GAGLIARD,I N., ROMANO, L.: Esophageal injuries: Spectrum of multidetector row CT findings. Eur. J. Radiol. (2006)

(17) ENNS, R., ELOUBEIDI, M.A., MERGENER, K. et al.: ERCP-related perforations: risk factors and management. Endoscopy 34(4), 293-298 (2002)

(18) EROGLU, A., CAN, K., I., KARAOGANOGU, N., TEKINBAS, C., YIMAZ, O., BASOG, M.: Esophageal perforation: the importance of early diagnosis and primary repair. Dis Esophagus 17(1), 91-94 (2004)

(19) ERTEKIN, C., ALIMOGLU, O., AKYILDIZ, H., GULOGLU, R., TAVILOGLU, K.: The results of caustic ingestions. Hepatogastroenterology 51(59), 1397-1400 (2004)

(20) FISCHER, A., THOMUSCH, O., BENZ, S., VON DOBSCHUETZ, E., BAIER, P., HOPT, U.T.: Nonoperative treatment of 15 benign esophageal perforations with self-expandable covered metal stents. Ann. Thorac. Surg. 81(2), 467-472 (2006)

(21) FLYNN, A.E., VERRIER, E.D., WAY, L.W., THOMAS, A.N., PELLEGRINI, C.A.: Esophageal perforation. Arch. Surg. 124(10), 1211-1214 (1989)

(22) GAUDINEZ, R.F., ENGLISH, G.M., GEBHARD, J.S., BRUGMAN, J.L., DONALDSON, D.H., BROWN, C.W.: Esophageal perforations after anterior cervical surgery. J. Spinal. Disord. 13(1), 77-84 (2000)

(23) GAWRYCHOWSKI, J., ROKICKI, W., DZIEDZIC, M., BARGIEL, J., CZYZEWSKI, K.: (Observations related to causes and treatment of iatrogenic esophageal injuries). Wiad. Lek., 50 Suppl. 1. Pt. 1, 254-258 (1997)

(24) GOLDSTEIN, L.A., THOMPSON, W.R.: Esophageal perforations: a 15 year experience. Am. J. Surg. 143(4), 495-503 (1982)

(25) GORDON, A.C., GOUGH, M.H.: Oesophageal perforation after button battery ingestion. Ann. R. Coll. Surg. Engl. 75(5), 362-364 (1993)

(26) GOUGE, T.H., DEPAN, H.J., SPENCER, F.C.: Experience with the Grillo pleural wrap procedure in 18 patients with perforation of the thoracic esophagus. Ann. Surg. 209(5), 612-617 (1989)

(27) GRAEBER, G.M., REARDON, M.J., FLEMING, A.W. et al.: Analysis of the isoenzymes of creatinine phospho-kinase (CPK) and lactic dehydrogenase (LDH) in the esophagus. Ann. Thorac. Surg. 32, 320-324 (1981)

(28) GRAEBER, G.M., NIEZGODA, J.A., ALBUS R.A. et al.: A comparison of patients with endoscopic esophageal perforations and patients with Boerhaave's syndrome. Chest. 92(6), 995-998 (1987)

(29) GUPTA, N.M., KAMAN, L.: Personal management of 57 consecutive patients with esophageal perforation. Am. J. Surg. 187(1), 58-63 (2004)

(30) GUTH, A.A., GOUGE, T.H., DEPAN, H.J.: Blast injury to the thoracic esophagus. Ann. Thorac. Surg. 51(5), 837-839 (1991)

(31) HUBER-LANG, M., HENNE-BRUNS, D., SCHMITZ, B., WUERL, P.: Esophageal perforation: principles of diagnosis and surgical management. Surg. Today 36(4), 332-340 (2006)

(32) Jones, W.G., Ginsberg, R.J.: Esophageal perforation, a continuing challenge. Ann. Thorac. Surg. 53(3), 534-543 (1992)

(33) Koch, S., Weber, A., Fein, F. et al.: Esophageal stents as a salvage therapy for non-malignant iatrogenic esophageal perforations. Gastroenterol Clin. Biol. 29(6-7), 735-739 (2005)

(34) Mamede, R.C., Mello-Filho, F.V.: Treatment of caustic ingestion: an analysis of 239 cases. Dis .Esophagus 15(3), 210-213 (2002)

(35) Martinez, L., Rivas, S., Hernandez, F. et al.: Aggressive conservative treatment of esophageal perforations in children. J. Pediatr. Surg. 38(5), 685-689 (2003)

(36) Mattos, G.M., Lopes, D.D., Mamede, R.C., Ricz, H., Mello-Filho, F.V., Neto, J.B.: Effects of time of contact and concentration of caustic agent on generation of injuries. Laryngoscope 116(3), 456-460 (2006)

(37) Michel, L., Grillo, H.C., Malt, R.A.: Esophageal perforation. Ann. Thorac. Surg. 33(2), 203-210 (1982)

(38) Mikulicz, J.: Ein Fall von Resektion des carcinomatösen Oesophagus mit plastischem Ersatz des exidirten Stuckes. Prager Medizinische Wochenschrift 10, 93-94 (1886)

(39) Mirvis, S.E.: Diagnostic imaging of acute thoracic injury. Semin. Ultrasound. CT. MR. 25(2), 156-179 (2004)

(40) Nagel, M., Konopke, R., Wehrmann, U., Saeger, H.D.: [Management of esophageal perforation]. Zentralbl. Chir. 124(6), 489-494 (1999)

(41) Nesbitt, J.C., Sawyers, J.L.: Surgical management of esophageal perforation. Am. Surg. 53(4), 183-191 (1987)

(42) Nunes, A.C., Romaozinho, J.M., Pontes, J.M. et al.: Risk factors for stricture development after caustic ingestion. Hepatogastroenterology 49(48), 1563-1566 (2002)

(43) Olsen, A.M., Clagett, O.T.: Spontaneous Rupture of the esophagus. Report of a case immediate diagnosis and successful surgical repair. Postgrad. Med. 2, 417-419 (1947)

(44) Paliaga, B., Paliaga, A.: (Pathology and clinical aspects of spontaneous lacerations of the esophagus. (Presentation of 7 cases)). Policlinico. (Chir.) 74(1), 13-36 (1967)

(45) Panieri, E., Millar, A.J., Rode, H., Brown, R.A., Cywes, S.: Iatrogenic esophageal perforation in children: patterns of injury, presentation, management, and outcome. J. Pediatr. Surg. 31(7), 890-895 (1996)

(46) Platel, J.P., Thomas, P., Giudicelli, R., Lecuyer, J., Giacoia, A., Fuentes, P.: (Esophageal perforations and ruptures: a plea for conservative treatment). Ann. Chir. 51(6), 611-616 (1997)

(47) Poley, J.W., Steyerberg, E.W., Kuipers, E.J. et al.: Ingestion of acid and alkaline agents: outcome and prognostic value of early upper endoscopy. Gastrointest. Endosc. 60(3), 372-377 (2004)

(48) Popovsky, J.: Perforations of the esophagus from gunshot wounds. J. Trauma. 24(4), 337-339 (1984)

(49) Popovsky, J., Lee, Y.C., Berk, J.L.: Gunshot wounds of the esophagus. J. Thorac. Cardiovasc. Surg. 72(4), 609-612 (1976)

(50) Randolph, H., Melick, D.W., Grant, A.R.: Perforation of the esophagus from external trauma or blast injuries. Dis. Chest. 51(2), 121-124 (1967)

(51) Reeder, L.B., DeFilippi, V.J., Ferguson, M.K.: Current results of therapy for esophageal perforation. Am. J. Surg. 169(6), 615-617 (1995)

(52) Salo, J.A., Isolauri, J.O., Heikkila, L.J. .et al.: Management of delayed esophageal perforation with mediastinal sepsis. Esophagectomy or primary repair? J. Thorac. Cardiovasc. Surg. 106(6), 1088-1091 (1993)

(53) Sarfati, E., Gossot, D., Assens, P., Celerier, M.: Management of caustic ingestion in adults. Br. J. Surg. 74(2), 146-148 (1987)

(54) Satar, S., Topal, M., Kozaci, N.: Ingestion of caustic substances by adults. Am. J. Ther. 11(4), 258-261 (2004)

(55) Sawyer, R., Phillips, C., Vakil, N.: Short- and long-term outcome of esophageal perforation. Gastrointest. Endosc. 41(2), 130-134 (1995)

(56) Segalin, A., Bonavina, L., Lazzerini, M., De Ruberto, F., Faranda, C., Peracchia, A.: Endoscopic management of inveterate esophageal perforations and leaks. Surg. Endosc. 10(9), 928-932 (1996)

(57) Siersema, P.D., Homs, M.Y., Haringsma, J., Tilanus, H.W., Kuipers, E.J.: Use of large-diameter metallic stents to seal traumatic nonmalignant perforations of the esophagus. Gastrointest. Endosc. 58(3), 356-361 (2003)

(58) Splener, C.W., Benfield, J.R.: Esophageal disruption from blunt and penetrating external trauma. Arch Surg 1976, 111(6), 663-667.

(59) Sung, S.W., Park, J.J., Kim, Y.T., Kim, J.H.: Surgery in thoracic esophageal perforation: primary repair is feasible. Dis. Esophagus. 15(3), 204-209 (2002)

(60) Taylor, R.B.: Esophageal foreign bodies. Emerg. Med. Clin. North. Am. 5(2), 301-311 (1987)

(61) Tilanus, H.W., Bossuyt, P., Schattenkerk, M.E., Obertop, H.: Treatment of oesophageal perforation: a multivariate analysis. Br. J. Surg. 78(5), 582-585 (1991)

(62) Triggiani, E., Belsey, R.: Oesophageal trauma: incidence, diagnosis, and management. Thorax 32(3), 241-249 (1977)

(63) Vinson, P.P.: External trauma as a rare cause of lesions of the esophagus. Am. J. Dig. Dis. 3, 457-459 (1936)

(64) Vogel, S.B., Rout, W.R., Martin, T.D., Abbitt, P.L.: Esophageal perforation in adults: aggressive, conservative treatment lowers morbidity and mortality. Ann. Surg. 241(6), 1016-1021 (2005)

(65) Wachira, J.N., Mwaniki, D.L., Odhiambo, P.A.: Incidence and pattern of oesophageal perforations in Kenyatta National Hospital. East Afr. Med. J. 67(10), 712-716 (1990)

(66) Wanek, S., Mayberry, J.C.: Blunt thoracic trauma: flail chest, pulmonary contusion, and blast injury. Crit. Care. Clin. 20(1), 71-81 (2004)

(67) White, R.K., Morris, D.M.: Diagnosis and management of esophageal perforations. Am. Surg. 58(2), 112-119 (1992)

Thorakolumbale Frakturen

David Schwartz · Eric Thomas

Zusammenfassung

Der Wirbelsäulenchirurg ist dafür verantwortlich, dass bei polytraumatisierten Patienten die lebensgefährlichen Verletzungen angemessen behandelt werden, bevor mit der Versorgung der Wirbelsäulenverletzungen begonnen wird. Selbst wenn sich der neurologische Befund zunehmend verschlechtert, muss die Behandlung zurückgestellt werden, wenn kardiovaskuläre oder intraabdominale Verletzungen vorliegen.

Einleitung

Orthopädische Chirurgen, Neurochirurgen und Notärzte haben häufig Patienten mit thorakolumbalen Wirbelfrakturen zu behandeln. Jährlich erleiden ca. 150.000 Amerikaner eine Fraktur der thorakolumbalen Wirbelsäule. Da die Brustwirbelsäule eine relativ große Eigenstabilität besitzt und die Lendenwirbelsäule im Vergleich dazu weit flexibler ist, ist der thorakolumbale Übergang der am häufigsten von Verletzungen betroffene Abschnitt der Wirbelsäule. 16 % aller Verletzungen betreffen die Wirbel Th1 bis Th10, 52 % die Wirbel Th11 bis L1 und 32 % die Wirbel L2 bis L5 (1). Die Inzidenz thorakolumbaler Frakturen mit neurologischer Schädigung beträgt nicht weniger als 1:20.000 oder etwa 5.000 Verletzungen pro Jahr. 50 % aller thorakolumbalen Frakturen sind Folge von Verkehrsunfällen, die übrigen sind auf Stürze, Sportunfälle oder gewalttätige Auseinandersetzungen zurückzuführen (2). Ursache für die hohe Rate neurologischer Schäden bei Frakturen im Bereich des thorakolumbalen Übergangs ist der kleine Quotient aus Kanal- und Rückenmarksdurchmesser. Derartige Verletzungen treten am häufigsten bei jungen aktiven Männern im Alter von 15 bis 29 Jahren auf und belasten die Gesellschaft mit erheblichen Kosten. Fast 50 % aller thorakolumbalen Frakturen sind gravierende Dreisäulenverletzun-gen, z.B. dislozierte Frakturen, und 75 % davon führen zu einem kompletten neurologischen Ausfall (3). Ist eine Wirbelfraktur erkannt, sind in fünf bis 15 % der Fälle weitere Frakturen in einer benachbarten oder einer weiter entfernten Wirbeletage vorhanden (4). Die Hälfte aller Patienten mit thorakolumbalen Frakturen weist außerdem eine Verletzung innerer Organe auf. (5). Auch zwischen Wirbelfrakturen und Beckenfrakturen besteht eine Assoziation. Bei 26 % aller Kreuzbeinfrakturen bzw. 8 % aller Beckenfrakturen ist gleichzeitig ein Wirbel gebrochen (6).

Die optimale Behandlung thorakolumbaler Frakturen wird kontrovers diskutiert. Bei Patienten mit instabilem Trauma und komplettem neurologischem Ausfall gilt die frühe chirurgische Intervention und die instrumentierte Wirbelfusion allgemein als Standardbehandlung. Bei früher Fusion kann der Patient rascher mobilisiert werden, es kommt seltener zu lagerungsbedingten Komplikationen und die Behandlung verursacht weniger Kosten. Über die Behandlung von Patienten mit leichten oder mäßigen Deformitäten und inkompletter neurologischer Schädigung besteht dagegen weiterhin keine Einigkeit. Bei der Wahl der Therapie sollten die individuellen Merkmale des jeweiligen Patienten berücksichtigt werden: seine spezifische Wirbelsäulenanatomie, der Verletzungsmechanismus, das Muster der Fraktur und ihre Stabilität, der neurologische Befund, eventuelle Begleiterkrankungen sowie sonstige Eigenheiten des Patienten.

Stabile thorakolumbale Wirbelfrakturen können konservativ behandelt werden. Eine starre Orthese stabilisiert die Fraktur und ermöglicht die Frühmobilisierung. Ob eine Operation indiziert ist, hängt vom Vorliegen neurologischer Ausfälle, vom Frakturmuster und vom Ausmaß der Knochensplitterung und der Bänderverletzung ab. Ziel der Operation ist die Stabilisierung, die Dekompression der neuralen Strukturen und eine funktionelle Verbesserung. Die operative Stabilisierung instabiler thorakolumbaler Frakturen mit oder ohne neurologische Symptomatik verbessert die Ausrichtung, verkürzt die Dauer des Krankenhausaufenthalts und senkt die internistische Komplikationsrate im Vergleich zur Behandlung mittels konservativer Verfahren und Bettruhe. Dieses Vorgehen verkürzt auch die Rehabilitationsphase.

Anatomie

Aufgrund ihrer knöchernen Struktur und ihres Bandapparates weist die Brustwirbelsäule eine große Eigenstabilität auf. Diese ist im Bereich der Wirbel Th2 bis Th10 besonders groß, weil die Wirbelsäule in diesem Abschnitt zusammen mit dem Brustbein und den Rippen den Brustkorb bildet. Diese feste Struktur und die paraspinale Muskulatur schützen das Rückenmark im Bereich der Brustwirbelsäule vor Verletzungen. Die Stabilität der Brustwirbelsäule wird zusätzlich durch das vordere und hintere Längsband (Lig. longitudinale anterius und posterius) und durch die Ausrichtung der Facettengelenke verstärkt. In der Brustwirbelsäule sind die Facettengelenke koronal ausgerichtet. Dadurch ist nur eine geringe Flexion und Extension möglich, dafür ist die Stabilität gegenüber Rotationskräften größer. In den weiter kaudal gelegenen Etagen der Brustwirbelsäule dreht sich die Orientierung der Facettengelenke in die Sagittalebene. Diese sagittale Ausrichtung erhöht die Stabilität bei Beugung und Streckung und sorgt für eine begrenzte Toleranz gegenüber Rotationsbewegungen. Die Kyphose der Brustwirbelsäule prädisponiert diesen Wirbelsäulenabschnitt für Kompressions-Flexionsverletzungen und für fortschreitende kyphotische Deformierungen, wenn die dorsalen Elemente durch ein Trauma zerstört oder operativ entfernt werden, wie es z.B. bei einer Laminotomie der Fall ist. Trotz der großen Eigenstabilität der Brustwirbelsäule ist das Rückenmark in diesem Bereich wegen des kleinen Durchmessers des knöchernen Rückenmarkskanals sehr verletzungsanfällig. Am

Übergang zwischen der relativ starren Brustwirbelsäule zu der flexibleren Lendenwirbelsäule befindet sich zwischen Th11 und L1 eine Übergangszone, an die oben der lange kyphotische Hebelarm und unten der lordotische, bewegliche Lendenwirbelbereich anschließt. Die Facettengelenke im Übergangsbereich sind noch nicht in der Sagittalebene ausgerichtet (7). Im Vergleich zu den größeren und mobileren Lendenwirbeln sind die Brustwirbelkörper relativ klein und unbeweglich. Diese Faktoren tragen zu der hohen Inzidenz von Verletzungen durch Rotations- und Scherkräfte und von Berstungsfrakturen bei. 60 % aller Wirbelfrakturen betreffen die thorakolumbale Wirbelsäule.

Klassifikation

Der Begriff der Wirbelsäulenstabilität ist leicht zu verstehen und schwer zu definieren. Die Stabilität ist das grundlegende Kriterium für die Klassifikation aller thorakolumbalen Frakturen. Bei der Beurteilung der Stabilität muss die Integrität der knöchernen, ligamentären und neuralen Strukturen berücksichtigt werden. Alle Frakturen müssen als stabil oder instabil eingestuft werden, denn von dieser Einstufung hängt die Behandlung ab. PANJABI hat Instabilität folgendermaßen definiert: „Verlust der Fähigkeit der Wirbelsäule, unter physiologischen Belastungen ihr Bewegungsmuster so beizubehalten, dass es nicht zu initialen oder zusätzlichen neurologischen Schädigungen, gravierenden Deformitäten oder behindernden Schmerzen kommt." Erste Versuche einer Beschreibung der funktionellen Einheit führten zu der sog. Zweisäulentheorie. Danach besteht die ventrale Säule aus den Wirbelkörpern, den Zwischenwirbelscheiben, dem vorderen und dem hinteren Längsband, die dorsale Säule aus den Wirbelbogenpfeilern (Pedikeln), den Laminae sowie den dorsalen Knochen- und Bandstrukturen (8). Um nützlich zu sein, muss ein Klassifikationssystem nicht nur die Art der Verletzung beschreiben, sondern auch Hinweise für die Behandlung geben. Es gibt viele Klassifikationssysteme, die bekanntesten sind jedoch die von DENIS und von MCAFEE sowie die AO-

Klassifikation. DENIS geht von einem anatomischen Dreisäulenmodell aus, das die präoperative Planung unterstützt und die Therapiewahl erleichtert (9). Bei dieser Klassifikation werden die Verletzungen anhand des röntgenologischen Befundes und der CT-Scans in gravierende („major") und geringfügige („„minor") Verletzungen eingeteilt. Geringfügige Verletzungen sind Frakturen von Processus spinosus, Processus transversales, Lamina oder Interartikularportion. Gravierende Frakturen sind Kompressionsfrakturen, Berstungsfrakturen, Flexions-Distraktionstraumata sowie Frakturen mit Dislokation. Kompressionsfrakturen betreffen die vordere Säule, während die mittlere Säule intakt bleibt. Bei Kompressions-Flexionstraumata wird die vordere Säule einer Kompressionsbelastung, die mittlere und die hintere Säule einer Zugbelastung ausgesetzt. DENIS beschreibt fünf Arten von Berstungsfrakturen (A - E). Bei den Berstungsfrakturen hält der Wirbel einer Kompression durch eine axiale Belastung der vorderen und der mittleren Säule nicht stand, die Pedikel werden gesprengt und Knochenfragmente vom hinteren Teil des Wirbelkörpers in den Rückenmarkskanal gepresst. Eine Überlastung der mittleren Säule führt potenziell zu einer instabilen Verletzung. Charakteristisch für die so genannte Chance-Fraktur ist eine Verletzung der knöchernen Wirbelsäulenelemente durch Distraktion. Rotationsverletzungen der mittleren Säule sind instabile Verletzungen und eher charakteristisch für Frakturen mit Dislokation oder Rotations-Berstungsfrakturen. Bei dislozierten Frakturen werden alle drei Säulen geschädigt. Die für diese Frakturmuster verantwortlichen Kräfte sind Kompressions-, Zug-, Rotations- und Scherkräfte. Bei den dislozierten Frakturen ist die Inzidenz neurologischer Schädigungen am höchsten; es handelt sich dabei immer um instabile Traumata. Etwa 20 % der gravierenden thorakolumbalen Wirbelfrakturen sind dislozierte Frakturen. DENIS unterscheidet sechs verschiedene Typen. Zu Typ A gehören Slice-Frakturen, bei denen der Wirbelkörper einer zu hohen Rotations- und Scherbelastung ausgesetzt wurde. Typ B wird durch Torsionskräfte verursacht, die die Zwischenwirbelscheibe im vorderen Bereich schädigen. Frakturen vom Typ C beruhen auf translationalen Scherkräften, die in anteroposteriorer Richtung wirken. Frakturen des Typs D sind Typ-C-Frakturen, bei denen die Fraktur durch den Wirbelbogen verläuft und die Lamina frei flottiert. Bei Frakturen vom Typ E wird der Bandapparat durch translationale Kräfte überlastet. Typ-F-Verletzungen schließlich sind Dreisäulenverletzungen infolge der Einwirkung von Flexions-Distraktionskräften mit Schädigung fast aller spinalen Weichgewebe einschließlich des Bandapparates.

Die MCAFEE-Klassifikation (10) beschreibt sechs verschiedene Verletzungsarten. Bei diesem Klassifikationssystem erfolgt die Evaluation mittels CT. Das MCAFEE-System gibt Aufschluss über die zum Zeitpunkt der Verletzung einwirkenden Kräfte. Der mechanistische Ansatz unterstützt die direkte Behandlung des verletzten Wirbelsäulenbereichs. Beschrieben werden folgende Frakturarten: Impressionskeilbruch, stabiler Berstungsbruch, instabiler Berstungsbruch, Chance-Fraktur, Flexions-Distraktionsverletzung und Translationsverletzung.

Kompressionsfrakturen

Kompressionsbrüche sind häufige Verletzungen in der thorakolumbalen Übergangszone zwischen Th11 und L2. Diese Frakturart wird durch die Einwirkung axialer Kompressionskräfte auf die gebeugte Wirbelsäule verursacht. Der vordere Wirbelsäulenanteil wird komprimiert, während die mittlere und die hintere Säule intakt bleiben. Bei Low-Energy-Verletzungen werden die dorsalen Anteile nicht verletzt. High-Energy-Verletzungen können zur Zerstörung der dorsalen Wirbelstrukturen durch Zugkräfte führen. Die Stabilität der Wirbelsäule hängt bei diesem Frakturmuster von der Integrität des dorsalen Bandapparates ab. Die thorakolumbale Übergangzone der Wirbelsäule ist anfällig für Verletzungen, weil in diesem Bereich die relativ steife Brustwirbelsäule in die flexible Lendenwirbelsäule übergeht. Die koronale Orientierung der Facettengelenke im Bereich der Brustwirbelsäule lässt

Flexion und Extension nur in eingeschränktem Umfang zu, während ihre sagittale Ausrichtung im Bereich der Lendenwirbelsäule diesen Bewegungsrichtungen mehr Spielraum gibt. DENIS (9) beschrieb vier Arten von Kompressionsfrakturen. Typ A sind Frakturen mit Bruch von Deck- und Grundplatte. Typ-B-Frakturen (die häufigsten Kompressionsfrakturen) betreffen die Deckplatte, Typ-C-Frakturen die Grundplatte, während bei Typ D die ventrale Wirbelkörperkortikalis gebrochen ist. Hauptdeterminante für die Wirbelsäulenstabilität nach einer Kompressionsfraktur ist die Integrität der mittleren Säule und des dorsalen Bandapparates. Wenn diese dorsalen Strukturen zerrissen sind, kann es zu einer fortschreitenden Kyphosierung mit immer stärkerer keilförmiger Verformung des vorderen Wirbelkörperanteils kommen. Die fortschreitende Kyphosierung wird für die zunehmenden Schmerzen, in extremen Fällen sogar für neurologische Defizite verantwortlich gemacht.

Berstungsfrakturen

Thorakolumbale Berstungsfrakturen entstehen durch übermäßige Einwirkung von Kompressionskräften auf die vordere und mittlere Säule. Wie die Kompressionsbrüche sind auch die Berstungsfrakturen häufig im thorakolumbalen Übergangsbereich lokalisiert. DENIS klassifizierte fünf Arten von Berstungsbrüchen. Als Typ A bezeichnete er Frakturen der Deck- und Grundplatte. Bei Typ-B-Frakturen ist nur die Deckplatte, bei Typ-C-Frakturen nur die Grundplatte gebrochen. Berstungsfrakturen vom Typ D weisen eine Rotationskomponente auf, und bei Typ-E-Verletzungen ist eine laterale Flexionskomponente vorhanden. Berstungsfrakturen sind in der Regel dadurch gekennzeichnet, dass ein nach hinten gedrängtes Knochenfragment den Spinalkanal einengt. Am besten ist dies im CT-Scan zu sehen. Bei der Röntgenuntersuchung kann anhand der initialen Übersichtsaufnahme die Höhe der Wirbelkörper festgestellt werden, während sich anhand der lateralen Aufnahme das Ausmaß der Kyphose ermitteln lässt. Auf der a.p.-Röntgenaufnahme ist bei Berstungsbrüchen eine Vergrößerung des Interpedikularabstands zu beobachten. Die Stabilitätsbestimmung bei einer Berstungsfraktur ist schwierig und willkürlich. Mehrere Autoren haben komplizierte Systeme zur Vorhersage der Stabilität entwickelt, direkt korrelierende Parameter wurden jedoch bislang nicht identifiziert. Allgemein akzeptierte Indikationen für eine operative Intervention sind fortschreitende neurologische Defizite, Kyphose und Höhenminderung des Wirbelkörpers um 50 %. MCAFEE hat zuerst beschrieben, dass bei Wirbelfrakturen mit einer Höhenminderung von mehr als 50 %, die nicht operativ behandelt werden, häufig Spätfolgen in Form einer zunehmenden Kyphosierung und einer Spinalkanalstenose zu beobachten sind (11).

Flexions-Distraktionstraumata

Flexions-Distraktionsfrakturen sind Traumata, bei denen die hintere und die mittlere Säule durch übermäßige Zugbelastung und die vordere Säule durch übermäßige Kompressionsbelastung geschädigt werden. Die Rotationsachse der einwirkenden Kraft liegt vor der mittleren Säule. Sie kann durch den Knochen oder durch das Weichgewebe verlaufen. Diese Frakturen werden auch als Chance-Frakturen bezeichnet und kommen häufig bei Verkehrsunfällen vor, wenn die Opfer mit einem Beckengurt, aber ohne Schultergurt angeschnallt waren. Sie sind in 45 % der Fälle mit Verletzungen innerer Organe (12) und in etwa 10 % der Fälle mit neurologischen Ausfällen assoziiert (13).

Dislozierte Frakturen

Flexions-Distraktionsverletzungen sind Dreisäulentraumata und außerordentlich instabil. Diese Frakturen werden mittels dorsaler Segmentinstrumentierung behandelt, wobei mindestens zwei Etagen über und zwei Etagen unter dem verletzten Segment einbezogen werden müssen. Ziel der Operation ist die Wiederherstellung der sagittalen Ausrichtung, die Stabilisierung der Wirbelsäule für eine Frühmobilisierung und die Verhinderung neurologischer Verletzungen durch fortschreitende Deformation. Die Frühmobilisierung erlaubt baldiges Aufrichten und Aufstehen, wodurch sich Morbidität und Mortalität nachweislich reduzieren lassen.

Neurologische Verletzungen

Die Inzidenz neurologischer Verletzungen beträgt bei dieser Patientengruppe 10 bis 38 %. Die Höhe der neurologischen Schädigung ist daran erkennbar, bis zu welcher Höhe die motorischen und sensorischen Funktionen noch beidseits normal sind. Ein inkompletter neurologischer Ausfall ist definiert als partieller Verlust der motorischen und/oder sensorischen Funktionen unterhalb der Höhe der Schädigung. Ein kompletter Ausfall besteht definitionsgemäß, wenn die sensorischen und motorischen Funktionen im untersten Kreuzbeinsegment nach Abklingen des spinalen Schocks vollständig fehlen. Die Wiederkehr des Bulbokavernosus-Reflexes zeigt das Ende des spinalen Schocks an. Eine spätere funktionelle Wiederherstellung ist unwahrscheinlich (10).

Als Standardinstrument für die Bestimmung des neurologischen Status wird weithin das Scoring-System der American Spinal Injury Association (ASIA) akzeptiert (14). Nach der Definition in deren internationalen Standards für die neurologische und funktionelle Klassifikation von Rückenmarksverletzungen liegt eine Tetraplegie vor, wenn die motorischen und/oder sensorischen Funktionen in Höhe des zervikalen Rückenmarks vollständig oder teilweise ausfallen, während bei der Paraplegie die neurologische Schädigung im thorakalen, lumbalen oder sakralen Rückenmarksbereich lokalisiert ist. Ob eine Wiederherstellung der neurologischen Funktionen möglich ist, hängt vor allem von der Schwere der neuralen Schädigung ab. Dies entscheidet sich bereits kurz nach dem Trauma. Wenn in den ersten 24 Stunden nach der Verletzung keine Besserung erkennbar ist, bleibt die Paralyse in der Regel dauerhaft bestehen. Die Besserung der neurologischen Funktionen erstreckt sich bei 80 % der Patienten auf eine, bei 20 % auf zwei Etagen. Inkomplette und komplette Rückenmarksverletzungen unterscheiden sich dadurch, dass bei ersteren motori-

sche oder sensorische Funktionen erhalten sind, die durch weiter kaudal im Kreuzbeinbereich austretende Nerven vermittelt werden. Der Erhalt dieser Funktionen ist ein Zeichen dafür, dass die strukturelle Kontinuität des Rückenmarks wenigstens teilweise erhalten ist. In diesem Fall besteht zumindest die Möglichkeit einer funktionellen Wiederherstellung. Durch die natürliche Kyphose der Brustwirbelsäule und die Lordose der Lendenwirbelsäule werden die einwirkenden Kompressionskräfte zum Teil abgefangen. Kompressionsfrakturen lassen sich am besten anhand einfacher Röntgenaufnahmen oder CT-Scans diagnostizieren.

Wann sollte operiert werden?

Der optimale Zeitpunkt für einen operativen Eingriff bei Patienten mit Verletzung des Rückenmarks oder der Cauda equina ist weiterhin unklar. Mehrere Studien ergaben, dass eine operative Dekompression innerhalb eines Zeitraumes von weniger als 24 Stunden optimal für die Wiederherstellung der neurologischen Funktionen sei. Befürworter der notfallmäßigen Dekompression zitieren meist die Publikationen von BOHLMANN (15) und DELAMARTER (16) über die Erholung des Rückenmarks bei Tieren. Aus anderen Forschungszentren wurden widersprüchliche Daten veröffentlicht, die dafür sprechen, dass die Dekompression weniger als 24 Stunden nach dem Verletzungszeitpunkt mit einer Verschlechterung des neurologischen Befundes assoziiert ist. Klar ist, dass die Entfernung komprimierender Knochenfragmente oder Zwischenwirbelscheiben innerhalb von sechs Stunden nach der Verletzung sich positiv auswirkt. Dagegen enthält die Literatur keinen Beleg dafür, dass die Zeit als Faktor für den Erfolg einer Dekompression eine Rolle spielt, wenn der Eingriff nach mehr als sechs Stunden durchgeführt wird. Eine dokumentierte fortschreitende Verschlechterung der neurologischen Funktion ist weiterhin die einzige echte Indikation für eine Notoperation. Bei Patienten mit High-Energy-Trauma reduziert eine frühe – innerhalb von 48 Stunden erfolgende – Intervention nachweislich die Komplikationsrate durch Blutverlust, pulmonale

Komplikationen und Multiorganversagen. Die Rate neurologischer Komplikationen infolge von Frühinterventionen wurde bei 134 Fällen, bei denen die chirurgische Intervention innerhalb von 48 Stunden erfolgte, mit 2,9 % angegeben. Es wurde die Hypothese aufgestellt, dass hämodynamische Störungen während der Manipulation am Spinalkanal zu einer Schädigung des Rückenmarks und zu einem Wundödem führen (17).

Konservative Behandlung

Die einfachsten und am längsten gebräuchlichen Behandlungsoptionen bei Wirbelfrakturen sind die Gipsschale und, etwas moderner, die individuell angepasste Orthese. Die meisten Kompressionsfrakturen bedürfen keiner Operation. Gegenstand von Kontroversen ist die Behandlung der Berstungsfrakturen. Durch biomechanische Tests wurde ermittelt, inwieweit es möglich ist, durch Orthesen die Stabilität thorakolumbaler Frakturen zu gewährleisten. Es wurde nachgewiesen, dass eine individuell angepasste Orthese in der Lage ist, die Stabilität zu gewährleisten, wenn die Wirbelkörperhöhe in einer Etage um 50 % oder in zwei benachbarten Etagen um 25 % reduziert ist (18). Über die Ergebnisse der nichtoperativen Behandlung thorakolumbaler Wirbelfrakturen liegen mehrere Arbeiten vor. WEINSTEIN veröffentlichte die Ergebnisse eines zwanzigjährigen Follow-up von 42 Patienten mit Berstungsfrakturen ohne neurologische Ausfälle, die konservativ behandelt wurden. Von den 42 nachverfolgten Patienten wurden zwei später operiert (19). Häufig gilt es als Indikation für eine Operation, wenn ein Knochenfragment nach hinten in den Spinalkanal gedrückt wurde. Bei 41 Patienten mit Berstungsfrakturen ohne neurologische Ausfälle, die mittels Gipsschale oder Orthese behandelt wurden, konnte festgestellt werden, dass zwei Drittel der nach hinten gedrängten Knochenfragmente resorbiert wurden (20). Eine Orthese muss in der Regel zwölf Wochen getragen werden. Die Stellung der Wirbel sollte in regelmäßigen Abständen röntgenologisch kontrolliert werden. Im Anschluss an die Orthese-Behandlung muss ein Rehabilitationsprogramm durchgeführt werden. Bei Frakturen, die höher als Th7 lokalisiert sind, ist eine zervikale Extension erforderlich. Bei Frakturen unterhalb von L4 muss ein Bein durch einen Streckverband fixiert werden, um das Becken zu stabilisieren.

Chirurgische Interventionen
Dorsale Wirbelsäulenchirurgie

Der gebräuchlichste operative Behandlungsansatz bei thorakolumbalen Frakturen ist die dorsale Wirbelsäulenchirurgie. Deren Ziel ist die Wiederherstellung der normalen Ausrichtung der Wirbelsäule, die Behebung einer Spinalkanalstenose und eine ausreichende Stabilisierung als Voraussetzung für eine Wirbelfusion, durch die spätere Deformitäten und Instabilität verhindert werden. Früher diente die dorsale Instrumentierung zur Korrektur chronischer Deformitäten. Zunehmende Vertrautheit mit der Anatomie des zu operierenden Bereichs und mit dem Verfahren sowie die beim ventralen Zugang auftretenden Probleme haben die dorsale Wirbelsäulenchirurgie zum Standard werden lassen. Kernstück der dorsalen Instrumentierung ist die Instrumentierung zwecks Distraktion. Die dorsalen Instrumentierungsverfahren ermöglichen eine Rekonstruktion der Wirbelhöhe, eine Korrektur der sagittalen Ausrichtung und eine partielle Wiederherstellung des Spinalkanals mittels Ligamentotaxis (21). Wenn das hintere Längsband unverletzt ist, kann es angezogen werden, damit es zur Reposition nach hinten gedrängter knöcherner Fragmente beiträgt. Bei Typ-A-Frakturen nach DENIS wird auf diese Weise eine relativ umfassende Wiederherstellung des Kanals erzielt. Weniger wirksam ist die Ligamentotaxis bei einer Einengung des Spinalkanals um mehr als 50 %. Zwar ist dieses Verfahren auch dann eine mögliche Option, doch muss sich der Chirurg immer bewusst sein, dass das Zeitfenster von 24 bis 48 Stunden, das für die Durchführung der Ligamentotaxis zur Verfügung steht, in die Phase mit hohem perioperativem Komplikationsrisiko fällt. Zur Exploration des Kanals und zur Feststellung, in welchem Umfang eine Reposition von Knochenfragmenten erforderlich ist, kann eine begrenzte Laminoforaminotomie durchgeführt werden. Die dorsale Instrumentierung ist mit mehreren Problemen verbunden. Ihr Hauptnachteil ist die Zahl der Bewegungssegmente, die in das Konstrukt einbezogen werden müssen, um dauerhafte Stabilität zu erzielen. Ein weiteres Problem bei der dorsalen Distraktion zur Korrektur der ventralen Wirbelkörperhöhe besteht darin, dass durch das Konstrukt eine kyphosierende Hebelwirkung ausgeübt wird. Infolgedessen kommt es zu einem iatrogenen Verlust der Lordose im Bereich der Lendenwirbelsäule und zu einer verstärkten Kyphosierung der Brustwirbelsäule. Zur Überwindung der Probleme, die mit den aus Haken und Stäben bestehenden dorsalen Instrumentierungssystemen verbunden sind, wurden Pedikelschraubensysteme entwickelt. Pedikelschrauben erlauben eine starre Dreisäulenfixation bei weniger langen Fusionen. Ohne Stützung der vorderen Säule bzw. Fixierung an drei Punkten ist jedoch bei thorakolumbalen Verletzungen die Fixierung kurzer Segmente durch Pedikelschrauben mit einer hohen Komplikationsrate behaftet. Bei ausschließlich dorsaler Instrumentierung im thorakolumbalen Abschnitt der Wirbelsäule müssen oberhalb und unterhalb der Fraktur jeweils zwei Wirbelsäulensegmente einbezogen werden. Die Frakturen, die einer kurzstreckigen Segmentfixation mittels Pedikelschrauben am besten zugänglich sind, sind Flexions-Distraktionstraumata und instabile Berstungsfrakturen der unteren Lendenwirbelsäule. Berstungsfrakturen der oberen Lenden- oder der unteren Brustwirbel bedürfen häufig einer ventralen Rekonstruktion, um ein späteres Zusammensintern zu verhindern. Für dorsale chirurgische Eingriffe gelten folgende Indikationen: kompletter neurologischer Funktionsausfall, instabile Wirbelsäule und Notwendigkeit einer Frühmobilisierung und -rehabilitation.

Kombinierte ventrodorsale Operationsverfahren

Bei instabilen Dreisäulenverletzungen, wie z.B. dislozierte Frakturen, wird häufig ein kombiniertes ventrodorsales Verfahren angewendet.

Dieses Vorgehen ist besonders sinnvoll, wenn eine knöcherne Intrusion des Spinalkanals vorliegt und eine inkomplette neurologische Ausfallsymptomatik eine ventrale Dekompression mit anschließender Stabilisierung durch instrumentierte Wirbelfusion erforderlich macht. Ventrodorsale Verfahren werden auch im Bereich der oberen Brustwirbelsäule angewendet, wo eine ventrale Instrumentierung wegen der Nähe zu den großen Gefäßen kontraindiziert ist, ebenso bei meist älteren Patienten mit stark ausgeprägter Osteoporose oder metabolischen Knochenkrankheiten, bei denen das Risiko besteht, dass die Schrauben sich lockern und das Implantat zu wandern beginnt. Bei Frakturen mit deutlicher Verschiebung, wie z.B. thorakolumbalen Frakturen mit Dislokation und inkomplettem neurologischem Ausfall, kann es sinnvoll sein, für die Korrektur der koronalen und sagittalen Fehlausrichtung einen dorsalen und für die anschließende Dekompression der neuralen Elemente einen ventralen Zugang zu wählen. Bei der dorsalen Reposition bleibt nicht selten ein Hohlraum in der vorderen Säule zurück, der langfristig zu Instabilität oder Spätversagen des dorsalen Konstrukts führt, wenn nicht zusätzlich für eine ventrale Abstützung gesorgt wird. Die modernen Instrumentierungssysteme unter Einschluss von Thoraxpedikelschrauben ermöglichen ein transpedikuläres Vorgehen unter Einbeziehung aller drei Säulen, machen die zusätzliche Abstützung der vorderen Säule überflüssig und ermöglichen die Einbeziehung von weniger Wirbelsäulensegmenten in die Fusion. Gelegentlich führt die dorsale Reposition nicht zu einer ausreichenden Dekompression der neuralen Elemente, sodass zusätzlich eine ventrale Dekompression erforderlich wird.

Der dorsolaterale transpedikuläre Zugang

Der dorsolaterale transpedikuläre Zugang zur Brust- und Lendenwirbelsäule ermöglicht die wirksame Behebung einer asymmetrischen oder unilateralen ventralen Kompression des Spinalkanals mit neurologischer Ausfallsymptomatik. In der Regel wird empfohlen, bei ventraler Kompression der neuralen Elemente einen ventralen Zugang zu wählen. In manchen Fällen, z.B. wenn die untere Lendenwirbelsäule betroffen ist, wo die Nähe der ventral liegenden Gefäße den Zugang und die Rekonstruktion von dieser Seite aus erschwert, kann jedoch ein dorsolateraler transpedikulärer Zugang sinnvoll sein. Nach Freipräparierung der dorsalen Mittellinie werden die nach kranial weisenden Ränder der Lamina und des Processus spinosus sowie der untere Teil der Lamina des darüber liegenden Wirbels reseziert, um die medialen und inferioren Pedikelränder gut sichtbar darzustellen. Dann wird der zentrale Anteil des Pedikels mit Hilfe von Highspeed-Fräse, Rongeur und Küretten entfernt. Wenn der Pedikel bis auf das Niveau des dorsalen Aspekts des Wirbelkörpers reseziert ist, wird die mediale Pedikelwand abgetragen. Dabei ist darauf zu achten, dass die dort austretenden und quer verlaufenden Nervenwurzeln geschont werden. Im dorsalen Aspekt des Wirbelkörpers wird eine kleine Rinne geschaffen und mit Hilfe einer gekrümmten Kürette werden die Knochenfragmente vorsichtig aus dem Spinalkanal in diese Rinne befördert. Große Fragmente können durch vorsichtiges Retrahieren des Duraschlauchs unterhalb des Conus medullaris von dorsal her entfernt werden.

Ventrale Dekompression und Instrumentierung

Bei Frakturen mit Einengung des Spinalkanals und inkompletter neurologischer Ausfallsymptomatik ist häufig eine direkte ventrale Dekompression unumgänglich. Chirurgen, die Erfahrung mit diesem Verfahren haben, können dazu die Korpektomie mit anschließender Implantation eines Strut Grafts und Instrumentierung verwenden. Das Instrumentierungssystem muss in allen Bewegungsgraden biomechanisch robust sein. Darüber hinaus muss es eine intraoperative Modifikation des Vorgehens erlauben. Einige der neueren Dual-Rod-Systeme erfüllen alle diese Kriterien am besten.

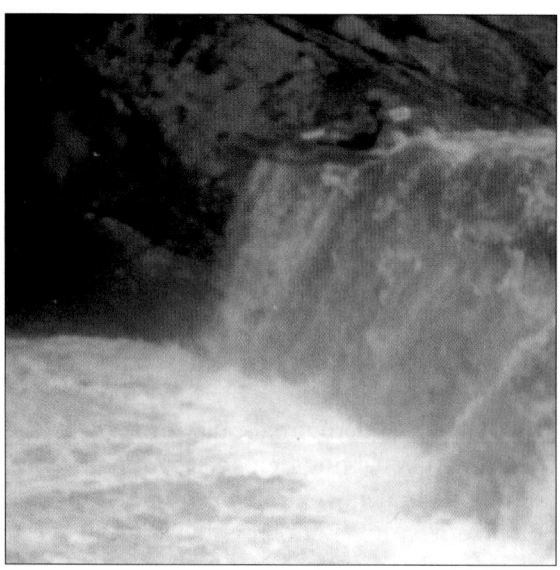

Abb. 1: 28 Jahre alte weibliche Sportlerin.

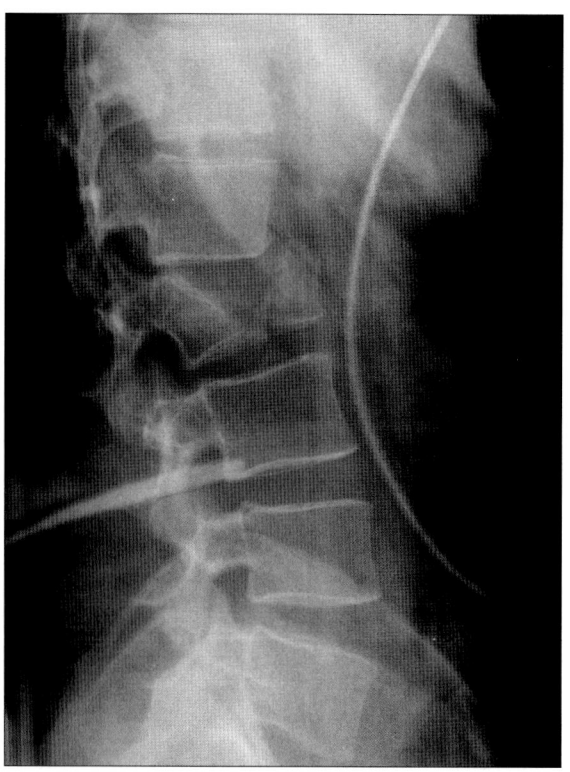

Abb. 2: Trümmerfraktur L2 (burst fracture).

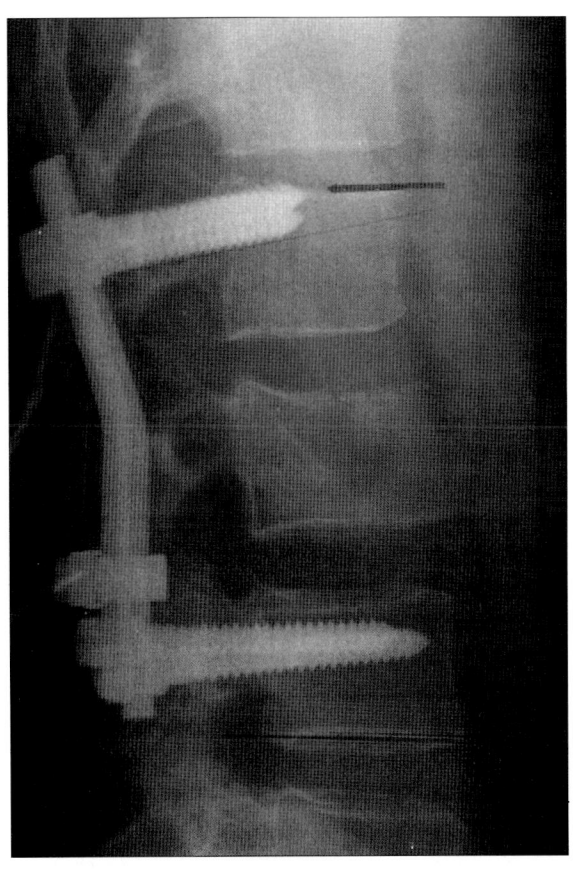

Abb. 3: Dorsale Stabilisierung.

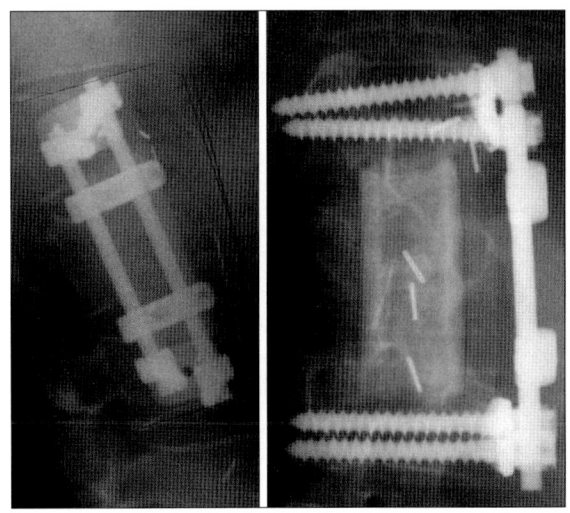

Abb. 5: Endoskopische Revision.

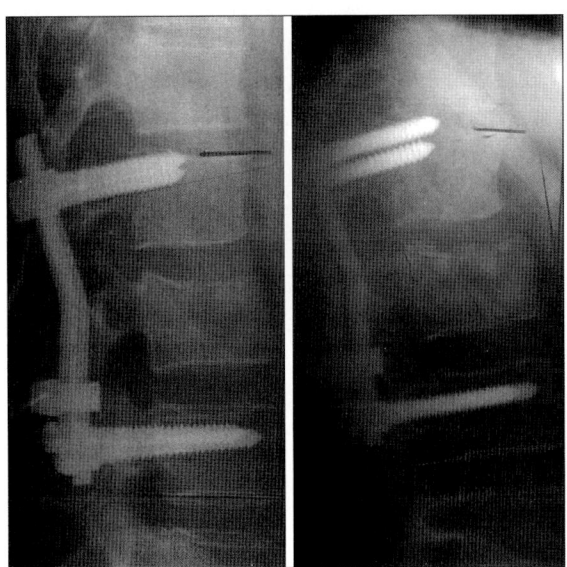

Abb. 4: Sekundärer Korrekturverlust trotz Implantat.

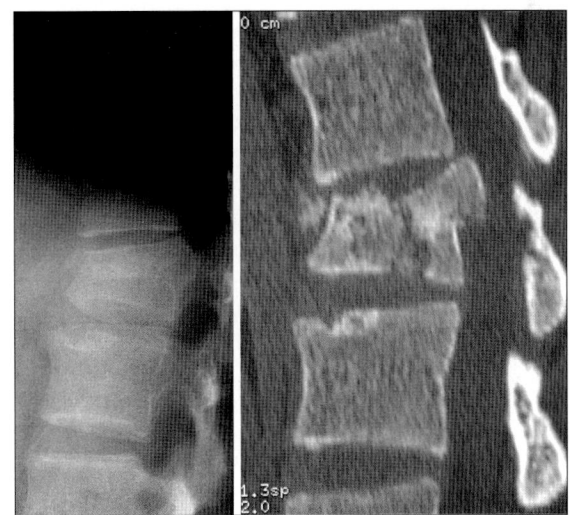

Abb. 6: 32 J. alte Frau mit einer A3-Fraktur in Höhe L1.

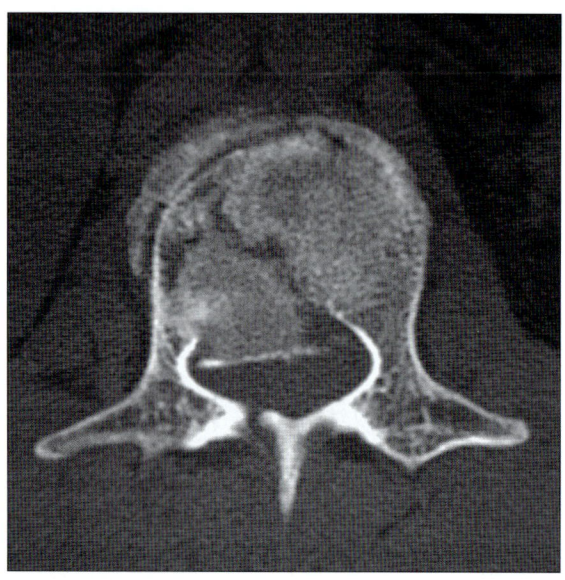

Abb. 7: Einengung des Spinalkanals mit resultierender Quadricepsschwäche.

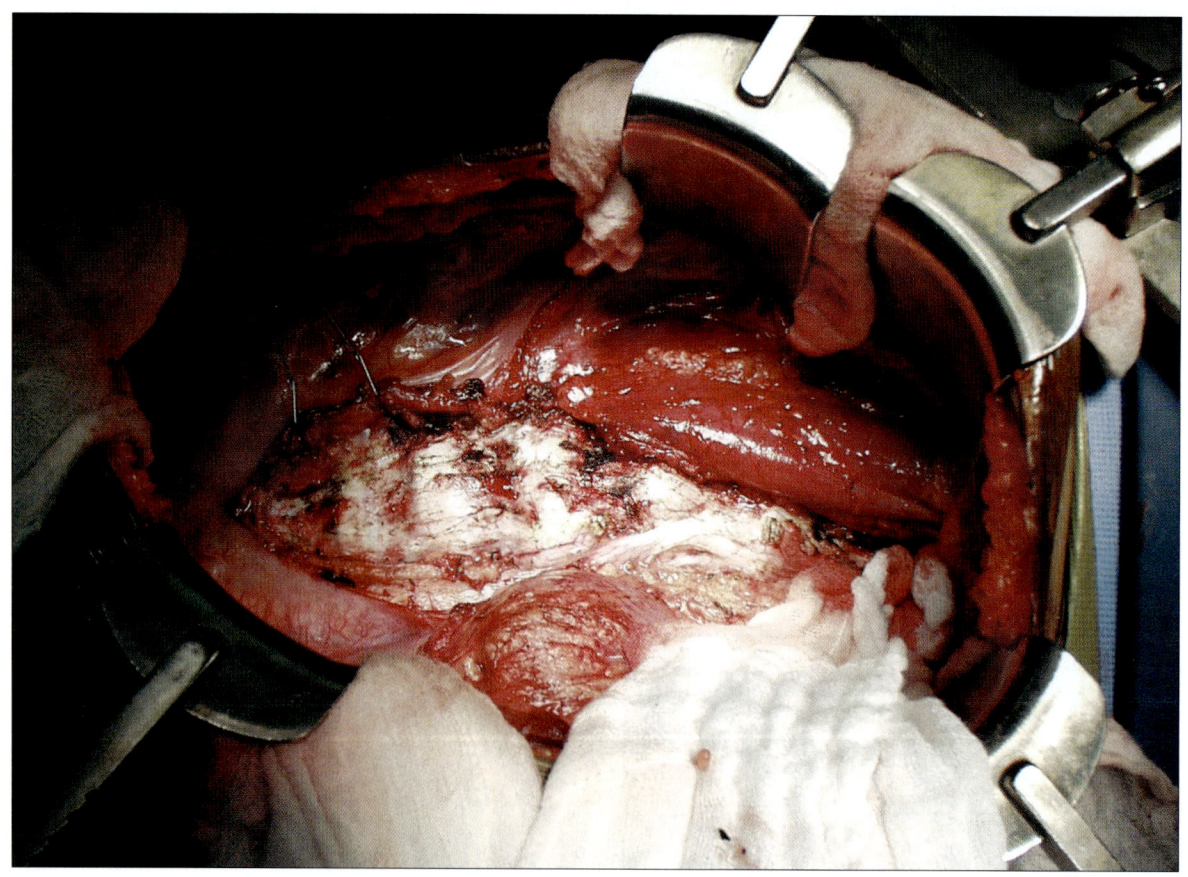

Abb. 8: Thorakoabdominaler Zugang.

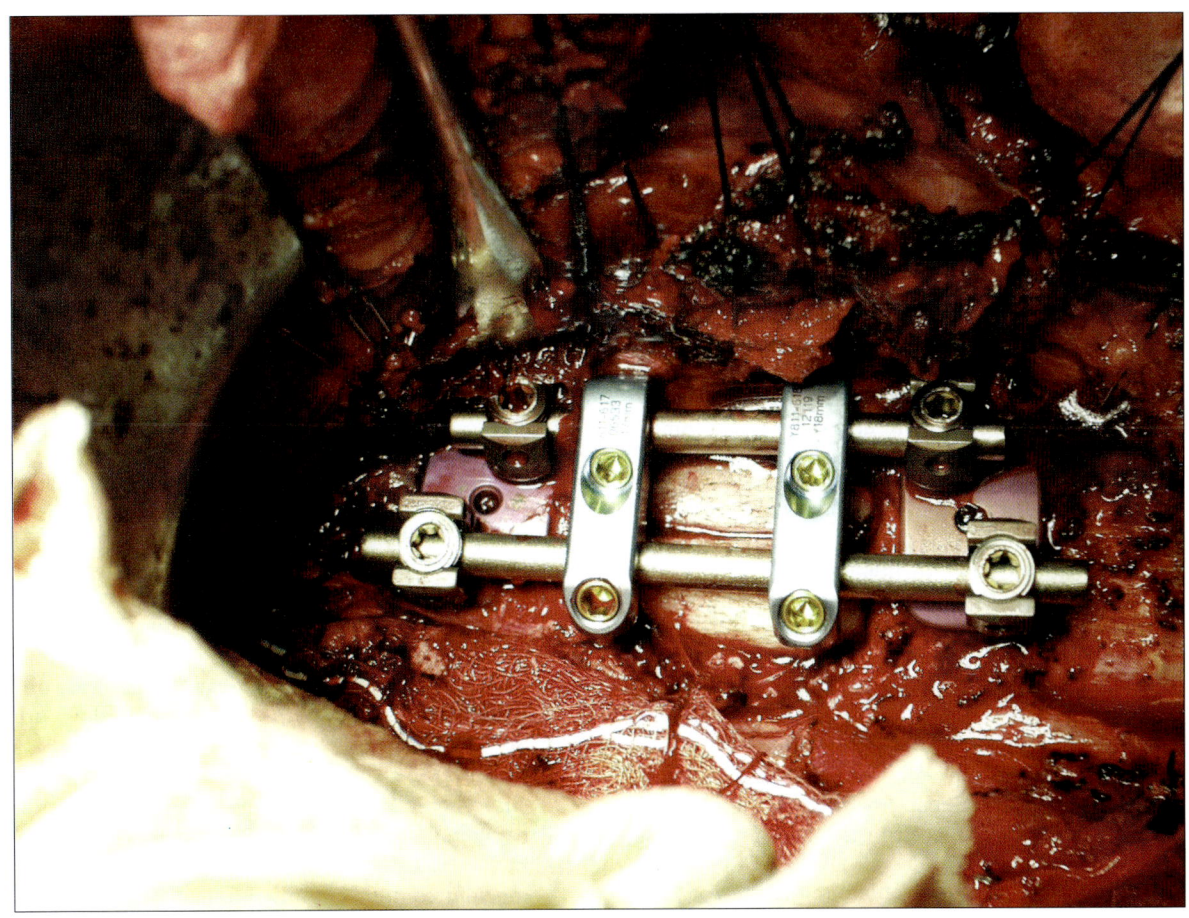

Abb. 9: Anteriore Stabilisierung mit einem Dual-Rod-System.

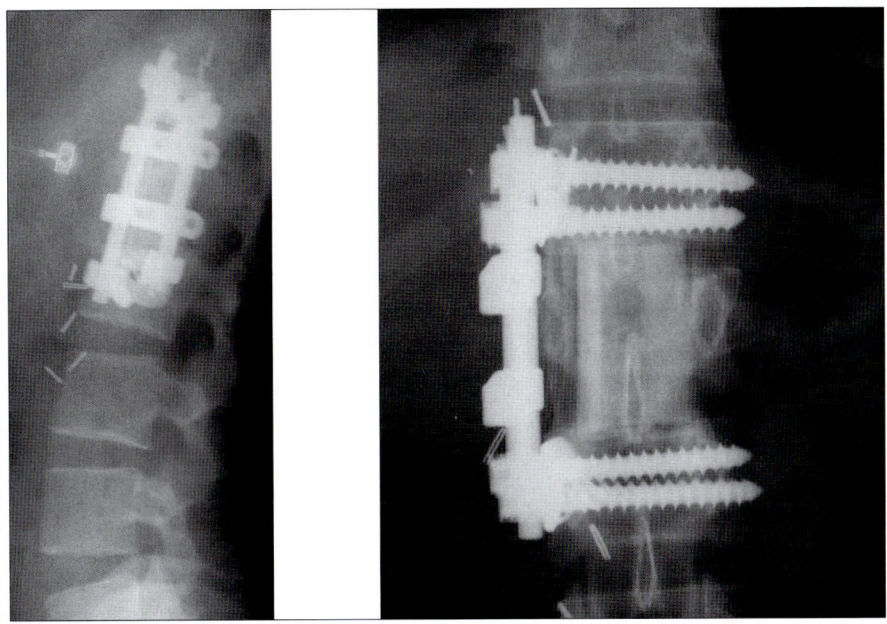

Abb. 10: 6 Monate nach Op. Sichere Stabilisierung durch das ventrale System. Beginnende Durchbauung des Allografts.

Literatur

(1) GERTZBEIN, S.D., SRS: Multicenter spine fracture study. Spine, 17, 528 - 540 (1992)

(2) PRICE, C.: Epidemiology of traumatic spinal cord injury and acute hospitalization and rehabilitation charges for spinal cord injuries in Oklahoma, 1988 - 1990. Am. J. Epidemiology, 139, 37 - 47 (1994)

(3) BOHLMAN, H.H.: Treatment of fractures and dislocations of the thoracic and lumbar spine. JBJS, 67 A, 165 - 169 (1985)

(4) AN, H.S.: Instructional Course Lecture Spine: Rosemont, Il (2003)

(5) LEVINE, A.M.: Bilateral facet dislocations in the thoracolumbar spine. Spine, 13, 630 - 640 (1988)

(6) ALBERT, T.J.: Concomitant noncontiguous thoracolumbar and sacral fractures. Spine, 18, 1285 -1291 (1993)

(7) EL-KHOURY, G.Y.: Trauma to the upper thoracic spine: Anatomy, biomechanics, and unique imaging features. Am J Roentgenol 1993; 160: 95 - 102

(8) HOLDSWORTH: Fractures, dislocation, and fracture-dislocations of the spine. JBJS Am., 52, 1534 -1551 (1970)

(9) DENIS, F.: The three column spine and its significance in the classification of acute thoracolumbar spinal injuries. Spine, 817 - 831 (1983)

(10) MCAFEE, P.C.: The value of computed tomography in thoracolumbar fractures: An analysis of one hundred consecutive cases and a new classification. JBJS, 65 A, 461 - 473 (1983)

(11) MCAFEE, P.C.: The unstable burst fracture. Spine, 7, 365 - 373 (1982)

(12) ANDERSON, P.A.: The epidemiology of seatbelt associated injuries. Journal of Trauma 1991; 31: 60 -67

(13) GUMLEY, G.: Distraction fractures of the lumbar spine. JBJS Br., 64: 520 - 525 (1982)

(14) American Spinal Cord Injury Association: Standards for neurological and functional classification of spinal cord injury, Revised. Chicago, IL, American Spinal Cord Injury Association (1992)

(15) BOHLMAN, H.H.: Mechanical factors affecting recovery from incomplete cervical spinal cord injury: A preliminary report. John Hopkins Med. Journal, 145, 115 - 125 (1979)

(16) DELAMARTER, R.B.: Pathophysiology of spinal cord injury: Recovery after immediate and delayed decompression . JBJS, 77A, 1042 - 1049 (1995)

(17) MARSHALL, L.F.: Deterioration following spinal cord injury: A multicenter study. J. Neurosurgery, 66, 400 - 404 (1987)

(18) PATWARDHAM, A.G.: Orthotic stabilization of thoracolumbar injuries: A biomechanical analysis of the Jewet hyperextension orthosis. Spine, 15, 654 - 661 (1990)

(19) WEINSTEIN, J.N.: Thoracolumbar "burst" fractures treated conservatively: A long term follow up. Spine, 13, 33 - 38 (1988)

(20) MUMFORD, J.: Thoracolumbar burst fractures: The clinical efficacy and outcome of nonoperative management. Spine, 18, 955 - 970 (1993)

(21) EDWARDS, C.C.: Early rod-sleeve stabilization of the injured thoracic and lumbar spine. Orthop. Clin. North Am., 17, 121 - 145 (1986)

Offenes thorakales Wirbelsäulentrauma

Robert P. Knetsche · Marshall T. Watson

Einleitung

Penetrierende thorakale Wirbelsäulenverletzungen sind fast ausschließlich das Resultat von Gewalt. Während nur gelegentlich Arbeitsunfälle oder Straßenverkehrsunfälle eine penetrierende Wirbelsäulenverletzung hervorrufen, entsteht die absolute Mehrzahl dieser Verletzungen durch Gewalteinwirkungen durch andere Menschen. Die Patienten sind oft Opfer von Kriminaldelikten, Kriminelle, Polizisten oder Soldaten. Penetrierende thorakale Wirbelsäulenverletzungen stammen selten, außer in bestimmten Regionen der Welt, von Nichtschussverletzungen, wie zum Beispiel Messerstichen oder Ähnlichem. Die meisten dieser Verletzungen resultieren im Zivilleben durch Schussverletzungen und im Militärbereich durch Schussverletzungen oder Geschoss-Splitter-Verletzungen. Penetrierende thorakale Wirbelsäulenverletzungen bilden nur einen kleinen Prozentsatz der Gesamtzahl aller Wirbelsäulenverletzungen, die über einen Zeitraum gesehen werden. Typischerweise ist die Inzidenz kleiner als 1 % von allen Fällen, die in einem größeren Zivilkrankenhaus gesehen werden. In Militärhospitälern liegt die Inzidenz immer noch niedrig mit 1 - 3 % der Gesamtzahl der Wirbelsäulenverletzungen. Da diese Verletzungen selten sind, ist es wichtig, Rezepte für Behandlungskonzepte zu verstehen und von der Erfahrung von Trauma-Einrichtungen zu lernen, in denen derartige Verletzungen häufiger behandelt werden. Ein gutes Beispiel sind hier die nicht durch Geschosse verursachten penetrierenden Wirbelsäulenverletzungen (nonmissile penetrating spinal injury – NMPSI).

In Südafrika wurden in den sechziger und siebziger Jahren des letzten Jahrhunderts ungewöhnlich hohe Zahlen derartiger Fälle berichtet aufgrund der einzigartigen sozialen Konstellation in diesem Land zu diesem Zeitpunkt. Durch das Studium der südafrikanischen Erfahrungen dieser Zeit können heute Wirbelsäulenchirurgen überall in der Welt, wo dererlei Verletzungen viel seltener auftreten, lernen und die Prinzipien aus der damaligen südafrikanischen Erfahrung umsetzen. Ähnlich verhält es sich mit katastrophalen penetrierenden Wirbelsäulenverletzungen durch Hochgeschwindigkeitsgeschosse im Rahmen kriegerischer Auseinandersetzungen. Wertvolle Informationen lassen sich hier gewinnen aus der Erfahrung von Wirbelsäulenchirurgen, welche Erfahrungen haben in der Behandlung von Hochgeschwindigkeits-Penetrations-Verletzungen aus den aktuellen kriegerischen Auseinandersetzungen in Bosnien oder im türkisch-kurdischen Grenzgebiet, den Konflikten zwischen Israel und Palästina, Russland und Tschetschenien und dem amerikanischen „War on Terror". Die Kenntnisse der Autoren resultieren aus den Kriegserfahrungen des Wirbelsäulen- und Neurochirurgischen-Dienstes an der US-Militärbasis in Landstuhl (Landstuhl Regional Medical Center) während des sogenannten „Global War on Terror". Der „Global War on Terror" (GWOT) begann mit den Ereignissen des 11. Septembers 2001 und dauert bis heute unverändert an. Die Kampfhandlungen im Zusammenhang mit dem „Global War on Terror" begannen im Oktober 2001 mit dem Start der Operation „Enduring Freedom" (OEF), der Invasion von Afghanistan. Die nächste Phase des „Global War on Terror" war die Invasion des Irak („Operation Iraqi Freedom") im März 2003. Von Oktober 2001 bis heute wurden am „U.S. Military's Landstuhl Regional Medical Center" 40.000 kriegsverletzte Patienten behandelt. Während der gleichen Zeit wurden in der Wirbelsäulen- und Neurochirurgischen-Einheit des „Medical Centers" 6000 Patienten behandelt, 1200 davon operativ.

Klinische Untersuchung und röntgenologische Diagnostik

Die initiale Begutachtung eines Patienten mit Verdacht auf Wirbelsäulenverletzung erfolgt entsprechend den Algorithmen des aktuellen ATLS-Protokolls. In Abhängigkeit von der gegebenen Situation sollte eine möglichst exakte neurologische Untersuchung erfolgen mit schwerpunktmäßiger Dokumentation motorischer Leistungsfähigkeit, sensorischem Perzeptionsvermögen, Reflexstatus und Anal-Sphinkter-Tonus. Palpation der gesamten Wirbelsäule erfolgt im Rahmen des so genannten „Second Look", um grobe Deformitäten und Knochenkrepitationen festzustellen. Hierbei ist zu beachten, dass grundsätzlich peneträre Verletzungen der thorakalen Wirbelsäule auch benachbarte Organe des Thoraxraumes potenziell gefährden. Eintritts- und (falls vorhanden) Austrittswunden müssen klar identifziert werden. Es gibt zwar zahlreiche Faustregeln, um Eintritts- und Austrittswunden zu unterscheiden, so das Aussehen und die Größe der jeweiligen Wunden nach unserer Erfahrung. Diese Regeln, in der Praxis oft nicht haltbar, und die Unterscheidung zwischen Eintritts- und Austrittswunden stellt sich (obwohl durchaus von forensischem Interesse) für die klinische Fallbeurteilung oft als irrelevant heraus.

Röntgenbilder sind häufig die ersten radiologischen Untersuchungen in traumatologischen Notfalleinrichtungen. Üblicherweise werden hier initial eine a.-p.-Aufnahme des Thorax und des Beckens sowie eine laterale Aufnahme der Halswirbelsäule als erste Screening-Aufnahme gefordert. A.-p.- und seitliche Röntgenaufnahmen der gesamten Brust- und Lendenwirbelsäule stellen zwar ein brauchbares Werkzeug zur Untersuchung auf thorakale Wirbelsäulenverletzungen dar, doch hat sich in den letzten Jahren, falls logistisch möglich, die initiale Kernspintomographie (multi slice-CT) wegen der Schnelligkeit, in der ein kompletter Body-Scan durchgeführt werden kann und der Überlegenheit der Bildqualität als überlegene initiale radiologische Screening-Methode herauskristallisiert. Dünne axiale Schichten mit sagittalen und kommunalen Rekonstruktionen erlauben eine gute Visualisation sowohl von Frakturen als auch von Tros- bzw. Knochenfragmenten. Oft lässt sich in der Computertomographie der Verlauf eines Geschosses in Form des „Bleischneesturm"(„lead snowstorm")-Phänomens darstellen, den Verlauf von kleinen Talfragmenten, die vom Hauptprojektil entlang dem Wundkanal abgeschert wurden.

Unglücklicherweise ist die Bildgebung im Computertomogramm bezogen auf die neuralen Elemente nicht optimal.

Es gibt klinische Situationen, in denen die Bildgebung des Rückenmarkes und des Epiduralraumes grundlegende Informationen liefert. Die Unterscheidung zwischen einem epiduralen Hämatom und einer Kontusion innerhalb des Rückenmarkes kann gelegentlich den Behandlungsalgorithmus dramatisch verändern. Die Magnetresonanztomographie liefert sicherlich die besten visuellen Informationen über die neuralen Strukturen der Wirbelsäule, jedoch ist die Magnetresonanztomographie in Fällen peneträrer Spinalverletzungen häufig kontraindiziert wegen der inkooperierten metallenen Fremdkörperpartikel. Bleibend ist hier die Frage, ob derartige Fremdkörper ferromagnetisch sind oder nicht. Geschossfragmente, die Stahl enthalten, rotieren auf jeden Fall im Magnetfeld (35), jedoch können auch kupferummantelte Geschosse (welche angeblich nicht ferromagnetisch sind) ebenfalls im Magnetfeld des MRI (36) rotieren, vermutlich wegen ferromagnetischer Verunreinigungen. Legt man ein ferromagnetisches Objekt in das starke Magnetfeld eines MRI, so induziert dies eine Bewegung des Objektes. Die Sorge ist nun, dass, wenn ein solches ferromagnetisches Objekt sich im Patienten befindet, die Bewegung und die resultierende Hitzeentwicklung umgebende Gewebe und anatomische Strukturen beschädigen können. Zwei vieldiskutierte Fälle sind hierzu publiziert. Einmal handelt es sich um einen Verletzten, der durch ein Metallfragment im Auge erblindete (37), ein anderer Patient starb durch die Sekundärbewegung eines intrakraniellen Aneurysmen-Clip (38).

TEITELBAUM et al. führten MRI-Untersuchungen bei 7 Patienten mit verbliebenen Kugeln, Granatsplittern oder Geschossfragmenten durch. Signifikante Artefakte traten bei einem dieser Patienten auf und in keinem Fall wurden MRI-abhängige Beschwerden oder gar neurologische Folgen beschrieben. In einem Brief an das „American Journal of Neuroradiology" beschrieben FINITSIS et al. Ergebnisse von Kernspintomographien bei 19 Patienten mit zurückgebliebenen Metallfragmenten in oder in der Umgebung der Wirbelsäule ohne irgendwelche klinischen Komplikationen (36). Obwohl die Durchführung eines MRI-Scans bei einem Patienten mit Metallfremdkörpern nicht ganz ohne Risiko ist, so rechtfertigen doch die potenziellen Vorteile den Einsatz dieser Untersuchung. Auf jeden Fall sollte die Entscheidung von den Besonderheiten des Einzelfalls abhängig gemacht werden.

Falls eine MRI-Untersuchung nicht möglich ist, verbleibt als radiologische Untersuchungsmethode die Myelographie. Obwohl die Myelographie, auch das nachfolgende Post-Myelographie-CT, das Rückenmark nicht direkt darstellen können, lassen sich doch brauchbare Hinweise hinsichtlich Schädigungen innerhalb des Rückenmark-Versus exter, einer Kompression des Rückenmarkes (zum Beispiel durch Hämatom), erzielen. Leider ist diese Methode zeit- und arbeitsintensiv und nicht in allen medizinischen Einrichtungen verfügbar.

Bei polytraumatisierten Verletzten mit Verletzung der thorakalen Wirbelsäule sehen wir heute die optimale Erstdiagnostik in einem full-body-CT-Scan von Kopf, Hals, Brust, Abdomen und Becken mit Rekonstruktion in axialer, sagittaler und koronaler Ebene. Derartige Untersuchung (Polytrauma-CT) kann rasch, meist in weniger als 10 Minuten, im multi-slice-Scanner durchgeführt werden, sodass häufig die Notwendigkeit zusätzlicher Nativ-Röntgenaufnahmen entfällt. Eine derart kostspielige, aufwendige Maßnahme ist allerdings nur bei Fällen mit schwerwiegenden Mehrfachverletzungen indiziert. Außer dem Zeitfaktor ergibt sich ein weiterer Vorteil für das Lokalisieren weniger ins Auge fallender Zusatzverletzungen, wie weitere Frakturen oder weitere Verletzungen intrathorakaler oder intraabdo-

minaler Organe, die nicht vom initalen Triage-Algorithmus der analysierten ABC-Untersuchung gemäß ATLS erfasst werden. Ganzkörper-CT bietet eine maximale Information über den Schwerverletzten in einer möglichst kurzen Zeit und kürzt dadurch in der initialen Stabilisationsphase das diagnostische Zeitfenster zugunsten der Therapiephase.

Indikation zur operativen Behandlung penetrierender thorakaler Wirbelsäulenverletzungen

In der einschlägigen Literatur besteht eine gewisse Uneinigkeit hinsichtlich der Bedeutung operativer Maßnahmen in der Behandlung penetrierender thorakaler Wirbelsäulenverletzungen. Während in vielen Fällen von stumpfen oder „Low Velocity"-Penetrationsverletzungen ein nicht operatives Behandlungskonzept durchaus angezeigt ist, erfordern bruchenergetische Verletzungen in der Regel eher ein frühzeitig operatives Vorgehen. Unsere Indikationen sind dem klassischen Indikationsspektrum angepasst, aber wir haben gewisse Modifikationen vorgenommen entsprechend unseren individuellen Erfahrungen und logistischen Ressourcen. Wir haben hieraus die folgenden Indikationen für die operative Behandlung penetrierender thorakaler Wirbelsäulenverletzungen definiert:

1. *Metallene und/oder knöcherne Fragmente, die neurologische Strukturen komprimieren oder sich im Spinalkanal befinden.*

Wir sehen in diesen Fällen, insbesondere bei Patienten mit inkompletter Rückenmarksschädigung, einen generellen Trend zu einer neurologischen Verbesserung. Wir haben auf der anderen Seite keine signifikanten Komplikationen durch die Entfernung von Fragmenten aus dem Spinalkanal bei Patienten mit komplettem Querschnitt gesehen. Wir tendieren dazu, intraspinale Fragmente diesen Patienten zu entfernen, insbesondere in unserem militärischen Patientengut. Ziel ist, bei Patienten mit kompletter Rückenmarkverletzung eine zusätzliche spinale Funktionseinheit zurückzugewinnen. Es ist nicht bekannt, ob das Belassen komprimierender Fragmente im Spinalkanal den üblichen Wiedergewinn von einem Funktionssegment behindert oder nicht. Dies gilt insbesondere für Verletzungen auf der Höhe C7, da die Trizepsfunktion wesentlich ist für die Fähigkeit, in einen Rollstuhl ein- und auszusteigen und die Fähigkeit, ein Kraftfahrzeug zu führen. Im Zweifelsfall tendieren wir dazu, intraspinale Fragmente zu entfernen.

Die Infektionsgefahr durch belassene Fragmente ist nicht klar beschrieben, aber wir sehen in unserem Patientengut eine signifikante Zahl von Fällen mit generalisierter Sepsis durch Acinitobacter-Infektionen, wie sie im Erdreich im Irak und in Afghanistan endemisch sind. KAHRAMAN et al. fanden in ihrem Krankengut mit dem Ort der Verletzung im mittleren Osten (Türkei) ebenfalls eine signifikant hohe Meningitis-Rate. Wir konnten keine große Infektionsrate beobachten, insbesondere auch keine dokumentierten Fälle von Meningitis.

Unser Konzept beinhaltet das frühzeitige Débridement mit Entfernung aller Fragmente in der frühen Hospitalphase. Insofern können wir keine sicheren Aussagen machen, inwiefern nicht entfernte Knochen- und Geschossfragmente Infektionen neuraler Strukturen verursachen.

Abwärts zumindestens eine experimentielle Studie an Kaninchen zeigte histologische Veränderungen am Rückenmark durch zurückgelassene metallene Fragmente im Spinalkanal. Klinische und funktionelle Bedeutung zurückgelassener Metallfragmente auf das Rückenmark bei Menschen sind allerdings unbekannt. Fragmente, die keine Kompressionswirkung auf den Spinalkanal oder neurologische Elemente ausüben, werden daher belassen, sofern sie nicht ohne Mühe zugänglich sind.

2. Zerebrospinales Liquorleck oder Rückenmarks-Penetration

Das Vorliegen eines zerebrospinalen Liquorlecks beeinträchtigt die Wundheilung, kann direkt zu epiduralen oder meningialen Infektionen führen. Bei Vorliegen eines bekannten oder vermuteten Liquorlecks durch eine penetrierende Verletzung des thorakalen Rückenmar-

kes führen wir routinemäßig eine dekomprimierende Laminektomie zur Darstellung des Liquorlecks durch und verschließen dies so weit wie möglich. Sollte ein Duraverschluss wegen zu ausgeprägter Verletzungen nicht möglich sein, wird die Rückenmarkverletzung eingeschätzt hinsichtlich des Ausmaßes des Liquorverlustes. Ist der Liquorverlust gering, so wird der Duradefekt über dem Rückenmark mit Tisseal, Duragen oder einer anderen verschließenden Substanz abgedeckt, eine Liquordrainage darüber gelegt und die Weichteilwunde verschlossen. Bei größerem Liquorverlust wird ein autologer Faszienlappen zur Defektdeckung verwandt und eine Liqourdrainage darüber platziert. Wir vermeiden es, die Rückenmarksstümpfe im Falle einer kompletten Transektion durch Naht zu adaptieren, um soviel wie möglich intaktes Gewebe für zukünftige Fortschritte in der Rückenmarksrekonstruktionstechnologie zu erhalten.

3. Inkomplette neurologische Verletzung oder sich verschlechternder neurologischer Status bei radiologisch gesicherter Rückenmarkskompression

Diese Verletzungen müssen so früh wie irgend möglich dekomprimiert und stabilisiert werden. Diese Patienten stellen für sich gesehen eine erfolgsversprechende Subpopulation dar.

Wir haben allerdings auch dekomprimierte Verletzungen mit inkompletter Neurologie oder sich verschlechterndem neurologischem Status, bei denen röntgenologisch keine sichere Kompression entlang dem Wundkanal nachweisbar ist, mit mäßig guten Ergebnissen. Ob Ausräumung des Hämatoms, eines deformierten aufgeworfenen Ligamentum flavum oder anderer nekrotischer Gewebe der Grund für die neurologische Verbesserung in diesen Fällen darstellt oder ob es sich um günstige Einzelfälle handelt, ist nicht zu beurteilen. Bei der Dekompression derartiger Verletzungen prüfen wir stets die Stabilität und sofern die Dekompression ein hohes Instabilitätspotenzial mit sich bringt (bilaterale Facette-Gelenk-Beteiligung, mehretagige Laminektomie, insbesondere bei paraplegischen oder tetraplegischen Patienten), besteht unser Konzept darin, begleitend zur Dekompression eine Stabilisierung der Wirbelsäule durchzuführen, möglichst unter Verwendung von dorsalen Pedikelschrauben-Systemen, der Anlagerung von autologer Spongiosa bzw. rhBMP-2.

4. Stabile Frakturen und instabile posteriore Ligamentzerreißungen

Auch hier besteht unser Konzept darin, jegliche stabilisierenden Maßnahmen so früh wie irgend möglich durchzuführen. Die frühzeitige Stabilisierung hilft sekundäre und neurologische Schäden zu verhindern, vereinfacht die Behandlung anderer Verletzungen oder auch das Wundmanagement und erlaubt ein frühzeitiges Aufsetzen und Mobilisieren der Verletzten. Steht ein deutlich erhöhtes Infektionsrisiko, so wird die Stabilisierung aufgeschoben, bis eine aktive Infektion oder Fieber unter Kontrolle sind. Bei kompletten Rückenmarkverletzungen mit instabilen Frakturen oder ligamentären Zerreißungen erfolgt die Stabilisation so früh wie möglich, um die Verletzten möglichst frühzeitig in eine aufrechte Position bringen zu können und die Nachteile der Immobilisation zu mindern. In Fällen konkurrierender Mehrfachverletzungen von Schädel, Brust, Bauchraum, Gefäßen und Extremitäten versuchen wir, diese Verletzungen vor oder simultan zur operativen Versorgung der Wirbelsäulenverletzung durchzuführen.

5. Beurteilung, Irrigation und Débridement offener bzw. kontaminierter Wunden

Viele Verletzte mit penetrierenden thorakalen Wirbelsäulentraumata zeigen begleitend zahlreiche andere Weichteilverletzungen an den Extremitäten, an Kopf und Rumpf. Wie bei anderen bewaffneten Konflikten auch, erleidet die Mehrzahl der Verletzten Geschoss-Splitter-Verletzungen bzw. Explosionsverletzungen, welche mindestens 2 - 3 Körperregionen betreffen. Dem gegenüber steht eine geringere Zahl von Verletzten, die eine isolierte Schuss-Verletzung erleiden. Die Verwendung individueller Körperprotektoren hat die Zahl thorakaler und abdominaler Verletzungen im Vergleich zu historischen Angaben deutlich reduziert. Trotzdem bleiben Gesicht, Kopf, Nacken und Extremitäten weiterhin Verletzungen ausgesetzt, und unsere Zahlen bei polytraumatisierten Patienten weisen überproportionale Beteiligung dieser Region auf. Da die meisten Soldaten zum Zeitpunkt ihrer Verwundung Helm und individuelle Körperprotektoren tragen, wie sie für alle Truppenteile üblich sind, gibt es zur Zeit noch keine geeigneten Protektoren für die exponierten Extremitäten.

Eine enge Zusammenarbeit zwischen unterschiedlichen chirurgischen Spezialisten ist wichtig bei dieser Art von polytraumatisierten Patienten. Wir versuchen, die initiale Untersuchung der Wunden und das Débridement gemeinsam mit anderen beteiligten chirurgischen Spezialisten durchzuführen, um festzulegen, in welcher Reihenfolge und in welchem zeitlichen Ablauf operative Maßnahmen benötigt, erforderlich und durchzuführen sind. Penetrierende Wunden gelten grundsätzlich als kontaminiert, sodass wir häufig nicht in der Lage oder nicht willens sind, offene Eintritts- und Austrittswunden endgültig zu verschließen, bevor multiple Débridements durchgeführt worden sind. Die Ausnahme zu dieser Regel sind Verletzungen neuraler Strukturen. Wir versuchen stets, in irgendeiner Form einen Verschluss von zumindestens der Faszie über dem Rückenmark der Dura- oder Nervenwurzeln durchzuführen, um neurologische Sekundärinfektionen zu verhüten. Wir führen auch ein ausgesprochen umfangreiches und aggressives Débridement gestörter Gewebe durch. Aggressiv bedeutet in diesem Zusammenhang nicht radikal in diesem Sinne, dass gehäufte Débridements es ermöglichen, den Entwicklungsprozess nicht lebensfähiger Gewebe zu beurteilen und gleichzeitig kritische Zurückhaltung bei der Entfernung potenziell noch lebensfähiger Weichteile zu sein. Daher besteht unser Konzept darin, regelmäßige Wundspülungen und Débridements mindestens alle 48 Stunden bei kontaminierten Wunden durchzuführen. Irrigationen und Débridement müssen darüber hinaus innerhalb von 24 Stunden vor jeglicher geplanten Evakuierung auf dem Luftwege erfolgen.

Sepsis, ARDS und Organversagen sind sehr häufig und für die Modalität unserer polytraumatisierten Verletzten verantwortlich.

Die häufigsten aktuellen Kontaminationen in penetrierenden Wunden betreffen Staphylococcus aureus, Staphylococcus epidermitis, Acinetobacter und Pseudomonas.

Die Antibiotikabehandlung wird individuell in Abhängigkeit vom mikrobiologischen Ergebnis durchgeführt. Allerdings wird bei der großen Mehrzahl der Fälle mit einer prophylaktischen Breitspektrumantibiose begonnen, insbesondere gegen grampositive Organismen.

Bei penetrierenden Verletzungen, die den Magen-Darm-Trakt mit betreffen, ist die prophylaktische Behandlung gegen anaerobe und gramnegative Keime vorrangig.

Verletzung der thorakalen Wirbelsäule durch Hieb- und Stichwaffen

Penetrierende Verletzungen durch Hieb- und Stichwaffen (NMPSI) sind außerhalb von Südafrika selten. Hier wurden allerdings mehrere größere Serien von LIPSCHITZ, BLOCK und PEACOCK in den 1960er und 1970er Jahren berichtet (30, 31, 32). Die meisten großen Traumazentren berichten allerdings höchstens über vereinzelte Fälle von NMPSI pro Jahr. SIMPSON und Mitarbeiter berichteten 18 Fälle von NMPSI von 6 Jahren in einem Traumazentrum in Texas (33). THAKUR und Mitarbeiter berichteten 11 Fälle über einen 10-Jahreszeitraum in einem indischen Zentrum (34).

Ein Review der englischsprachigen Literatur von 1950 bis 2006 ergab 21 Kasuistiken und 8 Berichte über Fallserien.

Aus diesem Grund sind Richtlinien für das Management dieser eher seltenen Verletzungen nicht institutionalisiert. Ebenso fehlen evidenzbasierte Behandlungsalgorithmen.

Die meisten Fälle von NMPSI betreffen die untere Halswirbelsäule (27 bis 30 %), die obere Brustwirbelsäule (54 bis 63 %) sowie die lumbale Wirbelsäule (7 %).

Diese Häufigkeitsverteilung entspricht dem typischen Bewegungsmuster eines Angreifers. Die meisten Opfer sind junge Männer, welche von hinten angegriffen werden. Die Waffe ist typischerweise ein Messer, das nach dem Angriff zurückgezogen wird. Es resultieren unterschiedliche Schweregrade neurologischer Defizite. Die südafrikanischen Patientenserien berichten über unterschiedliche Stichverletzungen mit Äxten, Schraubenziehern, Fahrradspeichen oder angespitzten Besenstielen.

Ungewöhnlicher ist das Belassen einer Stichwaffe in der Wirbelsäule. Die Behandlung dererlei Fälle ist insofern besonders herausfordernd, als die Entfernung der Waffe oder von Klingenfragmenten das Risiko zusätzlicher sekundärer neurologischer Schäden beinhaltet (29).

NMPSI resultiert typischerweise in unterschiedlichen Schweregraden neurologischer Schädigung. In südafrikanischen Serien zeigten 21 % der Verletzten eine komplette Rückenmarkschädigung, 55 % ein modifiziertes BROWN-SÉQUARD-Syndrom.

In SIMPSONS Serie von 18 Fällen zeigten 14 inkomplette (78 %) Rückenmarkverletzungen und 4 (22 %) komplette Rückenmarkverletzungen.

THARKUR beschreibt 11 Fälle mit 8 inkompletten und 3 kompletten Verletzungen.

Die Erholungsrate von Rückenmarkverletzungen infolge von Stichverletzungen ist höher als die Erholungsrate nach anderen Arten von Rückenmarkverletzungen.

In einem Review von 551 Patienten mit NMPSI beschrieben VELMAHOS und Mitarbeiter signifikante neurologische Besserungen in 61 % der Patienten nach Stichverletzungen, 44 % nach Verkehrsunfällen und nur 32 % Besserungen nach Schussverletzungen.

Die Behandlung penetrierender thorakaler Wirbelsäulenverletzungen durch (meist gering energetische) Stichwunden erfolgt historischerweise eher nicht chirurgisch. Der überwiegende Anteil der Wirbelsäulen- und neurochirurgischen Literatur deutet darauf hin, dass der neurologische outcome nach operativem Vorgehen bei diesen Patienten unverändert bleibt, während die Gruppe der chirurgisch behandelten Patienten mehr Komplikationen aufweist. Beim Vergleich chirurgischer und nicht chirurgischer Behandlung kommt immer ein die Beurteilung störender Selektionseffekt hinzu, insofern als die Patienten, bei denen die Indikation zur Operation gestellt wird, tendenziell akuter dekompensieren und mehr schwere Begleitverletzungen bzw. Begleiterkrankungen aufweisen. Generell ist somit die operative Behandlung von NMPSI ein kontroverses Thema, da sich in ihr die persönlichen Vorlieben und Standpunkte des behandelnden Chirurgen widerspiegeln.

Allgemein akzeptierte Indikationen zur Operation sind ein progressives neurologisches Defizit, die Kompression neuraler Strukturen, verbliebene Fremdkörper, ein persistierendes Liquorleck, Blutungen sowie kontaminierte Wunden oder Abszesse, die einer Revision und Débridement bedürfen. Es bleibt allerdings unklar, ob diese Patientengruppe wirklich von operativen Maßnahmen profitiert, da es zur Zeit keine objektive schlüssige Datenlage gibt, ob und inwieweit der outcome der Patientengruppe positiv durch eine chirurgische Intervention beeinflusst wird oder nicht. Instabilitäten der Wirbelsäule werden bei Stichverletzungen der thorakalen Wirbelsäule nur extrem selten beobachtet. Insofern ist eine stabilisierende Wirbelsäulenchirurgie nur in Fällen indiziert, in denen eine signifikante Knochenzerstörung bzw. ein signifikanter Knochenverlust radiologisch oder klinisch dokumentiert werden kann.

Eine Laminektomie wurde in verschiedenen Patientenserien durch PEACOCK und Mitarbeiter mit einer Häufigkeit von 20/450 (4 %), 22/143 (18 %) durch VELMAHOS und Mitarbeiter und 9/11 (81 %) durch THAKUR und Mitarbeiter für unterschiedliche Indikationen angegeben, wobei aus diesen Untersuchungen keinerlei Rückschlüsse gezogen werden können hinsichtlich des Benefiz der durchgeführten Laminektomie.

Notfalleingriffe mit dem Ziel, einen Fremdkörper zu entfernen, zeigen ebenso unterschiedliche Ergebnisse. KARLINS beschrieb den Fall einer notfallmäßigen Entfernung einer Messerklinge aus der thorakalen Wirbelsäule eines 21-Jährigen mit nachfolgender signifikanter neurologischer Besserung. Andere Autoren sehen keinerlei Änderung im neurologischen Status

nach Entfernung eines Fremdkörpers aus dem Spinalkanal oder dem Rückenmark. Es existieren auch anekdotische Fallpräsentationen über Spätkomplikationen durch verbliebene Fremdkörper, bei denen nach Fremdkörperentfernung 7 Monate bis 36 Jahre nach dem initialen Unfall eine Besserung eintrat. Dies schließt mindestens 2 Fälle ein, bei denen bei einer „oberflächlichen" Untersuchung Monate und Jahre nach der initialen Verletzung Fremdkörper (Messer) übersehen wurden.

Die verzögerte Entwicklung neurologischer Komplikationen resultiert in der Regel durch die sekundäre Migration von Fremdkörpern, Infektionen, ein erneutes Trauma oder die Ausbildung einer Syrinx. Es sind auch Fälle beschrieben, in denen metallene Fremdkörper im zentralen Nervensystem entzündliche Reaktionen hervorgerufen haben. Insbesondere Kupfer und Silber können typischerweise entzündliche Reaktionen hervorrufen, während Nickel, Blei und Stahl seltener Entzündungsreaktionen bewirken.

Die stationäre Behandlung von NMPSI-Patienten beinhaltet die Gabe von Breitspektrumantibiotika zur Infektions- und Sepsisprophylaxe. Während spinale Infektionen im engeren Sinne durch penetrierende Stichverletzungen selten sind, können extraspinale septische Komplikationen in den umgebenden Weichteilen auftreten, die zu lebensbedrohlichen Situationen führen können.

Routinemäßige Steroidgabe bei NMPSI-Patienten ist kontraindiziert wegen des erhöhten Infektionsrisikos und der erhöhten Rate gastrointestinaler Ulzerationen.

Fundierte Schlussfolgerungen, die Behandlung von NMPSI-Patienten betreffend, sind selten, da mit Ausnahme mehrerer großer retrospektiver Studien aus Südafrika die Gesamtzahl der weltweit publizierten Fälle dieses Verletzungstyps gering ist.

Es gibt eine Reihe anekdotischer Publikationen, aus denen ebenso nicht irgendein wissenschaftlich klarer Hinweis (Class I oder Class II Evidenz) hinsichtlich der Indikation zur operativen Behandlung oder der Sinnhaftigkeit operativer Behandlungen hervorgeht.

Möglicherweise sind die Rückenmarkverletzungen bei NMPSI-Patienten weniger schwer als in anderen verletzten Gruppen, und das Endergebnis in dieser Gruppe ist ohnehin günstiger.

Die Entscheidung für oder gegen ein operatives Vorgehen hängt im Wesentlichen ab von der individuellen Situation, den Gegebenheiten am Ort und den Entscheidungen und Preferencen des jeweils behandelnden Wirbelsäulenchirurgen. Es ist daher nicht überraschend, dass die Aussagen der Literatur hinsichtlich der Operationsindikation bei NMPSI-Patienten oft widersprüchlich sind.

Bedenkenswerte Aspekte sind:
Die Bedeutung operativer Intervention
1. Es gibt ausreichend Hinweise, dass der Status der initialen neurologischen Schädigung im Wesentlichen unbeeinflusst bleibt, ob man ein nicht chirurgisches Behandlungskonzept verfolgt oder ein chirurgisches Vorgehen mit Wundrevision, Laminektomie und Duralverschluss durchführt.

Einzelne Fallberichte sprechen für die Entfernung von Fremdkörpern, wie Messerklingen, welche sich innerhalb des Spinalkanals befinden und/oder neurologische Strukturen komprimieren.

Einzelfallberichte beschreiben isolierte neurologische Erholung durch frühzeitige Entfernung von Fremdkörpern aus dem Spinalkanal.

Auf der anderen Seite beschreiben andere case reports neurologische Spätschäden und nachfolgende neurologische Erholung nach Fremdkörperentfernung aus dem Spinalkanal. Auch beschreiben KULKARNI und Mitarbeiter eine dauerhafte neurologische Dysfunktion durch eine im Spinalkanal verbliebene Messerklinge 4 Wochen nach der initialen Verletzung mit progressiver neurologischer Verschlechterung.

Cerobrospinale Liquorleckagen gelten bei den meisten Autoren als Indikation zur operativen Behandlung, verbunden mit der Empfehlung, für 4 - 5 Tage (bis zu 96 Stunden) einen spontanen Verschluss des Li-

quorleaks abzuwarten, bevor man sich für einen operativen Verschluss der Duraverletzung entscheidet.

2. Schweregrad der initialen neurologischen Schädigung beim NMPSI: Glücklicherweise sind die Initialverletzungen bei NMPSI-Verletzungen weniger schwer als andere Gewalteinwirkungen auf das Rückenmark wie Schussverletzungen oder Folgen von Verkehrsunfällen. Der Großteil der Stichverletzungen des Rückenmarks sind inkomplett (75 bis 80 %), wobei etwa 50 % ein BROWN-SÉQUARD-ähnliches Syndrom aufweisen. Die Langzeitergebnisse nach NMPSI sind eindeutig besser als diejenigen anderer Verletzungsmechanismen; 60 % der Verletzten zeigen eine signifikante neurologische Verbesserung. Diese besseren Spätergebnisse beruhen im Wesentlichen auf der Tatsache, dass NMPSI-Verletzungen niederenergetische Verletzungen sind, die in der Regel nur kleinere Areale des Rückenmarks und anderer neurologischer Strukturen initial schädigen. Darüber hinaus ergibt sich wegen der minimalen kinetischen Energie, welche auf die Wirbelsäule und die umgebenden Strukturen einwirkt, nur ein geringes Potenzial einer destabilisierenden Verletzung der Wirbelsäule.

3. Zeitpunkt für die Entfernung des Fremdkörpers: Präklinisch sollten jegliche Versuche unterbleiben, die verbliebene Stichwaffe oder anderweitige penetrierende Gegenstände bei Vorliegen einer NMPSI zu entfernen oder in irgendeiner Form zu manipulieren ohne vorherige Konsultation eines qualifizierten Wirbelsäulenchirurgen. Diese Therapieempfehlung hat ihre historischen Wurzeln in der Behandlung von Pfeilverletzungen im 19. Jahrhundert, als sich bei Autopsien zeigte, dass die „Verletzungen der Gefäße durch den Pfeil in perfekter Weise verstopft wurden".

Der Chirurg, der diese Fälle beschrieb, Dr. Joseph H. BILL, empfahl dringend, dass alle verwundeten Soldaten in den Kampfhandlungen zwischen Indianern und US-Soldaten von einem Wundarzt gesehen werden sollten, bevor man versuchen sollte, den Pfeil zu entfernen. Diese Empfehlung ist letztlich nach wie vor gültig in der Behandlung derlei Verletzungen mit dem Ziel, zusätzliche Blutverluste oder Sekundärschäden für den Patienten durch geschlossene Manipulation oder gar Entfernung des eingedrungenen Fremdkörpers zu verhindern. Geschlossene („blinde") Entfernung oder Manipulation am eingedrungenen Fremdkörper waren stets verbunden mit einer verstärkten Blutung, neurologischen Schäden und Infektionen und sollten daher nur durch ausgebildete Chirurgen möglichst unter OP-Bedingungen durchgeführt werden (35).

4. Infektion durch NMPSI: Obwohl Autoren generell eine Breitbandspektrumantibiose für NMPSI-Patienten empfehlen, ist eine akute Infektion des Spinalkanals eher selten. Extraspinale Infektionen resultieren in septischen Komplikationen, sind zwar beschrieben und sind letztlich ein sehr guter Grund, eine Breitbandspektrumantibiose für derlei Verletzungen zu empfehlen. Verletzungen des Magen-Darm-Traktes, insbesondere des Colons, erhöhen bekannterweise das Risiko einer extraspinalen Sepsis von Osteomyeliten der Wirbelsäule und paraspinaler Abszesse (ROMANICK und Mitarbeiter) bei Low Velocity-Schussverletzungen und ließ sich auf NMPSI-Patienten extra polieren (24). Bei Fällen von Colonperforationen empfehlen die meisten Autoren eine wenigstens einwöchige antibiotische Abdeckung, während bei Fehlen einer Colonperforation eine zwei- bis dreitägige prophylaktische Antibiose generell als ausreichend betrachtet wird. Nofallchirurgie bei NMPSI-Patienten bedingt eine erhöhte Rate von Infektionen im Vergleich zu einem konservativen Vorgehen. Ob dies auf Selektionsinfekten beruht, da ein operatives Vorgehen eher bei schweren und damit potenziell häufiger kontaminierten Wunden resultiert, oder ihre Ursache in den nachteiligen Effekten des operativen Vor-

gehens selbst hat, ist wissenschaftlich nicht geklärt.
In seltenen Fällen wird eine Meningitis als Sekundärfolge einer NMPSI beschrieben.

5. Steroid-Algorithmen bei Rückenmarkverletzungen: Es gibt keinerlei Beweis für und deutliche Hinweise gegen den Einsatz von hochdosierten Steroiden für die Behandlung von NMPSI im Speziellen und penetrierenden Spinalverletzungen im Allgemeinen, und das Risiko eines erhöhten extraspinalen Infektionspotenzials und eine höhere Rate von Magen-Darm-Ulcerationen bei Gabe von Steroiden in hohen Dosen ist durch die NASCIS- und auch andere Studien eindeutig dokumentiert worden, ohne dass gegenteilig Vorteile bei penetrierenden Spinalverletzungen durch irgendwelche Autoren oder Studien belegt worden wären (35).

Zivile Low Velocity-Schussverletzungen der thorakalen Wirbelsäule

Penetrierende thorakale Wirbelsäulenverletzungen durch zivile Low Velocity-Schussverletzungen sind in der wirbelsäulenchirurgischen Literatur gut dokumentiert. Schussverletzungen sind die zweithäufigste Todesursache durch Verletzungen in den Vereinigten Staaten von Amerika. In zahlreichen anderen Nationen, wie Südafrika und Mexiko, finden sich Schussverletzungen ebenso unter den Hauptursachen verletzungsbedingter Todesfälle. 1991 waren Verletzungen durch Schusswaffen die häufigste Todesursache in 7 US-Staaten. Schussverletzungen sind zur Zeit die dritthäufigste Ursache für Wirbelsäulenverletzungen in den Vereinigten Staaten nach Verkehrsunfällen und Stürzen aus größerer Höhe. Schussverletzungen der Wirbelsäule machen zur Zeit 13 - 15 % aller Wirbelsäulenverletzungen in den Vereinigten Staaten aus. Low Velocity-Schussverletzungen, die die Wirbelsäule betreffen, betreffen etwa in gleicher Weise die 3 wesentlichen anatomischen Regionen der Wirbelsäule (zervikal, thorakal, lumbal). Schussverletzungen des Sacrums sind eher selten. Das durchschnittliche Opfer spinaler Schussverletzungen ist männlich und zwischen 19 und 40 Jahren alt, obwohl die Zahl der weiblichen Opfer weltweit tendenziell ansteigt. Demographisch gesehen handelt es sich bei diesen Verletzten üblicherweise um Opfer von Gewaltverbrechen, Kriminellen oder Polizisten. Die häufigsten Geschosse, die bei Low Velocity-Thoraxverletzungen der Wirbelsäule gefunden werden, sind 9 mm- oder 38-Geschosse. Es handelt sich hierbei um 115 - 147 grain-Geschosse, mit einer Geschwindigkeit von 1000 - 1300 feet per second, häufig mit weicher Spitze, sodass sie sich in eine pilzförmige Struktur verformen, um maximalen Gewebeschaden zu bewirken. Diese Art von Munition ist Standard für die meisten Polizeieinheiten. Besondererweise scheinen diese Kaliber auch von Kriminellen zunehmend bevorzugt zu werden. Wahrscheinlich wegen ihrer leichten Verfügbarkeit.

Es kommt hinzu, dass penetrierende Thoraxverletzungen durch Low Velocity-Schusswunden häufig kompliziert werden durch lebensbedrohliche Verletzungen im Bereich von Herz, Aorta, den großen Gefäßen, den Lungen, dem Tracheobronchialbaum, dem Oesophagus, der Halsregion oder intraabdomineller Organe. In derartigen Situationen stehen zunächst die Algorithmen entsprechend dem Advanced Trauma Life Support (ATLS) im Vordergrund. Es sei hier auf die entsprechenden Fachkapitel verwiesen. Der wesentliche Punkt bei der Betrachtung penetrierender thorakaler Schussverletzungen ist, dass diese Patienten lebensbedrohlich verletzt sind mit hohen Injury Severity Scores (ISS) und mittelbarer operativer Behandlung vor oder parallel zur Behandlung der Wirbelsäule oder der Rückenmarkverletzung bedürfen. Aus diesem Grund sind Operationsindikationsstellung und das Timing chirurgischer Maßnahmen an der Wirbelsäule ein integraler Teil eines multidisziplinären Behandlungskonzeptes.

Das initiale Management der Verletzungen erfolgt entsprechend den jeweiligen ATLS-Protokollen. Sobald der Patient stabil und eine zweite orientierende Untersuchung durchgeführt ist, wird der volle Umfang der Wirbelsäulen-

verletzung abgeklärt durch Bestimmung der Eintritts- und eventuell Austrittswunden, eine klinische Untersuchung und eine Computertomographie der thorakalen Wirbelsäule (in der Regel als Teil eines Polytrauma-CTs). Verletzungen der thorakalen Wirbelsäule sind regelmäßig mit Rückenmarkverletzungen assoziiert, wobei es sich um komplette Rückenmarksschädigungen vom Typ Frankel Grad A handelt. Bei einer Untersuchung von ISIKLAR und LINDSEY an 37 Patienten mit Low Velocity-Schussverletzungen der Wirbelsäule betrafen 12 den Thorakalbereich. Alle 12 Patienten wiesen einen kompletten neurologischen Ausfall auf. Einer der 12 Patienten verbesserte sich im weiteren Verlauf auf Frankel Grad C. In der Gesamtliteratur weisen 60 bis 70 % aller penetrierenden Schusswunden der thorakalen Wirbelsäule eine komplette Rückenmarksschädigung auf. Die übrigen sind meist inkomplette Rückenmarksschäden, nur in den seltensten Fällen findet sich eine intakte neurologische Situation. Selbst bei Low Velocity-Schussverletzungen ist eine direkte Penetration des Spinalkanals nicht unbedingt notwendig, um eine signifikante Rückenmarksverletzung zu bewirken. Das resultierende indirekte Trauma auf das Rückenmark durch sekundäre Cavitationseffekte (siehe auch Seite 287 ff) ist mehr als ausreichend, eine komplette Rückenmarksschädigung zu bewirken. Diese Effekte bewirken intraspinale Gewebezerreißungen und Hämatombildungen, setzen hierdurch eine Schädigungskaskade in Gang, welche ausreicht, die empfindlichen Gewebe der Rückenmarksbahnen zu zerstören.

Unabhängig von der Art der Behandlung ist eine Funktionsverbesserung nach kompletten Rückenmarksschädigungen durch direkte Penetration des Spinalkanals extrem selten. Die Bedeutung der Dekompression für indirekte komplette Rückenmarksschäden ist weniger klar definiert, aber es besteht zumindest Einigkeit, dass ein nicht operatives Vorgehen in den meisten dieser Fälle angebracht ist. Der mit thorakalen Schussverletzungen meist verbundene hohe Blutverlust mit nachfolgendem Schock und hämodynamischer Instabilität verschlechtert auch die Blutversorgung des Rückenmarks und erhöht hierdurch zusätzlich das Ausmaß der initialen Rückenmarksschädigung. Aus diesem Grund ist die Spinalkanaldekompression durch Laminektomie bei kompletten Rückenmarksschädigungen in der Regel nicht indiziert. Zahlreiche Autoren haben Patienten mit Low Velocity-Schusswunden der Wirbelsäule nachuntersucht und keinerlei Unterschiede im neurologischen outcome zwischen operativ bzw. nicht operativ behandelten Patienten gefunden. Es fand sich vielmehr eine höhere Rate an Komplikationen bei den operativ behandelten Patienten.

Bei inkompletten Verletzungen erreicht die operative Dekompression zumindest eine geringe, auf jeden Fall nicht zu vernachlässigende Rate neurologischer Verbesserung. Für thorakale Schussverletzungen mit inkompletter Rückenmarksschädigung ist das Zeitintervall, in der eine chirurgische Dekompression nützlich sein kann, nicht klar definiert, da Einzelfallverbesserungen nach Dekompression innerhalb einer Stunde ebenso wie nach Jahren beschrieben werden. Zahlreiche Autoren empfehlen zwar eine Dekompression zum frühestmöglichen Zeitpunkt, jedoch besteht diesbezüglich kein genereller Konsens.

Ob die Infektionsrate bei Low Velocity-Schussverletzungen der thorakalen Wirbelsäule durch operative Maßnahmen beeinflusst wird, ist von zahlreichen Autoren untersucht worden, insbesondere von ROMANICK et al., ROFFI et al., ISIKLAR et al. und Lin et al. (2, 24, 40, 41). Solche Schlussfolgerungen unterstützen den Konsens in der Literatur, dass ein operatives Débridement in Verbindung mit Dekompression bei derartigen Schussverletzungen nicht indiziert ist, solange nicht eine Darmperforation festgestellt oder vermutet wird. In Fällen gleichzeitiger spinaler Penetration und Dickdarmperforation ist es wichtig, dass der Wirbelsäulenchirurg nach Möglichkeit während der Laparotomie anwesend ist, um die Infektionsgefahr von ventral in die Wirbelsäule zu beurteilen. Bei Vorliegen einer Colonperforation wird zunächst ein ventrales Débridement der Wirbelsäule durchgeführt, bei Bedarf gefolgt von einer dorsalen Revision des Wundverlaufes. Die initiale Antibiotikaprophylaxe sollte sowohl anaerobe als auch gramnegative Organismen abdecken und für mindestens 7 Tage beibehalten werden. Exakte Daten über die Rate von klinischen Infektionen und einer Breitspektrumantibiotikatherapie sind nicht klar definiert, aber die allgemeine klinische Erfahrung spricht für den Einsatz von Breitspektrumantibiotika. Im Falle von Colonperforationen werden am häufigsten Escherica-coli, Pseudomonas und Enterccocus als Infektionsquellen identifiziert. Vom Standpunkt der Infektionsprävention ist die Entfernung von Fremdkörpern, wie Geschoss- oder Knochenfragmenten, nicht notwendig, selbst wenn die Fremdkörper- oder Knochenfragmente sich im Spinalkanal befinden. Die häufigsten Infektionen betreffen Oberfläche und tiefe Wundinfektionen, Psoas-Abszesse, Osteomyelitäten der Wirbelkörper und Meningitiden.

Wirbelsäuleninstabilitäten durch Low Velocity-Schusswunden in der thorakalen Wirbelsäule sind selten. Die biomechanischen Prinzipien von DENIS und WHITE sowie PUNJABI hinsichtlich der Drei-Säulen-Architektur der Wirbelsäule lassen sich auch auf Low Velocity-Schussverletzungen anwenden. Die Seltenheit spinaler Instabilitäten bei diesen Verletzungen ergibt sich in erster Linie durch das geringere Ausmaß kinetischer Energie, die durch Pistolenkugeln auf die Wirbelsäule ausgeübt werden. Die Menge an kinetischer Energie, die ein Projektil braucht, um spinale Instabilitäten zu erzeugen, findet sich vorwiegend bei Hochgeschwindigkeitsgeschossen (Geschwindigkeit von oberhalb 2000 feet pro Sekunde) und militärischen Explosionsverletzungen. Selbst bei Vorliegen einer Instabilität der thorakalen Wirbelsäule im Rahmen einer Low Velocity-Schussverletzung ergibt sich die Indikation zur operativen Stabilisierung selten. Eine sinnvolle Ausnahme liegt vor, wenn eine Laminektomie notwendig wird, um das Rückenmark wegen eines Liquorlecks oder zum Zwecke der Dekompression darzustellen. Insbesondere bei Vorliegen einer kompletten Paraplegie ist es sinnvoll, nicht gar obligat, dann in gleicher Sitzung eine dorsale Stabilisierung mit einem Harken-/Pedickel-Schrauben-System durchzuführen. Diese Maßnahme dient in erster Linie, um einer späteren Sekundärkyphose der thorakalen Wirbelsäule und nachfolgenden Weichteilproblemen und Schwierigkeiten beim Sitzen im Rollstuhl vorzubeugen. Zusammenfassend sind somit Low Velocity-Schusswunden der thorakalen Wirbelsäule lebensbedrohliche Verletzungen mit einer hohen Rate an Schäden lebenswichtiger Organe und einer resultierenden hohen Morbidität und Mortalität. Die Rate kompletter Rückenmarksschäden ist extrem hoch. Für die meisten dieser Verletzungen steht die Behandlung lebensbedrohlicher Begleitverletzungen der Hals-, Thorax- und Abdominalorgane im Vordergrund. Die in diesem Zusammenhang auftretenden Wirbelsäulenverletzungen sind in der Regel neurologisch katastrophal und endgültig und somit selten Gegenstand operativer Maßnahmen. Prävention derartiger Verletzungen scheint somit letztlich die beste Therapie darzustellen (Erschwerung des Zugangs zu Handfeuerwaffen für Kriminelle, Body Armor für Polizei- und Militärkräfte, Deeskalation im Bereich sozialer Unruheherde).

Hochgeschwindigkeitsschussverletzungen (High Velocity) durch Militärwaffen

Im Gegensatz zu Low Velocity-Verletzungen resultieren High Velocity-Verletzungen wesentlich häufiger in einer größeren und wesentlich instabileren Wirbelsäulenpathologie.

Moderne Militärgeschosse sind entweder ein 30 Kaliber/7.62 mm Geschoss mit einem Gewicht von 150 bis 175 grains und einer Geschwindigkeit von 1200 bis 2400 feet/Sekunde oder ein 223 Kaliber/6.56 mm Geschoss mit einem Gewicht von 55 bis 62 grains und einer Geschwindigkeit von 3000 bis 3200 feet/Sekunde. Das Zerstörungspotenzial derartiger Geschosse ist kaum vorstellbar für Chirurgen, die keine Erfahrung mit derartigen Militärwunden aufweisen.

Hinzu kommt, dass militärische Explosivgeschosse und Fragmente von Artilleriegeschossen unterschiedlicher Größe sehr hohe Geschwindigkeiten bis zu 5000 feet/Sekunde erreichen können, begleitet von explosionsbedingten Druckwellen und zusätzlichen thermischen Effekten. Die Auswirkung von Explosiv-

geschossen auf menschliches Gewebe ist mehr als katastrophal. Penetrierende Thoraxverletzungen durch Hochgeschwindigkeitsgeschosse oder Explosionsfragmente sind sehr häufig unmittelbar tödlich. Pneumothorax, Hämatothorax, Verletzungen großer Gefäße, Oesophagusrupturen, Herzperforationen, Leberzerreißungen und extensive Weichteilverluste ebenso wie multiple Extremitätenamputationen sind regelmäßige lebensbedrohliche Schäden im Zusammenhang mit derartigen Schussverletzungen. Bezogen auf die thorakale Wirbelsäule verursachen Hochgeschwindigkeitsprojektile häufig großflächige Weichteil-/Muskelzerstörungen, Frakturen an Wirbelkörpern und dorsalen Wirbelsäulenstrukturen über mehrere Etagen, ebenso wie mehretagige Zerstörungen von Rückenmarksgewebe.

Der erste entscheidende Faktor bei Hochgeschwindigkeitsschussverletzungen ist daher, dass die Patienten sich initial in einem wesentlich schlechteren Zustand befinden und weit höhere Injury Severity Scores aufweisen als nach typischer Low Velocity-Schussverletzung. Sie benötigen daher zwangsläufig häufiger und in größerem Umfang operative Maßnahmen, um Atmung und Kreislauf zu stabilisieren und die extensiven Weichteilschäden zu beherrschen. Das richtige Timing für operative Maßnahmen an der Wirbelsäule ist daher von großer Bedeutung, auf der einen Seite, um notwendige Eingriffe an der Wirbelsäule vorzunehmen, ohne die unsichere kardiopulmonale Stabilität des Patienten zu gefährden oder das Sepsisrisiko zu erhöhen. Initialmaßnahmen erfolgen gemäß ATLS-Protokoll. Sobald der Patient ausreichend stabilisiert ist, erfolgt eine sekundäre Abschätzung zur Festlegung des weiteren Procedere in Abstimmung mit den beteiligten Kollegen anderer Fachgebiete und die Festlegung auf eine Prioritätenliste für das weitere Vorgehen. Für den Wirbelsäulenchirurgen von Bedeutung sind hierbei der neurologische Status und der Stabilitätsstatus der knöchernen Wirbelsäule. Art und Ausmaß der Weichteilschädigung wie Weichteildeckung, Ausmaß devitaler Gewebe und das Vorliegen eines Liquorlecks sind abzuklären. Anschließend wird eine Strategie für die Behandlung der Wirbelsäulen-/Rückenmarksschädigung definiert und in den Gesamtbehandlungsplan integriert. Häufig sieht man die folgenden Konstellationen bei der Behandlung von High Velocity-Wirbelsäulenverletzungen:

1. Komplette neurologische Schädigung durch indirektes penetrierendes Trauma ohne gleichzeitige spinale Instabilität: In diesen Fällen werden die Wunden chirurgisch exploriert und beurteilt in Zusammenarbeit mit im Einzelfall jeweils erforderlichen Fachleuten (Plastische Chirurgen, HNO-Ärzte, Thorax- oder Gefäßchirurgen). Die fotographische Wunddokumentation ist für die Beurteilung des weiteren Verlaufes von wesentlicher Bedeutung und daher ein integraler Bestandteil jeder Operation. Auch die ausgiebige Wundirrigation unter Verwendung einer Pulslavage ist ein wesentlicher Bestandteil unseres Vorgehens, um Verschmutzungen aus den Wunden zu entfernen und den Kontaminationsgrad zu mindern. Nach exakter Wundvisualisation und -dokumentation werden sämtliche avitalen Gewebe (bis auf das Rückenmark und andere neurale Strukturen) ausgiebig débridiert. Die Wunden werden in der Regel offen gelassen und ausreichend drainiert. Liquorlecks werden – soweit möglich – genäht. Ist dies nicht möglich, werden sie entweder mit körpereigener Fascie oder künstlichen Duraersatzmaterialien bedeckt. Das weitere Vorgehen ergibt sich aus dem Individualbefund. Bei Patienten mit nicht therapierbaren Rückenmarksverletzungen liegt der Fokus der Behandlung auf einem Wunddébridement und der Bewahrung erhaltener neuraler Strukturen. Selbst wenn das Projektil auf seinem Weg keinen direkten Kontakt zum Rückenmark hatte, werden häufig Durazerreißungen gesehen. Abbildung 1 und 2 zeigen diese Art von Verletzung. Das weitere Schicksal des Patienten hängt im Wesentlichen ab von dem Ausmaß der Gewebeschäden und der Begleitverletzungen. Bis zum endgültigen Wundverschluss sind häufig zahlreiche

Eingriffe unter Einbeziehung plastisch-chirurgischer Maßnahmen erforderlich.

2. Penetrierende Verletzungen mit direkter Einengung des Spinalkanals bzw. Fremdkörpereinsprengung in den Kanal bei ansonsten stabiler Wirbelfraktur: Die Fälle resultieren in der Regel in einer hochgradigen bis kompletten neurologischen Schädigung mit dem zusätzlichen Problem eines Fremdkörpers im Spinalkanal mit direkter neuraler Gewebezerstörung. Bei Verletzungen im Bereich von T12 bis L4 hat sich die Entfernung komprimierender Fremdkörper oder Fragmente in der Literatur als vorteilhaft erwiesen mit positivem Effekt auf die neurologische Funktion. Im Bereich T1 bis T11 sind die Ergebnisse nach Dekompression weniger günstig, abgesehen von Einzelfallberichten. Der Operateur sollte in diesen Fällen mit irreparablen Rückenmarksschäden oder Durazerreißungen rechnen. Hochgeschwindigkeitsgeschosse haben einen explosionsartigen Effekt auf das Rückenmark und auf die Dura, wodurch Schädigungen 1 - 2 Segmente ober- und unterhalb des Schusskanals auftreten. Auch bei Fällen, in denen vor der Operation keine Instabilität der Wirbelsäule vorliegt, kann es durch ausgedehnter Laminektomie zu einer Destabilisierung kommen, sodass zum Abschluss der Operation eine operative Stabilisierung notwendig werden kann. Intraoperative Fluoroskopie ist unverzichtbar zur Beurteilung der Wirbelsäule und zur Lokalisation metallener Fremdkörper. Operationsindikationen ergeben sich durch die Größe der Wundhöhe oder das Vorhandensein von Liquorlecks. Die Abbildung 2, 3 und 4 zeigen eine Serie von Wunden mit bereits erheblichen Störungen des Wirbelkanals und neuraler Elemente durch Geschosse bzw. Geschossfragmente. Ziel operativer Maßnahmen ist in erster Linie das Wunddébridement und die Verhinderung sekundärer Schädigungen neuraler Elemente. Sekundäre dorsale Stabilisierung der Wirbelsäule nach iatrogener Destabilisation (Laminektomie) kann ent-

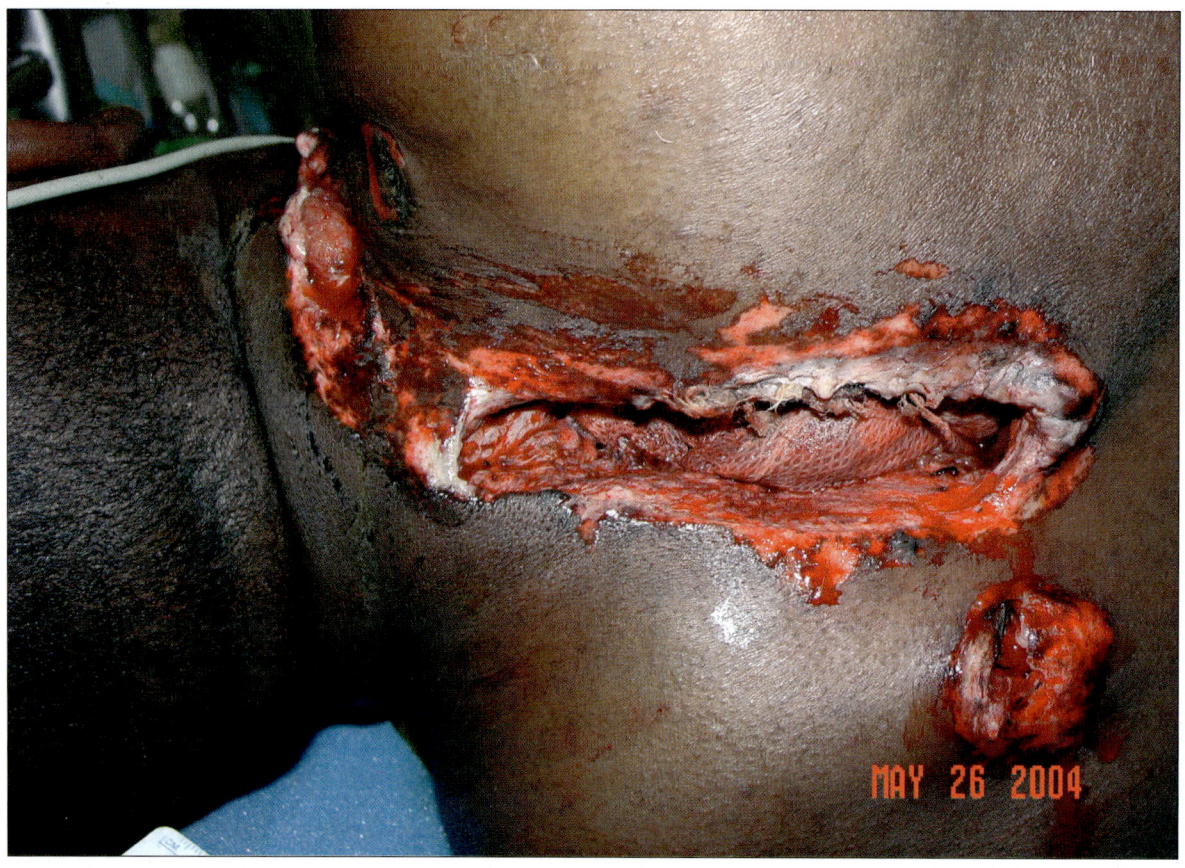

Abb. 1: Fall 1 – Große offene Thoraxpenetration durch Granatsplitterverletzung mit resultierender hochthorakaler Paraplegie, Z.n. Lobektomie rechts und Versorgung einer Pulmonalvenenenzerreißung.

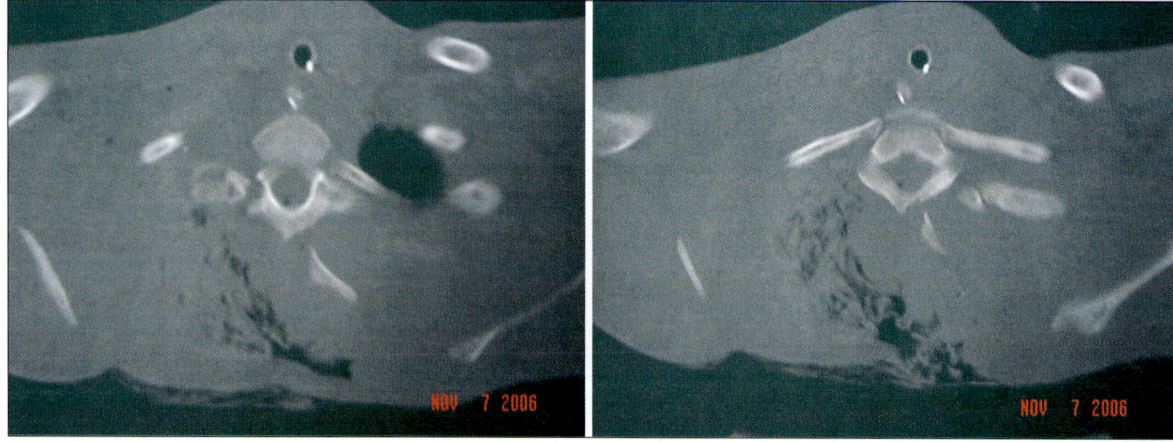

Abb. 2: Fall 1 – Das CT zeigt den Schusskanal ohne direkte Verletzung des thorakalen Spinalkanals. Die komplette neurologische Schädigung ist das Resultat der indirekten Blast Injury auf den Spinalkanal. Beachte den Lufteinschluss im Spinalkanal durch die Erschütterung entlang des Schusskanals. Die Weichteilwunden wurden von anterior und posterior débridiert. Eine Revision des Rückenmarks war nicht indiziert.

weder im Rahmen der Erstoperation oder zu einem späteren Zeitpunkt durchgeführt werden.

3. Penetrierende Verletzungen mit Spinalkanalkompression und begleitender Wirbelsäuleninstabilität: Dies ist letztlich die ungünstigste Konstellation von allen. Mit einer schweren neurologischen Schädigung auf der einen Seite und einer substanziellen Instabilität der knöchernen Wirbelsäule. Wir sehen im militärischen Bereich Schussverletzungen am ehesten im Bereich der oberen thorakalen Wirbelsäule und des zervico-thorakalen Überganges, da die meisten Mitglieder der US-Armee und der NATO-Truppe qualitativ hochwertige Level IIIA-Körperprotekoren tragen, welche mittlere und untere Brustwirbelsäule von Projektilen bis zum Kaliber .308/7.62 NATO schützen. Nachdem das Ausmaß der Spinalkanaleinengung und der Wirbelsäuleninstabilität feststeht, wird ein Behandlungsplan aufgestellt, indem sämtliche Spinalverletzungen schrittweise versorgt werden bei ständiger physiologischer Konditionierung des Patienten. Der Unfallchirurg sollte stets das Risiko einer physiologischen Dekompensation durch lange und aufwendige Wirbelsäulenchirurgie und das stets vorhandene und erhöhte Infektionsrisiko in seine Überlegungen einbeziehen. Üblicherweise werden die Weichteil- und Rückenmarksstrukturen primär versorgt, wobei die mechanische Stabilisierung der Wirbelsäule aufgeschoben werden kann, bis eine relative physiologische Stabilität des Patienten erreicht ist. Derartiger Zustand ist nach unserer Erfahrung in der Regel nach 2 - 3 Débridements und wenigstens 4 - 10 Tagen Intensivtherapie zu erreichen. Die kontinuierliche Breitbandspektrumantibiose ist in diesen Fällen unverzichtbar, da sich die Patienten in einem stark geschwächten physiologischen Status befinden und besonders anfällig gegenüber ernsthaften Infektionen und Sepsis ebenso wie gegen ARDS-Nierenversagen und Multiorganversagen sind.

Eine optimierte Nahrungszufuhr ist ebenfalls in solchen Situationen essentiell, damit sich das Immunsystem des Patienten wieder auf normale Werte regeneriert. Keine drohende oder bestehende Koagulopathie wird aggressiv mit Erythrozyten- und Thrombozythenkonzentrat sowie fresh frozen plasma therapiert.

Ein weiterer Komplikationsfaktor bei der Planung von Wirbelsäuleneingriffen bei derartigen Patienten ist die starke Neigung zu tiefen Becken-Bein-Venen-Thrombosen und Lungenembolien. Die Platzierung von antiembolischen Cavafiltern präoperativ, wie GREENFIELD-Katheter oder ähnliche Implantate, ist im Einzelfall ernsthaft zu überlegen. Mindestens sollten antiembolische Kompressionsprophylaxe und die postoperative Gabe von niedermolekularem Heparin durchgeführt werden.

Der medizinische Allgemeinzustand kann schneller wiederhergestellt werden, sobald die Wirbelsäule in geeigneter Weise stabilisiert ist, ähnlich wie auch aus einer frühzeitigen Stabilisierung von Femurfrakturen ein besseres pulmonales Outcome resultiert.

Es liegt in erster Linie an der resultierenden Möglichkeit, den Patienten in eine aufrechte Position zu setzen, um hierdurch die Lungenfunktion zu verbessern, Atelektasen zu vermindern und auch den Patienten leichter enteral zu ernähren und die Entwicklung von Decubitalulcera durch Immobilität zu vermeiden.

Sobald der Patient physiologisch verbessert ist und ein ausgiebiges Débridement sowie eine Versorgung von Duralecks und ein Abdecken beschädigter freiliegender neuraler Elemente erreicht ist, wird die definitive Stabilisierung durchgeführt. Der in der Regel erhebliche Blutverlust von 500 bis 2500 ml wird vorher eingeplant durch die Bereitstellung einer ausreichenden Zahl von Blutkonserven und anderer Blutprodukte sowie der Verwendung eines Cell-Savers. Die intraoperative Antibiotikagabe erfolgt initial und dann bei langandauernden Operationen in 4-Stunden-Intervallen.

Die Hautdesinfektion erfolgt ausgiebig und in weiter Umgebung um die verletzten Areale herum. Die Lagerung wird vom verantwortlichen Operateur sorgfältig überwacht, um sicher zu

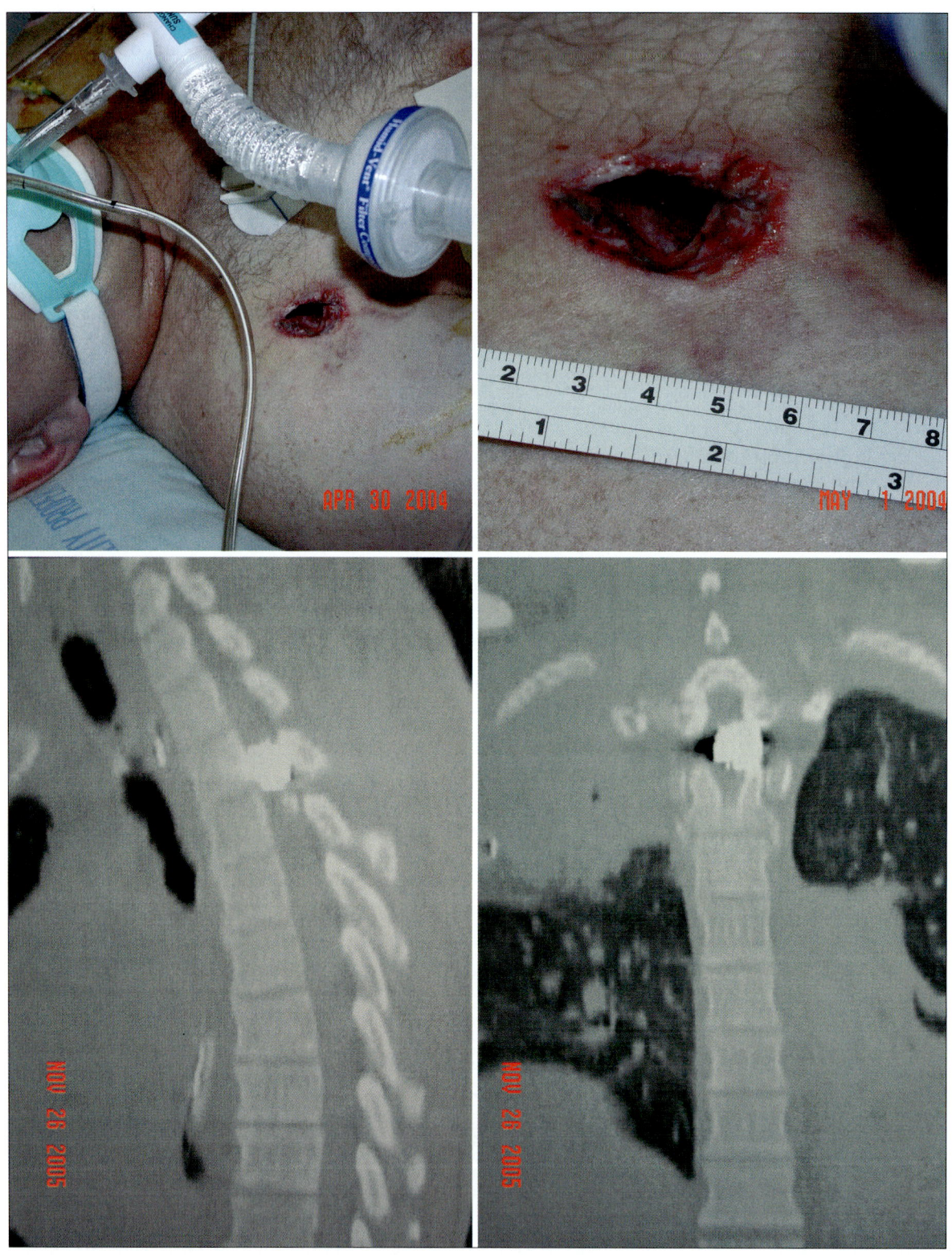

Abb. 3: Fall 2 – Penetration eines Mörserfragmentes von der rechten Schulter in die thorakale Wirbelsäule mit Geschossfragment im Spinalkanal. Stabile Wirbelfraktur mit kompletter Paraplegie.

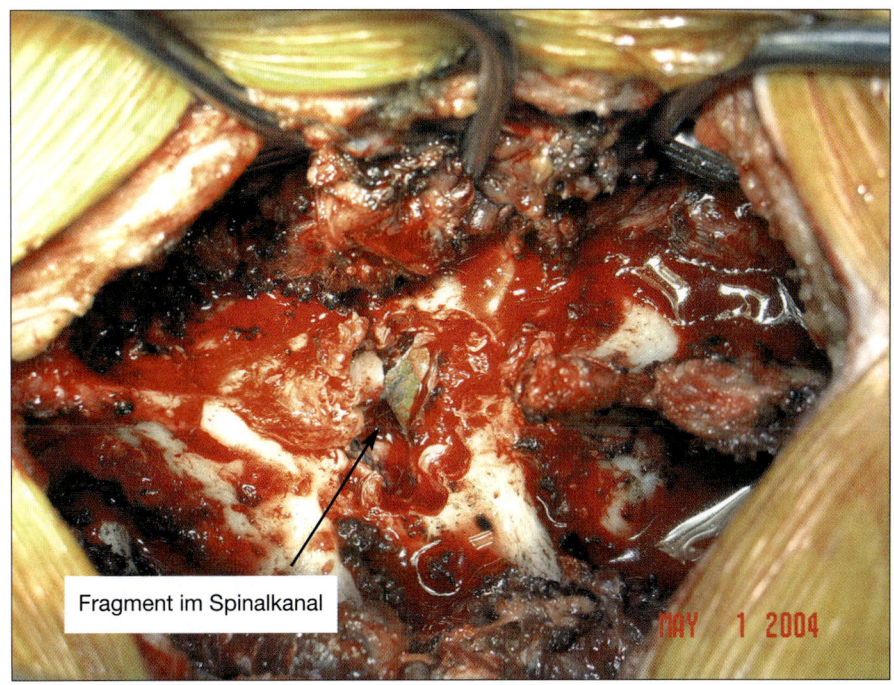

Abb. 4: Fall 2 – Laminektomie: das Geschossfrag-
ment ist im Spinalkanal
sichtbar.

Fragment im Spinalkanal

gehen, dass empfindliche Areale wie Augen, Plexus brachialis, Nervus ulnaris, Leisten, Genitalien und die unteren Extremitäten nicht geschädigt werden. Es ist wichtig, eine möglichst stabile und möglichst einfache Instrumentierung zu wählen und möglichst einseitig zu stabilisieren, um dem Patienten eine möglichst frühzeitige Rehabilitation zu ermöglichen.

Bei Trümmerfrakturen (burst fractures) ist im Einzelfall zu prüfen, inwiefern eine zusätzliche Korporektomie durch vorderen Zugang in Ergänzung der hinteren Stabilisierung und Instrumentation einseitig oder zweiseitig erfolgen sollte. Wegen des erhöhten Infektionsrisikos bei der Verwendung von Allograft empfehlen wir nach wie vor die Verwendung körpereigener Beckenkammspäne zur Fusion.

Darüber hinaus empfehlen wir Autograft routinemäßig mit Bone Morphogenic Protein (rh BMP-2), um die Chancen für eine stabile Fusion zu erhöhen. Soweit möglich, wird die Systemverankerung durch Pedikelschrauben durchgeführt wegen ihrer überlegenen Dreipunkt-Fixierung und der Fähigkeit, von außen einwirkenden Hebelkräften zu widerstehen.

Es sollten jeweils möglichst dicke Schrauben und Verbindungsstangen benutzt werden, typischerweise empfehlen wir mindestens Implantate von 5,5 mm Durchmesser. Eine möglichst exakte Reposition von Deformitäten wird durchgeführt, um spätere sekundäre Weichteilschäden (Dekubitalulzera) über instabilen thorakalen Kyphosen zu vermeiden.

Die Operationen sollten möglichst durch zwei erfahrene Wirbelsäulenchirurgen gleichzeitig durchgeführt werden, um die Operationszeit möglichst zu verkürzen im Interesse der Sicherheit des Patienten. Die Drainage des Operationsgebietes sollte großzügig erfolgen, der Wundverschluss stets dreischichtig, wobei ein wasserdichter Fascienverschluss von großer Bedeutung ist.

Penetrierende Wirbelsäulenverletzungen durch militärische Hochgeschwindigkeitsgeschosse gehören zu den komplexesten Verletzungen, die ein Wirbelsäulenchirurg jeweils behandelt.

Eine realistische Einschätzung der akuten Behandlungsalgorithmen lässt sich allerdings rasch lernen. Bei diesen Fällen sind leider häufig Todesfälle und katastrophale neurologische Verletzungen die tägliche Realität.

409

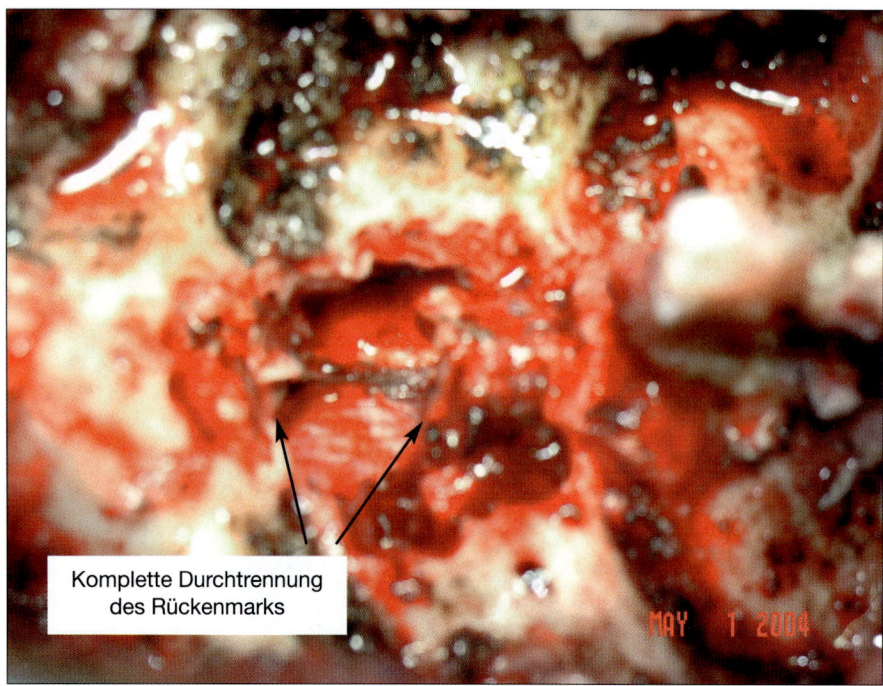

Komplette Durchtrennung
des Rückenmarks

*Abb. 5: Fall 2 – Komplette
Durchtrennung des Rücken-
marks durch Fragment. Ge-
ringer Liquorfluss.*

Wir sind froh, in diesem Buch unsere speziellen Erfahrungen darstellen zu können in der Hoffnung, dass möglichst viele wirbelsäulenchirurgische Kollegen hiervon profitieren, auch wenn sie nicht täglich mit derartigen Fällen konfrontiert sind.

Es bestehen erhebliche Unterschiede in der Wirbelsäulentraumaliteratur zwischen Behandlungsstrategien ziviler penetrierender Wirbelsäulenverletzungen durch Niedergeschwindigkeitsgeschosse und Verletzungen durch militärische Hochgeschwindigkeitsgeschosse.

LIN, VACCARO et al. fanden in ihrer 1995 publizierten retrospektiven Studie von 21 Low Velocity-Schussverletzungen des Abdomens mit spinaler Beteiligung eine höhere Komplikationsrate und gleichzeitig keinerlei Unterschied im neurologischen Outcome nach Laminektomie bei transperitonealen Low Velocity-Schussverletzungen und sprachen sich daher für ein nicht neurochirurgisches Vorgehen in diesen Fällen aus.

BENJAMIN et al. kamen in einer 1989 publizierten retrospektiven Studie von 107 zivilen penetrierenden Spinalverletzungen mit begleitenden

respiratorischen oder visceralen Verletzungen zu dem Schluss, dass ein operatives Vorgehen an der Wirbelsäule weder Einfluss auf das neurologische Outcome noch auf die Infektionsrate im Vergleich zum konservativen Vorgehen hatte. 4 von 19 Patienten (21 %) mit chirurgischer Intervention zeigten Komplikationen gegenüber 6 von 88 Patienten (7 %) bei konservativ behandelten Verletzungen.

Die meisten Autoren stimmen überein, dass bei zivilen Low Velocity-Schussverletzungen des Abdomens mit penetrierender Wirbelsäulenverletzung und/oder neurologischer Verletzung ein nicht operatives Vorgehen an der Wirbelsäule eine geringere Komplikationsrate und vergleichbare neurologische Spätergebnisse bietet.

Im Falle von militärischen Hochgeschwindigkeitsgeschossverletzungen des Thoraxbereiches, des Halsbereiches oder des Abdomens und mit begleitender Verletzung spinaler Strukturen neigen die meisten Autoren zu einem aggressiveren chirurgischen Vorgehen.

PARSONS et al. empfahlen in einer 1993 publizierten Studie über penetrierende Wirbelsäu-

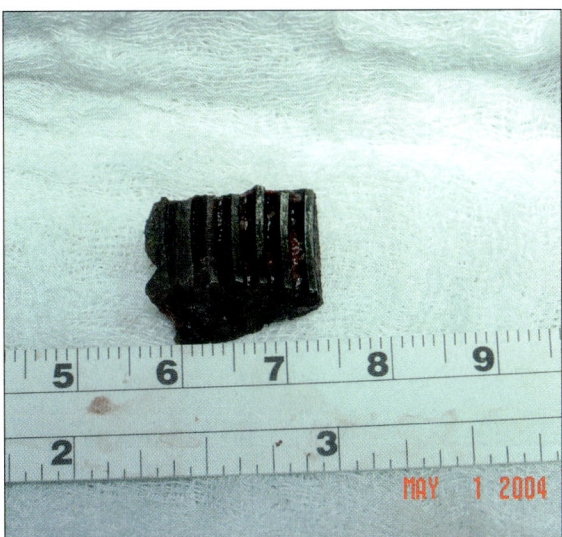

Abb. 6: Fall 2 – Entferntes Geschossfragment. Mikrobiologischer Nachweis von Acinitobacter, einem im Mittleren Osten endemischer Keim.

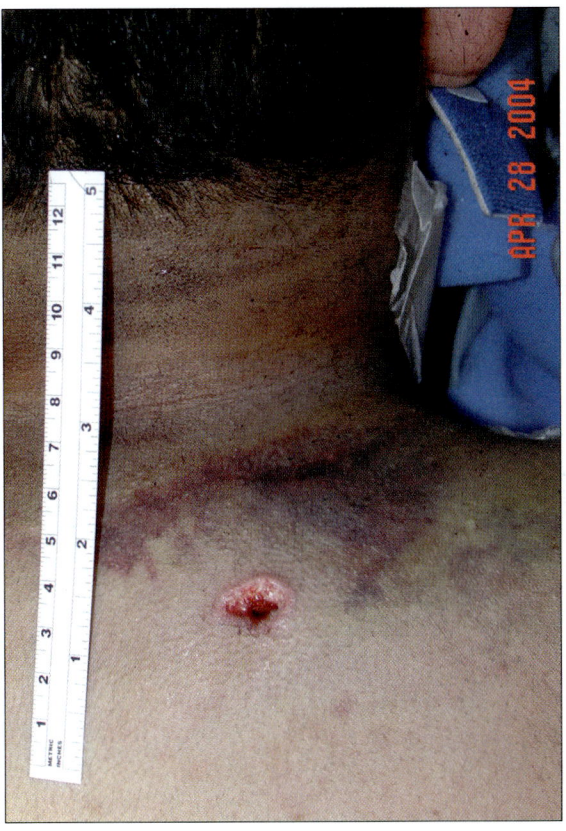

Abb. 7: Fall 3 – Geschossaustrittswunde. Eintrittswunde am Hals anterior links.

lenverletzungen während der Panama-Invasion ein aggressives Weichteilmanagement unter Einbeziehung multipler Débridements für penetrierende Spinalverletzungen, obwohl die Fallzahlen in dieser Studie mit nur 2 Fällen durch penetrierende Schussverletzungen ausgesprochen klein waren. KAHRAMAN et al. berichteten über 106 Patienten mit penetrierenden Wirbelsäulenschussverletzungen in einem Zeitraum von 6 Jahren. 81 dieser Patienten wurden nachuntersucht, 65 hiervon waren initial operativ behandelt worden. Bei 10 Patienten wurde ein Liquorleck beobachtet. Von diesen Patienten entwickelten 2 nachfolgend eine Meningitis. Insgesamt traten 7 Meningitisfälle durch perforierte Bauchorgane, kontaminierte Fragmente oder Liquorlecks auf. In der operativen Gruppe wurden 53 Patienten in 3 Monatsintervallen nachuntersucht, wobei 36 von 53 (68 %) eine zufriedenstellende funktionelle Erholung (Frankel Grad D bis E) aufwiesen. In der nicht operativen Gruppe zeigten 12 von 28 Patienten (46 %) eine entsprechende funktionelle Erholung. Die Indikationen zur operativen Behandlung in dieser Gruppe waren eine rapide neurologische Verschlechterung, die Entfernung komprimierender Fremdkörper oder Knochen-/Bandscheibenfragmente aus dem Spinalkanal, Liquorfisteln, infektiöse Komplikationen und spinale Instabilitäten. Die Kombination einer Liquorfistel mit einem Schusskanal durch das Colon stellte die häufigste Ursache für eine nachfolgende Infektion dar.

SPLAVSKI et al. kamen bei einer retrospektiven Studie von 21 militärischen Schussverletzungen der Wirbelsäule im Bosnischen Bürgerkrieg 1991 bis 1994 zu dem Schluss, dass alle militärischen Schussverletzungen der Wirbelsäule mit neurologischem Defizit operativ behandelt werden sollten und zwar unmittelbar nach Aufnahme ins Krankenhaus. Sie berichteten, dass keiner ihrer Patienten eine neurologische Verschlechterung nach frühzeitiger Dekompression durch Laminektomie aufwies.

Unsere persönliche Erfahrung in der Behandlung von Hochgeschwindigkeitsgeschoss- und -geschosssplitterverletzungen unter kriegschirurgischen Bedingungen sind dahingehend

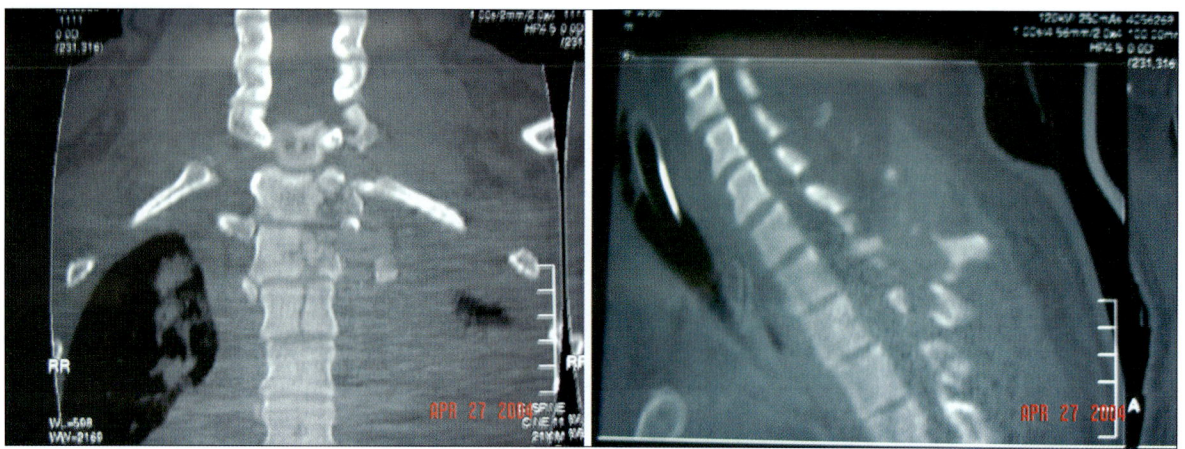

Abb. 8: Fall 3 – Sagittales and coronales CT der cervicothorakalen WS mit T1, T2, and T3 Trümmerfrakturen durch ein einzelnes Geschoss. Hintere Wirbelstrukturen quasi „blown out".

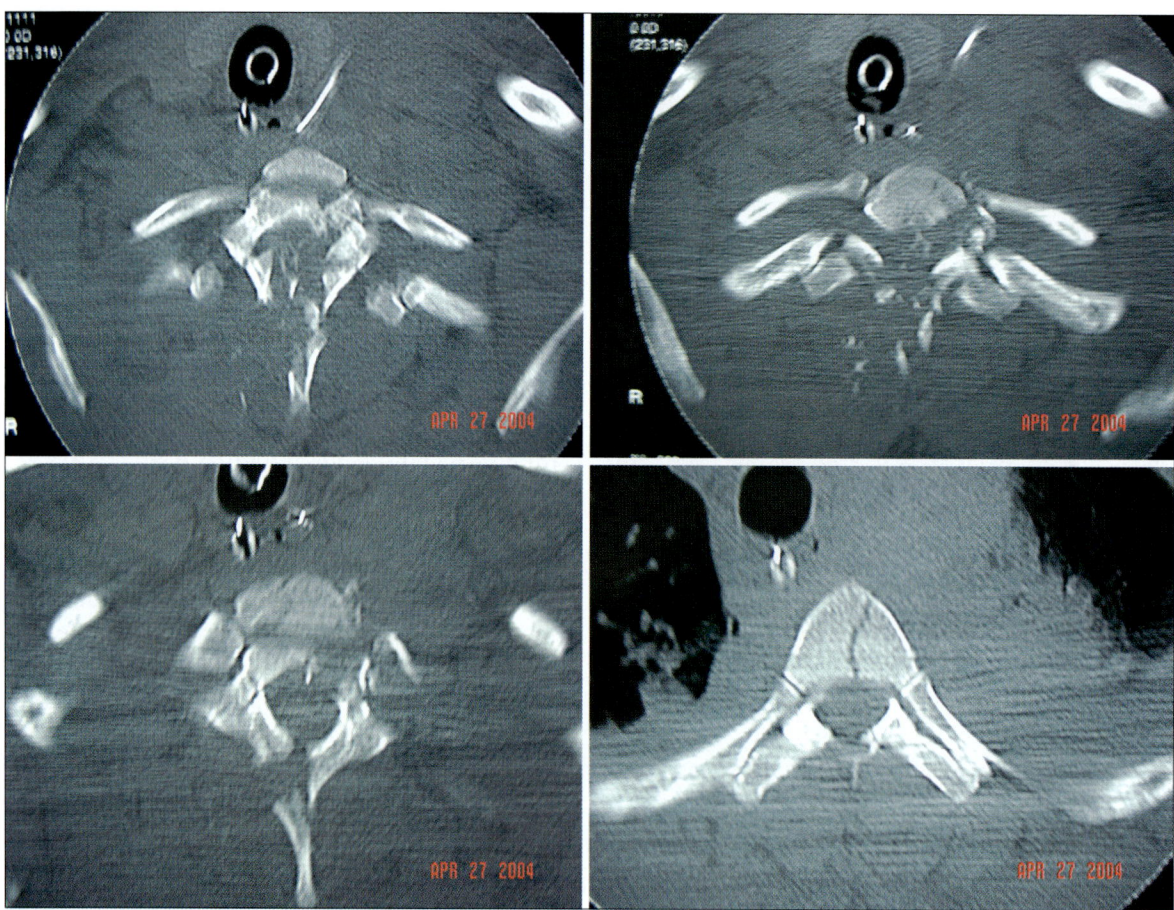

Abb. 9: Fall 3 – Axiale CT scans zeigen schwerste Zerstörungen des Spinalkanals durch eine hochenergetische Druckwelle mit multiplen Frakturen.

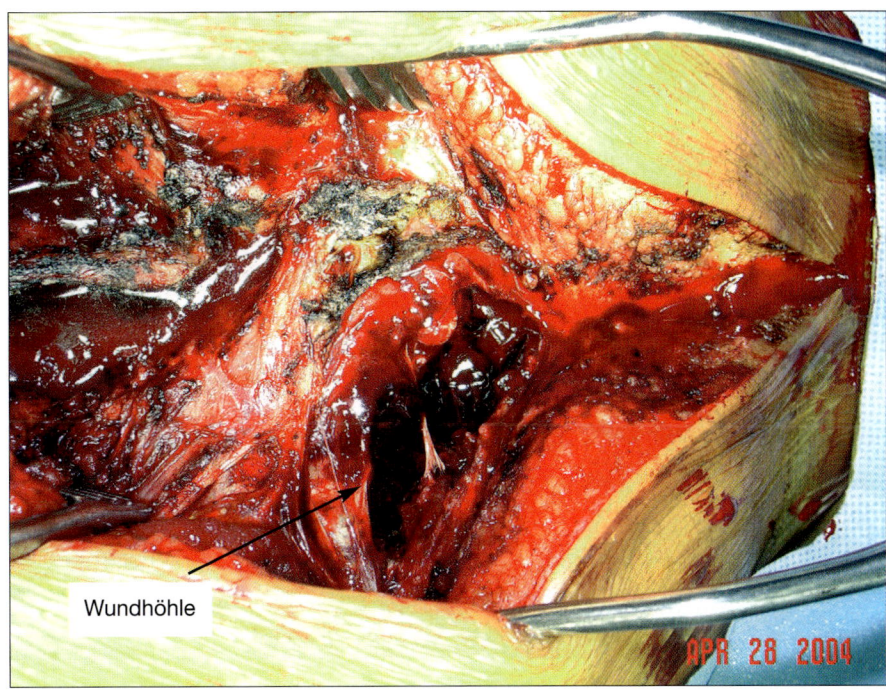

Abb. 10: Fall 3 – Intraoperative Darstellung der Wundhöhle. Die Kavitation ist mit Blut, Knochenfragmenten und avitalen Geweberesten angefüllt. Indikation zu radikalem Débridement.

Wundhöhle

einzigartig, als die überwiegende Mehrheit unserer Patienten zum Zeitpunkt der Verletzung individuelle Körperprotektoren (individual body armor – IBA) trugen. Während die Körperprotektoren die Gesamtzahl penetrierender Wunden des Abdomens, der Brust und der Wirbelsäule verringert haben, zeigen diejenigen Projektile, die Körperprotektoren durchschlagen können, extrem hohe Geschwindigkeiten und wären wohl in den meisten Umständen ansonsten tödlich gewesen.

Da die überwiegende Zahl aller Verletzungen durch selbst gebastelte Bomben oder Brandsätze (Improvised Explosive Devices – IED) überwiegend Fahrzeuginsassen betreffen, sehen wir häufig die Kombination penetrierender Schussverletzungen, die Folgen des Fahrzeugunfalls selbst und großflächige Verbrennungen. Die hieraus resultierenden Polytraumen weisen die schlimmstmögliche Kombination von penetrierenden Traumen, stumpfen Traumen und Brandverletzungen auf. Diese so genannte „Baghdad Triad" penetrierender Explosionsverletzungen, Fahrzeugüberschlag und resultierende Brandverletzungen wird leider viel zu häufig im aktuellen Irak-Konflikt gesehen.

Was haben wir in der Behandlung von Kriegsverletzungen gelernt?

Es kommt eine deutliche Lernkurve im Rahmen unserer Tätigkeit, da nur wenige Chirurgen, trotz langjähriger Berufserfahrung, überhaupt darauf vorbereitet sind, derartige Verletzungen zu behandeln. Häufig sind Wirbelsäulenchirurgen selbst nach 10 - 20 Jahren Erfahrung zunächst fast hilflos im Umgang mit derartigen komplexen Verletzungen und profitieren von konstant entwickelnden Aus- und Fortbildungen. Ein wesentlicher Faktor, der in den meisten wissenschaftlichen Veröffentlichungen nicht berücksichtigt wird, ist der menschliche Faktor, den einzelnen Chirurgen betreffend. Die Chirurgen zeigen eine große und manchmal alles überstrahlende Tendenz oder Neigung, komplexe und heroische Operationen durchzuführen, viele Stunden im Krankenhaus zuzubringen, sich selbst mit Behandlungsentscheidungen zu quälen und unter Druck zu setzen und letztlich in hohem Maße persönlich am Schicksal der Patienten und deren Familien Anteil zu nehmen. Das Phänomen des Burn-Out-Syndroms folgt logisch und unausweichlich einem letztlich nor-

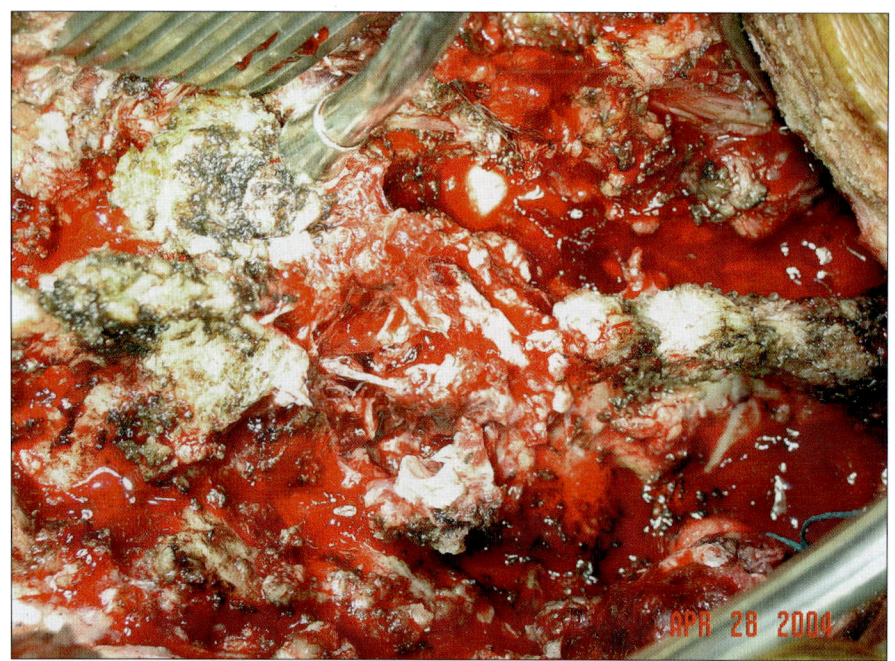

Abb. 11: Fall 3 – Massive Zerstörung des Rückenmarks mit fadenförmigen Resten neuraler Elemente mit minimalem Liquorfluss.

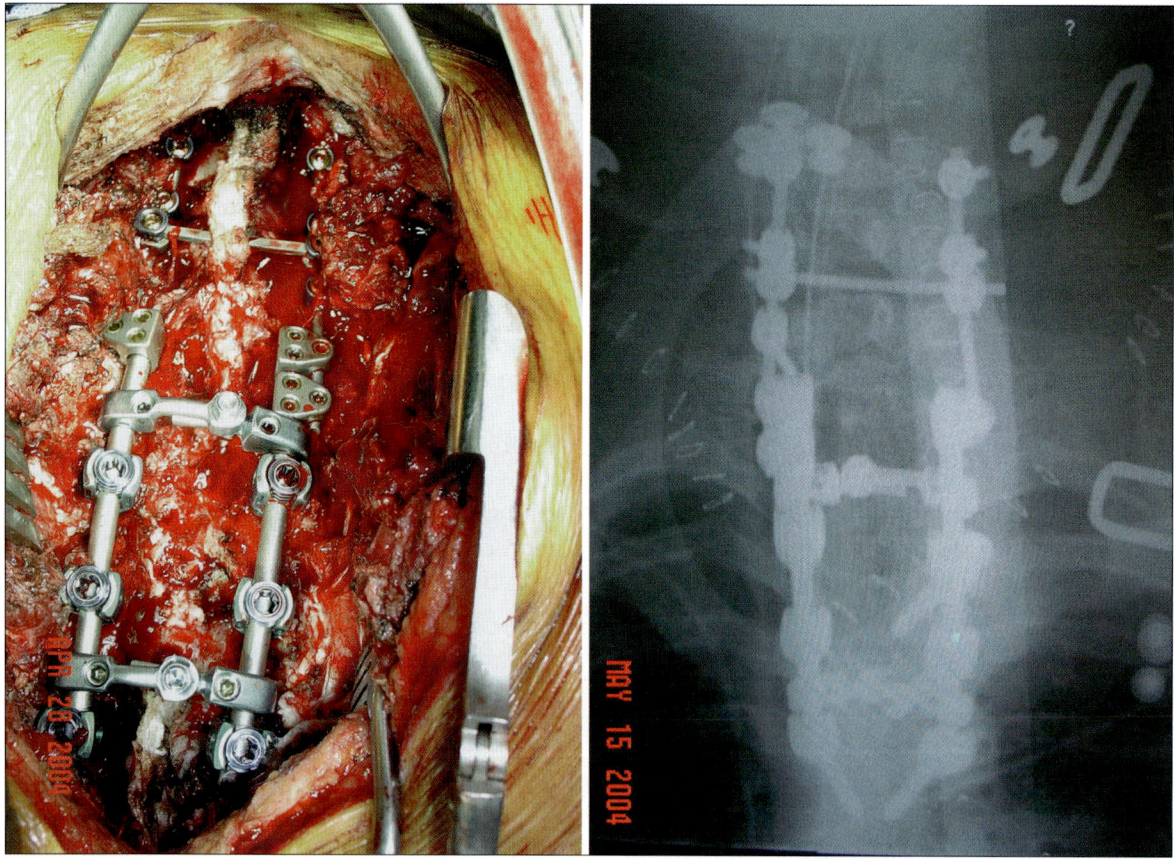

Abb. 12: Fall 3 – Posterior Stabilisierung von C5 auf T5 mit Massa-lateralis-Schrauben bei C5, C6 und Pedikelschrauben von C7 bis T5.

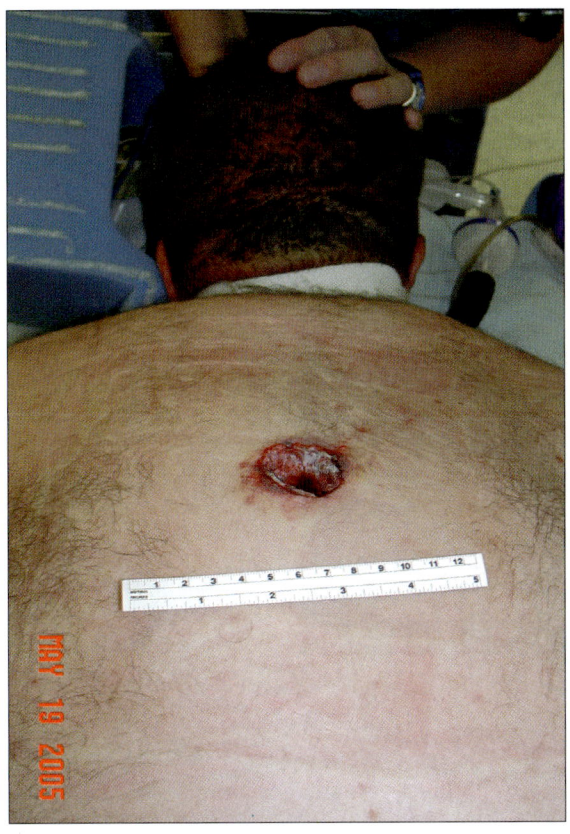

Abb. 13: Fall 4 – Schussverletzung direkt durch den thorakalen Spinalkanal und das Rückenmark. Das Bild zeigt die Austrittswunde.

malen Verhaltensmuster des behandelnden Chirurgen. Im Gegensatz zu vielen Opfern ziviler Schussverletzungen, bei denen es sich häufig um weniger nette Mitglieder der menschlichen Gesellschaft handelt, werden Opfer militärischer Verletzungen häufig (durchaus zu recht) durch die behandelnden Ärzte in gewisser Weise heroisiert. Da es sich typischerweise um junge kräftige und gesunde Individuen handelt, besteht stets ein großer initialer Wunsch hinsichtlich ihrer Behandlung „alle Hebel in Bewegung zu setzen". Da die Chirurgen dazu ausgebildet sind, Verletzungen chirurgisch zu behandeln, ist ihre Antwort auf viele Verletzungen häufig die Operation. In dem Maße, in dem ein Chirurg in der Behandlung derartiger Patienten reift, werden die echten Indikationen deutlicher und alte Behandlungsgrundsätze werden neu überdacht. Obwohl prinzipiell alle Wirbelsäulenchirurgen letztlich mit der einschlägigen Fachliteratur vertraut sind und durch ihre Ausbildung über gewisse Erfahrungen im Umgang mit penetrierenden Wirbelsäulenverletzungen verfügen, werden letztlich dieselben Fehler immer und immer wieder neu gemacht angesichts der emotionellen Situation beim ersten Kontakt mit derart Verletzten.

Ein gutes Beispiel ist eine penetrierende Wirbelsäulenverletzung mit einer indirekten Rü-

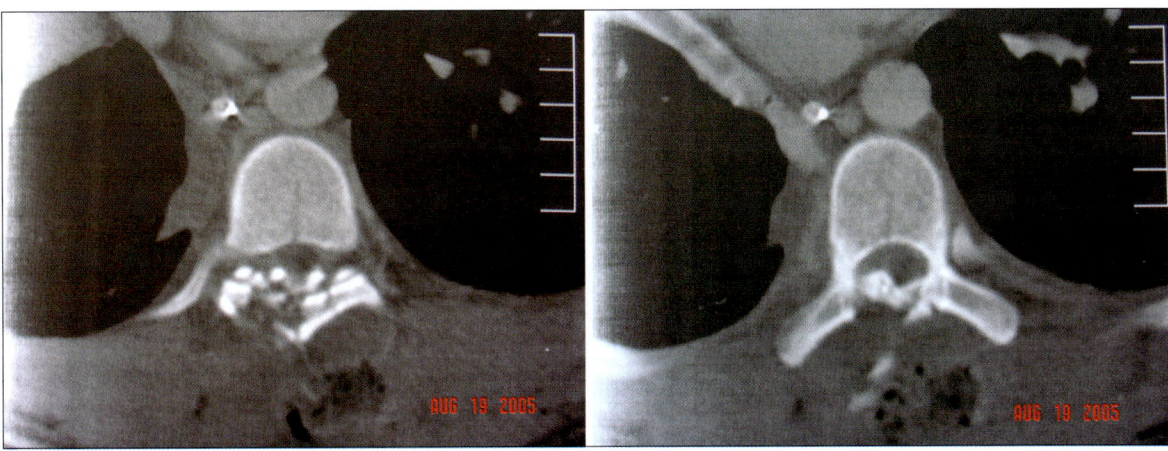

Abb. 14: Fall 4 – Axial CT Scans zeigen das Ausmaß der Spinalkanalzerstörung.

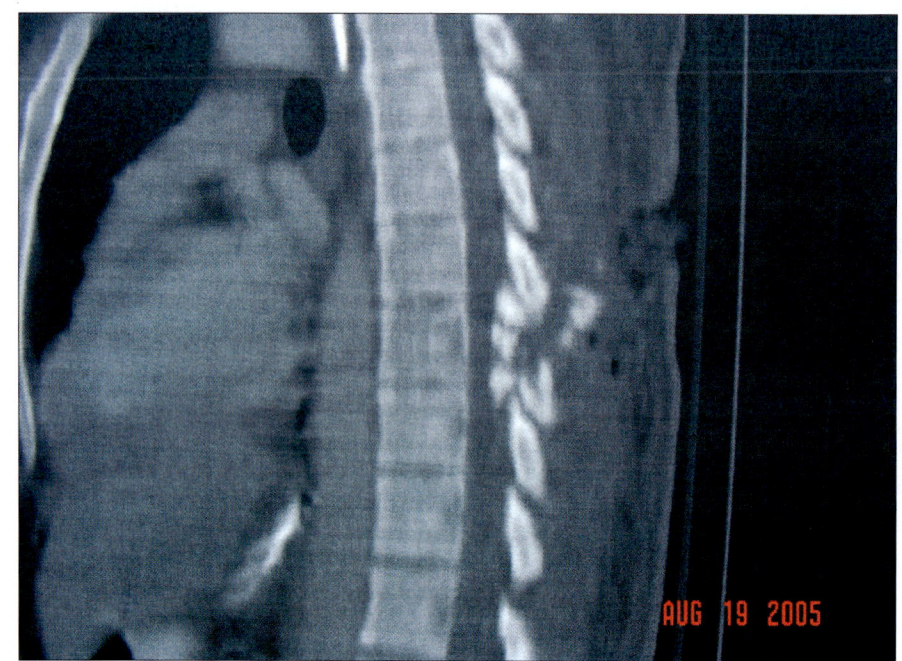

Abb. 15: Fall 4 – Sagittal CT-Scan mit Zerstörung dorsaler Strukturen auf Höhe des Schusskanals.

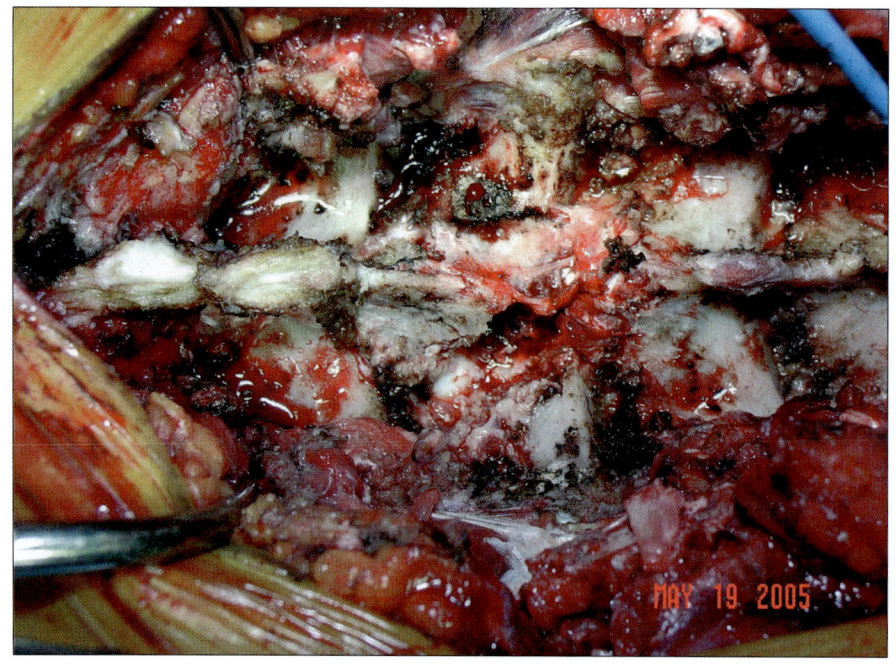

Abb. 16: Fall 4 – Intraoperative Darstellung der Austrittswunde aus dem Spinalkanal mit Zerstörung der Lamina.

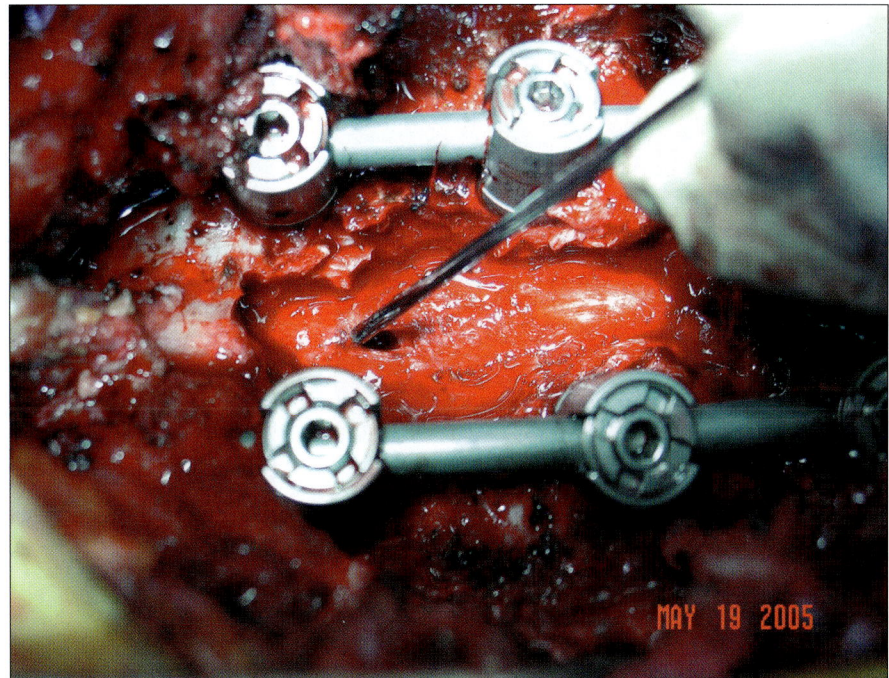

Abb. 17: Fall 4 – Schusskanal durch das Rückenmark. 2-Level-Laminektomie zur Darstellung und Versorgung des Liquorlecks. Primärer Duraverschluss nach vorsichtiger Irrigation. Wegen der hohen Wahrscheinlichkeit einer kompletten Paraplegie in Verbindung mit der dorsalen Destabilisierung erfolgte die dorsale Instrumentation zur Vermeidung einer Sekundärkyphose nach Laminektomie.

ckenmarksschädigung durch den Konkussionseffekt mit initialer kompletter Rückenmarksschädigung zum Zeitpunkt des Eintreffens. Sowohl unerfahrene als auch erfahrene Chirurgen werden oft eine Dekompression befürworten, wenn sie mit einem Kriegsopfer konfrontiert werden, obwohl sie unter Zivilbedingungen eher zu einer nicht chirurgischen Behandlung tendieren würden. Unser einziges Konzept, derartige Tendenzen zu bekämpfen, besteht letztlich darin, unsere Erfahrungen mit derartigen Verletzungen zu sammeln und dann an Chirurgen weiterzugeben, wenn diese erstmalig mit derartigen emotionalen Situationen konfrontiert sind. Es hat sich als gutes Konzept herausgestellt, stets zwei Wirbelsäulenchirurgen am Tisch zu haben, um Meinungskonzepte auszutauschen und zu teilen. In solchen Situationen ist es von unschätzbarem Wert, einen neuen Chirurgen mit einem erfahrenen Chirurgen gemeinsam einzusetzen und hierdurch die Einarbeitung zu erleichtern.

Weitere Lektionen, die wir gelernt haben, sind:

1. Körperprotektoren retten Leben und verringern den Schweregrad von Verletzungen. Zusätzlicher Seitenschutz in Ergänzung der Körperprotektoren reduziert erheblich die Rate von Verletzungen durch schräg einfallende Wirbelsäulenverletzungen.

2. Jeder eingetrübte, intubierte, schwer verletzte Patient benötigt ein komplettes Wirbelsäulen-CT mit axialen, sagittalen und koronaren Rekonstruktionen, um keinerlei okkulte Facettengelenkverletzungen, anderweitige Frakturen oder dorsale Bandinstabilitäten zu übersehen.

3. Bei Vorliegen einer Wirbelsäulenverletzung muss immer die gesamte Wirbelsäule radiologisch und computertomographisch auf das Vorliegen möglicher Zweitverletzungen abgeklärt werden.

4. Große Weichteilwunden sollten nicht zu früh verschlossen werden. Der Behand-

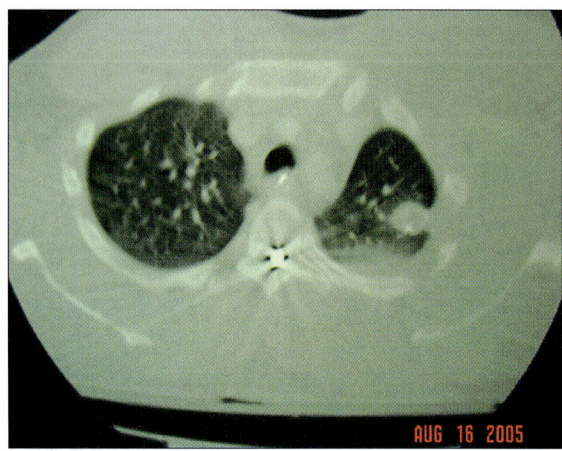

Abb. 18: Fall 5 – Axial CT Scan einer Schussverletzung.
Die Kugel steckt im Spinalkanal.

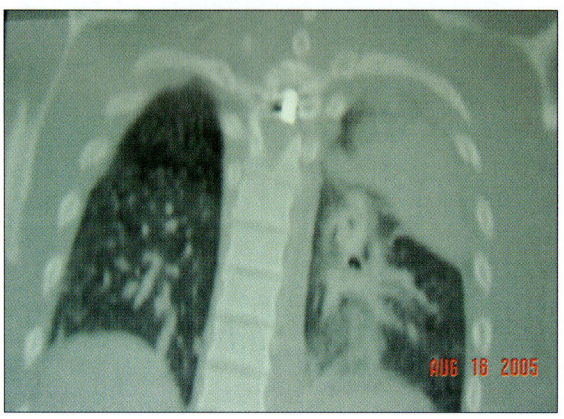

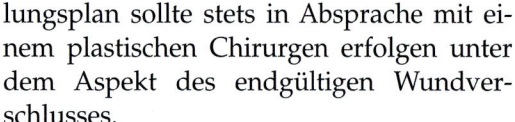

Abb. 19: Fall 5 – Coronaler CT Scan zeigt die Kugel im
Spinalkanal, zusätzlich besteht ein Hämatopneumothorax
links.

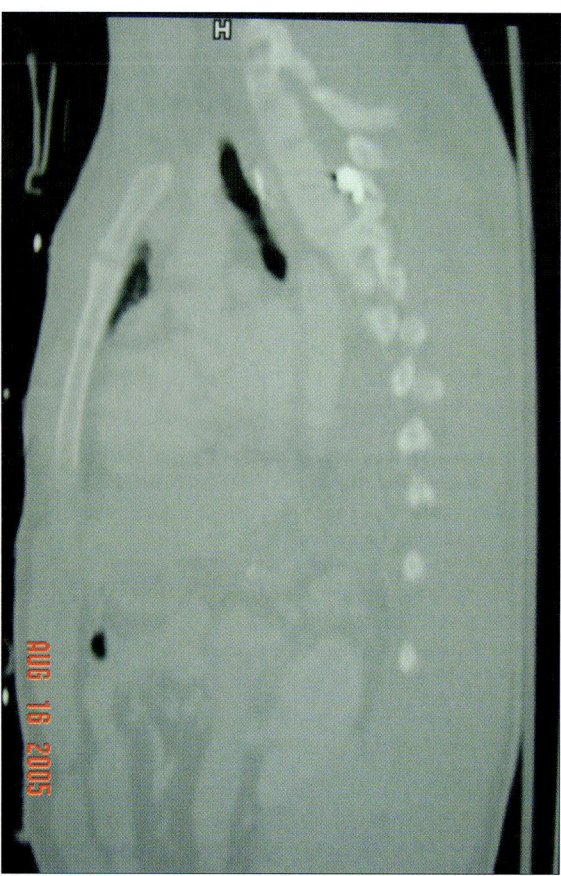

Abb. 20: Fall 5 – Sagittale Ansicht desselben Patienten.

lungsplan sollte stets in Absprache mit einem plastischen Chirurgen erfolgen unter dem Aspekt des endgültigen Wundverschlusses.

5. Mehrfache Débridements und ausgiebige Lavage helfen, den Gewebeverlust auf ein Minimum zu beschränken.

6. Es sollten nur Knochen- und Geschossfragmente entfernt werden, die entweder Symptome verursachen und/oder in direktem Kontakt zu neuralen Elementen stehen.

7. Metallfragmente im Spinalkanal sollten – sofern machbar – stets entfernt werden, insbesondere bei Patienten mit partiellem neu-rologischem Defizit. Inwiefern die Entfernung derlei Fragmente auch bei komplettem neurologischem Defizit wirksam ist, ist nicht bekannt, sowie die Frage, inwiefern eine verbliebene, nicht entfernte Kompression des Kanals die im Verlauf erwartete Verbesserung um ein Segment beeinflusst. Unsere Empfehlung ist, metallene Fragmente nach Möglichkeit stets zu entfernen, sofern dies nicht den Allgemeinzustand des Patienten ernsthaft kompromittiert.

8. Die intraoperative Fluoroskopie ist unverzichtbar für die Lokalisation von Metallfragmenten.

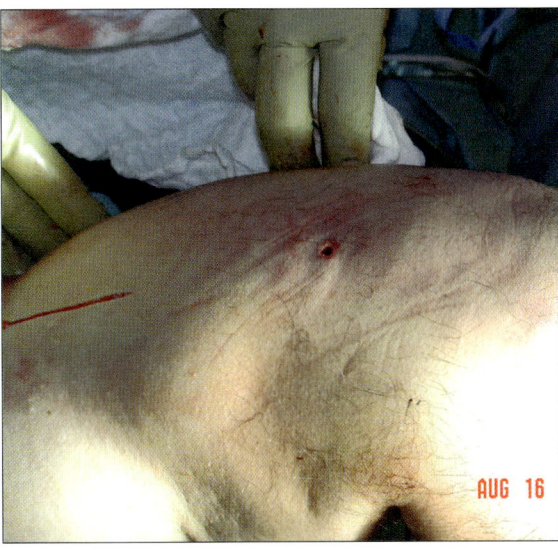

Abb. 21: Fall 5 – Ausschusswunde im distalen Drittel des linken Humerus dorsal. Der Schusskanal perforiert die Oberarmweichteile, tritt in den linken Hemithorax ein und endet im thorakalen Spinalkanal. Erstaunlicherweise war der Patient bei Eintreffen nur inkomplett paraplegisch, neurologisch allerdings mit sich rasch verschlechternder Tendenz. Sofortige Notfalldekompression.

9. Sofern aus medizinischer Sicht möglich, sollten Liquorlecks frühzeitig identifiziert und, falls vorhanden, spätestens nach 48 bis 72 Stunden verschlossen werden.

10. Zur Stabilisierung der Wirbelsäule sollte stets die einfachste stabile Konstruktion gewählt werden.

11. Die Verwendung körpereigenen Knochenmaterials verringert das Risiko infektiöser Komplikationen. Wir befürworten die routinemäßige Augmentation der körpereigenen Spongiosa durch BMP-2.

12. Eine frühzeitige Stabilisierung instabiler Wirbelsäulenverletzungen (sowohl bei kompletter als auch bei inkompletter Neurologie) ermöglicht eine möglichst rasche Mobilisation und Rehabilitation. Hierdurch verringert sich die Häufigkeit von Komplikationen wie tiefen Becken-Beinvenenthrombosen, Lungenembolie, Dekubitalulcera und pulmonalen Infektionen.

13. Algorithmen zur Gabe von Steroiden bei Rückenmarkverletzungen scheinen weder in irgendeiner Form nützlich zu sein, noch können sie in irgendeiner Form zu einer neurologischen Erholung nach penetrierenden Wirbelsäulenverletzungen beitragen. Es gibt im Gegenteil in zunehmendem Maße Hinweise, dass derartige Steroidprotokolle das Risiko von Stressulcera und Infektionen erhöhen.

14. Bei Vorliegen einer kompletten neurologischen Schädigung sollten operative Maßnahmen vermieden werden, sofern die Wirbelsäule in sich stabil ist und röntgenologische Hinweise auf komprimierende Fragmente fehlen.

15. Bei instabilen thorakalen Wirbelsäulenfrakturen und posterioren Bandverletzungen ohne neurologisches Defizit erscheint es günstig, 2 bis 7 Tage mit dem Operationstermin zu warten, um mögliche intraoperative Blutverluste zu reduzieren.

16. Aktuelle (innerhalb von 48 Stunden nach der Verletzung), inkomplette oder sich rasch verschlimmernde neurologische Schäden erfordern eine sofortige Dekompression und zusätzliche operative Stabilisation – falls erforderlich.

17. Patienten mit offenen Bauchverletzungen können zur Behandlung von thorakalen Wirbelsäulenverletzungen bei Beachtung üblicher Standards in Bauchlage operiert werden.

Fazit

Zusammenfassend können die meisten penetrierenden Wirbelsäulenverletzungen unter zivilen Bedingungen konservativ behandelt werden. Dies schließt sowohl Stichverletzungen der Wirbelsäule als auch Low Velocity-Schussverletzungen ein. Diese Aussage wird durch die Majorität wirbelsäulenchirurgischer Publikationen unterstützt. Im Falle von Verletzungen durch militärische Hochgeschwindigkeitsgeschosse, welche die knöcherne Wirbelsäule, das Rückenmark und sekundäre neurologische Strukturen zerstören, unterstützt die aktuelle Literatur die Indikation zur operativen Behandlung, wie wir

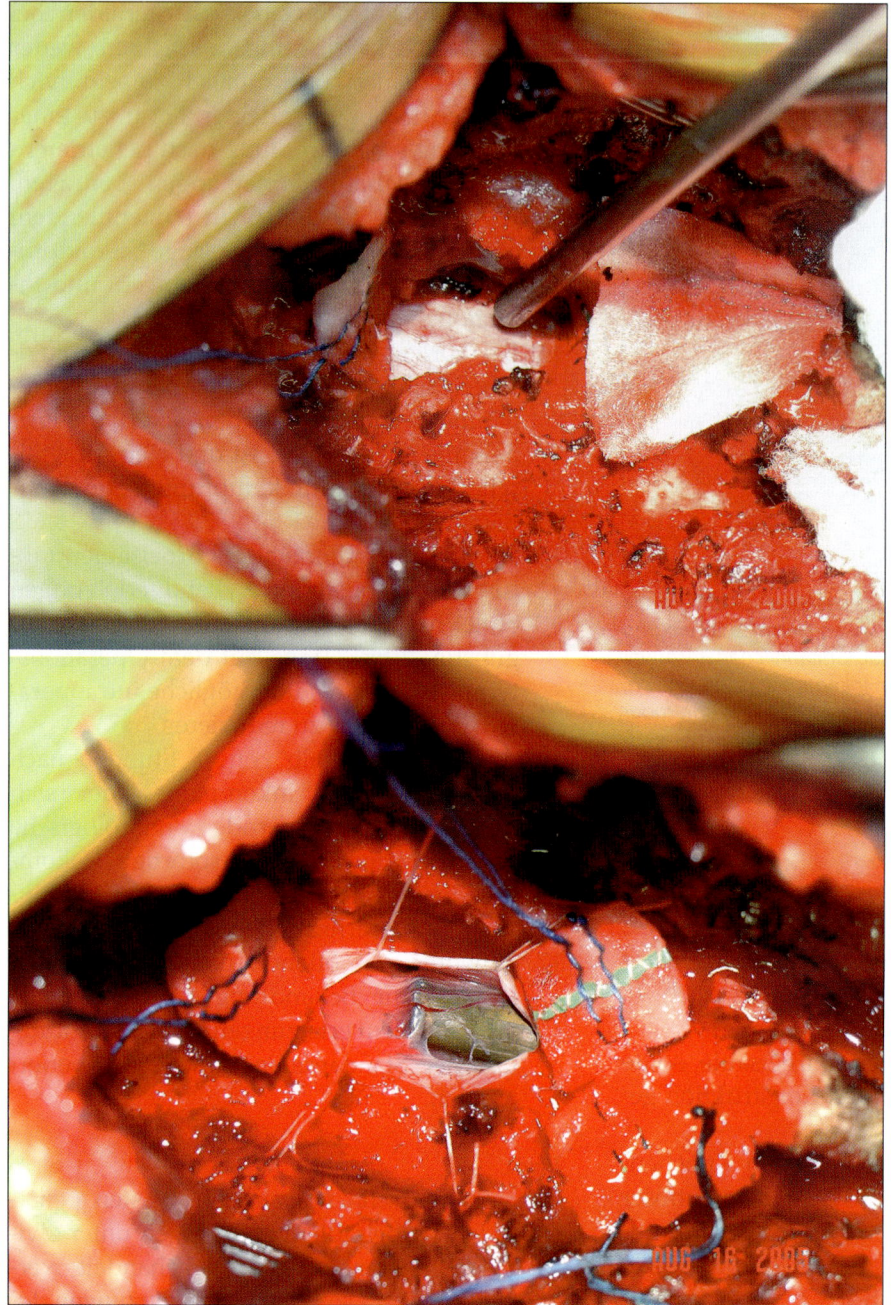

Abb. 22: Fall 5 – Das Geschoss fand sich im Duralsack. Vor der Durotomie zur Geschossentfernung bestand kein Liqourleck. Da die Kugel innerhalb des Rückenmarks lag und auch nach Laminektomie nicht direkt sichtbar war, musste sie durch intraoperative Durchleuchtung lokalisiert werden.

sie oben definiert haben. Obwohl auch wir mit der gängigen Meinung übereinstimmen, dass die operative Behandlung von penetrierenden Rückenmarkverletzungen im Großen und Ganzen keinerlei Einfluss auf den neurologischen Outcome hat, so erreicht jedoch eine frühe Dekompression des Rückenmarks und frühzeitige Stabilisation der Wirbelsäule in unseren Fällen eine Verbesserung des Gesamt-Outcomes.

Auf der Grundlage von mittlerweile 6000 Kriegsverletzten sehen wir, unter Berücksichtigung der bekannten Grenzen retrospektiver Studien, hinreichenden Beweis für unsere chirurgische Strategie.

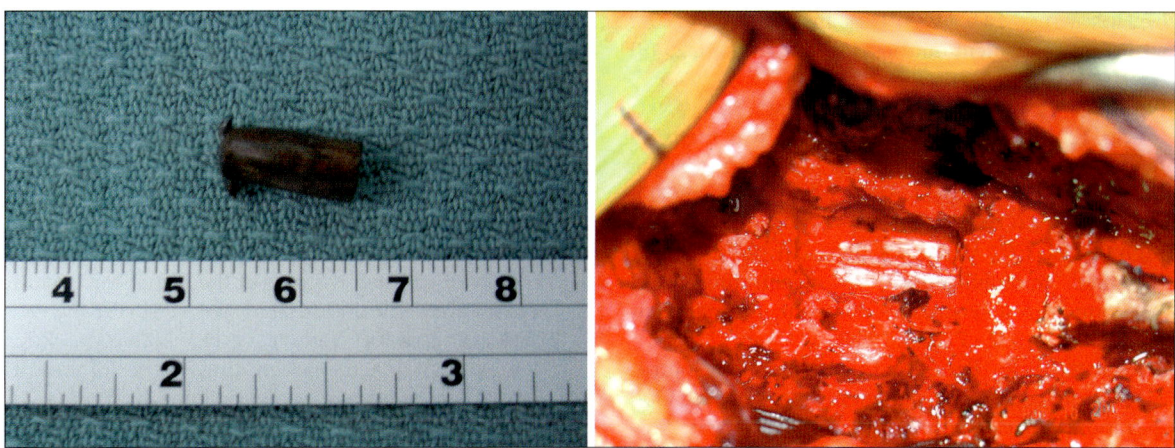

Abb. 23: Fall 5 – Bei dem Geschoss handelte es sich um eine 5.56 mm Kugel. Das intraoperative Bild zeigt den Zustand nach Versorgung der Dura. Nach intensiver Rehabilitation war der Patient eingeschränkt gehfähig.

Literatur

(1) RUKOVANSJKI, M.: Spinal cord injuries caused by missile injuries in the Croatian War: Journal of Trauma, Volume 40 (3S) Supplement., 189S - 192 S (March 1996)

(2) LIN, S.S., VACCARO, A.R., REISCH, S., DEVINE, M., COTLER, J.M.: Low Velocity gunshot wounds to the spine with an associated transperitoneal injury: Journal Spinal Disorders, Vol. 8 Number 2, 136 - 144 (1995)

(3) SILVER, J.R.: History of the treatment of spinal injuries: Postgraduate Medical Journal, 81 (952), 108 - 114 (Feb. 2005)

(4) KAHRAMAN, S., GONUL, E., KAYALL, H., SIRIN, S., DUZ, B., BEDUK, A., TIMURKAYNAK, E.: Retrospective analysis of spinal missile injuries: Neurosurgery Review, (1), 42 - 5 (Jan 2004)

(5) MANN, D.C., TALL, R., BRODKEY, J.S.: Bullet with the spinal canal: Orthopaedic Review, 18 (4), 453 - 7 (Apr. 1989)

(6) PARSONS, T.W., LAUERMAN, W.C., ETHIER, D.B., GORMLEY, W., CAIN, J.E., ELIAS, Z., COE, J.: Spine injuries in combat troops – Panama, 1989: Military Medicine, 158 (7), 501 - 502 (Jul. 1993)

(7) SPLAVSKI, B., VRANKOVIC, D., BLAGUD, G., MURSIC, B, IVEKOVIC, V.: Spinal stability after war missile injuries of the spine: Journal Trauma, Volume 41 (5). November 1996. 850 - 853

(8) NAUDE, G., BONGARD, F.: Gunshot injuries of the sacrum: Journal Trauma, Volume 40 (4), 656 - 659 (Apr. 1996)

(9) SPLAVSKI, B., VRANKOVIC, D., SARIC, G., BLAGUS, G., MURSIC, B., RUKOVANJSKI, M.: Early management of war missile spine and spinal cord injuries: experience with 21 cases: Injury, 27 (10), 699 - 702 (Dec. 1996)

(10) MANGIARDI, J.R., ALLEVA, M., DYNIA, R., ZUBOWSKI, R.: Transoral removal of missile fragments from the C1 - C2 area: Neurosurgery, 23 (2), 254 - 7 (Aug. 1998)

(11) VENGER, B.H., SIMPSON, R.K., NARAYAN, R.K.: Neurosurgical intervention in penetrating spinal trauma with associated visceral injury: Journal Neurosurgery, 70 (4), 514 - 8 (Apr. 1989)

(12) DUNNE, J.R., BOCHICCHIO, G.V., SCALEA, T.M.: A novel approach to the treatment of gunshot injuries to the sacrum: The American Surgeon, 91 - 94 (Feb. 2003)

(13) CHRISTY, J.P.: Complications of combat casualties with combined injuries of bone and bowel: personal experience with nineteen patients: Surgery, 71 (2), 270 - 4 (Feb. 1972)

(14) HAMMOUD, M.A., HADDAD, F.S., MOUFARRIJ, N.A.: Spinal cord missile injuries during the Lebanese civil war: Surgical Neurology, 43 (5), 432 - 7, discussion 437 - 42 (May 1995)

(15) STEUDEL, W.I., INGUNZA, W.: The syndrome of acute central cervical spinal cord injury after a gunshot lesion: Journal of Neurosurgery, 47 (2), 290 - 2 (Aug. 1977)

(16) HANIGAN, W.C., SLOFFER, C.: Nelson's wound: treatment of spinal cord injury in the 19th and early 20th century military conflicts: Neurosurgical Focus,16 (1), E4 (Jan. 2004)

(17) KIHTIR, T., IVATURY, R.R., SIMON, R., STAHL, W.M.: Management of transperitoneal gunshot wounds of the spine: Journal of Trauma, 31 (12), 1579 - 83 (Dec. 1991)

(18) HOROWITZ, M.D., DOVE, D.B., EISMONT, F.J., GREEN, B.A.: Impalement injuries: Journal Trauma, 25 (9), 914 - 6 (Sep. 1985)

(19) SARIC, V., ATIAS-NIKOLOV, V., KOVAC, T., FRANKOVIC, E., MRSIC V., LUKAC, J.: NATO war medicine doctrine revisited in Bosnia and Herzegovinia: Journal of the Royal Army Medical Corps, 140 (3), 132 - 4 (Oct. 1994)

(20) ARISHITA, G.I., VAYER, J.S., BELLAMY, R.F.: Cervical spine immobilization of penetrating neck wounds in a hostile environment: Journal Trauma, 29 (3), 332 - 7 (Mar. 1989)

(21) STEINFELD, R., BAGGETT, J.C.: Orthopedic injuries experienced by U.S. prisoners of war during Operation Desert Storm: a descriptive analysis: Military Medicine, 160 (4), 175 - 7 (Apr. 1995)

(22) FOULKES, G.D.: Orthopaedic casualties in an activated National Guard mechanized infantry brigade during Operation Desert Shield: Military Medicine, 160 (3), 128 - 31 (Mar. 1995)

(23) RYAN, J.M., BAILIE, R., DIACK, G., KIERLE, J., WILLIAMS, T.: Safe removal of combat body armour lightweight following battlefield wounding – a timely reminder: Journal of the Royal Army Medical Corps, 140 (1), 26 - 8 (Feb. 1994)

(24) ROMANICK, P.C., SMITH, T.K., KOPANIKY, D.R., et al.: Infection about the spine associated with low-velocity-missile injury to the abdomen. J. Bone Joint Surg. Am. 67, 1195 (1985)

(25) SIMPSON, R.K., VENGER, B.H., NARAYAN, R.K.: Treatment of acute penetrating injuries of the spine: a retrospective analysis. Journal Trauma 29, 42 (1989)

(26) SIMPSON, R.K., VENGER, B.H., FISHER, D.K., et al.: Shotgun injuries of the spine: Neurosurgical management of 5 cases. Br. J. Neurosurg 2, 321 (1988)

(27) WATERS, R.L., ADKINS, R.H.: The effects of removal of bullet fragments retained in the spinal canal: a collaborative study by the National Spinal Cord Injury Model Systems. Spine 168, 934 (1991)

(28) VELMAHOS, G.C., DEGIANNIS, E., HART, K., et al.: Changing profiles in spinal cord injuries and risk factors influencing recovery after penetrating injuries. Journal Trauma 383, 334 (1995)

(29) SHAHLIE, K,. CHANG, D.J., ANDERSON, J.T.: Nonmissile penetrating spinal injury, Case report and review of the literature. Journal Neurosurgery Spine Volume 4, 400-408 (May 2006)

(30) LIPSCHITZ, R.: Associated injuries and complications of stab wounds of the spinal cord. Paraplegia 5, 75 - 82 (1967)

(31) LIPSCHITZ, R., BLOCK, J.: Stab wounds of the spinal cord. Lancet 2, 169 - 172 (1962)

(32) PEACOCK, W.J., SHROSBREE, R.D., KEY, A.G.: A review of 450 stab wounds of the spinal cord. South African Medical Journal 51, 961 - 964 (1977)

(33) SIMPSON, R.K., VENGER, B.H., NARAYAN, R.K.: Treatment of acute penetrating injuries of the spine; a retrospective analysis. Journal Trauma 29, 42 - 46 (2004)

(34) THAKUR, R.C., KHOSLA, V.K., KAK, V.K.: Non-missile penetrating injuries of the spine. Acta Neurochir (Wien) 113, 144-148 (1991)

(35) SMITH, A.S., HURST, G.C., DUERK, J.L., DIAZ, P.J.: MR of ballistic materials: imaging artifacts and potential hazards: American Journal of Neuroradiology (12) 567 - 572 (1991)

(36) TEITELBAUM, G.P., YEE, C.A., VAN HORN, D.D., KIM, H.S., COLLETTI, P.M.: Metallic Ballistic Fragments: MR Imaging Safety and Artifacts Radiology, (175), 855 - 859 (1990)

(37) KELLY, W.M., PAGLEN, P.G., PEARSON, J.A., SAN DIEGO, A.G., SOLOMAN, M.A.: Ferromagnetism of intraocular foreign body causes unilateral blindness after MR study: American Journal of Neuroradiology, (7), 243 - 245 (1986)

(38) KLUCZNIK, R., CARRIER, D., PYKA, R., HAID, R.: Placement of a ferromagnetic intracerebral aneurysm clip in a magnetic field with a fatal outcome: Radiology, (187) 855 - 856 (1993)

(39) FINITSIS, S.N., FALCONE, S., GREEN, B.A.: MR of the Spine in the Presence of Metallic Bullet Fragments: Is the Benefit Worth the Risk? American Journal of Neuroradiology, (20), 354 (1999)

(40) ISIKLAR, Z.U., LINDSAY: Low Velocity civilian gunshot wounds of the spine: Orthopedics, (20) 10, 967 - 972 (1997)

(41) ROFFI, R.P., WATERS, R.L., ADINS, R.H.: Gunshot wounds to the spine associated with a perforated viscous: Spine Journal Vol 14 Number 8, 808 - 811 (1989)

Der Einfluss des Versorgungszeitpunktes von Frakturen der Brustwirbelsäule auf die perioperative respiratorische Funktion und den klinischen Verlauf

Christian Schinkel · Ralph Greiner-Perth

Zusammenfassung

Der Versorgungszeitpunkt von Wirbelsäulentraumata wird kontrovers diskutiert, denn Frakturen, insbesondere im Brustwirbelsäulenbereich, gehen nach adäquatem Trauma regelmäßig mit Lungenkontusionen unterschiedlichen Ausmaßes einher. Während es bislang schon zahlreiche Untersuchungen gibt, die sich mit dem Einfluss des Versorgungszeitpunktes auf die neurologische Symptomatik beschäftigen, sind erst in den letzten Jahren einige Studien zu der Fragestellung „Komplikationen und Überleben" veröffentlicht worden. Hier zeigt sich eine wachsende Anzahl von Daten, die den positiven Einfluss einer frühen Versorgung nach Trauma bestätigen, jedoch verbleibt weiterhin das Argument, dass eine perioperative Verschlechterung der respiratorischen Funktion auftritt. Um weitere Information über den Einfluss des Versorgungszeitpunktes auf den klinischen Verlauf und die perioperativen Lungenfunktionsparameter zu erhalten, untersuchten wir retrospektiv Patienten, die aufgrund von thorakalen Wirbelsäulenverletzungen einzeitig ventrodorsal stabilisiert wurden.

Hier zeigte die frühe definitive Versorgung von thorakalen Wirbelsäulenverletzungen trotz des begleitenden Thoraxtraumas im untersuchten Patientengut keine signifikante perioperative Verschlechterung. Tendenziell war in der Frühphase sogar eine Verbesserung der perioperativen Lungenfunktion nachweisbar. Diese Ergebnisse werden auch durch andere Studien unterstützt, in denen wir und andere Gruppen eine verkürzte Beatmungszeit und Intensivliegezeit bei den frühversorgten Patienten nachweisen konnten. Ein signifikanter Einfluss auf die Mortalität konnte allerdings bislang nur in einigen Studien nachgewiesen werden.

Einleitung

Frakturen der Wirbelsäule sind häufig mit weiteren Verletzungen kombiniert. Im Bereich der Brustwirbelsäule sind Kontusionen der Lunge oder andere Thoraxverletzungen nahezu regelhaft vorhanden (7, 20, 25). Der klinische Ductus Lungenkontusion – respiratorische Insuffizienz – beatmungsassoziierte Pneumonie ist klinischer Alltag bei der Behandlung schwerstverletzter Patienten.

Während für Frakturen langer Röhrenknochen die Bedeutung der frühen operativen Versorgung bereits auch in prospektiven Studien nachgewiesen werden konnte (1, 15, 17) verbleibt der optimale Versorgungszeitpunkt bei Wirbelsäulenverletzungen noch weitgehend ungeklärt. Zum einen wird angeführt, die Patienten könnten in der Frühphase nach dem Trauma zu krank sein, um den Stress des Eingriffes zu tolerieren (8, 9, 13), zum anderen konnte in retrospektiven Analysen gezeigt werden, dass auch bei Wirbelverletzungen eine frühe Versorgung mit einer verminderten Komplikationsrate und geringeren Kosten verbunden ist (3, 4, 11, 22).

Die operationsbedingte Verschlechterung der Lungenfunktion stellt ein zentrales Risiko bei Patienten mit Trauma bedingter Lungenschädigung dar und wird häufig als Argument aufgeführt, wenn der Zeitpunkt der Versorgung eines Mehrfachverletzten diskutiert wird. Weitere Aspekte, die hier selbstverständlich auch

Berücksichtigung finden müssen, sind z.B. Art und Anzahl der Zusatzverletzungen und deren Behandlungspriorität, Stabilität des Kreislaufes und der Gerinnung.

Um unsere Hypothese zu stützen, dass eine frühe Versorgung von thorakalen Brustwirbelverletzungen einen sicheren Therapieansatz darstellt, der keinen negativen Einfluss auf die perioperative Lungenfunktion und den klinischen Verlauf besitzt, möchten wir an dieser Stelle über eine unserer Studien berichten, bei der wir retrospektiv Parameter der Lungenfunktion sowie des klinischen Verlaufes von Patienten erhoben, welche früh (innerhalb von 72 Stunden nach Trauma) bzw. spät (später als 72 Stunden nach Trauma) operativ an ihrer Brustwirbelsäulenverletzung einzeitig ventrodorsal versorgt wurden. Im Anschluss soll der aktuelle Stand der Literatur zum Thema „Operationszeitpunkt der Wirbelsäulenverletzung und klinischer Verlauf" dargestellt werden.

Patienten und Methoden

Im Zeitraum von 06/1999 bis 09/2003 wurden 48 Patienten (20 Frauen und 28 Männer, mittleres Alter 51 +/- 20 Jahre, Median 52 Jahre, Range 14 - 78 Jahre) in die retrospektive Analyse eingeschlossen, die aufgrund von Frakturen zwischen BWK-3 und LWK-1 einzeitig ventrodorsal operativ stabilisiert worden waren. Alle Patienten wurden in dem Zentrum für Orthopädie, Wirbelsäulenchirurgie und Querschnittgelähmte, Zentralklinik Bad Berka behandelt. Die Patienten wurden in 3 Gruppen unterteilt (Tab. 1):

Tabelle 1: Gruppeneinteilung

Gruppe I:	Frisches adäquates Trauma mit Stabilisierung innerhalb von 72 Stunden (n=12).
Gruppe II:	Akutes Trauma mit Stabilisierung später als 72 Stunden (n=15).
Gruppe III:	Kein adäquates Trauma (z.B. sekundäre Dislokation, pathologische Frakturen) (n=21) als Kontrollgruppe.

Alle Patienten in Gruppe I und Gruppe II zeigten klinische und/oder radiologische Zeichen einer Lungenkontusion. Die retrospektive Analyse erfolgte anhand der klinikeigenen prospektiv geführten Datenbank sowie anhand der Krankenakten.

Neben der Erhebung demographischer Daten erfolgte eine Analyse der perioperativen Parameter wie Operationsdauer, intraoperativer Blutverlust, Gabe von Gerinnungsfaktoren, perioperative Blutgasanalysen, Dauer der postoperativen Beatmung, Dauer des Intensivaufenthaltes sowie die der perioperativen Morbidität und Mortalität.

Operationsverfahren

Die operative Versorgung aller Patienten erfolgte einzeitig in einem ventrodorsalen Verfahren. Dorsal erfolgte die Stabilisierung über ein winkelstabiles Schrauben-Stab-System (MIAMIMOSS, FA. DEPUY). Die ventrale Operation erfolgte ebenfalls in Bauchlage über eine in der Regel linksseitige Minithorakotomie mit videoskopisch-thorakoskopischer Unterstützung. Die ventrale Fusion erfolgte durch Implantation eines autologen kortikospongiösen Spanes oder Titankorbes.

Intraoperativ wurden die Patienten mittels Zweilungenbeatmung kontrolliert beatmet. Dem Operationsverlauf angepasst, erfolgte gegebenenfalls eine Reduktion der Beatmungsdrücke und des Beatmungsvolumens, um eine ausreichende Darstellung des Operationsgebietes zu gewährleisten. Alle Patienten wurden postoperativ auf der operativen Intensivstation weiterbehandelt.

Statistische Analyse

Die Mittelwerte sind als Mittelwert +/- Standardabweichung angegeben. Eine Signifikanz wurde bei einem $p < 0,05$ angenommen. Die Berechnung erfolgte mit dem MANN-WHITNEY-U-Test mittels des Programms SPSS 11.0 für Windows.

Ergebnisse
Demographie und Verletzungsschwere
20 Frauen und 28 Männer wurden in die Studie

eingeschlossen, das mittlere Alter betrug 51 +/-20 (Median 52, Range 14 - 78) Jahre. In den einzelnen Gruppen ergibt sich die Altersverteilung wie folgt: Gruppe I 27 +/- 11 (Median 25, Range 14 - 42) Jahre, Gruppe II 46 +/- 18 (Median 44, Range 16 - 78) Jahre und Gruppe III 63 +/- 15 (Median 68, Range 21 - 78) Jahre.

Männliche Patienten dominierten in den Gruppen mit frischem Trauma (I und II) mit 71 %, Frauen in Gruppe III (66 %). Das Durchschnittsalter der Frauen betrug 63 +/- 16 (Median 71, Range 20 - 78) Jahre, das der Männer 43 +/- 19 (Median 42, Range 14 - 75) Jahre.

In Gruppe I war am häufigsten der BWK 6, in Gruppe II BWK 7 frakturiert und in Gruppe III LWK 1 involviert.

Der Schockindex (Puls/systolischer Blutdruck) bei Aufnahme ergab keine signifikanten Unterschiede bezüglich der einzelnen Gruppen und lag im Median zwischen 0,75 und 0,65.

Der mittlere Injury Serverity Score (ISS) betrug für Gruppe I 20 +/- 7,4 (Median 20, Range 9-32) Punkte und für Gruppe II 18 +/- 6,9 (Median 19, Range 9 - 29) Punkte (6). Gruppe III war zum Zeitpunkt der Operation definitionsgemäß unverletzt und hatte somit einen ISS von 0 Punkten.

Alle Patienten der Gruppe I und II wiesen gleichzeitige Thoraxverletzungen auf. Eine Lungenkontusion bestand in beiden Gruppen bei allen Patienten, ein Hämato- bzw. Pneumothorax bestand bei 88 % in Gruppe I und 60 % in Gruppe II. Frakturen des knöchernen Brustkorbes bestanden in 33 % in Gruppe I sowie 21 % in II. Die präoperative Einlage einer Thoraxdrainage war in 22 % in Gruppe I und 7 % in Gruppe II nach Aufnahme in die eigene Klinik notwendig.

Neurologische Ausfälle bestanden bei 78 % der Patienten in Gruppe I, 27 % in Gruppe II und 61 % in Gruppe III. Ein kompletter Querschnitt bestand in Gruppe I bei 56 % der Fälle, in Gruppe II 7 % sowie in Gruppe III bei 13 % der Fälle.

Operation

Gruppe I wurde im Mittel nach 0,8 +/- 0,8 Tagen (Median 1 Tag, Range 0 - 2 Tage) nach Trau-

ma versorgt, Gruppe II im Mittel nach 25,5 +/-32,8 Tagen (Median 7 Tage, Range 4 - 119 Tage). Die Operationsdauer betrug in Gruppe I 213 +/- 40 Minuten (Median 200 Minuten, Range 170 - 275 Minuten), in Gruppe II 250 +/- 75 Minuten (Median Minuten, Range 175 - 440 Minuten) und in III 255 +/- 65 Minuten (Median 260 Minuten, Range 160 - 360 Minuten)(p= n.s.).

Der intraoperative Blutverlust betrug in Gruppe I 2380 +/- 1600 (Median 1900 Range 200-5000) ml, in Gruppe II 2290 +/- 1550 (Median 2000, Range 300 - 6000) ml sowie in Gruppe III 2640 +/- 2450 (Median 2000, Range 350 - 12000) ml (p= n.s.).

Intraoperativ war die Gabe von 3,3 +/- 1,4 (Median 2,5, Range 0 - 6) Blutkonserven in Gruppe I, 2,9 +/- 1,2 (Median 3, Range 0 - 6) Blutkonserven in Gruppe II sowie 3,8 +/- 1,6 (Median 4, Range 0 - 10) Blutkonserven in Gruppe III zusätzlich zu dem nahezu regelhaft reapplizierten Cellsaver-Blut notwendig.

Die zusätzliche Gabe von Gerinnungsfaktoren wie FFP (Fresh Frozen Plasma) oder Prothrombinkomplex erfolgte bei 44 % in Gruppe I, 27 % in Gruppe II sowie 61 % Gruppe III.

Klinischer Verlauf

Die gesamte Krankenhausaufenthaltsdauer betrug für Patienten der Gruppe I 113 +/- 94 (Median 88, Range 18 - 319) Tage, der Gruppe II 55 +/- 62 (Median 23, Range 11 - 239) Tage und der Gruppe III 79 +/- 63 (Median 51, Range 19-228) Tage, wobei die lange Aufenthaltsdauer im Wesentlichen auf die bereits im Krankenhaus durchgeführte Frührehabilitation bei Patienten mit neurologischen Ausfällen bedingt waren. Die längere Gesamtaufenthaltsdauer in Gruppe I erklärt sich durch den wesentlich höheren Anteil an Patienten mit kompletter Querschnittssymptomatik (I: 56 %; II: 7 %).

Der präoperative Intensivstationsaufenthalt betrug im eigenen Haus sowie, an Hand der Verlegungsbriefe zu ermitteln, auswärts in Gruppe I 1 +/- 1 Tag (Median 1 Tag, Range 0 - 2), in Gruppe II 25 +/- 24 (Median 7, Range 4 - 81) Tage und in Gruppe III 0 Tage.

Der häufigste Grund für eine späte operative Versorgung später als 72 Stunden war die ver-

zögerte Verlegung aus den peripheren Krankenhäusern in das Wirbelsäulenzentrum (86%). Der postoperative intensivmedizinische Aufenthalt betrug in Gruppe I 10 +/- 5 (Median 10, Range 2 - 19) Tage, Gruppe II 9 +/- 7 (Median 4, Range 3 - 57) Tage und in Gruppe III 5 +/- 3 (Median 4, Range 2 - 15) Tage (p I vs. II = 0,06; nicht signifikant).
Die Mortalität in der gesamten Untersuchungsreihe betrug 0 %.

Perioperative Lungenfunktion
Die perioperative Lungenfunktion wurde anhand des HOROWITZ-Quotienten (paO$_2$/fiO$_2$ Ratio) charakterisiert. Die mittleren HOROWITZ-Quotienten sind in der Abbildung 1 für die einzelnen Phasen (prä-, intra und unmittelbar postoperativ) dargestellt. Hier zeigte sich, dass Patienten bei frühem Operationszeitpunkt sich deutlich perioperativ verbesserten (präoperativ: 228 +/- 121 [Median 203, Range 102 - 422]; postoperativ: 273 +/- 109 [Median 287, Range 90 - 397]), wohingegen Gruppe II sich als spätversorgte Gruppe perioperativ signifikant verschlechterte (präoperativ: 310 +/- 144 [Median 296, Range 152 - 749]; postoperativ: 205 +/- 86 [Median 182, Range 106 - 410] p < 0,05) und so, trotz besserer Ausgangswerte präoperativ (I/II: p = 0,052) tendenziell postoperativ schlechter war als Gruppe I (I/II: p = 0,051). Die Kontrollgruppe III verschlechterte sich lediglich geringfügig intraoperativ. Postoperative Analysen lagen jedoch tendenziell über den Ausgangswerten. Insgesamt waren die prä- und postoperativen Werte in III signifikant besser als die der Traumapatienten (I und II; ° p < 0.05).
Der maximale intraoperative arterielle CO$_2$ Partialdruck betrug im Mittel 44 +/- 9,5 (Median 42,5, Range 31 - 71) mmHg. Insgesamt ergab sich hier im Gruppenvergleich ein homogenes Bild ohne signifikante Abweichungen: Gruppe I 47 +/- 12 (Median 43, Range 34 - 71) mm Hg, Gruppe II 46 +/- 10 (Median 45, Range 31-64) mmHg und Gruppe III 42 +/- 6 (Median 41, Range 34 - 58) mmHg.
Die postoperative Beatmungsdauer betrug im Mittel in Gruppe I 3,0 +/- 5,3 (Median 1, Range 0 - 17) Tage, in Gruppe II 0,3 +/- 0,5 (Median 0,

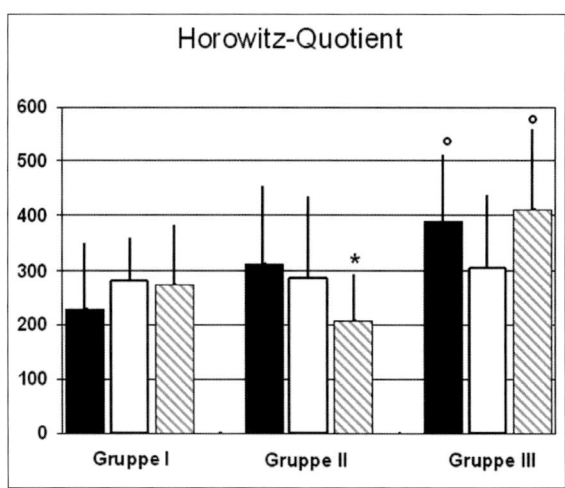

Abb. 1: Perioperative Lungenfunktion dargestellt am HOROWITZ-Quotienten (paO$_2$/fiO$_2$) für Gruppe I (Versorgung < 72 h nach Trauma), II (> 72 h nach Trauma) und der Kontrollgruppe III (Operation ohne Trauma). Präoperativ: schwarze Balken; Intraoperativ: weiß; Postoperativ: schraffiert; * p < 0.05 prä-vs. postoperativ; ° p < 0.05 kein Trauma (III) vs. Trauma (I und II).

Range 0 - 1) Tage und in Gruppe III 0,2 +/- 0,5 (Median 0, Range 0 - 1) Tage (p = n.s.).

Diskussion
Im Rahmen von Mehrfachverletzungen treten ca. 20 % Wirbelfrakturen auf, ca. 10 % hiervon weisen einen hohen Schweregrad (AIS 3 Punkte) auf. Während Halswirbelsäulenverletzungen häufig mit Schädelhirntraumata einhergehen, treten bei Verletzungen der Brustwirbelsäule nahezu regelhaft (in 85 bis 95 %) weitere Thoraxverletzungen, wie z.B. Kontusionen der Lunge, auf (7, 20, 25). Die Rate von Lungenversagen bei Patienten mit Lungenkontusionen ist sehr hoch, sodass die Wahl des Versorgungszeitpunktes thorakaler Wirbelsäulenverletzungen in diesem Patientengut besonderer Beachtung bedarf.
Der Versorgungszeitpunkt von Wirbelsäulenfrakturen hängt zum einen vom neurologischen Ausfallsmuster sowie von den Begleitverletzungen und dem Gesamtzustand des Patienten ab.
Der optimale Operationszeitpunkt von Wirbelsäulenverletzungen, insbesondere von Frakturen der Brustwirbelsäule, ist noch nicht geklärt.

Nur wenige, zumeist retrospektive Analysen beschäftigten sich mit der Frage, ob eine frühe oder späte Versorgung der Verletzungen den weiteren klinischen Verlauf der Patienten positiv beeinflusst hat. Hingegen gibt es zahlreiche Studien, die sich mit dem Einfluss des Versorgungszeitpunktes auf das neurologische Outcome beschäftigen (14, 18, 19). Obwohl nur vereinzelte Studien Hinweise darauf geben, dass eine frühe Versorgung, insbesondere bei Mehrfachverletzten und Thoraxtraumen, negative Einflüsse auf den klinischen Verlauf haben (8, 9, 11), wird häufig argumentiert, dass die Patienten zum Teil zu krank für eine Operation zum frühen Zeitpunkt sein könnten und die erneute Immunaktivierung („second hit") zu einer Verstärkung der systemischen Inflammation nach Trauma führen könnte (17). Im Gegensatz hierzu konnte bereits früher für Frakturen der langen Röhrenknochen in retrospektiven, wie auch in prospektiven Studien gezeigt werden, dass die frühe Versorgung von peripheren Frakturen der langen Röhrenknochen insbesondere bei schwerverletzten Patienten zu einer Verbesserung des Überlebens und zu einer Senkung der Komplikationsrate führte (1, 2, 15, 17). Der klinische Vorteil für den Patienten konnte trotz einer nachgewiesenen stärkeren Immunaktivierung durch den früheren Eingriff bestätigt werden (16).

Einfluss des Versorgungszeitpunktes auf die respiratorische Funktion und weitere perioperative Parameter

Einer der kritischsten Aspekte bei den Frakturen der Brustwirbelsäule ist das regelhaft bestehende gleichzeitige Thoraxtrauma (7, 20, 25). Häufig geäußerte Befürchtungen zielen darauf ab, dass die frühe Versorgung der Brustwirbelsäulenverletzungen bei gleichzeitigem Thoraxtrauma zu einer rapiden Verschlechterung der Lungenfunktion führen könnte. Daher war das Ziel der oben dargestellten Studie, unsere Hypothese zu überprüfen, ob es bei einer früheren (innerhalb von 72 Stunden nach Trauma) erfolgten Versorgung von Brustwirbelsäulenfrakturen bei gleichzeitig bestehenden Thoraxtraumen zu keiner Verschlechterung der Lungenfunktion und des weiteren klinischen Verlaufes kommt (21).

Die retrospektive Auswahl der Patienten, welche alle einzeitig ventrodorsal stabilisiert worden waren, begründete sich auf der Hypothese, dass der thorakale Eingriff über die Minithorakotomie durch Manipulation der Lunge zusätzlich zu den intraoperativ reduzierten Beatmungsdrücken eine Maximalvariante der operativen Intervention darstellt und potenziell die perioperative Lungenfunktion am stärksten beeinträchtigt.

Es ist davon auszugehen, dass die in der Regel von den meisten Kliniken initial bevorzugte rein dorsale Stabilisierung weniger Einfluss auf die Lungenfunktion perioperativ hat als der ventrodorsale Eingriff. Definitive Empfehlungen, ob eine einzeitige oder zweizeitige Versorgung thorakaler Wirbelverletzungen erfolgen sollte, gibt es bislang noch nicht. Derzeit obliegt die Verfahrenswahl dem Operateur, welcher sein Vorgehen am klinischen Zustand des Patienten adaptieren muss. Die frühe definitive ventro-dorsale operative Versorgung zeigte bei den in dieser Studie untersuchten Patienten keinen negativen Einfluss auf perioperative Parameter oder Outcome. Dies erlaubt jedoch keine Verallgemeinerung. In kritischen Situationen sollte immer die Entscheidung zugunsten eines zweizeitigen Vorgehens getroffen werden.

Die oben dargestellten Ergebnisse zeigen trotz der relativ kleinen Fallzahlen in dieser retrospektiven Analyse, dass die frühe Versorgung (innerhalb von 72 Stunden nach Trauma) eher in einer präoperativen Verbesserung des HOROWITZ-Quotienten resultiert, wohingegen die spätere Versorgung wieder zu einer deutlichen perioperativen Verschlechterung führt. Dies könnte darin begründet sein, dass die Patienten auf Grund der Kontusionsareale und Dystelektasen von der intraoperativen Bauchlage, wie sie auch im intensivmedizinischen Bereich bei schwerem Lungenversagen und ARDS zur Verbesserung des Ventilations-Perfusionsquotienten regelhaft angewendet wird, insbesondere in der Frühphase nach Trauma profitieren (23). Die Verbesserung in Gruppe I ist somit wahrscheinlich allein auf den Lagerungseffekt zurückzuführen. Die deutliche Verschlechterung in Gruppe II wird hierdurch nicht geklärt, aber die auch postoperativ anhaltende Verschlechterung im Vergleich zur Gruppe I und Gruppe III ist wohl am ehesten als Folge des zusätzlichen operationsbedingten Traumas erklärt.

Trotz eines tendenziell höheren Blutverlustes in der Frühphase nach Trauma ließ sich in den Ergebnissen kein wesentliches Gefährdungspotenzial für die frühversorgten Patienten nachweisen. Wesentliche Unterschiede in den postoperativen Komplikationen konnten in dieser Studie nicht festgestellt werden.

Unserem Erachten nach muss bei der Analyse der Daten bedacht werden, dass zum einen natürlich auch in dieser Studie ein retrospektiver Bias, der einen Einfluss auf die Gruppeneinteilung Früh- oder Spätversorgung gehabt haben mag, besteht. Aus den Akten wird nicht erkenntlich, warum manche Patienten später operiert worden waren. Zum anderen fehlten Patienten mit schwerem Abdominaltrauma in Gruppe I, sodass hier eine gewisse Patientenselektion nicht auszuschließen ist. Die Frage aber, ob das gleichzeitig bestehende Thoraxtrauma bei dem untersuchten Patientenkollektiv einen Einfluss auf die perioperative Lungenfunktion hat, sollte anhand dieser Studie hinreichend geklärt werden können.

Die Analyse eines größeren Patientenkollektivs sowie schließlich die prospektive Untersuchung dieser Fragestellung werden weitere Aufschlüsse über die Optimierung des Versorgungszeitpunktes in Hinblick auf die respiratorische Funktion sowie weitere klinische Parameter ergeben.

Einfluss des Versorgungszeitpunktes auf Komplikationen, Liegedauer und Mortalität

Die Mehrzahl der bislang publizierten retrospektiven o.g. Analysen bei Patienten mit Frakturen der thorakalen und thorakolumbalen Wirbelsäule wiesen einen Vorteil für Patienten nach früher Versorgung bezüglich Pneumonierate, Beatmungsdauer, Intensivaufenthalt und Gesamtkosten nach (3, 4, 11, 12, 20, 22, 24).

In der o.g. Studie konnte eine tendenziell kürzere Gesamtintensivliegezeit für die innerhalb von 3 Tagen versorgte Gruppe I gegenüber der spätversorgten Gruppe II nachgewiesen werden, obwohl Gruppe I mehr Patienten mit Querschnittslähmung beinhaltete.

Aufgrund der jedoch eingeschränkten Aussagekraft bei kleiner Patientenanzahl sowie fehlendem Abdominaltrauma in der untersuchten Patientenpopulation führten wir eine Analyse am eigenen Patientengut bei 160 Patienten mit Frakturen der BWS und LWS durch. Hier erfolgte in 96 % eine dorsale Stabilisierung im Rahmen des Ersteingriffes. Der mittlere ISS betrug 20 Punkte. Die Gruppen wurden in eine früh- und spätversorgte Gruppe (</> 72 Stunden) unterteilt. Auch hier lagen vergleichbare Gruppen bezüglich Verletzungsmuster und Vitalparameter bei Aufnahme vor.

Während über die Gesamtpopulation sich keinerlei signifikanten Unterschiede ergaben, konnte gezeigt werden, dass insbesondere schwer verletzte Patienten (ISS > 38 Punkte), Patienten mit kompletter Querschnittsläsion (FRANKLE, A.) sowie Patienten mit präoperativ vorliegendem Lungenversagen eine signifikante Verkürzung des Intensivaufenthaltes, der Beatmungsdauer sowie des gesamten Krankenhausaufenthaltes aufwiesen, wenn sie innerhalb von 72 Stunden versorgt wurden (5).

Um diese Ergebnisse an einem noch größeren Patientenkollektiv zu bestätigen, analysierten wir das Traumaregister der Deutschen Gesellschaft für Unfallchirurgie bezüglich dieser Fragestellung. Wir identifizierten 205 Patienten, welche aufgrund einer schweren Brustwirbelsäulenverletzung (AIS 3) sich einer Operation unterziehen mussten. Die Koinzidenz von BWS-Fraktur und begleitendem Thoraxtrauma betrug 95 %.

Neben der Unterteilung in die früh- und spätversorgte Gruppe (I: < 72 Stunden / II: > 72 Stunden) erfolgte eine weitere Stratifizierung der Gruppen nach Verletzungsschwere anhand des ISS.

Während auch hier die demographischen und initial klinischen sowie laborchemischen Daten in beiden Gruppen vergleichbar waren, konnten wir nicht nur eine signifikant verkürzte Beatmungs-, Intensiv- und Krankenhausaufenthaltsdauer für die frühversorgte Gruppe nachweisen, es könnte sogar die nach der Triss-Methode berechnete Mortalität signifikant in der frühversorgten Gruppe von 16 auf 6 % (p < 0,05) reduziert werden.

Auch in dieser Untersuchung konnten wir zeigen, dass insbesondere die Schwerstverletzten mit einem ISS > 38 am meisten von der frühen Versorgung profitierten, wohingegen der Versorgungszeitpunkt bei leichter Verletzten keinen wesentlichen Einfluss auf den weiteren klinischen Verlauf hatte (20).

Die Ergebnisse unserer Studien werden auch in neuesten Publikationen bestätigt.

KERWIN und Mitarbeiter präsentierten dieses Jahr auf der 65. Jahrestagung der American Association for the Surgery of Trauma eine retrospektive Analyse der National Trauma Data Bank (NTDB) mit gleicher Fragestellung. Bei der Auswertung von 16.812 Patienten (mittlerer ISS 20 Punkte), welche auf Grund ihrer Wirbelfrakturen operiert werden mussten, zeigte sich bei vergleichbaren Gruppen, dass die frühversorgten Patienten eine signifikant kürzere Intensivliegezeit (6 vs. 9,3 Tage; p < 0,0001) und Krankenhausliegezeit (13,6 vs. 24 Tage; p < 0.0001) hatten und hierdurch signifikant weniger Behandlungskosten auftraten (87.000 vs. 109.000 $; p < 0,03). Es bestand weiterhin ein Trend in Bezug auf eine verkürzte Beatmungspflichtigkeit, jedoch war hier kein Einfluss auf die Mortalität nachzuweisen (10).

McHENRY et al. versuchten Risikofaktoren für das Auftreten eines Lungenversagens bei Patienten mit operationspflichtigen Frakturen der Brust- und Lendenwirbelsäule herauszuarbeiten (12). 140 von 1032 Patienten entwickelten eine beatmungspflichtige respiratorische Insuffizienz. Eine multivariate Analyse ergab 5 unabhängige Risikofaktoren für das Auftreten eines Lungenversagens: Alter > 35 Jahre, ISS > 25 Punkte, GCS < 12 Punkte, stumpfes Thoraxtrauma sowie operative Wirbelsäulenstabilisierung später als 2 Tage nach Aufnahme.

Trotz der relativ guten Datenlage muss jedoch kritisch angemerkt werden, dass in all den retrospektiven Analysen die genauen Entscheidungsgründe, warum früh oder spät versorgt wurde, nie klar herausgearbeitet werden konnten, sodass ein wesentlicher Bias im jeweiligen Studiendesign vorliegt. Die einzige bisher prospektiv veröffentlichte Studie zu diesem Thema (13) gibt noch letztlich keine Klarheit über den Versorgungszeitpunkt, da alle Patienten innerhalb von 72 Stunden, d.h. früh nach Trauma, versorgt worden waren. Aber auch in dieser Studie konnte gezeigt werden, dass bezüglich des weiteren postoperativen Verlaufes die frühen Operationen zu keiner wesentlichen Gefährdung der Patienten geführt hatten.

Schlussfolgerung

Obwohl Frakturen der Brustwirbelsäule regelhaft mit Lungenkontusionen und anderen Thoraxverletzungen einhergehen, hatte die frühe operative Versorgung in der Mehrzahl der publizierten Untersuchungen weder einen negativen Einfluss auf die perioperative Lungenfunktion noch auf die Beatmungsdauer. Insbesondere bei Patienten mit schwerem Thoraxtrauma und Schwerstverletzte scheinen von einer frühen Versorgung zu profitieren. Prospektive Studien sind gefordert, um diese Ergebnisse zu bestätigen.

Literatur

(1) BONE, L.B., JOHNSON, K.D., WEIGELT, J. and SCHEINBERG, R.: Early versus delayed stabilization of femoral fractures. A prospective randomized study. J. Bone Joint Surg. Am. 71(3), 336-40 (1989)

(2) CHARASH, W.E.; FABIAN, T.C. and CROCE, M.A.: Delayed surgical fixation of femur fractures is a risk factor for pulmonary failure independent of thoracic trauma. J. Trauma 37(4), 667-72 (1994)

(3) CHIPMAN, J.G., DEUSER, W.E. AND BEILMAN, G.J.: Early surgery for thoracolumbar spine injuries decreases complications. J. Trauma 56(1), 52-7 (2004)

(4) CROCE, M.A., BEE, T.K., PRITCHARD, E., MILLER, P. R.; and FABIAN, T.C.: Does optimal timing for spine fracture fixation exist? Ann. Surg. 233(6), 851-8 (2001)

(5) FRANGEN, T.M., RUPPERT, S., MUHR, G., and SCHIN-
KEL, C.: Respiratorische Insuffizienz nach Brustwirbelfrakturen – Hat der Versorgungszeitpunkt
Einfluss auf den klinischen Verlauf bei mehrfach
verletzten Patienten? Orthopäde, in press (2006/7)

(6) GREENSPAN, L., MCLELLAN, B.A. and GREIG, H.:
Abbreviated Injury Scale and Injury Severity Score: a scoring chart. J. Trauma 25(1), 60-4 (1985)

(7) HU, R., MUSTARD, C.A. and BURNS, C.: Epidemiology of incident spinal fracture in a complete population. Spine 21(4), 492-9 (1996)

(8) JAICKS, R.R., COHN, S.M. and MOLLER, B.A.: Early
fracture fixation may be deleterious after head injury. J. Trauma 42(1), 1-5; discussion 5-6 (1997)

(9) KALB, D. C., NEY, A.L., RODRIGUEZ, J.L., JACOBS, D.
M., VAN CAMP, J.M., ZERA, R.T., ROCKSWOLD, G.L.
and WEST, M. A.: Assessment of the relationship
between timing of fixation of the fracture and secondary brain injury in patients with multiple
trauma. Surgery 124(4), 739-44; discussion 744-5
(1998)

(10) KERWIN, A.J.: Best practice determination of timing of spinal fracture fixation as defined by analysis of the national trauma data bank. In 65. An-
nual Meeting American Association for the Surgery of Trauma. Edited, New Orleans, LA (2006)

(11) KERWIN, A.J., FRYKBERG, E.R., SCHINCO, M.A., GRIF-
FEN, M.M., MURPHY, T. and TEPAS, J.J.: The effect of
early spine fixation on non-neurologic outcome. J.
Trauma 58(1), 15-21 (2005)

(12) MCHENRY, T.P., MIRZA, S.K., WANG, J., WADE, C.E.,
O'KEEFE, G.E., DAILEY, A.T., SCHREIBER, M.A. and
CHAPMAN, J.R.: Risk factors for respiratory failure
following operative stabilization of thoracic and
lumbar spine fractures. J. Bone Joint Surg. Am.
88(5), 997-1005 (2006)

(13) MCLAIN, R.F. and BENSON, D.R.: Urgent surgical
stabilization of spinal fractures in polytrauma patients. Spine 24(16), 1646-54 (1999)

(14) MIRZA, S.K., KRENGEL, W.F., 3RD, CHAPMAN, J.R.,
ANDERSON, P.A., BAILEY, J.C., GRADY, M.S. AND
YUAN, H.A.: Early versus delayed surgery for
acute cervical spinal cord injury. Clin. Orthop.
(359), 104-14 (1999)

(15) PAPE, H.C. and KRETTEK, C.: [Management of fractures in the severely injured--influence of the
principle of "damage control orthopaedic surgery"]. Unfallchirurg 106(2), 87-96 (2003)

(16) PAPE, H.C., SCHMIDT, R.E., RICE, J., VAN GRIENSVEN,
M., DAS GUPTA, R., KRETTEK, C. and TSCHERNE, H.:
Biochemical changes after trauma and skeletal
surgery of the lower extremity: quantification of
the operative burden. Crit. Care Med. 28(10),
3441-8 (2000)

(17) PAPE, H.C., VAN GRIENSVEN, M., RICE, J., GANSSLEN,
A., HILDEBRAND, F., ZECH, S., WINNY, M., LICHTING-
HAGEN, R. and KRETTEK, C.: Major secondary surgery in blunt trauma patients and perioperative
cytokine liberation: determination of the clinical
relevance of biochemical markers. J. Trauma,
50(6), 989-1000 (2001)

(18) ROSENFELD, J.F., VACCARO, A.R., ALBERT, T.J., KLEIN,
G.R. AND COTLER, J.M.: The benefits of early de-
compression in cervical spinal cord injury. Am. J.
Orthop. 27(1), 23-8 (1998)

(19) SAPKAS, G.S., PAPAGELOPOULOS, P.J., PAPADAKIS, S.
A., THEMISTOCLEOUS, G.S., STATHAKOPOULOS, D.P.,
EFSTATHIOU, P., SAPOUTZI-KREPIA, D. and BADEKAS,
A.: Thoracic spinal injuries: operative treatments
and neurologic outcomes. Am. J. Orthop. 32(2),
85-8 (2003)

(20) SCHINKEL, C., FRANGEN, T.M., KMETIC, A., ANDRESS,
H. J. and MUHR, G.: Timing of thoracic spine stabilization in trauma patients: impact on clinical
course and outcome. J. Trauma 61(1), 156-60, discussion 160 (2006)

(21) SCHINKEL, C., GREINER-PERTH, R., SCHWIENHORST-
PAWLOWSKY, G., FRANGEN, T.M.; MUHR, G. and
BOHM, H.: (Does timing of thoracic spine stabilization influence perioperative lung function after trauma?). Orthopade 35(3), 331-6 (2006)

(22) SCHLEGEL, J., BAYLEY, J., YUAN, H. and FREDRICK-
SEN, B.: Timing of surgical decompression and
fixation of acute spinal fractures. J. Orthop. Trauma 10(5), 323-30 (1996)

(23) STOCKER, R., NEFF, T., STEIN, S., ECKNAUER, E.,
TRENTZ, O. and RUSSI, E.: Prone postioning and
low-volume pressure-limited ventilation improve
survival in patients with severe ARDS. Chest
111(4), 1008-17 (1997)

(24) VAN OS, J.P., ROUMEN, R.M., SCHOOTS, F.J., HEY-
STRATEN, F.M.;AND GORIS, R. J.: Is early osteosynthesis safe in multiple trauma patients with severe thoracic trauma and pulmonary contusion?
J. Trauma 36(4), 495-8 (1994)

(25) WESTHOFF, J., KALICKE, T., MUHR, G., BOTEL, U.,
and MEINDL, R.: (Thoracic injuries associated with
acute traumatic paraplegia of the upper and
middle thoracic spine.). Chirurg 76(4), 385-90
(2005)

Perkutane dorsale Stabilisierung thorakaler und thorakolumbaler Wirbelsäulenverletzungen

Ralf H. Gahr · Evald Strasser · Sergej Strasser · Oliver I. Schmidt

Zusammenfassung

Perkutane dorsale Stabilisierungen der verletzten thorakalen und thorakolumbalen Wirbelsäule ermöglichen bei geringerem iatrogenem Trauma eine beschleunigte Behandlung und Rehabilitation.

Mit zunehmender Erfahrung der Operateure hat sich das Spektrum für traumatologische Indikation kontinuierlich erweitert. Neuentwicklungen ermöglichen perkutane Stabilisierungen über den gesamten Bereich der thorakalen Wirbelsäule, wobei langstreckige Versorgungen perkutan möglich sind.

Einleitung

Die Platzierung von Pedikelschrauben und Längsverbindern im thorakalen und thorakolumbalen Wirbelsäulenbereich erfordert in konventioneller Technik eine ausgedehnte Dissektion und Retraktion der paraspinalen Muskulatur, verbunden mit erhöhtem intraoperativem Blutverlust und verstärkten postoperativen Schmerzen. Intraoperative iatrogene Verletzungen und Denervierungen der autochthonen Rückenmuskulatur zeigen erhebliche negative Auswirkungen auf die postoperative Rehabilitation und das funktionelle Spätergebnis (KAWAGUCHI, MAYER, SIHVONEN).

Der Einsatz eines perkutan implantierbaren dorsalen Fixateur interne vermindert signifikant das intraoperative Muskeltrauma, den Blutverlust und die Dauer der Operation.

Postoperativ sind die stationäre Behandlungsdauer und die Rehabilitationsphase bis zum Wiedereintritt der Arbeitsfähigkeit verkürzt.

Systembeschreibung

Ursprünglich von FOLEY für nicht-traumatologische Indikationen zur dorsalen Stabilisation zwischen 2 benachbarten Wirbelsegmenten im Lumbalbereich konzipiert, besteht das CD Horizon Sextant System aus den folgenden Komponenten:

- kanülierten polyaxialen Pedikelschrauben,
- speziellen Schraubenhaltern (screw extender),
- leicht konkaven Längsstäben,
- dem Sextant-Zielbügel mit Messzubehör (rod measuring templates) und
- Zusatzinstrument zur Kompression/Distraktion sowie ein Drehmomentschlüssel zur Verschlusskappenfixierung.

Zusätzlich benötigt werden 1,4 mm KIRSCHNER-Drähte und 11-gauge JAMSHIDI-Knochenbiopsienadeln. Als Weiterentwicklung für die Stabilisierung über mehr als 2 Segmente steht der Sextant Multilevel zur Verfügung.

Da die Verwendung leicht konkav vorgebogener Längsstäbe beim Sextant systembedingt obligat ist, ist der Einsatz auf die lumbale und thorakolumbale Wirbelsäule beschränkt.

Dies führte zur Entwicklung eines vom Sextant-Konzept abgeleiteten Systems, welches sich zur Zeit unter der vorläufigen Bezeichnung „Perkutanes Trauma Set" in der ersten klinischen Erprobung befindet.

Dieses System erlaubt die Stabilisierung prinzipiell beliebig vieler Segmente und kann über die gesamte thorakale und thorakolumbale Wirbelsäule eingesetzt werden, wobei die Längsstangen individuell konturiert werden können. Auch die Reposition zwischen einzelnen Segmenten ist möglich.

Indikationen

Ursprünglich wurde der Sextant für die folgenden nicht-traumatischen Indikationen im Lumbalbereich entwickelt:

1. Spondylolisthesen (MEYERDING I und II),
2. chronische Segmentinstabilitäten,
3. failed back syndrome,
4. rezidivierende Bandscheibenvorfälle,
5. isolierter Bandscheibenvorfall bei Schwerarbeitern,
6. massiver bilateraler Bandscheibenprolaps,
7. degenerative Bandscheibenschäden (DDD) mit mechanisch bedingtem chronischem Schmerzsyndrom.

Im traumatologischen Bereich wurde der Sextant zunächst im Sinne einer dorsalen Zuggurtung bei Wirbelfrakturen mit dorsaler Distraktionskomponente (B-Fraktur nach MAGERL) eingesetzt. (Zur Klassifikation der Wirbelfrakturen siehe Kapitel D. SCHWARTZ).

Aktuell finden perkutane dorsale Stabilisierungssysteme (Sextant, Sextant Multilevel, Perkutanes Trauma Set) bei folgenden traumatologischen Indikationen Verwendung:

1. Dorsale Zuggurtung kombiniert mit ventraler Abstützungsoperation (B- und C-Verletzungen mit mechanischem Defizit der A-Säule, burst fractures mit Verletzung des PLC) (posterior ligamentous complex) (Abb. 1).

2. Dorsale Zuggurtung allein bei knöchernen B-Verletzungen (boney chance) (Abb. 2).
3. Dorsale Zuggurtung mit fokaler Fusion bei ligamentären B-Verletzungen (Abb. 3, 4).
4. Dorsale neutralisierende Stabilisierung als 1st-day surgery beim Polytrauma.
5. Pathologische Frakturen (Osteoporose, Metastasen) mit oder ohne Vertebroplastie/Kyphoplastie.
6. A1- und A2-Frakturen bei Kontraindikationen zur konservativen Behandlung (extreme Adipositas).

Operative Technik
Sextant
Die Lagerung erfolgt in Bauchlage auf einer röntgendurchlässigen durchgehenden Platte unter üblicher Abpolsterung, wobei die Arme nach cranial beiderseits neben den Kopf gelagert werden. Der Bildverstärker wird im 90°-Winkel zum Tisch platziert.

Zuerst werden sämtliche KIRSCHNER-Drähte zentral in die Pedikel eingebracht. Die Eintrittspunkte in die Haut entsprechen der lateralen Begrenzung der Pedikel im anterioren Strahlengang. Die Hautinzisionen müssen ausreichend lang ge-

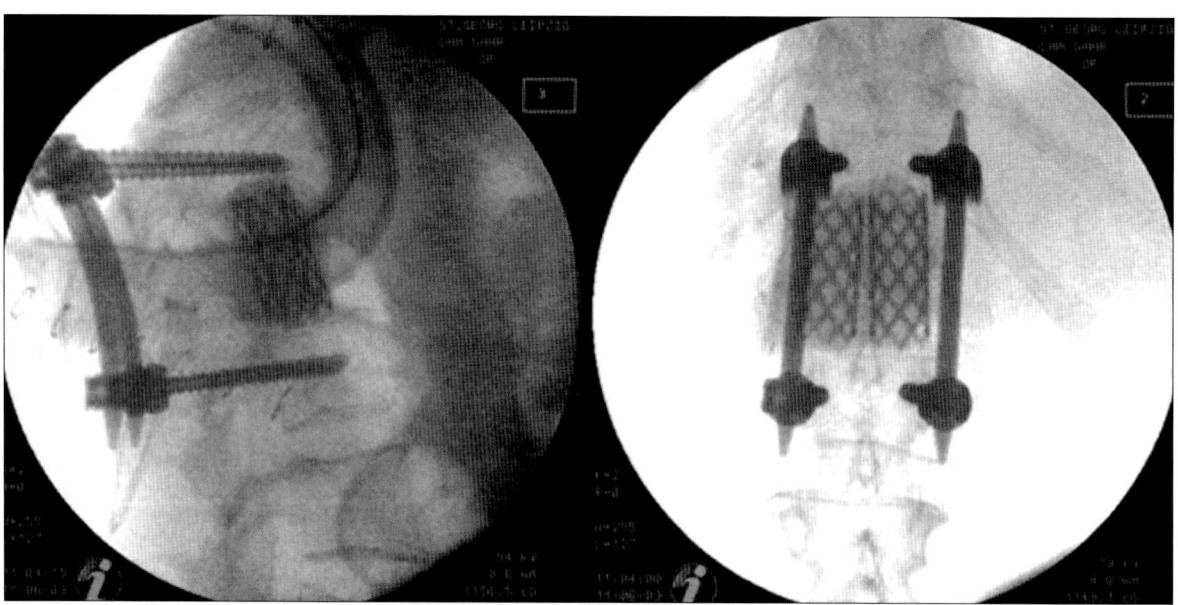

Abb. 1: Einfache Sextant-Montage zur dorsalen Neutralisation kombiniert mit ventraler Abstützungsoperation mit Wirbelkörperersatz.

432

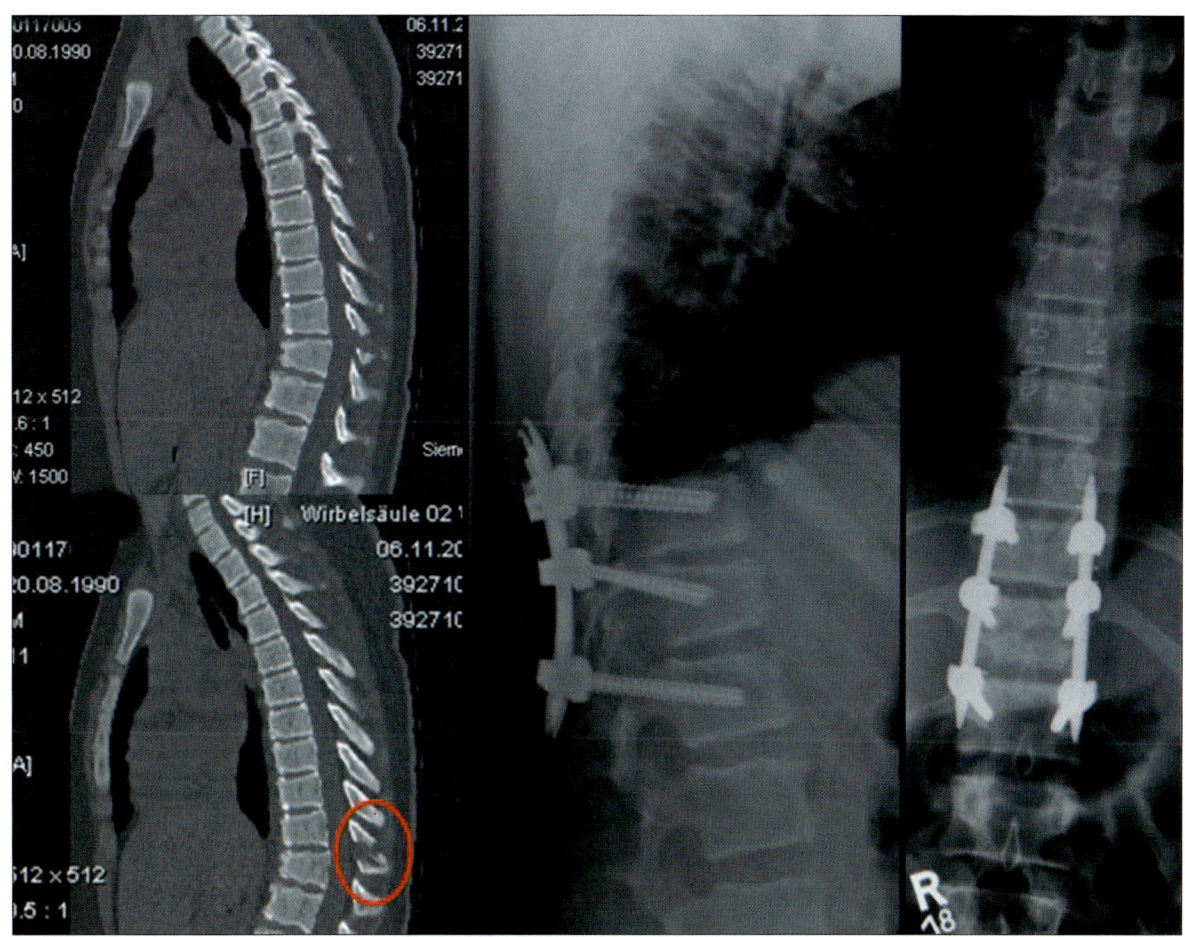

Abb. 2: Zuggurtung einer mehrsegmentalen B-Verletzung mit Sextant Multilevel.

wählt werden, um später die auf den Extender montierte Schraube einbringen zu können. Wichtig ist, auch die darunterliegende Faszie der Rückenstrecker ebenso weit zu inzidieren.

Zunächst werden die Eintrittsstellen in die Pedikel mittels einer Knochenbiopsienadel (JAMSHIDI) definiert und die Nadel etwa 1-2 mm in die Pedikel vorgeschoben.

Über die liegende Nadel werden die KIRSCHNER-Drähte leicht konvergierend zunächst 2-3 cm in die Pedikel vorgeschoben. Im Thorakalbereich ist alternativ ein etwas lateralerer Zugang unter Mitnahme des Rippenendes möglich (höhere Schraubenfestigkeit). Die Nadel wird jetzt entfernt.

Nach Platzierung sämtlicher KIRSCHNER-Drähte erfolgt unter seitlicher BV-Kontrolle das Vorbringen aller Drähte bis knapp an die Wirbelkörpervorderwände, ohne diese zu perforieren (große Gefäße!). Vorzugsweise verwenden wir Drähte mit einem kurzen Gewinde an der Spitze.

Über die KIRSCHNER-Drähte erfolgt nun die Präparation der Schraubenlöcher zunächst über drei Dilatatoren, von denen der größte mit sicherem Knochenkontakt als Gewebeschutz und Arbeitskanal in situ belassen wird. Über diesen Trokar wird dann der Pedikel aufgebohrt und das Gewinde vorgeschnitten, wobei die spätere Schraubenlänge über eine Kalibrierung am Gewindeschneider bestimmt werden kann.

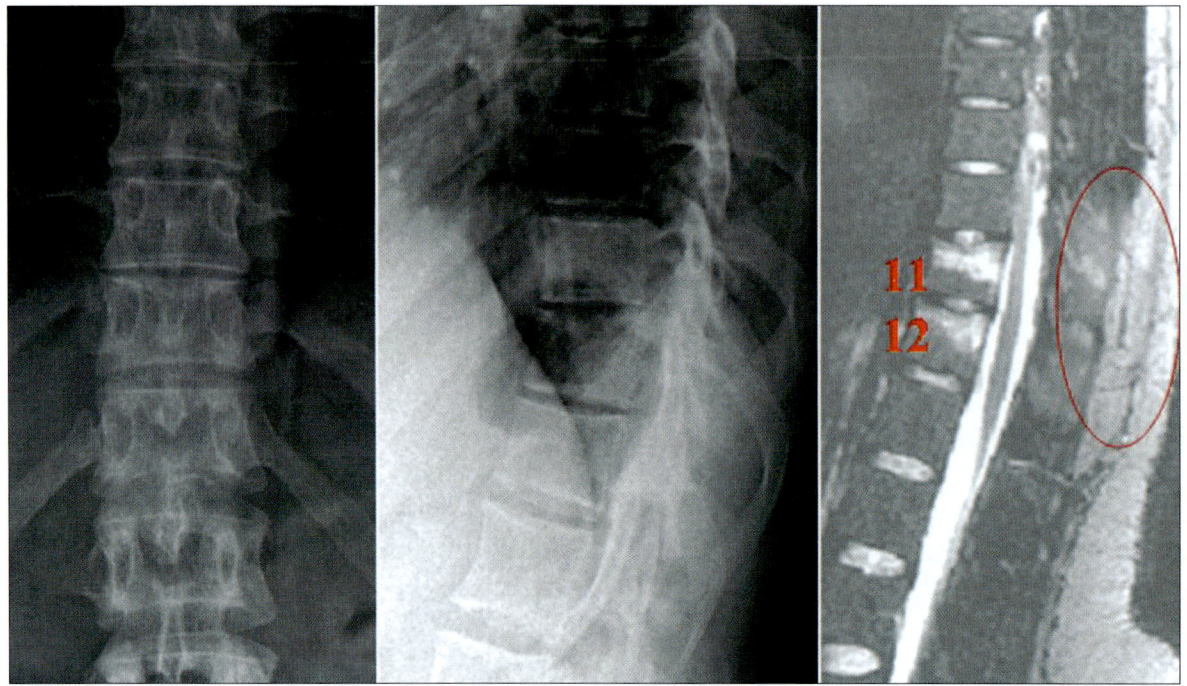

Abb. 3

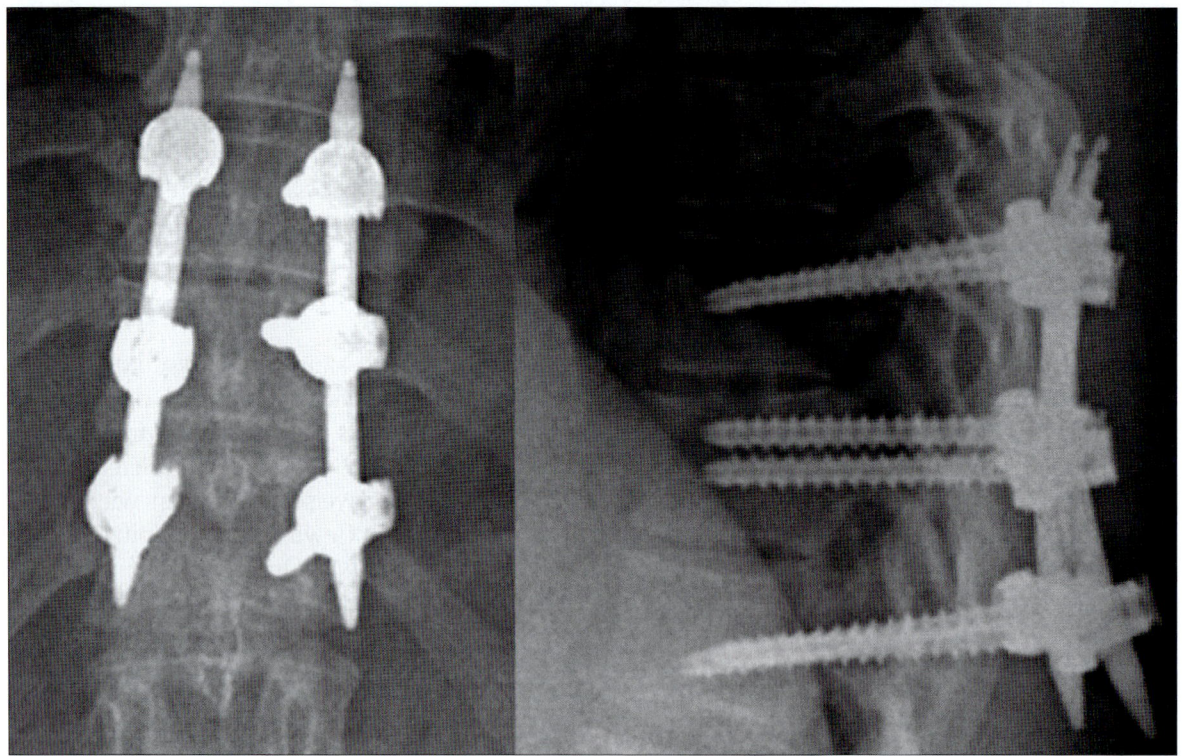

Abb. 4
Abb. 3 und 4: Kompressions-Distraktionsverletzung über 2 Etagen: Sextant Multilevel zur dorsalen Zuggurtung und ventralen Neutralisation.

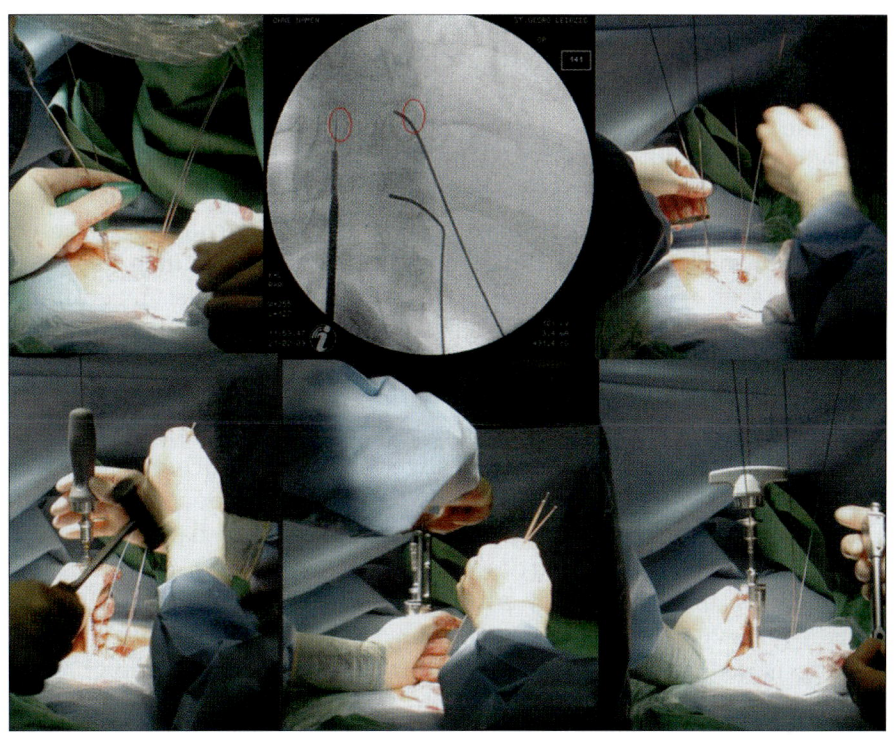

Abb. 5

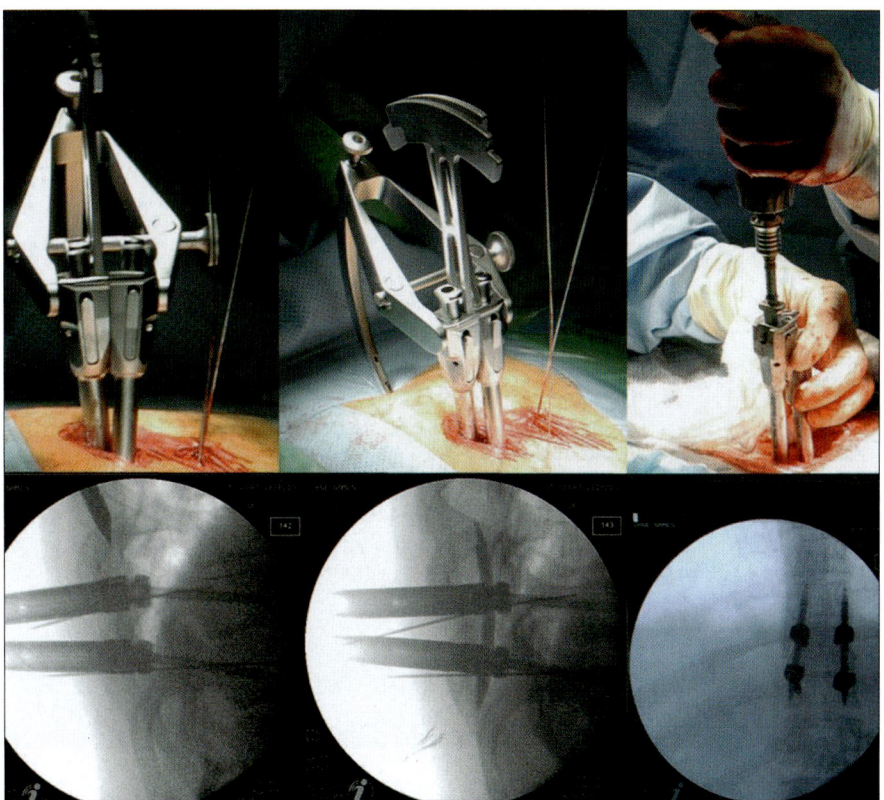

Abb. 6

*Abb. 5 und 6: Operations-
ablauf Sextant (siehe Text).*

435

Im Anschluss an das Gewindeschneiden wird der Trokar entfernt und nur der KIRSCHNER-Draht belassen. Über den Führungsdraht wird nun die gewünschte Pedikelschraube (einschließlich Verschlusskappe im Extender von der Schwester vormontiert) in die endgültige Position in den Wirbelkörper eingebracht.

Es wird nun in gleicher Weise die zweite Schraube eingebracht, wobei der zweite Extender auf gleiche Höhe mit dem ersten eingestellt wird.

Die Extender werden nun miteinander konnektiert und der Sextant-Zielbügel zum Einbringen der Längsstrebe montiert. Die notwendige Länge des Längsrods kann am Zielbügel abgelesen werden.

Die Verwendung einer speziellen Trokarspitze zur Präparation der Passage des Rods durch Weichteile ist nicht unbedingt erforderlich, da sich die Rods zu den Enden hin verjüngen.

Wichtig ist jedoch auch, bei der Hautinzision für die Rods die Faszie mit zu inzidieren.

Die Längsstrebe wird nun mittels des Zielbügels in die endgültige Position eingebracht.

Nach BV-Kontrolle der exakten Lage in 2 Ebenen kann, falls erforderlich, eine Kompression oder Distraktion der Schraubenköpfe auf den Rods erfolgen.

Abschließend werden nun die Verschlusskappen mittels eines speziellen Drehmomentschlüssels fixiert und der Zielbügel mit den Extendern demontiert.

Sextant Multilevel (Abb. 7 - 9)

Bei dieser Systemmodifikation können drei Pedikelschrauben auf identischem Kreisbogen in Position gebracht und über den Zielbügel mit einer Längsstrebe verbunden werden.

Eine in unserer Klinik entwickelte Technik ermöglicht es, auch vier Schrauben auf einem Kreisbogen zu positionieren. Das Einbringen der Rods erfolgt hierbei in Freihandtechnik.

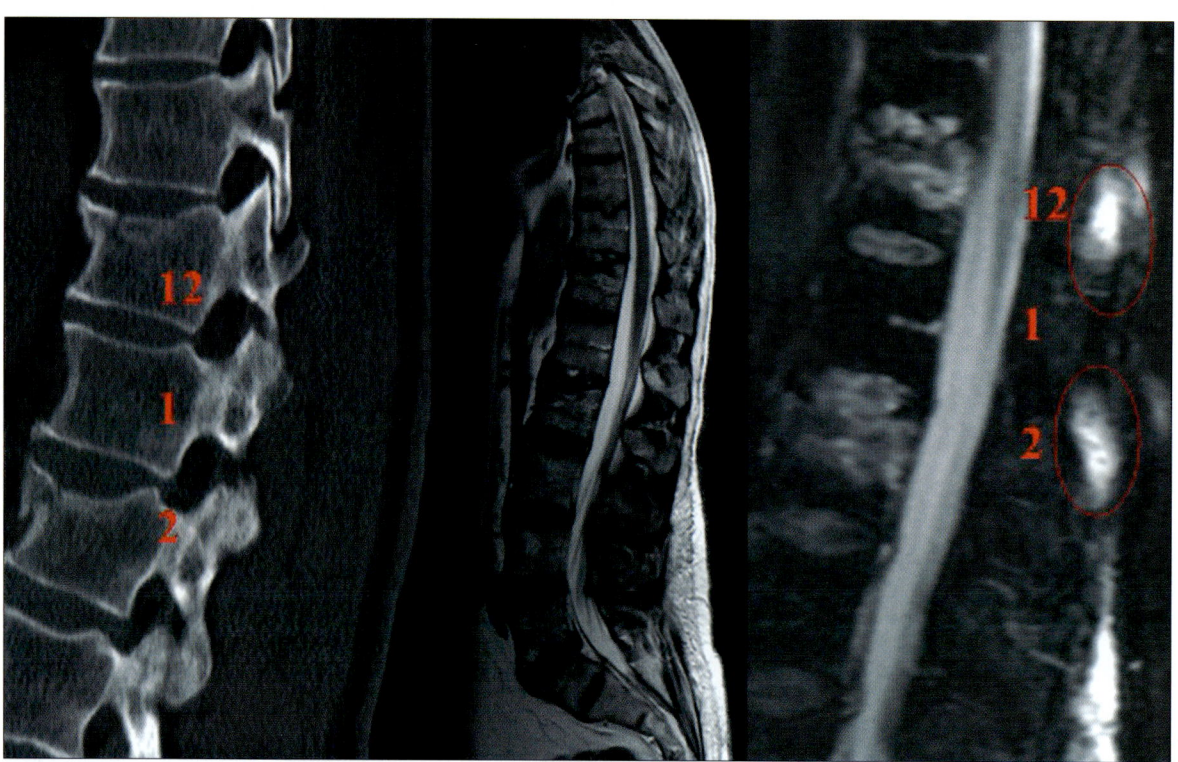

Abb. 7

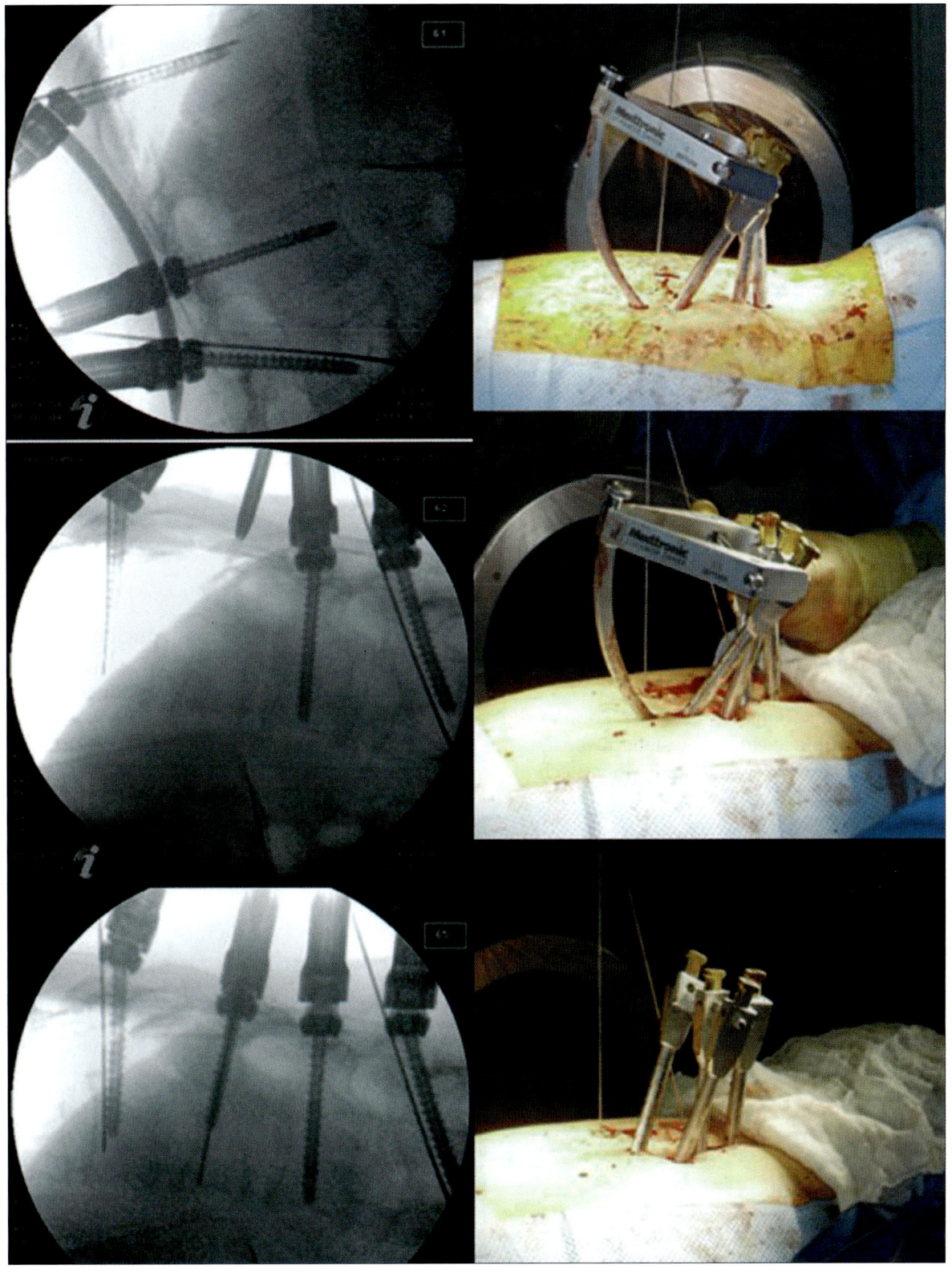

Abb. 8

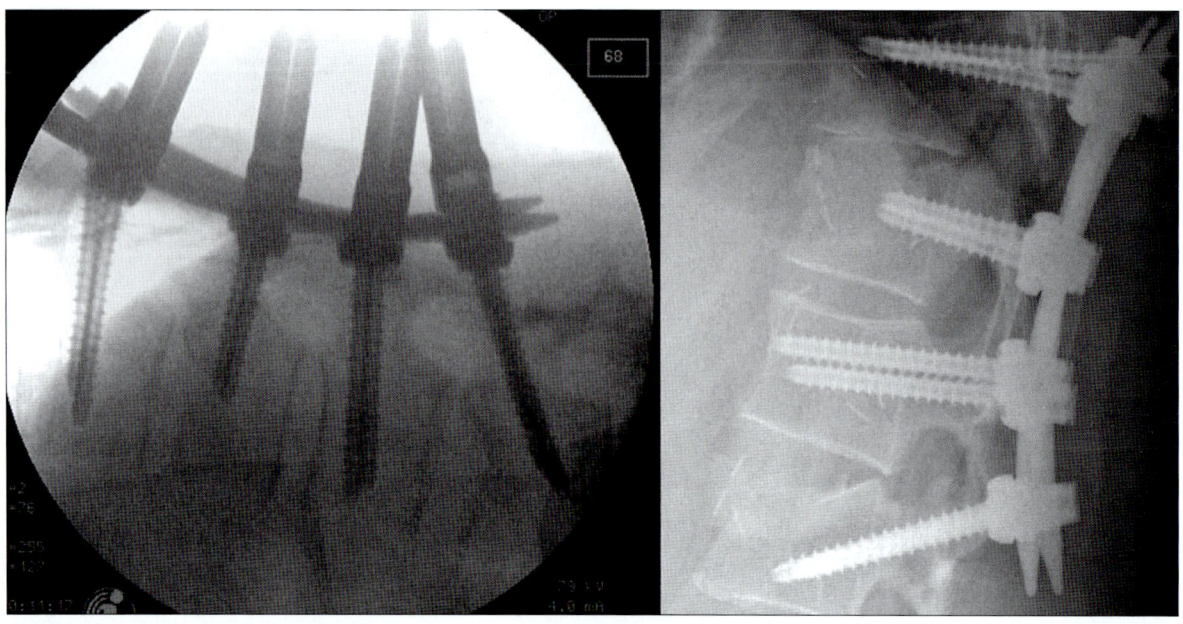

Abb. 9
Abb. 7, 8 und 9: Mehrsegmentale Kompressions-Distraktionsverletzungen: Sextant Multilevel mit 4 Schrauben in Frei-
handtechnik.

Perkutanes Trauma Set (Abb. 10, 11)
Das System befindet sich zur Zeit in der ersten klinischen Evaluation.
Durch Modifikation der Extender können die Schraubenköpfe leichter angesteuert werden.
Die Rod-Insertion erfolgt in Freihandtechnik, wobei auch gerade oder individuell angebogene Rods verwendet werden können.
Hierdurch sind auch längerstreckige Versorgungen möglich, und das Indikationsspektrum kann auf den gesamten Bereich der Brustwirbelsäule ausgedehnt werden.

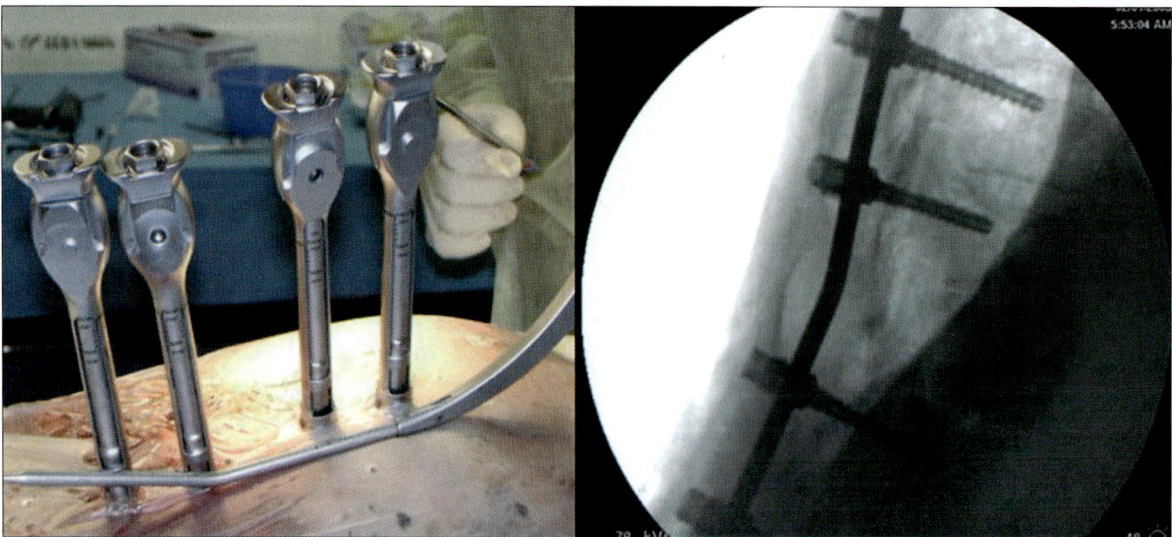

Abb. 10: Perkutanes Trauma System: Nach Instrumentierung von Segmenten Einbringen einer geraden Längsstrebe in
Freihandtechnik.

438

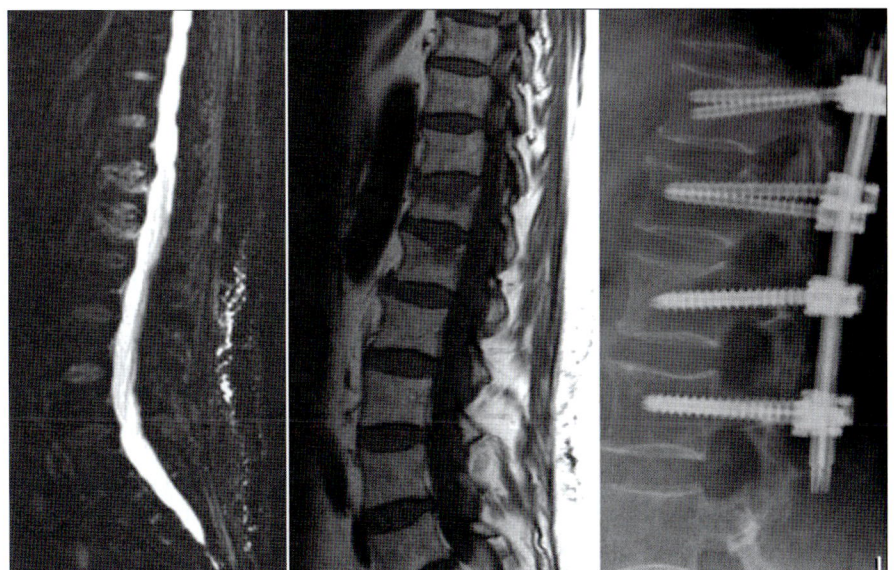

Abb. 11: Kombinationsver-
letzung Th12 und L1: Per-
kutanes Trauma Set.

Navigation (Abb. 12)

Alle drei Systemvarianten sind auch für navi-
giertes Operieren geeignet. Der erhöhte Aufwand ist allerdings nur im mittleren und oberen BWS-Bereich gerechtfertigt.

Klinische Ergebnisse

Unsere Erfahrung erstreckt sich auf mittlerweile über 200 perkutane Stabilisierungen, von
denen die 6-Monatsergebnisse einer ersten
Gruppe von 73 Patienten 2006 publiziert wurden.

Erwartungsgemäß zeigten sich gegenüber offenen Stabilisierungen die Operationszeit, der
Blutverlust und auch die postoperative Be-
handlungs- und Rehabilitationszeit verkürzt.

Die Halbjahresergebnisse waren weitgehend
identisch.

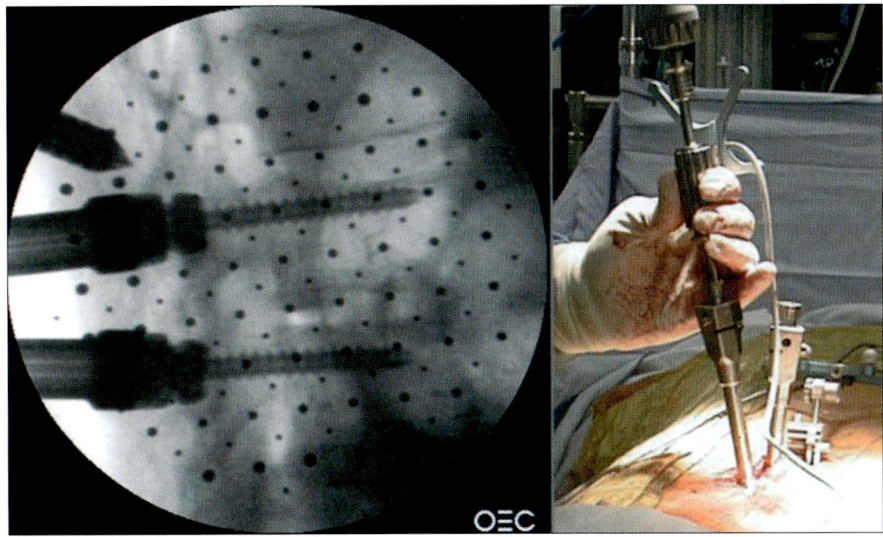

Abb. 12: Navigierte
Schraubenplatzierung.

Literatur

(1) AUSTIN, M.S., VACCARO, A.R., BRISLIN, B. et al.: Image-guided spine surgery: a cadaver study comparing conventional open laminoforaminotomy and two image-guided techniques for pedicle screw placement in posterolateral fusion and nonfusion models. Spine 27, 2503-2508 (2002)

(2) FOLEY, K.T., GUPTA, S.K.: Perkutaneous pedicle screw fixation of the lumbar spine: preliminary clinical results. J. Neurosurg. 97, 7-12 (2002)

(3) FOLEY, K.T., HOLLY, L.T., SCHWENDER, J.D.: Minimally invasive lumbar fusion. Spine 28, 26-35 (2003)

(4) GAHR, R.H., STRASSER, E., STRASSER, S., SCHMIDT, O.I.: Perkutaneous internal fixation of thoracolumbar spine fractures. Top Spinal Cord Inj. Rehabil. 12 (2), 45-54 (2006)

(5) GEJO, R., MATSUI, H., KAWAGUCHI, Y. et al.: Serial changes in trunk muscle performance after posterior lumbar surgery. Spine 24, 1023-1028 (1999)

(6) GERMAN, J.W., FOLEY, K.T.: Minimal access surgical techniques in the management of the painful lumbar motion segment. Spine 30, 52-59 (2005)

(7) KAWAGUCHI, Y., MATSUI, H., TSUJI, H.: Back muscle injury after posterior lumbar spine surgery. Part 1: Histologic and histochemical analyses in rats. Spine 19, 2590-2597 (1994)

(8) KAWAGUCHI, Y., MATSUI, H., TSUJI, H.: Back muscle injury after posterior lumbar spine surgery. Part 2: Histologic and histochemical analyses in humans. Spine 19, 2598-2602 (1994)

(9) KAWAGUCHI, Y., MATSUI, H., TSUJI, H.: Back muscle injury after posterior lumbar spine surgery. A histologic and enzymatic analysis. Spine 21, 941-944 (1996)

(10) KAWAGUCHI, Y., MATSUI, H., TSUJI, H.: Changes in serum creatine phosphokinase MM isoenzyme after lumbar spine surgery. Spine 22, 1018-1023 (1997)

(11) KAWAGUCHI, Y., YABUKI, S., STYF, J.: Back muscle injury after posterior lumbar spine surgery: topographic evaluation of intramuscular pressure and blood flow in th porcine back muscle during surgery. Spine 21, 2683-2688 (1996)

(12) KHOO, L.T., PALMER, S., LAICH, D.T.: Minimally invasive percuraneous posterior lumbar interbody fusion. Neurosurgery 51 (5 suppl.),161-166 (2002)

(13) KIM, D.Y., LEE, S.H., CHUNG, S.K. et al.: Comparison of multifidus muscle atrophy and trunk extension muscle strength: perkutaneous versus open pedicle screw fixation. Spine 30, 123-129 (2005)

(14) LOWERY, G.L., KULKARNI, S.S.: Posterior perkutaneous spine instrumentation. Eur. Spine. J. 9, Suppl. 1, 126-130 (2000)

(15) MAYER, T.G., VANHARANT, H., GATCHEL, R.J.: Comparison of CT scan muscle measurements and isokinetic trunk strgength in postoperative patients. Spine 14, 33-36 (1989)

(16) SANDHU, F.A.: CD Horizon Sextant System. In: Kim, D.H., Vaccaro, A.R., Fessler, R.G. (ed.): Spinal Instrumentation: Surgical techniques. Thieme, New York, Stuttgart (2005)

(17) SIHVONEN, T., HERNO, A., PALJARVI, L.: Local denervation atrophy of paraspinal muscles in postoperative failed back syndrome. Spine 18, 575-581 (1993)

(18) STYF, J.R., WILLEN, J.: The effects of external compression by three different retractors on pressure in the erector spine muscles during and after posterior lumbar spinesurgery in humans. Spine 23, 354-358 (1998)

(19) TEITELBAUM, G.P., SHAOLIAN, S., McDOUGALL, C.G. et al.: New perkutaneously inserted spinal fixation system. Spine 29, 703-709 (2004)

(20) THOMSEN, K., CHRISTENSEN, F.B., EISKJAER, S.P. et al.: The effect of pedicle screw instrumentation on functional outcome and fusion rates in posterolateral lumbar spinal fusion: a prospective, randomized clinical study. Spine 22, 2813-2822 (1997)

(21) WETZEL, F.T., LaROCCA, H.: The failed posterior lumbar interbody fusion. Spine 16, 839-845 (1991)

(22) WIESNER, L., KOTHE, R., RUTHER, W.: Anatomic evaluation of two different techniques for the percutaneous insertion of pedicle screws in the lumbar spine. Spine 24, 1599-1603 (1999)

(STIR oder TIRM), da ein in dieser Wichtung vorhandenes Ödem des Wirbelkörpers für eine frische Fraktur spricht.

Auch die kurzfristige radiologische Kontrolle der Stellung der Fraktur ist ein obligater Bestandteil der Entscheidungsfindung hinsichtlich der therapeutischen Vorgehensweise, wenn keine primäre OP-Indikation besteht. Hierbei wird unter Belastung auf Röntgenaufnahmen im Stehen die Frakturstellung im Verlauf hinsichtlich progredienter Sinterung, Kyphosierung und Stenosierung beurteilt.

CT-Untersuchungen sind im Gegensatz zu den traumatisch bedingten Wirbelkörperfrakturen des knochengesunden Patienten nicht obligat. Nur bei größeren Deformierungen sowie dem Verdacht auf den Spinalkanal einengende Fragmente ergibt sich die Indikation zum CT. Dies betrifft vor allem Frakturen mit einer Berstungskomponente, wobei in diesen Fällen nach unserer Erfahrung in der Regel ein relevanter Traumamechanismus eruierbar ist.

Um im Verlauf Pseudarthrosen besser erfassen zu können, werden seitliche nativröntgenologische Funktionsaufnahmen empfohlen, da diese durch eine Aufrichtung des Wirbels in Reklination die persistierende und in normalen seitlichen Röntgenaufnahmen im Stehen nicht sichtbare Instabilität besser zeigen können.

OP-Indikation

Die Ziele der Therapie unter Beachtung sowohl der lokalen Fraktur als auch der Grundkrankheit sind eine Beschwerdereduktion, eine schnellstmögliche Mobilisierung, die Unterbrechung des Prozesses der Reduktion der Knochenmasse und die Verhinderung nachfolgender Frakturen (12). Zusammenfassend muss das Resultat der therapeutischen Bemühungen eine Verbesserung der Lebensqualität bewirken. Voraussetzung für das Erreichen dieses Zieles ist eine Methode, die eine schnellstmögliche schmerzarme bis schmerzfreie Mobilisierung der Patienten erlaubt. Hierbei sind in erster Linie konservative Vorgehensweisen zu erwägen. Dazu gehören eine ausreichende Schmerztherapie, medizinische Trainingsthera-

pie, welche neben der Physi... punkte der Sturzprävention... konservative Therapie beinh... handlung der Wirbelfraktu... lem die Behandlung de... Osteoporose.

Durch eine Verfestigung... Wirbelkörpers klingen die... osteoporotischen Sinterung... Mehrzahl der Fälle nach s... chen spontan ab. Trotzdem... ten mit osteoporotischen Fra... nem Drittel der Fälle chro... (41). In diesen Fällen ist na... der Schmerzursache über... operatives Vorgehen zu ent... bildung persistierender Sc... einer inkompletten Heilung... siven Kollaps eines oder m... per resultieren. Eine weite... können Pseudarthrosen des... bels, erklärlich auf Grund... Knochenqualität, auf dem... krankheit sein. McKiernan... anhand von vergleichend... men im Stehen und in Hy... troffenen Segmentes zeige... aller osteoporotischen Kon... bei einem Frakturalter vo... über drei Monaten eine so... sche Mobilität" zeigen. F... eine weitere Ursache persi... auftretender Beschwerden... Therapie (20). Chronis... Schmerzen können weiterh... schen Deformierung der V... ren, welche zu einer sagitt... Wirbelsäule führt. Folge s... dären Haltungsveränderun... folgenden, den ganzen Stü... apparat beeinflussenden V... diese aufgeführten Schme... Anlass zum operativen Vo... jeder Patient individuell u... beurteilt werden muss. Ope... ergeben sich ebenfalls aus... sowie spinalen Stenosen... neurologischen Defiziten (1...

Operative Konzepte bei osteoporotischen Frakturen der Brustwirbelsäule und ihrer Übergangsregionen

Christoph-E. Heyde · Ralph Kayser

Zusammenfassung

Der therapeutische Ansatz bei osteoporotischen Frakturen der Wirbelsäule ist grundsätzlich interdisziplinär und verlangt in jedem konkreten Fall individuelle Entscheidungen. In das Behandlungskonzept sind eine antiosteoporotische Basismedikation ebenso mit einzubeziehen wie eine suffiziente Schmerztherapie und ein angepasstes Trainingsprogramm. Bei persistierenden Beschwerden und den klassischen Typ-A-Verletzungen sind die den Wirbelkörper augmentierenden Verfahren als erste therapeutische Option in Erwägung zu ziehen. Stellt sich die Indikation zu einem rekonstruktiven Eingriff, so müssen die biomechanischen Besonderheiten des osteoporotischen Knochens in die Planung der operativen Vorgehensweise mit einbezogen werden. Häufig ist es empfehlenswert, mehrere die Stabilität verbessernde Verfahren gleichzeitig anzuwenden, um bei einem vertretbaren Aufwand für den Patienten das Ergebnis so sicher wie möglich zu gestalten.

Einleitung

Die Osteoporose als systemische Erkrankung ist durch eine Abnahme der Knochenmasse, durch eine Veränderung der Mikroarchitektur des Knochens und durch einen daraus resultierenden Festigkeitsverlust des Knochens mit erhöhter Frakturneigung definiert (52).

Diese Erkrankung stellt eine zunehmende sozioökonomische Herausforderung für die modernen Industriestaaten dar. In Deutschland sind ca. zwei Millionen Frauen und ca. 800.000 Männer von einer Osteoporose mit Wirbelkörperfraktur betroffen (40). In den USA sind ca. 20 Millionen Menschen im Alter von über 45 Jahren von der Osteoporose und ihren Folgen betroffen (26). Vertebrale Frakturen als Folge des Knochenmasseverlustes stellen die häufigsten osteoporotischen Frakturen dar, die häufigsten Lokalisationen sind die mittlere Brustwirbelsäule und der thorakolumbale Übergang (19, 48).

Der Zusammenhang zwischen zunehmendem Alter und Osteoporose mit einer zunehmenden Anzahl von Frakturen generell konnte mehrfach nachgewiesen werden (36, 47). Die Inzidenz osteoporotischer Wirbelkörperfrakturen steigt signifikant mit zunehmendem Alter bei Frauen und Männern, wobei der Anstieg bei Frauen in allen Altersgruppen höher ist (51). Beim Vorliegen einer oder mehrerer vertebraler osteoporotischer Frakturen erhöht sich das Risiko, nachfolgende Frakturen zu erleiden, alleine im ersten nachfolgenden Jahr um den Faktor fünf (32).

Diese Frakturen treten in der Mehrzahl der Fälle als Spontanfraktur ohne adäquates Trauma auf (26).

Besonderheiten osteoporotischer Frakturen

Es handelt sich bei den osteoporotischen Frakturen der Brust- und Lendenwirbelsäule mehrheitlich um Spontanfrakturen ohne Trauma oder um Frakturen nach Bagatelltraumen (26). Diese Tatsache führt oft zu einer verspäteten Diagnosestellung, damit auch zur Gefahr der zwischenzeitlichen Ausbildung von Folgefrakturen. Charakteristisch für die thorakale Wirbelsäule sind Serienkompressionsfrakturen und Deckplatteneinbrüche (5).

Einzelne oder serielle osteoporotische Frakturen können zu primären Beschwerden durch den Frakturschmerz führen. Durch den Höhenverlust der Wirbel und die häufig damit einhergehende kyphotische Deformität kommt es weiterhin zu sekundären Gestaltveränderungen mit einer Verlagerung des Körperschwerpunktes. Diese führen unter anderem zu muskulären Dysbalancen, zu reaktiven Reizerscheinungen an den Sehnen, Ligamenten und Facettengelenken, kompensatorischen Hyperlordosen der Hals- und Lendenwirbelsäule und zu kompensatorischen Beugehaltungen der Hüft- und Kniegelenke. Diese Mechanismen können zu einer Verstärkung und Chronifizierung der dann häufig auch frakturfernen Beschwerden führen. Osteoporotische Wirbelkörperfrakturen sind einer der Hauptgründe für Einschränkungen in der Mobilität und sich daraus ergebender Ko-Morbiditäten älterer Menschen. In der Konsequenz leidet die Lebensqualität der Betroffenen hinsichtlich des Aktivitätsniveaus, eines erhöhten Arzeimittelbedarfes, einer erhöhten Zahl erforderlicher Arztkontakte und Krankenhausaufenthalte sowie einer erhöhten Anzahl inaktivitätsbedingter Ko-Morbiditäten (41, 44). COOPER et al. (10) wiesen eine erhöhte Fünf-Jahres-Mortalität bei Frauen mit osteoporotischen Wirbelkörperfrakturen nach. CENTER et al. (9) konnten ebenfalls eine erhöhte Mortalität im Verlauf des ersten Jahres nach osteoporotischen Frakturen der Wirbelsäule sowohl bei Frauen als auch bei Männern nachweisen. PLUIJM et al. (44) konnten zeigen, dass das Ausmaß der klinischen Folgen mit der Anzahl der frakturierten Wirbel und mit der Schwere der resultierenden Deformität korreliert. Weiter wurde nachgewiesen, dass osteoporotische Wirbelkörperfrakturen mit den resultierenden Ko-Morbiditäten zu einer Einschränkung bei den Betroffenen hinsichtlich der sozialen Kontakte und der sozialen Stellung führen (16).

Bei der Planung der therapeutischen Vorgehensweise müssen Faktoren wie eine erhöhte Anzahl von Begleiterkrankungen mit einer Einschränkung der Operationsfähigkeit, eine verlängerte Dauer der Knochenbruchheilung im Alter und eine gegebenenfalls verminderte Compliance des in der Regel älteren Patienten in Betracht gezogen werden. Die Rate von Nachsinterungen, Pseudarthrosen und sekundären Deformierungen ist hoch, damit auch die Gefahr per-

sistierender und chroni
Das Ziel aller Strategie
mögliche schmerzarme
lisierung des in der Me
ten sein.

Die herkömmlichen Ko
rungsverfahren bei Fral
des knochengesunden
Grund der verminde
osteoporotischer Wirbe
übertragen werden. Als
den letzten Dekaden W
rende Techniken wie d
die Kyphoplastie entw
Techniken ist es, eine St
rierten Wirbelkörpers n
renden Schmerzredukti
invasiven Zugang zu
Techniken für eine Stal
säule nicht ausreichen
Operationsindikationen
desen unter Beachtung
chanischen Verhältnisse
Knochens durchgeführt

Diagnostik

Lokal liegt primär ein
Fraktur erklärbarer Schi
nisch durch Klopfsch
schmerz und ggf. dur
Ausstrahlung gekennze
sich Überlagerungen d
vorbestehende degene
wie Spondylosen, Spon
nosen (3).

Bildgebend erfolgt im e
radiologische Abklärun
belsäule in zwei Ebene
darauf zu achten, dass
hen erfolgen. Gerade
kann eine Liegendaufna
die tatsächliche Fehlstel
Problematisch gestalte
renzierung zwischen ält
turen, hier ist neben d
und der klinischen Unte
MRT-Untersuchung hil
Aussagekraft sind fettu

Vertebroplastie

Die Technik der Vertebroplastie wurde in den achtziger Jahren entwickelt und primär zur Zement-Augmentation von Hämangiomen und später Metastasen der Wirbelsäule eingesetzt (14). Das Verfahren hat auf Grund seines raschen schmerzreduzierenden Effektes eine schnelle Verbreitung auch in der Behandlung osteoporotischer Wirbelkörperfrakturen gefunden (24). Die Technik kann in Lokalanästhesie ausgeführt werden. Zu empfehlen ist eine leichte Sedierung und, obligat nach unserem Erachten und dem anderer Autoren, ein Monitoring und eine anästhesiologische Überwachung (3). Operationstechnisch werden nach der exakten Höhenbestimmung und der erforderlichen Lokalanästhesie Knochenbiopsiekanülen perkutan transpedikulär unter Bild-

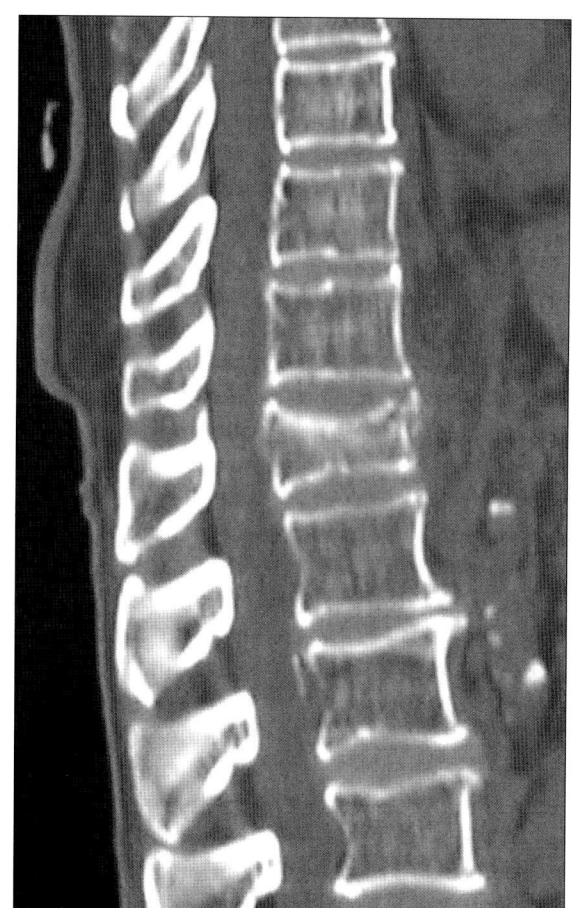

Abb. 1a: CT-Darstellung einer osteoportischen BWK 12-Kompressionsfraktur.

wandlerkontrolle in zwei Ebenen in dem Wirbelkörper platziert. Die Augmentation des Wirbelkörpers erfolgt mit Knochenzement über die liegenden Kanülen. Erforderlich ist eine Bildwandlerkontrolle der Zementverteilung im Wirbelkörper, um unerwünschte Zementaustritte früh zu erfassen. Nach Aushärten des Zementes werden die Kanülen entfernt, Hautnähte zum Verschluss der kleinen Inzisionen sind ausreichend (Abb. 1 a-d). Mit der Zementaug-

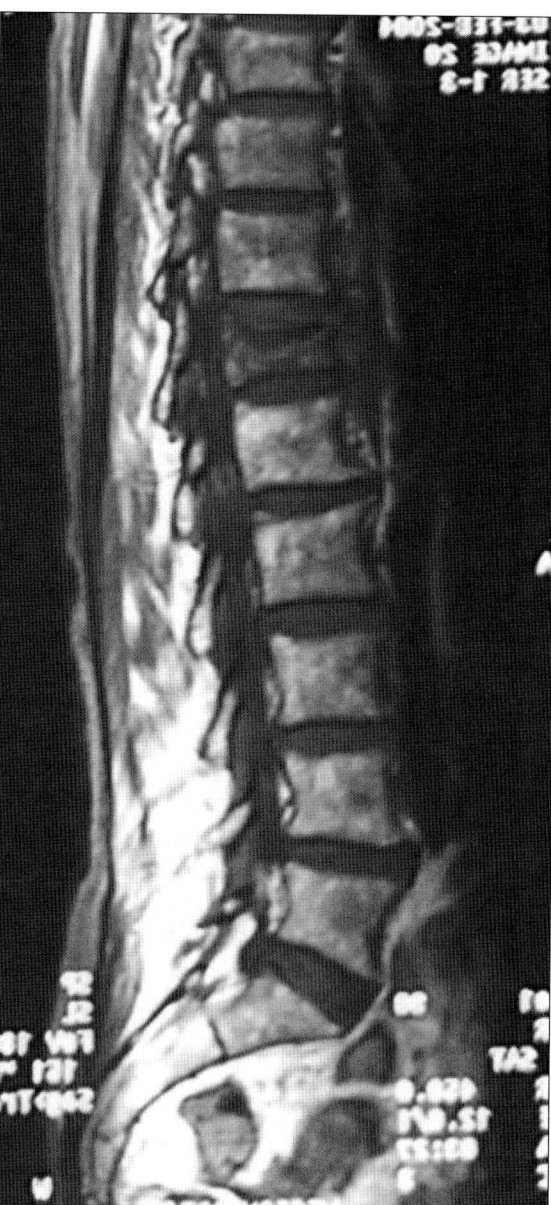

Abb. 1b: MRT-Darstellung der BWK 12-Fraktur mit Ödem.

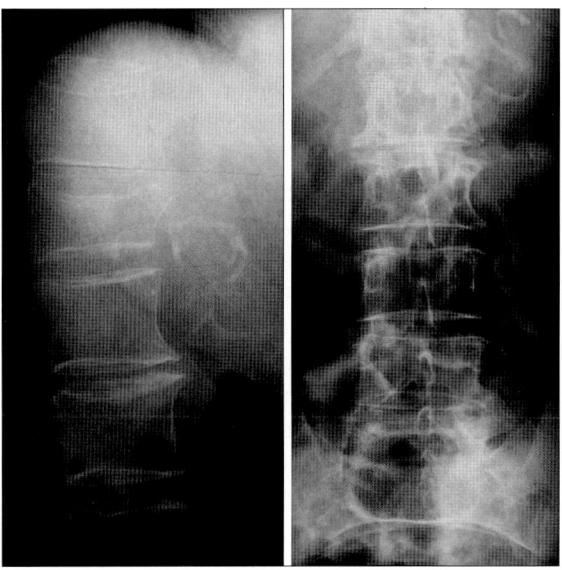

Abb. 1c: Röntgen in zwei Ebenen der BWK 12-Kompressionsfraktur.

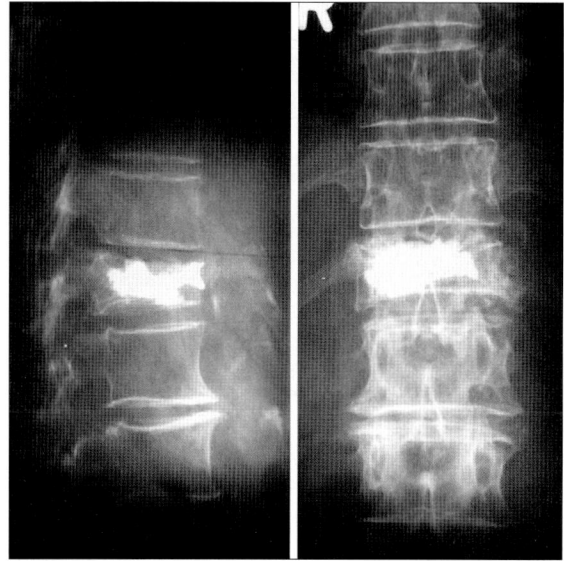

Abb. 1d: Postoperatives Röntgen in zwei Ebenen nach Vertebroplastie BWK 12.

mentation wird einer weiteren Sinterung der Fraktur des Wirbelkörpers vorgebeugt. Die vorliegenden Resultate zeigen einen sehr schnellen, oft unmittelbar postoperativen schmerzreduzierenden Effekt. Dieses Resultat lässt sich in 80-90 % der Fälle erzielen. Der Effekt der Vertebroplastie schlägt sich auch in einer verbesserten Lebensqualität und in einer Verbesserung der eigenständigen Mobilität nieder (27).

Eine Reposition und damit eine Wiederherstellung des sagittalen Profils der Wirbelsäule lassen sich mit dieser Technik nur bei frischen Frakturen über eine geschlossene präoperative Reposition erreichen, diese Vorgehensweise setzt allerdings eine ausreichende Sedierung oder Narkose voraus. Eine Ausnahme scheinen Kompressionsfrakturen mit einer so genannten „dynamischen Mobilität" zu sein, bei denen sich durch die Lagerung im Durchhang eine zumindest partielle Reposition erreichen lässt (34).

Ein Problem des Verfahrens ist die hohe Rate an paravertebralen Zementextrusionen, die zwar in der Regel klinisch stumm sind, aber trotzdem das Risiko erheblicher neurologischer und pulmonaler Komplikationen beinhalten (46). YEOM et al. (55) zeigen nach Vertebroplas-

tie anhand postoperativ durchgeführter CT-Kontrollen eine Rate von Zementaustritten von annähernd 1 pro augmentiertem Wirbel. Während Zementaustritte in den Spinalkanal zu neurologischen Defiziten von radikulären Symptomatiken bis hin zu Querschnittsbildern führen können, besteht bei Zementaustritten in das Gefäßsystem vor allem die Gefahr der Auslösung pulmonaler Embolien (Abb. 2). In Kasuistiken werden sowohl Zementaustritte ins Gefäßsystem mit nachfolgenden letalen Embolien (8) als auch Zementaustritte in den Spinalkanal mit nachfolgenden Querschnittsbildern (17, 28) beschrieben. LIN et al. (31) zeigten, dass bei einem Zementaustritt in die angrenzende Bandscheibe das Risiko, eine Fraktur des Nachbarwirbels zu erleiden, signifikant ansteigt. Das Risiko des ungewollten Zementaustrittes kann durch die gewählte Viskosität des Zementes beeinflusst werden. Wichtig ist es, das Erreichen der geeigneten Konsistenz des Zementes abzuwarten, die ein noch gutes Einbringen bei gleichzeitig verminderter Austrittsgefahr erlaubt. Weiterhin kann die Menge des Zementes limitiert werden. Finite Elemente-Analysen zeigen, dass ein Volumen von 3-4 ml Zement pro Wirbel ausreicht, um die Steifigkeit

445

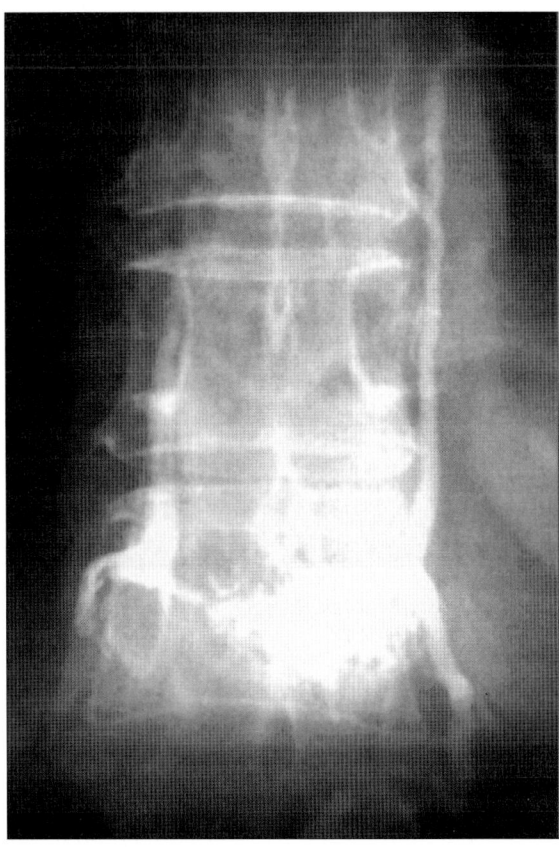

Abb. 2: Zementextrusion ins Gefäßsystem nach Verte-broplastie BWK 12 und L1, hier ohne klinische Relevanz.

des betroffenen Wirbels wieder auf normale Werte zu bringen (30). Auf die Risiken einer zu rigiden Wirbelkörperstabilisierung durch zu viel Zement mit der Gefahr einer Erhöhung des Risikos nachfolgender Frakturen für die Nachbarsegmente wurde unter anderem von POLIKEIT et al. (45) hingewiesen.

Kyphoplastie

Die Kyphoplastie ist eine Weiterentwicklung der Vertebroplastie. Dieses Verfahren wurde speziell für den Einsatz am osteoporotischen Knochen entwickelt und erstmals 1998 in den USA durchgeführt. Seitdem hat das Verfahren eine weltweite Verbreitung gefunden (7). Die Ziele der Entwicklung dieses Verfahrens waren es, neben der aus der Vertebroplastie bekannten Schmerzreduktion eine zumindest partielle

Wiederaufrichtung des frakturierten Wirbelkörpers zu erreichen und zusätzlich die hohe Rate der ungewollten Zementaustritte zu reduzieren. Mit der Wiederaufrichtung des gesinterten Wirbels soll einer unphysiologischen Kyphosierung entgegengewirkt und das regelrechte sagittale Profil der Wirbelsäule wiederhergestellt werden. Die dem zugrunde liegende Idee, dass durch den zumindest partiellen Erhalt des sagittalen Profils der Wirbelsäule die Rate von Folgefrakturen vermindert werden kann, muss noch durch Studien belegt werden. Das Verfahren wird in Bauchlage auf einem Durchleuchtungstisch durchgeführt. Erforderlich ist nach unserer Erfahrung eine Vollnarkose. Der Eingriff erfolgt minimal-invasiv perkutan. Unter Durchleuchtungskontrolle werden über die Pedikel pro Wirbelkörper jeweils zwei Führungskanülen in den Wirbelkörper eingebracht. Darüber wird nach verschiedenen standardisierten Arbeitsschritten je ein Ballon zentrisch in eine Wirbelkörperhälfte platziert. Die Ballons werden dann mit einem Kontrastmittel simultan unter Durchleuchtungskontrolle aufgefüllt. Das Ziel ist eine zumindest partielle Korrektur des Höhenverlustes des frakturierten Wirbels über die Entfaltung der Ballons (Abb. 3 a-c). Diese Entfaltung und die damit einhergehende Korrektur des gesinterten Wirbelkörpers muss mittels Durchleuchtung geprüft werden. Das Auffüllen der Ballons erfolgt unter Monitorüberwachung des Druckes im System. Das Aufgehen der Ballons im Wirbelkörper führt zu einer Verdichtung der umgebenden Spongiosa und erlaubt dadurch das Einbringen des Zements ohne hohen Druck in diesen präformierten Hohlraum nach Entfernung der Ballons. Damit kann durch diese Vorgehensweise das Risiko ungewollter Zementaustritte aus dem Wirbelkörper vermindert werden (Abb. 4a und b).

Die Studienlage zeigt mit der Vertebroplastie vergleichbare Ergebnisse bezüglich der signifikanten Schmerzreduktion unmittelbar nach Augmentation des Wirbelkörpers (4,6,7). Auch mit diesem Verfahren lassen sich eine erhöhte Mobilität und eine signifikante Verbesserung der Lebensqualität der Patienten erreichen (21).

Diese Ergebnisse lassen sich auch im Verlauf bestätigen (11). Auch hinsichtlich der Restauration der Wirbelkörperhöhe zeigt die Literatur mit Blick auf die Frakturreposition eine durchschnittliche Wiederherstellung des in der Mittellinie gemessenen Höhenverlustes von ca. 40-50 % (29). Dadurch kann ein verbessertes sagit-

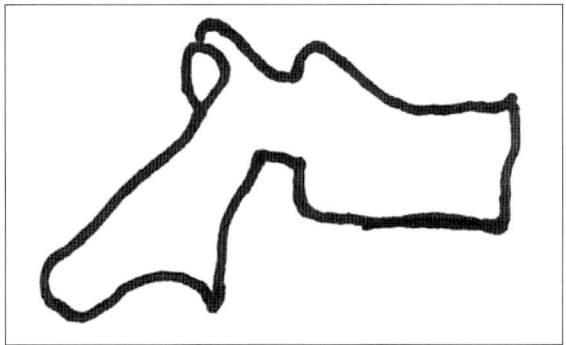

Abb. 3a: Schematische Darstellung einer osteoporotischen Kompressionsfraktur.

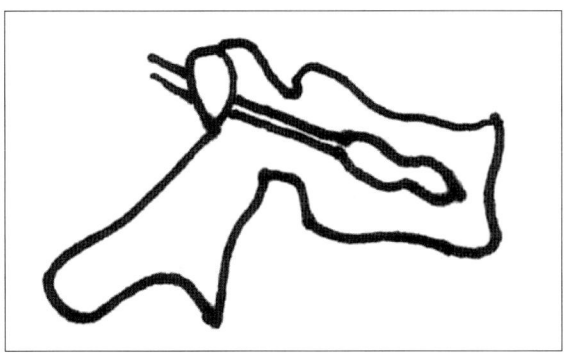

Abb. 3b: Schematische Darstellung nach transpedikulärer Ballonplatzierung.

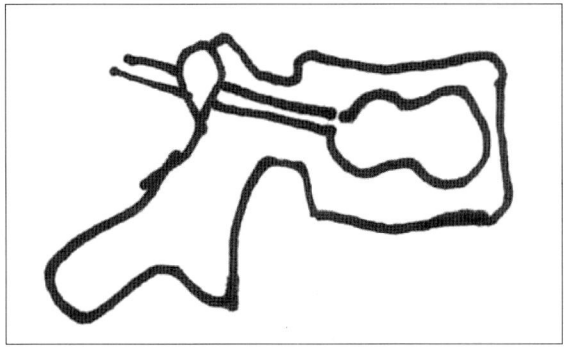

Abb. 3c: Schematische Darstellung nach Balloninsufflation und Wiederaufrichtung des Wirbelkörpers.

tales Alignment der Wirbelsäule, zumindest segmental, wiederhergestellt werden (43). Die Zementaustrittsrate ist im Vergleich zur Vertebroplastie signifikant verringert. So konnten PHILLIPS et al. (42) anhand einer prospektiven Studie einen signifikant erniedrigten Austritt von Kontrastmittel bei der Kyphoplastie im Vergleich zur Vertebroplastie zeigen, wenn dieses vor der eigentlichen Zementinjektion injiziert wurde. Diese Erkenntnisse werden durch klinische Studien mit Zementaustrittsraten von um die 10 % nach Kyphoplastie untermauert (13, 29). Hingewiesen wird immer wieder auf die Abhängigkeit des möglichen Repositionsgewinns vom Alter der Fraktur. Je zeitnaher zum Frakturereignis die Kyphoplastie erfolgt, umso bessere Resultate sind hinsichtlich der Wiederaufrichtung des gesinterten Wirbels zu erwarten. Ab einem Frakturalter von acht bis zwölf Wochen ist nicht mehr mit einer Aufrichtung zu rechnen (3, 15). Zuverlässig zur Bestimmung der Aktivität des Wirbels und damit des Frakturalters ist das oben genannte präoperative MRT. Hier sind neben den herkömmlichen T1- und T2-Sequenzen vor allem fettunterdrückte Sequenzen für die Beurteilung hilfreich, da sie deutlich das Knochenmarködem anzeigen, welches mit frischen Frakturen vergesellschaftet ist.

Die Vorteile der Kyphoplastie, wie die Möglichkeit zur Korrektur, die Verdichtung der Spongiosa und die Schaffung einer Höhle, in die höhervisköser Zement ohne hohen Druck eingebracht werden kann, haben zur Ausweitung der Indikation auch auf Frakturen jüngerer Patienten geführt (6, 7). Die Frage, ob durch die Kyphoplastie mit der Aufrichtung des frakturierten Wirbelkörpers und der damit verbundenen Verbesserung des sagittalen Alignments eine Verminderung der Rate konsekutiver Frakturen erreichbar ist, kann momentan nicht beantwortet werden. Die Ergebnisse einer retrospektiven Studie von HARROP et al. (18) sind eher ernüchternd. Die Studie ergab, dass sich bezüglich der Anzahl nachfolgender Frakturen nach Kyphoplastie bei Patienten mit primärer Osteoporose im Vergleich zu vorliegenden Daten nicht operierter Patienten keine Verminde-

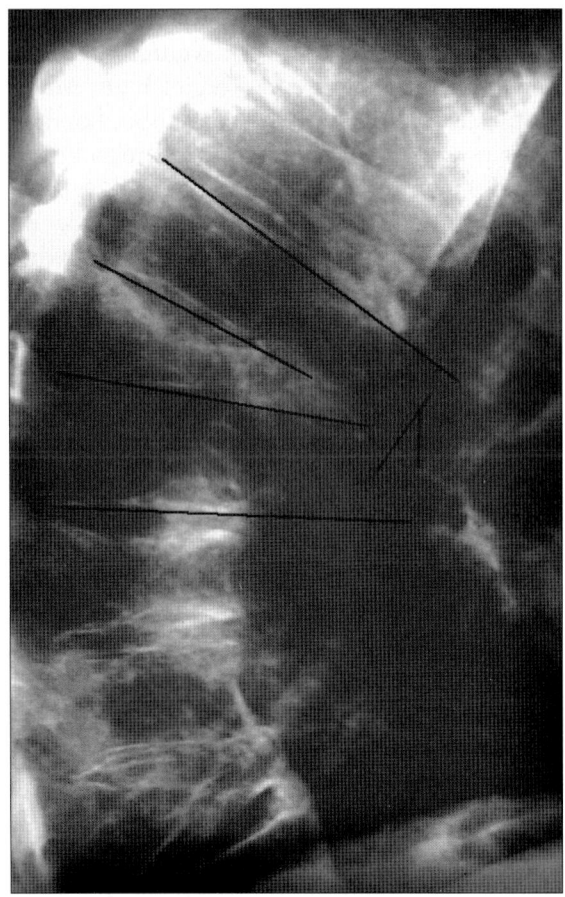

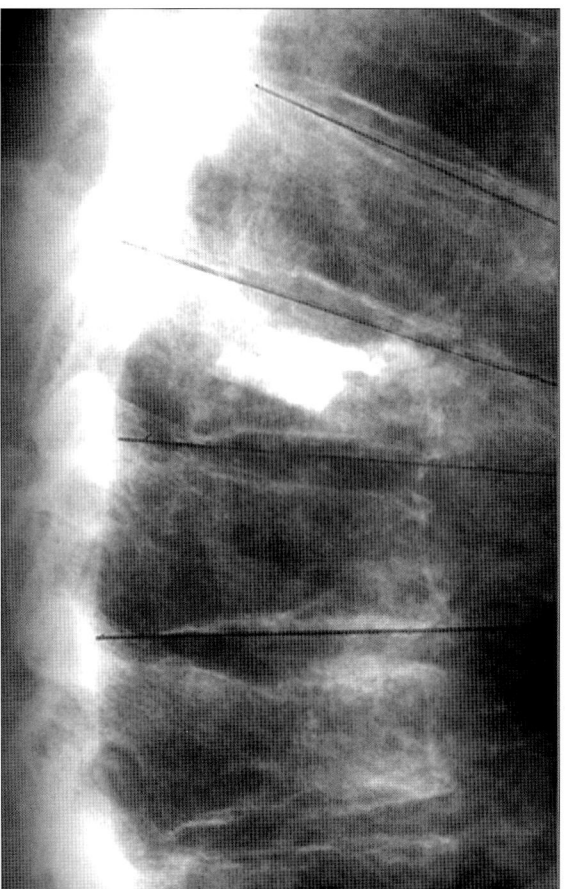

Abb. 4a: Seitliches Röntgen einer osteoporotischen BWK 10-Kompressionsfraktur.

Abb. 4b: Seitliches Röntgen nach Kyphoplastie der BWK 10-Kompressionsfraktur mit partieller Verbesserung des sagittalen Profils.

rung der Rate konsekutiver Frakturen erreichen ließ. Andere prospektive Verlaufsstudien zeigen eine sehr geringe Rate von Anschlussfrakturen im kurz- und mittelfristigen Verlauf nach Kyphoplastie (4, 11). Eine abschließende Bewertung dieser Frage lässt sich im weiteren Verlauf nur anhand prospektiver Studien erbringen.

Da das in der Regel verwendete Polymethylmetacrylat (PMMA) nicht biologisch abbaubar ist und unverändert im Wirbelkörper verbleibt, wurden in letzter Zeit Untersuchungen zur Eignung resorbierbarer Knochenzemente für die Kyphoplastie durchgeführt. Biomechanisch erfüllen Calcium-Phosphat-Zemente die Anforderungen an die Steifigkeit vergleichbar zu PMMA (2). Erste klinische Resultate liegen ret-

rospektiv und prospektiv vor (21, 39). Diese zeigen, dass diese Ersatzstoffe den Forderungen hinsichtlich der Primärstabilität, der knöchernen Integration mit konsekutivem Abbau und den Anforderungen an die Bildgebung gerecht werden. Problematisch wegen der kurzen für die Injektion zur Verfügung stehenden Zeit ist die schnelle Aushärtung bei Körpertemperatur. Vorteilhaft sind die isotherme Aushärtung und der Fakt, dass keinerlei toxische Nebenwirkungen berichtet werden. Langzeitergebnisse für den Einsatz von Calcium-Phosphat-Zementen stehen allerdings noch aus (35).

Spondylodesen bei osteoporotischen Frakturen
In der überwiegenden Mehrzahl der Fälle handelt es sich bei osteoporotischen Frakturen der

thorakolumbalen Wirbelsäule um Frakturen aus der Gruppe der Typ A1-Frakturen in der Klassifikation nach MAGERL et al. (33). Dabei stellt die Wirbelkörperimpaktion, der Typ A 1.3 nach MAGERL et al., die häufigste Frakturform dar (5). Die vorgenannten Frakturen werden in der Regel konservativ oder, wie oben gezeigt, mit augmentierenden Verfahren behandelt. Jedoch können, gerade nach adäquaten Sturz- oder Unfallereignissen, alle Frakturformen auftreten. Instabile A3-Frakturen können einer operativen Versorgung bedürfen und Frakturen vom Typ B und Typ C sollten immer, auch beim Osteoporotiker, operativ stabilisiert werden. Operationsindikationen können sich auch aus resultierenden Stenosen ergeben. Bei einer primär vorliegenden neurologischen Begleitsymptomatik muss eine notfallmäßige Dekompression und Stabilisierung erfolgen. Es ist bekannt und deshalb in die Entscheidungsfindung mit einzubeziehen, dass sich neurologische Defizite bei ausgeprägten Stenosen oft erst nach längeren Zeiträumen manifestieren (1, 37).

Eine ausgeprägte kyphotische Fehlstellung stellt im Langzeitverlauf ebenfalls einen Risikofaktor für die Ausbildung neurologischer Spätfolgen dar. Gerade anguläre Kyphosen mit der sich daraus ergebenden Aufspannung des Rückenmarkes über der Fehlstellung stellen einen Risikofaktor für Spätfolgen am Rückenmark selbst dar, wie die Ausbildung eines „tethered cord", einer Myelomalazie oder die Ausbildung einer Syringomyelie (50).

Persistierende Instabilitäten bei Pseudarthrosen und Wirbelkörpernekrosen führen ebenfalls zur Gefahr der Ausbildung bzw. Verstärkung einer Stenose, sodass besonders die Kombination aus den Faktoren Instabilität, Stenose und Kyphose prognostisch ungünstig für die Ausbildung sekundärer statischer und vor allem sekundärer neurologischer Störungen ist (5, 50).

Ergibt sich aus den oben angeführten Punkten die Notwendigkeit einer operativen Stabilisierung der osteoporotischen Wirbelsäule, so ist ein Behandlungskonzept erforderlich, das dem Allgemeinzustand des in der Regel betagten Patienten und der verminderten Knochenqualität angepasst ist. Weiter müssen die oben genannten degenerativen Vorerkrankungen beachtet werden. Da diese unabhängig von der Osteoporose und den resultierenden osteoporotischen Frakturen zu Veränderungen hinsichtlich der Statik und der Funktion führen können, müssen diese in die Operationsplanung einbezogen werden.

Auf Grund der verminderten Knochenqualität des osteoporotischen Knochens ist der Operateur im Wesentlichen mit zwei Problemen konfrontiert. Das erste ist die verminderte Auszugskraft der Pedikelschrauben aus dem osteoporotischen Knochen. Das zweite ist die Gefahr der Schraubenwanderung im Knochen, das sogenannte „Durchschneiden", das sowohl beim primären Repositionsmanöver als auch im Langzeitverlauf mit sekundärem Korrekturverlust von Relevanz ist. Das heißt, dass sowohl die Reposition als solche als auch die Retention des Repositionsergebnisses im osteoporotischen Wirbelkörper besonderer Maßnahmen bedürfen. Eine Möglichkeit der Verbesserung der Verankerung der Schraube im Pedikel besteht in der Erhöhung des Schraubendurchmessers (49, 54). Es ist somit zu empfehlen, bei der Osteoporose Pedikelschrauben zu verwenden, die den Pedikel gut ausfüllen. Hierbei ist jedoch zu beachten, dass ein zu hoher Schraubendurchmesser das Risiko von Pedikelfrakturen ansteigen lässt (22).

Eine deutliche Verbesserung des Schraubenhaltes im osteoporotischen Knochen lässt sich durch eine Zementaugmentation der Schrauben erreichen. Die Erhöhung der Schraubenstabilität ist biomechanisch nachgewiesen (49, 54) und klinisch einfach durchführbar. Das Einbringen des Zementes in den Wirbelkörper beinhaltet aber alle potenziellen Risiken der Methode der Vertebroplastie, die oben besprochen worden sind.

Für die Sicherung eines einmal erreichten Korrekturergebnisses sind an der osteoporotischen Wirbelsäule langstreckige Instrumentationen zu empfehlen. Das Ziel ist es, die Kräfte an der Knochen-Implantat-Grenze zu reduzieren und die Krafteinleitung über mehrere Segmente zu verteilen (5). Das heißt, es muss weit über den verletzten Bereich sowohl nach kaudal als auch

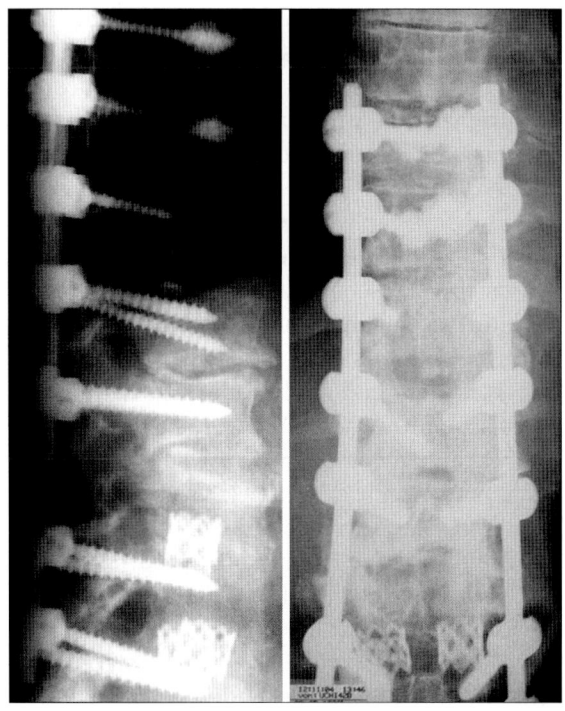

Abb. 5a: Röntgen in zwei Ebenen nach Spondylodese Th9 bis L4, nach mehrfacher lumbaler Spondylodese mit konsekutiven osteoporotischen Frakturen Th11 und Th12.

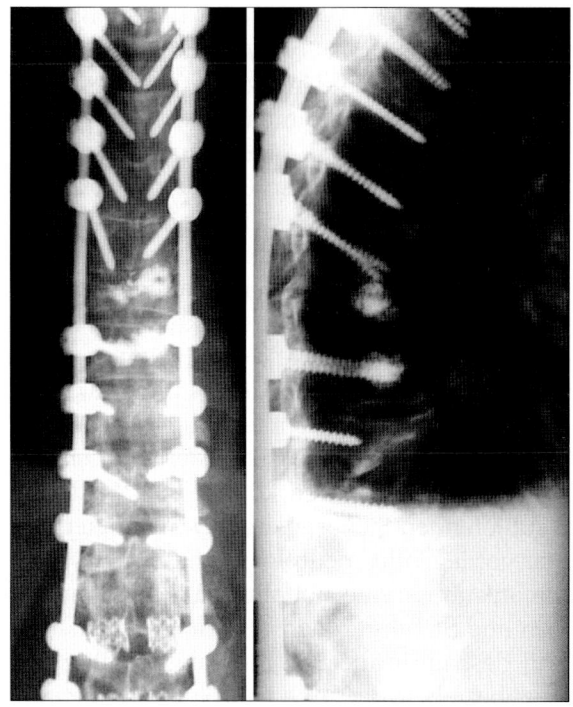

Abb. 5c: Röntgen in zwei Ebenen nach Salvage-Operation mittels dorsaler Reinstrumentation und Spondylodese von Th4 bis L4.

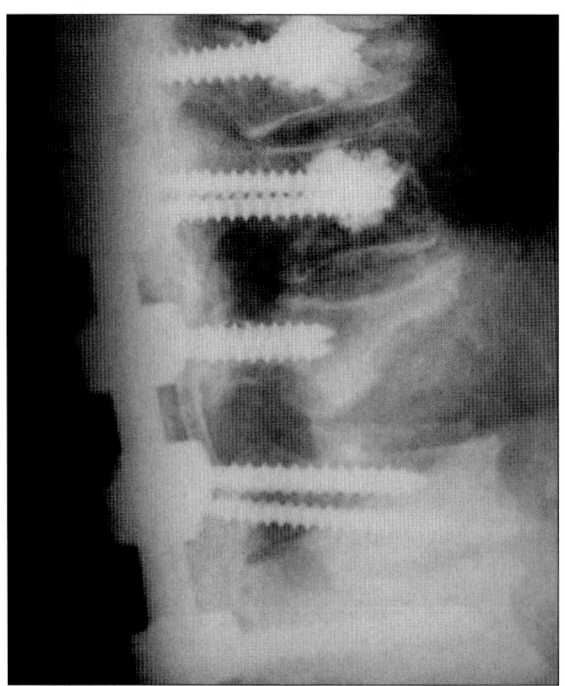

Abb. 5b: Seitliches Röntgen acht Wochen p.o. mit Wirbelkörperkollaps Th12 mit Schraubenmigration und nachfolgender Instabilität trotz Zementaugmentation der Schrauben.

nach kranial instrumentiert werden. Hierbei ist es wichtig, dass die Instrumentation nicht innerhalb einer Kyphose endet. Die Instrumentation über den Kyphosescheitel hinaus vermindert die Gefahr des Auftretens junktionaler Kyphosen, ein Problem, das besonders bei osteoporotisch veränderten Wirbelsäulen beobachtet wird (25). Bei einer konsequenten Umsetzung dieser Vorgehensweise werden an der Brustwirbelsäule damit nicht selten Instrumentationen bis zum vierten Brustwirbel und höher notwendig (23) (Abb. 5 a-c).

Bei großen ventralen Substanzverlusten macht sich ein additives ventrales Vorgehen erforderlich. Eine alleinige ventrale Vorgehensweise ist wegen des zu erwartenden Korrekturverlustes abzulehnen (5). Die ventrale Spondylodese ist durch eine dorsale Instrumentation entsprechend den oben genannten Kriterien, also längerstreckig und mit sicherer Verankerung, zu ergänzen. Gegebenenfalls können auch ventrale Instrumentierungen für das Erreichen einer ausreichenden Primärstabilität notwendig werden. Alternativ bieten sich operative Verfahren mit einer Verkürzung der Wirbelsäule über rein dorsale Zugangswege, wie die Pedikelsubtraktionsosteotomie, an. Mit dieser Technik kann auf den zusätzlichen ventralen Zugang verzichtet werden, gleichzeitig sind alle dekomprimierenden und korrigierenden Verfahren einzeitig von dorsal durchführbar (38) (Abb. 6 a-d).

Die Kombination einer Zementaugmentation des frakturierten Wirbels über eine Kyphoplastie mit einer additiven dorsalen Instrumentation ist eine weitere Möglichkeit, einen frakturierten Wirbel zu reponieren und bis zur Ausheilung zu fixieren. VERLAAN et al. (53) konnten bei in vitro-Versuchen mit dieser Methode eine gute Reposition der kranialen frakturierten Deckplatte zeigen. BOSZCYK et al. (7) zeigten, dass diese Vorgehensweise auch vom ventralen Zugang aus möglich ist, wenn sich intraoperativ das Knochenlager als zu schlecht für eine ventrale Spondylodese nach vorheriger dorsaler Reposition und Instrumentation erweist.

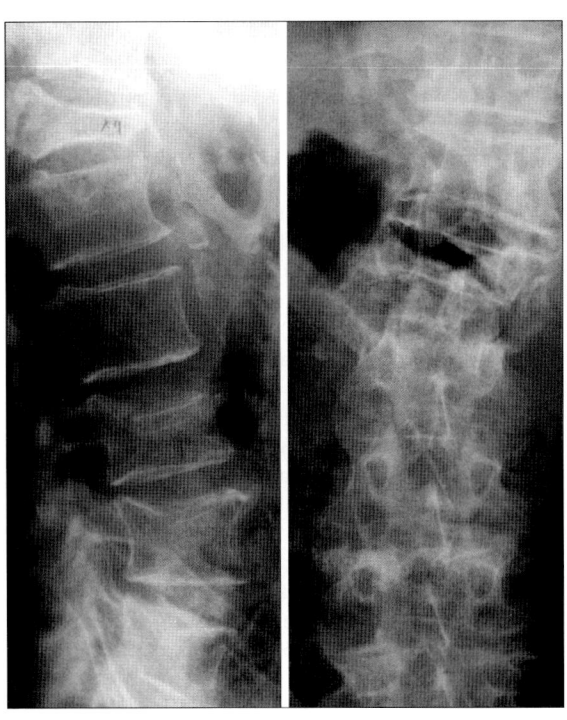

Abb. 6a: Röntgen in zwei Ebenen einer osteoporotischen BWK 12-Fraktur mit kyphotischer und skoliotischer Fehlstellung und Stenose.

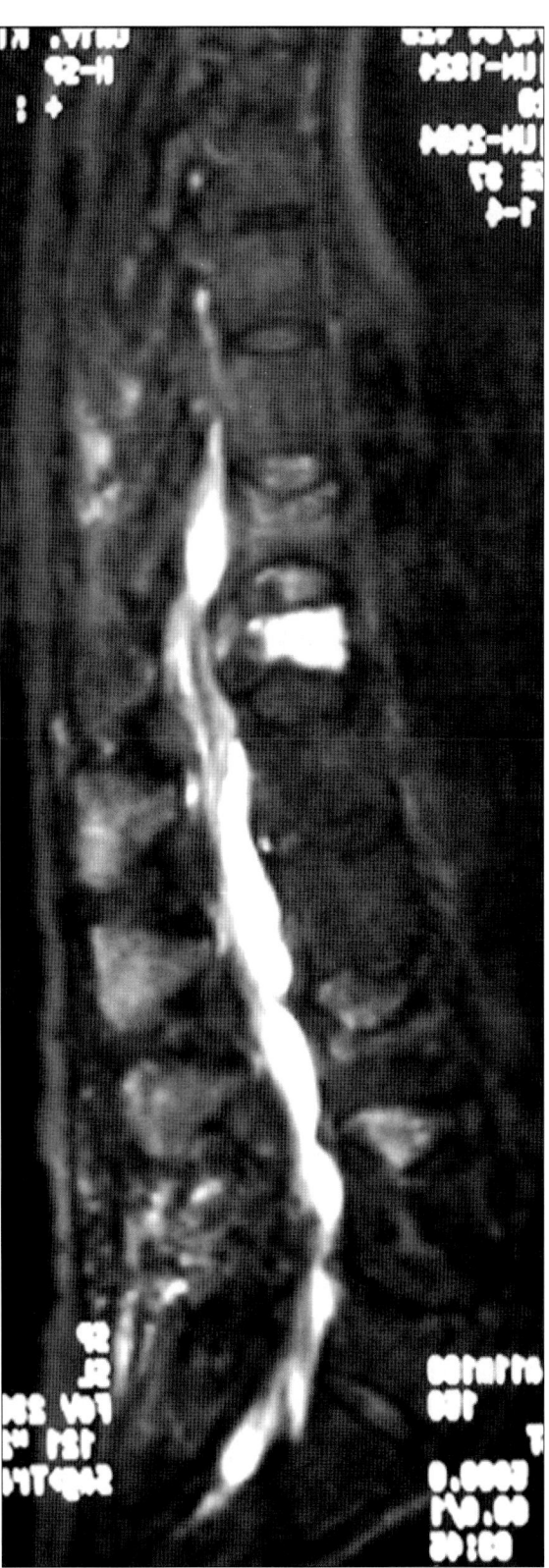

Abb. 6b: MRT-Bild der frakturbedingten Stenose.

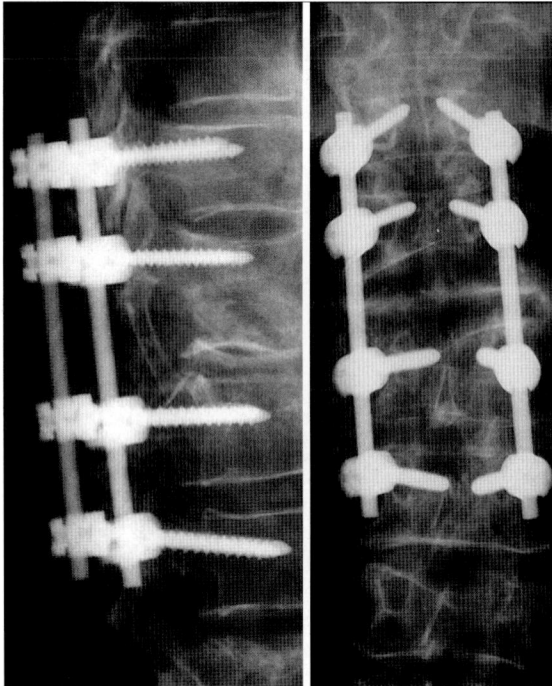

Abb. 6c: Röntgen in zwei Ebenen nach dorsaler Pedikel-subtraktionsosteotomie Th12 und Spondylodese Th10 bis L2.

Literatur

(1) BABA, H., MAEZAWA, Y., KAMITANI, K., FURUSAWA, N. et al.: Osteoporotic vertebral collapse with late neurological complications. Paraplegia, 33, 281-2899 (1995)

(2) BAI, B., JAZRAWI, L.M., KUMMER, J.F., et al.: The use of an injectable, biodegradable calcium phosphate bone substitute fort he prophylactic augmentation of osteoporotic vertebrae and the management of vertebral compression fractures. Spine, 24, 1521-15266 (1999)

(3) BERLEMANN, U., HEINI, P.F.: Perkutane Zementierungstechniken zur Behandlung osteoporotischer Wirbelkörperfrakturen. Unfallchirurg, 105, 2-8 (2002)

(4) BERLEMANN, U., FRANZ, T., ORLER, R., HEINI, P.F.: Kyphoplasty for treatment of osteoporotic vertebral fractures: a prospective non-randomized study. Eur. Spine J., 13, 496-501 (2004)

(5) BLAUTH, M., LANGE, U.F., KNOP, C., BASTIAN, L.: Wirbelsäulenfrakturen im Alter und ihre Behandlung. Orthopäde, 29, 302-317 (2000)

(6) BOSZCZYK, B.M., BIERSCHNEIDER, M., POTULSKI, M., ROBERT, B. et al.: Erweitertes Anwendungsspektrum der Kyphoplastie zur Stabilisierung der osteoporotischen Wirbelfraktur. Unfallchirurg, 105, 952-957 (2002)

(7) BOSZCZYK, B.M., BIERSCHNEIDER, M., HAUCK, S., VASTMANS, J. et al.: Kyphoplastie im offenen und halboffenen Verfahren. Orthopäde, 33, 13-21 (2004)

(8) CHEN, H.L., WONG, C.S., HO, S.T., CHANG, F.L. et al.: A lethal pulmonary embolism during percutaneous vertebroplasty. Anesth. Analg, 95, 1060-1062 (2002)

(9) CENTER, J.R., NGUYEN, T.V., SCHNEIDER, D., SAMBROOK, P.N. et al.: Mortality after all major types of osteoporotic fractures in men and women: an observational study. Lancet, 353, 878-882 (1999)

(10) COOPER, C., ATKINSON, E.J., JACOBSEN, S.J., O'FALLON, W.M. et al.: Population-based study of survival after osteoporotic fractures. Am J. Epidemiol., 137, 1001-1005 (1993)

(11) COUMANS, J.V.C.E., REINHARDT, M.K., LIEBERMANN, I.H.: Kyphoplasty for vertebral compression fractures: 1-year clinical outcomes from a prospective study. J. Neurosurg (Spine 1), 99, 44-50 (2003)

(12) FRANCK, H., BOSZCYK, B.M., BIERSCHNEIDER, M., JAKSCHE, H.: Interdisciplinary approach to balloon kyphoplasty in the treatment of osteoporotic vertebral compression fractures. Eur. Spine J., 12, S. 163-167 (2003)

(13) GAITANIS, I.N., HADJIPAVLOU, A.G., KATONIS, P.G., TZERMIADIANOS, M.N. et al.: Balloon kyphoplasty for the treatment of pathological vertebral compressive fractures. Eur. Spine J., 14, 250-260 (2004)

(14) GALIBERT, P., DERAMONT, H., ROSAT, P., LE GARS, D.: Note préliminaire sur le traitment des angiomes vertébraux par vertébroplastie acrylique percutanée. Neurochirurgie, 33, 166-168 (1987)

(15) GARFIN, S.R., YUAN, H.A., REILEY, M.A.: Kyphoplasty and vertebroplasty for the treatment of painful osteoporotic compression fractures. Spine, 26, 1511-1515 (2001)

(16) GOLD, D.T.: The clinical impact of vertebral fractures: Quality of life in woman with osteoporosis. Bone, 18, 185 S-189 S (1996)

(17) HARRINGTON, K.D.: Major neurological complications following percutaneous vertebroplasty with polymethylmethacrylate. J. Bone Joint Surg. 83-A, 1070-1073

(18) HARROP, J.S., PRPA, B., REINHARDT, M.K., LIEBERMANN, I.: Primary and secondary osteoporosis' incidence of subsequent vertebral compression fractures after kyphoplasty. Spine, 29, 2120-2125 (2004)

(19) HEINI, P.F.: The current treatment – a survey of osteoporotic fracture treatment. Osteoporotic spine fractures: the spine surgeon's perspective. Oseoporos Int., online (2004)

(20) HEINI, P.F., ORLER, R.: Vertebroplastik bei hochgradiger Osteoporose. Orthopäde, 33, 22-29 (2004)

(21) HILLMEIER, J., MEEDER, P.J., NÖLDGE, G., KOCK, H.J. et al.: Augmentation von Wirbelkörperfrakturen mit einem neuen Calciumphosphat-Zement nach Ballon-Kyphoplastie. Orthopäde, 33, 31-39 (2004)

(22) HIRANO, T., HASEGAWA, K., WASHIO, T., HARA, T. et al.: Fracture risk during pedicle screw insertion in osteoporotic spine. J. Spinal. Disord., 11, 493-497 (1998)

(23) HU, S.S.: Internal fixation in the osteoporotic spine. Spine 1997, 22, 43-48 (1997)

(24) JARVIK, J.G., KALLMES, D.F., MIRZA, S.K.: Vertebroplasty: Learning more, but not enough. Spine, 28, 1487-1489 (2003)

(25) KLÖCKNER, C., WEBER, U.: Operative Möglichkeiten zur Behandlung von Erkrankungen und Verletzungen der Wirbelsäule bei Patienten mit manifester Osteoporose. Orthopäde, 30, 473-478 (2001)

(26) KLOTZBUECHER, C.M., ROSS, P.D., LANDSMANN, P.B. et al.: Patients with prior fracture have an increased risk of future fractures: a summary of the literature and statistical synthesis. L. Bone Miner. Res., 15, 721-739 (2000)

(27) LEDLIE, J.T., RENFRO, M.: Balloon kyphoplasty: one-year outcomes in vertebral body height restoration, chronic pain, and activity levels. J. Neurosurg (Spine 1), 98, 36-42 (2003)

(28) LEE, B.J., LEE, S.R., YOO, T.Y.: Paraplegia as a complication of percutaneous vertebroplasty with polymethylmethacrylate. Spine, 27, E 419-E 422 (2002)

(29) LIEBERMAN, I.H., DUDENEY, S., REINHARDT, M.-K., BELL, G.: Initial outcome and efficacy of "kyphoplasty" in the treatment of peinfull osteoporotic vertebral compression fractures. Spine, 26, 1631-1638 (2001)

(30) LIEBSCHNER, M.A.K., ROSENBERG, W.S., KEAVENY, T.M.: Effects of bone cement volume and distribution on vertebral stiffness after vertebroplasty. Spine 2001, 26, 1547-1554 (2001)

(31) LIN, E.P., EKHOLM, S., HIWATASHI, A., WESTESSON, P.L.: Vertebroplasty: Cement leakage into the disc increase the risk of new fracture of adjacent vertebral body. AJNR Am J. Neuroradiol., 25, 175-180 (2004)

(32) LINDSAY, R., SILVERMANN, S., COOPER, C. et al.: Risk of new vertebral fracture in the year following a fracture. JAMA, 17, 320-323 (2001)

(33) MAGERL, F., AEBI, M., GERTZBEIN, S.D., HARMS, J. et al.: A comprehensive classification of thoracic and lumbar injuries. Eur. Spine J., 3, 184-201(1994)

(34) MCKIRNAN, F., JENSEN, R., FACISZEWSKI, T.: The dynamic mobility of vertebral compression fractures. J. Bone Miner. Res., 18, 24-29 (2001)

(35) MEHBOD, A., AUNOBLE, S., LE HUEC, J.C.: Vertebroplasty for osteoporotic spine fracture: prevention and treatment. Eur. Spine J., 12, S155- S162 (2003)

(36) MELTON, L.J., KAN, S.H., FRYE, M.A., WAHNER, H.W. et al.: Epidemiology of vertebral fractures in women. Am J. Epidemiol, 129, 1000-11 (1989)

(37) MORI, S., NORIMATSU, H., OKA, S.: Burst fracture: osteoporotic vertebral compression fracture associated with paraplegia. Nippon Rinsho, 52, 2435-41 (1994)

(38) MOULIN, P., DICK, W.: Die dorsoventrale „schließende" Korrekturosteotomie an der Brust- und Lendenwirbelsäule. In: BLAUTH, M., DICK, W.: Operationen an der Wirbelsäule, Medizin und Wissen, Urban & Vogel GmbH, München (1996)

(39) NAKANO, M., HIRANO, N., KAWAGUCHI, Y. et al.: Percutaneous transpedicular vertebroplasty with calcium phosphate cement in the treatment of osteoporotic vertebral compression and burst fractures. J. Neurosurg (Spine), 287-293 (2002)

(40) PFEIFER, M., LEHMANN, R., MINNE, H.W.: Die Therapie der Osteoporose aus dem Blickwinkel einer auf Evidenz basierenden Medizin. Med. Klin., 96, 270-280 (2001)

(41) PHILLIPS, F.M.: Minimally invasive treatment of osteoporotic vertebral compression fractures. Spine, 28, S 45-S 53 (2003)

(42) PHILLIPS, F.M., WETZEL, T., LIEBERMANN, I., CAMPELL-HUPP, M.: An in vivo comparison of the potential for extravertebral cement leak after vertebroplasty and kyphoplasty. Spine, 27, 2173-9 (2002)

(43) PHILLIPS, F.M., HO, E., CAMPELL-HUPP, M., MCNALLY, T. et al.: Early radiographic and clinical results of balloon kyphoplasty for the treatment of osteoporotic vertebral compression fractures. Spine, 28, 2260-2267 (2003)

(44) PLUIJM, S.M.F., TROMP, A.M., SMIT, J.H., DEEG, D.J.H. et al.: Consequences of vertebral deformities in older men and women. J. Bone Miner. Res., 15, 1564-1572 (2000)

(45) POLIKEIT, A., NOLTE, L.P., FERGUSON, S.: The effect of cement augmentation on the load transfer in an osteoporotic functional spinal unit: finite-element analysis. Spine, 28, 991-996 (2003)

(46) RAUSCHMANN, M.A., STECHOW VON, D., THOMANN, K.D. et al.: Komplikationen in der Vertebroplastie. Orthopäde, 33, 40-47 (2004)

(47) ROSS, P.D., GENANT, H.K., DAVIS, J.W., MILLER, P.D. et al.: Predicting vertebral fracture incidence from prevalent fractures and bone density among non-black, osteoporotic women. Osteoporos. Int., 3, 120-126 (1993)

(48) ROSS, P.D.: Clinical consquences of vertebral fractures. Am. J. Med., 103, 30S-43S (1997)

(50) SOSHI, S., SHIBA, R., KONDO, H., MUROTA, K.: An

experimental study on transpedicular screw fixation in relation to osteoporosis of the lumbar spine. Spine, 16, 1335-1341 (1991)

(51) STOLTZE, D., HARMS, J.: Korrektur posttraumatischer Fehlstellungen. Orthopäde, 28, 731-745 (1999)

(52) The European Osteoporosis Study (EPOS) Group. Incidence of vertebral fracture in Europe: Results from the European prospective osteoporosis study (EPOS). J. Bone Miner Res., 17, 716-724 (2002)

(53) The WHO Study Group. Assessment of fracture risk and its applications to screening for postmenopausal osteoporosis. Geneva: World Health Organization (1994)

(54) VERLAAN, J.J., VAN HELDEN, W.H., ONER, F.C., VERBOUT, A.J. et al.: Balloon vertebroplasty with calcium phosphate cement augmentation for direct restoration of traumatic thoracolumbar vertebral fractures. Spine, 27, 534-548 (2002)

(55) VON STREMPEL, A., KÜHLE, J., PLITZ, W.: Stabilität von Pedikelschrauben. Teil 2: Maximale Auszugskräfte unter Berücksichtigung der Knochendichte. Z. Orthop., 132, 82-86 (1994)

(56) YEOM, J.S., KIM, W.J., CHOY, W.S., LEE, C.K. et al.: Leakage of cement in percutaneous transpedicular vertebroplasty for painful osteoporotic compression fractures. J. Bone Joint Surg., 85-Br, 83-89 (2003)

Knöcherne Thoraxverletzungen: Oberarmkopf

Holger Dietze

Einleitung

Die Behandlung von Humeruskopffrakturen im Rahmen eines Buches über Thoraxtraumata erscheint nur auf den ersten Blick abwegig. Obwohl die Mehrzahl der Betroffenen diese Fraktur als Einzelverletzung nach einem blanden Sturz erleidet, kommt sie doch bei schweren Verletzungen des Brustkorbs als „Begleitverletzung" vor. In solchen Fällen besteht durch Konzentration auf das Wesentliche die Gefahr, dass trotz Einsatz der Computertomographie eine Humeruskopffraktur „am Rande" übersehen wird.

Der Oberarmkopf ist von 4 % aller Frakturen des Menschen betroffen (31). Die Fraktur des Humeruskopfes stellt, wenn auch nicht ausschließlich, eine typische Fraktur des älteren Menschen dar. Im Zuge der demographischen Entwicklung nimmt die Anzahl der auftretenden Frakturen in den Industrieländern zu (1). Die angegebene Inzidenz von 105 auf 100 000 Personen pro Jahr ist damit einer weiteren Steigerung unterworfen. Die Fraktur des Humeruskopfes gilt neben Frakturen des Schenkelhalses, der Wirbelkörper oder des distalen Radius als Indikatorverletzung für das Vorliegen einer Osteoporose. 70 % der Frakturen treten in einem Alter von über 60 Jahren auf, 50 % bei über 70-Jährigen (31). Aufgrund der abnehmenden Knochenqualität nimmt mit zunehmendem Alter neben der Häufigkeit dieser Verletzung auch deren Schweregrad zu. Der Zusammenhang mit der Osteoporose wird auch bei der Verteilung der Frakturen auf Frauen und Männer im Verhältnis von etwa 2:1 deutlich (1).

Bei jüngeren Patienten muss das auslösende Trauma eine höhere Rasanz aufweisen. Ein einfacher Sturz auf den Arm ist hier selten hinreichend für diese Fraktur. Verkehrs- und Sportunfälle spielen in diesem Alter eine größere Rolle. Die Kombination mit weiteren Verletzungen bis hin zum Polytrauma ist daher häufiger als beim alten Menschen.

Verletzungsmechanismen

Der weitaus häufigste Mechanismus für das Auftreten einer Humeruskopffraktur ist der Sturz auf den ausgestreckten Arm. Die dabei auftretende Stauchung auf die gesamte Achse ist die Hauptkraft, die auf die Bruchregion übertragen wird. Ergebnis sind die häufigen eingestauchten Frakturen. In Abhängigkeit von der Stellung des Arms treten zusätzlich Biegemomente auf, die zu einer eher valgischen (bei abduziertem Arm) bzw. eher varischen (bei adduziertem Arm) Abweichung von den gesunden Achsverhältnissen zwischen Kopf- und Schaftfragment führen. Die valgische Impaktierung des Kalottenfragments bewirkt ein Abdrängen der Tubercula nach peripher, wodurch die Tubercula auch aus ihrer Verbindung zum Schaft brechen und voneinander getrennt werden.

Bei Stürzen auf den Arm kann es durch Anschlagen am Acromion zu Impressionen im oberen Kopfbereich oder Dislokation eines Kopffragments kommen.

Auch Stürze direkt auf die Schulter kommen als Unfallmechanismus in Betracht. Die durch die lateralen Weichteile einwirkenden Kräfte finden im relativ kleinen Glenoid ihren Widerhalt und führen zu einer Kompression des Humeruskopfes. Der gleiche Unfallmechanismus wird auch bei Frakturen der Skapula oder/und der Klavikula gesehen. Die Kraft wird dabei ohne Folgen über den Humeruskopf und den glenohumeralen Gelenkspalt hinweg übertragen. Im höheren Lebensalter bricht jedoch eher der durch die Osteoporose stärker in seiner Stabilität geschwächte Humeruskopf. Eine gleichzeitige Frakturierung des proximalen Humerus und der angrenzenden Strukturen des Schultergürtels ist dagegen sehr selten.

Das Auftreten typischer Fragmentdislokationen erklärt sich neben dem Vorhandensein von Schwachstellen in der knöchernen Struktur auch durch den Zug der am proximalen Humerus ansetzenden Muskulatur. Diese wird bei Stürzen reflektorisch angespannt und beeinflusst damit die Frakturform. Dafür spricht die Beobachtung, dass bei Patienten über 65 Jahren mit dislozierten Humeruskopffrakturen die Rate der noch intakten Rotatorenmanschette mit 95 % deutlich über dem Altersdurchschnitt liegt (28).

Ein abgerissenes Tuberculum majus disloziert durch den Zug der Supraspinatussehne nach kranial und dorsal. Die Subscapularissehne mit Ansatz am Tuberculum minus zieht das entsprechende Fragment nach medial oder bringt den Humeruskopf bei Abrissen des Tuberculum majus mit gleichzeitiger Fraktur im Collum chirurgicum in eine Innenrotationsstellung (Abb. 1). Bei Frakturen im Collum chirurgicum wird das Schaftfragment durch den Zug des M. pectoralis major nach medial und ventral verlagert.

Begleitende Luxationen des Kopffragments aus dem Glenoid heraus werden bei Stürzen auf den nach vorn gestreckten und innenrotierten Arm beobachtet (dorsale glenohumerale Luxationen). Ventrale Luxationen erfordern dagegen einen Unfallmechanismus mit Abduktion und Außenrotation. Vorbestehende Instabilitäten des Schultergelenks und ein jüngeres Lebensalter sind dabei förderlich. Auch bei den gegenüber den Luxationsfrakturen wesentlich häufigeren „reinen" Luxationen sind knöcherne Verletzungen im Bereich des Humeruskopfes typisch. Diese entstehen durch die Impression des ventralen Glenoidrandes in den dorsalen Humeruskopf bei der vorderen Luxation (HILL-SACHS-Läsion) bzw. des dorsalen Glenoids in den ventralen Humeruskopf bei dorsaler Luxationsrichtung (reversed HILL-SACHS-Läsion). Besonders die häufig übersehenen dorsalen Lu-

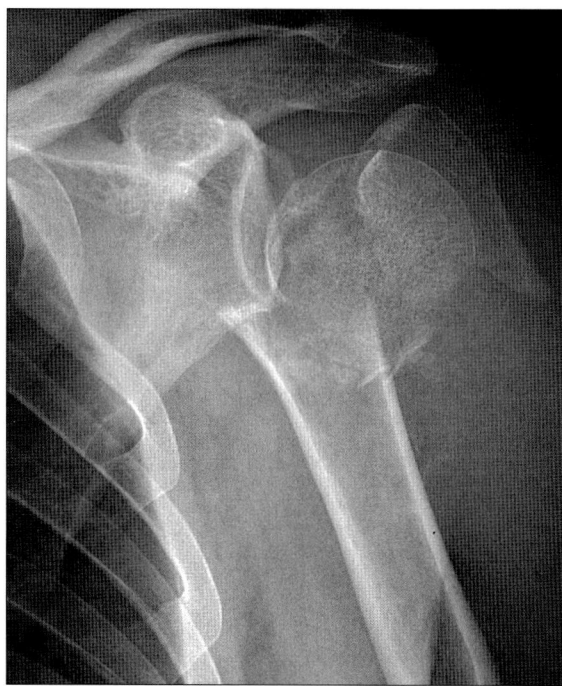

Abb. 1: 3-Fragmentfraktur mit disloziertem Tuberculum majus und Rotationsfehlstellung des Kopfes.

xationen können auch ohne ein Trauma im engeren Sinne, z.B. bei Krampfanfällen, auftreten. Unfälle, die bei jüngeren Patienten zu einer Luxation führen, sind bei älteren Patienten eher Ursache von Frakturen. Erklärung ist die im Alter nachlassende Luxationsgefahr durch weniger flexible Kapsel- und Weichteilstrukturen zusammen mit der abnehmenden Knochenqualität.

Diagnostik
Klinische Untersuchung
Klinischen Verdacht auf das Vorliegen einer Humeruskopffraktur sollten neben dem Auftreten einer sichtbaren Deformität und akuten schmerzhaften Bewegungseinschränkungen des Schultergelenks auch ein Hämatom des Oberarmes oder der lateralen Thoraxwand erregen. Alte und inaktive oder demente Patienten mit vorbestehenden Schulterschmerzen äußern sich gerade bei einfachen, eingestauchten Frakturen oft nicht adäquat.

Die Überprüfung der Durchblutung und Erfassung sensomotorischer Ausfälle sind obligat. Hier ist besonders die Prüfung des sensiblen

456

Versorgungsgebietes des am häufigsten betroffenen Nervus axillaris zu nennen. Dieses befindet sich an der Außenseite der Schulter und des Oberarms über dem M. deltoideus. Die Prüfung der Funktion des M. deltoideus ist durch die akuten Schmerzen oft erschwert. Bei Frakturen im Rahmen eines Rasanztraumas (Motorradfahrer!) oder bei einem Unfallmechanismus mit erzwungener Abduktion, Retroversion oder Außenrotation kann es zum Auftreten von Läsionen des Plexus brachialis bis hin zu kompletten Ausrissen kommen. Eine Untersuchung der Sensibilität und Motorik an Unterarm und Hand sind hier wegweisend.

Klinischen Hinweis auf das Vorliegen einer Gefäßverletzung geben ein vermindert oder nicht tastbarer peripherer Puls und auskultatorisch Strömungsgeräusche im axillären Bereich.

Seitenunterschiede in der Schulterkontur und eine fixierte Rotationsstellung des Oberarmes sind Hinweise auf das Vorliegen einer Luxation.

Röntgen

Die grundlegende bildgebende Diagnostik der proximalen Humerusfrakturen ist die Röntgenaufnahme in zwei, besser in 3 Ebenen. Relativ problemlos anzufertigen ist eine true-a-p Aufnahme des Schultergelenks mit an der Röntgenplatte anliegender Scapula und damit in etwa 30° Außenrotation. Hier stellt sich der glenohumerale Gelenkspalt überlagerungsfrei dar. Das Tuberculum majus ist bei intakten Verhältnissen lateral randbildend. Glenoidverletzungen am oberen oder unteren Pol werden ebenfalls sichtbar.

Eine zweite Ebene lässt sich in Form der Supraspinatus-Outlet- oder Y-Aufnahme gewinnen. Die Position des Humeruskopfes gegenüber dem Glenoid lässt sich hier ebenso beurteilen wie Verletzungen oder Formvarianten des Akromions.

Für die Beurteilung des dorsalen und ventralen Glenoidrandes, des Tuberculum minus und den sicheren Ausschluss besonders einer dorsalen Luxation wird im Rahmen der sogenannten Traumaserie eine 3. Röntgenebene mit der axialen Aufnahme angestrebt. Bei Vorliegen einer frischen Fraktur ist die dabei notwendige Abduktionsstellung des Arms schmerzbedingt häufig nicht zu erreichen. Bei Indikationsstellung für eine CT nach Anfertigung der beiden ersten Ebenen sollte auf diese Aufnahme verzichtet werden. Eine alternative Aufnahme nach VALPEAU ohne Abduktion des Armes und in 30° Rücklage des sitzenden Patienten gelingt selten überlagerungsfrei. Die früher häufig praktizierte transthorakale Aufnahme bringt bei zahlreichen Überlagerungen durch die knöchernen Thoraxstrukturen keinen wesentlichen Informationsgewinn gegenüber der Y-Aufnahme.

Computertomographie

Die heute nahezu flächendeckend zur Verfügung stehende Computertomographie kommt zur Klärung der aus den Röntgenaufnahmen oft nur ungefähr erkennbaren Lokalisation und Form der Frakturfragmente zur Anwendung. Die Rotation eines Kopffragmentes, die Dislokationsweite eines abgerissenen Tuberculum oder der Abstand zwischen Kopf und Schaft im Bereich der medialen Kortikalis sind auf den CT-Bildern genauer darzustellen. Damit erlaubt in vielen Fällen erst die Computertomographie eine fundierte Entscheidung über die Therapiewahl. Begleitende Frakturen der Skapula sind ebenfalls eine Domäne der CT-Diagnostik. Für die räumliche Vorstellung bei komplexen Frakturen sind die 3D-Rekonstruktionen hilfreich.

Magnetresonanztomographie

Eine MRT-Untersuchung bei frischen Humeruskopffrakturen ist selten und bleibt speziellen Fragestellungen vorbehalten. Dazu gehört die Diagnostik von Begleitverletzungen wie Plexusläsionen und die Beurteilung der Rotatorenmanschette vor Implantation einer Schulterendoprothese. Bei Luxationen können frische von alten Impressionen am Humeruskopf unterschieden sowie Labrum- und Kapselläsionen dargestellt werden.

Weitere diagnostische Verfahren

Bei klinischem Hinweis auf das Vorliegen einer Gefäßverletzung ist die Angiographie bereits in der Notfallsituation zur Klärung der Diagnose unverzichtbar, da dies eine sofortige operative Intervention erfordert.

Sonografische Untersuchungen werden bei Diagnostik einer interponierten oder rupturierten langen Bicepssehne als kostengünstige und zeitsparende Alternative zum MRT eingesetzt. Auch der relativ ungeübte Untersucher kann eine größere Ruptur der Rotatorenmanschette feststellen.

Duplexsonografisch lässt sich der Verdacht auf eine Gefäßverletzung erhärten.

Klassifikation der Humeruskopffrakturen

Die Klassifikation der Humeruskopffrakturen ist bisher nicht befriedigend gelöst. Die ideale Klassifikation wäre eine Einteilung nach der Frakturmorphologie, die bereits aus dem Röntgenbild abzulesen ist, und auf deren Grundlage eine eindeutige Zuweisung zu den verschiedenen Therapieoptionen möglich ist. Die vorhandenen Klassifikationen erfüllen beide Kriterien nur unvollständig. Die Schwierigkeit liegt unter anderem in der Einschätzung des Nekroserisikos auf Grundlage des Frakturbildes, in der Komplexität der Frakturformen selbst, aber auch in der Vielzahl der zur Verfügung stehenden Therapien.

Klassifikation nach Neer

Im klinischen Alltag, aber auch in der Literatur, ist die Neer-Klassifikation (26) nach wie vor am gebräuchlichsten.

Sie unterscheidet nicht oder gering dislozierte (Typ I) von dislozierten Frakturen. Bei den dislozierten Frakturen erfolgt die Einteilung nach der Frakturlokalisation (anatomischer Hals, chirurgischer Hals, Tuberculum majus und Tuberculum minus – Typ II bis V). Bei den beiden letzten Typen werden mit steigender Fragmentanzahl (2 bis 4) Untergruppen gebildet. Die 4-Fragmentfraktur gehört durch Beteiligung beider Tubercula zu Typ IV und V. Luxationsfrakturen (Typ VI) nach ventral und dorsal bilden gesonderte Gruppen, welche wieder nach der Anzahl der Fragmente unterteilt werden. Die Einteilung der Humeruskopffrakturen nach diesem Schema ist relativ eindeutig. Prognostische Kriterien sind mit der Fragmentanzahl und Frakturlokali-

sation in die Klassifikation eingeflossen. Sie erlaubt jedoch keine eindeutige Zuordnung zu einem Therapiezweig. Besonders inhomogen fällt in dieser Beziehung der Typ I (nicht oder gering dislozierte Frakturen) aus. Die Grenze zu dislozierten Frakturen wurde mit einer Achsabweichung von 45° oder einer Dislokation von 1 cm relativ weit gefasst. In diese Gruppe fallen damit stark nekrosegefährdete Frakturen mit Dislokation eines Kalottenfragments um mehr als 0,5 cm ebenso wie gering impaktierte Frakturen mit deutlich besserer Prognose und vorrangig konservativer Therapie.

AO Klassifikation

Die von der AO favorisierte Klassifikation ist deutlich mehr an prognostischen Kriterien ausgerichtet. Dies wird durch Beachtung der Frakturlage in Bezug auf die Gelenkgrenzen als Hauptkriterium der Klassifikation erreicht. Sie unterscheidet extraartikuläre unilokale A-Frakturen von extraartikulär bifokalen B-Frakturen und intrartikulären C-Frakturen mit großer Nekrosegefahr. Isolierte Frakturen der Tubercula werden dem Frakturtyp A1 zugeordnet. Die weitere Unterteilung betrifft den Grad der Dislokation, das Vorliegen einer prognostisch günstigeren Impaktion und eine begleitende Luxation als Ausdruck einer schlechten Prognose. Diese Zuordnung (A1 bis C3) ist schon weniger einfach als bei der Neer-Klassifikation. Die weitere Klassifizierung in 27 Untergruppen hat sich nicht durchgesetzt.

Weitere Klassifikationen

Eine Zwischenstellung in der Gewichtung zwischen Prognosekriterien und Frakturmorphologie nimmt die Klassifikation nach Habermeyer ein. Diese ist an die Klassifikation von Neer angelehnt. 4-Fragment-Frakturen werden hier jedoch aus der Grundform der einfachen Frakturen des chirurgischen bzw. des anatomischen Halses hergeleitet. Damit ist eine bessere Einschätzung des Nekroserisikos möglich. Impaktierte Frakturen finden keine differenzierte Betrachtung.

Ebenfalls als Weiterentwicklung der Neer-Klassifikation ist die von Mittlmeier vertretene

„Five-part-Theory" mit der Einführung eines fünften regulären Fragments. Dieses entsteht durch eine weitere Fraktur zwischen dem ventralen und dorsalen Anteil des Tuberculum majus. Nur das Kalottenfragment wird durch Kompression disloziert, während alle anderen Fragmente durch den Zug der ansetzenden Sehnen im Sinne einer Distraktion ihre typische Lage einnehmen.

Therapie der Oberarmkopffrakturen

Bei der Behandlung der Frakturen des proximalen Humerus kommt ein breites Spektrum der traumatologisch-orthopädischen Therapieverfahren zum Einsatz. Dies reicht mit jeweils starken Überschneidungen bei der Indikation von der konservativen Behandlung über minimalinvasive und offene Osteosynthesen bis hin zur endoprothetischen Versorgung. Dies unterstreicht den Charakter dieser Fraktur als Problemverletzung. Das Fehlen einer einheitlichen Golden-Standard-Therapie hat aber auch zu einer rasanten Weiterentwicklung besonders bei den Implantaten zur osteosynthetischen oder endoprothetischen Behandlung geführt. Neben den Schwierigkeiten in der Versorgung, die durch die Osteoporose verursacht sind, ist das Auftreten einer avaskulären Nekrose kennzeichnend für diese Frakturregion. Daher wird den Beschreibungen der Therapieformen eine zusammenfassende Darstellung dieses Problems vorangestellt.

Avaskuläre Nekrose des Humeruskopfes

Die Abschätzung des Nekroserisikos spielt bei der Wahl eines geeigneten Therapieverfahrens und bei der Prognose des weiteren Heilungsverlaufs eine herausragende Rolle.

Als Hauptrisikofaktoren für das Auftreten einer Humeruskopfnekrose wird vor allem die Unterbrechung der zuführenden Gefäße an der Medialseite des Kopf-Hals-Übergangs beschrieben (6). Die hier mit der Gelenkkapsel in den Knochen eintretenden Endäste der Aa. circumflexae humeri anterior et posterior werden bei Dislokationen im Bereich der medialen Abstützung geschädigt. Die oberen Anteile des Kopfes werden außerdem durch einen am hinteren Rand des Sulcus intertubercularis aufsteigenden Ast aus der A. circumflexa humeri anterior versorgt (29). Hier verläuft bei komplexen Frakturen eine typische Frakturlinie zwischen den beiden Tubercula.

Die unterbrochene Blutversorgung führt zur Entwicklung einer avaskulären Nekrose. Dieser Prozess kann sich bis zum Kollaps des Kopfes über wenige Monate, aber auch über mehrere Jahre hinziehen. Nicht immer ist das ganze Kalottenfragment von der Nekrose betroffen.

Als besonders zuverlässig bei der Vorhersage einer möglichen Nekrose haben sich 3 Risikofaktoren erwiesen: Länge des metaphysären Teils am Kopffragment unter 8 mm, fehlende mediale Abstützung und Fraktur im Collum anatomicum (13). Für die Unterbrechung der medialen Gefäßversorgung über die Kapselstrukturen ist eine laterale Verschiebung der Kalotte im epiphysären Bereich gefährdender als eine Einstauchung.

Rein extraartikuläre Frakturen sind nur selten von einer Nekrose betroffen. Für 4-Fragment-Frakturen mit stets intraartikulärem Frakturverlauf werden Nekroseraten von bis zu 67 % (!) angegeben (35), wobei die Angaben mehrheitlich im Bereich zwischen 10 und 40 % liegen.

Neben der Frakturform hat auch die Wahl des Therapieverfahrens und die intraoperative Sorgfalt Einfluss auf das Nekroserisiko. Eine geschlossene Reposition mit minimalinvasiver Frakturversorgung beinhaltet bei gleicher Frakturform ein geringeres Risiko für das Auftreten einer Humeruskopfnekrose als ein offenes Vorgehen (17). Ob eine Osteosynthese durch die Reposition und Retention der Frakturfragmente überhaupt das Nekroserisiko senkt oder durch die unvermeidliche iatrogene Zusatzverletzung sogar erhöht, wird in der Literatur nirgends eindeutig geklärt. Insofern ist der Trend zur Ausweitung der Indikationen für die operative Frakturversorgung kritisch zu betrachten.

Als zusätzliche Risikofaktoren sind ein höheres Lebensalter, chronischer Alkohol- und Nikotinabusus sowie eine Dauertherapie mit Steroiden zu nennen.

Bei der Therapie der einmal eingetretenen Nekrose sollte zurückhaltend vorgegangen werden.

Der schleichende Verlauf muss bei einer geringen Lebenserwartung mit in Betracht gezogen werden. Eine schnelle Behandlung ist indiziert, wenn durch die Schrumpfung des Humeruskopfes Schraubenspitzen in das Gelenk vorragen und zu einer Schädigung des glenoidalen Knorpels führen. Bei guter Beweglichkeit sollte in diesen Fällen nur eine Material-(teil)entfernung vorgenommen werden. Bei deutlichen Schmerzen und stark eingeschränkter Funktion ist die Implantation einer Humeruskopf- oder Totalendoprothese das Mittel der Wahl.

Eine generelle Empfehlung für eine primär endoprothetische Versorgung kann für nekrosegefährdete Frakturen nicht gegeben werden. Dies hängt mit den relativ schlechten funktionellen Ergebnissen nach Implantation von Frakturprothesen, aber auch mit der Kenntnis zusammen, dass die Nekrose nicht zwangsläufig mit einer schlechten Funktion und Schmerzen einhergeht (11). Die nicht selten ausbleibende Einheilung der Tubercula bei der endoprothetischen Versorgung lässt sich durch eine primäre Osteosynthese oft besser erreichen. Damit bestehen im Fall einer auftretenden und klinisch relevanten Nekrose des Kopfes günstigere Voraussetzungen für eine sekundäre Endoprothesenimplantation.

Die Nekrose der Tubercula nach endoprothetischer Versorgung ist ebenfalls als avaskuläre Nekrose zu klassifizieren und hat durch den nachfolgenden Verlust der Rotatorenmanschette ausgeprägte funktionelle Defizite zur Folge.

Konservative Behandlung

Die nichtoperative Frakturbehandlung hat unverändert einen hohen Stellenwert für die Humeruskopffrakturen. Der Anteil der konservativ behandelten Frakturen ist in den vergangenen Jahren rückläufig. Durch verbesserte Implantate wird sich dieser Trend zur Ausweitung der Indikationsstellung für eine operative Therapie noch fortsetzen. In absehbarer Zeit wird die konservative Therapie für bestimmte Frakturformen aber alternativlos oder zumindest eine der möglichen Behandlungsoptionen bleiben.

Grundsätzlich gilt für die konservative Frakturbehandlung, dass sie nur Aussicht auf Erfolg hat, wenn die Fraktur stabil ist und nach der Ausheilung ein funktionell beanspruchbarer Knochen zu erwarten ist. Diese Voraussetzung kann ohne oder nach einer geschlossenen Reposition erreicht sein. Die Stabilität der Fraktur muss im Fall des proximalen Humerus so hoch sein, dass sie eine frühzeitige Mobilisierung des Schultergelenks erlaubt. Eine lange gelenkübergreifende Ruhigstellung führt im Schulterbereich zu einem raschen und oft irreversiblem Funktionsverlust.

Indikationen

Die klassische Indikation für die konservative Frakturbehandlung sind die Frakturen vom Typ I nach NEER mit einer definitionsgemäß maximalen Dislokation der Fragmente von < 1cm (< 0,5 cm im Bereich der Tubercula) und/oder einer Achsabweichung von < 45 Grad (Abb. 2). Von einer Stabilität ist im Fall einer primären Einstauchung des Kopffragments auszugehen.

Der Bereich der tolerierbaren Dislokation wird jedoch zunehmend enger gefasst. Eine Verschiebung des Tuberculum majus um mehr als 3 mm wird als Operationsindikation angesehen, da nach konservativer Behandlung ein subacromiales Impingement zu erwarten ist. Gleiches gilt für das Tuberculum minus, da hier bei größerer Dislokation mit einer instabilen Situation und zunehmender Medialisierung durch den Zug des M. subscapularis zu rechnen ist. Isolierte Frakturen der Tubercula, die im Zusammenhang mit einer vorderen oder hinteren glenohumeralen Luxation auftreten, sollten erst nach der Reposition beurteilt werden, da sie sich oft erstaunlich gut anlegen (Abb. 3). Auch dislozierte 2-Fragmentfrakturen im Collum chirurgicum (NEER Typ III) sind ein Gebiet der konservativen Behandlung, wenn sich durch Reposition eine stabile Einstauchung erreichen lässt, die dem Muskelzug des M. pectoralis am Schaftfragment nach medial standhält.

Dagegen wird für dislozierte Frakturen am Collum anatomicum (NEER Typ II) auf Grund der Nekrosegefahr und der Schwierigkeit einer geschlossenen Reposition die operative Versorgung empfohlen (12).

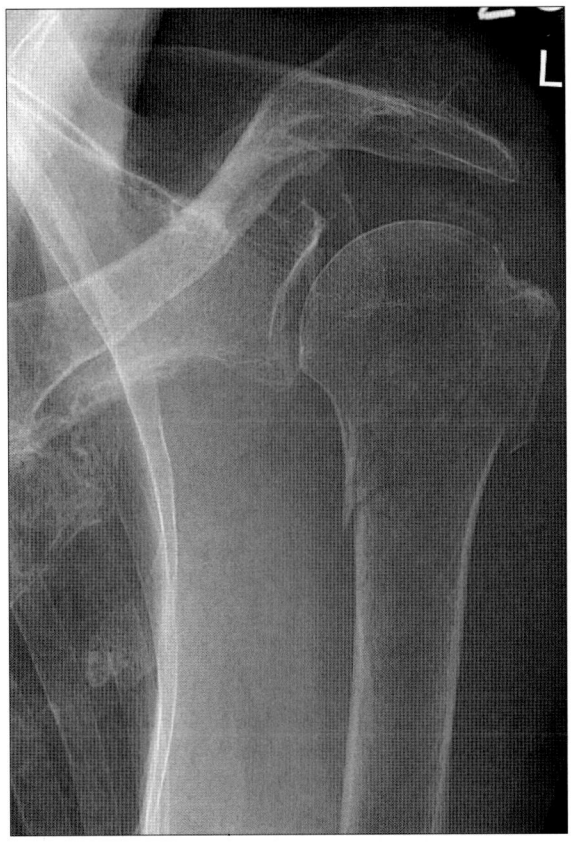

Abb. 2: Gering dislozierte 3-Fragment-Fraktur, Grenzindikation für eine konservative Therapie, Tendinosis calcarea der Rotatorenmanschette.

Verschiedene Studien haben die konservative Therapie bei dislozierten 3- und 4-Fragmentfrakturen (NEER IV und V) untersucht. Neben der Schwierigkeit, ein stabiles Repositionsergebnis zu erreichen, sind diese Frakturen mit einem hohen Risiko für das Auftreten einer avaskulären Nekrose behaftet. Mit steigender Fragmentzahl ist außerdem unter konservativer Therapie ein unbefriedigendes funktionelles Ergebnis zu erwarten (15, 20, 21). Diese Behandlungsform kann daher nur bei einer bestehenden Kontraindikation für einen operativen Eingriff empfohlen werden.

Bei vorliegender Indikation für eine konservative Therapie sind außerdem das Lebensalter und der Anspruch besonders jüngerer Patienten an eine zügige Rehabilitation mit in die Therapieentscheidung einzubeziehen. Eine persistierende Gelenkfehlstellung, die sich durch eine gelenkerhaltende operative Versorgung korrigieren lässt, muss gerade bei jüngeren Patienten zur Empfehlung einer operativen Versorgung führen. Die konsekutive Ausbildung einer sekundären Arthrose spielt hier für die Langzeitprognose eine größere Rolle.

Behandlungsablauf

Nach Indikationsstellung an Hand der Röntgenaufnahmen, im Zweifelsfall nach Durchführung eines CT muss die Entscheidung über eine Reposition getroffen werden. Gering dislozierte Frakturen sollten ohne weitere Reposition behandelt werden. Eine Reposition ist dagegen bei dislozierten Frakturen am Collum chirurgicum mit typischer Fehlstellung des Schaftfragments nach medial indiziert. Die Reposition wird unter Bildwandlerkontrolle in Analgosedierung oder unter Vollnarkose durchgeführt. Dabei erfolgt unter Zug am Arm eine Flexions- und Adduktionsbewegung über ein Hypomochlion an der medialen Seite des proximalen Oberarms (12, 2). Am Ende sollte eine stabil eingestauchte Fraktur stehen, die der passiven Bewegung unter Bildwandler standhält. Die erneute Prüfung der Durchblutung, Sensibilität und Motorik nach Reposition ist obligatorisch.

Eine dynamische Bildwandleruntersuchung ist auch ohne Reposition bei Zweifeln an der Stabilität einer gering dislozierten Fraktur geeignet, um die weitere Therapie festzulegen. Eine so festgestellte Instabilität sollte dann Anlass für eine operative Stabilisierung und nicht für eine verlängerte Ruhigstellung im Rahmen einer konservativen Frakturbehandlung sein.

Nach Indikationsstellung für eine konservative Therapie muss der Arm zunächst im GILCHRIST-Verband immobilisiert werden. Eine Schmerztherapie und die Beübung des Ellenbogens sowie der Hand- und Fingergelenke stehen am Beginn der Behandlung. Die Länge der Ruhigstellung des Schultergelenks wird unterschiedlich gehandhabt und sollte sich an den Schmerzen und der Stabilität der Fraktur orientieren. Gemeinsam mit einer strengeren Indikationsstellung zur konservativen Therapie besteht jedoch ein Trend zur frühzeitigen Mobilisierung.

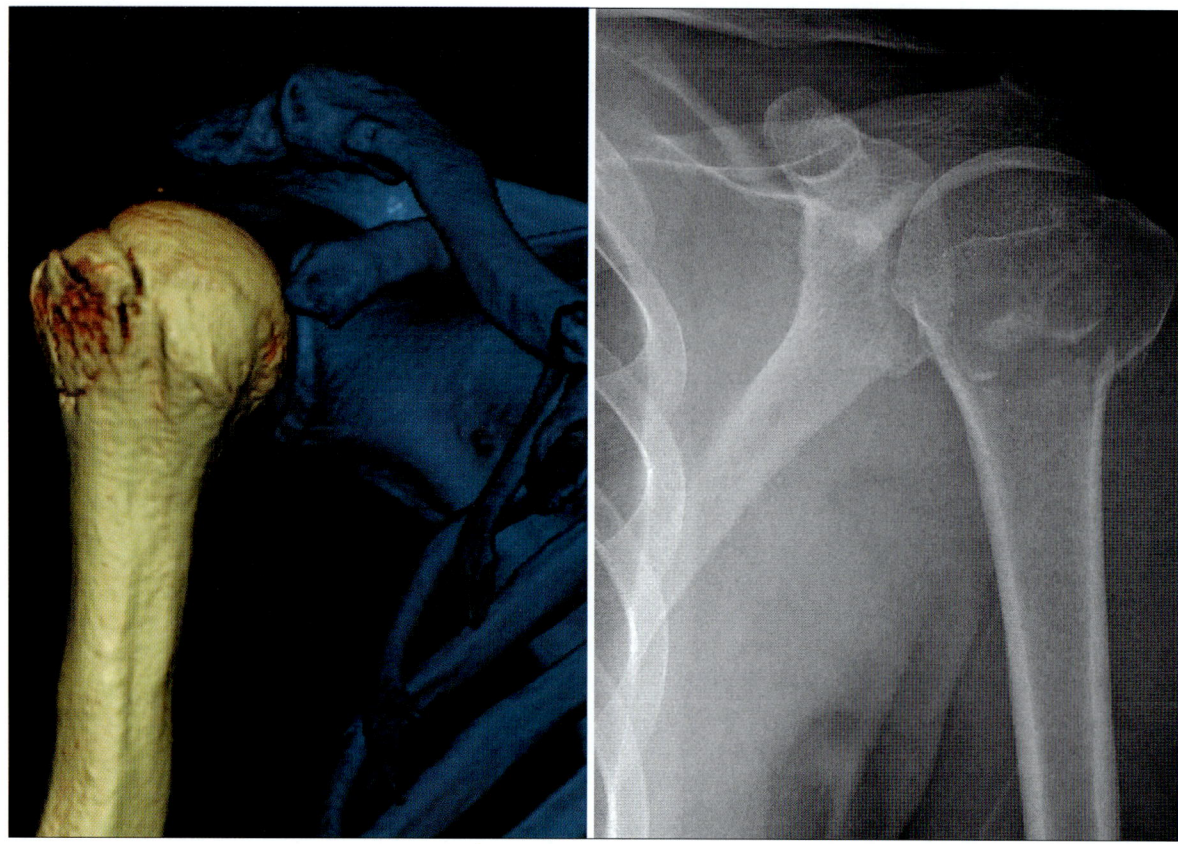

Abb. 3: 3-D Rekonstruktion, Zustand nach ventraler Luxation, gut reponierter, primär dislozierter Abriss des Tuberculum majus.

Eine Ruhigstellung von einer Woche und mehr verbessert das Ergebnis nicht (19). Mit der Länge der Ruhigstellung ist die Gefahr von Verwachsungen der Gleitschichten und das Auftreten von Kapselschrumpfungen erhöht. Demnach kann eine zunächst passive Beübung des Schultergelenkes mit Rückgang der Schmerzen nach wenigen Tagen begonnen werden. Forcierte Rotationsbewegungen und eine Kombination von Abduktion und Außenrotation sollten initial nicht beübt werden, um den Muskelzug an den Fragmenten möglichst gering zu halten (Rotatorenmanschette, M. pectoralis major). Eine strenge Orientierung an der Schmerzgrenze ist zu empfehlen, um den reflektorischen Gegenzug der Muskulatur zu minimieren.

Die Mobilisierung muss unter engmaschigen Röntgenkontrollen durchgeführt werden. Die aktive Beübung der Schulter kann ab der 2. bis 3. Woche begonnen werden (12). Ein Selbstübungsprogramm kann dann aufgebaut werden.

Vorteile:
- Ausschaltung der Operationsrisiken.
- Keine zusätzliche Zerstörung der Gleitschichten und der Gefäßversorgung.

Nachteile:
- Verzögerter Beginn der Beübung mit Gefahr der Einsteifung und Muskelatrophie.
- Persistierende Fehlstellungen mit Ausbildung eines subacromialen Impingements oder einer sekundären Arthrose.
- Pseudarthrose oder sekundäre Dislokation/ Repositionsverlust mit operativer Revision.
- Ungeeignet bei schlechter Compliance.

Osteosynthetische Verfahren

Zur operativen Therapie der Humeruskopffrakturen sind im Laufe der Entwicklung mit wenigen Ausnahmen alle in der Traumatologie zur Verfügung stehenden Osteosynthesemethoden und Implantate herangezogen worden. Auch heute stehen dem Operateur noch sehr unterschiedliche Osteosyntheseverfahren zur Auswahl. Dieser Zustand ist durch die vielfältigen Frakturformen nur zum Teil zu erklären. Auch für identische Frakturen werden sehr unterschiedliche Implantate und Versorgungsstrategien als geeignet beschrieben. Insgesamt dürfte der Grund im Fehlen eines eindeutig besten Implantats zu suchen sein. Einzig die konventionelle T-Platte wurde mit der Entwicklung der winkelstabilen Platten komplett verdrängt. Sie wird deshalb im Folgenden nicht beschrieben.

Alle Implantate müssen sich daran messen lassen, ob ein Einbringen über einen möglichst kleinen Zugang möglich ist. Damit werden die periartikulären Gleitschichten ebenso geschont wie die durchblutungssichernden und stabilisierenden Periost- und Kapselbrücken im eigentlichen Frakturbereich. Die Verletzungsgefahr neurovaskulärer Strukturen, vor allem des N. axillaris wird minimiert.

Die zweite wesentliche Anforderung an das Implantat ist die stabile Verankerung im oft osteoporotisch ausgedünnten Knochen, die eine frühfunktionelle Behandlung erlauben soll. Dabei müssen auf sehr engem Raum sehr unterschiedliche Kräfte neutralisiert werden. Die Gelenkfläche des Humeruskopfes ist bei Bewegungen des Schultergelenks vor allem einer Kompression durch das Glenoid ausgesetzt. Das so belastete Kalottenfragment bildet damit das Widerlager der an den unmittelbar benachbarten Strukturen ansetzenden Zugkräfte.

Im Bereich des Collum chirurgicum muss das Implantat außerdem Biege- und Scherkräften widerstehen, die eine varische Dislokation des Humeruskopfes und eine Medialverschiebung des Schafts fördern.

Bei der osteosynthetischen Versorgung der Humeruskopffrakturen stehen sich demnach zwei unterschiedliche Konzepte gegenüber, welche den Schwerpunkt entweder auf eine möglichst geringe Invasivität mit Abstrichen bei der Stabilität setzen oder die Betonung auf die primäre Übungsstabilität legen. Dieser Gegensatz wird durch die neuesten Entwicklungen mit der Möglichkeit, auch größere Transplantate minimalinvasiv einzubringen, immer mehr aufgehoben.

Repositionstechniken

Unabhängig vom gewählten Osteosyntheseverfahren muss zunächst eine Reposition der Fragmente erreicht werden. Der Ablauf der Reposition ist weitgehend gleich und wird deshalb hier zusammenfassend dargestellt. Die Lagerung erfolgt in „beach chair" Position mit Lagerung des Kopfes in einer Schale in leichter Neigung und Drehung zur Gegenseite. Für eine retrograde intramedulläre Nagelung wird zum Teil die Bauchlagerung bevorzugt. Die Bewegungsfreiheit des Arms ist hier jedoch weitaus geringer, ein Umstieg auf eine offene Reposition oder ein anderes Verfahren nicht möglich. Die Reposition im Schaftbereich ist fast immer geschlossen und indirekt zu erreichen. Dislozierte 3- und 4-Fragmentfrakturen erfordern dagegen häufig einen direkten Angriff an den Fragmenten. Dies kann in Abhängigkeit von der Erfahrung des Operateurs und der geplanten Osteosynthese zum Teil auch minimalinvasiv erfolgen. Die Reposition erfolgt unter Bildwandlerkontrolle zunächst im a-p-Strahlengang mit anschließender Kontrolle in der zweiten Ebene.

Im ersten Schritt wird, auch bei Mehrfragmentfrakturen, eine vorhandene Fehlstellung im Bereich des chirurgischen Halses bzw. des Humerusschaftes beseitigt. Die Reposition des Schaftfragments erfolgt unter Zug am antevertierten und innenrotierten Arm mit gleichzeitigem Druck von lateral gegen den gebeugten Ellenbogen und Gegenhalt von medial am proximalen Oberarm.

Dieses Vorgehen minimiert den Zug des M. pectoralis major und macht damit den Ausgleich der typischen Dislokation in diesem Bereich möglich.

Bei 3-Fragmentfrakturen muss gleichzeitig zu diesem Manöver mittels Einzinkerhaken eine Derotation des Kopffragments gegen den Zug der noch inserierenden Rotatorenmanschette erfolgen (bei Abriss des Tuberculum majus nach außen und bei Abriss des Tuberculum minus nach ventral und kaudal). Zu beachten ist, dass der Zug der am Tuberculum majus ansetzenden Muskulatur auch eine Antekurvationsfehlstellung am Kopf-Hals-Übergang bedingt, die sich während der Reposition im a-p-Strahlengang schlecht kontrollieren lässt.

Valgisch impaktierte Kalottenfragmente lassen sich mit einem (gebogenen) Raspatorium von lateral unterfahren und nach Aufeinandersetzen der medialen Kortikalis anheben. Hierbei muss jede unnötige Manipulation am medialen Frakturspalt unterbleiben, um die Durchblutungssituation des Humeruskopfes nicht weiter zu verschlechtern. Die ausgebrochenen und oft distal noch im Periostverbund befindlichen Tubercula werden dann wieder angelegt und unterstützen das Kalottenfragment lateral.

Zur Reposition dislozierter Tubercula entgegen dem Zug der ansetzenden Rotatorenmanschette ist bei offenem Vorgehen bereits primär die Anlage von Zuggurtungsfäden sinnvoll. Die vorgelegten Fäden oder Drähte können im Rahmen der Osteosynthese mitgenutzt werden.

Lässt sich das Repositionsergebnis nicht halten, ist ein temporäres Einbringen von Kirschner-Drähten möglich, welche nach erfolgter Osteosynthese wieder entfernt werden.

Gedeckte Osteosynthesen
Spickdrahtosteosynthese
Die Verwendung von Kirschner-Drähten, besser von Gewindedrähten, erlaubt eine perkutane Frakturversorgung. Eine Anwendung ist daher nur sinnvoll, wenn die Reposition geschlossen oder zumindest minimalinvasiv erreicht werden kann. Es resultiert keine Stabilität, die eine frühfunktionelle Behandlung erlaubt. Passive Übungsbehandlungen können in Abhängigkeit von Frakturtyp und erreichter Stabilität erst nach einer 2- bis 4-wöchigen Ruhigstellung begonnen werden.

Technik: Nach geschlossener Reposition unter Bildwandlerkontrolle werden zwei bis vier Drähte (2,5 mm) von lateral distal in den Schaft eingebracht und bis unmittelbar in den subchondralen Knochen der Kalotte vorgebohrt. Ein Durchbohren dieser Schicht ist zu vermeiden, da sie eine spätere Perforation der Drähte fördert. Die Drähte sollten fächerförmig eingebracht werden, um eine Abstützung in verschiedenen Bereichen des Kopfes zu erreichen. Ein Eintrittspunkt möglichst nah am Deltoideusansatz vermindert zusätzliche Belastungen der Drähte durch Verschiebung der Muskulatur gegenüber dem Knochen. Die Drähte werden subkutan umgebogen und nach etwa 6-8 Wochen wieder entfernt.

In einigen Fällen ist es notwendig, zum Erreichen einer Stabilität zusätzliche Drähte von proximal über das Tuberculum majus nach distal in die mediale Kortikalis des Schaftes einzubringen. Diese Drähte müssen vor Beginn der Beübung wieder entfernt werden, da sie subacromial anschlagen.

Variante: Eine Weiterentwicklung der oben beschriebenen Technik erfolgte durch Resch mit Einführung des Humerusblocks (Fa. Synthes). Dabei wird ein durchbohrter Metallzylinder am Eintrittspunkt der Drähte an der lateralen Kortikalis des Schaftes mit einer Schraube fixiert. Über ein Zeilinstrument werden zwei Drähte durch Kanäle des Humerusblocks in Richtung Humeruskopf eingebracht. Die Drähte divergieren im Winkel von 30 Grad und werden mittels Madenschrauben in dem Humerusblock fixiert. Damit soll das Prinzip der Winkelstabilität zu einer verbesserten Abstützung des Kopffragments führen. Eine frühfunktionelle Beübung ist allerdings auch bei dieser Variante der Drahtosteosynthese nicht möglich. Die Ruhigstellung wird mit 4 Wochen angegeben (30).

Vorteile:
- Gedecktes Vorgehen mit geringem Verletzungsrisiko für Nerven und Gefäße.
- Erhalt der periartikulären Gleitschichten und Gewebebrücken.
- Nekroserate geringer als bei offenen Verfahren.

Nachteile:
- Keine primäre Übungsstabilität.
- Begrenzte Repositionsmöglichkeiten.
- Häufige Perforationen der Drähte durch das Kopffragment.
- Dislokation der Drähte mit Repositionsverlust (nicht bei Verwendung des Humerusblocks).

Indikationen:
- Gering dislozierte, fraglich stabile Frakturen.
- Gedeckt reponierbare subcapitale Frakturen.

Intramedulläre Drahtosteosynthesen

Im Unterschied zu den vorgenannten Methoden werden bei den retrograden intramedullären Versorgungen meist primär übungsstabile Verhältnisse geschaffen. Auch hier sind die Möglichkeiten der Reposition durch das geschlossene Vorgehen im eigentlichen Frakturgebiet begrenzt. Dies betrifft vor allem dislozierte Tubercula. Die Anhebung eines eingestauchten Kalottenfragments gelingt aber mit Hilfe der stumpfen und vorgebogenen Drähte besser als mit Gewindedrähten. Bei Patienten im Wachstumsalter ist die intramedulläre Schienung die Therapie der Wahl. Bei höhergradiger Osteoporose kann eine übungsstabile Versorgung nicht gewährleistet werden.
Technik: Das Einbringen der Drähte erfolgt im oberen Bereich der Fossa olecrani über einen Zugang mit medianer Längsinzision der Tricepssehne. Die Kortikalis wird schrittweise auf etwa 6 mm aufgebohrt. Die Reposition wird nach dem Einschlagen des ersten Drahtes (ca. 2,5 mm) bis unmittelbar proximal der Frakturregion durchgeführt. Dann erfolgt das weitere Einbringen bis in die Kalotte. Hierbei kann ein eingestauchtes Kopffragment angehoben werden. Zwei bis vier weitere Drähte folgen. Die Drähte sollten leicht vorgebogen eingebracht werden, um ein Aufspreizen im Humeruskopf und damit eine möglichst breite Auflage und Abstützung in verschiedenen Richtungen zu erreichen. Ein T-Griff erleichtert das Drehen der Drähte. Bei Kindern werden meist zwei elastische Nägel über unterschiedliche Perforationspunkte der Kortikalis proximal des Epicondylus radialis eingebracht.

Eine weitere Variante der intramedullären Drahtosteosynthese wird von KAPANDJI (16) beschrieben. Die Fensterung der Kortikalis erfolgt hierbei wesentlich weiter proximal unmittelbar distal der Tuberositas deltoidei.

Vorteile:
- Frakturferner, relativ kleiner Zugang.
- Übungsstabilität bei guter Knochensubstanz.

Nachteile:
- Irritationen am Ellenbogengelenk.
- Frakturen am Eintrittspunkt.
- Direkte Reposition und Stabilisierung der Tubercula nicht möglich.
- Dislokationsgefahr der Drähte.

Indikationen:
- Therapie der Wahl bei Frakturen im Kindesalter, wenn eine konservative Versorgung nicht möglich ist.
- Dislozierte oder instabile 2-Fragmentfrakturen im Collum chirurgicum.
- Eingeschränkt bei 3- u. 4-Fragmentfrakturen.
- Bei stärker dislozierten Tubercula nicht geeignet.

Winkelstabile Plattenosteosynthese

Mit der Einführung von speziell an die anatomischen Gegebenheiten des Humeruskopfes angepassten winkelstabilen Implantaten in den letzten Jahren ist die herkömmliche T-Platte bei der Versorgung der proximalen Humerusfrakturen komplett verdrängt worden. Biomechanische Studien haben gezeigt, dass diese Versorgungsform bei einem hohen Maß an Primärstabilität auch bei längerer zyklischer Testung nur eine geringe Auslockerungstendenz zeigt. Dies wird auf elastische Eigenschaften des Transplantats und ein hohes Implantat-Knochen-Interface zurückgeführt (23). Das Grundprinzip der winkelstabilen Platte als Fixateur interne, die Stabilität ohne großflächigen Kontakt zum Knochen zu erwirken, lässt diese Implantate für die Versorgung des nekrosegefährdeten Humeruskopfes besonders geeignet erscheinen. Zur geringeren Kompromittierung der Weichteile trägt auch die flache Form der Platten bei (Abb. 4).

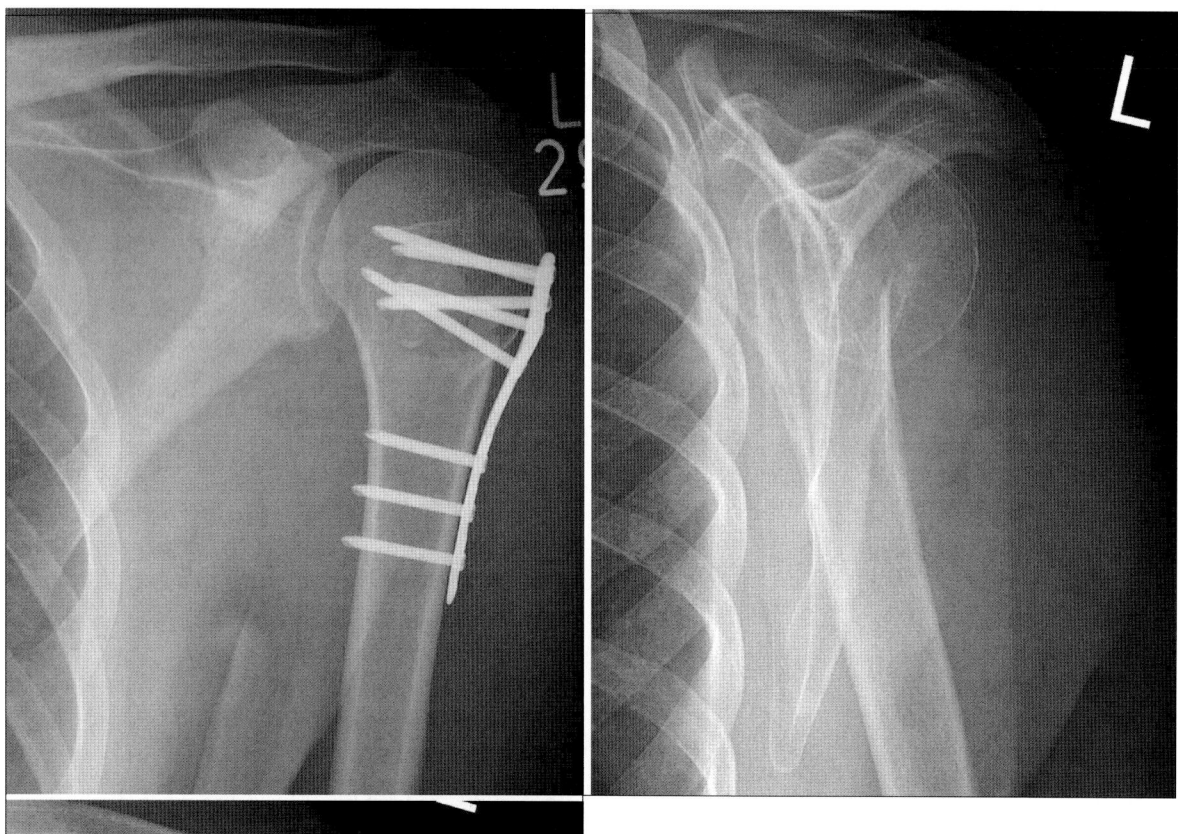

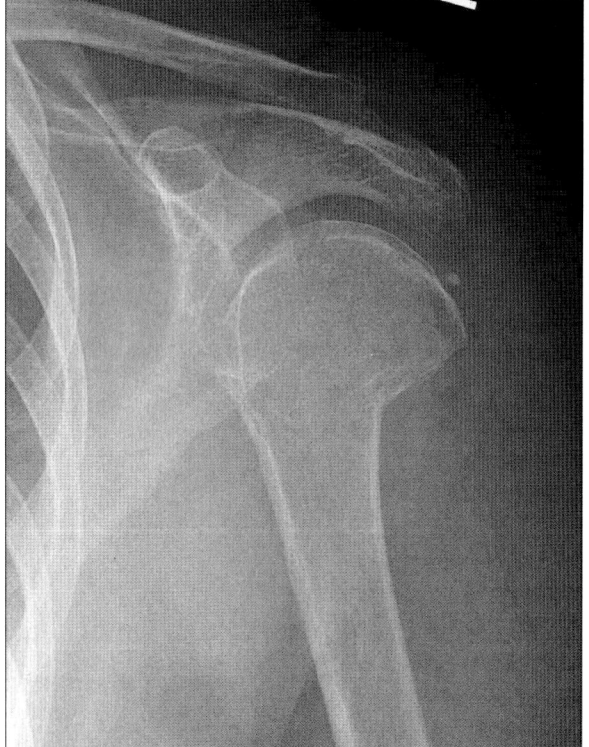

Abb. 4: Mit winkelstabiler Plattenosteosynthese versorgte Fraktur, a-p-Aufnahmen prä und postoperativ.

Technik

Der deltoideopektorale operative Zugangsweg bietet besonders bei komplexen Frakturen alle Möglichkeiten der offenen Reposition oder eines Verfahrenswechsels zu einer endoprothetischen Versorgung. Als Alternative kann auch ein anterolateraler Delta-Split-Zugang gewählt werden (22). Eine Grobreposition sollte bereits vor dem eigentlichen Operationsbeginn erfolgen, um die Ligamentotaxis voll ausnutzen zu können und einzuschätzen, wie groß der Zugang für die erforderliche weitere Reposition gewählt werden muss. Nach dem Erreichen der Gelenkkapsel im ventralen Anteil ist die Darstellung des Sulcus intertubercularis als Leitstruktur empfehlenswert. Jetzt kann die Reposition der Tubercula und des Kopffragments erfolgen. Die Platte wird lateral des Sulcus angelegt. Dies gelingt in Innenrotationsstellung des Arms. Dabei sollte der das Plattenlager am chirurgischen Hals kreuzende Nervus axillaris zumindest palpatorisch identifiziert und mit der Platte unterfahren werden. Mittels aufgesetzter Bohrhülse oder aufgesetztem Zielinstrument lässt sich die Platte so dirigieren, dass sie proximal mit dem Ansatz der Rotatorenmanschette abschließt. Das Besetzen der Schrauben wird meist im Schaftbereich begonnen. Bei durch die Platte vorgegebener Ausrichtung der Schrauben ist eine Achsabweichung unbedingt zu vermeiden, da die Winkelstabilität nur bei erhaltenem Gewinde gewährleistet ist. Zusätzliche Zuggurtungen der Tubercula an die Platte durch Drähte oder nicht resorbierbares Nahtmaterial werden besonders bei vorliegender Osteoporose empfohlen.

Implantate
Die verschiedenen angebotenen Implantate unterscheiden sich weniger in der löffelartigen Grundform, sondern in der Anordnung, Anzahl und Form der Schraubenlöcher. Die LPHP- (Locking Proximal Humerus Plate) und die PHILOS-Platte (Proximal Humerus Internal Locking System) geben im Kopfbereich die Richtung der winkelstabilen Schrauben durch die Ausrichtung der Gewindelöcher vor. Die zum Teil konvergierende, zum Teil divergierende Lage der Schrauben im Humeruskopf erhöht die Stabilität im osteoporotischen Knochen zusätzlich. Im Schaftbereich können die Löcher sowohl winkelstabil als auch konventionell besetzt werden. Bei konventioneller Besetzung der distalen Schrauben greift das bekannte Prinzip der dynamischen Kompression auf den Frakturspalt. Damit wirkt die Platte in diesem Bereich nicht mehr im Sinne eines Fixateur interne.
Das Design der NCB-PH-Platte (Non Contact Bridging-Proximal Humerus) setzt dagegen konsequent auf die winkelstabile Verankerung. Die Winkelstabilität zwischen Schraube und Platte wird erst nach dem Eindrehen durch zusätzliche Verschlusskappen erreicht. Davor lässt sich die Angulation der Schrauben zur Platte in einem Winkelbereich von 30° variieren und so der Frakturosituation weitgehend anpassen. Die distalen Schrauben lassen sich über Stichinzisionen mittels eines Zielbügels einbringen. So kann die Größe des operativen Zugangs nach distal deutlich reduziert werden.

Die Humeral Suture Plate erlaubt ebenfalls unterschiedliche Ausrichtungen der Schrauben gegenüber der Platte. Die polyaxiale Winkelstabilität wird durch Spreizringe gewährleistet, die sich mit dem Eindrehen des Schraubenkopfes in der Platte verklemmen. Sie bietet am Plattenrand Löcher für die Anlage von Fadencerclagen zur Sicherung der Tubercula, welche auch nach Fixierung der Platte zu besetzen sind.

Vorteile:
• Hohe Stabilität auch im osteoporotischen Knochen, primäre Übungsstabilität.
• Zugang erlaubt anatomiegerechte Reposition und Versorgung komplexer Frakturen.
• Verminderte Periostkompression gegenüber konventionellen Platten.

Nachteile:
• Relativ großer Zugang mit Verletzung der periartikulären Weichteile.
• Implantatlage im Verlauf des N. axillaris.
• Erhöhte Nekroserate gegenüber gedeckter Versorgungsstrategie.

Indikation:
• Dislozierte 3- und 4-Fragmentfrakturen.
• Implantat der Wahl bei komplexen Frakturen, die eine offene Reposition erfordern.

Marknagelosteosynthesen
Die am Tibia- und Femurschaft bewährte Methode der intramedullären Nagelung ist im Bereich des Humerus bis vor einigen Jahren nur relativ selten zum Einsatz gekommen. Dies hängt mit den guten Ergebnissen der konservativen Therapie am Humerusschaft zusammen. Die Verbesserung der Implantate mit Ausweitung der Indikation auf die Versorgung gelenknaher Frakturen hat die Entwicklung von Marknägeln mit Anpassung an die speziellen Erfordernisse am proximalen Humerus vorangetrieben. Vorläufiges Ergebnis sind Implantate, die sich in der Stabilität mit den Plattenosteosynthesen vergleichen lassen und diese zum Teil übertreffen (23, 14).

Dies wird durch eine winkelstabile Verbindung zwischen Nagel und proximalen Verriegelungsschrauben sowie durch vermehrte oder im Design verbesserte proximale Verriegelungen erreicht (Abb. 5).

Besonders geeignet ist die Marknagelung für die Versorgung von Frakturen, die bis in den metadiaphysären Übergang reichen, oder bei einer subkapitalen Trümmerzone.

Die Indikation wird mittlerweile aber bis hin zu 4-Fragmentfrakturen des Humeruskopfes ausgedehnt (33).

Für derartige Versorgungen müssen aber oft zusätzliche Zuggurtungen oder Schrauben verwendet werden. Der Vorteil des kleinen Zugangsweges gegenüber der Platte schwindet hier.

Technik

Der operative Zugang erfolgt über einen ventralen Delta-Split mit Teilablösung des Deltoideusansatzes unmittelbar an der Vorderkante des Acromions entlang. Nach Inzision der Bur-

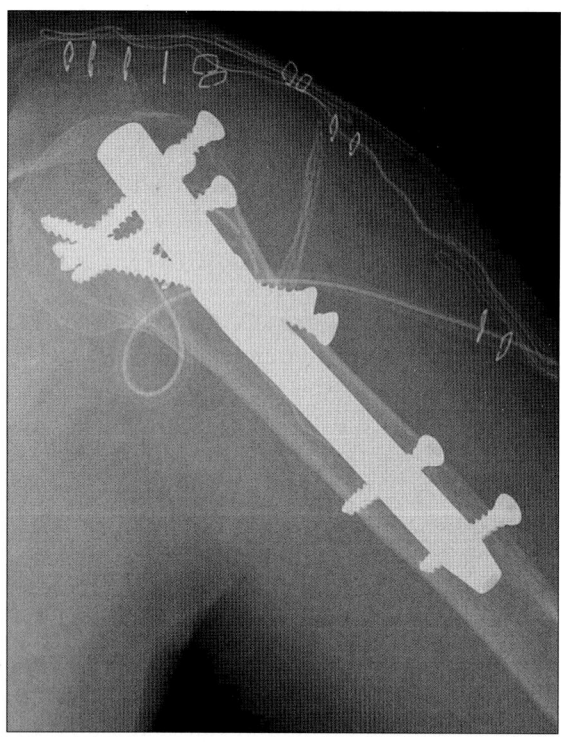

Abb. 5: Prä- und postoperative Aufnahmen, Osteosynthese mit Varion-Nagel.

sa erfolgt die Spaltung der Supraspinatussehne im Faserverlauf dorsal der langen Bicepssehne. Die Eröffnung des Markraums erfolgt je nach Implantat mit Pfriem oder mit einer Hohlfräse. Der Eintrittspunkt soll dabei am oberen Punkt des Kopfes liegen. Spätestens bei diesem Schritt muss die gedeckte oder offene Reposition des Kopffragments erfolgt sein, da der Eintrittskanal in den Kopf die Ausrichtung des Nagels vorgibt und eine spätere Korrektur nicht mehr möglich ist. Der Nagel wird jetzt soweit vorgeschoben bis das proximale Ende leicht unter dem Niveau des umgebenden Knorpels liegt. Diese Lage verhindert ein Impingement des Nagels und sichert andererseits die wesentlich zur Stabilität beitragende Verankerung im subchondralen Knochen der Kalotte. Die proximalen Verriegelungsschrauben bzw. die Spiralklinge werden nach Reposition der Tubercula über ein Zielgerät eingebracht. Abschließend erfolgt die distale Verriegelung. Zusätzliche Zuggurtungen werden meist durch ein spezielles Design der Schraubenköpfe unterstützt. Nach Abschluss der Osteosynthese muss die Rotatorenmanschette genäht und der abgelöste Deltoideus transossär refixiert werden.

Implantate

Die Nägel der verschiedenen Hersteller unterscheiden sich in der Stärke (proximal 8-10 mm) und Länge (150 - 220 mm) sowie in der Biegung (0 - 9 Grad). Für die proximale Verankerung bieten die Implantate meist 4 bis 5 Verriegelungsoptionen mit unterschiedlicher Ausrichtung der Schrauben. Mit dem UHN (Fa. Synthes) wurde das Verriegelungsprinzip mit einer Spiralklinge auf den proximalen Humerus übertragen. Dies soll durch eine vergrößerte Kontaktfläche und durch Komprimierung der Spongiosa einen verbesserten Halt erwirken. Der Varion-Nagel (Fa. Tantum) kann bei Auftreten einer Humeruskopfnekrose, oder falls die Osteosynthese primär nicht möglich ist, mit einer Kalotte bestückt und damit als Prothesenschaft verwendet werden. Aszendierende Verriegelungsoptionen von lateral nach medial bietet der Sirius-Nagel (Fa Zimmer). Der Targon-Nagel (Fa. Aesculap) bietet 4 proximale winkelstabile Verriegelungsoptionen rechtwinklig zur Nagelachse. Spezielle Formung der Gewinde sollen das häufige Problem des Zurückdrehens der Schrauben im postoperativen Verlauf verhindern. Beim T2-Nagel von Stryker How-Medica wird dies durch einen Nylonring innerhalb der Verriegelungslöcher erreicht.

Vorteile:
- Hohe Primärstabilität erlaubt frühfunktionelle Nachbehandlung.
- Minimalinvasives Einbringen möglich.
- Zusätzliche Zuggurtungen an das Implantat möglich.
- Verringerte Gefahr der Schädigung des N. axillaris.

Nachteile:
- Verletzung der Supraspinatussehne und des Humeruskopfknorpels.
- Vorgegebene Richtung der Verriegelung wird nicht allen Frakturisituationen gerecht.

Indikationen:
- Instabile 2- und 3-Fragmentfrakturen.
- Frakturen mit subkapitaler Trümmerzone oder Frakturverlauf bis weit nach distal.
- Indikation für dislozierte 4-Fragmentfrakturen im Vergleich zur winkelstabilen Platte noch ungeklärt.

Endoprothetische Versorgung
Der endoprothetische Humeruskopfersatz galt lange als Universallösung bei höhergradigen Frakturen. Neben der Schwierigkeit, eine anatomische Rekonstruktion des Humeruskopfes bei komplexen dislozierten Frakturen zu erreichen, wurde die Indikation zur primären Endoprothetik auch mit Hinweis auf die hohe Rate an Humeruskopfnekrosen sehr weit gestellt. Die Nachbeobachtung der so behandelten Patienten über einen längeren Zeitraum zeigte jedoch, dass die klinischen Ergebnisse nach Endoprothesenimplantation bei weitem schlechter waren als erwartet (18, 37). Dies betraf sowohl die Funktion des Gelenks als auch persistierende Schmerzen. Mit der Verbesserung der Osteosynthesetechniken und –implantate wird daher die

Indikation zur Endoprothetik seltener gestellt. Ein regelmäßig auftretendes Problem ist die Nekrose der Tuberkula durch die ausbleibende Integration in den Schaft mit konsekutiver Insuffizienz der Rotatorenmanschette. Dies geht mit einem deutlichen Kraft- und Funktionsverlust sowie mit Schmerzen durch das dann auftretende subacromiale Impingement der Prothese einher. Der höhertretende Prothesenkopf bewirkt einen Knochenverlust am Acromion. Die Dezentrierung des Schultergelenkes fördert außerdem Schäden am Glenoid bzw. die Lockerung der Pfannenkomponente im Fall einer totalendoprothetischen Versorgung.
Bei Versorgung von Humeruskopffrakturen kommen in der Mehrzahl der Fälle Hemiprothesen zum Einsatz (Abb. 6). Die Totalendoprothese bietet gegenüber dieser Versorgung außer bei bestehender hochgradiger und klinisch relevanter Omarthrose oder einer Fraktur des Glenoids mit größerem Defekt keinen Vorteil. Sie birgt außerdem durch die Schwierigkeit der glenoidalen Verankerung selbst Komplikationspozential.

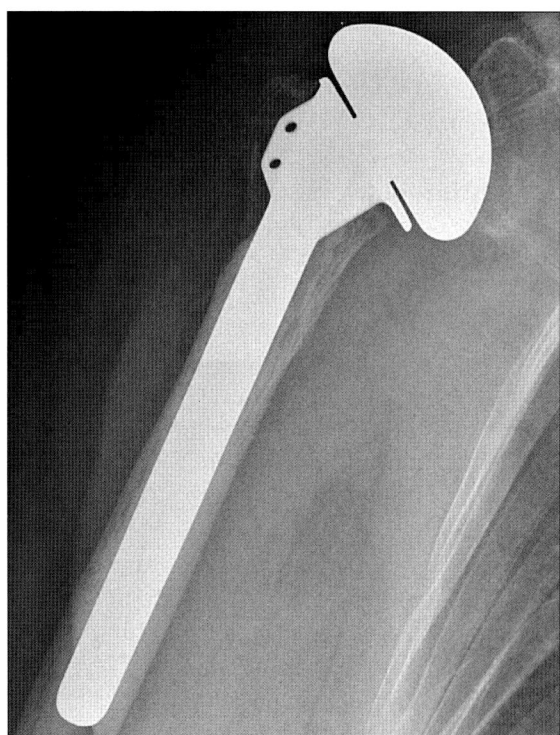

Abb. 6: Versorgung mit einer Humeruskopf-Frakturprothese.

Uneinigkeit besteht über Vor- und Nachteile einer sekundären Prothesenversorgung. Ein Teil der Autoren favorisiert bei drohender Nekrose eine primäre endoprothetische Versorgung, um einer fortschreitenden Degeneration der Rotatorenmanschette nach primärer Osteosynthese und nachfolgender Nekrose zuvorzukommen (8, 10). Die Ergebnisse der primären Frakturprothetik sind in den meisten klinischen Studien besser als bei der sekundären Versorgung von Traumafolgen (4). Dabei ist jedoch anzumerken, dass Patienten mit Indikation zur sekundären Prothesenimplantation eine Negativauswahl mit bereits eingetretener Komplikation darstellen. Eine vergleichende Studie, welche alle Patienten mit osteosynthetischer Versorgung auch nach eventuell nötiger sekundärer Endoprothetik einbezieht und den Patienten gegenüberstellt, die bei gleicher Indikation primär endoprothetisch versorgt wurden, fehlt. Daher plädiert ein Teil der Autoren unverändert für die primäre osteosynthetische Rekonstruktion, wenn dadurch gesichert werden kann, dass es zu einer Einheilung der Tubercula gegenüber dem Humerusschaft kommt. Bei eingetretener Humeruskopfnekrose bieten sich dann für die Endoprothetik günstigere Voraussetzungen (36). Die Problematik der schlechten Einheilung der Tubercula nach der endoprothetischen Versorgung lässt sich so umgehen.

Technik
Zur präoperativen Planung empfiehlt sich eine true-a-p-Aufnahme der Gegenseite anzufertigen. Auch für die Prothesenimplantation erfolgt die Lagerung in „beach chair" Position. Eine Durchleuchtungskontrolle ist zur Überprüfung der Längeneinstellung ratsam. Der deltoideopectorale Zugang wird wegen seiner guten Übersicht und der Möglichkeit der distalen Verlängerung bevorzugt. In Innenrotationsstellung des Oberarms wird unter Nutzung der Bicepssehne als Leitstruktur der Frakturspalt am Sulcus intertubercularis aufgesucht. Die Tubercula mit den ansetzenden Sehnen werden mobilisiert und am Ansatz der Rotatorenmanschette angeschlungen. Durch den so erweiterten intertuberkulären Spalt erfolgt die Ausräu-

mung des Kalottenfragments, welches zur Größenbestimmung des Prothesenkopfes ausgemessen wird. Über diesen Zugang wird auch der Markraum mit der Raspel aufgefräst. Eine Probeprothese erleichtert das Nachvollziehen der präoperativen Planung in Bezug auf die Länge des Prothesenschaftes. Eine Probereposition zur Einschätzung der Weichteilspannung sollte erfolgen. Die Tuberkula werden dabei so an die Prothese herangezogen, dass sie distal sicheren Kontakt zum Schaft haben und proximal etwa 5 mm unterhalb des Kopfzenits liegen. Eine zu distale Fixierung erhöht die Spannung der Rotatorenmanschette mit der Gefahr der Auslockerung, während eine weiter proximale Lage zum Impingement zwischen Acromion und Tuberculum majus führt und zu einem Verlust des distalen Kontakts mit dem Schaftfragment. Vor der definitiven Verankerung der Prothese werden am proximalen Schaftende Bohrungen zur Anlage von Zuggurtungen angelegt. Bei der Verankerung der Prothese ist besonders auf die Einhaltung der Retroversion des Kopfes von 20° bis 30° zu achten. Eine größere Retroversion führt zur Gefahr der dorsalen Luxation und erhöht die Spannung der Supra- und Infraspinatussehne in Innenrotationsstellung.
Nach Implantation und Reposition der Prothese werden die Tubercula in die Aussparungen am Prothesenhals eingepasst und durch Zuggurtungen mit diesem und dem Schaft verbunden. Abschließend sollten vorhandene Defekte der Kapsel und der Rotatorenmanschette mit Nähten versorgt werden.

Implantate
Die unterschiedlichen Prothesentypen versuchen durch ihr Design neben einer optimalen Wiederherstellung des Offsets das Problem der sicheren Fixierung der Tubercula zu lösen. Sie bieten regelmäßig eine oder mehrere längsgestellte Finnen mit Bohrungen für die Verankerung von Zuggurtungsfäden. Die Univers-Prothese (Fa. Arthrex) weist außerdem unmittelbar unterhalb der Kalotte einen Kranz mit Bohrungen auf. Sie erlaubt außerdem eine Offsetanpassung durch einen exzentrisch auf den Pro-

thesenhals aufgesetzten Kopf und eine Längenverstellbarkeit im Halsbereich der Prothese. Die Articula-Frakturprothese (Fa. Matthys) wie auch eine Reihe anderer Modelle ermöglicht die Höhenanpassung durch einen modularen Schaftaufbau. Die auffällige Form der Aequalis-Prothese (Fa. Tornier) mit einer anteroposterioren Öffnung im Halsbereich soll die Einheilung der Tubercula über die Ausbildung eines Brückenkallus verbessern. Die OrTra-Prothese (Fa. Centerpulse) erlaubt die Refixation der Tubercula durch einen Abstützkorb. Weitere Verbreitung hat auch die Global-Fx-Prothese (Fa. DePuy) gefunden.

Inverse Schulterprothese

Einen komplett anderen Grundaufbau mit abweichender Indikation gegenüber den oben dargestellten Prothesen weist die Delta-III-Prothese (Fa. DePuy) auf. Sie ist eine Totalendoprothese mit nicht anatomischer, umgekehrter Geometrie der Gelenkflächen. Im Bereich des Glenoids erfolgt die Implantation einer sphärischen Komponente (Metall), während im Humerus ein Schaft mit konkaver Gelenkfläche (Polyethylen) eingebracht wird. Das Drehzentrum der Schulterbewegung wird dadurch medialisiert. Der Musculus deltoideus kann durch die so veränderten Hebelverhältnisse effektiver für die Abduktion eingesetzt werden. Damit ergibt sich die Indikation für diese Prothese bei Defektarthropathien mit komplettem Verlust der Rotatorenmanschette. Die ursprünglich für den Einsatz bei degenerativen Gelenkveränderungen konzipierte Prothese findet zunehmend auch Anwendung als Revisionsimplantat bei Verlust der Rotatorenmanschette durch Auflösung der Tubercula nach Frakturprothetik oder Osteosynthese. Die Anwendung bei bereits primär nicht rekonstruierbarem Defekt der Rotatorenmanschette wird besonders für jüngere Patienten kritisch gesehen (10), obwohl die kurzfristigen klinischen Ergebnisse gut sind und besser als bei sekundärer Versorgung mit diesem Implantat (3). Die Langzeitresultate dürften durch spezielle Komplikationen wie der Lockerung der glenoidalen Komponente, eines Impingements des Schafts am unteren Glenoidrand bzw. am Acromion schlechter ausfallen. Vergleichende Studien über diesen Zeitraum liegen jedoch noch nicht vor.

Vorteile:
- Definitive Versorgung durch Ausschaltung osteosynthesespezifischer Komplikationen.
- Standardisierte Technik trotz komplexer Fraktursituation.

Nachteile:
- Relativ schlechte postoperative Funktion.
- Nekrosen der Tubercula.

Indikation:
- Nicht rekonstruierbare Haed-Split-Frakturen.
- Luxationsfrakturen mit Impression der Gelenkfläche von > 40 %.
- 3- und 4-Fragmentfrakturen bei höchstgradiger Osteoporose (Versagen der Osteosynthese sehr wahrscheinlich).
- Unterbrechung der Kopfdurchblutung (Humeruskopfnekrose sehr wahrscheinlich). Sekundär: bei eingetretener klinisch relevanter Humeruskopfnekrose, inverse Prothese bei fehlverheiltem Tuberculum majus oder defekter Rotatorenmanschette.

Literatur
(1) BENGNER, U., JOHNELL, O., REDLUNG-JOHNELL, I.: Changes in the incidence of fracture of the upper end of the humerus during a 30-year period, A study of 2145 fractures. Clin. Orthop., Vol. 432, 41 - 48 (1988)
(2) BOEHLER, J.: Konservative Therapie von Humeruskopffrakturen. Hefte Unfallheilk., 126, 21 - 26 (1975)
(3) BOILEAU, P., WATKINSON, D.J., HATZIDAKIS, A.M.: Grammont reverse prothesis: design, rationale and biomechanics. J. Shoulder Elbow Surg., 14, 147 - 161 (2005)
(4) BRUNNER, U., BOILEAU, S., KÖHLER, S.: Ergebnisse und Konsequenzen in der Prothetik aus einer großen Multizenterstudie. In: LILL, H. (Hrsg): Die proximale Humerusfraktur. Thieme, Stuttgart, New York, 223 - 27 (2006)
(5) CORNELL, C.N., LEVINE, D., PAGNANI, M.J.: Internal fixation of proximal humerus fractures using the screw tension band technique. J. Orthop. Trauma., 8 (1), 23 - 27 (1994)
(6) GERBER, C., SCHNEEBERGER, A.G., VIN, H.: The arterial vascularization of the humeral haed. J. Bone Joint Surg., 72 (10), 1486 - 1494 (1995)

(7) GIERER, P., SIMON, C., GRADL, G., EWERT, A., VASARHE-LYI, A., BECK, M., MITTLMEIER, T.: Die Humeruskopf-mehrfragmentfraktur – Versorgung mit einer Humeruskopfprothese? Klinische und radiologische Ergebnisse einer prospektiven Studie. Orthopäde, 35 (8), 834-840 (2006)

(8) HABERMEYER, P., EBERT, T.: Aktueller Entwicklungsstand und Perspektiven der Schulterendoprothetik. Unfallchirurg, 102, 668-683 (1999)

(9) HABERMEYER, P., LICHTENBERG, S,. MAGOSCH, P.: Schulterendoprothetik – Operatives Management. Unfallchirurg, 107 (11), 1008-1025 (2004)

(10) HABERMEYER, P., MAGOSCH, P.: Primäre und sekundäre Frakturprothetik. In: Lill, H. (Hrsg): Die proximale Humerusfraktur. Thieme, Stuttgart, New York, 223-27 (2006)

(11) HABERMEYER, P., SCHWEIBERER, L.: Frakturen des proximalen Humerus. Orthopäde, 18 (3), 200-207 (1989)

(12) HEPP, P., VOIGT, C., JOSTEN, C.: Die konservative Therapie bei proximalen Humerusfrakturen. In: Lill, H. (Hrsg.): Die proximale Humerusfraktur. Thieme, Stuttgart, New York, 40-45 (2006)

(13) HERTEL, R., HEMPFING, A., STIEHLER, M., LEUNIG, M.: Predictors of humeral haed ischemia after intracapsular fracture of the proximal humerus. J. Shoulder Elbow Surg., 11 (4), 427-433 (2002)

(14) HESSMAN, M.H., HANSEN, W.S., KRIMMENAUER, F., POL, T.F., ROMMENS, P.M.: Locked plate fixation and intramedullary nailing for proximal humerus fractures: a biomechanical evaluation. J. Trauma., 58, 1194-1201 (2005)

(15) ILCHMANN, T. et al.: Non-operative traetment versus tension-band osteosynthesis in three- and four part fractures. A retrospective study of 34 fractures from two different trauma centers. Int. Orthop., 22 (5), 316-320 (1998)

(16) KAPANDJI, A.: Osteosynthesis using the "palm tree" nail technic in fractures of the surgical neck of the Humerus. Ann. Chir. Main, 8, 39-52 (1989)

(17) KRALINGER, F., IRENBERGER, A., LECHNER, C., WAMBA-CHER, M., GOLSER, K., SPERNER, G.: Vergleich der offenen vs. perkutanen Versorgung der Oberarmkopffraktur. Unfallchirurg, 109 (5): 406-410 (2006)

(18) KRALINGER, F., SCHWAIGER, R., WARMBACHER, M., FARREL, E., MENTH-CHIARI, W., LAJTHAI, G., HUBNER, C., RESCH, H.: Outcome after primary hemiarthroplasty for fractures of the head of the humerus. A retrospective multicentre study of 167 patients. J. Bone Joint Surg., 86-B (2), 217-219 (2004)

(19) KRISTIANSEN, B., ANGERMANN, P., LARSEN, T.K.: functional results following fractures of the proximal humerus. A controlled clinical study comparing two periods of immobilization. Arch. Orth. Trauma Surg., 108 (6), 339-341 (1989)

(20) LEYSHON, R.L.: Closed treatment of fractures of the proximal humerus. Acta Orthop. Scand., 55 (1), 48-51 (1984)

(21) LILL, H. et al.: Konservative Therapie dislozierter proximaler Humerusfrakturen. Zentralb. Chir., 126, 205-210 (2001)

(22) LILL, H., HEPP, P., ROSE, T.: Die winkelstabile Platte-nosteosynthese (LPHP) proximaler Humerusfrakturen über den kleinen anterolateralen Delta-Splitting-Zugang. Technik und erste Ergebnisse. Zentralbl. Chir., 129, 43-48 (2004)

(23) LILL, H., HEPP, P., VOIGT, C.: Biomechanische und knochenmorphologische Grundlagen der Frakturversorgung. In: LILL, H. (Hrsg): Die proximale Humerusfraktur. Thieme, Stuttgart, New York, 23-27 (2006)

(24) LOEW, M., RICKERT, M., SCHNEIDER, S., HEITKEMPER, S.: Die Dezentrierung des Schultergelenks als Spätfolge nach hemi- und totalendoprothetischem Gelenkersatz. Z. Orthop. Ihre Grenzgeb., 143 (4), 446-452 (2005)

(25) MITTLMEIER, T., STEDTFELD, H.: Stabilisation von Humeruskopffrakturen mittels antegrader winkelstabiler Verriegelungsmarknagelung (Targon PH). Trauma und Berufskrankheit, 7 (01), 15-26 (2005)

(26) NEER, C.S.: Displaced proximal humeral fractures I. Classification and evaluation. J. Bone Joint Surg., 52 (6): 1077-1089 (1970)

(27) NEER, C.S.: Displaced proximal humeral fractures II. Treatment of three-part and four-part displacement. J. Bone Joint Surg., 52 (6): 1090-1103 (1970)

(28) PARSCH, D., WITTNER, B.: Die Prävalenz von Rotatorenmanschettendefekten bei der dislozierten Humeruskopffraktur des älteren Patienten. Unfallchirurg, 103 (11), 945-948 (2000)

(29) PLASCHY, S., LEUTENEGGER, A., RÜED, T. P.: Humeruskopf C-Brüche beim jungen Patienten: Kann die Kopfnekrose vermieden werden? Unfallchirurg, 92, 63-68 (1995)

(30) RESCH, H., POVACZ, P., FROHLICH, R., WAMBACHER, M.: Percutaneous fixation of three- and four-part fractures of the proximal humerus. J. Bone Joint Surg., 79-B, 295-300 (1997)

(31) RESCH, H.: Die Humeruskopffraktur als Problemfraktur. Der Unfallchirurg, 8, 601 (2003)

(32) SCHMAL, H., KLEMT, C., SÜDKAMP, N.P.: Stellenwert der Schulterprothese bei der Behandlung der 4-Fragmentfraktur des Oberarmkopfes. Unfallchirurg, 107(7), 575-582 (2004)

(33) STEDTFELD, H., WICK, M., WINKLER, R., ATTMAN-SPACHER, W.: Marknagelosteosynthesen-Indikation, Technik, sinnvoller Fortschritt (?!) – Proximaler Humerus. Trauma u. Berufskrankheit, 6 (02), 241-246 (2004)

(34) SZYSZKOWITZ, R., SCHIPPINGER, G.: Die Frakturen des proximalen Humerus. Unfallchirurg, 102, 422-428 (1999)

(35) TRUPKA, A.: Dislozierte Mehrfragmentfrakturen des Humersukopfes. Bedeutet die Luxation des Humeruskopfes eine Prognoseverschlechterung? Unfallchirug, 100(2), 105-110 (1997)

(36) VOIGT, C., LILL, H.: Indikation zur Operation und operative Differenzialtherapie. In: LILL, H. (Hrsg): Die proximale Humerusfraktur, Thieme, Stuttgart, New York, 46-78 (2006)

(37) ZYTO, K., WALLACE, W.A., FROSTICK, S.P. et al.: Outcome after hemiarthroplasty for three an four part fractures of the proximal Humerus. J Shoulder Elbow Surg., 7, 85-89 (1998)

Knöcherne Thoraxverletzungen: Rippen, Sternum, instabiler Thorax, Clavicula, Schulterblatt

Wolf-Dieter Hirsch

Claviculafraktur

Kasuistik I
Patient K.R., männlich, 34 Jahre.

Diagnose
- Z.n. Verkehrsunfall,
- Schädelhirntrauma mit multiplen Kontusionsblutungen und traumatischer Subarachnoidalblutung,
- Tibiakopffraktur rechts,
- Claviculafraktur rechts.

Bei dem primär tief komatösen Patienten, der am 7. p.o. Tag extubiert werden konnte, fiel im weiteren Verlauf eine aktive Unbeweglichkeit des rechten Armes auf. Nach elektrophysiologischen Untersuchungen (SEP) war die Leitung im Plexus brachialis rechts vollständig unterbrochen. Es wurde die Verdachtsdiagnose einer Druckläsion gestellt und daraufhin eine operative Stabilisierung der Claviculafraktur vorgenommen.

Im Verlauf war nochmals eine Intubation des Patienten wegen Aspiration von Nahrung erforderlich – es entwickelte sich eine eitrige Pneumonie, die zu einer weiteren Beatmung unter Sedierung zwang. Am 21. p.o. Tag konnte endlich die problemlose Extubation vorgenommen werden – nach wie vor war eine aktive Bewegung des rechten Armes noch nicht möglich. Nach weiteren vier Wochen erfolgte die Verlegung in sein Heimatkrankenhaus, nach weiteren zwei Monaten in die Rehabilitation.

Zu diesem Zeitpunkt waren die Paresen am rechten Arm deutlich rückläufig, auch die Finger konnten schon gut bewegt werden. Der weitere Verlauf ist nicht bekannt.

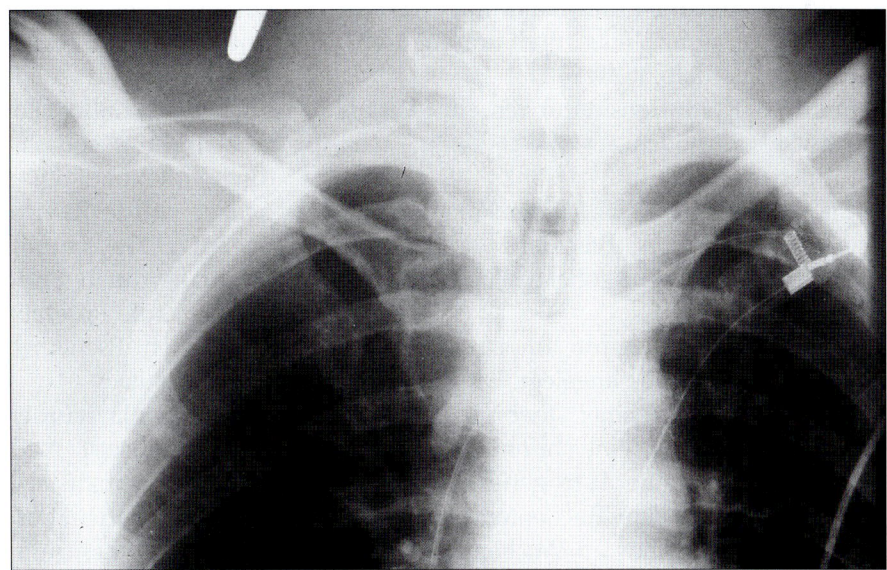

Abb. 1: Röntgenologischer Nachweis der Claviculafraktur rechts.

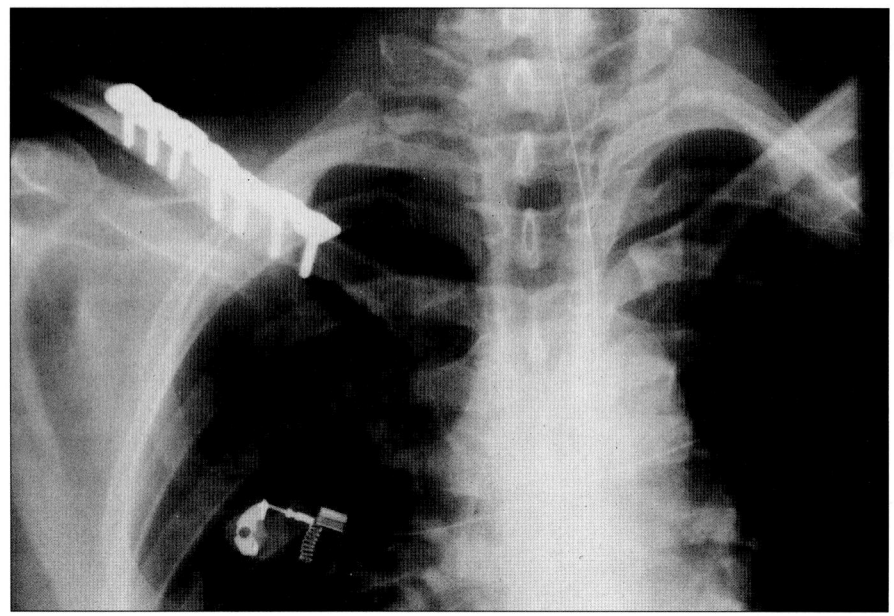

Abb. 2: Zustand nach operativer Versorgung mittels Plattenosteosynthese.

Kasuistik II
Patient A.W., männlich, 44 Jahre.

Diagnose
* Polytrauma nach Kollision als Fahrradfahrer mit einem LKW,
* schweres Schädelhirntrauma mit Schädelberstungsfraktur links und traumatischer Subarachnoidalblutung,
* multiple Kontusionsblutungen, im Verlauf schweres Hirnödem,
* Rippenserienfraktur I – VI links,
* Claviculafraktur links, in der Folge Schädigung des Plexus brachialis links sowie Thrombose der Vena subclavia links.

Bei dem Patienten wurde am Unfalltag eine epidurale Drucksonde angelegt. Drei Tage später musste wegen einer therapieresistenten Hirndruckerhöhung eine bifrontale Dekompressionscraniektomie durchgeführt werden – zeitgleich erfolgte eine Tracheotomie zur Dauerbeatmung. Nach etwa 5 Wochen konnte bei deutlicher Besserung der Bewusstseinslage und nach zwischenzeitlich erfolgter Dekanülierung bei guter Spontanatmung eine Reimplantation des Knochendeckels geplant werden. Klinisch fiel jedoch zeitgleich eine aktive Bewegungsunfähigkeit des linken Armes auf – in einer SEP-Untersuchung wurde der Verdacht auf eine periphere Plexusläsion geäußert.

Röntgenologisch zeigte sich eine massive, überschießende Kallusbildung im Bereich der Claviculafraktur, sodass von einer dadurch bedingten sekundären Plexusschädigung ausgegangen wurde. Es erfolgte daher zeitgleich eine operative Dekompression des linken Plexus brachialis durch Entfernung des Knochenkallus sowie die Resektion einer beginnenden hypertrophen Pseudarthrose im Frakturbereich der Clavicula.

Die Clavicula wurde mittels Plattenosteosynthese stabilisiert. Nach weiterer Stabilisierung des Allgemeinzustandes und der Neurologie wurde der Patient zur Rehabilitation in ein entsprechendes Zentrum verlegt. Im Entlassungs-

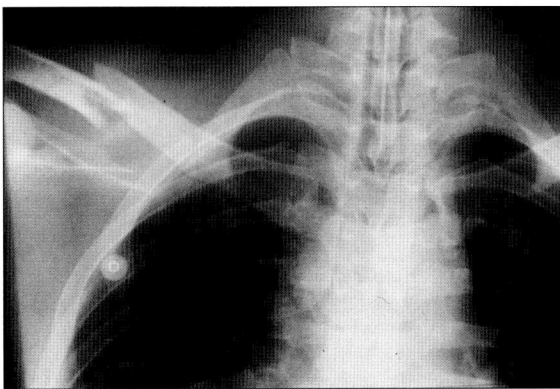

Abb. 3: Hypertrophe Kallusbildung mit Kompression des Plexus brachialis.

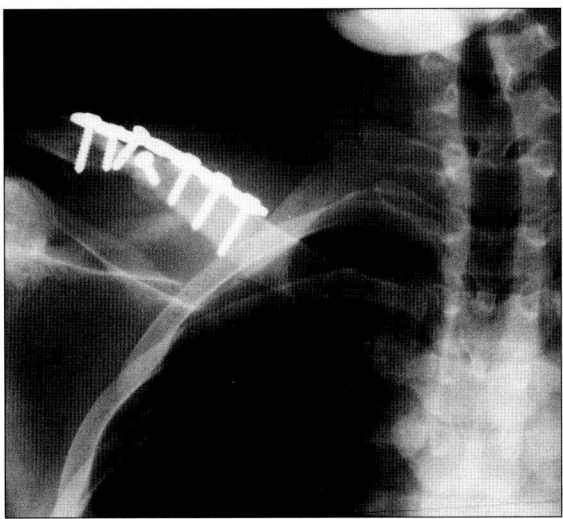

Abb. 4: Postoperative Situation nach Plattenosteosynthese.

bericht, ca. 3 Monate nach der operativen Dekompression des linken Plexus brachialis, wurde eine deutliche Besserung der Beweglichkeit des linken Armes bei noch verschmächtigter Muskulatur beschrieben, wobei das Anheben des Armes nur bis zur Horizontalen aktiv möglich war. Auch die grobe Kraft des Armes und der Hand links waren noch deutlich herabgesetzt. Die Sensibilität war im Wesentlichen er-

halten – lediglich diffus wurden Parästhesien angegeben (eingeschränkte Beurteilbarkeit bei Z.n. schwerem Schädelhirntrauma).

Kasuistik III
Patient E.W., männlich, 23 Jahre.

Diagnose
• Z.n. PKW-Unfall (Frontalzusammenstoß),
• Polytrauma,
• Schädelhirntrauma mit Hirnödem,
• traumatische Subarachnoidalblutung,
• Hirnkontusion mit Ventrikeleinblutung,
• Claviculafraktur rechts,
• Lungenkontusion rechts,
• Rippenfraktur I links,
• vordere Beckenringfraktur bds.

Bei dem Patienten wurde noch am Aufnahmetag nach Intubation und Beatmung eine epidurale Hirndrucksonde angelegt.
Nach Besserung der intrakraniellen Druckwerte konnte nach 9 Tagen mit dem „weaning" von der Beatmung begonnen werden – am 15. posttraumatischen Tag wurde der Patient problemlos extubiert.
Nun zeigte sich eine vollständige Parese des rechten Armes bei guten Spontanbewegungen des linken Armes.
Knapp 4 Wochen nach dem Unfall wurde die Claviculafraktur rechts revidiert, überschießender Kallus entfernt und eine Plattenosteosynthese vorgenommen.
Bei Verlegung in die neurologische Rehabilitation, 9 Tage später, zeigte sich bereits eine erkennbare Besserung der Motorik des rechten Armes.
Nach weiteren 3 Wochen konnten zum ersten Mal auf Aufforderung aktive Bewegungen am rechten Arm durchgeführt werden.
Sieben Monate nach dem Unfall wurde im Entlassungsbrief der neurologischen Rehabilitation nur noch von einer minimalen Restparese des rechten Armes bei Z.n. oberer Plexuslähmung berichtet. Bei einer EMG-Untersuchung wurden keine aktiven Denervierungszeichen mehr beschrieben. Das EMG-Muster war bei max. Willkürinnovation nur noch geringgradig gelichtet.

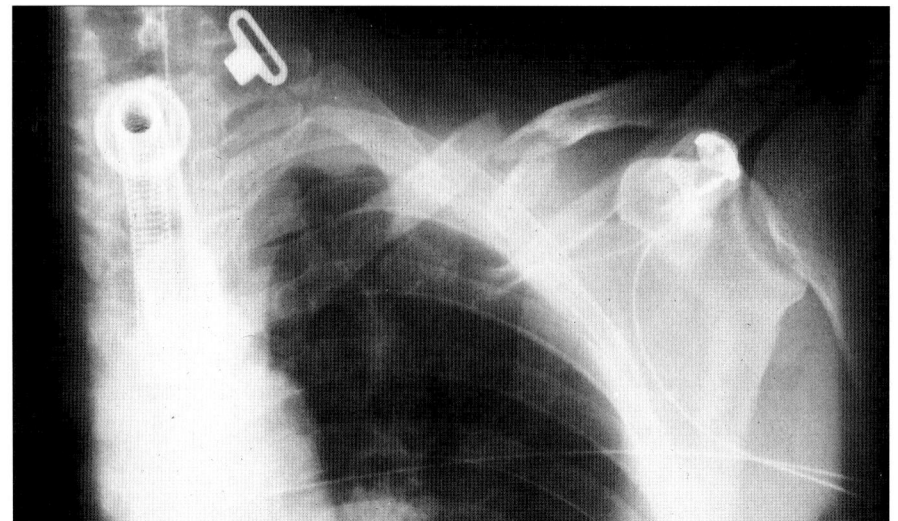

Abb. 5: Darstellung der Claviculafraktur.

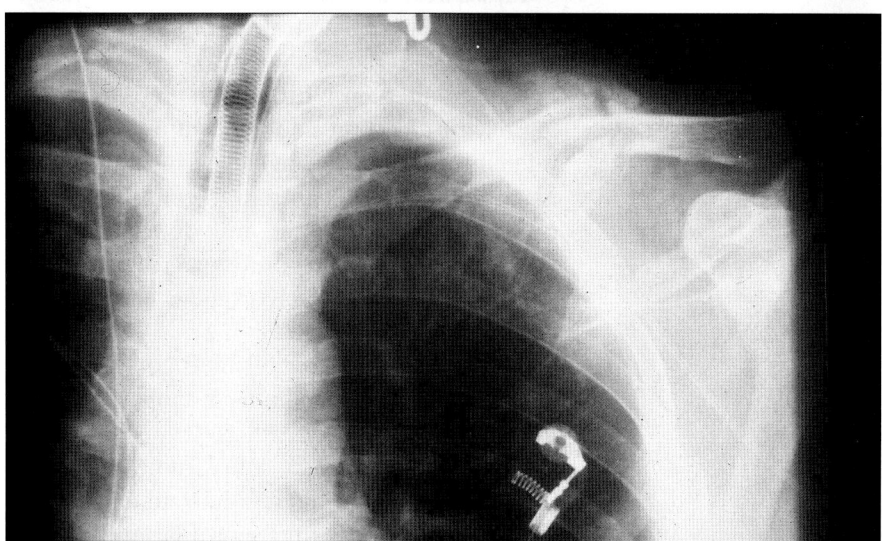

Abb. 6 a: Situation vor…

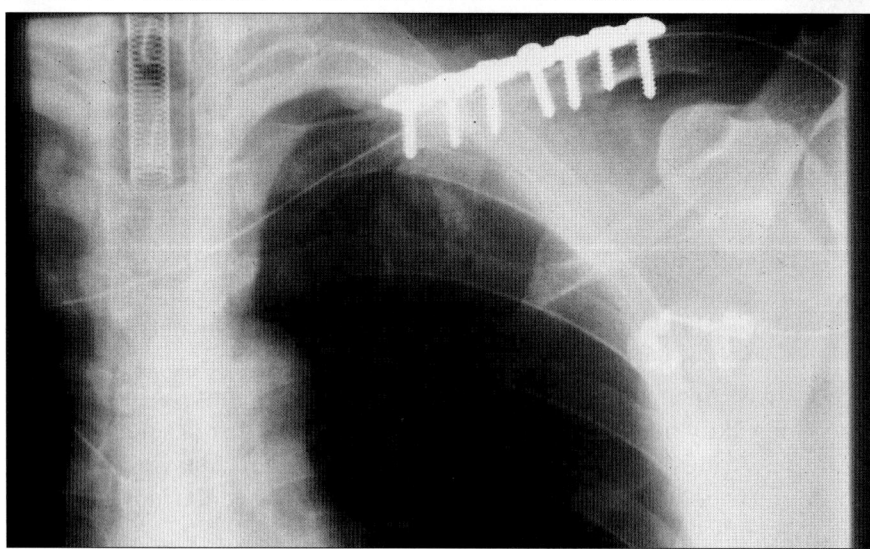

Abb. 6 b: …und nach operativer Revision.

476

Epidemiologie, Unfallmechanismus, Biomechanik

Knöcherne Verletzungen des Schlüsselbeines sind insgesamt häufig und in der Mehrzahl der Fälle als unproblematisch anzusehen. Einige Verletzungskombinationen bei Claviculafrakturen müssen allerdings in ihrer Komplexität verstanden werden und sind durchaus als schwerwiegende und therapiebedürftige Verletzungen anzusehen.

In der Mehrzahl der Fälle werden Claviculafrakturen durch direkte Traumen auf die Schulter oder indirekte Traumen durch Sturz auf den Arm ausgelöst. Besonders häufig sieht man diese Verletzungen bei Sportunfällen (Fußball, Reiten, Radfahren), nach Sturz von einer Leiter oder nach Verkehrsunfällen. In seltenen Fällen können Claviculafrakturen insbesondere im mittleren Drittel auch durch direkte Traumen entstehen; durch die Intensität des dafür erforderlichen Verletzungsmechanismus ist in diesen Fällen stets mit einer schweren Begleitverletzung von Nerven und/oder Gefäßen zu rechnen und die Diagnostik entsprechend zu intensivieren.

Einteilung

Die AO gibt keine eigene Einteilung der Claviculafrakturen vor.

Hauptsächlich werden Schlüsselbeinfrakturen nach ihrer Lokalisation eingeteilt: laterales, mittleres und mediales Drittel. Die häufigsten Frakturen ereignen sich im mittleren Drittel (80 %), Verletzungen im lateralen Drittel werden mit 15 %, im medialen Drittel mit 5 % angegeben.

Eine Sonderstellung nehmen die lateralen Claviculafrakturen insofern ein, als sie wegen ihrer unterschiedlichen Beziehungen zum coracoclaviculären Bandkomplex und der damit verbundenen unterschiedlichen therapeutischen Erfordernisse einer eigenständigen Einteilung bedürfen:

Einteilung nach NEER (1968): 3 Typen
Einteilung nach JÄGER und BREITNER (1984): 5 Typen.

Für die medialen Claviculafrakturen findet sich in der gängigen Literatur keine eigene Eintei-

lung. Diese Brüche sind in aller Regel wenig verschoben und daher nur in seltenen Fällen therapiebedürftig.

Leitsymptome/Klinik

Bei allen Claviculafrakturen findet sich eine typische Druckdolenz, Schwellung sowie Schmerzen bei Bewegungen des Schultergürtels und des entsprechenden Armes. Beim stehenden Patienten fällt eine herunterhängende Schulter sowie gelegentlich eine Verminderung der Schulterbreite gegenüber der gesunden Gegenseite auf.

Diagnostik

Die Diagnose einer Claviculafraktur ist in den meisten Fällen bereits klinisch zu stellen. Das Ausmaß der Verletzung sowie die Sicherung der Diagnose erfolgt durch Röntgenaufnahmen des Schlüsselbeines a.p. sowie 30° gekippt als Standardaufnahmen. Bei Verletzungen im medialen Drittel bzw. in der Nähe des Sternoclaviculagelenkes kann eine CT-Untersuchung hilfreich sein, um den tatsächlichen Verletzungsgrad zu evaluieren. Dies gilt in gleicher Weise auch für laterale Frakturen, insbesondere wenn der Verdacht auf eine Mitbeteiligung des Acromioclaviculargelenkes besteht.

Die periphere Sensibilität, Motorik und Durchblutung des Armes muss in jedem Fall exakt untersucht und dokumentiert werden, da Begleitverletzungen neurovaskulärer Strukturen insbesondere nach Rasanztraumen durchaus häufig gesehen werden (s.o.).

Therapie

Konservative Therapie

In der Mehrzahl der Fälle ist eine konservative Therapie möglich.

Bei Frakturen im mittleren Drittel erfolgt die Retention der Fraktur am günstigsten im Rucksackverband, der den Schultergürtel nach dorsal und lateral zieht. Die Behandlung wird in der Regel über einen Zeitraum von etwa 3 Wochen durchgeführt.

Bei lateralen und medialen Claviculafrakturen (Typ I nach JÄGER und BREITNER sowie Typ II und III ohne Dislokation) wird für den Fall einer konservativen Behandlung eine Ruhigstellung mit einem GILCHRIST-Verband oder einer entsprechenden Traumaweste über einen Zeitraum von 7 - 10 (14) Tagen empfohlen, wobei während des genannten Zeitraumes aus den Verband heraus bereits nach Maßgabe der Schmerzen eine krankengymnastische, passiv geführte Übungsbehandlung erfolgen sollte, um einer Einsteifung des Schultergelenkes entgegenzuwirken.

Besonders bei Kindern und Jugendlichen im Wachstumsalter sind auch Claviculafrakturen im mittleren Abschnitt bei begrenzter Dislokation in der Regel mit gutem Erfolg konservativ zu behandeln.

Bei Erwachsenen richtet sich die OP-Indikation im mittleren Drittel nach dem Ausmaß der Dislokation und der Entscheidung des Patienten nach entsprechender Beratung.

Operative Therapie

Bei Begleitverletzungen neurovaskulärer Strukturen (siehe oben) besteht stets die Indikation zu einer sofortigen operativen Behandlung.

Weiterhin sollte eine operative Behandlung besonders in folgenden Situationen erfolgen:

- Claviculafraktur im mittleren Drittel mit gleichzeitiger Fraktur des Scapulahalses (floating shoulder),
- beidseitige Claviculafraktur, insbesondere in Verbindung mit einer beidseitigen Rippenserienfraktur (Atemhilfsmuskulatur!),
- dislozierte einseitige Claviculafraktur mit Rippenserienfraktur.

unter Umständen

- Claviculafraktur beim Polytrauma, insbesondere in Verbindung mit einem Schädelhirntrauma (regelmäßige Umlagerung des Patienten, Seitlagerung > Neigung zur überschießenden Kallusbildung mit entsprechender sekundärer Irritation und Kompression des Plexus brachialis!)

Bei stark dislozierten Frakturen im mittleren Drittel wird überwiegend eine offene Reposition und Osteosynthese mittels Kleinfragmentrekonstruktionsplatte empfohlen. Als günstige

Alternative in geeigneten Fällen zeigt sich heute auch die elastisch intramedulläre Schienung mit einem PREVOT-Nagel (ESIN), der über einen Zugang am medialen Claviculaende eingeführt wird. Die intramedulläre Schiene sollte nicht dicker als 2 mm sein. Da die Clavicula jedoch keine ausgeprägte Markhöhle besitzt, kann das Vorschieben des ESIN unter Umständen Schwierigkeiten bereiten, sodass häufig eine kurze Hilfsincision über der Fraktur angelegt werden muss. Für diese Versorgungsart eignen sich nur einfache Brüche im mittleren Drittel ohne ausgeprägte Trümmerzone – auch bei Frakturversorgungen im Rahmen einer „floating shoulder" wird der ESIN als nicht ausreichend angesehen, da er keine ausreichende Rotationsstabilität bewirkt.

Laterale Claviculafrakturen des Typs II und III (JÄGER und BREITNER) bei Instabilität sowie des Typs IV können bei guter Knochenqualität ebenfalls mit Kleinfragmentplatten bzw. mit Kleinfragment-T-Plättchen versorgt werden. Bei sehr kleinem lateralem Fragment oder schlechter Knochenqualität muss gegebenenfalls eine temporäre Arthrodese des AC-Gelenkes zur Stabilisierung der Fraktur durch eine Zuggurtungsosteosynthese in Kauf genommen werden.

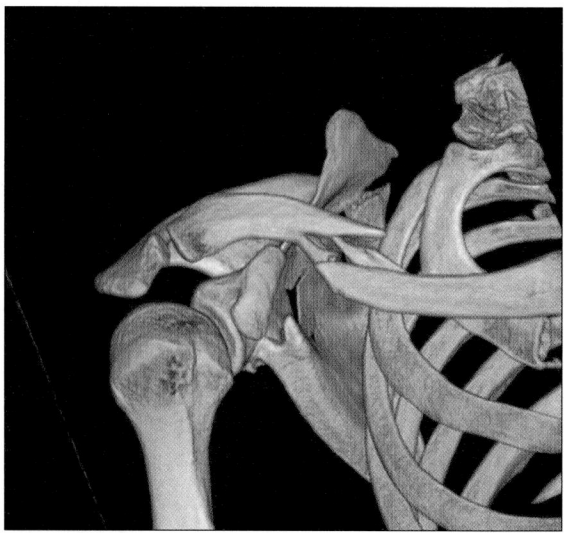

Abb. 7: Floating shoulder mit Claviculafraktur im mittleren Drittel und Scapulafraktur.

478

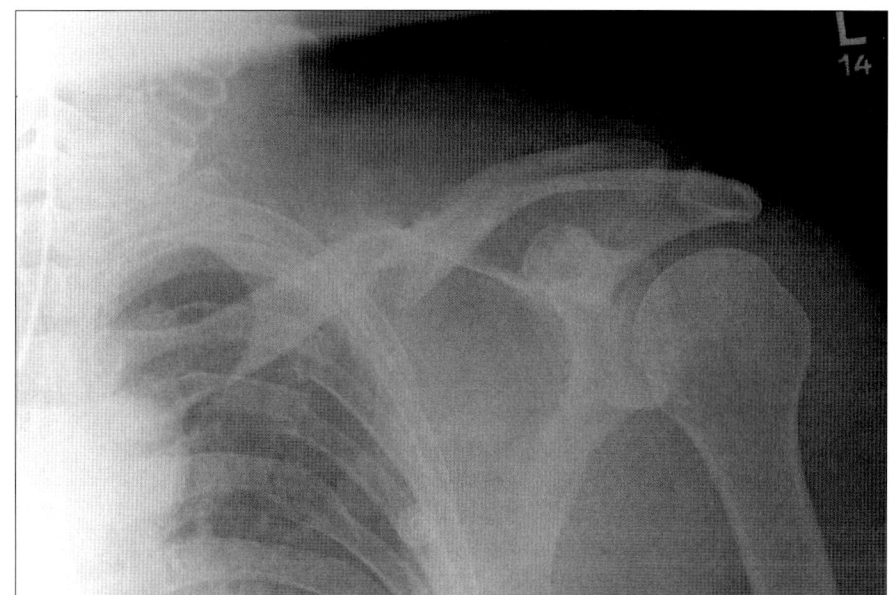

Abb. 8: Claviculafraktur und Rippenserienfraktur.

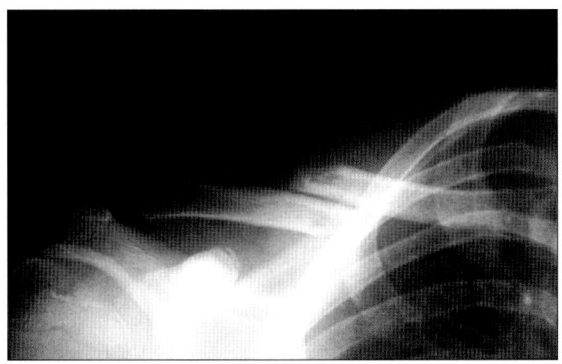

Abb. 9 a: Präoperative und...

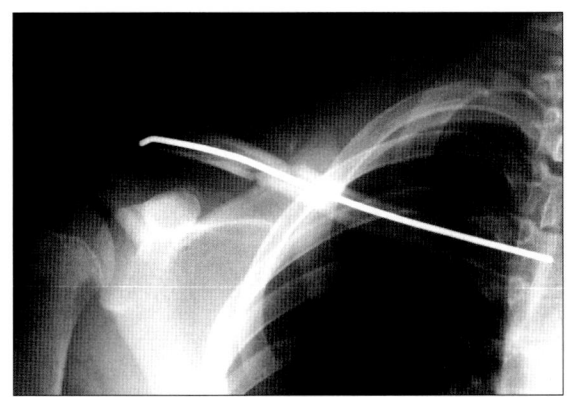

Abb. 9 b: ...postoperative Situation nach Versorgung mit einem intramedullären Kraftträger.

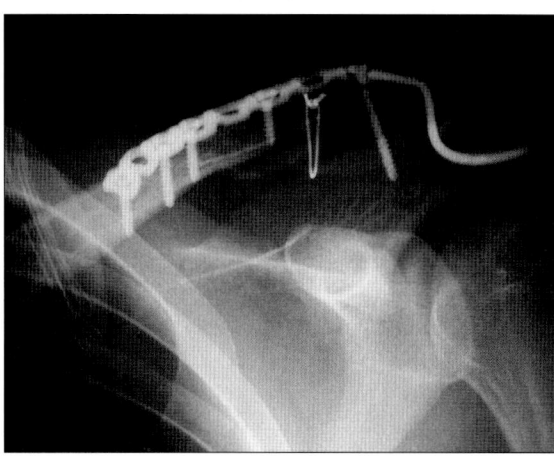

Abb. 10: Verwendung einer Hakenplatte zur Osteosynthese bei lateraler Claviculafraktur.

Im eigenen Krankengut konnte eine laterale Trümmerfraktur der Clavicula mit erheblicher Instabilität auch durch eine lange Hakenplatte zur Ausheilung gebracht werden.

Unfallfolgen, Komplikationsmöglichkeiten
Claviculafrakturen im mittleren Drittel neigen sowohl bei konservativer wie auch nach operativer Therapie nicht selten zur Ausheilung im

Sinne einer straffen Pseudarthrose, die jedoch meist relativ beschwerdefrei bleibt. Frakturen in Gelenksnähte (AC-Gelenk) bzw. (SC-Gelenk) können zu einer posttraumatischen Früharthrose dieser Gelenke führen, sodass unter Umständen eine Gelenksresektion im Verlauf erforderlich wird.

Die schwersten Komplikationen nach Claviculafrakturen sind die bereits oben genannten Begleitverletzungen neurovaskulärer Strukturen bzw. des knöchernen Thorax.

Komplikationen nach Komplexverletzungen des Schultergürtels richten sich naturgemäß nach dem Ausmaß und der Lokalisation der jeweiligen Einzelverletzungen.

Scapulafrakturen
Epidemiologie, Unfallmechanismus, Biomechanik

Die Scapula ist ein außerordentlich gut beweglicher Knochen, der lediglich über die claviculären Bandverbindungen indirekt mit dem Thorax verbunden ist. Die Lage zwischen kräftigen Muskelschichten schützt das Schulterblatt weitgehend vor Frakturen. Knöcherne Verletzungen der Scapula sind daher eher selten und werden überwiegend bei schweren Unfällen und Rasanztraumen (Fahrrad-, Motorradunfälle, PKW-Unfälle, Sturz aus großer Höhe) gesehen. Während isolierte Scapulafrakturen eher selten auftreten, können nach Rasanztraumen häufig schwere Kombinationsverletzungen mit Beteiligung des knöchernen Thorax oder des Oberarmes vorliegen. Auch neurovaskuläre Begleitverletzungen sind vergleichsweise häufig. Wegen der nach entsprechend schweren Unfällen im Vordergrund stehenden anderen Verletzungsfolgen werden Brüche des Schulterblattes nicht selten primär übersehen.

Einteilung

Wie bei der Claviculafraktur schlägt die AO auch bei knöchernen Verletzungen der Scapula keine eigene Einteilung vor. Bewährt hat sich die Einteilung in vier verschiedene Hauptverletzungsformen (modifiziert nach EULER und RÜEDI 1996 sowie nach HIERHOLZER 1982):

a. Corpusfrakturen,
b. Fortsatzfrakturen von Spina, Coracoid und Acromion,
c. Collumfrakturen ohne oder mit Clavicula – und Acromionfraktur oder Acromioclaviculagelenkssprengung,
d. Glenoidfrakturen,
(e. kombinierte Frakturen).

HABERMEYER (1990) teilt die Scapulafrakturen in drei Gruppen ein:
a. Corpus- und Fortsatzfrakturen,
b. Collumfrakturen,
c. Gelenkfrakturen.

Corpusfrakturen

Ursache ist in der Regel eine direkte Gewalteinwirkung bzw. Kontraktionen antagonistisch wirkender Muskelgruppen, wie beispielsweise bei Starkstromverletzungen oder nach Krampfanfällen.

Fortsatzfrakturen
Untereinteilung
Acromionfrakturen

Ursache ist nach HIERHOLZER häufig ein Schlag von oben auf die Schulter oder eine indirekte Gewalteinwirkung durch Stoß des Oberarmkopfes von caudal gegen die Unterseite des Acromion. In diesen Fällen kann es zusätzlich zu einer Impressionsfraktur der Oberarmkopfkalotte kommen.

Frakturen des Processus coracoideus

Diese Verletzungen treten häufig in Kombination mit anderen Verletzungen auf, so zum Beispiel bei Sprengungen des AC-Gelenkes bzw. lateralen Claviculafrakturen, Frakturen des Acromion oder bei Oberarmkopfluxationen. Häufig handelt es sich um ligamentäre oder muskuläre Abrissverletzungen an der Spitze des Coracoid (Musculus coracobrachialis, kurzer Kopf des Musculus biceps brachii sowie Musculus pectoralis minor).

Spinafrakturen

Sehr seltene Frakturform, die meist in Kombination mit Corpusfrakturen vorkommt.

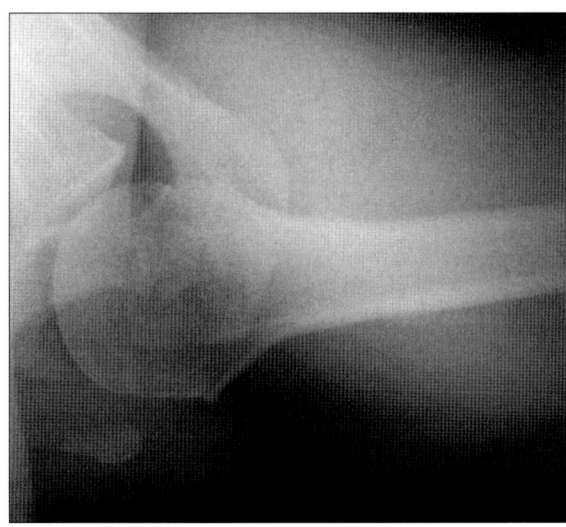

Abb. 11: Abriss des Processus coracoideus.

Collumfrakturen

Die Verletzung kann durch das Collum anatomicum oder das Collum chirurgicum gehen. Meist handelt es sich um eingestauchte, stabile und wenig dislozierte Brüche, die überwiegend konservativ behandelt werden können (s.u.!)

Glenoidfrakturen

Knöcherne Pfannenrandabbrüche (knöcherne Bankartläsion) treten im Wesentlichen im Rahmen von Schulterluxationen auf. Komplette Pfannenbrüche entstehen eher durch direkte Stauchungstraumen auf die Schulter, wobei der Unfallmechanismus ähnlich wie bei Scapulahalsfrakturen anzunehmen ist.

Diagnostik

Der klinische Verdacht auf eine Scapulafraktur ergibt sich aus allseits hochgradig schmerzhafter Einschränkung der Beweglichkeit des Schultergürtels. Die aktive Beugung im Ellenbogengelenk sowie die forcierte Atmung wird ebenfalls als stark schmerzhaft empfunden. Wie oben beschrieben liegen häufig Begleitverletzung des knöchernen Thorax und/oder des Oberarmkopfes oder der Brustwirbelsäule vor. Die Standardröntgenaufnahmen der Scapula sind die true-a-p-Aufnahme, die axiale Auf-

nahme sowie bei entsprechender Fragestellung (z.B. Abriss des Proc. coracoideus, Pfannenrandabbrüche) die axilläre Röntgenaufnahme der Scapula. Zur Beurteilung des gesamten Verletzungsausmaßes ist in der Regel eine Computertomographie unerlässlich, insbesondere, wenn sich die Frage einer evtl. operativen Versorgung stellt.

Therapie

Corpusfrakturen

Die überwiegende Mehrzahl der Corpusfrakturen kann insbesondere bei fehlender oder geringer Dislokation konservativ-frühfunktionell behandelt werden. Eine Ruhigstellung des Armes sollte nicht über 4 - 6 Tage erfolgen.

Fortsatzfrakturen

Auch hier ist in vielen Fällen eine konservative Therapie ausreichend.

Acromionfrakturen müssen besonders im Falle einer stärkeren Dislokation nach kaudal wegen eines später drohenden subakromialen Impingementsyndroms offen reponiert und stabilisiert werden.

Bei Verschiebungen des Coracoids über 5 - 8 mm sollte jedoch eine operative Reposition und Fixierung erfolgen (GEEL, 2000). Auch Abrissfrakturen der Coracoidspitze sollten operativ versorgt werden (z. B. kanülierte Schraube), da diese Verletzungen durch den Zug des M. coracobrachialis, M. pectoralis minor und das caput breve des Musculus biceps meist stark dislozieren und somit eine spontane knöcherne Konsolidierung in der Regel nicht erfolgt. Dies hat eine erhebliche Kraftminderung der genannten Muskeln zur Folge. Spinafrakturen sind meist mit Corpusfrakturen vergesellschaftet und stellen nur in seltenen Fällen (Ansatz der Rotatorenmanschetten-Muskulatur!) eine OP-Indikation (z.B. KFI-Rekoplatte) dar.

Collumfrakturen

Die Mehrzahl der Verletzungen kann konservativ behandelt werden.

Die Operationsindikation ergibt sich im Wesentlichen aus dem Grad der Dislokation, der sich am günstigsten in der Computertomographie darstellt. EULER und RÜEDI (1996) empfehlen zusätzlich eine Funktionsprüfung unter BV-Kontrolle, um auszuschließen, dass eine zu starke Einstauchung und damit verbundene Medialisierung der Gelenkspfanne die Abduktion des Armes beeinträchtigt. Bei Kombinationen dieser Verletzungen mit Clavicula und/oder Spina scapulae-Frakturen sind die Frakturen jedoch als instabil zu werten, da sie durch das Gewicht des Armes zur erheblichen Dislokation des Glenoid nach caudal und medial führen können. In diesen Fällen besteht eine absolute Operationsindikation. Bei intakten coraco-claviculären Bändern reicht eine stabile Versorgung der Schlüsselbeinfraktur mittels Plattenosteosynthese (KFI-Rekonstruktionsplatte),

wie unter „Schlüsselbeinfrakturen" angeführt. Bei gleichzeitiger Zerreißung des coraco-claviculären Bandapparates ist außer der Plattenosteosynthese der Clavicula eine zusätzliche Osteosynthese der Collumfraktur mittels Abstützplatte indiziert.

Gelenkfrakturen
Glenoidale Pfannenrand- und komplette Gelenkfrakturen werden nach den Regeln der Osteosynthese von Gelenkfrakturen behandelt.

Operative Zugänge
Für die operative Versorgung von Scapulafrakturen werden im Wesentlichen drei Zugänge angegeben:

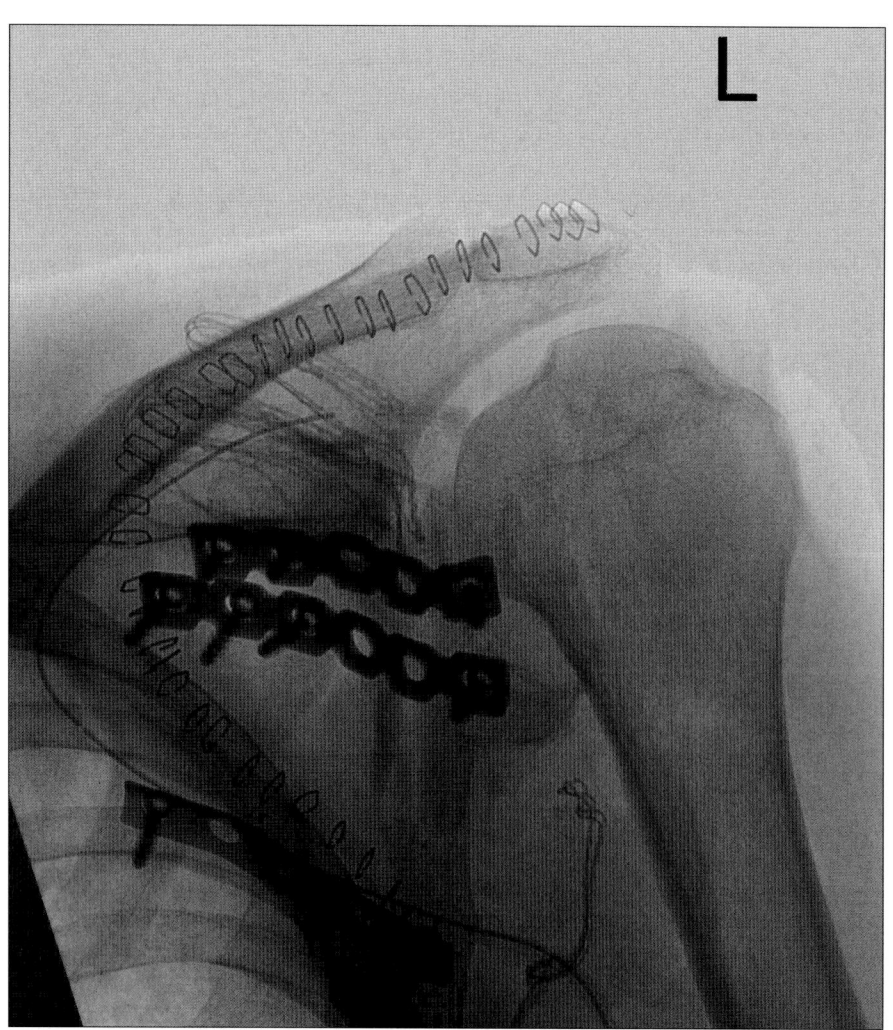

Abb. 12: Darstellung einer operativ mit Plattenosteosynthesen versorgten Scapulafraktur.

482

Ventraler Zugang
(typischer deltoider-pectoraler Zugang)
zur Versorgung knöcherner ventraler und cau-
daler Pfannenrandabbrüche sowie Frakturen
des Coracoid.

Dorsaler Zugang nach ROCKWOOD
Glenoidfrakturen und operationspflichtige
Frakturen des Scapulahalses.

Dorsaler Zugang nach JUDET
Größerer Zugang bei Kombinationsverletzungen der Schulter (Cave: Nervus suprascapula-
ris, der aus der Incisura scapulae kommt!)

Unfallfolgen, Komplikationsmöglichkeiten
Die Prognose der Schulterblattfrakturen ist insbesondere abhängig vom Ausmaß der Gesamt-
verletzung, da es sich, wie oben beschrieben,
häufig um Kombinationsverletzungen handelt.
Bei isolierten Scapulafrakturen haben Corpus-
und stabile Halsfrakturen eine günstige Prognose. Komplexe Verletzungen zeigen oft einen
langjährigen und schwierigen Verlauf bis zur
weitgehenden Rehabilitierung. Bei Frakturen
des Acromion kann der Verletzungsmechanismus auch zum Ausriss des Armnervenplexus
führen, sodass bei jedem Verdacht eine exakte
neurologische Untersuchung zu erfolgen hat.
Eine Begleitverletzung des Nervus suprascapu-
laris sollte unter Umständen elektromyogra-
phisch ausgeschlossen werden, da dieser Nerv
kein sensibles Versorgungsgebiet aufweist und
somit in der Akutphase klinisch occult bleiben
kann. Seine Schädigung bewirkt jedoch einen
funktionellen Ausfall des Musculus supra- und
infraspinatus.
Bei allen Scapulafrakturen muss an eine Begleitverletzung des Thorax gedacht werden,
die jedoch meist klinisch führend imponiert.
Stark eingestauchte Scapulahalsfrakturen können, wie oben beschrieben, durch Medialisierung der Gelenksfläche zu einer Einschränkung der Armabduktion führen. Alle Frakturen
der Gelenksfläche des Glenoid führen im Verlauf häufig zu einer posttraumatischen Schul-
tersteife, Pfannenrandabbrüche zur sogenannten instabilen Schulter.

**Verletzungen des Bandapparates und
Luxation im Bereich des Schultergürtels**
Sternoclaviculargelenk
Das Sternoclaviculargelenk stellt die einzige
knöcherne Verbindung des Schultergürtels
zum Thoraxskelett dar. Es handelt sich um ein
stark abgeflachtes Kugelgelenk mit einem häufig zentral perforierten Diskus und einer schlaffen Gelenkkapsel, die durch kräftige Bänder
verstärkt ist.
Das Gelenk besitzt 3 Freiheitsgrade der Rotation, wobei die Clavicula in etwa auf einem Ke-
gelmantel geführt wird. Auch Rotation der Clavicula in diesem Gelenk ist möglich.
Verletzungen des Sternoclaviculagelenkes sind
insgesamt selten und treten infolge einer indirekten Gewalteinwirkung, z.B. Sturz auf die
entsprechende Schulter, auf. Luxationen durch
direkte Gewalteinwirkungen sind außerordentlich selten.
Unterschieden wird die Luxation nach vorn
(prästernal), nach oben (suprasternal) sowie
nach hinten (retrosternal). Ähnlich wie beim
Acromioclaviculagelenk werden 3 Schweregrade der Luxation unterschieden.
1. Die Distorsion ohne Dislokation.
2. Die Distorsion mit Subluxation.
3. Die komplette Luxation mit Zerreißung der
   sternoclaviculären und costoclaviculären
   Bandstrukturen.

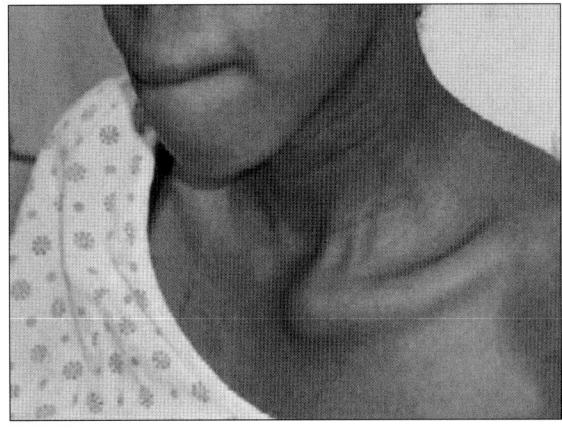

*Abb. 13: Klinisches Bild bei einer prästernalen Luxation
im Sternoclaviculargelenk.*

483

Bei der letztgenannten Verletzung kommt es in der Regel zu einer Luxation des Diskus.

Diagnostik

Der Nachweis der Luxation erfolgt überwiegend aufgrund eines typischen klinischen Bildes mit entsprechenden Beschwerden. Bei der dorsalen Luxation ist nicht selten eine Begleitverletzung des Armplexus vergesellschaftet, woraus sich stets eine dringliche Operationsindikation herleitet.

Die radiologische Diagnostik der Sternoclavicularsprengung im Sinne von Standardröntgenaufnahmen gestaltet sich schwierig und unzuverlässig – im Zweifelsfalle des klinischen Befundes ist eine computertomographische Untersuchung der Sternoclavicularregion sinnvoll. Insbesondere beim bewusstseinsgetrübten oder komatösen polytraumatisierten Patienten sollte bei dieser Verletzung auch frühestmöglich eine elektromyographische Untersuchung zum Ausschluss einer Plexusparese erfolgen.

Therapie

Die überwiegende Mehrzahl der sternoclavicularen Luxationen können mit gutem Erfolg konservativ behandelt werden.

Obgleich in der Regel stets eine posttraumatische Arthrose zu erwarten ist, ist diese häufig beschwerdearm und schränkt die spätere Beweglichkeit des Schultergürtels nicht nennenswert ein.

Bei später auftretenden Beschwerden kann eine Resektion des medialen Claviculaendes (ca. 1 cm, Schonung der costoclaviculären Bänder!) im Sinne einer Gelenksresektion erwogen werden.

Ventrale Luxationen stellen im akuten und postakuten Stadium nur eine OP-Indikation dar, wenn sie von erheblichen Beschwerden seitens des Patienten begleitet sind.

Die operative Versorgung der Sternoclavicularsprengung erfolgt im Sinne einer offenen Reposition und Fixierung, wobei diese am günstigsten über eine sog. Fesselungsoperation mittels Fascia lata-Streifen oder resorbierbarer Gewebebänder über transossäre Bohrkanäle erfolgt. Hierfür sind in der Literatur zahlreiche ähnliche Verfahren angegeben. Der Diskus articularis sollte bei dieser Operation wenn irgend möglich reponiert werden.

Eine temporäre Arthrodese mittels K-Draht ist nicht zu empfehlen, da K-Drähte in diesem Bereich eine erhebliche sekundäre Dislokationstendenz aufweisen, sodass in Kasuistiken bereits intrathorakale Lagen des K-Drahtes einige Wochen p.o. beschrieben wurden.

Acromioclaviculargelenk

Die Verletzung des lateralen Claviculagelenkes ist ca. 4 - 5 mal häufiger als die des sternalen Endes. Die Einteilung erfolgt nach TOSSY (1963) oder ALLMAN (1967), in den letzten Jahren jedoch zunehmend nach ROCKWOOD (1984).

Die zuletzt genannte Klassifikation ist um drei weitere schwerere Luxationsformen erweitert worden und unterscheidet sich in den ersten drei Graden nicht von den Klassifikationen nach TOSSY oder ALLMAN.

Auch die Luxation im acromio-claviculaaren Gelenk erfolgt in der Regel durch eine direkte Gewalteinwirkung auf die Schulter bei adduziertem Arm.

Verletzungen durch indirekte Gewalteinwirkungen, wie zum Beispiel plötzlicher Zug am Arm, sind erheblich seltener.

Diagnostik

Die Diagnose ist primär in typischer Weise klinisch beim sitzenden oder stehenden Patienten zu stellen. Bei Grad I und II ist das Schultereckgelenk selbst oft gar nicht oder wenig deformiert, zeigt jedoch eine lokale Druckschmerzhaftigkeit. Bei Grad III ist die Dislokation der lateralen Clavicula klinisch gut erkennbar – das Schultergelenk hängt etwas nach caudal. Als typisches klinisches Zeichen wird in der Literatur das sog. Klaviertastenphänomen, d.h. die Schmerzauslösung im AC-Gelenk durch Druck auf die Clavicula, angegeben. Bei den Verletzungen Typ IV und V nach ROCKWOOD wandert das laterale Claviculaende nach cranial und dorsal – es kann sich in den Trapeziusfasern oder subkutan verhaken und in seltenen Fällen eine Perforation der Haut bewirken. Der Grad VI nach ROCKWOOD ist eine außerordentlich seltene Verletzung, bei der es zu einer Luxation der Clavicula mit Einklemmung unter das Acromion kommt. Die acromio-claviculären Bänder sind wie bei Grad III bis V zerrissen, die coraco-claviculären Bänder können jedoch intakt geblieben sein.

Weiterführende Diagnostik

Die grobe Einteilung in der oben angeführten Weise kann durch typische a.p.-Röntgenaufnahmen des Acromioclaviculagelenkes mit und ohne Belastung des gleichseitigen Armes, evtl. im Seitenvergleich, mit einer Last von ca. 10 kg verifiziert werden. Computertomographische Untersuchungen bzw. die Magnetresonanztomographie können – soweit aus anderen Gründen für erforderlich gehalten – auch diese Verletzung noch exakter darstellen. Insbesondere für die außerordentlich selten anzutreffende Verletzung Typ ROCKWOOD VI erscheint eine computertomographische Untersuchung sinnvoll.

Therapie

AC-Gelenksluxationen Typ I und II sind stets konservativ zu behandeln.

Bei Grad III sollte eine individuelle Entscheidung nach ausführlicher Anamnese und Beratung des Patienten (Alter, berufliche und private, z.B. sportliche Betätigung, Wunsch des Patienten) erfolgen. Die Schweregrade IV und V nach ROCKWOOD gelten in der Regel als Indikation zur Operation. Bei Typ IV ist eine Operation dringlich, um drohende oder bereits eingetretene neurovaskuläre Schäden zu verhüten oder zu beseitigen.

Bei der konservativen Behandlung des Typs I und II ist eine ca. 8- bis 10-tägige Ruhigstellung der betroffenen Schultern zur Schmerzreduktion sinnvoll, wobei der Verband zur Körperhygiene oder für geführte Bewegungsübungen bereits abgenommen werden kann. Bei Typ III ist eine bis zur 3-wöchige, zumindestens intermittierende Ruhigstellung zu empfehlen.

Bei den operativen Verfahren konkurrieren die direkte Ruhigstellung des AC-Gelenkes mit indirekten operativen Maßnahmen (z.B. Fesselung der Clavicula an das Coracoid mittels PDS-Bändern und ähnlichem).

Jedes Verfahren hat typische Vor- und Nachteile – so führen Zuggurtungsosteosynthesen des AC-Gelenkes nicht selten zu sekundären Dislokationen des/der eingebrachten K-Drähte. Prinzipiell ist für eine Zuggurtung ein einzelner K-Draht als Führung des AC-Gelenkes im Gegensatz zu den meist angewandten zwei parallelen K-Drähten zu diskutieren, da ein einzelner K-Draht auch Rotationsbewegungen im AC-Gelenk postoperativ zulässt.

Gelenksstabilisierende Verfahren mittels Hakenplatte (der Haken muss dorsal des AC-Gelenkes, nicht im AC-Gelenk liegen!) stellen eine sehr stabile Retentionsmethode dar, werden in der Literatur jedoch unterschiedlich bewertet. Typisch sind langanhaltende Beschwerden; eine Abduktion des Armes über 90° sollte bis zur Entfernung der Hakenplatte nach etwa 8 Wochen unterbleiben. Weiterhin werden verstärkt Wundheilungsstörungen nach Verwendung der Hakenplatte angegeben, da die Platte relativ dick ist und somit subkutan stark aufträgt.

Alternative Möglichkeiten sind Bandzügelungsoperationen mit resorbierbaren Materialien oder Fascia lata – Streifen über entsprechende Bohrkanäle direkt am AC-Gelenk oder eine Umschlingung der Clavicula und des Coracoids mit den entsprechenden Materialien im Sinne einer Fesselungsoperation. Das Einbringen einer sogenannten Bosworthschraube (POIGENFÜRST 1990) durch die Clavicula in das Acromion wird in der aktuellen deutschsprachigen Literatur kaum mehr empfohlen (Frakturen des Coracoid!). In jedem Fall sollte versucht werden, die acromio-claviculären Bänder sowie das Ligamentum coraco-claviculare adaptierend zu nähen.

Im eigenen Krankengut haben wir sowohl mit der Verwendung der Hakenplatte als auch mit der Retention der Clavicula mittels PDS-Band an das Coracoid gute Erfahrungen gesammelt. Aufgrund der sekundären Dislokationstendenz der K-Drähte haben wir die Zuggurtungsosteosynthese weitgehend verlassen.

Auch bei der AC-Gelenksverletzung kann es im weiteren Verlauf zur Entwicklung einer posttraumatischen Arthrose kommen – bei entsprechenden Beschwerden ist hier eine Resektion des Gelenkes in entsprechender Weise, wie beim Sternoclaviculargelenk, unter Schonung der retinierenden coracoclaviculären Bandstrukturen möglich. Dies kann auch auf arthroskopischem Wege erfolgen.

Nach der Literatur ist die Kraftentfaltung sowie die Beweglichkeit nach konservativer und operativer Behandlung der Sternoclavicularluxation mit Grad III als gleichwertig anzusehen. Der verbleibende Claviculahochstand sowie die Instabilität nach konservativer Behandlung korreliert offensichtlich nicht mit den evtl. angegebenen Beschwerden der Patienten. Dies sollte stets im präoperativen Aufklärungsgespräch mit den Patienten Erwähnung finden.

Rippenfrakturen

Kasuistik

Nach einem Sturz beim Fahrradfahren wird ein 23-jähriger Patient abends in der Notaufnahme eines Kreiskrankenhauses eingeliefert. Er klagt über atemabhängige Schmerzen im Bereich der linken Thoraxhälfte basal.

Bei der Untersuchung fällt ein Kompressionsschmerz der unteren Thoraxapertur links, ein leichtes Ziehen im Bereich der linken Schulter sowie ein Druckschmerz im linken Oberbauch auf.

Die Sonographie des Bauches ist unauffällig, röntgenologisch ergibt sich die Diagnose einer Fraktur der 10. und 11. Rippe lateral mit geringer Dislokation.

Seinem Wunsch entsprechend wird der Patient nach entsprechender Aufklärung wieder nach Hause entlassen.

Zwei Tage später wird der Notarztwagen wegen des gleichen Patienten alarmiert. Er findet den jungen Mann am unteren Ende einer Treppe liegend ohne Angabe eines neuen Sturzereignisses – er zeigt alle Anzeichen eines hypovolämischen Schocks. Unter entsprechenden notfallmedizinischen Maßnahmen kann der Patient wieder im Krankenhaus eingeliefert werden – sonographisch findet sich nun eine massive intraabdominelle Blutung. Intraoperativ zeigt sich als Ursache eine subkapsuläre Milzverletzung mit zweizeitiger Kapselruptur. Der Patient überlebt (eigene Kasuistik, ca. 1984).

Epidemiologie

Rippenfrakturen sind insgesamt sehr häufig und treten sowohl nach direktem wie nach indirektem Thoraxtraumen auf. Während auch erhebliche Kompressionsverletzungen des

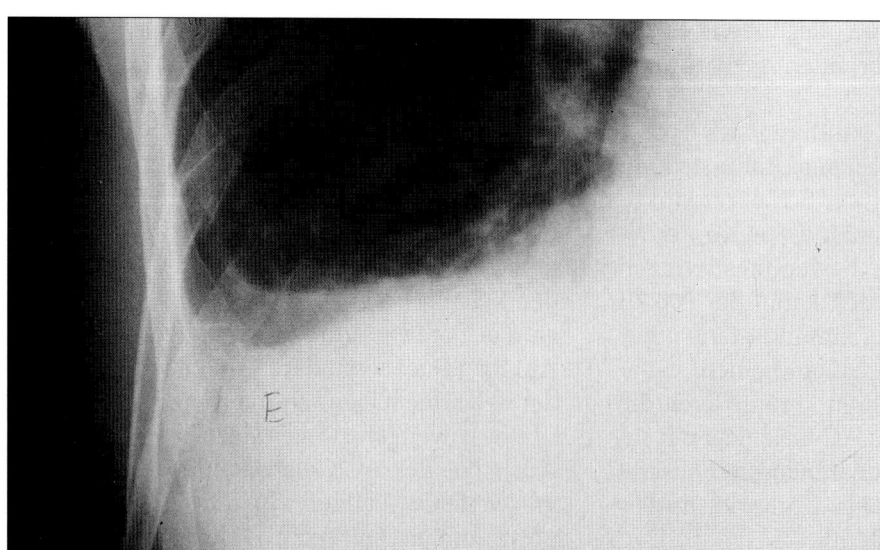

Abb. 14: Rippenfraktur im Bereich der caudalen Rippen rechts.

Brustkorbes bei Kindern und Jugendlichen ohne erkennbare knöcherne Veränderungen ablaufen können, sind bei älteren Patienten, insbesondere mit ausgeprägter Osteoporose, Rippenfrakturen bereits nach geringer Gewalteinwirkung zu beobachten. Spontane Rippenfrakturen können bei tumorösen Veränderungen, z.B. bei Karzinommetastasen oder bei multiplen Myelomen bereits ohne Trauma, z.B. beim Husten oder forcierter Atmung auftreten.

Unfallmechanismus, Biomechanik

Während Rippenserienfrakturen (siehe dort) überwiegend durch stumpfe Gewalteinwirkung im Sinne einer Thoraxkompression zustande kommen, treten einfache Rippenfrakturen meist nach direkten Traumen im Bereich der Thoraxwand auf.

Besonders häufig finden sich Frakturen im weitgehend weichteilgeschützten lateralen Bereich der Rippen, zwischen der 4. und 11. Rippe. Diese Verletzungen sind als bedingt stabil zu werten. In der Regel stabil sind Frakturen im dorsalen Bereich der Rippen, da hier eine kräftige muskuläre Weichteildeckung vorliegt. Stets instabil sind Rippenfrakturen ventral, insbesondere im Bereich des osteochondralen Übergangsbereiches. Während Kompressionsfrakturen des Thorax in a-p-Richtung in der Regel zu Frakturen mit einem nach außen offenen Bruchspalt führen, liegen nach direkten Gewalteinwirkungen häufig Frakturen vor, die nach innen offen sind, da die Rippe nach innen gedrückt wird. In diesem Fall ist das Risiko von begleitenden Pleura- oder Organverletzungen (Lunge, parenchymatöse Oberbauchorgane) deutlich erhöht. Frakturen der drei caudalen Rippen treten überwiegend nach direkter Gewalteinwirkung auf.

Bei Brüchen der ersten drei Rippen infolge direkten Traumas muss mit schweren arteriellen oder nervalen Begleitverletzungen gerechnet werden, insbesondere, wenn gleichzeitig eine Claviculaschaftfraktur vorliegt.

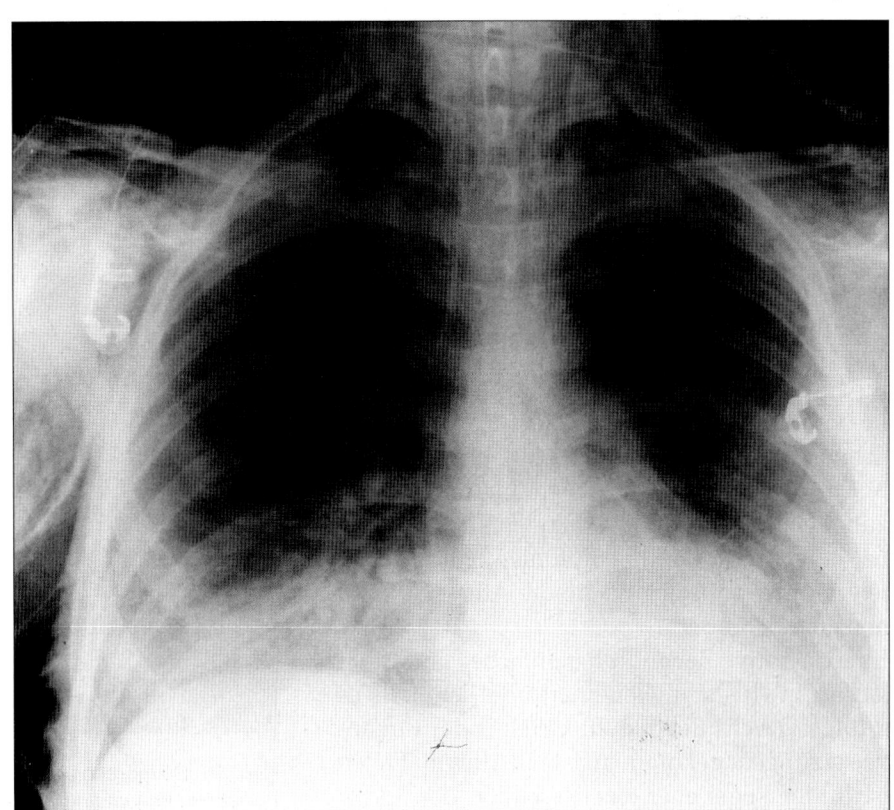

Abb. 15: Röntgenologischer Nachweis eines Hautemphysems.

Leitsymptome/Klinik

Atemabhängige Schmerzen in Frakturhöhe, besonders verstärkt bei forcierter Atmung oder Husten. Lokaler Druck- oder Thoraxkompressionsschmerz, selten tastbare Krepitation. Unter Umständen palpables Hautemphysem.

Diagnostik

Röntgenaufnahme der Lunge a.p. sowie des knöchernen Hemithorax auf der betroffenen Seite in zwei Schrägprojektionen. Bei Verdacht auf Begleitverletzung der Pleura und der Lunge (z.B. Hautemphysem) sollte ein Pneumothorax bei fehlenden radiologischen Zeichen möglichst durch eine Computertomographie (Spiral-CT) ausgeschlossen werden. Insbesondere beim liegenden Patienten kann der röntgenologische Ausschluss eines Pneumothorax deutlich erschwert sein, da sich die freie intrathorakale Luft häufig ventral der Lunge befindet.

Sofern keine komplette Spiral-CT-Untersuchung des Thorax und Abdomens durchgeführt werden kann, muss zusätzlich bei Frakturen der caudalen Rippen eine intraabdominelle Verletzung durch Sonographie ausgeschlossen werden. Aufgrund des unter Umständen verzögerten, zweizeitigen Verlaufes ist diese Untersuchung nach einem angemessenen Zeitraum von wenigen Stunden in jedem Fall zu wiederholen.

Therapie

Bei fehlenden Begleitverletzungen erfolgt die Behandlung in der Regel konservativ mit entsprechenden Analgetikagaben und physiotherapeutisch-atemgymnastischer Unterstützung. Insbesondere beim alten Patienten muss die Schmerztherapie suffizient sein, um der Entwicklung einer hypostatischen Pneumonie vorzubeugen. Zirkuläre Verbände („Rippengürtel"), die früher häufig empfohlen wurden, gelten heute als obsolet, da sie die Atemexkursionen eher behindern.

Eine operative Behandlung einfacher Frakturen ist nur in Ausnahmefällen erforderlich, falls es infolge Durchspießung zu Gefäß- oder Organverletzungen gekommen ist. In diesen Fällen ist in der Regel eher eine Resektion der Spitze des Rippenfragmentes als eine Osteosynthese der Rippenfraktur indiziert.

Unfallfolgen, Komplikationsmöglichkeiten, Risiken

Bei allen, auch solitären Rippenfrakturen – insbesondere infolge eines direkten, kleinflächigen Traumas mit Impression der Fragmente – kann es naturgemäß zu Begleitverletzungen der Intercostalgefäße mit entsprechenden, u.a. auch intrathorakalen Blutungen kommen. Ebenso ist die Entstehung eines Pneumothorax schon bei einer isolierten Rippenfraktur durch entsprechende parietale und viscerale Pleuraverletzung möglich. Bei caudalen Rippenfrakturen sind Begleitverletzungen der großen parenchymatösen Bauchorgane, insbesondere der Milz, zu befürchten. Auch bei scheinbaren Bagatellverletzungen muss stets an die Möglichkeit einer derartigen, im Einzelfall unter Umständen lebensbedrohlichen Begleitverletzung gedacht und die entsprechenden diagnostischen Maßnahmen vorgenommen werden. Gegebenenfalls ist es auch erforderlich, die Diagnostik (z.B. Sonographie, CT) kurz- oder mittelfristig zu wiederholen. Insofern stellt eine derartige Verletzung unter Umständen auch eine Indikation zu einer stationären Beobachtung dar. Dies betrifft vor allem eingeschränkt beurteilbare Patienten, z.B. nach erheblichem Alkoholgenuss. Gerade in diesen Fällen ist die Unfallanamnese oft nur schwer oder ungenau eruierbar.

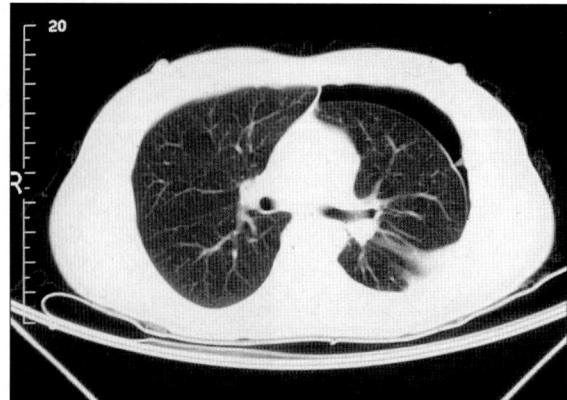

Abb. 16: CT-morphologischer Nachweis eines ventral links gelegenen Pneumothorax.

Rippenserienfrakturen, Rippenserien-Stückfrakturen, instabiler Thorax

Unfallmechanismus, Biomechanik

Ein instabiler Thorax entsteht durch gleichzeitige Frakturen mehrerer Rippen, in der Regel durch eine massive, stumpfe Gewalteinwirkung auf den Thorax, wie z.B. Kompressions-, Verschüttungs- oder Einklemmungsverletzungen. Unterschieden werden hierbei

- einseitige Rippenserienfrakturen,
- beidseitige Rippenserienfrakturen,
- Rippenserienstückfrakturen („volet mobile").

Diese kombinierte Verletzung kann bereits durch das Primärtrauma mit einer erheblichen Begleitverletzung intrathorakaler oder intraabdomineller Organe, des Zwerchfells sowie von Gefäßen und Nerven verbunden sein.

Zusätzlich führt die Verletzung infolge einer mehr oder weniger gestörten Atemmechanik in Verbindung mit erheblichen Schmerzen zur zunehmenden Ausbildung von Sekundärschäden, insbesondere im Bereich der Lunge (z.B. Einblutungen, Atelektasen). Die Beeinträchtigung der Atemmechanik ist dabei umso gravierender, je weiter ventral die Verletzung liegt. Die dorsalen Rippenabschnitte sind – wie bereits bei der einfachen Rippenfraktur erwähnt – muskulär weitgehend geschient und daher bei Frakturen als bedingt stabil anzusehen.

Leitsymptome/Klinik

Neben stärksten Schmerzen bei allen Atemexkursionen sowie massiver lokaler Druck- schmerz- und Kompressionsschmerzhaftigkeit des Thorax und unter Umständen des Oberbauches fällt bereits klinisch gelegentlich ein „Nachhinken" der betroffenen Thoraxseite, im Extremfall auch eine sogenannte paradoxe Atmung auf. Die Entwicklung eines Hautemphysems infolge Lungenparenchymverletzung mit Pneumothorax ist bei der Rippenserienfraktur wesentlich häufiger als bei einfachen Rippenfrakturen zu beobachten. Schließlich kann es durch intrathorakale Begleitverletzungen (schwere Herzkontusion, Herz-Beutel-Tamponade, Verletzung multipler Interkostalgefäße,

Aortenruptur) zu erheblichen Kreislaufbeeinträchtigungen bis hin zum schweren hämorrhagischen Schock oder zum Schock durch Pumpversagen des Herzens kommen. Daran ist nicht nur in der Frühphase, sondern auch in der postprimären Stabilisationsphase des Patienten stets zu denken.

Diagnostik

Wie bei der einfachen Rippenfraktur ist auch die Rippenserienfraktur in der Regel durch entsprechende Aufnahmen der Lunge a.p. sowie des knöchernen Hemithorax in zwei schrägen Ebenen ausreichend zu diagnostizieren. Ergänzend sollte stets zumindest eine thorakale und abdominelle Sonographie bzw. günstiger eine Spiral-CT-Untersuchung der beiden großen Körperhöhlen erfolgen. Dies gilt umso mehr, als namentlich durch die Computertomographie die Dedektionsrate eines begleitenden (z.B. ventral liegenden) Pneumothorax gegenüber der einfachen Röntgendiagnostik beim liegenden Patienten erheblich erhöht werden

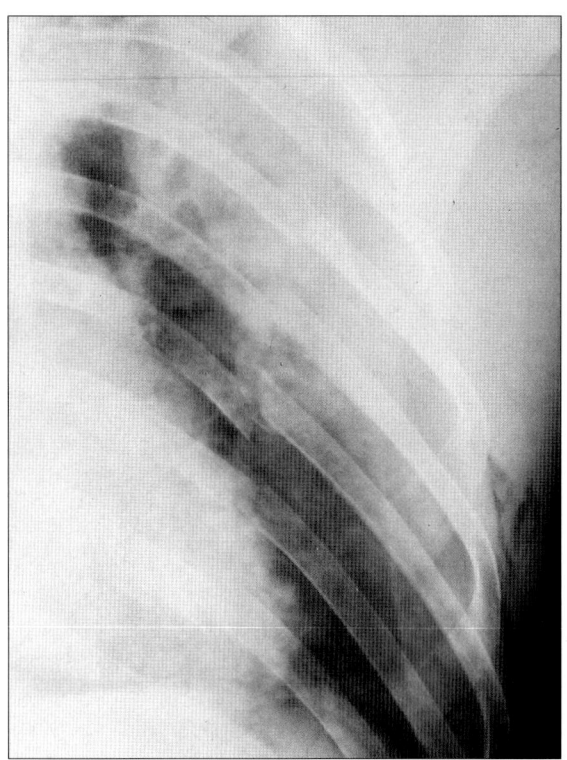

Abb. 17: Rippenserienfraktur links.

489

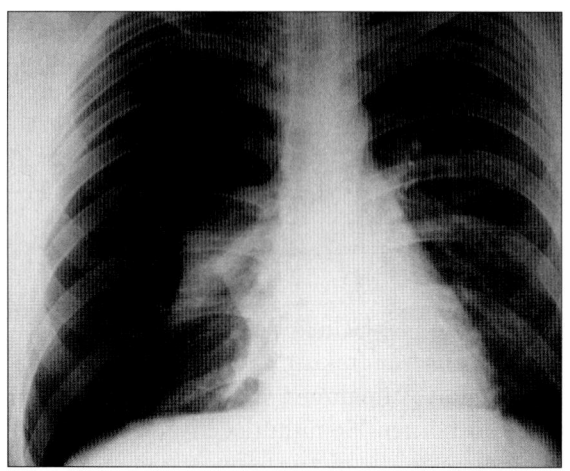

Abb. 18: Spannungspneumothorax mit Mediastinalverschiebung.

kann. Insbesondere bei ventralen Rippenserienfrakturen ist ebenso wie bei der Sternumfraktur auch eine elektrokardiographische, laborchemische und duplexsonographische Untersuchung zum Ausschluss einer schweren Herzwandkontusion erforderlich. Diese Untersuchungen sind bei entsprechendem Unfallmechanismus im Verlauf kurzfristig zu kontrollieren.

Therapie

Auch bei Verletzungen mit gleichzeitigem Vorliegen mehrerer Rippenfrakturen bzw. eines instabilen Thorax ist in den meisten Fällen eine rein konservative Therapie unter Spontanatmung bei entsprechender Analgesie anzustreben, falls dies der Allgemeinzustand und die Sauerstoffsättigung sowie die Kreislaufverhältnisse des Patienten zulassen. Die Spontanatmung stellt auch bei gestörter Atemmechanik das geringste Risiko der Entwicklung eines Spannungspneumothorax sowie einer bronchopulmonalen Infektion im Verlauf dar. Unerlässlich ist ein fortlaufendes Monitoring der Sauerstoffsättigung in der Peripherie sowie einer Kontrolle der Blutgase.

Insbesondere bei polytraumatisierten Patienten ist in vielen Fällen jedoch eine Respiratorbehandlung unerlässlich. Die Indikation stellt sich außer nach dem gesamten Verletzungsmuster (begleitendes Schädelhirntrauma!) auch durch Anzeichen einer progredienten respiratorischen Insuffizienz, die in der Regel mit einer zunehmenden Tachykardie einhergeht. Wenn sich das klinische Bild unter entsprechender Analgesie nicht bessert, ist unverzüglich eine orotracheale Intubation und Beat-

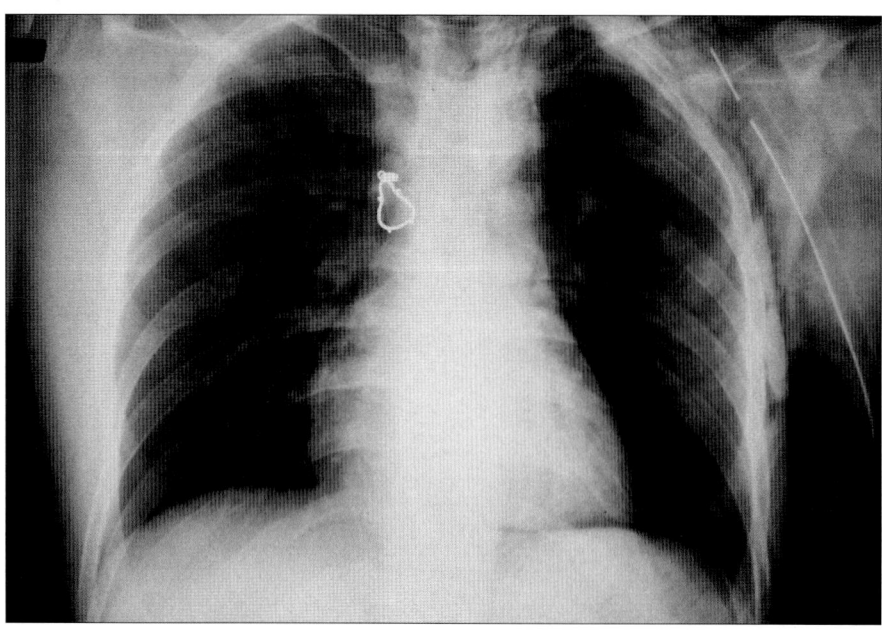

Abb. 19: Subcutane Fehllage einer Thoraxdrainage.

mung anzustreben. Auf die damit verbundene, erheblich verstärkte Gefahr der Entwicklung eines ein- oder beidseitigen Pneumothorax (Spannungspneumothorax) ist umso mehr zu achten – im Verdachtsfall ist hier unter Umständen prophylaktisch in Minithorakotomietechnik eine Thoraxdrainage in BÜLAU- oder MONALDItechnik anzulegen.

Bei spontan atmenden Patienten ist außer einer intravenös applizierten Analgesie auch an die Möglichkeit der Analgesie über einen thorakalen Epiduralkatheter unter intensivmedizinischer Überwachung zu denken. Diese Behandlung ermöglicht eine deutlich bessere Überwachung des Traumapatienten gegenüber einer systemischen Opiattherapie.

In älteren Literaturangaben ist häufig von einer „inneren pneumatischen Schienung" der Rippenserienfrakturen durch Beatmung als bessere Alternative gegenüber osteosynthetischen Verfahren zu lesen. Operative Maßnahmen mit osteosynthetischer Stabilisierung des Thorax sind auch heute noch sehr selten, stellen jedoch eine durchaus sinnvolle Behandlungsalternative dar, wenn dadurch ein frühzeitiger Übergang zur Spontanatmung wieder erreicht werden kann. Die Indikation zu einem derartigen operativen Eingriff stellt sich insbesondere bei ohnehin erforderlichen Thorakotomien (z. B. massiver Hämatothorax) quasi auf dem „Rückzug". Dies kann pulmonale Komplikationen, die im Verlaufe einer Langzeitbeatmung häufig auftreten, vermeiden helfen. Bei lateralen Rippenserienfrakturen ist im Fall einer operativen Stabilisierung die Osteosynthese jeweils jeder zweiten Rippe ausreichend, bei bds. parasternalen Rippenfrakturen mit Ausbildung eines „floating-sternum" sind insbesondere für den Rückzug nach einer medialen Sternotomie besondere Osteosyntheseverfahren angegeben.

Auf die Möglichkeiten der osteosynthetischen Rippenstabilisierung wird in einem eigenen Kapitel eingegangen.

Bei gleichzeitiger ipsi-lateraler Claviculafraktur bzw. insbesonders bei beidseitiger Claviculafraktur und beidseitiger Rippenserienfraktur hat die operative, baldmöglichste Stabilisierung der Clavicula ein- oder bds. eine hohe

Priorität. Sie führt zu einer messbaren und deutlichen Verbesserung der Atemmechanik, da sie den Einsatz der Atemhilfsmuskulatur erheblich verbessert.

Unfallfolgen, Komplikationsmöglichkeiten, Risiken

Die Entwicklung eines Hämatothorax bzw. Pneumothorax ist die typische Komplikation nach Rippenserienfrakturen und tritt hier wesentlich häufiger als nach solitären Rippenfrakturen auf. An die Möglichkeit einer begleitenden Zwerchfell-, Organ-, Gefäß- oder Nervenverletzung muss ebenfalls noch eher gedacht werden. Eine stat. Behandlung ist bei Frakturen von drei oder mehr Rippen prinzipiell dringend anzuraten.

Sternumfrakturen

Kasuistik

6 Monate nach einem schweren Verkehrsunfall (Frontalunfall zweier PKW) wird der ehemalige Fahrer eines der beiden Fahrzeuge wg. massiver retrosternaler Schmerzen sowie Schmerzen zwischen den Schulterblättern in der Notaufnahme eines Kreiskrankenhauses eingeliefert. Die klinische Untersuchung zeigt eine Tachykardie von 120 Schlägen/min bei einem Blutdruck von 100/80, die Röntgenuntersuchung des Thorax ergibt ein auffallend breites Mediastinum. Aus der Anamnese ist eine Sternumquerfraktur anlässlich des o.g. Unfalles infolge Aufprall des Brustkorbes auf das Lenkrad bekannt. Der Patient ist vollständig ansprechbar und orientiert.

Aufgrund der Mediastinalverbreiterung wird der Patient mittels Rettungshubschrauber über eine Strecke von ca. 100 km in das nächste erreichbare Herzzentrum verlegt. Eine Computertomographie zeigte hier das typische Bild einer Aortendissektion unterhalb des Isthmus mit Ausbildung eines Aneurysma spurium. Bei der nachfolgenden retrograden Katheteruntersuchung der Aorta kommt es zur Ruptur des Aneurysma. Der Patient kommt mit terminalen

Kreislaufverhältnissen notfallmäßig in den OP – unter Anschluss an die Herz-Lungen-Maschine wird ein Aortenteilersatz durch eine Dacronprothese unmittelbar unterhalb des Abganges des Trunkus auf eine Strecke von 8 cm versucht. Nach Massentransfusion kann die Gerinnung intraoperativ nicht mehr stabilisiert werden – der Patient verstirbt intraoperativ nach einer OP-Dauer von ca. 14 Stunden (eigene Kasuistik, ca. 1980).

Epidemiologie

Sternumverletzungen treten relativ selten nach Direkttraumen und schweren AP-Kompressionsverletzungen des Thorax auf. Vor Einführung des Airbags in den Kraftfahrzeugbau waren diese Verletzungen in typischer Weise als „Lenkradverletzungen" bekannt.

Unfallmechanismus/Biomechanik

Wie bereits oben beschrieben, sind zur Verursachung einer Sternumfraktur erhebliche Traumen (Direkttraumen oder a.p.-Kompressionen) erforderlich.

Lediglich bei hochgradiger Osteoporose beim älteren Menschen können diese Verletzungen auch schon durch vergleichsweise kleinere Traumen, auch im Rahmen einer Reanimation entstehen. Bei Kindern und Jugendlichen während des Wachstumsalters stellen Sternumfrakturen eine außerordentliche Rarität dar.

Sternumfrakturen können durch direkte Gewalteinwirkung sowie durch schwere Kompression des Thorax in a.p.-Richtung verursacht werden. Generell handelt es sich in der Regel um Folgen einer erheblichen Gewalteinwirkung. Biomechanisch sind die Frakturen in der Regel als stabil anzusehen – ohne begleitende Rippenfrakturen oder Organverletzungen beeinträchtigen sie die Atemmechanik lediglich durch erhebliche Schmerzen. Als hoch instabil gelten dagegen Sternumfrakturen mit gleichzeitigen instabilen Frakturen der BWS in gleicher Höhe (s.u.).

Leitsymptome/Klinik

Beim schlanken Patienten kann eine tastbare Deformierung des Brustbeines, insbesondere

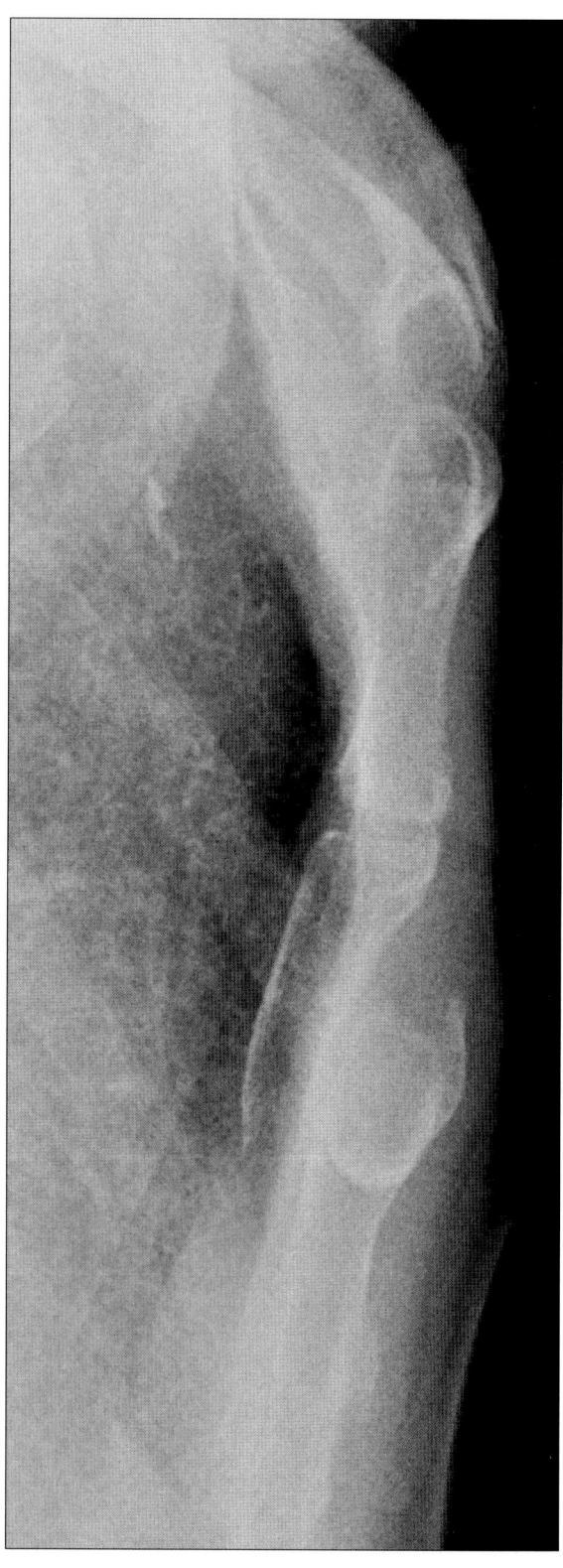

Abb. 20: Seitliche Thoraxaufnahme mit Nachweis einer Sternumfraktur.

mit begleitendem subkutanem Hämatom, als Hinweis auf eine Sternumfraktur dienen. Im Bereich der Fraktur findet sich ein lokaler Druckschmerz, bei einer vorsichtigen a-p-Kompression des Thorax treten ebenfalls Schmerzen auf. Auch bei forcierter Atmung werden Beschwerden an typischer Stelle angegeben.

Bei alleiniger Deformierung des Sternums ohne erkennbare äußere Verletzungszeichen muss differentialdiagnostisch auch an eine angeborene Deformität, z.B. Trichterbrust, gedacht werden.

Diagnostik

Zielführend ist hier allein die klinische Untersuchung. In der röntgenologischen a.p.-Projektion des Thorax ist eine Sternumfraktur in der Regel durch die Überlagerung mit der Wirbelsäule nicht zu erkennen, lediglich die seitliche Aufnahme des Sternums kann bei entsprechender Bildqualität die Diagnose sichern. Auch eine Computertomographie des Thorax kann nicht dislozierte Sternumfrakturen – insbesondere, wenn sie in der Schnittebene der CT-Schicht liegen (Querfrakturen) – in den akut verfügbaren Horizontalschnitten ohne (3-D-) Rekonstruktion nicht sicher ausschließen.

Ebenso wie bei der Rippenserienfraktur ist eine gezielte Suche nach einer evtl. begleitenden Herzkontusion erforderlich (EKG, Herzenzyme, Duplexsonographie) – auch hier sollten die genannten Untersuchungen ggf. kontrolliert werden.

Bei entsprechend massiven Traumen ist zum Ausschluss der Entwicklung eines sekundären traumatischen Aneurysmas der thorakalen Aorta eine Kontrolluntersuchung nach ca. 1 und 3 Monaten einschließlich einer sonographischen Untersuchung oder – bei konkretem Verdacht – einer Computertomographie zu empfehlen. Traumatische Aneurysmen der thorakalen Aorta infolge Ruptur der Intima (subintimale Blutungen) können durchaus erst nach Wochen oder Monaten manifest werden. Bei entsprechender Anamnese ist daher stets an diese Möglichkeit bei entsprechender Klinik (retrosternale Schmerzen, Schmerzen zwischen den Schulterblättern) zu denken.

Therapie

Stationäre Überwachung, insbesondere beim eingeschränkt beurteilbaren Patienten für mind. 1 Nacht nach dem Unfall. Ausreichende Schmerzbekämpfung beim wachen Patienten.

Eine operative Versorgung von Sternumfrakturen ist nur bei erheblicher Dislokation über Schaftbreite in der seitlichen Röntgenaufnahme indiziert. Unter Umständen kann hier auch eine manuelle Reposition in Narkose erfolgen. Da die Frakturen in der Regel stabil sind, ist bei erfolgter geschlossener Reposition eine sekundäre Dislokation kaum zu befürchten.

Bei entsprechenden Begleitverletzungen, die z.B. eine mediane Sternotomie erfordern, wird die Sternumfraktur „auf dem Rückzug" mittels Drahtcerclagen versorgt.

Unfallfolgen, Komplikationsmöglichkeiten, Risiken

Wie weiter oben und in der Kasuistik beschrieben, sind insbesondere Begleitverletzungen des Herzens (Herzwandkontusion, Hämoperikard) bis hin zur Herzwandruptur sowie die Entwicklung eines primären oder sekundären posttraumatischen Aortenaneurysmas möglich. Ebenso sind Tracheal- oder Bronchusrupturen beschrieben.

Die überwiegende Mehrzahl an Sternumfrakturen läuft jedoch für die Betroffenen ohne jegliche Begleitverletzungen ab.

Besondere Beachtung muss eine Sternumquerfraktur mit gleichzeitiger Brustwirbelfraktur in gleicher Höhe finden, da diese Verletzung eine hoch instabile Situation darstellen kann (siehe Kapitel „Brustwirbelfrakturen").

Literatur

(1) ALLMAN, G.: Fractures and ligamentous injuries of the clavicle and its articulation. J. Bone. Joint Surg. Am. 49, 774 (1967)

(2) BURRI, C., RÜTER, A.: Verletzungen des Schultergürtels. Hefte zur Unfallheilkunde. Berlin, Heidelberg, New York, Springer (1982)

(3) DITTRICH, V., STEDTFELD, H.-W.: Manual der Frakturklassifikation. Köln, Deutscher Ärzteverlag (1992)

(4) HABERMEYER, P., SCHWEIBERER, L.: Schulterchirurgie. 2. Aufl., München, Wien, Baltimore: Urban und Schwarzenberg (1996)

(5) HERTEL, R.: Das Komplextrauma des Schultergürtels. Orthopädie 27, 2, Springer (1998)

(6) HIERHOLZER, G., HAX, P.M.: Scapulafrakturen. Hefte zur Unfallheilkunde 160. Berlin, Heidelberg, New York: Springer (1982)

(7) JÄGER, M., WIRTH, C.J.: Kapselbandläsionen. Biomechanik, Diagnostik und Therapie. Stuttgart, Thieme (1978)

(8) JÄGER, M., BREITNER, S.: Therapiebezogene Klassifikation der lateralen Klavikulafraktur. Unfallheilkunde 87, 467 (1984)

(9) KRÄMER, K.-L., MAICHL, F.-P.: Scores, Bewertungsschemata und Klassifikationen in Orthopädie und Traumatologie. Stuttgart, New York, Thieme (1993)

(10) KUMMER, B.: Biomechanik. Form und Funktion des Bewegungsapparates. Köln, Deutscher Ärzteverlag (2005)

(11) MUTSCHLER, W., HAAS, N.: Praxis der Unfallchirurgie. Stuttgart, New York, Thieme (1999)

(12) NEER, C.S.: Fracture of the distal clavicle with detachment of the coracoclavicular ligaments in adults. J. Trauma 3, 99 (1968)

(13) PICHLMAIER, H., SCHILDBERG, F.J.: Thoraxchirurgie. Aus der Kirschnerschen allgemeinen und speziellen Operationslehre, Band IV, Teil 1 (3. Aufl.) Heidelberg, Springer 1987, Sonderausgabe (2006)

(14) POIGENFÜRST, J.: Die Technik der korakoklavikulären Verschraubung bei Rupturen des akromioklavikulären Gelenks (AC-Gelenk). Operat. Orth. Traumat. 2, 233 (1990)

(15) ROCKWOOD, C.A.: Subluxations and dislocations about the shoulder. In: ROCKWOOD, C.A. Jr., GREEN, D.P (eds): Fractures: Part II. Philadelphia: Lippincott (1984)

(16) ROCKWOOD, C.A.: Disorders of the sternoclavicular joint. In: ROCKWOOD, C.A., MATSEN, F.A. III (eds): The shoulder. Philadelphia: SAUNDERS, W.B. (1990)

(17) SCHMIT-NEUERBURG, K.P.: Thoraxwandstabilisierung durch Plattenosteosynthese. Unfallchir. 1, 40 (1978)

(18) TOSSY, J.D., NEWTON, C.M., SIGMOND, H.M.: Acromioclavicular separation: Useful and practical classification for treatment. Clin. Orthop. 28, 111 (1963)

(19) TRENTZ, O., BÜHREN, V.: Traumatologie. 5. Aufl., Stuttgart, New York, Thieme (2001)

(20) Tscherne Unfallchirurgie: in 13 Bänden. – Berlin, Heidelberg, New York, Barcelona, Hongkong, London, Mailand, Paris, Singapur, Tokio, Trentz, O. (Hrsg.), Kopf und Körperhöhlen. Springer (2000)

(21) WEIGEL, B., NERLICH, M.: Praxisbuch Unfallchirurgie (in 2 Bänden). Berlin, Heidelberg, New York, Springer (2005)

Die operative Thoraxwandstabilisierung

Ralf H. Gahr · Patrick Gahr

Zusammenfassung

Die frühzeitige operative Stabilisierung der traumatisch geschädigten instabilen Thoraxwand stellt eine Prognoseverbesserung gegenüber der inneren Stabilisierung durch maschinelle Langzeitbeatmung dar.

Bei der Suche nach einem geeigneten Implantat sind die biomechanischen Eigenschaften der Rippen von entscheidender Bedeutung.

Es gilt nicht die Frage nach der statischen Belastbarkeit zu beantworten, sondern die Dynamik der Rippe bei der Atmung im Auge zu haben.

Die Rippe ist kein Röhrenknochen, bei dem eine Kompressionsosteosynthese Übungsstabilität und primäre Knochenbruchheilung garantieren soll, sondern ein Skelettelement, welches einer ständigen dreidimensionalen Verformung im Rahmen des Atemzyklus unterliegt.

In den Rippenansätzen der Atemhilfsmuskulatur werden diese Verformungen verursacht, bei denen es bei der Inspiration zu einem Auseinanderweichen der Rippenfragmente kommt.

Hieraus folgt, dass auf der Konvexseite der Rippen gelegene Implantate in erster Linie geeignet sein müssen, im Sinne einer Zuggurtung zu wirken, ohne die physiologische Thoraxwandbewegung zu behindern.

Aufgrund tierexperimenteller und mechanischer Untersuchungen sowie klinischer Ergebnisse erscheint die Titanflechtplatte im Gegensatz zu konventionellen Plattensystemen diese Kriterien in vollem Umfang zu erfüllen.

Einleitung

Trotz der Erfolge moderner Intensivmedizin und zunehmend differenzierterer und individualisierter Beatmungskonzepte sterben nach wie vor bis zu 50 % der schwer thoraxtraumatisierten Patienten an den unmittelbaren oder mittelbaren Folgen der notwendigen maschinellen Langzeitbeatmung.

Zahlreiche Arbeiten haben mittlerweile gezeigt, dass bei strenger Indikationsstellung eine chirurgische Behandlung des Thoraxtraumas mit dem Ziel der operativen Beseitigung atemmechanisch wirksamer Thoraxwandinstabilitäten in der Lage ist, die Dauer der notwendigen Respiratortherapie abzukürzen und damit den Patienten vor den Folgen prolongierter Beatmung zu bewahren (BORELLY, REHM, VÉCSEI).

Strittig sind zur Zeit jedoch noch die Fragen der Indikationsabgrenzung zur operativen Stabilisierung (LABITZKE, REHM), des günstigsten Operationszeitpunktes (SANCHEZ-LLORET, SCHMIT-NEUERBURG) sowie die operationstechnischen Fragen nach dem geeignetsten Implantat und des sichersten Verankerungsprinzips (LABITZKE, REHM).

Die zahlreichen Neuentwicklungen der letzten 25 Jahre auf dem Implantatsektor dokumentieren die besondere Problematik der technischen Umsetzung der Thoraxwandosteosynthese (REHM, SCHMIT-NEUERBURG).

Die Problematik des instabilen Thorax

In einem mechanischen Lungenmodell konnte VÉCSEI nachweisen, dass paradoxe Atmung zu einer Reduktion der Gesamtcompliance des transpulmonalen Druckes, der Atemstromstärke, des Atemvolumens sowie zur Zunahme des funktionellen Totraumes führt. Aufgrund von Messungen am Patienten wurde die Beeinträchtigung der Atemmechanik mit Reduktion der aktiven Atemflächen und der Belüftungsvolumina nachgewiesen.

Anstiege des Atemwegswiderstandes um bis auf das Vierfache in den ersten Tagen nach dem Trauma, Zunahme der Atemarbeit um das Dreifache, Erhöhung der Totraumventilation und Abnahme der Gesamt-Compliance auf 1/4 der Norm wurden ermittelt (GRAEBER).

Schon das Vorliegen eines schweren Thoraxtraumas verschlechtert die Prognose eines Polytraumas erheblich (Steigerung der Letalität von 26 auf 34 %).

Besteht zusätzlich eine Thoraxwandinstabilität mit paradoxer Atmung, so steigt die Letalität auf über 50 %.

Nicht nur das Ausmaß des Blutvolumenverlustes und der traumatischen Lungenschädigung bestimmen in diesen Fällen den Grad der respiratorischen Insuffizienz, sondern die aus der Thoraxwandverletzung resultierende Störung der Atemmechanik mit der Unmöglichkeit der suffizienten aktiven Eigenatmung infolge des Ausfalls der koordinierten Funktion der an der Thoraxwand ansetzenden Atemhilfsmuskulatur. Das Abtrainieren des Patienten vom Respirator wird hierdurch wesentlich erschwert und verzögert, häufig sogar vor Abschluss der funktionellen Restabilisierung im Rahmen des Heilungsprozesses der Brustwand unmöglich. Folge ist eine signifikante Verlängerung der Beatmungszeit bei Vorliegen einer Thoraxwandinstabilität mit allen daraus resultierenden Komplikationen (REHM, VÉCSEI).

Bei einer statistischen Analyse von 144 Thoraxtraumen fand PINILLA eine signifikante Abhängigkeit der Morbidität und Mortalität vom Grad des Schocks, der Schwere einer begleitenden Schädelhirnverletzung sowie von der Größe des Flail segment, nicht aber von dem Vorhandensein sonstiger thorakaler bzw. intrathorakaler Verletzungen.

Als Rippenserienfraktur wird allgemein die Fraktur von mindestens 3 aufeinanderfolgenden Rippen derselben Thoraxseite definiert.

Die Serienfraktur allein ist nicht zwangsläufig mit einer Wandinstabilität verbunden.

Auch besteht keine direkte Korrelation zwischen der Ausdehnung einer Rippenserienfraktur und dem jeweiligen Grad der respiratorischen Insuffizienz.

Ebenso bedeutet der Nachweis eines paradoxen Thoraxwandanteils nicht zwingend das Vorhandensein einer Beatmungsindikation.

Der Grad der Instabilität ist in erster Linie abhängig von der Lokalisation der Rippenfrakturen bzw. dem individuellen Verletzungsmuster der Brustwand. Dorsale Rippenserienbrüche sind in der Regel nicht instabil, da sie durch die meist kräftige Rückenmuskulatur und die Rückenlage der Patienten ausreichend stabilisiert werden.

Instabilitäten finden sich in erster Linie bei lateralen und anterolateralen Stückfrakturen. Die Brustwandinstabilität nimmt mit Annäherung an den sternalen Pfeiler zu. Besonders gefürchtet sind Querbrüche im chondrocostalen Übergang, Serienluxationen der Sternocostalgelenke und begleitende Sternumfrakturen.

SCHMIT-NEUERBURG unterscheidet in Vereinfachung der 1973 publizierten Instabilitätseinteilung nach ESCHAPASSE und GAILLARD nach der Lokalisation 2 Typen der Thoraxwandinstabilität:

- Die ventrale Instabilität Typ A, die 30 % der Fälle ausmacht. Sie entsteht durch flächenhafte oder umschriebene frontale Gewalteinwirkungen mit bilateralen Rippenserienfrakturen oder mit glatten Abrissen und Querbrüchen am costochondralen Übergang. Häufig sind Thoraxkompressionen bei PKW-Unfällen die Ursache (Einklemmung des Patienten hinter dem Lenkrad, seat-belt-syndrome) (Abb. 1).

- Die mit 70 % der Fälle häufigere laterale Instabilität Typ B hat ihre Ursache meist in direkten Gewalteinwirkungen auf die laterale Thoraxwand mit resultierenden Rippenserienstückfrakturen überwiegend anterolateral, wobei häufig begleitende innere Organverletzungen im Oberbauch oder intrathorakal bestehen. Eher selten finden sich posterolaterale Instabilitäten wegen der oben erwähnten anatomisch vorgegebenen muskulären Schienung.

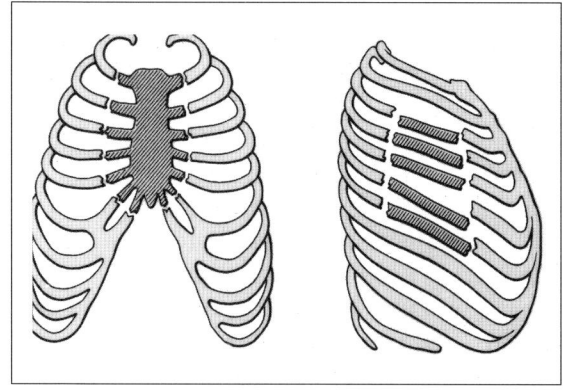

Abb. 1: Ventrale und laterale Flail chest (modifiziert nach SCHMIT-NEUERBURG).

Insbesondere ventrale Instabilitäten werden vom Unerfahrenen leicht übersehen, da sie der konventionellen Röntgendiagnostik entgehen und nur durch eine subtile Palpationsuntersuchung in ihrem vollen Ausmaß erkannt werden können, wobei diese Untersuchung bei kontrollierter Beatmung des Patienten erheblich erschwert ist.

Da in den letzten zwei Jahrzehnten durch zunehmende Durchführung präklinischer Narkosen im Rahmen der Erstversorgung durch den Notarzt polytraumatisierte Patienten bereits intubiert und beatmet zur klinischen Erstbehandlung gelangen, kommt somit der palpatorischen Erstuntersuchung durch den Notarzt am Unfallort und dessen Schilderung der Ausgangssituation des Verletzten wachsende Bedeutung zu.

Kommt es im Rahmen des Traumas zu einem Verhaken des instabilen Wandabschnittes in der Umgebung (stove-in-chest), so kann dies zunächst fälschlicherweise eine Stabilität vortäuschen, und das wahre Ausmaß der mechanischen Instabilität und Behinderung der Atemmechanik kommt erst im weiteren Verlauf, spätestens beim Versuch des Abgewöhnens von der Beatmung zum Tragen.

Insbesondere bei Verletzten in höherem Lebensalter mit physiologischem Elastizitätsverlust des knöchernen Thorax können bei stumpfen Traumen Brustwandinstabilitäten erheblichen Ausmaßes entstehen, ohne dass eine wesentliche begleitende pulmonale Organschädigung vorliegt, sodass sich eine Indikation zur maschinellen Langzeitbeatmung einzig aus der Beeinträchtigung der Atemmechanik ergibt.

Das Prinzip der äußeren Schienung durch operative Maßnahmen

Das grundlegende unfallchirurgische Prinzip der Reposition und Retention frakturierter Skelettanteile durch operative Maßnahmen ist durch das Konzept der inneren Schienung durch maschinelle Beatmung zur Therapie von Thoraxwandinstabilitäten bei ansonsten ausreichender Lungenfunktion, wie es gerade beim niedrigenergetischen stumpfen Thoraxtrauma des älteren Menschen mit unelastischem knöchernem Thorax (häuslicher Sturz mit instabiler Rippenserienfraktur ohne begleitende Lungenparenchymschädigung) beobachtet wird, gleichsam auf den Kopf gestellt.

Nicht der defekte Körperteil „instabile Thoraxwand" wird wiederhergestellt, sondern die sekundär ausgefallene Funktion des primär noch funktionsfähigen Erfolgsorgans Lunge wird künstlich ersetzt, bis eine spontane Heilung des verletzten Körperteils quasi en passant eingetreten ist.

Dieses aus traumatologischer Sicht unbefriedigende Konzept hat mit zunehmendem Wissen um die Probleme der Langzeitbeatmung insbesondere in den letzten 15 Jahren zahlreiche Unfall- und Thoraxchirurgen veranlasst, die Frage nach möglichen Alternativen in Form von operativen Brustwandstabilisierungen neu zu stellen, nachdem Ansätze zur chirurgischen Lösung des Problems in der Euphorie der Jahre nach Einführung der „inneren Stabilisierung" durch AVERY in Vergessenheit geraten waren.

Die operative Thoraxwandstabilisierung im Literaturüberblick

Die 1986 erschienene Monographie von REHM gibt eine ausführliche Übersicht über die Geschichte der operativen Brustwandstabilisierung. Auf eine erneute Aufzählung sämtlicher Autoren und die wiederholte Beschreibung völlig oder weitgehend identischer Verfahren und Ergebnisse wird daher verzichtet und lediglich ein kurzer Überblick der wesentlichsten richtungsweisenden Originalarbeiten gegeben.

Die HANSMANNsche Metallschiene, erstmals 1886 zur Behandlung komplizierter Frakturen publiziert, wurde bereits 1917 von BIER-BRAUN-KÜMMEL zur Rippenosteosynthese nach Thorakotomien empfohlen, wobei die Fixierung durch intraossäre Nähte erfolgte.

JONES beschrieb erstmalig 1926 das Prinzip der Extensionsbehandlung, wobei er bei einseitiger Wandinstabilität das Sternum mit einer Kugelzange fasste und über einen Seilzug mittels eines Gewichtes das frakturierte Wandfragment extendierte und dadurch eine paradoxe Atembewegung verhinderte (Abb. 2).

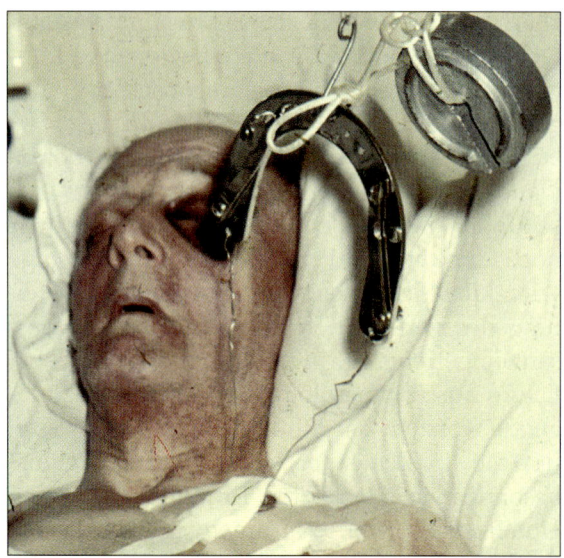

Abb. 2: Dynamische Fixierung eines instabilen Thorax-wandsegmentes über einen um eine Rippe herumge-führten Drahtzug (ca. 1965).

Die nächsten Arbeiten zur operativen Therapie wurden erst nach dem 2. Weltkrieg publiziert.

Das jetzt häufigere Auftreten schwererer Thoraxtraumen intensivierte die Diskussion zum Thema und führte zur Entwicklung der verschiedensten Operationsverfahren.

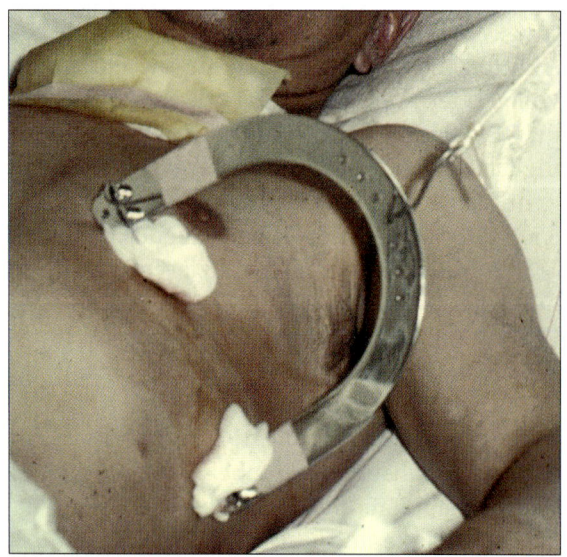

Abb. 3: Dynamische Fixierung eines instabilen Thorax-wandsegmentes über KIRSCHNER-Draht und Extensions-bügel (ca. 1965).

In erster Linie waren dies Modifikationen des JONESschen Extensionsprinzips, daneben wurden erste intramedulläre Schienungen mit rib struts (REGENSBURGER), autologen Corticalisstiften (KLAASSEN), intramedullären Rush pins (CRUTCHER, TSUKIOKA) oder KIRSCHNER-Drähten (MOORE) beschrieben (Abb. 3).

Die meisten der vorgestellten Verfahren waren nicht in der Lage, die Brustwand sicher, dauerhaft und schmerzfrei zu stabilisieren. Auch ergaben sich häufig Schwierigkeiten mit Implantatwanderungen, insbesondere bei KIRSCHNER-Draht-Osteosynthesen.

Mit der Entwicklung der Plattenosteosynthesen mit standardisierten Implantaten und Instrumenten durch die Arbeitsgemeinschaft für Osteosynthesefragen (AO) wurden ab Mitte der 70er Jahre vielerorts Kleinfragmentplatten, Drittelrohrplatten und auch AO-Rekonstruktionsplatten zur Thoraxwandstabilisierung eingesetzt (GLINZ, SCHMIT-NEUERBURG).

Es zeigte sich jedoch bald, dass Platten mit hoher Eigensteifigkeit zwar entsprechend den Anforderungen der Kompressionsosteosynthesen eine große statische Belastbarkeit im Frakturbereich ermöglichten, über den gesamten Montageabschnitt jedoch eine Verformungsbehinderung der Rippen darstellte, sodass die gesamte Rippenverformung in den nicht plattenbelegten Rippenabschnitten aufgenommen werden musste.

Hierdurch kam es an den Enden der Platten bzw. an den endständigen Schraubenbefestigungen zu Belastungsspitzen, denen die Schraubenverankerungen derartiger Platten auf die Dauer nicht standzuhalten vermochten und sich zum Teil bereits nach wenigen Tagen lockerten und aus den Knochengewinden brachen (LABITZKE).

Dies führte seit den 80er Jahren zur Entwicklung einer Reihe von speziellen Rippenplatten, mit dem Ziel, den biomechanischen Besonderheiten der Thoraxwand besser zu entsprechen.

JUDET stellte 1964 und 1973 mit seiner Rippenklammer ein System zur Adaptationsosteosynthese vor, wobei die Fixierung der Platten durch Umlegen der seitlichen Krallen mit einer speziellen Zange erfolgte. Ähnliche Entwicklungen folgten (zB. SANCHEZ-LLORET).

VÉCSEI und THOMAS schlugen unabhängig voneinander am Rand eingekerbte Flachstahlplatten vor, die mit Drahtcerclagen an den Rippen zu befestigen waren.

SCHÜPBACH stellte 1976 das aus den 50er Jahren bekannte Prinzip der REHBEINplatte erneut zur Behandlung von Rippenserienfrakturen vor.

LABITZKE beschrieb 1979 erstmalig sein System einer selbstgreifenden elastischen Rippenplatte, welches später unter der Bezeichnung „Essener Rippenplatte" auch von SCHMIT-NEUERBURG publiziert wurde. Es handelte sich um eine Klammerplatte aus flachem Stahl, die alternativ durch Umbiegen der seitlichen Krallen oder durch 2,7 mm Kleinfragmentschrauben fixiert werden konnte (Abb. 4).

Eine modifizierte Platte aus Memory-Metall, bereits 1980 von LABITZKE angeregt, wurde von seinem Mitarbeiter MERLING erstmalig auf der 52. Jahrestagung der Deutschen Gesellschaft für Unfallheilkunde 1988 in Berlin vorgestellt.

BORRELLY benutzte seit 1980 eine selbstentwickelte Klammer-Schiene mit Gleitstange.

Er führte Osteosynthesen in 33 % der Thoraxwandtraumen durch und gab eine Reduktion der Beatmungsindikation von 47 auf 33 % und eine Reduktion der Beatmungsdauer von über 10 Tagen auf 2,18 Tage an. Er operierte seine Patienten manchmal primär, manchmal bei Misslingen der konservativen Behandlung (Analgesie und CPAP) am 3.-5. Tag nach dem Trauma und benutzte die klassische interne pneumatische Stabilisation nur in Zwangslagen oder als letzte Wahl.

HELLBERG benutzte eine von LUHR für die Kieferchirurgie entwickelte 4-Loch-Kompressionsplatte. Er sah ausschließlich laterale Frakturen der 3.-7. Rippe als Operationsindikation, keine Indikation bei dorsalen Rippenfrakturen und gab an, dass die Stabilisierung jeder 2. Rippe genüge. Bilaterale Rippenserienfrakturen wurden von HELLBERG mit Rib Struts versorgt.

KOLAROV hielt jede Thoraxverletzung für eine potenzielle Operationsindikation und propagierte ebenfalls ein eigenes Osteosynthesemodell (metal strips).

REHM definierte auf der Basis von mechanischen Prüfungen in Form von Drei- und Vierpunktbiegebeanspruchungen an isolierten Leichenrippen mit unterschiedlichen Montageformen physikalische Forderungen an ein ideales Implantat und stellte als Resultat dieser Untersuchungen ein eigenes Plattensystem mit 2 unterschiedlichen 6-Loch-Plattentypen vor, welche durch Krallen und/oder Kleinfragmentschrauben fixiert werden und nach Angaben des Autors eine primäre Knochenbruchheilung ermöglichen (Abb. 5).

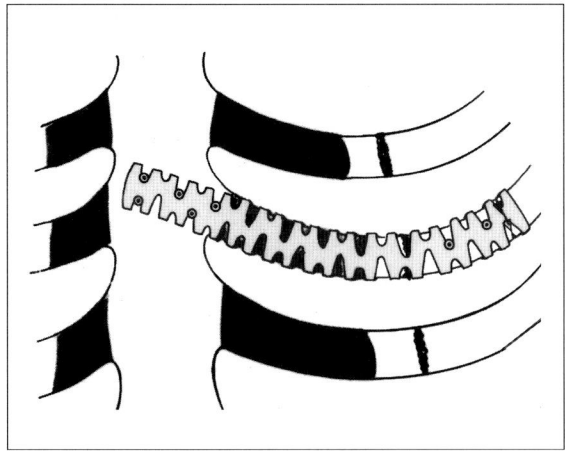

Abb. 4: Krallenplatte nach LABITZKE: Die weiche und nachgiebige Platte lässt sich gut anmodellieren. Zur sicheren Stabilisierung sind allerdings sehr lange Platten erforderlich.

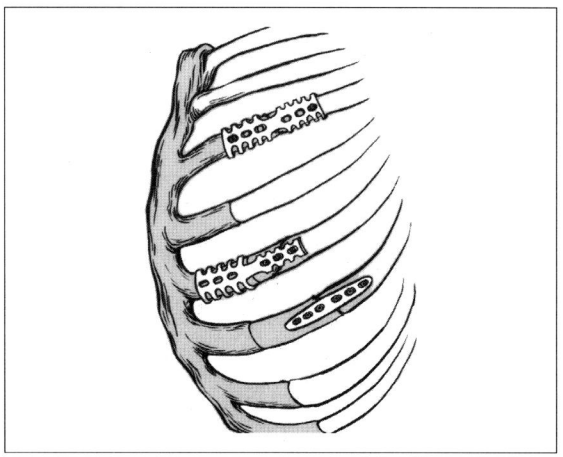

Abb. 5: Rippenplatten nach REHM mit und ohne zusätzlicher Krallenbefestigung: Die Verjüngung der Platte ohne Krallen zu den Enden hin soll den Steifigkeitssprung an den Implantatenden mindern.

1991 berichtete HENLEY über eine manubriosternale Fraktur mit vorderer Thoraxwandinstabilität bei einem Polytraumatisierten, der nach operativer Stabilisierung mittels Fixateus externe noch am Unfalltag extubiert werden konnte. Im Gegensatz zur Rippenserienfraktur war hier der Einsatz eines Fixateur externe am Sternum wegen der dort herrschenden „relativen biomechanischen Ruhe" über einen Zeitraum von zwei Monaten komplikationslos möglich.

Hinsichtlich der Frage nach dem günstigsten Operationszeitpunkt empfehlen die meisten Autoren, möglichst frühzeitig die Indikation zur operativen Versorgung zu stellen, wenn eine Langzeitbeatmung wegen der Thoraxwandinstabilität absehbar ist und bevor metabolische Störungen und bronchalveoläre Infektionen auftreten.

BUCHINGER präsentierte 1989 eine Sammelstudie der vier großen Wiener Unfallkliniken zur operativen Thoraxwandstabilisierung und empfahl einen Algorithmus für die Therapie des instabilen Thorax mit respiratorischer Insuffizienz. Er betonte, dass die Therapie der Instabilität stets nur im engen Kontext mit der funktionellen Einheit Thoraxwand und Atmungsorgane gesehen werden kann (Abb. 6).

TANAKA beobachtete in einer prospektiven randomisierten Studie an 37 konsekutiven Patienten mit schwerem Thoraxtrauma mit Thoraxwandinstabilität bei Stabilisierung mit JUDET Struts am 5. Tag signifikant verkürzte Beatmungszeiten, eine geringere Pneumonieinzidenz, eine verkürzte Intensivverweildauer und geringere Behandlungskosten.

Im weiteren Verlauf zeigten die operativ stabilisierten Patienten eine bessere Lungenfunktion und eine verkürzte berufliche Rehabilitation.

VOGGENREITER sah in einer prospektiven Studie bei 295 stumpfen Thoraxverletzungen 42 Patienten, die wegen eines instabilen Thorax beatmungspflichtig waren.

Er sieht ähnlich wie TANAKA eine Reduktion der Beatmungsdauer, der Pneumonierate und der Intensivverweildauer in der Gruppe der operativ stabilisierten Patienten.

Er empfiehlt die primäre operative Stabilisierung bei allen Patienten mit Instabilität ohne substanzielle Lungenkontusion sowie die sekundäre Stabilisierung bei paradoxer Thoraxwandbewegung in der Weaningphase.

Auch BALCI sieht bei 64 Patienten in der operativen Gruppe trotz höherer Verletzungsschwere eine geringere Sterblichkeit sowie verkürzte

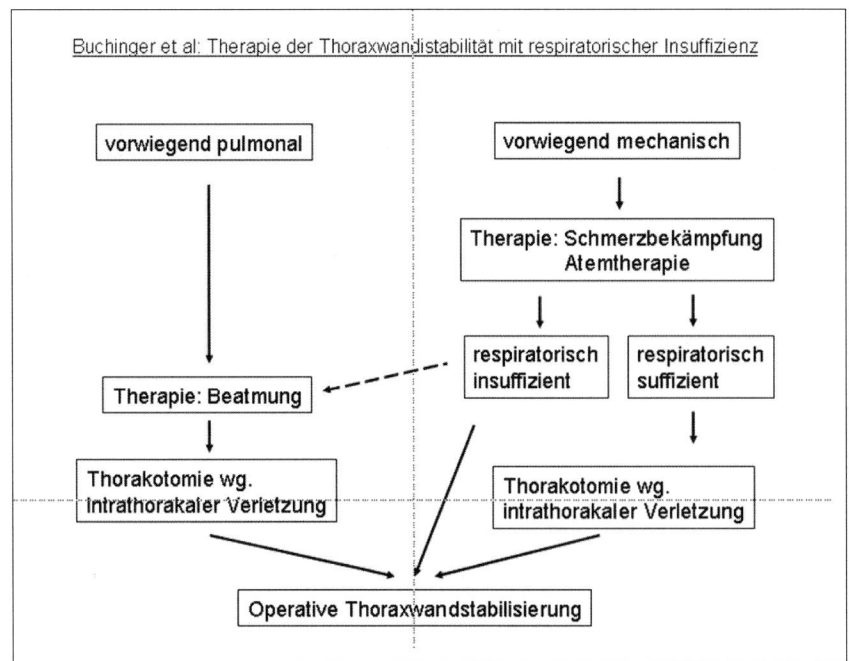

Abb. 6: Algorithmus zur operativen Thoraxwandstabilisierung (nach BUCHINGER et al.).

Beatmungs- und Intensivbehandlungszeiten. BORELLY sieht vergleichbare positive Ergebnisse nach operativer Stabilisierung

Mechanische Aspekte
der Thoraxwandosteosynthesen

Rippen unterliegen einer periodischen Dauerschwingung im Sinne einer dreidimensionalen Wechselbiegebeanspruchung (Abb. 7).

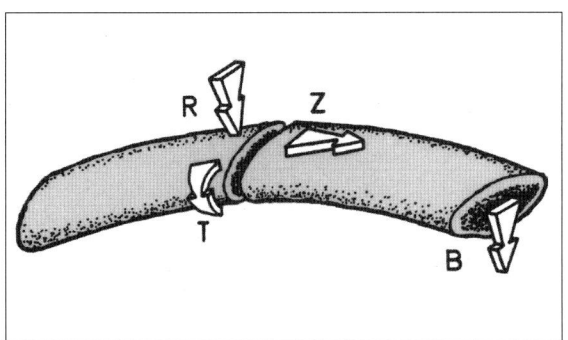

Abb. 7: Die frakturierte Rippe ist dreidimensionalen Zugkräften ausgesetzt (modifiziert nach REHM).

Das Scheitern von Thoraxwandosteosynthesen beruht entweder auf einer Materialermüdung im Rahmen der atembedingten Dauerschwingungsbelastung oder in einer Lockerung der Verankerungselemente, wobei bei unterdimensionierten Implantaten Materialbrüche überwiegen, während bei überdimensionierten Implantaten mit hoher Steifigkeit infolge hoher Steifigkeitssprünge im Interface Knochen-Verankerungselement eher Lockerungen bzw. Ausrisse im Bereich der Verankerungen eintreten.

Hierdurch ergeben sich grundlegend andere Anforderungen an ein Osteosyntheseimplantat zur Thoraxwandstabilisierung.

Bei Verwendung ansonsten in der Knochenchirurgie gebräuchlicher Plattensysteme ergeben sich regelmäßig hohe methodikbedingte Versagerraten, da massive Platten bauartbedingt zwar hohe statische Kräfte aufnehmen können, jedoch nicht geeignet sind, Dauerschwingungen und Verformungen, wie sie im Rahmen der Atmung an den Rippen auftreten,

über die Gesamtzeit der physiologischen Knochenbruchheilung zu tolerieren, ohne dass es entweder zu Materialermüdungsschäden oder zu Auslockerungen der Verankerungselemente kommt.

LABITZKE wies zu Recht darauf hin, dass nicht die Kraftaufnahme, sondern die Elastizität das hervorragende Merkmal einer Rippenplatte sein muss.

REHM stellte in seinen Untersuchungen fest, dass eine Platte mit gleichbleibender Steifigkeit über den gesamten Längenverlauf bei klinischen und biomechanischen Untersuchungen Lockerungen an den randständigen Schrauben aufweist, da diese Belastungsspitzen ausgesetzt sind.

Während LABITZKE die Stabilitätsanforderung an die Rippenosteosynthese vereinfacht sieht auf die Maßgabe, eine nach innen-außen gerichtete paradoxe Beweglichkeit der Fragmente zu verhüten, und REHM den Lösungsansatz in den Prinzipien des Leichtbaus mit einer abnehmenden Steifigkeit der Platte zu den Enden hin durch entsprechende Verschmälerung (und damit Materialschwächung) seiner Platten zu den Enden hin sieht, steht am Anfang der Entwicklung der Flechtplatte in Übereinstimmung mit LABITZKE und SCHMIT-NEUERBURG die Überlegung, dass ein Rippenimplantat geeignet sein muss, dreidimensionale Verformungen, wie sie Rippen bei der spontanen Eigenatmung erleiden, dergestalt in der Struktur des Bauteils aufzunehmen, dass die Befestigungspunkte keinen Belastungsspitzen ausgesetzt werden.

Da die Rippe nicht wie z. B. ein statisches Knochenelement der unteren Extremität überwiegend axialer Druckbelastung ausgesetzt ist, sondern durch eine Vielzahl von in unterschiedlichen Richtungen wirkenden Zugkräften der an ihr ansetzenden Muskulatur periodisch verformt wird, gilt es in erster Linie, diese unterschiedlichen Zugkräfte aufzunehmen und ihre distrahierende Wirkung auf die Fragmente bei der Inspiration im Sinne eines Zuggurtungsprinzipes in Kompressionskräfte im Frakturspalt umzuwandeln (Abb. 8).

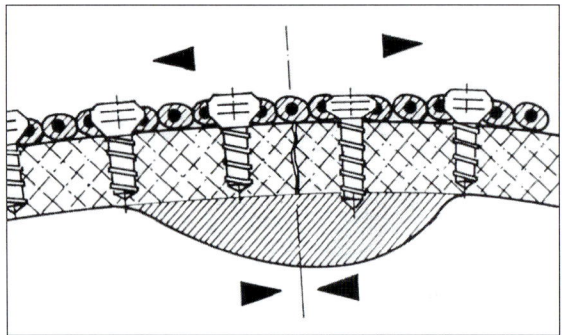

Abb. 8: Biomechanische Grundlage der konkav betonten Kallusbildung. Umformung von konvexseitigen Zugkräften in konkavseitige Kompression.

ALBRECHT und BRUG konnten die Richtigkeit dieses Gedankens bereits vor 1979 experimentell belegen (Abb. 9).

Die von REHM stets hervorgehobene primäre Knochenbruchheilung stellt keineswegs ein erstrebenswertes Behandlungsziel dar, da hierdurch keine erkennbare Verbesserung der Knochenqualität resultiert.

Vielmehr stellt der Kallus im Rahmen einer Rippenbruchheilung einen üblichen Vorgang dar, der durch das Mehr an Knochensubstanz einen wesentlich belastungsfähigeren und damit doch qualitativ hochwertigeren Knochen produziert.

Man kann daher nicht wie REHM in seiner Monographie aus dem Auftreten eines Kallus auf die Insuffizienz einer Osteosynthese schließen.

Der konvexseitige Kallus bei einer Rippenfraktur beweist vielmehr die erfolgreiche Zuggurtungswirkung der Montage auf der Konkavseite.

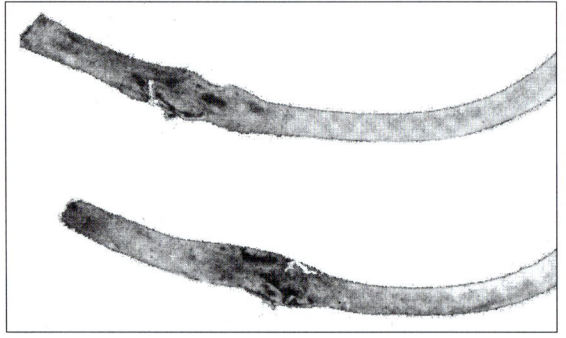

Abb. 9: Zuggurtungen nach ALBRECHT und BRUG.

Das Bauteil Titanflechtplatte

Die ideale Thoraxwandosteosynthese muss in der Lage sein, zum einen periodische Dauerschwingungen über die gesamte Dauer der knöchernen Konsolidierung zu tolerieren, ohne dass es zu Materialversagen oder Implantatlockerungen/-ausrissen kommt, zum anderen von außen einwirkende Zugkräfte (durch Muskelzug und Thoraxexpansion) aufzunehmen und nach dem Prinzip der Zuggurtung in Kompressionskräfte im Frakturspalt umzuwandeln.

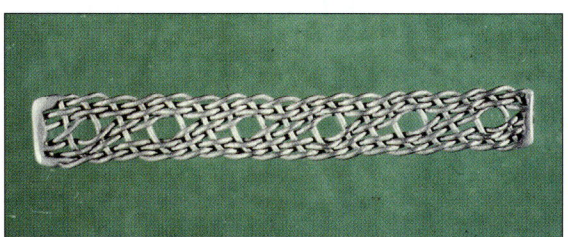

Abb. 10: Titanflechtplatte: das Geflecht entspricht einem dreidimensionalen System von Kräfteparallelogrammen.

Die Muskulatur der Brustwand wirkt überwiegend mittels Zugkräften auf die Rippen ein.

Bei Rippenserienfrakturen wirken diese Zugkräfte im Sinne einer Distraktion auf die Knochenfragmente. BORELLY betont in diesem Zusammenhang die Bedeutung des M. serratus anterior für die Sekundärdislokation anterolateraler und posterolateraler Thoraxwandsegmente.

Das ideale Verfahren zur Umwandlung von Distraktionskräften in interfragmentäre Kompressionskräfte ist die Zuggurtung, wie sie sich seit langem bei Frakturen bewährt hat, die in erster Linie einer Fragmentdislokation durch einwirkende Muskelkräfte (z.B. Tricepszug bei der Olecranonfraktur, Quadricepszug bei der Patellafraktur) unterliegen.

Drähte und Seile sind bauartbedingt in besonderem Maße geeignet, Zugkräfte aufzunehmen. Die Binnenstruktur der Titanflechtplatte besteht durch das ständige Über- und Unterkreuzen der Drähte aus einem System dreidimensionaler Kräfteparallelogramme, sodass Zugkräfte aus beliebigen Richtungen im Geflecht vielfach umgeleitet und hierdurch neutralisiert werden, sodass eine Spitzenbelastung an den Schraubenbefestigungen vermieden wird. Dies gilt besonders für Geflechte aus einer nicht zu großen Zahl von Drähten wie die üblicherweise verwendeten 8-fach- und 10-fach-Geflechte (prinzipiell sind zwar auch 12-fach-, 14-fach- oder 2n-fach-Geflechte möglich, jedoch verlaufen die querverlaufenden Drahtanteile mit Zunahme der Geflechtbreite zunehmend horizontal, wodurch sich das Geflecht in seiner Binnenstruktur in den zentralen Abschnitten derjenigen eines Gewebes mit vertikalen Kettfäden und horizontalen Schussfäden annähert und von diesem nur noch durch die unterschiedliche Struktur der seitlichen Randleisten differenziert werden kann. Mehrfachgeflechte erscheinen daher mit zunehmender Breite für die Übernahme von Zuggurtungsfunktionen weniger geeignet).

Bei massiven Osteosyntheseplatten (z.B. A.O.-Kleinfragmentplatten) ergeben sich außer operationstechnischen Belastungen durch Kaltverformung beim Anpassen sowie den Verkehrsbelastungen während der Implantationsdauer weitere Belastungen durch den Einfluss der Schraubenlöcher, durch die sich die Spannungsfelder innerhalb der Platten in Lochnähe ändern.

MOHR beschreibt die biomechanischen Probleme, die sich aufgrund der komplexen Rippengeometrie für die Anmodellierung von Rekonstruktionsplatten ergeben und fordert Plattenimplantate, die der Anatomie der Rippen besser gerecht werden.

KIRCHHOF gibt für die Lochränder Spannungen an, die dem Dreifachen der Spannung in den massiven Plattenanteilen entsprechen, sodass massive Platten in ihren Lochbereichen besonders gefährdet sind.

Darüber hinaus verringern die Schraubenlöcher durch Materialverlust den tragenden Querschnitt von Osteosyntheseplatten erheblich.

Der Materialquerschnitt im Geflecht errechnet sich aus der Summe der Drahtquerschnittflächen. Im Gegensatz zu massiven Platten weisen Geflechte über ihre gesamte Länge gleiche Materialquerschnitte auf, da die Löcher für die Aufnahme von Schrauben nicht durch Wegnahme von Material, z.B. durch Aufbohren, und damit durch Verringerung des metallischen Querschnittes, sondern lediglich durch das Beiseitedrücken der Drähte im Geflecht hergestellt werden.

Die Titanflechtplatte ist innerhalb ihrer Binnenstruktur in einem Bereich elastisch (d.h. voll reversibel verformbar), wie es den Bewegungen der Rippen bei der Atemexkusion entspricht.

Experimentelle Untersuchungen

Ausgangspunkt der Untersuchungen war die Entwicklung eines neuen Implantattyps, wobei es zum einen das Bauteil selbst, zum anderen die Art der Befestigung an der Rippe zu prüfen galt. Aus der Monographie von REHM geht hervor, dass in vitro-Untersuchungen mit Implantatmontagen auf Leichenrippen wegen der Autolyse der Präparate für längerdauernde Dauerschwingversuche nicht geeignet sind.

Es erscheint jedoch problematisch, die Versuchsdauer – wie REHM – auf nur 30.000 Schwingungen zu beschränken, da dies den physiologischen Belastungen einer Montage in vivo bei einer angenommenen Atemfrequenz von 15/Min. in 33,3 Stunden entspricht und die gewonnenen Ergebnisse keinerlei Rückschlüsse auf die Langzeiteigenschaften einer Montage über die Gesamtdauer der Knochenbruchheilung und darüber hinaus zulassen.

Auch die Prüfung des Bruchverhaltens einzelner Rippenmontagen im Dreipunktbelastungstest sagt nichts aus über die Qualität der Montagen bei der Dauerbelastung in vivo, sondern gibt lediglich Antwort auf die Frage, inwieweit das jeweilige Implantat in der Lage ist, die Rippe vor einer Refraktur zu schützen.

Die kritische Prüfung neuartiger Rippenplatten erfordert somit einen tierexperimentellen Untersuchungsansatz, in dem zum einen die Knochenbruchheilung unter dem Implantat studiert werden kann und zum anderen Aussagen über das Implantat und seine Befestigungselemente über die Dauer der Knochenbruchheilung und darüber hinaus getroffen werden können (Abb. 11).

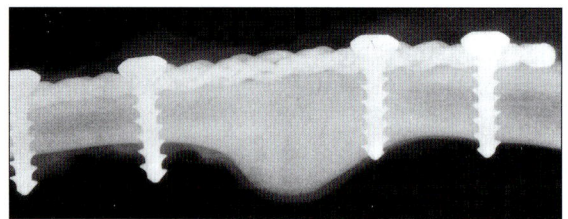

Abb 11: Röntgenbild einer explantierten Schafrippe mit typischer konkavseitiger Kallusformation.

Die experimentelle Untersuchung wurde an insgesamt 20 weiblichen Schafen im Alter von 3 - 4 Jahren durchgeführt.

Beim Schaf handelt es sich um ein Tier mit ausreichend dimensionierten Rippen, sodass eine operative Versorgung von Einzelrippen analog der beim Menschen vorgesehenen Technik mit identischen Osteosyntheseplatten möglich war. Biomechanische Vorversuche mit frischen Schafrippen zeigten Bruchlasten in den menschlichen Rippen vergleichbaren Größenordnungen, sodass hierdurch die Wahl der Tierart ausreichend begründet war.

Bei 20 ausgewachsenen weiblichen Schafen wurden jeweils unilateral Serienosteotomien der 6. bis 10. Rippe mittels Titanflechtplattenosteosynthesen versorgt. Der Beobachtungszeitraum betrug in Gruppen gestaffelt zwischen 4 und 12 Wochen.

Intraoperativ konnte bereits jeweils nach Osteosynthese der zentralen 8. Rippe eine weitgehende Restabilisierung der Brustwand demonstriert werden. Direkt postoperativ atmeten sämtliche Tiere spontan und schmerzfrei und waren noch am Operationstag voll mobil.

Implantatversagen oder Schraubenlockerungen wurden nicht beobachtet.

Die explantierten Platten zeigten im Vergleich mit neuen Platten in der Materialprüfung identische elastische Eigenschaften, d.h. keinen Hinweis auf Materialermüdung.

Die explantierten Rippen wurden überwiegend histologisch untersucht, zum Teil wurden einzelne Rippen der 12-Wochen-Gruppe einem Bruchtest in Form einer Dreipunktbiegebelastung im Vergleich zu den jeweils nicht operierten contralateralen Rippen unterzogen.

Hierbei lagen die Kräfte, die nötig war, die ehemals frakturierten Rippen mit ihrem kräftigen Kallus zu refrakturieren, deutlich über den maximalen Bruchlasten der gesunden Vergleichsrippen (Abb. 12).

Histologisch waren sämtliche Frakturen ab der 4. Woche an unter mehr oder weniger stark ausgeprägter, von konkav nach konvex fortschreitender Kallusbildung (Abb. 13) entsprechend der Zuggurtungsfunktion der Platte auf der Konvexseite stabilisiert (Abb. 14).

Indikationen
zur operativen Thoraxwandstabilisierung

Hauptindikation zur operativen Thoraxwandstabilisierung ist die ausgedehnte Rippenserienfraktur und Sternumfraktur, in der Regel in

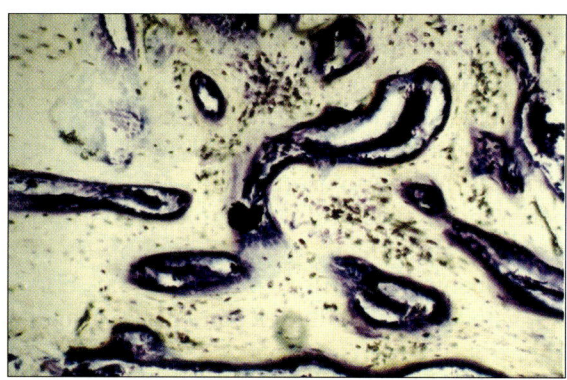

Abb. 12: Vollständige knöcherne Durchbauung unter der Flechtplatte durch kräftige Kallusformationen.

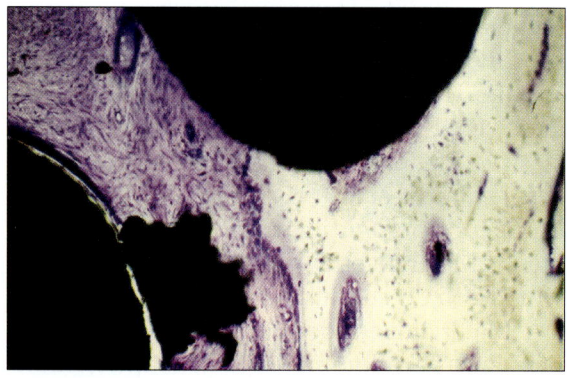

Abb 13: Interface Titangeflecht-Knochen: Direktes Anwachsen von Knochen an das Geflecht.

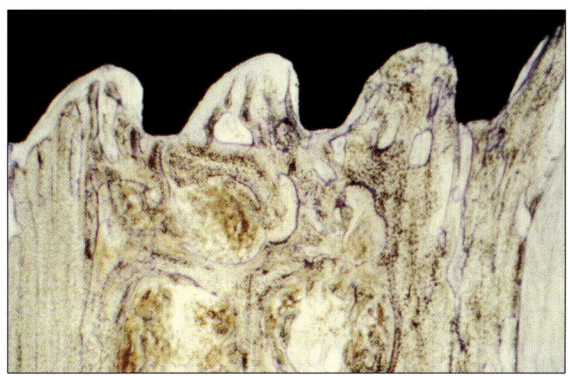

Abb 14: Längsschnitt durch einen Bohrkanal bei liegender Schraube (12 Wochen post OP): Keine Lockerungszeichen zwischen Implantat und Bohrkanal.

Form einer Stück- bzw. Trümmerfraktur größerer Thoraxwandanteile mit resultierender Behinderung der Atemmechanik und Unmöglichkeit der suffizienten spontanen Eigenatmung.

Zweifellos ist nicht jede Rippenserienfraktur mit einer klinisch relevanten Thoraxwandinstabilität verknüpft, sodass – insbesondere bei den meist ausreichend durch die kräftige Rückenmuskulatur stabilisierten dorsalen Serienfrakturen – eine operative Stabilisierung nur selten erforderlich sein wird.

Nach LABITZKE müssen 10 - 15 % der Rippenserienfrakturen als Thoraxwandinstabilitäten mit paradoxer Atmung angesehen werden.

Er bedauert, dass die Thorakotomieindikation beim stumpfen Thoraxtrauma zu zurückhaltend gestellt werde und sieht in der hohen Letalität der Thoraxtraumen mit Organverletzungen nicht nur im höheren Lebensalter auch eine Folge der unterlassenen primären Thorakotomie.

SCHMIT-NEUERBURG sieht in Übereinstimmung mit LABITZKE folgende Indikationen zur operativen Thoraxwandstabilisierung:

1. Die Thoraxwandinstabilität in Verbindung mit einer penetrierenden Thoraxwandverletzung oder mit intrathorakalen Organverletzungen mit vitaler Indikation zur Thorakotomie (Thorakotomiezwang). Hierbei bildet die Thoraxwandstabilisierung den Abschluss der Operation („auf dem Rückzug").

2. Die atemmechanisch wirksame Thoraxwandinstabilität bei überwiegend isolierter Verletzung des knöchernen Thorax, wobei es sich insbesondere um bilaterale ventrale Thoraxwandinstabilitäten und dislozierte Sternumfrakturen sowie laterale Instabilitäten mit Stückfrakturen handelt.

3. Die atemmechanisch wirksame Thoraxwandinstabilität ventral oder lateral mit paradoxer Atmung, Herz- und Lungenkontusion, insbesondere bei vorgeschädigter Lunge, und im höheren Lebensalter zur Vermeidung langer Beatmungszeiten.

4. Isolierte dislozierte Sternumfrakturen in jedem Lebensalter sowie ausgedehnte Rippenserienfrakturen des alten Menschen mit Dislokation und Deformität stellen eine weitere Indikation zur Frühstabilisation dar, insbesondere, da schwere intrathorakale Begleitverletzungen häufig fehlen.

5. Als seltene Indikationen werden ventrale Instabilitäten nach Trichterbrust-Operationen und ventrale Thoraxwanddefekte infolge Tumorresektionen angegeben.

HELLBERG sieht als weitere Indikationen

6. die Notwendigkeit zu operativen Maßnahmen in Bauchlage oder nach vorn geneigter Position, ferner

7. respiratorisch insuffiziente Patienten, bei denen durch maschinelle Beatmung allein inadäquate Blutgaswerte resultieren und die Thoraxwandinstabilität die Hauptursache für Hypoxämie und Herzrhythmusstörungen darstellt.

Als Kontraindikationen gelten allgemein schwere Schädelhirntraumen, pulmonale Infektionen, Sepsis sowie das manifeste ARDS, ferner substanzielle metabolische Entgleisungen.

Die Frage nach dem günstigsten Operationszeitpunkt wird unterschiedlich beantwortet.

REHM weist zu Recht darauf hin, dass „schon fast hellseherische Fähigkeiten dazugehören, den Verlauf eines Thoraxtraumas vorab einzuschätzen, um die Indikation zur operativen Stabilisierung zu stellen", sodass sich die Atmung entgegen den Erwartungen rasch normalisieren könne, was einen Eingriff im Nachhinein dann als überflüssig erscheinen lassen könne.

505

Andererseits kann auch bei zu langem Zögern nach einigen Tagen das Vollbild eines ARDS auftreten, sodass dann der Zeitpunkt zur operativen Stabilisierung verstrichen sei.

REHM plädiert für eine möglichst frühzeitige Stabilisierung innerhalb der ersten 6 Stunden und hält längeres Zuwarten für gefährlich.

SCHMIT-NEUERBURG empfiehlt bei eindeutiger Indikation den frühestmöglichen Operationstermin innerhalb der ersten 24 - 48 Stunden, sofern keine anderen lebensrettenden Operationen Vorrang haben, und betont das mehrfach höhere Risiko sowie die höhere Komplikationsrate bei Verzögerungen über den 5. Tag hinaus.

Auch hinsichtlich des Ausmaßes der operativen Versorgung bestehen kontroverse Meinungen.

Während REHM möglichst alle Frakturen operativ stabilisiert, halten LABITZKE, SCHMIT-NEUERBURG und andere Autoren die operative Versorgung weniger Rippen für ausreichend. REHM hält aufgrund seiner Bruchtestergebnisse die 7. Rippe für die wichtigste stabilisierende Struktur des Thorax. LABITZKE gibt als vorrangig zu operierende die Pfeilerrippen 3. - 6. an.

Üblicherweise kommen nur die 3. - 8. Rippe zur Osteosynthese infrage.

Es genügt jedoch völlig, einige dieser Rippen zu versorgen, um eine ausreichende Stabilität zu erreichen

Aus eigener klinischer Erfahrung reicht es aus, die 7. Rippe und zusätzlich die 6. und/oder 8. Rippe zu stabilisieren.

Bei Indikation zur Thorakotomie empfiehlt sich die Stabilisierung der Nachbarrippen beiderseits des Zuganges auf dem Rückzug.

Kasuistik
Siehe Kapitel „Kasuistiken", Band II.

Literatur

(1) ALBRECHT, F., BRUG, E.: Die Zuggurtungsosteosynthese der Rippen und des Sternums bei instabiler Thoraxwand. Zentralbl Chir, 104, 12, 770-776 (1979)

(2) AVERY, E.E., HEAD, J.R., HUDSON, T.R., BENNETT, R.J.: The treatment of crushing injuries to the chest (methods old and new). Amer. J. Surg. 93, 540-549 (1957)

(3) AVERY, E.E., MÖRCH, E.T., BENSON, D.W.: Critically crushed chests. A new method of treatment with continnous mechanical hyperventilation to produce alkalotic apnea and internal pneumatic stabilization. J. Thor. Surg. 31, 291-311 (1956)

(4) BALCI, A.E., EREN, S., CAKIR, O., EREN, M.N.: Open fixation in flail chest: Review of 64 patients. Asian Cardiovasc. Thorac. Ann. 12, 11-15 (2004)

(5) BORELLY, J., AAZAMI, M.H.: New insights into the pathophysiology of flail segment: the implication of anterior serratus muscle in parietal failure. Eur. J. Cardio-thoracic Surg. 28, 742-749 (2005)

(6) BORRELLY, J., GROSDIDIER, G., WACK, B., BOILEAU, S., SKORINTSCHOUK, I.: Place actuelle de l'osteosynthèse dans le traitement des traumatismes thoraciques graves avec instabilité parietalé. Chirurgie, 113, 5, 419-426 (1987)

(7) BUCHINGER, W., MAIER, R., ESCHBERGER, D., QUELL, M,, TROJAN, E., POIGENFÜRST, J., VÉCSEI, V., KUDERNA, H.: Die Therapie des instabilen Thorax. Hefte zur Unfallheilkunde 223, Springer Verlag, 157-165 (1992)

(8) CRUTCHER, R.R., NOLEN, T.M.: Multiple rib fracture with instability of chest wall. J. Thorac. Surg. 32, 15-21 (1956)

(9) ESCHAPASSE, H., GAILLARD, J.: Volets thoraciques: principes de traitement. Ann. Chir. Thorac. Cardiovasc. 12, 1-14 (1973)

(10) GLINZ, W.: Problems caused by the unstable thoracic wall and by cardiac injury due to blunt injury. Injury 17, 5, 322-326 (1986)

(11) GRAEBER, G.M., COHEN, D.J., PATRICK, D.H., WOLF, R.E., HOTARD, M.C., ZAJTCHUK, R.: Rib fracture healing in experimental flail chest. J. Trauma 25, 9, 903-908 (1985)

(12) HELLBERG, K., DE VIVIE, E.R., FUCHS, K., HEISIG, B., RUSCHEWSKI, W., LUHR, H.G., POUTOT, M.: Stabilization of flail chest by compression osteosynthesis – experimental and clinical results. Thorac. Cardiovasc. Surg. 29, 5, 275-281 (1981)

(13) HENLEY, M.B., PETER, R.E., BENIRSCHKE, S.K., ASHBAUGH, D.: External fixation of the sternum for thoracic trauma. J. Orthop. Trauma 5, 4, 493-497 (1991)

(14) JUDET, R.: Osteosynthese costale. Rev. Chir. Orthop. 59, 334-335 (1964)

(15) KIRCHHOFF, W.: Entwicklung einer Implantatplatte. Diplomarbeit am Lehrstuhl Mechanische Verfahrenstechnik der Universität Dortmund (1980)

(16) KLAASSEN, K.P.: Medullary pegging in thoracotomy incisions. J. Thorac. Surg. 156, 90-96 (1949)

(17) LABITZKE, R.: Die Bedeutung der Thorakotomie und Brustwandstabilisierung mit Rippenklammer. Zentralbl. Chir. 106, 20, 1351-1359 (1981)

(18) LABITZKE, R.: Zur Frage der biomechanischen Prüfung von Metallimplantaten für die Thoraxwandstabilisierung. Langenbecks Arch. Chir. 354, 3, 169-171 (1981)

(19) MOHR, M., ABRAMS, E., ENGEL, C., LONG, W., BOTT-LANG, M.: Geometry of human ribs pertinent to orthopaedic chest-wall reconstruction J. Biomech. online first 2006)

(20) MOORE, B.P.: Operative stabilization of nonpenetrating chest injuries. J. Thorac. Cardiovasc. Surg. 70, 4, 619-630 (1975)

(21) PINILLA, J.C.: Acute respiratory failure in severe blunt chest trauma. J. Trauma 22, 221-226 (1982)

(22) REGENSBURGER, D., BRUNNER, L., HOFFMEISTER, H.E., STAPENHORST, K.: Stabilisierende Eingriffe am Thorax nach schweren Thoraxtraumen. Mschr. Unfallheilk. 73, 357-366 (1970)

(23) REHM, K.E.: Die Osteosynthese der Thoraxwandinstabilitäten. Hefte zur Unfallheilkunde 175, Springer (1986)

(24) SANCHEZ-LLORET, J., LETANG, E., MATEU, M., CALLEJAS, M.A., CATALAN, M., CANALIS, E., MESTRES, C.A.: Indications and surgical treatment of the traumatic flail chest syndrome. An original technique. Thorac. Cardiovasc. Surg. 30, 5, 294-297 (1982)

(25) SCHMIT-NEUERBURG, K.P., ZERKOWSKI, H.R., HANKE, J.: Stabilisierende Operationen am Thorax. Chirurg 57, 1, 1-14 (1986)

(26) SCHÜPBACH, P., MEIER, P.: Indikationen zur Rekonstruktion des instabilen Thorax bei Rippenserienfrakturen und Ateminsuffizienz. Helv. chir. Acta. 43, 497-502 (1976)

(27) TANAKA, H., YUKIOKA, T., YAMAGUTI, Y., SHIMIZU, S., GOTO, H., MATSUDA, H., SHIMAZAKI, S.: Surgical stabilization or internal pneumatic stabilization? A prospective randomized study of management of severe flail chest patients. J. Trauma 52 (4), 727-732 (2002)

(27) THOMAS, A.N., BLAISDELL, F.W., LEWIS, F.R. Jr., SCHLOBOHM, R.M.: Operative stabilization for flail chest after blunt trauma. J. Thorac. Cardiovasc. Surg. 75, 6, 793-801 (1978)

(27) TSUKIOKA, K., MORIGAMI, K., MIZUKAMI, K., MURAMATSU, H., FUKUDA, S.: Clinical experience in using alumina ceramic pins for rib fractures. Kyobu Geka 41, 2, 122-125 (1988)

(28) VÉCSEI, V., FRENZEL, I., PLENK, H. Jr.: Eine neue Rippenplatte zur Stabilisierung mehrfacher Rippenbrüche und der Thoraxwandfraktur mit paradoxer Atmung. Hefte zur Unfallheilkunde 138, 279-282, Springer (1979)

(29) VÉCSEI, V.: Instabiler Thoraxchirurgische Therapie. Hefte zur Unfallheilkunde 158, Springer 353-364, (1982)

(30) VOGGENREITER, G., NEUDECK, F., AUFMKOLK, M., OBERTACKE, U., SCHMIT-NEUERBURG. K.P.: Treatment outcome of surgical thoracic wall stabilization of the unstable thorax with and without lung contusion. Unfallchirurg 99 (6), 425-434 (1996)

Autorenverzeichnis

Dr. med. Kalliopi Athanassiadi   335
Klinik für Thorax-, Herz- und Gefäßchirurgie
Medizinische Hochschule Hannover
Carl-Neuberg-Straße 1, 30625 Hannover

Dr. med. Murat Avsar   335
Klinik für Thorax-, Herz- und Gefäßchirurgie
Medizinische Hochschule Hannover
Carl-Neuberg-Straße 1, 30625 Hannover

Dr. med. Knut Bär   941
Viszeral- und Thoraxchirurgie
Klinikum Hof
Eppenreuther Straße 9, 95036 Hof/Saale

Prof Dr. med. Horst Peter Becker   307
Bundeswehr-Zentralkrankenhaus Koblenz
Rübenacher Straße 170, 56072 Koblenz

Dr. med. Jörg Beneker   209
Klinik für Anästhesiologie, Intensivmedizin und Schmerztherapie
BG-Unfallklinik Berlin
Warener Straße 7, 12683 Berlin

Dr. med. Gerolf Bergenthal   769
Klinik für Chirurgie
Bundeswehrkrankenhaus Ulm
Oberer Eselsberg 40, 89081 Ulm

Dr. med. Torsten Bossert   341
Klinik für Herzchirurgie
Herzzentrum Leipzig
Strümpellstraße 39, 04289 Leipzig

Dr. med. Norman Bubnick   251, 833
Zentrum für Traumatologie
Klinikum St. Georg
Delitzscher Straße 141, 04129 Leipzig

Eileen Bulger, MD   729
Harbourview Medical Center
Department of Surgery
Box 359 796, 325 Ninth Ave., Seattle, WA 98005, USA

Ryland P. Byrd jr., MD   623
Division of Pulmonary Diseases and Critical Care
Medicine, Veterans Affairs, Medical Center
Mountain Home, TN 37684, USA

C. Clay Cothren, MD   193
Department of Surgery
Denver Health Medical Center and the University of Colorado
Health Sciences Center, Denver, CO 80246, USA

Dr. med. Marius G. Dehne   227
Klinik für Anästhesie, Intensiv- und Notfallmedizin und Schmerztherapie
Verbundkrankenhaus Bernkastel-Wittlich
Koblenzer Straße 91, 54516 Wittlich

Prof. Dr. med. Andreas Dietz   937
Universitäs-HNO-Klinik Leipzig
Liebigstraße 10-14, 04103 Leipzig

Prof. Dr. med. Hans-Georg Dietz   705
Kinderchirurgische Klinik im Dr. von Haunerschen Kinderspital
Klinikum der Universität München
Lindwurmstraße 4, 80337 München

Dr. med. Holger Dietze   455
Zentrum für Traumatologie
Klinikum St. Georg
Delitzscher Straße 141, 04129 Leipzig

Daniel Ditterich   925 ff
Chirurgische Klinik I
Klinikum Fürth
Jakob-Henle-Straße 1, 90766 Fürth

Dr. med. Dietrich Doll   307
Operatives Zentrum
Bundeswehrkrankenhaus Berlin
Scharnhorststraße 11, 10115 Berlin

Prof. Dr. med. Dr. h. c. Bernd Domres   99, 793
Arbeitsgruppe Katastrophenmedizin
Chirurgische Universitätsklinik Tübingen
Hoppe-Seyler-Straße 3, 72070 Tübingen

Sven Domres   793
Herz-Kreislauf-Klinik Bevensen AG
Römerstedter Straße 25, 29549 Bad Bevensen

Dr. med. Michael Engelhardt   699
Abteilung Gefäßchirurgie, Chirurgische Klinik
Bundeswehrkrankenhaus Ulm
Oberer Eselsberg 40, 89081 Ulm

Priv.-Doz. Dr. med. habil. Claus Engelmann   353
Ernst-Thälmann-Straße 19, 16321 Bernau

Dr. med. Philipp Esser   845, 957
Zentrum für Traumatologie
Klinikum St. Georg
Delitzscher Straße 141, 04129 Leipzig

Dr. med. Johannes Fakler   903
Klinik für Unfall- und Wiederherstellungschirurgie
Campus Benjamin Franklin, Charité
Universitätsmedizin Berlin
Hindenburgdamm 30, 12200 Berlin

Dr. med. Michael Fuchs   113
Klinik für Anästhesiologie, Intensiv- und Schmerztherapie
Klinikum St. Georg
Delitzscher Straße 141, 04129 Leipzig

Dr. med. Axel Gänsslen   675
Klinik für Unfallchirurgie
Medizinische Hochschule Hannover
Carl-Neuberg-Straße 1, 30625 Hannover

Dipl.-Bibl. (FH) Annegret Gahr   15
Residenzstraße 21, 04356 Leipzig

Dr. med. Britta Gahr   781
Institut für Rechtsmedizin
Universität Leipzig
Johannisallee 28, 04103 Leipzig

Patrick Gahr   495, 957
Klinik für Unfall- und Wiederherstellungschirurgie
Campus Benjamin Franklin, Charité
Universitätsmedizin Berlin
Hindenburgdamm 30, 12200 Berlin

Prof. (skp) Dr. med. habil. Ralf H. Gahr   15, 431, 495, 641, 781, 819, 847, 851, 919
Zentrum für Traumatologie
Klinikum St. Georg
Delitzscher Straße 141, 04129 Leipzig

Prof. Dr. med. Heinz Gerngroß (†)   699
ehemals
Abteilung für Gefäßchirurgie, Chirurgische Klinik
Bundeswehrkrankenhaus Ulm
Oberer Eselsberg 40, 89081 Ulm

Dr. med. Jochen Gille   113
Klinik für Anästhesiologie, Intensiv- und Schmerztherapie
Klinikum St. Georg
Delitzscher Straße 141, 04129 Leipzig

Dr. med. Ralph Greiner-Perth   423
Klinik für Wirbelsäulenchirurgie, Orthopäd. Chirurgie und Neurotraumatologie
SRH Waldklinikum
Straße des Friedens 122, 07548 Gera

Prof. Dr. med. Heiner Groitl (†)   933
ehemals
Chirurgische Universitätsklinik Erlangen
Maximiliansplatz 1 1, 91054 Erlangen

Dr. med. Kerstin Grosser   867, 869
Zentrum für Trauamtologie
Klinikum St. Georg
Delitzscher Straße 141, 04129 Leipzig

Dr. med. Fanny Grundmann   287
Klinik für Allgemein-, Viszeral- und Gefäßchirugie
Ev. Diakonissenkrankenhaus Leipzig
Georg-Schwarz-Straße 49, 04177 Leipzig

Dr. med. Klaus Günther   937, 945
Chirurgische Klinik I
Klinikum Fürth
Jakob-Henle-Straße 1, 90766 Fürth

Dr. med. Lutz Günther   907
Zentrum für Traumatologie, Fachbereich Neurochirurgie
Klinikum St. Georg
Delitzscher Straße 141, 04129 Leipzig

Dr. med. Jürgen Hasheider   287
Wehrtechnische Untersuchungsstelle der Bundeswehr
Postfach 1764, 49707 Meppen

Dr. med. Erik Hasenböhler   909
Department of Orthopaedic Surgery
University of Colorado School of Medicine
777 Bannock Street, Denver, CO 80204, USA

Prof. Dr. med. Walter Hasibeder   743
Abteilung für Anästhesie und Intensivmedizin
Krankenhaus der Barmherzigen Schwestern
Schlossberg 1, A-4910 Ried/Innkreis

Dr. med. Frank Michael Hasse   283, 651
Chirurgische Klinik
Kliniken Herzogin-Elisabeth-Heim
Hochstraße 11, 38102 Braunschweig

Dr. med. Erich Hecker   317
Klinik für Thoraxchirurgie
Klinikum Bremen-Ost
Züricher Straße 40, 28325 Bremen

Prof. Dr. med. Doris Henne-Bruns   921
Klinik für Allgemein-, Viszeral- und Transplantationschirurgie
Universitätsklinikum Ulm
Steinhoevelstraße 9, 89075 Ulm

Prim. Univ.-Prof. Dr. med. Harald Hertz   549, 889, 891
Unfallkrankenhaus Lorenz Böhler
Donaueschingenstraße 13, A-1200 Wien

Dr. med. Christoph-E. Heyde   237, 441, 799, 893 ff
Klinik für Unfall- und Wiederherstellungschirurgie
Campus Benjamin Franklin, Charité
Universitätsmedizin Berlin
Hindenburgdamm 30, 12200 Berlin

Dr. med. Andreas Hillenbrand   921
Klinik für Allgemein-, Viszeral- und Transplantationschirurgie
Universitätsklinikum Ulm
Steinhoevelstraße 9, 89075 Ulm

Dr. med. Frank Hildebrand   675
Klinik für Unfallchirurgie
Medizinische Hochschule Hannover
Carl-Neuberg-Straße 1, 30625 Hannover

Dr. med. Wolf-Dieter Hirsch   473
Chirurgischen Abteilung
Krankenhaus Grimma
Kliniken des Muldentalkreises gGmbH
Kleiststraße 5, 04668 Grimma

Dr. med. Andreas Janousek   549
Unfallkrankenhaus Lorenz Böhler
Donaueschingenstraße 13, A-1200 Wien

Prof. Dr. med. Christoph Josten   219
Chirurgische Universitäts-Klinik und Poliklinik I
Unfall-, Plastische- und Wiederherstellungschirurgie
Liebigstraße 20, 04103 Leipzig

Prof. Dr. med. Dirk Kaiser   325
Klinik für Thoraxchirurgie
Lungenklinik Heckeshorn
HELIOS Klinikum Emil von Behring
Zum Heckeshorn 33, 14109 Berlin

Dr. med. Ralph Kayser   441, 799
Klinik für Unfall- und Wiederherstellungschirurgie
Campus Benjamin Franklin, Charité
Universitätsmedizin Berlin
Hindenburgdamm 30, 12200 Berlin

Dr. med. Armin Kemmer   729
BG-Unfallklinik Murnau
Professor-Küntscher-Straße 8, 82418 Murnau

Prof. Dr. med. Werner J. Kleemann (†)   781
ehemals
Institut für Rechtsmedizin
Universität Leipzig
Johannisallee 28, 04103 Leipzig

Robert P. Knetsche, MD   393
Neurosurgery Clinic
Landstuhl Regional
Medical Center, Section/Division, Bldg. 3703
66849 Landstuhl/Kirchberg

Dr. med. Frank Kolbus   287
Klinik für Allgemein-, Viszeral- und Gefäßchirurgie
Ev. Diakonissenkrankenhaus Leipzig
Georg-Schwarz-Straße 49, 04177 Leipzig

Dr. med. Mathias Kremer   641, 961, 965
Zentrum für Traumatologie
Klinikum St. Georg
Delitzscher Straße 141, 04129 Leipzig

Prof. Dr. med. Benno Kummer   69
Zum Grünen Weg 5, 50374 Erftstadt

Dr. med. Stefan Kunze   819
Zentrum für Traumatologie
Klinikum St. Georg
Delitzscher Straße 141, 04129 Leipzig

Prof. Dr. med. Peter Lamesch   371, 959
Klinik für Allgemein- und Visceralchirurgie
Klinikum St. Georg
Delitzscher Straße 141, 04129 Leipzig

Priv.-Doz. Dr. med. habil. Peter Lamm   661
Klinik für Herzchirurgie
Universitäts-Klinikum Großhadern
Marchioninistraße 15, 81377 München

Prof. Dr. med. Rüdiger Lange   915
Klinik für Herz- und Gefäßchirurgie
Deutsches Herzzentrum München
Lazarettstraße 36, 80636 München

Eric Lavonas, MD   755
Medical Toxicology
Dept. of Emergency Medicine
Carolinas Medical Center, PO Box 32861 Charlotte, NC 28232, USA

Dirk Löhn   647
Zentrum für Traumatologie
Klinikum St. Georg
Delitzscher Straße 141, 04129 Leipzig

Dr. med. Ronald Lützenberg   353
Chirurgische Klinik I
Campus Benjamin Franklin
Charité, Universitätsmedizin Berlin
Hindenburgdamm 30, 12200 Berlin

Dr. med. Wolfgang Machold   181
Universitätsklinik für Unfallchirurgie
Währinger Gürtel 18-20, A-1090 Wien

Prof. Dr. med. Friedrich Wilhelm Mohr   341
Klinik für Herzchirurgie
Herzzentrum Leipzig
Strümpellstraße 39, 04289 Leipzig

Ernest E. Moore, MD   193
Department of Surgery Denver Health Medical Center
University of Colorado, Health Sciences Center
Denver, CO 80246, USA

Dr. med. Thomas Nau   181
Universitätsklinik für Unfallchirurgie
Währinger Gürtel 18-20, A-1090 Wien

Dr. med. Frank Noack   325
Klinik für Thoraxchirurgie
Kliniken Maria Hilf
Sandradstraße 43, 41061 Mönchengladbach

Prof. Dr. med. Jens Oeken   937
HNO-Klinik, Klinikum Chemnitz
Flemmingstraße 2, 09116 Chemnitz

Dr. med. Jörg Onnasch   341
Klinik für Herzchirurgie
Herzzentrum Leipzig
Strümpellstraße 39, 04289 Leipzig

Dr. med. Claudia Porzelt (†)   949
ehemals
Viszeral- und Thoraxchirurgie
Klinikum Hof
Eppenreuther Straße 9, 95036 Hof/Saale

Dr. med. Thomas Raff   113
Zentrum für Traumatologie
Klinikum St. Georg
Delitzscher Straße 141, 04129 Leipzig

Priv.-Doz. Dr. med. habil. Beate Raßler   79
Carl-Ludwig-Institut für Physiologie
Universität Leipzig
Liebigstraße 27, 04103 Leipzig

Dr. med. Marcus Reinke   897
Klinik für Unfall- und Wiederherstellungschirurgie
Campus Benjamin Franklin, Charité
Universitätsmedizin Berlin
Hindenburgdamm 30, 12200 Berlin

Dr. med. Andreas Reske   219
Chirurgische Universitäts-Klinik und Poliklinik I
Unfall-, Plastische- und Wiederherstellungschirurgie
Liebigstraße 20, 04103 Leipzig

Dr. med. Martin Rexer   929 ff
Chirurgische Klinik I
Klinikum Fürth
Jakob-Henle-Straße 1, 90766 Fürth

Dr. med. Mathias Richter 651
Klinik für Thorax-, Herz- und Gefäßchirurgie
Städt. Klinikum Braunschweig
Salzdahlumer Straße 90, 38126 Braunschweig

Dr. med. Yohan Robinson 893 ff
Klinik für Unfall- und Wiederherstellungschirurgie
Campus Benjamin Franklin, Charité
Universitätsmedizin Berlin
Hindenburgdamm 30, 12200 Berlin

Dr. med. Hartmut Roth 925 ff
Chirurgische Klinik I
Klinikum Fürth
Jakob-Henle-Straße 1, 90766 Fürth

Thomas M. Roy, MD 623
Division of Pulmonary Diseases and Critical Care Medicine
Veterans Affairs, Medical Center
Mountain Home, TN 37684, USA

Prof. Dr. med. Holger Rupprecht 139, 587, 925 ff
Chirurgische Klinik I
Klinikum Fürth
Jakob-Henle-Straße 1, 90766 Fürth

Priv.-Doz. Dr. med. habil. Armin Sablotzki 113, 227, 919
Klinik für Anästhesiologie, Intensiv- und Schmerztherapie
Klinikum St. Georg
Delitzscher Straße 141, 04129 Leipzig

Dipl.-Ing. Klaus Schäfer 103
Leitender Branddirektor
Feuerwehr Dortmund
Steinstraße 25, 44147 Dortmund

Prof. Dr. med. Walter Schaffartzik 209
Klinik für Anästhesiologie, Intensivmedizin und Schmerztherapie
BG-Unfallklinik Berlin
Warener Straße 7, 12683 Berlin

Dr. med. Christian Schinkel 423
Chirurgische Klinik
BG-Kliniken Bergmannsheil
Ruhr-Universität Bochum
Bürkle-de-la-Camp-Platz 1, 44789 Bochum

Dr. med. Oliver I. Schmidt   237, 431, 861
Zentrum für Traumatologie
Klinikum St. Georg
Delitzscher Straße 141, 04129 Leipzig

Prof. Dr. med. Wolfgang Schmidt   43
Institut für Anatomie
Universität Leipzig
Liebigstraße 13, 04103 Leipzig

Dr. med. Dierk Schreiter   219
Chirurgische Universitäts-Klinik und Poliklinik I
Unfall-, Plastische- und Wiederherstellungschirurgie
Liebigstraße 20, 04103 Leipzig

David Schwartz, MD   381
Orthopedic Surgeon
Orthopaedics Indianapolis
1810 N Senate Blvd. Indianapolis IN 46202, USA

Dr. med. Jürgen Schwarze   287
Klinik für Allgemein-, Viszeral- und Gefäßchirurgie
Ev. Diakonissenkrankenhaus Leipzig
Georg-Schwarz-Straße 49, 04177 Leipzig

Dr. med. Jörn Schwede   631, 647, 883 ff
Zentrum für Traumatologie
Klinikum St. Georg
Delitzscher Straße 141, 04129 Leipzig

Dr. med. Axel Skuballa   267, 853 ff
Klinik für Thorax- und Gefäßchirurgie
Klinikum St. Gorg
Delitzscher Straße 141, 04129 Leipzig

Wade R. Smith, MD   909
Department of Orthopaedic Surgery
University of Colorado School of Medicine
777 Bannock Street, Denver, CO 80204, USA

Dr. med. Oliver Sorge   687
Zentrum für Traumatologie
Klinikum St. Georg
Delitzscher Straße 141, 04129 Leipzig

Dr. med. Philip F. Stahel   237, 893, 909
Department of Orthopaedic Surgery
University of Colorado School of Medicine
777 Bannock Street, Denver, CO 80204, USA

Dr. med. Reinhard Steinmann   769
Klinik für Chirurgie
Bundeswehrkrankenhaus Ulm
Oberer Eselsberg 40, 89081 Ulm

Dr. med. Evald Strasser   431, 631, 641, 647
Zentrum für Traumatologie
Klinikum St. Georg
Delitzscher Straße 141, 04129 Leipzig

Sergej Strasser   431, 641
Zentrum für Traumatologie
Klinikum St. Georg
Delitzscher Straße 141, 04129 Leipzig

Prof. Dr. med. Andrea Tannapfel   93
Institut für Pathologie
BG-Kliniken Bergmannsheil
Ruhr-Universität Bochum
Bürkle-de-la-Camp-Platz 1, 44789 Bochum

Dr. med. habil. Jens Thiele   123
Klinik für Diagnostische Radiologie und Strahlentherapie
Klinikum St. Georg
Delitzscher Straße 141, 04129 Leipzig

Dr. med. Matthias Thieme   605
Klinik für Anästhesiologie, Intensiv- und Schmerztherapie
Klinikum St. Georg
Delitzscher Straße 141, 04129 Leipzig

Eric Thomas, MD   381
Orthopedic Surgeon
Orthopaedics Indianapolis
1810 N Senate Blvd. Indianapolis IN 46202, USA

Prim. Prof. Dr. med. Dr. h. c. mult. Vilmos Vécsei   181, 667
Universitätsklinik für Unfallchirurgie
Währinger Gürtel 18-20, A-1090 Wien

Prof. Dr. med. Wolfgang G. Voelckel   605
Universitätsklinik für Anästhesiologie und allgemeine Intensivmedizin
Anichstraße 35, A-6020 Innsbruck

Dr. med. Bernhard Voss   879, 915
Klinik für Herz- und Gefäßchirurgie
Deutsches Herzzentrum München
Lazarettstraße 36, 80636 München

Marshall T. Watson, MD
Neurosurgery Clinic
Landstuhl Regional
Medical Center, Section/Division, Bldg. 3703
66849 Landstuhl/Kirchberg

393

Prof. Dr. med. Arved Weimann
Klinik für Allgemein- und Visceralchirurgie
Klinikum St. Georg
Delitzscher Straße 141, 04129 Leipzig

363, 371

Dr. med. Katrin Welcker
Klinik für Thoraxchirurgie
Klinikum Bremen-Ost
Züricher Straße 40, 28325 Bremen

317

Dr. med. Patrick Weninger
Unfallkrankenhaus Lorenz Böhler
Donaueschingenstraße 13, A-1200 Wien

549

Dr. med. Thomas Wieland
Universitätsklinik für Unfallchirurgie
Währinger Gürtel 18-20, A-1090 Wien

667

Dr. med. Göran Wild
Zentrum für Traumatologie
Klinikum St. Georg
Delitzscher Straße 141, 04129 Leipzig

251, 873, 877

Prof. Dr. med. Peter Würl
Klinik für Allgemein-, Viszeral- und Transplantationschirurgie
Universitätsklinikum Ulm
Steinhoevelstraße 9, 89075 Ulm

921

Stichwortverzeichnis

A

Abbreviated Injury Scale, AIS	823, 864
abgeatmet	79
Abklemmen der thorakalen Aorta	204
absolute Indikation	261
absolute Nahschuss	289
Abszess	
– intraspinaler epiduraler	965
– spinaler epiduraler	641
Acromioclaviculargelenk	484
ACTH- und ADH-Freisetzung	550
Acute Lung Injury / ALI	93, 237
Adult Respiratory Distress Syndrom	
= ARDS	93, 115, 227, 237, 616, 618, 709, 893
Advanced cardiac life support (ACLS)	202
Advanced Trauma Life Support Program	190
Advanced Trauma Life Support (ATLS®)	210, 221, 912
Aerosole oder Gase	
– mit erstickender Wirkung	103
– mit Reiz- und Ätzwirkung	104
– mit Wirkung auf Blut, Nerven und Zellen	105
Air-trapping	733, 734
Airway-Management	605
Akut lebensbedrohliche Konditionen	143
Akut lebensbedrohliche Störung	257
Akutdiagnostik	551
akutes Atemnotsyndrom (ARDS)	93
akute Atemnot	925
akutes Lungenversagen	237
akutes Subduralhämatom	691
Akuttherapie	551
akzidentelle Extubation	614
allgemeines zerebrales Monitoring	730
Alternde Patienten	719
alveolar cycling	617
Alveolardruck	83

Alveoläre Diffusion	86
Alveolarepithel	82
alveovenöse Shunts	200
American Society of Anesthesiologists ASA	607
Analgesie	557
– peridurale	965
Analgosedierung	214, 689
Anästhetika	214
Aneurysma spurium	344
Anfalläquivalente, pileptische	696
Angiographie	127, 191, 354
Anterolaterale Thorakotomie	579
antigenic trauma load	549
Antirheumatika (NSAR)	
– Nichtsteroidale	814
AO Klassifikation	382, 458
Aorta thoracica	45
Aortenaneurysma, posttraumatisches	345
Aortenbogen	207
Aortenocclusion, thorakale	194
Aortenokklusion, temporäre thorakale	200
Aortenruptur	123, 343, 699
apikales Packing	198
Apnoetauchen	730, 732, 734, 739
Arcus aortae	55
ARDS, Adult Respiratory Distress Syndrom	93, 115, 227, 237, 616, 618, 709, 893
arterielle Gasembolie (AGE)	735
arterielle Kanüle, zentraler Venenkatheter, ggf. PICCO® oder Pulmonaliskatheter	120
arterielles Monitoring	553
arterio-venöse Fisteln	360, 623
ASA (American Society of Anesthesiologists)	607
Aspiration, pulmonale	611
Asphyxie	
– traumatische (Perthes-Syndrom)	136
Atelektase	331

Atelektasen 407
Atelekttrauma 617
Atemgeräusch, aufgehobenes 253
Atemhilfsmuskeln 73
Atemmechanik, Störungen 550
Atemminutenvolumen 80
Atemnot 253
– akute 925
Atemruhelage 83
Atemwegsmanagement 558, 605
Atemwegsobstruktionen 123
Atemwegssicherung 605
Atemwegsverlegung 140
atmosphärisch-barometrische
    Schwankungen 252
Atmung, paradoxe 496, 947
Atmungsantriebe 90
Atmungsapparat, mechanischer 80
Atmungskette 79
Atmungsregulation 89
Atmungszentrum 80
ATP 79
Aufbohren des Markkanals 678
aufgehobenes Atemgeräusch 253
Ausbreitungsverhalten
    – leichter Schadstoffwolken 108
    – von Brandgaswolken 109
    – von schweren Schadstoffen 108
Ausgussthromben 614
Auskultation 141
Auskultationsbefunde 143
Ausschuss 290
Austauschfläche 87
autochthone Rückenmuskeln 75
Autoregulation 693
Axilla 653
Axilläre Thorakotomie 586
Axillarlinie, mittlere 261

B
baby lung Konzept 224
Ballontamponade 360
Barotrauma 373, 616, 733
Basismonitoring 692
Bauchatmung 77
Beanspruchungen, mechanische 252
Beatmung 259
    – lungenprotektive 230

– maschinelle Beatmung 605
    von Patienten 259
    mit (drohendem) Lungenversagen 244
– seitengetrennte 231
beatmungsassoziierte Morbidität 605
Beatmungsspitzendruck 689
Beatmungsstrategien
    – lungenprotektive 618
Begleitverletzungen
    – extrathorakal bei Thoraxtrauma 820
    – der Aorta und des Ösophagus 338
Begutachtung 819
Begutachtung von Verletzungen
    – der Brustwirbelsäule 824
    – des Thorax 824, 828
Behandlung
    – konservative 386
    – von Rauchgasverletzungen 111
beidseitiges Thoraxtrauma beim Kind 935
Beinahe-Erstickung 933
Beinahe-Ertrinken 743
Belästigungskonzentration 106
Beschwerdebild, posttraumatisches 820
Berstungsfrakturen 384
Bewegungen
    – der Brustwirbelsäule 72
    – des Brustbeins 71
    – des Brustkorbs 72
Bewegungsausschläge, symmetrische 70
Bewegungsumfang 69
Bifurcatio tracheae 43
Bikarbonat 88
biologische Oxidation 79
Biomechanik des Thorax 69
Biotrauma 617
Bissverletzungen 781
Blitzeinleitung, rapid sequence induction 212
blood shift 739
Blutaspiration 614
Blutfluss (CBF), zerebraler 692
Blutungen 614
Blutungsgefahr 615
Blutstillung, kardiale 202
Blutvolumen, intrathorakales 696
BMP-7 661
Boyle-Mariotteschen Gesetz 80
Brände, technische Rettung 110
Brandgaswolken 109

– Ausbreitungsverhalten	109
Brandgasvergiftungen	109
bronchiale Rupturen	335
Bronchialruptur	337
Bronchodilatation	84
bronchokonstriktorische	84
Bronchoskopie	325, 695
Bronchospasmus	611
bronchovenösen Luftembolie	200
Bronchusabriss	331
Bronchusruptur	337
Bronchusverletzungen	325
Brown-Séquard Syndrom	897
Brustatmung	78
Brustwirbelsäule	69
buccal pumping	733, 739
BÜLAU	773
BÜLAU-Drainage	564
Bulbus jugularis Oximetrie (SjVO2)	692
Bypass-Operation, coronare	887

C

Cannabis	215
cannot intubate-cannot ventilate-Situation	613
capillary leakage syndrome	114
Cardiac Output	199, 200
cardiale Splitterverletzung	877
CARS – compensatory anti-inflammatory response syndrome	240
Cauda equina, Klassifikation	385
CD11b-Rezeptor-Komplex, Expression	759
chemische Inhalationstrauma	99
chemische Inhalationsverletzungen	103
Chemokinen	239
Chemotherapie	647
Chirurgische Verfahren zur Visualisierung	191
Cholothorax	670
chronischer Husten	921
chronische Umbauvorgänge	252
Chylomikrone	284
Chylos	283
Chylothorax	282, 670
Claviculafraktur	473
Claviculaosteomyelitis	648
Clearence, mucocilliäre	332
Cochrane-Collaboration	834

Collumfrakturen	481
Combi-Tubus	212
compensatory anti-inflammatory response syndrome (CARS)	240
Compliance der Lunge	733
Computertomografie (CT)	554
Computertomographie	125, 191, 644, 689
contre-coup-Verletzungen	691
Contusio cordis	343, 346, 710
coronare Bypass-Operation	887
Corpusfrakturen	480
Cortisolausschüttung	550
Costochondritis	631
Critical Incident Reporting-Systeme (CRIS)	606
Cross-clamping	194
– der Aorta	575
crossfield intubation	329
Crush-Niere	555
CT-abhängiger Score	681
CT-unabhängiger Score	681
Cyanide	101
Cysterna chyli	283

D

Damage Control	244
– Orthopedics (DCO)	245
Dashboard-Unfälle	326
Décollements	781
Defibrillation	194
Defibrillator	343
Deformitäten	85
Dehnbarkeit (Compliance)	84
Dekompression, notfallmäßige	257
Dekompressionsbarotrauma	732, 734
Dekompressionserkrankung	279, 731, 732, 735, 738, 739, 740
Dekompressionskraniektomie	694
Dekontamination	101
Dekortikation	667
– offene	672
Depression, endogene	847
Diabetes mellitus	647
Diadynamische Ströme	814
Diagnostik, röntgenologische	394
diagnostische und therapeutische Thorakoskopie	261

Difficult Airway-Situation 607
diffuse axonal injury 687
Diffuser alveolärer Schaden,
    akutes Atemnotsyndrom (ARDS) 93
Diffusion 89
    – alveoläre 86
Diffusionskapazität 87
Diffusionsrate 86
Diffusionsstörungen 87
DIG Gerinnung 114
Dilatationstracheotomie, percutane 361
Dislozierte Frakturen 384
disseminierte intravasale Dissoziations-
    kurve des Hämoglobins für Sauerstoff 88
Dopplersonographie (TCD)
    – transkranielle 692
Dorsale Wirbelsäulenchirurgie 386
Drainageschlauch, Platzierung 566
Druck 83
    – intrakranieller 692
Druckausgleichs-Pneumothorax 184
Druck-Volumen-Diagramm 695
Ductus lymphaticus dexter 283
Ductus thoracicus 62, 283
Dynamik 69
Dysbalance, muskuläre 800
Dyspnoe 94, 707

E
early onset pneumonia, EOP 700
Early Total Care (ETC) 244
Echokardiographie
    transösophageale (TEE) 191
Einklemmungssituation
    lebensbedrohliche 688
ECMO
    (Extracorporale Membran Oxygenation) 188
Ecstasy 215
EDT – emergency department
    thoracotomy 193
EEG, evozierte Potentiale (EP) 692
Einblutungen, subkonjunktivale 588
Einfacher Pneumothorax 552
Einflussstauung 591
Einlage einer Thoraxdrainage 259
einseitige Intubation 610
EKG, Labordiagnostik 253
elektive Intubation 605

Embolisation, pulmonale 677
emergency department thoracotomy
    EDT 193
Emphysem 85
    – mediastinales 130
    – pulmonales interstitielles,
        intraparenchymatöse Gasblasen 616
    – subkutanes 130, 616
endogene Depression 847
Endotracheale Intubation und
    maschinelle Beatmung 605
Endotracheale Intubation 558
Endotrachealtubus, Fehllagen 610
Entlastungshemikraniektomie 691
Entwicklungsphasen der
    Thoraxtraumatologie 15
entzündliche Prozesse 252
Entzündung 647
Entzündungsreaktion, systemische 676
EOP – early onset pneumonia 700
Epidemiologie 237
Epiduralabszesse 641
Epiduralhämatom 690
Epiglottitis 610
Epileptische Anfalläquivalente 696
Erreger, nicht-bakterielle 643
Ersticken 788
Erstversorgung 919
ERT – Notfallraum-Thorakotomie 313
Ertrinken 743, 789
erweitertes zerebrales Monitoring 692
Esmarch-Handgriff 559
ETC – Early Total Care 244
EULER und LILJESTRAND 87
EULER-LILJESTRAND-Mechanismus 88
EULER-LILJESTRAND-Reflex 549
evidence level 833
evidence-based-medicine 833
Evidenzbasierte Medizin (EbM) 834
evozierte Potentiale – EEG (EP) 692
Explosionslunge 759
Explosionstraumen 273
    – Klassifikation 756
Explosionsverletzungen 755
    – primäre (PBIs) 757
    – quaternäre 761
    – sekundäre 760
    – tertiäre 760

Exposition des Thorax 758
Expositionskonzentrationen 106
Expression des
  CD11b-Rezeptor-Komplexes 759
Extracorporale Membran Oxygenation
  ECMO 188
extraalveoläre Luft 616
extravaskuläres Lungenwasser 696
Extubation 612
  – akzidentelle 610

F
fail-chest 252, 255
FAST
  Focus assessed sonography for trauma 554
Faustfeuerwaffen 287
Fazilitationsmechanismen 803
Fehlintubationen, ösophageale 612
Fehllagen 259
  – des Endotrachealtubus 610
  – intraparenchymatöse 259
Femurfrakturen 675, 679
Femurmarknagelung 893
Fentanyl 101
Fernschuss 290
Fibrose, Pneumokoniosen 85
Fibrothorax 670
Fisteln, arterio-venöse 360, 623
Five-part-Theory 459
Fixateur Externe 245
Flail Chest 129
flail chest-Gruppe 700
Flexions-Distraktionstraumata 384
Fließlawinen 598
Flüssigkeitsbeatmung, partielle 232
Flüssigkeitsbilanzierung 695
Fluoroskopie, intraoperative 418
Focus assessed sonography for trauma
  FAST 554
Focused Assessment with Sonography
  for Trauma (FAST) 221
fokussierte abdominelle Sonographie
  beim Trauma (FAST) 364
Foramen magnum 688
Fortsatzfrakturen 480
Fraktur 648
Frakturen
  – osteoporotische 441

  – stabile 397
Frakturen an Knorpelspangen 614
Fremdkörper 372
Fremdkörperaspiration 136
Fremdkörperingestionen 705
Funktionsdiagnostik 829
Funktionsstörungen
  – der oberen Thoraxapertur 804
  – des Gehirns 755
  – sekundäre thorakale 801
  – thorakale 799

G
Gasaustausch, pulmonaler 86
Gasblasen
  – intraparenchymatöse,
    pulmonales interstitielles Emphysem, 616
Gase oder Aerosole
  – mit erstickender Wirkung 103
  – mit Reiz- und Ätzwirkung 104
  – mit Wirkung auf Blut, Nerven
    und Zellen 105
Gasembolie (AGE)
  – arterielle 735
  – zerebral-arterielle Gasembolie (CAGE) 735
Gefährdungskonzentration 107
Gefäßprothese 355
Gefahrenabwehr, technische 103
Gehirn, Funktionsstörungen 755
Gelenkfrakturen 482
Gerätetauchen 732, 733, 734
Gerinnung (DIG) 114
Gerinnungssystems 678
Gesamtfassungsvermögen 82
Gewalt
  – stumpfe Gewalt 781
Gewalteinwirkung 925
Glasgow-Coma-Scale 709
Glasgow-Koma-Skala 687, 688
Glenoidfrakturen 481
Glottisoedems 328
golden bullet 241
GRADE (Grading of Recommendations
  Assessment, Development and
  Evaluation) 835
Granulozyten
  – neutrophile 677
gynäkologische Operation 965

H

Haematothorax 552
Hagen-Poiseuillesche Gesetz 86
Hals-Thorax-Übergang, ventraler 655
Halsverletzung, stumpfe 937
Hämatom (IOH), intramurales 373
Hämatome 781
– traumatische 690
Hämatopneumothorax 707
– Iatrogener 867
Hämatothorax 123, 130, 267, 321, 344
– massiver 909
Hämodynamisches Monitoring
  (Pulmonalis- oder PICCO-Katheter) 692
Hämoglobin-Bindung (Bohr-Effekt) 88
Hämoperikard 280
Hämoptyse 707
hämorrhagischer Schock 353
Hannoveraner Polytraumaschlüssel 139
Hauptbronchusabriss 328, 945
Hautemphysem 130, 487, 707, 889
Hautschürfungen 781
Hautzonen, hyperalgetische 809
HBOT – hyperbaric oxygen therapy 766
HCN 101
Hebedefektmorbidität 651
Heiserkeit 607, 609
Hemithorax, knöcherner 125
Hering-Breuer-Reflexe 90
Hernia diaphragmatica 24
Herz, Messerstichverletzung 953
Herzbeuteltamponade 209
Herzchirurgie 341
Herzdruckmassage 199
Herzherniationen 349
Herzklappen 348
Herzlazeration 573
Herzlungenmaschine 750
Herz-Lungenverletzung, kombinierte 857
Herzmassage
  – innere 572
  – offene 193
Herzrhythmusstörungen 612
Herztamponade 29
Herzverletzungen, penetrierende 133, 341
Herzzeitvolumens 696
HFOV
  high-frequency oscillatory ventilation 240

Hiatus aorticus 48
Hiatus oesophageus 48
Hieb- und Stichwaffen 397
high-frequency oscillatory ventilation,
  HFOV 240
Hilfsmuskeln 82
Hilusverletzungen 574
Hinterwandläsion 615
Hirndruckmessung 553
Hirndrucksonde 693
Hirngewebesauerstoffmessung (ptiO$_2$) 692
HIV-Infektion 647
Hochfrequenzventilation 232
Hochrasanz-Thoraxtrauma, stumpfes 861
Honigwaben-Lunge 97
Horner-Syndrom 210
Horner-Trias 344
Horrowitz-Index 188
Hubschraubertransport 689
Humerusblock 464
Humeruskopfersatz 469
Humeruskopffrakturen 455
Husten, chronischer 921
Hustenreiz 253
HWS-Verletzungen 559
hyaline Membranen 101
hydrostatisches Ödem 617
Hydrothorax 274
hyperalgetische Hautzonen 809
Hyperämiezone 113
hyperbaric oxygen therapy – HBOT 766
Hyperinflammation 239, 240
Hyperinflation 617
Hypertrophe Kallusbildung 475
Hyperventilation 694
Hypnose 557
Hypnotika 214
Hypoglossusparesen 607
Hypoperfusion 688
Hypothermie, milde 695
Hypoxämie 612
Hypoxie 318, 611

I

Iatrogene Läsion
  – des cervicalen Oesophagus 959
  – des distalen Oesophagus 959
iatrogene Perforationen 342

Iatrogene Verletzungen 372
Iatrogener Hämatopneumothorax 867
ICR, 4. bis 5. 261
Immundysfunktion 700
Immunparalyse 240
Immunreaktionen 680
Immunsystem 239
Impressionsfrakturen 690, 691
Indikation zur
  – prophylaktischen Thoraxdrainage 151
  – Thorakotomie 263
Indikation, relative 263
Infektion, postoperative 647
Infektionsgefahr 396
inferiore Perikardiotomie 343
Inflammation („systemic inflammatorx
  response syndrome", SIRS)
  – systemische 549
inflammatorische Prozesse (SIRS)
  – systemische 744
inflammatorische Systemreaktion 702
Infusionstherapie 708
Infusothorax 279
Inhalationstrauma 119
  – chemische 99
  – thermische 99
  – toxisches 99
Inhalationsverletzungen
  – chemische 103
  – thermische 113
Injury Severity Score (ISS) 246, 699, 823, 864
Innere Herzmassage 572
Inspirationskapazität 85
instabile posteriore
  Ligamentzerreißungen 397
instabiler Thorax 123, 489, 495
Interferenzstrom-Therapie 860
interstitiellen Lungenerkrankungen 86
Intervention, notfallmäßige 336
intrakranielle Raumreserv 693
intrakranieller Druck 692
intraluminale Shunts 356
intramurale Ruptur (IOR) 373
intramurales Hämatom (IOH) 373
intraoperative Fluoroskopie 418
intraparenchymatöse Fehllage 259
intraspinaler epiduraler Abszess 965
intrathorakales Blutvolumen 696

intrathorakaler Stichverletzung 853
Intubation 146, 209, 259
  – einseitige 610
  – elektive 605
  – endotracheale und
    maschinelle Beatmung 605
  – perorale 34
  – translaryngeale 606
  – transthorakale 945
inverse Schulterprothese 471
inversed Ratio Ventilation 751
IOR – intramurale Ruptur 373

J

Judo-Trainingsunfall 957
Jugularis interna-Zugang 562

K

Kanüle, arterielle 120
Kapnogramm 606
Kapnometrie 212, 553
kardiale Blutstillung 202
Katastrophen und Terrorangriffe 111
Katheterembolisierung 626
Katheterperforation 342
Kehlkopftrauma 560
Kernspintomographie 634
Kindesalter 705
Kindesmisshandlung 784
kindliches Thoraxtrauma 931
Kinematik 69
kinetische Lagerungsbehandlung 695
Kirschnerdrahtmigration, thorakale 873
Klassifikation nach NEER 458
Klassifikation von
  – Explosionstraumen 756
  – von Sprengstoffen 755
Klassifikation: Cauda equina 385
Klassifizierung 192
Klinische Zeichen 255
  des Spannungspneumothorax 257
Klopfschall (hypersonor) 253
knöcherne Verletzungen des
  Schultergürtels 473
knöcherner Hemithorax 125
Knorpelspangen, Frakturen 614
Koagulationszone 113
Koagulothorax 321

Kohlendioxid 79, 88
Kohlendioxidpartialdruck 88, 90
Kohlenmonoxidvergiftung 100
Kokain 215
Kolloide 215
kombinierter Herz-Lungenverletzung 857
Komplikationen 567, 605
Komplikationsrate 679
Kompressionsfrakturen 383
Kompressionstrauma 587
Koniotomie 213, 559
konservative Behandlung 386
konservative Therapie 799
kontaminierte Wunden 395
Kopfgelenke, Störungen 805
koronare Luftembolie 765
Koronargefäße 349
Körperprotektoren 417
Kostotransversalgelenk 70
Kostovertebralgelenk 70
Krankheitszeichen
reflektorisch-algetische (RAK) 799
Kreislaufstillstand 612
Kriegschirurgie 15
Kriegsverletzungen 413
Krikoidschäden 615
Krikoidstenose 709
Kristalloide 215
Kyphoplastie 446

L
Labordiagnostik, EKG 253
Läsion, iatrogene
– des cervicalen Oesophagus 959
– des distalen Oesophagus 959
Lagerung 216, 576
Lagerungsbehandlung, kinetische 695
Lagerungstherapie 233
Lagerungswechsel 243
landwirtschaftlicher Unfall 937
Langzeitbeatmung 497
– bei ARDS 618
Langzeitintubation 609
Laryngoskopie 607
Laryngospasmus 611
Larynxmaske 212
Larynxödemen 610
Latissimus-dorsi-Lappen 637

Lawinenverschüttungen 597
Lebensqualität 605, 618
Leberruptur 366, 711
Leitlinien 833
Lendenlordose 75
Letalität 688
Letalkonzentration 107
Lethal Six 210
Leukozytose 648
Ligamentzerreißungen
– instabile posteriore 397
ligamentäre Verletzungen
des Schultergürtels 473
linksseitige Recurrensparese 344
linksventrikulärer Papillarmuskelabriss 879
Liquordrainage 695
Liquorfistel 691
Liquorleck, zerebrospinales 396
Lockerschneelawinen 598
lokalisierten Lungenerkrankungen 252
Luft, extraalveoläre 616
Luftembolie
– koronare 765
– systemische 765
Luftfistel bei Parenchymeinspießung 147
lung packing 739
Lunge 52
Lungenarterienverletzung 861
Lungendekortikation 667
Lungenerkrankungen
– interstitielle 86
– lokalisierte 252
Lungenfunktion 424
Lungenfunktionsparameter 695
Lungenkapillaren 86
Lungenkontusion 123, 131, 219, 317, 552, 700, 709
Lungenkontusionen 423
Lungenlazeration 320
Lungenmorbilität 722
Lungenoberfläche 86
Lungenödem, zentrales 692
Lungenparenchymverletzungen 317
Lungenperfusion 87
lungenprotektive Beatmung 230
lungenprotektive Beatmungsstrategien 618
Lungenruptur 941
Lungenschädigung, ventilatorassoziierte 616

Lungenverletzung 136
Lungenversagen 549
– akutes 237
Lungenvolumina und -kapazitäten 83
Lungenwasser, extravaskulär 696
Lymphe 283

M
M. intercostralis 74
Magnetresonanztomographie (MRT) 127
Magnetresonanztomographie 394, 644
Management, präklinisches 139
Mannitol 694
Manubrium sterni 43
Manuelle Medizin 802
Markkanal, Aufbohren 678
Marknagel 246
Marknagelosteosynthesen 467
Maskenbeatmung 606
Massenanfall von Verletzten 762
Massenblutung 168
massiver Hämatothorax 909
Materialien zur Thorakotomie 571
MCAFEE-Klassifikation 383
mechanischer Atmungsapparat 80
mechanische Beanspruchungen 252
Mechanismus 87
Mechanotransduktion 617
mediane Sternotomie 343, 584, 915
Mediastinalemphysem 327, 616, 709
mediastinales Emphysem 130
Mediastinalshift 259
Mediastinitis 631
Mediastinum 55
Mediatoren 97
Medical Evacuation Units (MedEvac) 769
Messerstichverletzung 891
– des Herzens 953
Mickey-mouse-voice 327
Mikrobiologie 643
Mikrodialyse 692
Mikrozirkulationsstörungen 114
milde Hypothermie 695
Milzruptur 365
Minimalvolumen, MV 82
Minithorakotomie 185, 257
mittlere Axillarlinie 261
Mobilisation 803

MODS 239
MONALDI 773
MONALDI-Drainage 565
Monitoring 209, 552
– allgemeines zerebrales 692
– arterielles 553
– erweitertes zerebrales 692
– hämodynamisches
(Pulmonalis- oder PICCO-Katheter) 692
– zentralvenöses 553
Morbidität, beatmungsassoziierte 605
Mortalität 605
MRT – Magnetresonanztomographie 127
mucocilliäre Clearence 332
Mukosaulzerationen 610
Multi-Organ-Dysfunktions-Syndrom
(MODS) 549
Multiorgandysfunktionssyndrom 238
Multiorganversagen (MOF) 239
Multiorganversagen 113
Multislice-CT 181
Multislice-CT-Technik (MSCT) 125
Munition 288
Muskeldegeneration 652
Muskelenergie-Techniken (MET) 803
Muskelrelaxation 557
muskuläre Dysbalance 800
Mustard, Senfgas 101
Myelomalazie 449
myofasciale Triggerpunkte 800
Myokardkontusion 132

N
N. phrenicus 57
N. vagus 56
Nahtmaterial, nicht-resorbierbares 573
Narkose 214
– präklinische 556
nasotrachealen 608
Nativröntgen 644
NEER, Klassifikation nach 458
negative pressure pulmonary edema 611
Nervengift 101
Nervenstimulation (TENS)
– transkutane elektrische 814
Nervensystem, vegetatives 84
NEUNER-Regel 115
Neuraltherapie 809

neurologische Verletzungen 385
neurologische Schäden 381
neutrophile Granulozyten 677
nicht-bakterielle Erreger 643
nicht-resorbierbares Nahtmaterial 573
Nichtsteroidale Antirheumatika (NSAR) 814
non-missile penetrating spinal injury –
  NMPSI 393
Notfalldiagnostik 696
Notfalleingriffe Thoraxtrauma 549
notfallmäßige Dekompression 257
notfallmäßige Intervention 336
Notfallraum-Thorakotomie (ERT) 313
Notfalltherapie 259
Notfallthorakotomie 193, 261, 263, 774
Notoperationen 696
Not-Thorakotomie 865
Not-Tracheotomie 708

O
Oberarmkopf 455
Oberflächenspannung 82
obstruktive Ventilationsstörungen 86
Ödem, hydrostatisches 617
Ödeme
  – raumfordernde 690
  – traumatische 691
Oesophagus 63
Oesophagusläsionen 371
Oesophagusperforation 123, 371
Oesophagusverletzung 134
Oesophagusverletzungen 371
off label use 666
offene Dekortikation 672
offene Schädel-Hirntrauma 691
offene Schädelhirnverletzungen 690
offene Wunden 397
offenen Herzmassage 193
offener Pneumothorax 123
offenes thorakales Wirbelsäulentrauma 393
okkulter Pneumothorax 259
Omentum majus 637
open lung concept 299
Open-lung-Konzept 231
Operation, gynäkologische 965
Operationsindikation 499
Operationsverfahren, ventrodorsales 387
operative Dekompression 403

operative Stabilisierung 847
  – von Femurfrakturen 668
Operationszeitpunkt, optimaler 426
operative Intervention 400
opportunistische Lungenerkrankungen 252
OPSI (Overwhelming Post-
  Splenectomy Infection) 366
optimaler Operationszeitpunkt 426
orodentale 607
ösophageale Fehlintubationen 612
Ösophagus 809
Ösophagusperforation 274
Osteitis 631, 647
Osteomyelitis 631, 647, 663, 883
Osteoporose 441
osteoporotische Frakturen 441
Osteosynthesen 498
Outcome des alternden Patienten
  nach Thoraxtrauma 726
Oxidation, biologische 79
Oxygenierung 209
Oxygenierungsindex 707
Oxygenierungstest 695

P
Packing 367
  – apikales 198
Pädiatrische Thoraxverletzung 135
Papillarmuskelabriss, linksventrikulärer 879
paradoxe Atmung 496, 847
Partialdruck 730
partial-liquid-ventilation (PLV) 232
partielle Flüssigkeitsbeatmung 232
Patienten, alternde 719
Patches 355
Pathophysiologie 238, 699
Pectoralis-major-Myocutanlappen 637
PEEP 230, 319, 616, 618
  – positiv end-expiratorischem Druck 240
  – positive end-expiratory pressure 224
PEEP-Beatmung 689
pen lung concept 702
Penetrationsverletzung 851
Penetrations-Verletzungen 393
penetrierende Herzverletzungen 133, 341
penetrierende Thoraxverletzung 134, 162
penetrierende thorakale
  Wirbelsäulenverletzungen 395

penetrierendes Trauma 569
percutane Dilatationstracheotomie 361
Perforation des Tracheobronchialbaumes 123
Perforationen, iatrogene 342
Perfusionsdruck, zerebraler 692
Pericardabdeckung 657
periduraler Analgesie 965
Perikardiotomie 202
  – inferiore 343
Perikardiozentese 194
Perikardpunktion 568
Perikardtamponade 123, 136, 199, 215,
342, 953
Permeabilitätsödems 617
perorale Intubation 34
Perthes-Syndrom
  traumatische Asphyxie 136
Pfählungsverletzung, thorakale 949
PICCO® 120
Phosgen 101
plastische Rekonstruktionen 651
Plattenosteosynthese 474
  – thorakale 915
  – winkelstabile 455
Platzierung Drainageschlauch 566
Pleura costalis 50
Pleura diaphragmatica 50
Pleura mediastinalis 50
Pleura parietalis 83
Pleura visceralis 83
Pleura 83
Pleuradekompression 155
Pleuradruck 83
  – statischer 83
Pleuraempyem 668
Pleurapunktion in der
  Medioaxillarlinie im vierten ICR 258
pleuroperitoneale Shunts 285
Plexus brachialis 46
PLV – partial-liquid-ventilation 232
Pneumokoniosen, Fibrose 85
Pneumatozele 323
Pneumatozephalus 691
Pneumomediastinum 136, 616
Pneumonie, ventilatorassoziierte 618
Pneumothorax 129, 183, 210, 616, 709, 793
  – einfacher 552
  – offener 123

– okkulter 258
– traumatischer 255
Pneumozyten 94
Polytrauma 237, 317, 699
  – mit Hämatopneumothorax 961
polytraumatisierte Patienten 903
Polytraumaschlüssel, Hannoveraner 139
positiv end-expiratorischem Druck
  (PEEP) 240
positive end-expiratory pressure
  PEEP 224
posterolaterale Thorakotomie 584
postisometrische Relaxation 803, 806
postoperative Infektion 647
postoperative Wundinfekte 631
Postperikardiotomiesyndrom 206
Postthorakotomiesyndrom 812
posttraumatisches Aortenaneurysma 345
posttraumatisches Beschwerdebild 820
präklinische Narkose 556
präklinisches Management 139
primäre Explosionsverletzungen (PBIs) 757
primäre Rekonstruktion 339
primäre und sekundäre Schädigungen 687
primärer Spontanpneumothorax 251
Proc. xiphoideus 43
Prognose 690
Prophylaxe 605
Prozesse, entzündliche 252
Pseudoaneurysmas 360
Pseudofehllage 260
Pseudofehllagen 260
Pseudomonas aeroginosa 643
PSF = Propriozeptive
  Sensomotorische Fazilitation 807
Psychopharmaka 816
Puffersystem 88
Pulmonalarteriensystem 624
pulmonale Embolisation 677
pulmonale Aspiration 611
pulmonaler Gasaustausch 86
pulmonales interstitielles Emphysem,
  intraparenchymatöse Gasblasen 616
Pulmonaliskatheter 120
Pulmonalvenensystem 624
Pulsoxymetrie 553
Punktionstracheotomie 614
Pupillenerweiterung 689

Q

Quaternäre Explosionsverletzungen 761
Quetschtrauma 909

R

Randkantensugillationen 610
Ratio Ventilation, inversed 751
Rauchgasverletzungen, Behandlung 111
Raumfordernde Ödeme 690
Raumreserv, intrakraniell 693
Reanimation 941
Reanimationsverletzungen 796
Rechtsmedizin 793
Recurrensparese, linksseitige 344
reflektorisch-algetische
  Krankheitszeichen (RAK) 799
Rekonstruktionen, plastische 651
Rekonstruktion, primäre 339
Rekrutierungsmanöver 618
Rekurrenzparesen 333
relative Indikation 263
Relaxation, postisometrische 803, 806
remote organ failure 617
Rescue Coordination Center (RCC) 769
Residualvolumen 82, 739
Respiratortherapie 605
Restriktionen 85
Retentionszysten 610
Richtlinien 833
Rippenfraktur 921
Rippenfrakturen 128, 486
  – beim alternden Menschen 721
Rippenfunktionsstörungen 803
Rippenheber 75
Rippenhebung 72
Rippensenker 75
Rippenserienbrüche 34
Rippenserienfraktur 496, 961
Rippenserienfrakturen 489, 499
Rippenserien-Stückfrakturen 489
Rippentrümmerbrüchen 150
Risikofaktoren 790
Riss-Quetsch-Wunden 781
röntgenologische Diagnostik 394
Röntgen-Thorax 253
Rückenlage 576
Rückenmarkskompression 396
Rückenmarks-Penetration 396

Rückenmuskeln, autochthone 75
Ruhelage 72
Ruptur
  – bronchiale 335
  – der Aorta thoracica 132
  – intramurale (IOR) 373
Rupturen von
  – großen Gefäßen 549
  – von Herz 549

S

Sarin 101
SATINSKY-Klemmen 573
Sauerstoff 79
Sauerstoffpartialdruck 86, 88, 89
Sauerstoffsättigung 88
Sauerstofftransport 194
Scapulafrakturen 480
Schädel-Hirn-Trauma (SHT) 687
  – offenes 691
  – schweres 907
Schädelhirntrauma 961
Schädelhirnverletzungen, offene 690
Schäden, neurologische 381
Schädigungen
  – primäre und sekundäre 687
Schadstoffe
  – Ausbreitungsverhalten von schweren 108
Schadstoffwolken 108
  – Ausbreitungsverhalten 108
Scharfe Gewalt 785
Scherkräfte 617
Schluckstörungen 610
Schmerz, stechender 253
Schneebrettlawinen 598
Schock, hämorrhagischer 353
Schocklunge 93
Schockraum-CT 221
Schockraumkonzept 181
Schockraummanagement 181, 861
Schultergürtel 653
  – knöcherne Verletzungen 473
Schulterprothese, inverse 471
Schulterschmerzen 957
Schussverletzung 287, 857
Schussverletzungen 22, 466, 786
  – thorakale 788
Schusswunden 23, 372

Schwankungen
– atmosphärisch-barometrische 253
schweres Schädel-Hirn- und
Thoraxtrauma 907
schweres Thoraxtrauma 903
Scoring 192
second hit 701
Sedierung 557
seitengetrennte Beatmung 231
Seitenlagerung 576
sekundäre Explosionsverletzungen 760
sekundäre thorakale Funktionsstörung 801
sekundäre Tracheotomie 613
sekundärer Spontanpneumothorax 251
SELDINGER-Technik 562
SELLICK-Manöver 559
Senfgas, Mustard 101
Sextant 432
Shunts
– alveovenöse 200
– intraluminale 356
– pleuroperitoneale 285
– vaskuläre 623
SIDS 790
SIRS; systemic inflammatory
response syndrome 113, 205, 239, 700
Skelettinfektion 631
SLEEVE-Resektionen 325
small volume resuscitation 689
Sonographie 128, 190, 634
Spannungspneumothorax 123, 129, 184, 209,
210, 258, 552, 707, 793, 889
– klinische Zeichen 257
Spätfolgen 605
Spickdrahtosteosynthese 464
Spinaler epiduraler Abszess 641
Spiral-CT 690
Spiral-CT-Technik 125
Splitterverletzung, cardiale 877
Spontanpneumothorax
– primärer 251
– sekundärer 251
Sprach- und Schluckstörungen 615
Sprengstoffe, Klassifikation 755
stabile Frakturen 397
Standards 833
Staphylococcus aureus 643
Stasezone 113

statischer Pleuradruck 83
Staublawinen 598
Stauungen, venöse 588
stechender Schmerz 253
Sternotomie 631, 661
– mediane 343, 584, 915
Sternumfixation 661
Sternumfraktur 504
Sternumfrakturen 496
Sternum-Osteitis 631
Sternumosteomyelitis 652, 664, 887
Stichverletzung 853
– intrathorakale 853
Stichverletzungen 307
– tracheale 919
Stickstoffmonoxid (NO)-Inhalation 241
Stimmbandgranulome,
– ödeme, -hyperämien 610
Stimmbandparesen 610
Stimmritzenkrampf 744
Stoffwechselerkrankungen 252
Stomainfektionen 614
Störungen der Atemmechanik 550
Störungen der Kopfgelenke 693
stove-in-chest 497
Strömungswiderstand (Resistance) 85
Strömungswiderstand 84, 85, 86, 87
stumpfe Gewalt 781
stumpfe Halsverletzung 937
stumpfes Hochrasanz-Thoraxtrauma 861
stumpfes Thoraxtrauma 335, 343, 909
stumpfes Trauma 570
Subduralhämatom
– akutes 691
– subakutes 691
Subclavia-Zugang 562
Subduralhämatom 691
subkonjunktivale Einblutungen 588
subkutanes Emphysem 130, 616
Suizide 287
Supraspinatus-Outlet 457
Surfactant 82, 702
symmetrische Bewegungsausschläge 70
Syndrom der inadäquaten
– ADH-Sekretion (SIADH) 115
Syringomyelie 449
systemic inflammatory response
syndrome (SIRS) 113, 205, 239, 700

systemische Entzündungsreaktion 676
systemische Luftembolie 705
systemische Inflammation
  („systemic inflammatorx response
  syndrome", SIRS) 549
systemische inflammatorische Prozesse
  (SIRS) 744
Systemreaktion, inflammatorische 702

T
Tachypnoe 94
technische Rettung bei Bränden 110
technische Gefahrenabwehr 103
temporäre thorakale Aortenokklusion 200
Tentoriumschlitz 688
tertiäre Explosionsverletzungen 760
tethered cord 449
Therapie, konservative 799
thermische Inhalationstrauma 99
thermische Inhalationsverletzung 113
Thoracic Abbreviated Injury Scale (AIS) 681
Thoracic Trauma Severity Score
  (TSS) 221, 681
thorakale Funktionsstörung 799
thorakale Kirschnerdrahtmigration 873
thorakale Pfählungsverletzung 949
thorakale Plattenosteosynthese 915
thorakale Schussverletzungen 788
thorakale Wirbelsäulenfrakturen 724
thorakale Aortenocclusion 194
thorakolumbale Übergang 805
thorakolumbale Wirbelfrakturen 381
Thorakotomie 201, 319, 569
  – anterolaterale 579
  – axilläre 586
  – posterolaterale 584
Thorakotomie
  – Indikation zur 263
  – Materialien zur 571
Thorakoskopie
  – diagnostische und therapeutische 261
Thorax
  – Biomechanik des 69
  – Exposition des 758
  – instabil 123, 489, 495
Thoraxapertur
  – Funktionsstörungen der oberen 804
Thorax-CT 253

Thoraxdrainage 185, 321, 563, 567, 707
  – Einlage einer 259
  – Indikation zur prophylaktischen 151
Thoraxeröffnung
  – durch den Intercostalraum 578
  – mit Rippenresektion 578
Thoraxröntgenaufnahme im Liegen 123
Thoraxtrauma
  – beidseitiges, beim Kind 935
  – kindliches 931
  – Notfalleingriffe 549
  – schweres 903, 907
  – stumpfes 335
Thoraxtraumatologie
  – Entwicklungsphasen der 15
Thoraxverletzung
  – beim Kind 933
  – pädiatrische 135
  – penetrierende 134, 162
Thoraxverletzungen 426, 552
Thoraxverschluss 586
Thoraxwandinstabilitäten 495
Thoraxwandosteosynthesen 501
Thoraxwandstabilisierung 654
Thoraxwandverletzung 847
Thoraxwandzertrümmerung 941
Tietze-Syndrom 820
Titanflechtplatte 502
TLC 85
total burn surface area, TBSA 113
Totalkapazität (TLC) 82
Totalkapazität 85
Totraumvolumen (anatomischer Totraum) 84
toxisches Inhalationstrauma 99
Trachea 57
tracheale Stichverletzung 919
Trachealruptur 608
Trachealstenosen 615, 609
Tracheaperforation 608
Tracheaverletzungen 325
Tracheobronchialbaum, Perforation 123
Tracheobronchialläsion 325
Tracheobronchialruptur 326
Tracheotomie 329, 605, 613
  – sekundäre 613
Traktion bei Brustwandflattern 796
TRAM-Flap 637
transforming growth factor b 661

Transfusothorax	279	V. brachiocephalica	353
transkranielle		V. brachiocephalica	356
Dopplersonographie (TCD)	692	V. cava superior	353
transkutane elektrische Nerven-		V. cava superior	44
stimulation (TENS)	814	V. jugularis	356
translaryngealen Intubation	606	V. pulmonalis	358
transösophageale Echokardiographie		V. subclavia	356
(TEE)	191	Vacuumversiegelung	649
Transport	696	Vakuumtherapie	662
transthorakale Intubation	945	Vakuumversiegelung	635
transthorakale Verletzungen	323	vaskuläre Shunts	623
Trauma		vegetatives Nervensystem	84
– penetrierendes	569	Vena azygos	283
– stumpfes	570	Vena cava inferior	357
Traumaregister	699	Venenkatheter, zentraler	120
Traumascores	823	Venenverletzungen	353
traumatische Asphyxie		Venenverweilkatheter	187
(Perthes-Syndrom)	136	venöse Stauungen	588
traumatische Hämatome	690	Ventilation bei Polytrauma-Patienten	240
traumatische Ödeme	691	Ventilation und Perfusion	87
traumatischer Pneumothorax	255	Ventilation	80
Triage des alternden Traumapatienten	719	Ventilations-Perfusionsmuster	708
Triggerpunktbehandlung	806	Ventilations-Perfusions-Verhältnis	87
Triggerpunkte, myofasciale	800	Ventilationsstörungen, obstruktive	86
Trispuffer	695	ventilator associated lung injury (VALI)	616
Trokars ist nicht mehr	260	ventilator induced lung injury (VILI)	616
true-a-p Aufnahme	457	ventilatorassoziierte Pneumonie	618
Trümmerfraktur der Clavicula	476	ventilatorassoziierte Lungenschädigung	616
Truncus bronchomediastinalis	283	ventilator-induced lung injury (VILI)	240
Truncus jugularis	283	Ventilator-Induced Lung Injury/VILI	223
Truncus pulmonalis	55	Ventilator-induced Lung-Injury (VILI)	230
Truncus subclavius	283	Ventrale und laterale Flail	496
Truncus sympathicus	62	ventraler Hals-Thorax-Übergang	655
		Ventrikelaneurysmen	349
U		Ventrikelseptumrupturen	349
Übergang, thorakolumbale	805	ventrodorsale Operationsverfahren	387
Überrolltrauma	587	Verätzungen	705
Überwachung – Monitoring	192	Verbrauchskoagulopathie	114
Umbauvorgänge, chronische	252	Verbrennungen	705
Umschlagpunkt	693	Verbrennungsödem	114
Unfall, landwirtschaftlicher	937	Verbrennungsunfall	113
ungecufften Tuben	609	Verbrühungen	705
Unterkühlung	591	Verkleinerung der Wunde	566
Ursachen	259	Verletzungen, Begutachtung	
		– der Brustwirbelsäule	824
V		– des Thorax	824, 828
V. azygos	354	Verletzung	
V. azygos	358	– des Herzens	341

– des Rückenmarks 385
– der großen Gefäße 341
– der Brustwirbelsäule 820
Verletzungen
– großer Gefäße 574
– neurologische 385
– transthorakale 323
Verletzungen contre-coup-Verletzungen 691
Verletzungen
– des Herzens und herznaher Gefäße 820
Verletzungen, iatrogene 372
Verletzungen
– des knöchernen Thorax 820
– des Oesophagus und Zwerchfells 820
– des Schultergürtels 820
– knöcherne 473
Verletzungen intrathorakaler Organe 820
Verletzungen verschiedener
Verkehrsteilnehmer 783
Verletzungsprävention 725
Verletzungstypen 337
Versorgungszeitpunkt 423
Vertebroplastie 443
Video-assistierte Thorakoskopie (VATS) 299,
317, 672
Visualisierung
– chirurgische Verfahren 191
Vitalkapazität (VC) 82, 85
Volumentherapie 158
Volutrauma 617
Vv. azygos et hemiazygos 62

W

Wahrnehmungskonzentration 106
Warnzeichen 140
Weichteildeckung nach
Thoraxwanddefekten 651
winkelstabile Plattenosteosynthese 465
Wirbelbogengelenke 69
Wirbelsäulenchirurgie
– dorsale 386
Wirbelsäulenfrakturen
– thorakale 724

– thorakolumbale 381
Wirbelsäulenluxationsfrakturen C7 869
Wirbelsäulenverletzungen 423, 431
– penetrierende thorakale 395
Wirbelsäulentrauma, offenes thorakales 393
Wissenschaftliche Medizinische
Fachgesellschaften (AWMF) 833
Wunden, kontaminierte 397
Wundinfekte, postoperative 631
Wrapping 368
Wundballistik 392, 771
Wunden, offene 397
Wundheilungsstörung 661
Wundheilungsstörungen 614

Y

Y-Aufnahme 457

Z

Zahnschäden 607
Zementaugmentation 450
zentrales Lungenödem 692
zentralvenöse Zugänge 561
zentralvenöses Monitoring 553
zerebral-arterielle Gasembolie (CAGE) 735
zerebraler Blutfluss (CBF) 692
zerebraler Perfusionsdruck 692
zerebrospinales Liquorleck 396
Zugänge, zentralvenöse 561
Zugang nach BÜLAU 260
Zugang nach MONALDI 260
Zugangsweg 560
Zugangswege speziell 579
Zugangswege 576
Zuggurtung der Brustkyphose 75
Zweizeitige Zwerchfellruptur 855
Zwerchfell- und Bauchwandhernie 921
Zwerchfell 48
Zwerchfellkontraktion 77
Zwerchfellruptur 123, 369
Zwerchfellverletzungen 133
Zyanose 589, 707
Zytokine 97

Band II: Seiten 537 – 1000